Servicio Andaluz
de Salud (SAS)

Temario Específico Volumen 3

Enfermero/a

Servicio Andaluz de Salud (SAS)

Rodio
ediciones

Segunda edición, abril 2016.
Segunda revisión, noviembre 2016 (756 páginas)
Diseño de portada: Ediciones Rodio, S. Coop. And.
Edita: Ediciones Rodio, S. Coop. And.
Alameda de Hércules, 32-33. 1.ª planta. 41002-Sevilla
Teléfono: 955 28 74 84. Fax: 955 09 38 48
www.edicionesrodio.com
email: info@edicionesrodio.com
ISBN: 978-84-16506-89-7
ISBN Obra completa: 978-84-16506-92-7

Índice

Presentación

El equipo editorial de Ediciones Rodio, con más de 20 años de experiencia en el sector del libro para la preparación de oposiciones, pone a tu disposición este eficaz manual para la preparación de las pruebas de acceso a la categoría de Enfermero/a del Servicio Andaluz de Salud, según el último Programa Oficial.

Este tercer volumen, del temario Específico para esta categoría, comprende diecisiete temas (del 44 al 60) convenientemente desarrollados y actualizados.

Ediciones Rodio presenta el programa completo de Temas para Enfermero/a del SAS, dividido en siete volúmenes:

- *Temario Común y test.*
- *Temario Específico, Volumen 1.*
- *Temario Específico, Volumen 2.*
- *Temario Específico, Volumen 3.*
- *Temario Específico, Volumen 4.*
- *Test del Temario Específico.*
- *Simulacros de Examen.*

Las actualizaciones que se realicen desde este momento hasta la fecha de publicación de la Convocatoria en el Boletín Oficial de la Junta de Andalucía (BOJA) podrán consultarse en nuestra página web: http://www.temariosoposiciones.com/actualizaciones, junto a otros materiales complementarios.

Sólo nos queda desearte el mayor de los éxitos.

Tu triunfo será nuestro triunfo.

Tema 44

Conceptos de Urgencia y Emergencia. Sistema de respuesta a las urgencias y emergencias en el (SSPA). Plan Andaluz de Urgencias y Emergencias. Clasificación de pacientes en Urgencias. Escala de Manchester. Clasificación avanzada en puntos fijos de urgencias en el SSPA

eRodio ediciones

Índice esquemático

1. CONCEPTOS DE URGENCIA Y EMERGENCIA

Desde el punto de vista sanitario podemos definir como:

- **Urgencia**: problema de salud o patología de lenta evolución cuya etiología y gravedad es variable, no tiene porqué entrañar riesgo de muerte, pero que requiere de una atención sanitaria en un periodo no superior a las seis horas (OMS). También se puede definir como aquella situación de salud, percibida o sentida por el sujeto y/o allegados, que genera la necesidad de atención inminente (subjetividad).
- **Emergencia**: es todo problema de salud o patología de aparición brusca e inesperada que pone en riesgo inminente la vida del sujeto, requiriendo de una atención en periodo inferior a una hora, o que le supondría lesiones de difícil o imposible recuperación. (Secuelas).

2. SISTEMA DE RESPUESTA A LAS URGENCIAS Y A LAS EMERGENCIAS EN EL SISTEMA SANITARIO PÚBLICO ANDALUZ (SSPA)

El Plan Marco de Calidad y Eficiencia de la Consejería de Salud cuyos ejes son el ciudadano (centro de la actividad sanitaria), la accesibilidad y equidad del Sistema, y el acto clínico único y de calidad dentro del proceso asistencia continuo, es la referencia para la actividad sanitaria urgente en Andalucía. Así el SSPA debe garantizar la atención a las Urgencias y Emergencias Sanitarias en todo el territorio andaluz, siendo responsable de dicha atención los Equipos de Emergencias del 061, en todos sus ámbitos de cobertura, salvo que no se encuentren disponibles o dicha cobertura no exista, en cuyo caso la responsabilidad recae en los Distritos Sanitarios de Atención Primaria.

La regulación del funcionamiento de estos dispositivos viene especificada en el punto "3.3. Servicio comunitario" del "Plan Marco de Reorganización de la Asistencia a las Urgencias y Emergencias de Atención Primaria: Dispositivos de Cuidados Críticos y Urgencias" (Resolución 1/97 del SAS). En dicha resolución se establece la necesidad de una relación de trabajo estrecha entre los Dispositivos de Cuidados Críticos y Urgencias (DCCU) y el resto de equipos de urgencias integrados en el Sistema de Emergencias (061), Centros de Salud y Servicios de Cuidados Críticos y Urgencias de los hospitales.

Tras la publicación del Decreto 88/1994 del 19 de Abril, se constituye la Empresa Pública de Emergencias Sanitarias (EPES), encargada de la coordinación de los recursos sanitarios públicos e información a los ciudadanos de la Comunidad Autónoma de Andalucía. La ley 2/98 del 15 de Junio de Salud de Andalucía y los preceptos en vigor de la Ley 8/86 del 6 de Mayo de creación del Servicio Andaluz de Salud establecen la regulación normativa de la atención a las urgencias en Atención Primaria.

3. PLAN ANDALUZ DE URGENCIAS Y EMERGENCIAS (PAUE)

El Plan Andaluz de Urgencias y Emergencias (PAUE) es implantado de manera efectiva en 1990 para coordinar entre sí a todos los elementos que participan dando respuesta a las demandas asistenciales urgentes y emergentes dentro del Sistema Sanitario Público Andaluz, en el ámbito de actuación extrahospitalaria, ya sea en domicilio, vía pública o centros de atención primaria.

Los objetivos del PAUE son los siguientes:

- Facilitar al ciudadano el acceso al Sistema Integral de Urgencias y Emergencias en cualquier punto de la Comunidad Autónoma.
- Mejorar y homogeneizar la respuesta ante situaciones urgentes y emergentes.
- Coordinar eficientemente los recursos del Sistema Sanitario Público de Andalucía.
- Mejorar los sistemas de información como fuente de gestión de la mejora continua.

Este protocolo incluye la extensión y funcionamiento de teléfonos de atención urgente y emergente, los criterios clínicos en los que basar la priorización de la demanda asistencial en virtud de la gravedad del caso, las distintas respuestas posibles a la demanda concreta, ya sea por parte de los dispositivos de cuidados críticos y urgencias del Servicio Andaluz de Salud o de los dispositivos terrestres o aéreos del 061; todo ello ha sido elaborado por un grupo de profesionales expertos en el tema, pertenecientes a los centros coordinadores de la EPES, equipos asistenciales de Atención Primaria, directivos de ambas instituciones y responsables de los Servicios Centrales del SAS.

Con todo el PAUE describe los Planes Operativos de atención a las urgencias y emergencias en cada Distrito de Atención Primaria, permitiendo así una individualización de la respuesta asistencial adaptándose a las características específicas de cada lugar. Asimismo crea un nuevo sistema de información para facilitar la toma de decisiones, y establece una Comisión de Seguimiento y Mejora continua que se reunirá al menos una vez cada dos meses, para analizar todas las incidencias producidas. Esta comisión estará formada por el Director del Distrito de Atención Primaria, Director del Servicio del 061, responsable del DCCU, un representante de los hospitales de referencia y vocales.

Desde su puesta en servicio en 1990, y hasta la actualidad, el PAUE, ha experimentado ampliaciones sustanciales en función de las necesidades detectadas a la hora de prestar los servicios. Entre ellas, y por orden cronológico, consideramos como las mas reseñables:

a) 1992 implantación del teléfono 061, y primeros equipos de emergencias.
b) 1994 mediante resolución SAS 6/94 de 15 de Marzo, se crean los SCCU, en la red hospitalaria del SAS.
c) 1996 se establece la red de transporte sanitario urgente en Andalucía.
d) 1999 se establece la red transportes críticos interhospitalarios del SAS.
e) 2001 Se implanta definitivamente el uso del Teléfono único para urgencias sanitarias.
f) 2012 Se crea por decreto 22/2012, de 14 de Febrero, un reglamento para el uso de los fibriladores externos a la red de centros sanitarios, de forma automatizada, y se establece la creación de un registro de estos dispositivos.

La atención a las situaciones urgentes podemos dividirlas en cuatro fases:

1. Notificación de la llamada. Dicha llamada puede surgir del paciente, la familia o terceras personas, de instituciones no sanitarias (Cuerpo de Bomberos o Cuerpos y Fuerzas de Seguridad del Estado) o de los propios servicios sanitarios.
2. Recepción de la llamada por el Centro Coordinador de Urgencias y Emergencias (CCUE).

   Una vez que entra la llamada a través de los números de emergencias (112 o 061), es recibida por un operador que recoge los datos del paciente y la localización del lugar de la demanda, y posteriormente realiza un breve interrogatorio según los protocolos establecidos para cada demanda. Durante todo este proceso el médico coordinador escucha la llamada, pudiendo participar en cualquier momento para plantear otras preguntas que considere necesarias para poder mejorar la orientación diagnóstica y establecer la prioridad con mayor precisión.
3. Movilización del dispositivo para la atención sanitaria urgente.

   En función de la prioridad establecida por el centro coordinador a la demanda telefónica, se movilizaran unos u otros dispositivos móviles sanitarios, pudiendo movilizar también a otros dispositivos de instituciones no sanitarias (Cuerpo de Bomberos, Cuerpos y Fuerzas de Seguridad).

   En caso de que la asistencia se demorara y la prioridad establecida fuera 3 o superior, la demanda será reevaluada periódicamente por el CCUE, llamando al paciente o indicándole que si cambia la sintomatología vuelva a llamar.

Nivel de la demanda asistencial	
Prioridad 1	Emergencia
Prioridad 2	Urgencia no demorable
Prioridad 3	Urgencia demorable
Prioridad 4	Avisos domiciliarios

Tabla 1. Clasificación de la prioridad según la demanda asistencia

4. Recepción de la víctima en el hospital de referencia.

3.1. Clasificación de los pacientes en las Urgencias

El cribado de emergencias, se puede definir como el proceso por el cual se clasifican los pacientes que demandan los servicios de urgencias, ya sean estos hospitalarios o extra hospitalarios.

Para realizar una valoración inicial del paciente urgente la consulta ha de disponer al menos de:

- Medidor de glucemia capilar.
- Termómetro de mercurio.

- Esfignomanómetro.
- Pulsioxímetro.

Una vez que el enfermo de urgencia ha sido sometido a exploración y en función de los resultados obtenidos y del criterio del profesional sanitario, este procede a su clasificación en uno de los cuatro niveles de urgencia establecidos.

Estos niveles son:

Nivel 1	Emergencia o urgencia con riesgo vital inminente, requiriendo de una atención medica con carácter inmediato.
Nivel 2	Urgencia no critica, donde se aconseja que el paciente sea tratado en un periodo que no ha superar los 15 minutos.
Nivel 3	Urgencia demorable, en estos casos los pacientes han de recibir la asistencia que precisen en un tiempo no superior a los 30 minutos.
Nivel 4	Urgencia no objetivable. Para este tipo de pacientes, que presentan una nula o escasa gravedad clínica, se aconseja la atención en un plazo no superior a las dos horas.

Emergencia (prioridad 1)

Sospecha de riesgo vital inminente, secuelas graves o irreversibles, precisando por tanto una atención urgente.

Las prioridades 1 serán gestionadas de forma inmediata activando el recurso más adecuado (el que figure como 1ª opción en el Plan Operativo del distrito). En caso de que la 1ª opción no estuviera disponible, se pasará a la 2ª y si también estuviera ocupada se activará la 3ª. En caso de estar ocupadas las 3 opciones se activará a los profesionales más adecuados, en función de la crona al lugar de la demanda y de la disponibilidad de recursos. En horario diurno, una vez que ya haya sido atendida la emergencia el traslado asistido al hospital de referencia se realizará por un Equipo de Emergencias Aéreo del 061 en caso de que la distancia a recorrer sea mayor de 30Km, para reducir el tiempo de llegada.

Se considerarán emergencias las siguientes:

- Fallo respiratorio agudo.
- Obstrucción de vía aérea.
- Dolor torácico agudo.
- Pérdida de consciencia.
- Shock anafiláctico.
- Alteración del ritmo cardíaco, con o sin dolor torácico.
- Edema agudo de pulmón.
- Traumatismo grave.
- Hemorragia con riesgo vital.
- Emergencia hipertensiva.
- Amputación de miembro.

- Quemaduras graves.
- Ahogamiento por inmersión.
- Fiebre con petequias o convulsiones.
- Traumatismo craneoencefálico con pérdida de consciencia.
- Parada cardiorrespiratoria.
- Accidente cerebrovascular (Código ICTUS-Plan PLACA).
- Crisis convulsiva.
- Electrocución.
- Dolor abdominal con sospecha de inestabilidad hemodinámica.
- Parto inminente.
- Catástrofes naturales o humanas con elevado número de víctimas.

Urgencias no demorables (prioridad 2)

Las urgencias no demorables serán aquellas en las que se sospeche una patología aguda o exacerbación de una crónica, sin amenaza vital inmediata, que deben ser atendidas en el menor tiempo posible. No debe superar los 15 minutos.

Una vez que el equipo médico movilizado haya evaluado la urgencia le comunicará al CCUE la orientación o juicio clínico (CIE-10), de manera que si detectase una patología que requiere asistencia emergente se pudieran movilizar otros recursos si fueran necesarios.

Algunos ejemplos de prioridad 2 son: hemoptisis sin compromiso vital, cólico nefrítico con fiebre, luxación y/o fracturas, palpitaciones con antecedentes cardiológicos, etc.

Urgencias demorables (prioridad 3)

Son aquellas urgencias relativas que no requieren una atención inmediata, y que por tanto serán atendidas por el DCCU una vez que estén resueltas las prioridades anteriores. Se recomendará al usuario que acuda al UCCU o centro de atención primaria más cercano por sus propios medios para recibir la atención necesaria.

La atención en domicilio se realizará si el paciente se encuentra incapacitado física o psíquicamente, es paciente psiquiátrico, anciano, o bien una causa social relevante que requiere análisis y seguimiento.

En todos los casos, ante una llamada reclamando una asistencia previamente solicitada, el CCUE la recalificará y asignará el dispositivo correspondiente para la atención.

Ejemplos de prioridad 3 son parálisis facial periférica, jaqueca o migraña, distonía aguda secundaria a fármacos, epistaxis leve, vértigo periférico, etc.

Avisos domiciliarios (prioridad 4)

Se le asignará una prioridad 4 a aquellos paciente que requieran de alguna asistencia sanitaria no urgente a domicilio, siendo atendidos por el Centro de Atención

Primaria en horario de apertura habitual (en caso de estar cerrado se hará cargo de la asistencia el DCCU).

En estos casos se le indicará al paciente que acuda al centro de Atención Primaria más cercano o al DCCU, y en caso de no ser posible se tomará nota de sus datos de filiación , dirección, teléfono, sintomatología y hora de llamada, datos que el responsable de la prestación de la asistencia tendrá en cuenta e informará al paciente del tiempo estimado para la atención.

Serán prioridades 4 el síndrome febril bien tolerado, infecciones de orina, dolores de origen otorrinolaringológico, dolor de muelas, etc.

Situaciones especiales

- Pacientes en vía pública o lugar público.
- Sospecha o confirmación de éxitus.
- Demanda de atención por parte de las Fuerzas de Seguridad del Estado o Cuerpo de Bomberos.
- A igual nivel de prioridad, serán atendidos primero los pacientes de edad avanzada con enfermedades crónicas asociadas, y aquellos que se vuelven a poner en contacto con el CCUE por empeoramiento de la sintomatología.
- Violencia de género (por petición de las Fuerzas de Seguridad): su atención será prioritaria.
- Llamadas procedentes del 112 (ya han pasado por dos operadoras -112 y CCUE).
- No se transferirán llamadas que no sean en castellano.

3.2. Traslado de pacientes de urgencias extrahospitalarias

El SSPA cuenta con tres redes de vehículos para el transporte urgente: la de pacientes críticos, urgentes y programados.

Las ambulancias "urgentes" sólo podrán ser prescritas por un facultativo de Atención Primaria, DCCU o por el CCUE de la EPES, y en ningún caso se atenderán las demandas de transporte urgente por parte del mismo paciente, familiares o allegados. Para la prescripción es necesario datos de filiación del paciente a trasladar, origen y destino el traslado, motivo o juicio clínico del mismo y el nombre, apellidos y CNP o número de colegiado del facultativo que prescribe el transporte.

Los pacientes serán trasladados a la UCCU o CAP más cercano, y sólo en caso de que un facultativo estime que los recursos asistenciales de Atención Primaria no podrán resolver la asistencia se derivará al nivel hospitalario. No obstante, el facultativo que prescribe el traslado deberá comunicarlo al CCUE personalmente, y si no fuese posible lo hará la persona en la que delegue (perteneciente siempre al SSPA).

4. TRIAJE: CLASIFICACIÓN DEL PACIENTE EN URGENCIAS

El triaje es un proceso de valoración clínica preliminar para clasificación de pacientes en función de lo urgente de su patología, independientemente del orden de llegada, para una posterior valoración diagnóstica y terapéutica completa. Para ello se utilizan una serie de síntomas y signos que nos permiten discriminar, a priori, la mayor o menor gravedad del proceso. En base a esto se establece una prioridad para la atención por el facultativo, que siempre podrá ser revisada en caso de que exista un empeoramiento durante la espera.

Tiempo atención según prioridad	
Prioridad 1	Sin demora. Atención inmediata.
Prioridad 2	Muy urgente. 15 minutos
Prioridad 3	Urgente. 60 minutos
Prioridad 4	Urgencia menor. 100 minutos
Prioridad 5	No urgente. 120 minutos

Tabla 2. Tiempos de atención en función de la prioridad

Los objetivos de este triaje son, entre otros, la valoración rápida de la gravedad con detección de aquellas patologías que supongan un riesgo vital para el paciente, priorización de la patología urgente sobre la banal, mejorar la calidad y eficacia en la atención urgente, informar al paciente y/o familiares de su situación y tiempo de espera para la atención, mejorar el flujo de pacientes mediante la clasificación en distintas áreas de atención en función del motivo de consulta.

En la mayoría de los centros sanitarios, este triaje es realizado por el personal de enfermería, entrenado para ello y siguiendo una guía o protocolo. Tras la apertura del episodio urgente por parte de Admisión, el paciente pasa al área de triaje o clasificación, donde se registrará el motivo de consulta, se tomarán las constantes vitales del paciente (tensión arterial, frecuencia cardiaca y respiratoria, saturación de oxígeno, temperatura y glucemia capilar) y se detectarán aquellos signos de alarma que supongan un riesgo vital para el paciente. Así los pacientes serán clasificados según la prioridad de la asistencia (críticos o prioridad 1, atención polivalente o prioridades 2-3, atención básica o prioridades 4-5), grupo de edad (pediátrico o adulto) o patología (médica, traumatológica, ginecológica-obstétrica).

El triaje se realizará en una sala independiente, equipada con material básico y con buena comunicación con la sala de espera, zonas de exploración y tratamientos, y observación. Dicha sala deberá estar dotada de camilla, 2 sillas, una mesa, esfigmomanómetro, glucómetro, pulsioxímetro, termómetro, gasas, sueros, dispositivos para la administración de oxígeno, electrocardiógrafo, etc.

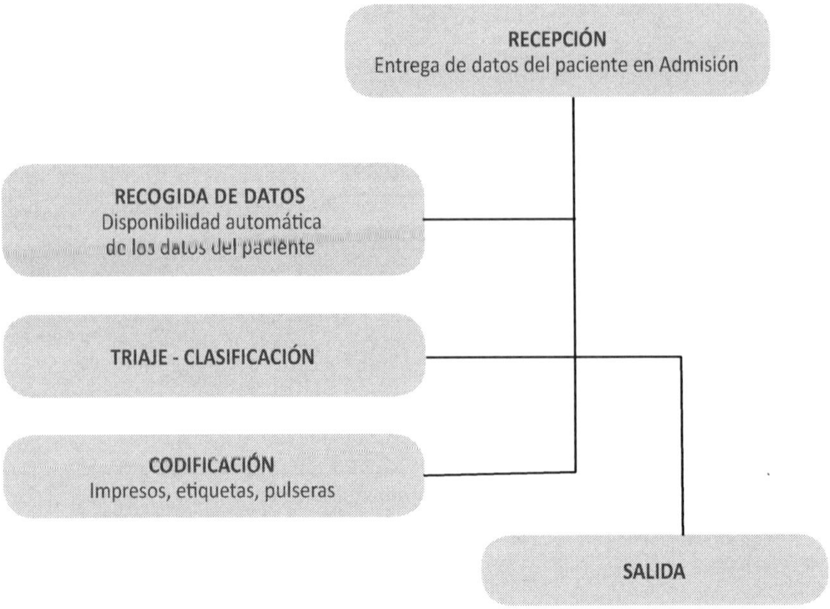

Gráfico 1. Flujograma del Triaje

Etapas del proceso triaje:

1. Recepción del paciente.
2. Clasificación.
3. Ubicar en área más adecuada:
   a) Sala general.
   b) Sala intermedia.
   c) Box de exploración.
   d) Box de críticos.
4. Informar:
   a) Comunicar tiempos de espera.
   b) Circuito a seguir.
   c) Cambios en el estado general.
5. Reevaluar.
6. Tiempos según prioridad.

El triaje se realizará por personal sanitario formado en clasificación de pacientes urgentes. Normalmente esto recae en el personal de enfermería que debe tener las competencias o capacidades descritas en la tabla 3.

Comunicación verbal	Comunicación no verbal (empatía)
Capacidad de organización	Gestión del tiempo
Resolución de conflictos	Trabajo en equipo
Trabajo bajo presión	Reconocimiento paciente enfermo

Tabla 3. Capacidades del personal de enfermería

El enfermero realizará una breve entrevista al paciente utilizando un lenguaje sencillo y comprensible, preguntando siempre por las alergias farmacológicas y antecedentes personales de relevancia. Posteriormente se tomarán las constantes vitales, y en caso de que el motivo de consulta sea "dolor torácico" se realizará un electrocardiograma que valorará el médico, asignándose posteriormente, en función de los resultados, una prioridad.

Para la realización del triaje o clasificación se usarán diferentes escalas, basadas en el motivo de consulta, alteración de constantes vitales, categorías sintomáticas y necesidad de cuidados. Las escalas de valoración en adultos usadas con mayor frecuencia son:

- Australian Triaje Scale (ATS).
- Manchester Triaje System (MTS).
- Emergency Severity Index (ESI).
- Canadian Emergency Department and Acuity Scale (CTAS).
- Sistema Español de Triaje (SET), impulsado por la Sociedad Española de Medicina de Urgencias y Emergencias, basado en el Model Andorrá de Triatge (MAT).

Con todos los datos las urgencias se clasificarán en 5 niveles, determinando un tiempo máximo de atención para cada uno de ellos en función de la categoría:

- **Nivel I.** Pacientes con riesgo vital, que requieren resucitación o reanimación. Atención inmediata por enfermero y médico en box de reanimación o críticos.
- **Nivel II.** Pacientes en situación de emergencia, con riesgo vital inmediato. La atención por enfermería será inmediata y la del médico de 15 minutos, y se realizará en el box de críticos o box general.
- **Nivel III** (mayor porcentaje de pacientes). Paciente en situación de riesgo potencial que requiere por lo general exploraciones múltiples diagnósticas y/o terapéuticas. Paciente estable hemodinámicamente. El tiempo de actuación será de 30 minutos, tanto enfermería como médico, en box general.
- **Nivel IV.** Pacientes con menos urgencias. Tiempo de atención de 60 minutos, tanto por médico como por enfermero, en box general o consulta rápida.
- **Nivel V.** Atención médica no urgente por tratarse de un proceso banal. El tiempo de atención será de 120 minutos, enfermero y médico.

Nivel	Categoría	Tiempo
Nivel I	Reanimación	Atención inmediata
Nivel II	Emergencia	Atención enfermera inmediata, médica: 15 min.
Nivel III	Urgencia	Atención enfermera y médica: 30min.
Nivel IV	Semi-urgencia	Atención enfermera y médica: 60min.
Nivel V	NO urgente	Atención enfermera y médica: 120min.

Tabla 4. Clasificación de las urgencias por niveles

Clasificación de las demandas de urgencias. Se realiza en función de la gravedad y el tipo de proceso en:

- **Nivel 1**: Emergencia. Atención inmediata en el circuito de emergencias.
- **Nivel 2**: Urgencia no crítica. Atención médica en menos de 15 minutos. No existe compromiso vital inmediato.
- **Nivel 3**: Urgencia demorable. Pacientes cuya patología admite cierta demora. Éstos, junto con los de nivel 2, serán atendidos en circuitos de asistencia ordinarios. Pueden esperar atención hasta 30 minutos.
- **Nivel 4**: Urgencia no objetivable. Paciente cuyo proceso reviste nula o escasa gravedad, con destino previsible tras la atención de Alta a domicilio. Recibirán asistencia médica en menos de 2 horas, en un circuito de asistencia básica.

4.1. Procedimiento de clasificación de urgencias

Una vez asignado el nivel de urgencia de los pacientes, serán asignados a una consulta para su atención, haciendo constar el nivel de gravedad. Los pacientes a los que se le asigne un nivel 1 pasarán directamente sin demora, al circuito o consulta de Emergencias. Los pacientes de nivel 4 también tendrán su circuito específico, el de asistencia básica. Los niveles 2 y 3 se irán asignando de manera que cada consulta general tenga un número equitativo de pacientes. Todos los pacientes, salvo los de nivel 1, esperarán en una sala de espera a ser llamados por megafonía para la atención médica. En los casos en que el necesite de un celador para su traslado en Urgencias, por encontrarse en silla de ruedas o camilla, se añadirá a la hoja de historia clínica una "T".

5. SISTEMA DE TRIAJE MANCHESTER

En Noviembre de 1996, el Dr. Mackway-Jones creó el *Manchester Triage Group* con una serie de objetivos concretos:

1. Elaborar una nomenclatura común y usar definiciones comunes.
2. Desarrollar una metodología sólida para triar.

3. Implantar un modelo global de formación.
4. Permitir y facilitar la auditoria del método de triaje.

Posteriormente se desarrolló el Sistema de Triaje Manchester (MTS), que poco a poco se fue introduciendo en los servicios de urgencias, gracias al avance de la tecnología e informática, permitiendo realizar un triaje con mayor rapidez y con menor variabilidad interobservador. Mediante esta escala MST se puede clasificar al paciente que llega al Área de Urgencias en función de 52 motivos de consulta diferentes, desplegando para cada uno de ellos un árbol de flujo con preguntas discriminatorias con contestaciones "si-no".

Tras tres o cuatro preguntas, este sistema clasifica al paciente en cinco categorías diferentes, cada una con un color y un tiempo máximo de asistencia, priorizando la asistencia al paciente en función de la gravedad, lo que permite objetivar clínicamente la decisión de priorización. Es importante destacar que esta escala no hace ninguna suposición sobre el diagnóstico.

NIVEL	ESTADO	COLOR	TIEMPO MÁXIMO
I	Crítico	Rojo	0 minutos
II	Emergencia	Naranja	10 minutos
III	Urgencia	Amarillo	60 minutos
IV	Estándar	Verde	120 minutos
V	No Urgente	Azul	240 minutos

Tabla 5. Categorías de la Escala Manchester

6. CLASIFICACIÓN AVANZADA EN PUNTOS FIJOS DE URGENCIAS EN EL SSPA

La clasificación de pacientes con demanda de atención urgente, abarca tanto a la Atención Hospitalaria (AH) como a la Atención Primaria (AP), englobando la recepción, clasificación y atención sanitaria inicial del paciente. Así, en el ámbito de las urgencias hospitalarias se ha introducido el término de Recepción, Acogida y Clasificación (RAC, que puede sustituir al de "triaje"). Esta RAC es una actividad propia del profesional de enfermería, reconocida en los artículos 52, 53 y 54 del RD 1231/2001, del 8 de Noviembre, por el que se aprueban los Estatutos Generales de la Organización Colegial de Enfermería de España, del Consejo General y de Ordenación de la actividad profesional de enfermería y la Ley 44/2003, de 21 de Noviembre, de ordenación de las profesiones sanitarias en sus artículos 5.1, a) b) y c); artículo 7.1 y 2 a).

El proceso de clasificación de pacientes comprende 3 partes:

1. **Recepción y acogida**: es el primer contacto del paciente con el sistema.
2. **Clasificación**: establecimiento del nivel de atención requerida por el paciente y su derivación al circuito de atención correspondiente según los criterios normalizados por la institución.

3. **Intervención**: incluye todas las acciones realizadas, directas o indirectas, para la provisión del servicio urgente.

Habitualmente la actividad de la RAC en el Servicio de Urgencias será realizada por un profesional de enfermería, siguiendo el sistema de clasificación de la Escala Manchester.

Este proceso de clasificación está dirigido a pacientes y familiares demandantes de una asistencia urgente en cualquier punto de la cadena asistencial de Cuidados Críticos del SSPA, así como a facultativos, enfermeros y auxiliares que trabajan en el sistema y ámbito de las urgencias.

Los objetivos de este proceso son:

- Mejorar la accesibilidad, percepción de seguridad e intensidad de cuidados de la población, en el caso de la demanda urgente.
- Dinamizar el flujo de pacientes en estas áreas de atención.
- Proveer de un modelo de clasificación orientado a la excelencia, basado en criterios normalizados que disminuyan la variabilidad y mejoren la calidad de la atención.
- Mejorar la satisfacción de todos los usuarios de los servicios de Urgencia.
- Gestionar de forma eficiente los recursos disponibles para la atención a los ciudadanos en estos escenarios.

Así mismo, este proceso tiene una serie de momentos claves como son:

- **La entrada.** Se inicia en el momento en que el paciente o ciudadano entra en contacto con el sistema sanitario a través del Servicio de Urgencias.
- **La salida.** Momento en el que el paciente es derivado al área, profesional o destino que la valoración de su situación requiere y se inicia su atención.
- **Límites marginales.** Los pacientes derivados de otras áreas de la institución o de otros centros cuyo tránsito por las Urgencias sólo supone una vía de acceso o un trámite administrativo no constituyen objeto de este proceso.

Existen circuitos específicos para pacientes frágiles, vulnerables, complejos o para los que requieren la actuación de otros profesionales (Oftalmología, ORL y otras). Algunos de estos circuitos son:

- Trauma menor (manejo de pruebas complementarias).
- Coordinación con la gestión de casos.
- Circuitos vinculados con la seguridad: código ictus, código sepsis, violencia (de género, ancianos, maltrato infantil). El proceso de dolor torácico no se considera novedad ya que se entiende como inherente a la atención urgente.

En la mayoría de las ocasiones, los pacientes con nivel 1 de urgencias, no están incluidos en un circuito de clasificación normalizado, sino en uno emergente.

6.1. Etapas del plan de atención urgente

Las etapas del plan de atención urgente están recogidas en la tabla 6.

APERTURA EPISODIO DE ATENCIÓN URGENTE: Servicio de Atención al Ciudadano (SAC)	
CARACTERÍSTICAS	ACTIVIDADES DE CALIDAD
Recogida de datos	Intervención centrada en: • Apertura de historia en Diraya • Acceder a datos de filiación del paciente, preferentemente NUHSA. • Identificar motivo de consulta. • Generar etiquetas identificativas. • Identificar al cuidador de referencia en el caso de que esté presente.

RECEPCIÓN Y ACOGIDA: Celador/Auxiliar	
CARACTERÍSTICAS	ACTIVIDADES DE CALIDAD
Traslado al Área de Clasificación	Intervención centrada en: • Identificación del paciente y del referente familiar en su caso. • Traslado al área designada lo antes posible.

RECEPCIÓN Y ACOGIDA: Enfermera	
CARACTERÍSTICAS	ACTIVIDADES DE CALIDAD
Identificación del paciente	Intervención centrada en: • Identificación inequívoca del paciente y familiar. • Presentación al paciente. • Revisión de los datos del episodio y comprobación de la identidad del paciente (y familia en su caso) con al menos dos datos estables. • En el caso de derivación realizar la transferencia.

VALORACIÓN FOCALIZADA: Enfermera	
CARACTERÍSTICAS	ACTIVIDADES DE CALIDAD
Clasificación del paciente	Asignación de nivel de prioridad del paciente según la escala validada de 5 niveles (grado A de recomendación)
Activación de circuitos de atención preferente mediados por el factor tiempo	La activación se hará en función de la identificación de los criterios definidos en los PAIs de referencia: • Dolor torácico (grado A de recomendación) • Código Ictus (grado A de recomendación) • Código Sepsis (grado C de recomendación) • Subproceso del dolor agudo en Urgencias (grado C de recomendación)

.../...

.../...

Determinar nivel de complejidad	Asignar nivel de vulnerabilidad/fragilidad al paciente que oriente la intensidad de cuidados que requiere y las intervenciones para garantizar su seguridad (grado C de recomendación).

ATENCIÓN SANITARIA INICIAL: Enfermera	
CARACTERÍSTICAS	ACTIVIDADES DE CALIDAD
Guía del Sistema Sanitario	Intervención centrada en: • Orientar al paciente y familiar en el entorno. • Adecuar sus expectativas. • Identificar necesidades especiales.
Activación de subcircuitos de atención específica	La intervención se realizará según los procedimientos arbitrados en la organización: • Derivación a Consultas de Especialidades ubicadas en las Urgencias. • Subproceso Trauma Menor. • Violencia en población vulnerable: anciano, mujer y niño. • Atención al paciente complejo/vulnerable. • Derivación a Consulta No Urgente (paciente clasificado como nivel 5, sin criterios de fragilidad o vulnerabilidad).
Solicitud de pruebas diagnósticas	La intervención se orientará en función de los circuitos desarrollados en la institución. A destacar: • Rx en proceso trauma leve con la inclusión de cuestionarios validados (grado B de recomendación). • Analítica básica (grado C de recomendación).

GESTIÓN COMPARTIDA DE LA DEMANDA: Enfermera	
CARACTERÍSTICAS	ACTIVIDADES DE CALIDAD
Consulta Enfermera. Espacio marginal a la Clasificación pero que entronca perfectamente con el perfil competencial del profesional de Clasificación.	Intervención centrada en el establecimiento de un circuito alternativo gestionado por la enfermera para paciente no urgentes en situaciones de sobrecarga. • Atención de acuerdo a protocolos establecidos en la unidad. • Orientada a: - Derivación con cita en AP. - Intervención finalista. - Reclasificación del paciente.

Tabla 6. Etapas del plan de atención urgente

6.2. Áreas de atención clínica

6.2.1. Área de consultas o policlínica

Es la zona donde se realiza la atención clínica inicial de la mayoría de los pacientes que acuden a Urgencias. La asignación del paciente a las diferentes consultas es realizada por el Jefe de Sección de Urgencias (en días laborables), y en su defecto, el Responsable Clínico.

Tras la atención inicial el paciente puede ser derivado a su domicilio habitual con un informe dirigido a su Médico de Familia, ser ingresado en planta de hospitalización, ser trasladado a otro área funcional del Servicio de Urgencias o a otro hospital.

6.2.2. Área de Observación-Sillones (AOS)

Ésta es un área que está destinada para aquellos pacientes que no requieren el uso de una cama pero que presentan patologías o procesos que requieren de tratamiento por vía intravenosa de manera continua y/o vigilar su evolución clínica, por un período no superior a 12h, en espera de decisión de destino definitivo. Sin embargo, de forma excepcional, aquellos pacientes a los que se les cursa ingreso en planta de hospitalización desde el Área de Consultas, podrán esperar la disponibilidad de cama en este Área, al igual que los pacientes que son dados de alta del Área de Observación-Camas mientras llega la ambulancia para el traslado o la familia previamente contactada.

El destino final de los pacientes de este área será el alta hospitalaria, el traslado a Observación o el ingreso en planta de hospitalización.

Los criterios clínicos generales de ingreso en AOS, según las distintas patologías son:

- Patología cardiovascular:
  - ▷ Enfermo con cardiopatía isquémica conocida, con una angina secundaria, sin cambios electrocardiográficos agudas y asintomático durante su valoración en consultas.
  - ▷ Arritmias cardiacas:
    - ° Fibrilación auricular crónica con respuesta ventricular rápida.
    - ° Taquicardias paroxísticas supraventriculares, recurrentes, en paciente sano.
  - ▷ Urgencia hipertensiva: tensión arterial diastólica superior a 120 mmHg, paciente asintomático o con síntomas leves, para corrección farmacológica vía oral.
  - ▷ Insuficiencia cardiaca congestiva crónica, descompensada, grados II-III, en la que se pueda identificar y controlar el origen de la descompensación.
- Patología respiratoria:
  - ▷ Crisis asmática, sin criterios clínicos de gravedad, que no requiera soporte de O2 y que no mejora con tratamiento realizado en Área de Consultas durante una hora.
  - ▷ Bronconeumopatía crónica reagudizada, sin criterios clínicos de gravedad, que sí requiere soporte de O_2 y no mejora tras tratamiento en el Área de Consultas durante una hora.
- Patología endocrinometabólica:
  - ▷ Hipoglucemias en pacientes con tratamiento de antidiabéticos orales, sin trastorno del nivel de conciencia y que, teniendo en cuenta la hora de administración del fármaco y la causa, completará en el AOS un período de observación menor a la vida media del fármaco en cuestión.
  - ▷ Hiperglucemias no complicadas y no controladas tras tratamiento en el Área de Urgencias (glucemia capilar igual o superior a 3,5).

- Patología nefro-urológica:
  - ▹ Cólico nefrítico no complicado que, tras analgesia en Área de Consultas, no presenta mejoría en un plazo de una hora o que se muestra rebelde a tratamiento correcto, por vía oral o intramuscular, realizado a nivel primario.
  - ▹ Hematuria macroscópica, de origen urológico, que no se resuelve en el Área de Consultas tras lavado vesical y sin trastornos de coagulación ni antecedentes de traumatismo.
- Patología digestiva:
  - ▹ Gastroenteritis aguda, en enfermos sin patología previa, con intolerancia a la rehidratación oral por vómitos persistentes a pesar del tratamiento antiemético correcto y/o deshidratación leve con afectación del estado general.
  - ▹ Cólico biliar, no complicado, con persistencia de la sintomatología tras tratamiento intravenoso en Área de Consultas en un plazo de una hora sin respuesta al tratamiento correcto.
- Intoxicaciones:
  - ▹ Intoxicación por benzodiacepinas, de vida media corta o intermedia, con respuesta adecuada al tratamiento con flumazenilo en Área de Consultas y con necesidad de perfusión del antídoto, excepto en caso de sospecha de intoxicación sobreañadida con antidepresivos tricíclicos o antecedentes de epilepsia.
  - ▹ Intoxicación por Monóxido de Carbono, en paciente con buen nivel de conciencia, cefalea leve y sin sintomatología respiratoria de importancia.
- Patología hematológica: anemias crónicas, sin criterios de ingreso hospitalario, que precisen transfusión y sin riesgo por la patología de base.
- Otras patologías: patología ORL u oftalmológica que, previo consenso entre dichos especialistas y el responsable clínico.

6.2.3. Área de Observación-Camas (AOC)

Éste área es de uso restrictivo debido al alto coste que supone, quedando limitado a un período no superior de 24h, para pacientes que cumplan criterios de ingreso.

La organización de la asistencia en el AOC favorece que los pacientes graves y los quirúrgicos sean agrupados en zonas específicas. Existe una zona destinada a pacientes críticos que contará con un número bien definido de camas, y de ellas, al menos una deberá estar libre y disponible en todo momento para ser ocupada de la forma inmediata cuando sea necesario.

Los criterios generales de ingreso en este área son:

- Pacientes con patología grave o de alto riesgo en los que es imprescindible una cama para su atención inmediata:
  - ▹ Paciente en situación de coma.
  - ▹ Crisis comiciales de repetición o status epiléptico.
  - ▹ Hemorragia intracraneal.

- ▷ Insuficiencia respiratoria aguda.
- ▷ Insuficiencia respiratoria crónica agudizada con afectación del nivel de conciencia o con repercusión general.
- ▷ Ictus con importante afectación motora, alteración del nivel de conciencia o déficit neurológico progresivo.
- ▷ Estado confusional de causa no psiquiátrica.
- ▷ Síndrome coronario agudo.
- ▷ Insuficiencia cardiaca grave.
- ▷ Disección o rotura de un gran vaso.
- ▷ Insuficiencia arterial aguda o crónica agudizada con gran afectación del estado general.
- ▷ Arritmias cardiacas con inestabilidad hemodinámica.
- ▷ Neumotórax con insuficiencia respiratoria o de gran volumen.
- ▷ Shock de cualquier etiología.
- ▷ Infecciones graves.
- ▷ Hemorragia digestiva con inestabilidad hemodinámica o alto volumen.
- ▷ Peritonitis, obstrucción intestinal o dolor abdominal con afectación del estado general o alteración de las constantes vitales.
- ▷ Insuficiencia renal aguda severa o crónica agudizada con deterioro del estado general o alteraciones electrolíticas.

- Pacientes con indicación de ingreso en planta de hospitalización que no dispongan de cama libre en planta todavía, cuando el tratamiento deba iniciarse sin demora, por cumplir alguno de los criterios expuestos anteriormente.
- Pacientes que requieran tratamiento inmediato en una cama y se prevea que la resolución del cuadro clínico se vaya a producir en un corto período de tiempo (generalmente no superior a 24h).
- Pacientes que precisen de vigilancia especializada y que no cumplan criterios para su inclusión en otros programas de atención (área de observación-sillones, hospitalización domiciliaria, etc.).
- Pacientes con dudas diagnósticas, cuya situación requiera de forma imprescindible el uso de una cama para su atención.

Quedan excluidos de ingreso en este área:

- Pacientes con patología exclusivamente psiquiátrica.
- Pacientes con ingreso cursado en planta de hospitalización, para estabilización o mejor control por parte del médico y/o enfermería (urgencia endógena).
- Pacientes con ingreso cursado desde consultas de especialidades o del propio área de Urgencias u otros hospitales, cuyo proceso o situación clínica no requiere de un tratamiento inmediato, o que en caso de requerirlo pueda iniciarse sin precisar de una cama para ello, mientras espera su traslado a cama de hospitalización.
- Pacientes con motivos sociales o compasivos.

Todos los datos referentes al paciente, ya sean epidemiológicos o de las intervenciones que se realicen en su proceso clínico diagnóstico o terapéutico, quedarán recogidos en su historia clínica, siendo responsables de la misma todos los profesionales que intervengan. Actualmente para este proceso se está utilizando la Historia Digital de Salud, dentro del Proyecto Diraya.

6.3. Historia clínica

La Historia Clínica del paciente tiene un circuito que se activa con su llegada a urgencias:

- Identificación del paciente en Recepción-Admisión de la sección de Urgencias del hospital; aquí se le pedirá la tarjeta de asistencia sanitaria y se tomarán al menos los siguientes datos: nombre y apellidos, edad, dirección, nacionalidad y NUSHA.
- Reflejar el motivo de asistencia por:
  - ▷ Urgencias generales.
  - ▷ Urgencias de traumatología.
  - ▷ Urgencias de pediatría.
  - ▷ Urgencias ginecológicas.
- Registrar razón de la patología por la que se consulta:
  - ▷ Enfermedad.
  - ▷ Accidente laboral.
  - ▷ Accidente de tráfico.
- Anotación de la fecha de asistencia y hora de entrada.

En caso de que se tratase de pacientes inconscientes no acompañados por familiar o personas allegadas que pudieran facilitar los datos necesarios para su identificación, se registrarán en la historia como "Desconocido, Desconocido 1...", y así con números consecutivos a lo largo del día.

En la zona de Clasificación, el enfermero responsable del triaje del paciente, indagará sobre el motivo de consulta y clasificará a los pacientes según gravedad en los cuatro niveles de prioridad ya conocidos (1,2,3,4), haciendo constar también la hora de atención en esta zona.

Al quedar todo registrado en la historia clínica se podrá obtener de ella el siguiente cuadro de mandos de la Sección de Urgencias del Servicio de Cuidados Críticos y Urgencias:

1. Tiempo medio de respuesta (TMR).
   - ▷ Tiempo de espera de Admisión y Tiempo de Admisión. Actualmente no computables.
   - ▷ Tiempo de espera de Clasificación (TECLA): tiempo que transcurre desde el cierre de Admisión hasta el inicio de triaje con la apertura de la "hoja de triaje". Se expresa en minutos. Depende del flujo de pacientes y destreza del operador que realice el triaje.

- Tiempo de Clasificación (TICLA): tiempo desde la apertura de la "hoja de triaje" al cierre de la misma, expresado en minutos.
- Tiempo de espera de la 1ª consulta facultativa (TEPCOF): tiempo desde el cierre del triaje hasta la primera anotación médica en la historia, ya sea anamnesis o exploración.
- Tiempo de asistencia médica en consulta (TAMCO): tiempo desde la primera anotación médica hasta que se "decide" el destino del paciente (alta u hospitalización). Para pacientes que ingresan en área de Observación será el tiempo desde la 1ª anotación médica hasta que el paciente es puesto "en espera de observación". Se expresa en horas. Una vez finalizada la asistencia el médico debe activar el estado "alta sin salida inmediata", así el sistema establece el final en el registro. Estos últimos son los pacientes que se les cursa ingreso en planta de hospitalización y están esperando cama libre, que son derivados a otro centro o requieran ambulancia para traslado a domicilio tras alta.

  Dentro de este tiempo también se registran otros períodos como son el tiempo de interconsulta, el tiempo de espera de pruebas complementarias, etc.
- Tiempo asistencial total en el Área de Consultas (TATCO): tiempo desde que el paciente es admitido hasta que es dado de alta o puesto "en espera de observación", expresado en horas.
- Tiempo de espera para la salida del Área de Consultas (TESCO): tiempo transcurrido en el área de consultas hasta la salida efectiva del paciente de este área, expresado en horas. Mide tiempo no asistencial.
- Tiempo de permanencia en el Área de Consultas (TIPCO): tiempo que transcurre desde el cierre de Admisión (final del registro) y el momento en que el paciente abandona efectivamente el Área de Consultas (salida inmediata por alta o ingreso en observación). Se expresa en horas.

  Cuando el paciente ingresa en Observación se producen cuatro nuevos tiempos: tiempo de espera para la entrada en Observación (TEOB, expresado en minutos), tiempo de observación (TOB), tiempo de espera para la salida del Área de Observación (TESOB) y tiempo de permanencia (TIPOB).
- Índice de eficiencia en Urgencias (Índice de Martina): es el cociente entre la suma de tiempos de asistencia directa al paciente y la de los tiempos de espera sin asistencia directa.

2. Grado de codificación diagnóstica:
   - Número de pacientes asistidos.
   - Número de codificaciones según la CIE-9.
3. Datos de actividad:
   - Urgencias/día.
   - Tasa de frecuentación.
   - Número de ingresos urgentes.
   - Número de traslados a otros centros.
4. Número de reclamaciones.
5. Número de éxitus.

El Plan de Calidad de la Consejería de Salud de la Junta de Andalucía orienta toda actuación de los profesionales del Servicio Andaluz de Salud, no sólo de los que trabajan en los Servicios de Cuidados Críticos y Urgencias, siendo cada vez más conscientes de que la calidad prestada al paciente no depende de la actuación de dichos profesionales en exclusiva, sino también de los esfuerzos de colaboración y otros sistemas integrados que deben funcionar para la consecución de los objetivos.

Para todo esto es preciso poner en marcha actuaciones en dos sentidos:

1. Conocer, registrar y medir lo que se hace, es decir, un "control de calidad".
2. Comparar, evaluar y corregir. Los datos, se contrastan con los históricos propios o con los de otros hospitales de igual nivel para, si existen carencias o insuficiencias, instaurar medidas correctoras.

Tema 45

Intervenciones en situaciones críticas. Soporte Vital Básico y Avanzado. Especificidades en dolor torácico. IAM, ictus, politraumatismo, grandes quemaduras y electrocución, shock, intoxicación, parto urgente, urgencia psiquiátrica, hipotermia, hipertermia, golpe de calor y deshidratación

eRodio ediciones

Índice esquemático

1. SOPORTE VITAL BÁSICO Y AVANZADO

Soporte vital básico es el conjunto de actuaciones tendentes a revertir la parada cardiorrespiratoria, el paro respiratorio, el estado de inconsciencia y la atención inicial al traumatismo grave. Se emplean métodos que no requieren tecnología especial, como son: apertura de vía aérea, tubo de Güedel, balón resucitador para ventilación, masaje cardíaco y desfibrilador.

El soporte vital avanzado es la continuación del soporte vital básico. Es necesario más de tres reanimadores y mayor instrumental, canalización venosa, intubación orotraqueal, fármacos, etc.

Los objetivos de la RCP (Resucitación Cardio Pulmonar) básica son: mantener la oxigenación cerebral y cardíaca, hasta la llegada de equipos especializados, manteniendo una vía aérea permeable y una ventilación y circulación eficaces.

Antes de iniciar las maniobras, se deben observar los siguientes pasos:

- Comprobar que la zona donde se va a producir la RCP es segura para el reanimador y la víctima.
- Comprobar si la víctima responde: si responde dejarla en posición de seguridad. Traslado a hospital. Si no responde activar el servicio de emergencias y comenzar con la RCP (un paro cardiorrespiratorio de más de 10 minutos con RCP efectiva deja secuelas neurológicas irreversibles en aproximadamente el 80% de los pacientes, tras el alta hospitalaria).
- Comprobar que la víctima no tenga un pronóstico fatal.
- Que no exista negativa previa (escrita) de la víctima o por parte de la familia de la víctima. En caso de duda, practicar RCP siempre.

Es importante diagnosticar la causa del paro cardiorrespiratorio para tratarla y decidir si se deben continuar las maniobras.

1.1. Secuencia del soporte vital básico

El SVB incluye una serie de maniobras que se han descrito bajo la regla nemotécnica del «CABD» de la reanimación.

«C»: circulación o masaje cardíaco sin el empleo de ningún utensilio especial mediante compresiones torácicas de Alta Calidad (presión en la parte media del esternón, hundimiento del mismo 5 cm, frecuencia 100 veces/minuto, secuencia en ciclos de 30 compresiones).

«A»: apertura de las vías aéreas para que se mantengan permeables, mediante la extensión de la cabeza y elevación del mentón (si se sospecha lesión cervical realizar la subluxación de la mandíbula)

«B»: ventilación de rescate boca-boca o con balón resucitador para proporcionar un soporte a la Respiración Efectiva (2 insuflaciones de rescate de 1 segundo cada una; las siguientes durarán 2 segundos). Relación 30 compresiones: 2 insuflaciones.

«D»: desfibrilador semiautomático, siempre que se compruebe que haya Fibrilación Ventricular o Taquicardia Ventricular.

Lo ideal es que estas maniobras sean dominadas por todo el personal sanitario, e incluso por gran parte de la población general, fundamentalmente: policías, bomberos y conductores de ambulancias.

La secuencia del algoritmo indica que lo primero es valorar a la víctima aparentemente sin vida, para lo que no basta con la inspección visual; es preciso intentar comunicarse con ella sacudiéndole enérgicamente por los hombros.

SOPORTE VITAL BÁSICO EN EL ADULTO

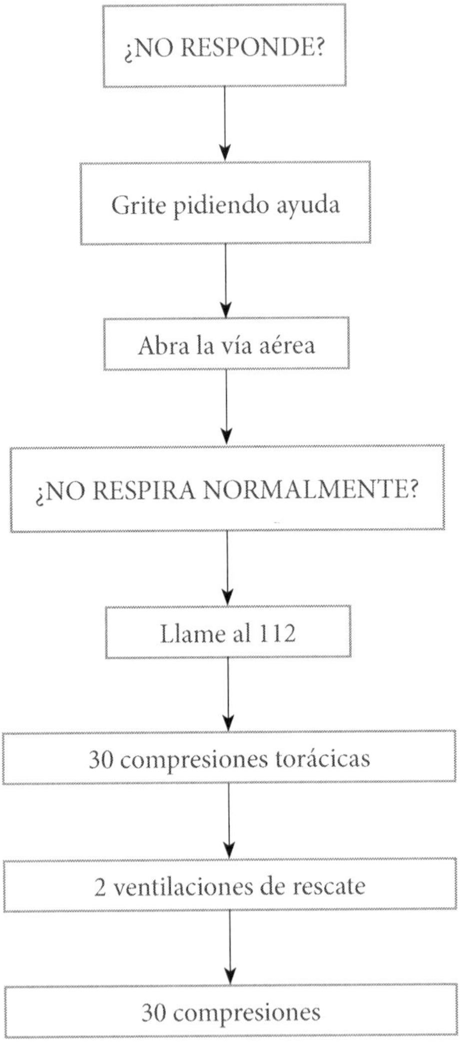

Si responde o se mueve, se debe dejar en la posición en la que se encuentra y buscar o comprobar que no existen lesiones. Controlar periódicamente si sigue consciente y buscar ayuda si se considera necesario.

«A»: apertura de las vías aéreas

Si no responde, se debe solicitar ayuda a personas que se encuentren cerca, e iniciar la apertura de las vías aéreas, con la maniobra frente-mentón y comprobar si existen cuerpos extraños visibles en la boca o restos de comida o vómito, incluyendo la dentadura postiza, en cuyo caso se retiran introduciendo uno o dos dedos en la cavidad bucal.

En el enfermo inconsciente la falta de tono muscular provoca el desplazamiento pasivo de la lengua y epiglotis hacia abajo, obstruyendo la entrada a la laringe. Para evitar esto se realiza la maniobra citada con anterioridad.

Hay que valorar, una vez que la via aérea es permeable, si mantiene una ventilación adecuada. Se debe mirar, escuchar y sentir durante 10 segundos antes de decidir que no hay respiración. Si respira, se debe colocar en posición lateral de seguridad y necesariamente solicitaremos ayuda de personal sanitario, comprobando periódicamente que sigue respirando.

Si no ventila o hace gasping se inician las maniobras de reanimación cardiopulmonar. Se inicia masaje cardíaco y ventilación en relación 30:2.

«B»: ventilación eficaz boca-boca o con balón resucitador

Se inicia la ventilación boca a boca con los orificios de la nariz cerrados, la cabeza extendida, el mentón elevado y la boca entreabierta.

Se llenan los pulmones de aire y se colocan los labios alrededor de la boca de la víctima de manera que no se escape el aire. Se insufla el aire durante unos 2 segundos y se comprueba que el pecho de la víctima se expande y que el aire se expulsa al suspender la maniobra.

«C»: masaje cardíaco de alta calidad

Se coloca la víctima en posición de decúbito supino (boca arriba), sobre una superficie dura y plana, sin perder tiempo desnudándola; se localiza rápidamente la zona de compresión. El reanimador, con los brazos completamente extendidos apoya todo el peso del cuerpo sobre las manos entrelazadas haciendo una presión perpendicular, con el talón de la mano, sobre la zona media del esternón, hasta conseguir deprimirlo unos 4-5 cm. Para ello el reanimador debe colocarse en vertical y perpendicular a la víctima, habitualmente de rodillas en el suelo.

Se libera la presión sobre el esternón y se repite la maniobra. Después de 30 compresiones consecutivas a una frecuencia de 100 veces/minuto, se hacen 2 ventilaciones efectivas boca a boca (o con balón resucitador) de 2 segundos de duración, y así sucesivamente.

No se debe interrumpir la maniobra de compresión y ventilación durante más de 5 segundos.

Se suspenderán las maniobras solo en tres circunstancias: Llegada del equipo de emergencias, recuperación del paciente, agotamiento del reanimador.

«D»: desfibrilación

La solicitud de ayuda debe ocasionar la llegada de alguien con un desfibrilador. Tan pronto como se tenga, se debe conectar y seguir las instrucciones.

Desfibrilación Externa Automática

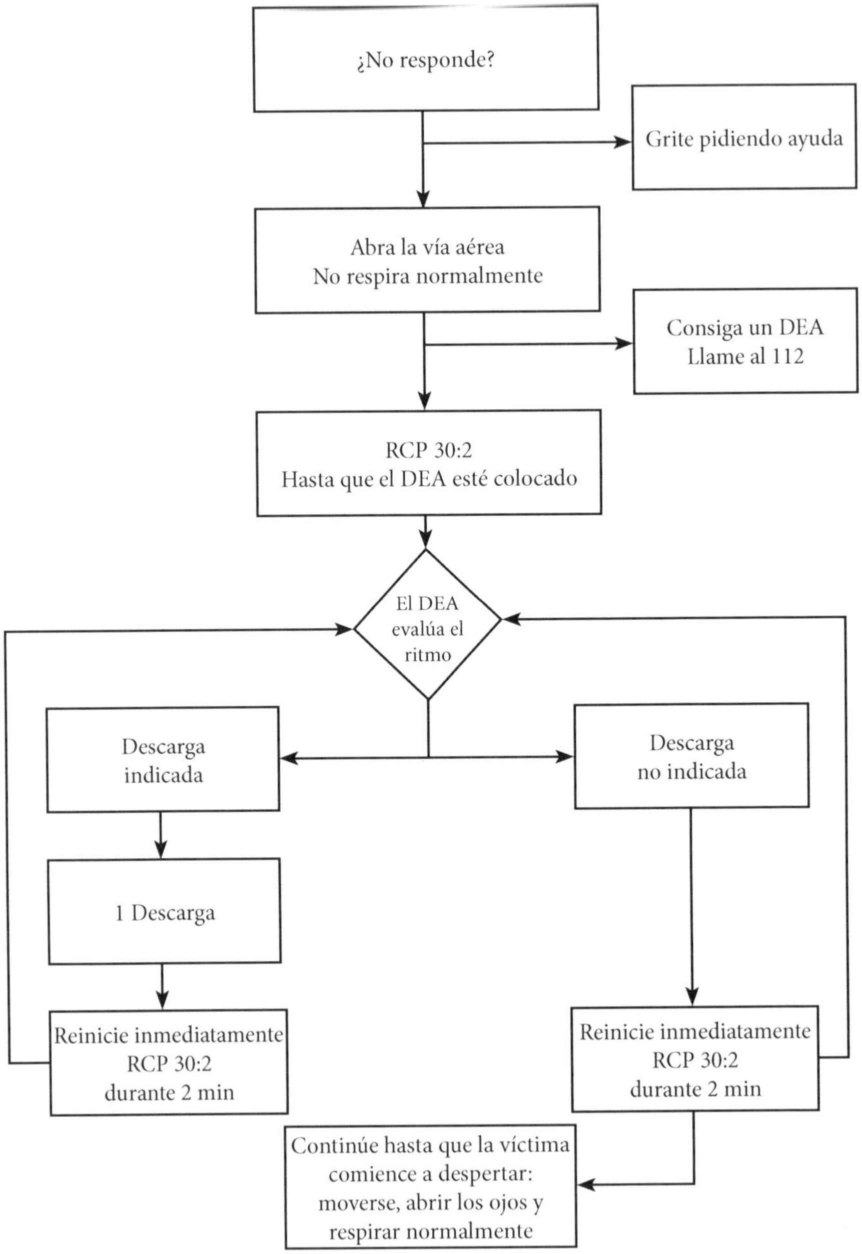

1.2. Algoritmos de soporte vital avanzado

SOPORTE VITAL AVANZADO

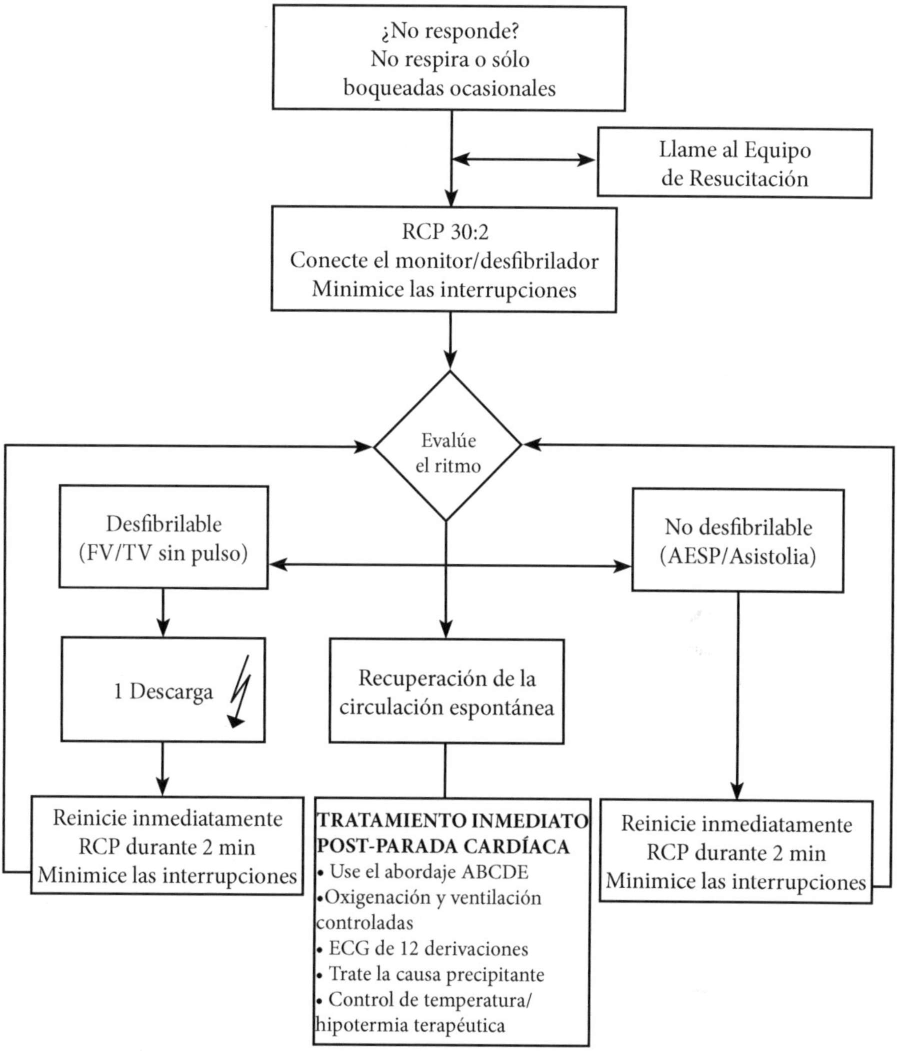

DURANTE LA RCP

- Asegure una RCP de calidad: frecuencia, profundidad, descompresión.
- Planifique las actuaciones antes de interrumpir la RCP
- Administre oxígeno
- Considere la vía aérea avanzada y la capnografía
- Compresiones torácicas continuas cuando se haya asegurado la vía aérea
- Acceso vascular (intravenoso, intraóseo)
- Administre adrenalina cada 3-5 min
- Corrija las causas reversibles

CAUSAS REVERSIBLES

- Hipoxia
- Hipovolemia
- Hipo/hiperkaliemia/metabólico
- Hipotermia
- Trombosis
- Taponamiento cardíaco
- Tóxicos
- Neumotórax a Tensión

Algoritmo de Taquicardia (con pulso)

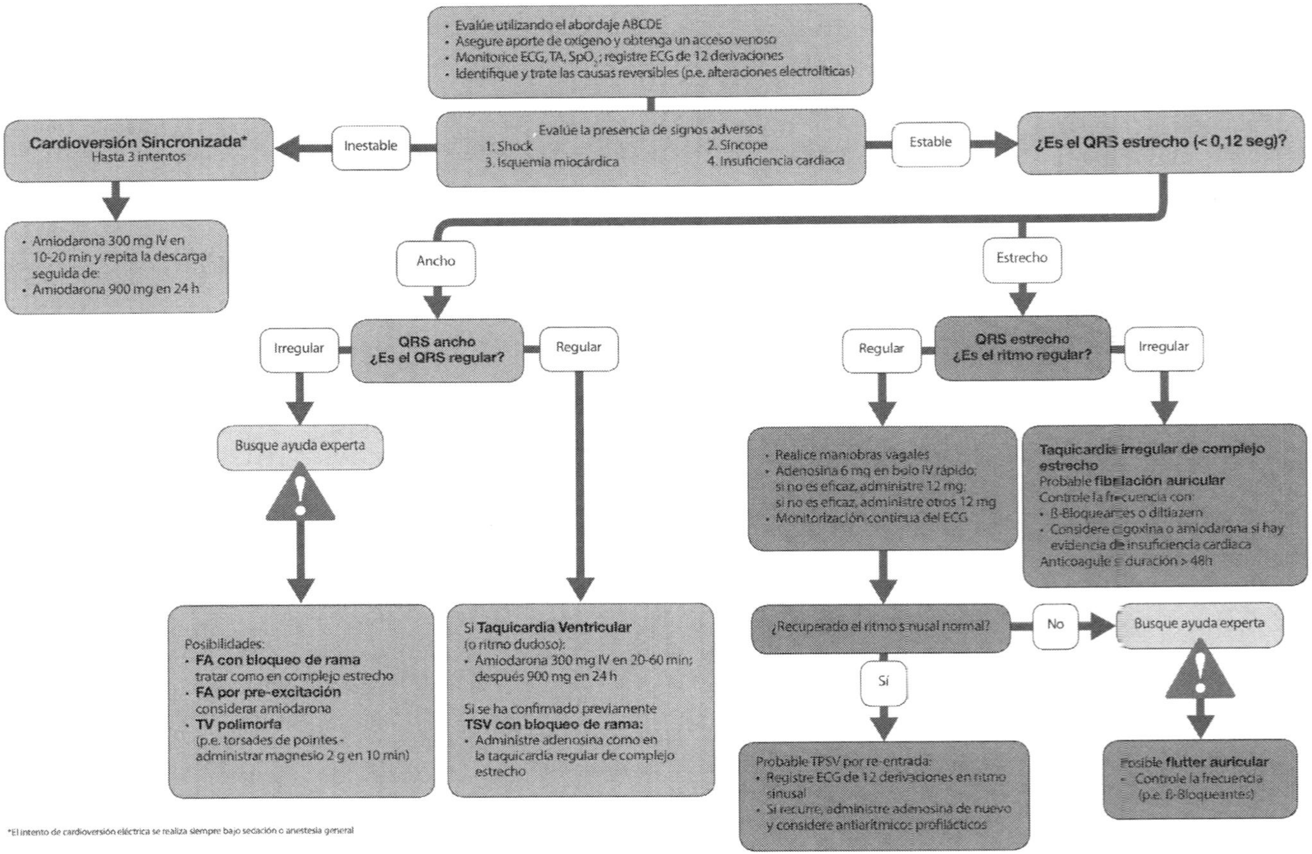

*El intento de cardioversión eléctrica se realiza siempre bajo sedación o anestesia general

Algoritmo de Bradicardia

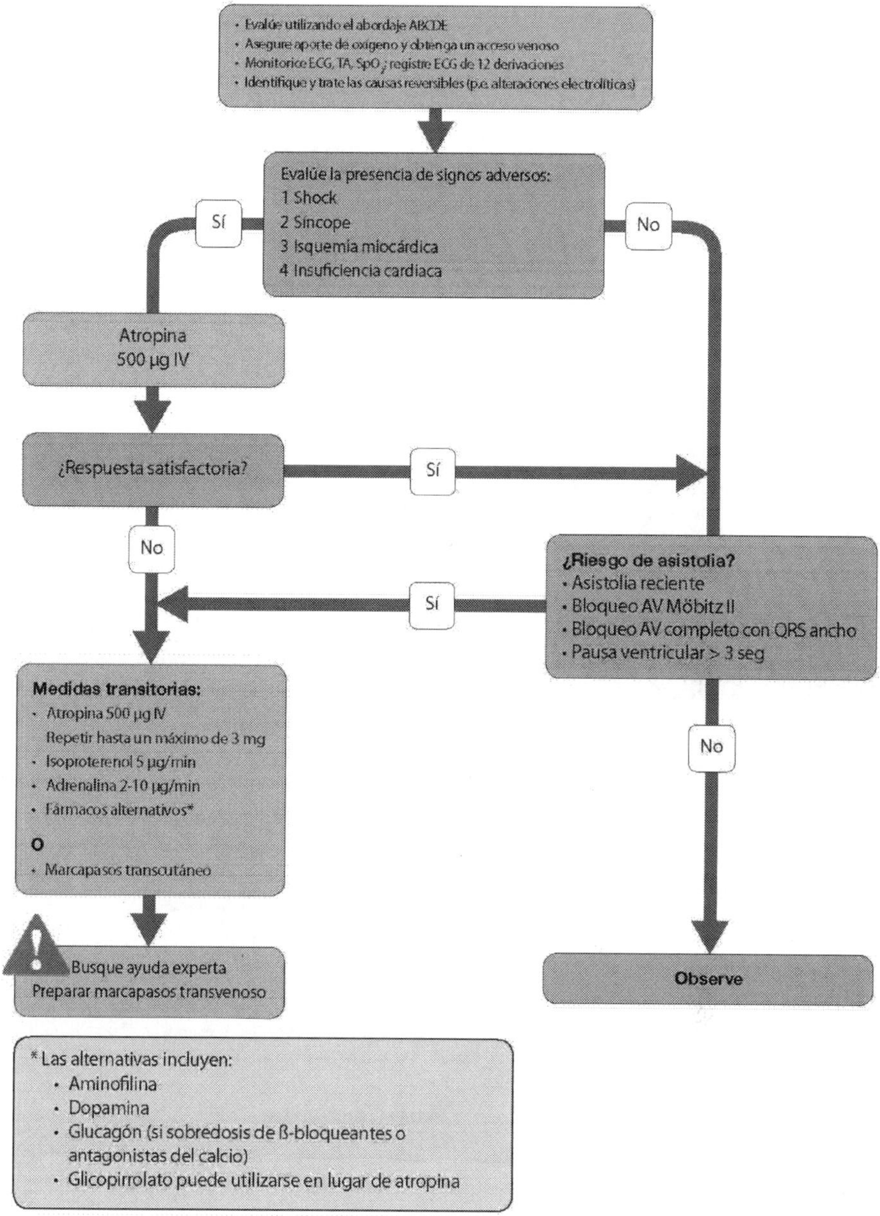

Cuidados postresucitación

El éxito en la RCP es sólo el primer paso para alcanzar el objetivo de la recuperación completa de la parada cardíaca.

El síndrome post-parada cardíaca, que comprende la lesión cerebral post-parada cardíaca, la disfunción miocárdica post-parada cardíaca, la respuesta sistémica por isquemia/reperfusión, y la persistencia de la patología precipitante, a menudo complica la fase postresucitación.

La severidad de este síndrome variará con la duración y la causa de la parada cardíaca. Puede no producirse en absoluto si la parada cardíaca es breve. La lesión cerebral post-parada cardíaca se manifiesta como coma, convulsiones, mioclonias, grados variables de alteración neurocognitiva y muerte cerebral. La hipotermia terapéutica está teniendo buenos resultados.

2. ESPECIFICIDADES EN DOLOR TORÁCICO

El dolor torácico agudo no traumático hace referencia a todo dolor significativo de tórax en adultos, de más de unos segundos de duración, sin aparente relación con un traumatismo ni lesiones visibles o palpables en el tórax.

Está definido por un amplio rango de manifestaciones que pueden ir desde la molestia, la sensación de pesadez, quemazón, punzada u opresión hasta el dolor intenso con o sin irradiación.

Perfil isquémico	Dolor opresivo, retroesternal, de intensidad creciente y de, al menos, 1-2 minutos de duración irradiado a cuello, mandíbula, hombro y brazo izquierdo. Habitualmente suele acompañarse de cuadro vegetativo (náuseas, vómitos, diaforesis)
Perfil pleuropericárdico	Dolor punzante Localización variable Aumenta con la tos y la inspiración profunda
Perfil osteomuscular	Aparece con los movimientos y cede con la inmovilización Suele desencadenarse por la presión local
Perfil neurogénico	Dolor lancinante, punzante Sigue el recorrido de un nervio, especialmente un trayecto intercostal
Perfil digestivo	No hay perfil definido Punzante o quemante Se localiza también en epigastrio o hipocondrio derecho Tiene relación con la ingesta y puede acompañarse de vómitos
Perfil psicógeno	Generalmente punzante a punta de dedo inframamario. Se acompaña de estado de ansiedad y síntomas de hiperventilación (opresión torácica generalizada, disnea, parestesias, mareo)

El dolor puede verse modificado por distintas condiciones del paciente, edad, enfermedades de base como diabetes, o por aspectos étnicos y culturales.

La intensidad de la manifestación debido a estas condiciones no tiene porque correlacionarse con la gravedad del proceso.

Causas potencialmente mortales en breve plazo

- Infarto agudo de miocardio.
- Angina inestable.
- Embolia e infarto pulmonar.
- Disección de aorta.
- Pericarditis aguda.
- Mediastinitis aguda.
- Neumotórax espontáneo.
- Neumonía.
- Colecistitis.
- Pancreatitis.
- Perforación de víscera hueca.

Causas no mortales

- Herpes zoster.
- Fractura costal.

Ante un dolor torácico los pasos a seguir son:

1. **El interrogatorio** se orientará a confirmar o descartar la causas indicadas anteriormente como "urgentes".
   - Hay que preguntar por el carácter del dolor, localización, irradiación, comienzo, causas precipitantes, maniobras que modifican el dolor, síntomas asociados, antecedentes y medicación que está tomando.
   - Preguntar antecedentes de cardiopatía isquémica.
   - El manejo del dolor se facilita si se clasifica el dolor en perfil isquémico, pleuropericárdico, osteomuscular, neurógeno, digestivo o psicógeno .
2. **Exploración física**. Registrar las constantes vitales: presión arterial, frecuencia cardíaca, frecuencia respiratoria.
   - Si están claramente alteradas debe actuarse inmediatamente para intentar normalizarlas.
   - Si se sospecha disección aórtica, debe tomarse la tensión arterial en los dos brazos. Continuar después la exploración completa, prestando especial atención a la existencia de fiebre, coloración de mucosas...

- ▹ Inspección torácica, buscando vesículas que orientan hacia un herpes zoster como causa del dolor.
- ▹ Auscultación cardíaca (en el aneurisma disecante un soplo diastólico aórtico; en la pericarditis un roce pericárdico).
- ▹ Exploración pulmonar (en el neumotórax hay timpanismo a la percusión con abolición del murmullo vesicular; en la neumonía hay crepitantes o sibilantes).
- ▹ Palpación abdominal. El dolor en hipocondrio derecho, sobre todo un signo de Murphy, orienta a colecistitis.
- ▹ La existencia de irritación peritoneal hace pensar en perforación o en alguna otra causa de abdomen agudo.
- ▹ Exploración de extremidades y cuello (ausencia de pulsos en la disección aórtica, signos de tromboflebitis en la embolia pulmonar, enfisema subcutáneo en la mediastinitis aguda). Valoración neurológica elemental (signos de focalidad en la disección aórtica).

3. **Electrocardiograma**. Ayuda al diagnóstico en la mayoría de los aunque puede ser normal en muchos casos. Es de obligada realización en todos los casos de dolor torácico.
4. **Radiografía de tórax**. Dará el diagnóstico en el neumotórax y neumonía. Un ensanchamiento mediastínico sugiere disección aórtica; una silueta cardíaca aumentada con borde izquierdo rectificado va a favor de pericarditis con derrame pericárdico; la existencia de neumomediastino hace pensar en una mediastinitis aguda...

3. MANEJO INICIAL DE LOS SÍNDROMES CORONARIOS AGUDOS (SCA)

3.1. Introducción

Los síndrome coronarios agudos (SCA) incluyen el síndrome coronario agudo con elevación del segmento ST (SCACEST) que está disminuyendo en muchos países europeos; y el de SCA sin elevación del segmento ST (SCASEST) que incluyen el IMSEST (Infarto de Miocardio Sin Elevación del segmento ST) y la angina inestable (AI). La fisiopatología común en el SCA es la rotura o erosión de una placa aterosclerótica.

La mejor oportunidad para mejorar la supervivencia de los síndromes coronarios es reducir el tiempo desde el inicio de los síntomas hasta el primer contacto médico.

En el electrocardiograma diferenciamos entre unos y otros (presencia o ausencia de elevación del ST.) El SCASEST puede presentarse como un descenso del segmento ST, alteraciones inespecíficas de la repolarización (segmento ST y onda T) o incluso con un ECG normal.

En ausencia de una elevación del ST, una elevación en la concentración plasmática de biomarcadores cardíacos, determinan la presencia de un IMSEST.

Los síndromes coronarios agudos (SCA) son la causa más común de arritmias malignas que derivan en muerte súbita de origen cardíaco. Los objetivos terapéuticos consisten en el tratamiento de las situaciones potencialmente mortales, como la fibrilación ventricular (FV) o la bradicardia extrema, y preservar la función ventricular izquierda y prevenir la aparición de una insuficiencia cardíaca minimizando la extensión del daño miocárdico.

3.2. Diagnóstico y estratificación del riesgo en el SCA

Signos y síntomas en el SCA

La presentación típica de los SCA incluye el dolor torácico irradiado, la dificultad respiratoria y la sudoración; pero puede presentarse con síntomas atípicos sobre todo en ancianos y diabéticos.

ECG de 12 derivaciones

Un electrocardiograma de doce derivaciones es clave en la evaluación de un SCA. En el caso de un IMCEST, indica la necesidad de una terapia de reperfusión inmediata o fibrinolisis extrahospitalaria. Debe realizarse lo antes posible.

Biomarcadores

Las concentraciones elevadas de troponinas, además de ser indispensables para el diagnóstico, son particularmente útiles para identificar a los pacientes con riesgo aumentado de eventos adversos.

3.3. Tratamiento sintomático del SCA

La nitroglicerina es un tratamiento efectivo frente al dolor isquémico y posee efectos hemodinámicos beneficiosos, como la dilatación de los vasos de capacitancia venosa, la dilatación de las arterias coronarias y en menor medida, de las arterias periféricas.

La nitroglicerina puede considerarse si la presión arterial sistólica es superior a 90 mmHg y el paciente continua con dolor torácico. También es útil la nitroglicerina en el tratamiento del edema agudo de pulmón. Los nitratos no deben usarse en pacientes con hipotensión (presión sistólica < 90 mmHg), en particular si se combina con bradicardia, ni en pacientes con infartos de localización inferior y sospecha de afectación del ventrículo derecho.

El uso de nitratos en estas circunstancias puede disminuir la tensión arterial y el gasto cardíaco.

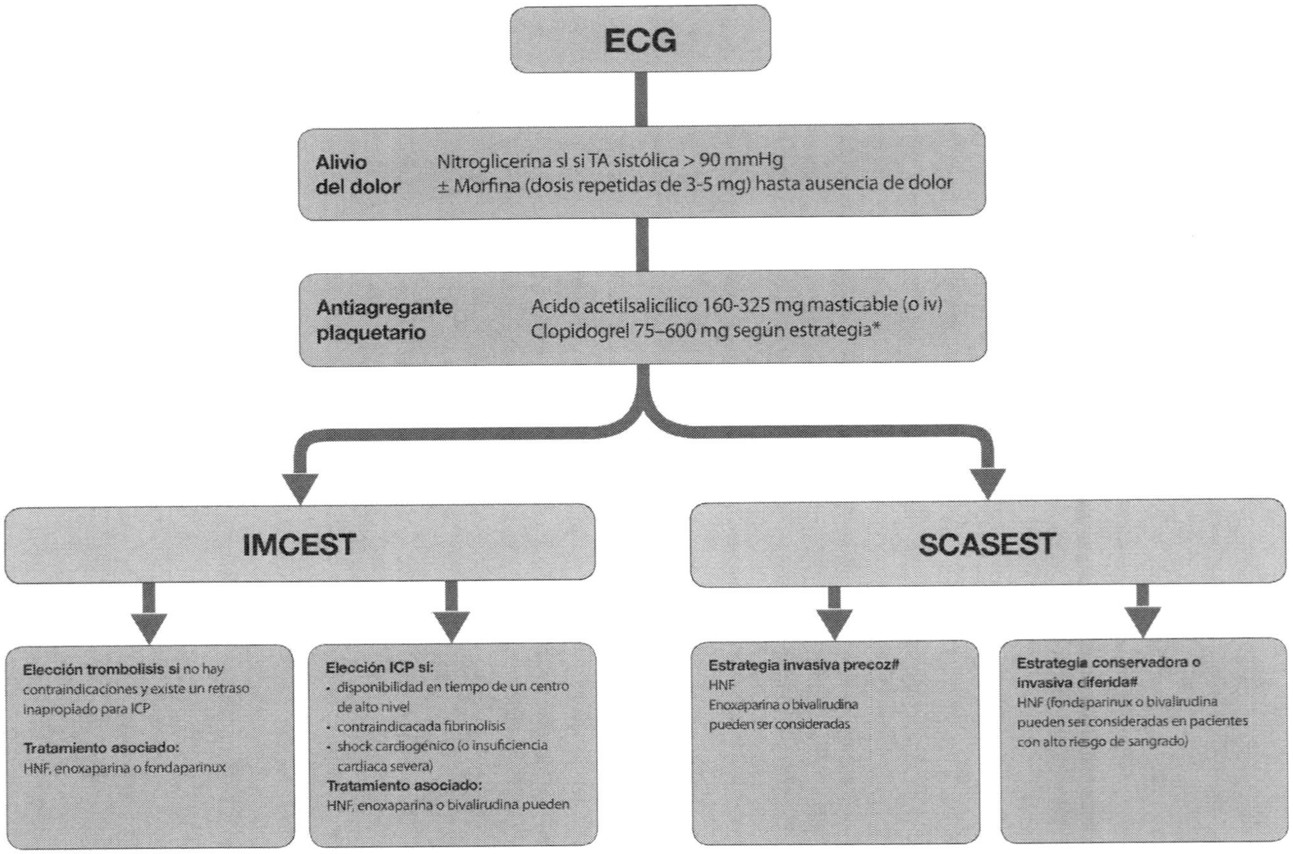

Según estratificación del riesgo

La morfina es el analgésico de elección para el dolor refractario a los nitratos y también posee efectos tranquilizantes, haciendo innecesarios en la mayoría de los casos los sedantes. Dado que la morfina es un venodilatador, aporta beneficio adicional en los pacientes con congestión pulmonar. La dosis inicial de 3-5 mg intravenosos, puede ser repetida cada pocos minutos hasta el alivio del dolor.

Los antiinflamatorios no esteroideos (AINEs) deben evitarse como analgésicos debido a sus efectos protrombóticos.

Monitorizar la saturación arterial de oxígeno (SaO2) mediante un pulsioxímetro guiará la necesidad de suplementos de oxígeno. Estos pacientes no necesitan oxígeno suplementario si no están hipoxémicos. El objetivo es alcanzar una saturación de oxígeno del 94-98%, o del 88-92% en los pacientes con riesgo de insuficiencia respiratoria hipercápnica.

Tratamiento de las causas del SCA

Inhibidores de la agregación plaquetaria

Debe administrarse AAS tan pronto como sea posible en todos los pacientes con sospecha de SCA salvo alergia. El AAS puede ser administrado por el primer sanitario que le asista.

La dosis inicial de AAS masticable es de 160-320 mg.

Inhibidores de los receptores ADP plaquetarios. Las tienopiridinas (clopidogrel, prasugrel) y la ciclopentiltriazolopirimidina (ticagrelor) inhiben el receptor de ADP de manera irreversible, lo que reduce aún más la agregación plaquetaria producida por el AAS. Administrado junto con heparina y AAS en pacientes con SCASEST, el clopidogrel ha demostrado mejorar el pronóstico de estos pacientes.

Anticoagulación

La heparina no fraccionada (HNF) es un inhibidor indirecto de la trombina, que en combinación con AAS es utilizado como un complemento de la terapia fibrinolítica o de la ICP primaria (ICPP) y es una parte importante del tratamiento de la angina inestable y del IMCEST.

Repercusión en pacientes con IMCEST

En los pacientes con IMCEST en las primeras 12 horas desde el inicio de la sintomatología, la reperfusión debe iniciarse tan pronto como sea posible independientemente del método que se elija.

La reperfusión puede ser realizada con fibrinolisis, con ICP primaria o mediante una combinación de ambas. La eficacia de la terapia de reperfusión depende fundamentalmente de la duración de los síntomas.

La fibrinolisis es especialmente efectiva dentro de las primeras 2 hasta 3 horas desde el inicio de los síntomas.

La ICP es menos sensible al tiempo.

Múltiples publicaciones y registros comparando la terapia fibrinolítica (incluyendo la administración prehospitalaria) con la ICP mostraron una tendencia a mejorar la supervivencia si la terapia fibrinolítica era iniciada dentro de las dos horas desde el inicio de los síntomas y si era combinada con la ICP diferida o de rescate.

Si la ICP no puede ser establecida en la franja de tiempo adecuada, independientemente de la necesidad del traslado emergente, entonces la fibrinolisis inmediata debería ser de elección salvo contraindicación.

Para los pacientes con IMCEST que se manifiesten con shock cardigénico, la ICP primaria o cirugía son las terapias de reperfusión de elección. La fibrinolisis debería ser únicamente considerada solo si existe un retraso significativo hasta la ICP.

3.4. Prevención primaria y secundaria

Las intervenciones preventivas deben ser iniciadas precozmente y deberían ser continuadas si ya habían sido iniciadas previamente, ya que mejoran el pronóstico.

La prevención con fármacos incluye los beta-bloqueantes, los inhibidores de la enzima conversora de la angiotensina (ECA)/bloqueantes del receptor de la angiotensina II (ARA-II) y las estatinas, así como el tratamiento con AAS y, en casos indicados, tienopiridinas.

4. ICTUS

4.1. Introducción

Hace referencia al deterioro brusco de las funciones de las funciones cerebrales, ya sea focal o global, de origen vascular y que dura más de 24 horas. En definitiva, es la alteración del flujo sanguíneo a nivel cerebral, que perturba de forma transitoria o permanente su función.

El ictus puede ser isquémico o hemorrágico. Hasta el 85% suele ser isquémico. Es imprescindible llegar a un diagnóstico etiológico, ya que dependiendo de la etiología se establecerá el abordaje terapéutico.

Ante un ictus establecido existen unas premisas fundamentales que conviene tener presentes.

1. El ictus es una emergencia
2. El factor tiempo es directamente dependiente del resultado.
3. La fibrinolisis es el método más eficaz para el tratamiento del ictus isquémico.

La presentación súbita de sintomatología neurológica deficitaria focal persistente, debe hacernos sospechar en un ictus. Ante un paciente con un síndrome clínico de ictus, las medidas iniciales deben ir encaminadas a:

- Estabilización del paciente (ABC): mantener permeabilidad de vía aérea, asegurar una adecuada ventilación y corregir trastornos circulatorios.
- Realizar una exploración neurológica rápida inicial (valorar nivel de conciencia, pupilas y movilidad). La única urgencia neurológica a tratar de forma inmediata es la presencia de signos de herniación (disminución del nivel de conciencia con anisocoria y postura de decorticación o descerebración).
- Si no existen o se han resuelto los dos apartados anteriores, procederemos a elaborar un diagnóstico neurológico correcto.

1. **Anamnesis:**
   - ▹ Antecedentes, incluidos ictus previos, tratamiento actual, grado de dependencia para las actividades básicas de la vida diaria (escala de Ranking modificada).
   - ▹ Factores de riesgo cardiovasculares: hipertensión arterial, tabaquismo, diabetes mellitus, consumo de tóxicos, dislipemias, cardiopatía embolígena (fundamentalmente la fibrilación auricular y valvulopatías).
   - ▹ Episodio actual: tiempo de inicio de los síntomas, forma de presentación clínica y sintomatología asociada.
2. **Exploración física general**, que debe incluir la toma de constantes vitales (presión arterial, frecuencia cardíaca, saturación de oxígeno, glucemia capilar y temperatura) Neurológica, que debe realizarse lo más rápidamente posible, recogiendo nivel de conciencia, pupilas, pares craneales y déficits sensitivos y motores.
3. **Pruebas complementarias:**
   - ▹ Glucemia capilar.
   - ▹ Electrocardiograma y monitorización continua.
   - ▹ La exploración determinante es el TAC Craneal.
4. **Diagnóstico diferencial:**

   Convulsiones (historia de convulsiones, crisis comicial presenciada, periodo post ictal). Migraña (episodios previos similares, precedidos por aura, dolor de cabeza). Hipoglucemia (antecedentes DM, glucemia baja, disminución nivel conciencia). Encefalopatía hipertensiva (cefalea, delirium, hipertensión significativa, edema cerebral). Trastorno por conversión (falta de hallazgos en pares craneales, hallazgos neurológicos sin distribución vascular, examen físico inconsciente). Síncope, súbito, síntomas vegetativos, ausencia de focalidad neurológica. Tóxicos o descompensación metabólica, consumo de fármacos o drogas, antecedentes médicos, ausencia de focalidad neurológica, jóvenes. LOES cerebrales, cefaleas, perfil temporal, síndrome febril, subagudo.
5. **Manejo y tratamiento:**
   - ▹ El código ictus se activará:
     - ° Edad >18 y < 80 (factor relativo) *ƒ* Hora de inicio < 4,5 horas *ƒ* Escala de Ranking ≤ 2 puntos.

4.2. Medidas generales

- Asegurar la situación vital del paciente (protocolo ABC): La mayoría de los pacientes no necesitan soporte ventilatorio. Sólo es necesario en los pacientes en coma con una puntuación en la escala de Glasgow<8 puntos. (Si indicación de IOT + VM).
- Determinar las constantes vitales del paciente:

  Presión arterial; glucemia capilar; temperatura; saturación de oxígeno; monitorización del ritmo cardíaco; ECG.
- Paciente en decúbito supino con elevación de la cabeza de 30-45º.
- Canalización de vía venosa en brazo no parético y extracción de muestras. No se deben utilizar sueros glucosados.
- Asegurar una correcta oxigenación: sólo aquellos pacientes con una saturación de oxigeno inferior al 92% o con comorbilidad debería utilizarse. Se puede realizar con gafas nasales (24 l/mi) o mascarilla (35-50%).
- Medidas para evitar la broncoaspiración pulmonar: dieta absoluta, SNG, metoclopramida intravenoso.
- Tratamiento de Crisis comiciales:

  Midazolam intravenoso (iv) o intranasal. *f* Si recurrencia: valproico, midazolam o levetiracetam intravenosos.
- Agitación psicomotriz:

  Midazolam iv. *f* Haloperidol iv.
- Signos de Hipertensión intracraneal (cefalea intensa, vómitos en escopetazo, bradicardia, edema de papila, hipotensión arterial, arreflexia,etc.):

  Furosemida: IV *f* Manitol, solución al 20% o al 10% (doblar dosis):
- Manejo de la presión arterial. Actualmente se acepta que el labetalol y en segunda línea el urapidilo. Son los fármacos más seguros y rápidos en el tratamiento de la hipertensión arterial. No tratar si PAS 140-220 mm Hg y/o PAD 100-120 mm Hg. No disminuir más del 25% de las cifras iniciales.
- Control estricto de la glucemia:
  - ▹ Hipoglucemia: < de 60 mg/dl.
  - ▹ Hiperglucemia: > 150 mg/dl. A partir de esta cifra debe tratarse con insulina IV para mantener glucemia entre 150-180 según pauta establecida.
- Control de la hipertermia: paracetamol /metamizol iv.
- Fibrinolisis.

  Si se indica la administración del fibrinolítico (tras valoración de criterios de exclusión).

4.3. Valoración focalizada por enfermería

- Detectar los signos y síntomas de las complicaciones médicas.
- Comprobar signos/síntomas de aumento de la presión intracraneal (PIC), tales como:
  - La Escala de coma de Glasgow (respuesta verbal, apertura palpebral y motora).
  - Examinar los cambios en las constantes vitales (pulso, respiración, presión arterial).
- Examinar las reacciones oculares.
  - Monitorización del estado neurológico.
  - Evaluación de las actividades de la vida diaria con la Escala de Barthel.
  - Detectar la presencia de: vómitos, cefaleas, cambios sutiles (letargo, inquietud, respiración forzada, movimientos incontrolados, cambios intelectuales, etc.).
- Valorar signos/síntomas de estreñimiento.
- Controlar los signos/síntomas de neumonía, como por ejemplo:
  - Aumento de la frecuencia respiratoria.
  - Fiebre, escalofríos (repentinos o graduales).
  - Tos productiva.
  - Disminución o ausencia de ruidos respiratorios.
  - Dolor pleurítico.
- Controlar los signos/síntomas de atelectasia:
  - Dolor pleurítico.
  - Disminución o ausencia de ruidos respiratorios.
  - Taquicardia.
  - Aumento de la frecuencia respiratoria.
  - Temperatura elevada.
  - Disnea acentuada.
  - Cianosis.
- Valorar disfagia (valorar la deglución) en todos los pacientes antes de administrar cualquier alimento sólido o líquido.
- Comprobar la sangre oculta en heces.
- Comprobar los signos/síntomas de diabetes insípida, entre ellos:
  - Diuresis excesiva.
  - Sed.
  - Nivel elevado de sodio en plasma.
- Controlar la temperatura corporal.
- Mantener al paciente normotenso. El aumento de la temperatura se asocia con un daño neuronal más severo.
- Control de la Tensión Arterial. Hay que mantener una hipertensión moderada ya que al disminuir la presión de perfusión empeoraría la isquemia focal.

4.4. Atención al alta hospitalaria

La enfermera gestora de casos hospitalaria será la encargada de asegurar la continuidad antes del alta a domicilio, y una derivación desde la Unidad de Urgencias es un mecanismo óptimo para iniciar su trabajo, con la familia o cuidadores desde el principio, en Hospitalización o en la unidad de Ictus. Además de crear una hoja de ruta y programar la actividad asistencial continúa en los distintos niveles del sistema. Hay que dejar constancia en la Historia Clínica (si es posible en la Historia Única de Salud), para ello hay que realizar un informe de derivación, con los siguientes datos:

- Nombre y apellidos.
- NHUSA o nº HC.
- Edad, sexo y fecha de ingreso.
- Nombre del cuidador/a y teléfono de contacto.
- Barthel (si es posible el previo al ictus y el actual tras el ictus).
- Existencia de deterioro cognitivo previo (demencias o Alzhéimer).
- Juicio clínico (ICTUS de que tipo).
- Motivo de derivación (aumento del nivel de dependencia, cansancio en el rol del cuidador, manejo ineficaz del régimen terapéutico o cualquier otro tipo de necesidades detectadas).
- Existencia de problemática social (ej.: vive sólo).

También se remitirá a trabajo social en caso de no existir cuidador, vivienda inapropiada o factor de riesgo social.

En casos de pacientes con Ictus sin secuelas (AIT) se debe realizar un informe de continuidad de cuidados para la enfermera de familia de referencia, con el fin de valorar el riesgo vascular e incluir al usuario en un programa de prevención secundaria (PAI).

4.5. Criterios de buena práctica

- Toma de las constantes vitales en todos los pacientes con ictus: frecuencia cardíaca y respiratoria, glucemia capilar, temperatura, saturación de oxígeno, presión arterial, electrocardiograma.
- Canalización de vía venosa periférica en miembro no patético.
- Activación del Código Ictus.
- Traslado al hospital de referencia en menos de 45 minutos desde el diagnóstico del ictus.
- Traslado del paciente en decúbito supino y con la cabeza incorporada 30-45º.
- Tiempo de demora desde ingreso en observación hasta completa realización de analítica y TAC inferior a los 60 minutos.

5. ATENCIÓN AL POLITRAUMATIZADO

5.1. Introducción

Cada año mueren en España más de 7.000 personas como consecuencia de un accidente traumático, aproximadamente 1.000 en Andalucía. Las cifras de víctimas no mortales ascienden a varios millones de personas en España y a varios miles en nuestra comunidad autónoma.

La principal causa de muerte y lesiones traumáticas es el accidente de tráfico, siendo la lesión medular y el traumatismo craneoencefálico los principales motivos de discapacidad en la población joven.

La mortalidad relacionada con el trauma grave sigue una distribución temporal:

- Primeros diez minutos: 10% de las muertes. Mortalidad inmediata. Destrucción de estructuras vitales. La intervención sanitaria no modificaría esta tasa de mortalidad.
- Primeras dos horas: 77% de las muertes. Alteraciones de la función respiratoria y hemorragias. Una proporción elevada de la mortalidad es evitable con asistencia sanitaria especializada desde el lugar del accidente.
- Dos semanas a 1 mes: 13% de las muertes. Sepsis y fallo multiorgánico. Una atención adecuada desde los momentos iniciales disminuye la mortalidad asociada.

5.2. Identificación del problema

Trauma grave es aquella entidad clínica en la que las lesiones producidas al paciente suponen, aunque sea potencialmente, un compromiso vital para el accidentado. A priori, deben sospecharse lesiones severas en las siguientes situaciones:

- Muerte de otro ocupante del mismo vehículo o involucrado en el mismo accidente.
- Eyección de paciente de vehículo cerrado.
- Caída mayor a dos veces la altura del paciente.
- Colisión a gran velocidad.
- Si el tiempo de rescate es > 20 minutos.
- Edad > 60 años, embarazo y/o patología grave de base.
- Valoración inicial:

  Para una atención adecuada es preciso establecer unas pautas asistenciales que vendrán dadas por una valoración rápida y ordenada, basada en la detección, priorización y tratamiento de problemas potencialmente letales (muertes evitables).

Se denomina valoración primaria, y debe ser sistemáticamente estricta en el ABCDE, independientemente del escenario y las circunstancias. La valoración primaria debe ir ligada a un examen más detallado del paciente para detectar otras lesiones, principalmente aquellas que, aún no comprometiendo la vida del paciente de manera inmediata, puedan hacerlo en las siguientes 2 horas. Este examen se conoce como valoración secundaria e incluye una reevaluación de la valoración primaria, una exploración de cabeza a pies, una recogida de datos sobre el mecanismo lesional y una anamnesis del paciente en la medida de lo posible.

5.3. Valoración primaria

Identificación y tratamiento inmediato de situaciones de compromiso vital.

A) Apertura y control de la vía aérea con control riguroso de columna cervical

- Comprobar el nivel de conciencia.
  - ▹ En caso de inconsciencia, efectuar apertura de vía aérea con elevación mandibular. Inspeccionar la cavidad oral en búsqueda de cuerpos extraños, sangre, vómito, etc. Limpiar la cavidad oral. Colocar cánula orofaríngea de tamaño adecuado (distancia incisivos a ángulo mandibular).
- Comprobar si el paciente tiene ventilación espontánea eficaz.
  - ▹ Si el paciente está en apnea, verificar la posibilidad de PCR (pulso carotídeo), si existe PCR, realizar SVA con control cervical, atendiendo desde el inicio a las causas reversibles. En el caso de que el paciente ventile espontáneamente, antes de la colocación del collarín, inspeccionar el cuello a fin de detectar signos clínicos de situaciones que puedan comprometer la vida de manera inmediata (ingurgitación yugular, desviación de tráquea, enfisema subcutáneo severo), pudiendo hacer sospechar la presencia de neumotórax a tensión o roturas traqueobronquiales.
- Colocar collarín cervical regulable, de una sola pieza, medido sobre el paciente y correctamente fijado.
- Mantener control cervical para evitar movimientos laterales o de rotación hasta colocar el inmovilizador de cabeza.
- Realizar intubación endotraqueal a aquellos pacientes que presenten:
  - ▹ Apnea, traumatismo maxilofacial severo, lesiones inhalatorias, agitación grave.

B) Ventilación y Oxigenación

- Una ventilación adecuada se define por: vía aérea permeable; frecuencia y volumen adecuados; ausencia de ruidos y trabajo respiratorio; integridad de la pared torácica.

- Realizar exploración del tórax (descubrir) en búsqueda de signos de alarma:
  - Inspección: asimetría torácica, heridas abiertas (soplantes), tórax inestable, contusiones, trabajo y patrón respiratorio.
  - Auscultación: ausencia de murmullo vesicular, tonos cardíacos apagados, crepitantes (por ahogamiento).
  - Palpación: inestabilidad torácica, crepitaciones, enfisema subcutáneo.
  - Percusión: timpanismo, matidez.
- Manejar las lesiones vitales en caso de detectarlas:
  - **Neumotórax a tensión**: Disminución del nivel de conciencia (incluso coma), ingurgitación yugular, desviación traqueal contralateral, enfisema subcutáneo, gran trabajo respiratorio y progresivo, asimetría izq/dcha, ausencia del murmullo vesicular en lado afecto, timpanismo, signos de shock.

    Tratamiento: Drenaje torácico de emergencia en 2º espacio intercostal a nivel de la línea medioclavicular (por encima de la 3ª costilla) con angiocatéter de calibre 14G conectado a jeringa de 10 ml con 3 ml de SSF, en 90º con la línea de la piel. Una vez colocado, retirar el trocar y colocar una llave de tres pasos conectada a una válvula de Heimlich (o dedo de guante, en su defecto).
  - **Neumotórax abierto**: Herida soplante, trabajo respiratorio, hipoventilación en lado afecto, compromiso hemodinámico.

    Tratamiento: Sellado de herida soplante con parche de Asherman y colocación de sonda pleural en 5º espacio intercostal, línea medioaxilar (por encima de la 6ª costilla)
  - **Hemotórax masivo**: Trabajo respiratorio y progresivo, asimetría izq/dcha, disminución del murmullo vesicular en lado afecto, matidez y signos de shock.

    Tratamiento: Toracocentesis: colocación de drenaje torácico ipsilateral. Tratamiento de la hipovolemia.
  - **Tórax inestable**: Segmento de pared torácica desprendida (3 o más costillas consecutivas o esternón fracturados en al menos dos puntos), movimiento paradójico, trabajo respiratorio, hipoventilación en zona afectada, contusión pulmonar subyacente, dolor en la ventilación.

    Tratamiento: Oxigenoterapia y analgesia con vigilancia y reevaluación frecuente; auscultar la zona lesionada y la adyacente para determinar el grado de hipoventilación. En caso de fracaso respiratorio: sedorrelajación e intubación endotraqueal con conexión a ventilación mecánica, evitando la sobrecarga de líquidos.
  - **Taponamiento cardíaco**: Tonos cardíacos apagados, hipotensión arterial refractaria a fluidoterapia e ingurgitación yugular (Triada de Beck), signos de shock, disminución del nivel de conciencia, PCR (posible AESP), disminución de la amplitud del registro electrocardiográfico, alternancia eléctrica.

Tratamiento: Pericardiocentesis de emergencia: inicialmente, monitorizar ritmo ECG. Realizar punción con angiocatéter largo de calibre 14G, conectado a jeringa de 20 – 50 ml con 5 ml de SSF, a través de la vía subxifoidea.

- **Monitorizar pulsioximetría** y O2 en función de la demanda.
- **Realizar intubación endotraqueal** a aquellos pacientes que presenten:

  Fracaso ventilatorio a pesar de las medidas instauradas. Deterioro ventilatorio progresivo y rápido.

C) Circulación y control de hemorragias

- Detectar y controlar hemorragias exanguinantes mediante compresión directa.
- Realizar una valoración de: Signos cutáneos, relleno capilar y pulso.
  - Signos de alarma: palidez, sudoración, frialdad, relleno capilar > 2 segundos o ausente, pulsos distales filiformes o ausentes.
- Auscultar tonos cardíacos (si no se hizo en B, no debe pasar de este punto).
  - Si los tonos cardíacos fueran apagados y estuvieran presentes hipotensión que no responde a líquidos e ingurgitación yugular, que evidenciarían taponamiento cardíaco, realizar pericardiocentesis de emergencia.
- Canalizar dos vías venosas periféricas de grueso calibre con extracción de analítica sanguínea (hemograma, bioquímica, coagulación y pruebas cruzadas).
  - Si se evidencian signos de shock, administrar SSF 0'9% 30 ml/kg, cada 1500 ml administrados de SSF pueden administrarse 500 ml de hidroxietilalmidón 6%.
  - En pacientes con shock hemorrágico instaurado, administrar: 1 g de ácido tranexámico en 100 ml SSF en 10 minutos. Seguidamente, 1 g de ácido tranexámico en 100 ml SSF en 8 horas.
- Monitorización ECG y determinación de TA.
- Realizar intubación endotraqueal a aquellos pacientes que presenten: Shock instaurado sin respuesta a medidas terapéuticas.

D) Déficit Neurológico

- Realizar Escala de Coma de Glasgow (EG).
- Efectuar un examen pupilar:
- Tamaño, simetría y reflejos fotomotor y consensual.
- Explorar fuerza, movilidad y sensibilidad.
- Detectar necesidad de sedoanalgesia (si se precisa con anterioridad, administrar con valoración previa de EG y pupilas).
- Medir glucemia en todos los pacientes con Glasgow < 15.
- Identificar signos de Hipertensión Intracraneal (HIC):
  - Alteración del nivel de conciencia.
  - Triada de Cushing: HTA, bradicardia, ventilación irregular.

- ▷ Anisocoria.
- ▷ Cefalea + náuseas / vómitos.

- Realizar intubación endotraqueal a aquellos pacientes que presenten:
  - ▷ Inconsciencia (EG < 9).
  - ▷ LMA con compromiso ventilatorio.
  - ▷ Signos de HIC.

E) Exposición del paciente con control de la temperatura

- Informar al Centro Coordinador de Urgencias y Emergencias para la alerta hospitalaria (Código Trauma) del centro y servicio receptor del paciente (información clave ABCDE, Escala de Gravedad del Trauma – "Trauma Score Revisado (TSR)" y sospecha diagnóstica).
- La valoración primaria efectuada debe reevaluarse constantemente; esto es, cada 5 min. Esta reevaluación debe prestar especial atención no sólo a los hallazgos clínicos característicos sino también a las medidas terapéuticas aplicadas y a la efectividad de las mismas. Si por las dificultades del escenario u otros motivos quedase pendiente algún procedimiento o cuidado concreto, es el momento de realizarlo (2ª vía venosa, monitorización EKG, toma de TA, etc.).

6. GRANDES QUEMADURAS Y ELECTROCUCIÓN

6.1. Clasificación

La clasificación de las quemaduras se realiza en función a la **profundidad**:

- De primer grado o **epidérmica**: lesiones eritematosas no exudativas, poco dolorosas a la presión.
- De segundo grado o **dérmica**:
  - ▷ Superficiales: lesiones hiperémica exudativas, muy dolorosas a la presión, con flictenas. Se mantienen los folículos pilosebáceos.
  - ▷ Profundas: lesiones hiperémicas exudativas, dolorosas a la presión, sin flictenas, que pueden mantener o no los folículos pilosos.
- De tercer grado o **subdérmicas**:
  - ▷ Superficiales destrucción total de tejidos, con necrosis de los mismos que se manifiestan con aspecto carbonado o blanco nacarado.
  - ▷ Profundas: sobrepasan el espacio subdérmico.
  - ▷ Extensión: para conocer la superficie corporal quemada (SCQ) se aplica en el adulto la regla de los 9 o de Wallace. Existe otra regla muy fácil de recordar: la palma de la mano del enfermo representa el 1% SCQ.
    - ° Cabeza y cuello: 9%.
    - ° Tórax y abdomen: 9% cada uno.

- Espalda: 9% parte superior y 9% parte inferior.
- Miembro superior: 9% cada uno.
- Miembro inferior: 18% cada uno. 9% por delante, 9% por detrás.
- Genitales: 1%.

Criterios para clasificar la extensión de una quemadura (American Burn Association):

- Quemadura menor:
  - ▹ Quemadura de segundo grado menor del 15% de SCTQ en adultos o menor del 10% de SCTQ en niños.
  - ▹ Quemadura de tercer grado menor del 2% de SCTQ sin afectar zonas de atención especial (ojos, oídos, cara, manos, pies, perineo, articulaciones).
  - ▹ Excluye lesiones eléctricas, por inhalación, traumatismos concurrentes, todos los pacientes con riesgo elevado (es decir, extremos de edad, enfermedad concurrente).
- Quemadura moderada no complicada
  - ▹ Quemaduras de segundo grado de 15 a 25% de SCTQ en adultos o 10 a 20% en niño.
  - ▹ Quemaduras de tercer grado menores del 10% de SCTQ que no afectan zonas de atención especial.
  - ▹ Excluye lesiones eléctricas, por inhalación, traumatismos concurrentes, todos los pacientes con riesgo elevado (es decir, extremos de edad, enfermedad concurrente).
- Quemadura grave:
  - ▹ Quemaduras de segundo grado mayores del 25% de SCTQ en adultos o 20% en niño.

6.2. Procedimiento

1. En el lugar del accidente:

- Eliminar la fuente de calor, apagar el fuego, la corriente eléctrica etc.
- Enfriar la zona con agua del grifo, a temperatura ambiente, durante cinco minutos. Si la quemadura es química se mantendrá el lavado durante 30 minutos.
- Retire los objetos que puedan comprimir la piel (anillos, reloj etc.), al producirse edema después de la quemadura.
- Cubra la quemadura con un paño limpio y mantenga la temperatura corporal, para realizar el traslado a un centro sanitario.
- Si la quemadura se localiza en la cabeza, cara o extremidades, manténgalas elevadas, para minimizar el dolor y el edema.

2. Tratamiento tópico:

- Colocar a la persona en una posición cómoda.
- Valorar el dolor y aplicar un analgésico si fuera necesario.
- Intervención psicológica (información previa y breve instrucción contribuye al bienestar emocional, mayor control de las lesiones y el dolor).
- Desbridar restos de tejido necrótico con gasas estéril humedecida en suero fisiológico - Aplicación de pomadas según el caso (hidrogeles, ácido hialurónico, colagenasa, sulfadiacina argéntica).
- Separar los dedos de manos y pies con gasas vaselinazas o mallas hidrocoloides para evitar adherencias.
- Cubrir con apósitos absorbentes.
- Vendajes sin compresión.
- Administrar toxoide tetánico
- Reposo (sobre todo si las quemaduras son en miembros inferiores).

Quemaduras de primer grado

- Se procederá al enfriamiento con fomentos con agua o suero fisiológico 10-15 minutos.
- Hidratación abundante de la piel varias veces al día y hasta que desaparezcan las molestias de dolor, prurito y sequedad.
- No llevar ropas que compriman ni rocen porque la piel podría desprenderse fácilmente.
- No se precisan antisépticos, cremas de antibiótico ni corticoides. La utilidad del corticoide tópico para disminuir el dolor y la inflamación es discutida.
- Evitar la exposición solar durante algún tiempo.

Quemaduras de segundo grado superficial

- Enfriamiento de la quemadura convenientemente.
- Actuación ante las flictenas: Ante este tema tan controvertido, hay autores que indican retirar todas las ampollas, otros indican puncionar y drenar su contenido y otros que se dejen intactas. Si la flictena ya está rota, si su aspecto es frágil o bien si el contenido tiene un aspecto turbio, lo más indicado podría ser desbridarla. Si la flictena tiene un contenido claro y no presenta un aspecto frágil (piel gruesa), existe controversia, pero en estos casos se podría optar por no desbridarla si es de tamaño pequeño (<1cm) y desbridarla si es extensa. Se puede optar por retirarlas pasadas 24 horas, siendo menos doloroso. No está demostrado que la flictena preserve de la infección. Las flictenas se pueden contaminar a partir de la flora saprofita que coloniza el interior de las glándulas sudoríparas y sebáceas, también impedirán que los productos antibacterianos lleguen al lecho de la herida.

- Está contraindicado frotar el lecho para limpiar la suciedad, además de producir dolor, disemina gérmenes, es preferible aplicar productos que ayudan fisiológicamente a retirar todos los restos de suciedad, como los hidrogeles, realizando curas frecuentes.
- Los restos de epidermis desvitalizada que esta muy adherida a la dermis se irá desprendiendo progresivamente en posteriores curas.
- Para la cura se aplicaran apósitos de cura en ambiente húmedo, hidrogeles, ma llas hidrocoloides, malla de silicona, apósitos de plata, apósitos hidrocoloides, ácido hialurónico, etc. También cumplirán una función de confortabilidad, no deben de adherirse al lecho ni doler en la retirada. Deben de evitar la evaporación y tener capacidad de absorción de exudados.
- En las quemaduras de segundo grado superficial sin riesgo de infección se puede prescindir de agentes tópicos antimicrobianos.
- Se recomienda valorar la primera cura a las 24 horas y posteriormente se espaciarán las curas según el seguimiento que se quiera realizar, las características de la quemadura y el apósito elegido.

Quemaduras de segundo grado profundo

- Se utilizaran los mismos criterios y materiales que en las de segundo grado superficial.
- Se producirá en los primeros días un desbridamiento autolítico y posteriormente sobre el décimo día comienza a aparecer el tejido de granulación.

Si transcurridas tres o cuatro semanas no ha epitelizado, se realizará una consulta a cirugía plástica que valorará su desbridamiento y cobertura con injerto cutáneo.

Quemaduras de tercer grado

- Una vez limpia y valorada la lesión se aplicaran los apósitos con el mismo criterio mencionado anteriormente.
- La escara se comenzará a eliminar con desbridamiento autolítico o enzimático para, posteriormente, ir realizando desbridamiento cortante. Siendo necesario tratamiento quirúrgico; dejan secuelas cicatriciales y retracciones.
- Si es una quemadura circular, sobre todo en extremidades, provocará un compromiso circulatorio por retracción de las escaras y presión interna debido al edema. Se deberá practicar de forma urgente una escaratomía, para evitar un síndrome compartimental que puede producir isquemia y necrosis. Los primeros síntomas del síndrome compartimental son: adormecimiento del miembro afectado, parestesias, hormigueo y dolor.

Observaciones:

En todos los casos una vez epitelizada la quemadura se recomendará protección solar diaria con fotoprotectores.

Signos de alarma:

- Aparición de exudado purulento
- Signos inflamatorios alrededor de la lesión
- Profundización de la lesión.

Manejo del quemado crítico:

1. Valoración inicial siguiendo ABCD.
2. Administración de oxigenoterapia a alto flujo
3. Canalización de vía venosa periférica en zona no quemada. Realizar la monitorización de las constantes: TA, FR, temperatura, FC, SatO2 y ECG completo. Se llevará a cabo sondaje vesical con diuresis horaria.
4. Administración de fluidos. Fórmula de Parkland.
5. Controlar el dolor desde el inicio de la reanimación.
6. Realizar la relajación muscular, si es necesario. Se recomienda no utilizar bloqueadores neuromusculares despolarizantes por el riesgo de hiperpotasemia posterior.
7. Mantener temperatura, valorar necesidad de escarotomías y prevenir ulceras de estrés.

6.3. Quemaduras por electrocución

Las quemaduras eléctricas se clasifican en dos grupos:

- **Alto voltaje**: por una descarga de electricidad de tipo industrial. Ésta provoca la muerte por destrucción masiva de tejidos y por depresión del centro respiratorio bulbar.
- **Bajo voltaje**: ocasionadas por una descarga de electricidad del hogar. Puede causar arritmia potencialmente mortal como fibrilación ventricular e inhibición del centro respiratorio bulbar. Se producen espasmos en los músculos flexores de la extremidad afectada quedando el herido "pegado" a la fuente de la corriente.
- **Las lesiones dependen del órgano que está afectado**. Así en función del órgano afectado, las lesiones pueden ser:
- **Piel**: Marcas de corriente de entrada (quemadura amarilla oscura, deprimida y poco dolorosa) y de salida (suele ser de forma irregular, elevada, mayor que la anterior y con aspecto de estallido). Ambas con una zona central isquémica, rodeada de una zona necrótica.
- **Riñón**: lesiones por hipovolemia y por miohemoglobina.
- **Pulmón**: fracturas costales y heridas pleurales si el foco de contacto está en el tórax. La corriente alterna puede producir parálisis tetánica de los músculos respiratorios.
- **Corazón**: fibrilación ventricular, arritmias y extrasístoles.

- **SNC**: alteración de la consciencia, parálisis en los centros respiratorios, afasia.
- **Vasculares**: necrosis y agregación plaquetaria con trombosis y rupturas secundarias de las arterias.

El tratamiento de urgencia de una quemadura eléctrica se realiza siguiendo las mismas pautas de manejo que en los quemados térmicos, teniendo en cuenta los siguientes aspectos:

1. Retirar al herido de la fuente de corriente con material aislante.
2. Realizar maniobras de reanimación aunque la víctima lleve tiempo en parada cardiorrespiratoria, pues se recuperan frecuentemente sin presentar lesiones cerebrales posteriores.
3. Llevar a cabo la monitorización cardíaca para controlar arritmias. En quemaduras eléctricas por bajo voltaje se necesita observación hospitalaria durante 24 h, por el riesgo de arritmias ventriculares.
4. Realizar la reposición que puede requerir líquidos en doble cantidad que el quemado térmico
5. Identificar posibles lesiones asociadas y tratarlas.

7. INTOXICACIONES

- Un **tóxico** es...
  - ▹ Cualquier producto que, una vez absorbido, es capaz de alterar las funciones vitales en sentido perjudicial.
  - ▹ Cualquier sustancia exógena que, aplicada o introducida en el organismo, produce alteraciones en el mismo.
  - ▹ Sustancia sólida, líquida o gaseosa que en una concentración determinada puede dañar a los seres vivos.
- **Intoxicación** es el efecto nocivo, en ocasiones mortal, provocado por parte de una o varias substancias tóxicas (por su cantidad y/o por su calidad) introducidas por vía exógena o endógena IV.

7.1. Medidas generales

1. **Valoración del estado inicial del paciente**. En primer lugar es necesario valorar si el paciente está en parada cardiorrespiratoria, precisando RCP. Si el paciente no está en parada cardíaca o respiratoria, se tomarán las constantes vitales para determinar si el paciente se encuentra en estado crítico ,en estos casos se atenderá al paciente en la sala de críticos. Si el paciente no está en parada, pero su nivel de conciencia es bajo y no reversible con antídotos inmediatos, la saturación de oxígeno deficiente o bien presenta quemaduras o causticaciones faríngeas, es preciso IOT precoz para evitar complicaciones posteriores.

2. **Canalización de vías.** Es necesario si no se había hecho anteriormente, una vía de grueso calibre (14 o 16) para administrar fluidos y medicación así como para extraer una muestra de sangre para cursar analítica y niveles de tóxicos. Si el paciente está en shock, se darán cargas iniciales de coloides y cristaloides.
3. **Determinación del tóxico.** Una vez estabilizado el paciente es preciso determinar el toxico y las circunstancias acompañantes por interrogatorio directo si es posible, o bien a través de conocidos o familiares.
4. **Realización de pruebas complementarias.** Realización de EKG y Rx de tórax en caso de no haberse realizado en la fase de evaluación inicial.
5. **Prescripción de tratamiento.** Deberá establecerse si el tratamiento va a ser sintomático o especifico según cada caso. Para ello es preciso determinar si el toxico requiere eliminación, antídoto o tratamiento de sostén

7.2. Eliminación del tóxico

A.1/ Lavado del paciente. Es necesario cuando se trata de tóxicos absorbibles por la piel tales como insecticidas o herbicidas, o bien cáusticos.

A.2/ Eliminación digestiva.

Puede efectuarse mediante las siguientes técnicas:

- Inducción del vomito. Es una técnica desaconsejable en principio porque se realiza con jarabe de ipecacuana (30 ml + un vaso de agua). Este es más eficaz en niños que en adultos y en caso de que no haga efecto es preciso evacuarlo con lavado gástrico, para evitar posible toxicidad cardíaca al absorberse cantidades mínimas del mismo.
- Lavado gástrico con sonda y suero fisiológico. Está indicado en la mayoría de las intoxicaciones, aunque hayan pasado hasta 18 horas tras la ingestión, ya que muchas sustancias retardan el vaciamiento gástrico. Está contraindicado en el caso de lesiones por cáusticos por peligro de perforación iatrogénica. En caso de intoxicaciones por hidrocarburos y disolventes, así como en los casos de bajo nivel de conciencia, es preciso proteger antes la vía aérea, puesto que la aspiración del toxico puede matar al paciente.
- Aspiración continua. Está indicada en tóxicos con circulación enterohepática a fin de evacuar las cantidades que vuelven a ser vertidas por la bilis en el duodeno.
- Técnicas de reducción de absorción. Es la clásica administración de carbón activo y sulfato de magnesio. El fundamento consiste en la capacidad de adsorción del carbón que evita que el tóxico sea absorbido por el intestino. Para facilitar este efecto se añade sulfato de magnesio como catártico a fin de acelerar el tránsito intestinal.

A.3/ Eliminación renal. La diuresis forzada puede ser alcalina, ácido o neutra.

8. SHOCK

El **shock** es un estado en el que entra el cuerpo cuando no recibe aporte suficiente de sangre a los tejidos y, por tanto, no llega el oxígeno necesario a los órganos para que éstos realicen sus funciones. Como resultado se produce un **fallo multiorgánico**.

El shock es una afección grave, en caso de no recibir tratamiento urgente los daños pueden ser irreparables.

Hay diferentes motivos que pueden provocar este estado de shock, pero los más comunes son, por ejemplo, la pérdida de sangre masiva causada por traumatismos o quemaduras graves, la congelación de tejidos, reacciones alérgicas y fallos cardíacos, causas en definitiva que impiden la correcta distribución del oxígeno por el cuerpo.

8.1. Tipos de shock

El estado de shock no es una enfermedad, sino un estado originado por otro motivo. La clasificación de los tipos de shock se hace según el origen de dicho problema:

- **Shock cardiogénico**: se llama así cuando el shock tiene origen cardíaco, como por ejemplo en un infarto de miocardio
- **Shock hipovolémico**: en grandes hemorragias o en quemaduras graves donde también existe pérdida importante de líquidos.
- **Shock anafiláctico**: causado por una reacción alérgica grave,.
- **Shock séptico**: originado por infecciones. La infección se extiende desde el foco (una herida infectada por ejemplo) a través de la sangre, afectando a los órganos e interrumpiendo su funcionamiento habitual.
- **Shock neurogénico**: el origen está en el sistema nervioso.

8.2. Signos y síntomas

Aunque la presentación clínica varía dependiendo del tipo de shock y su causa, existen características comunes y esenciales que requieren valoración cuidadosa e inmediata:

- Hipotensión arterial: Ocurre en la mayoría de los pacientes. Puede ser absoluta (TAS < 90 mmHg, TA media < 60 mmHg) o relativa (descenso > 40 mmHg sobre la basal). La relativa explica en parte que pueda existir shock con TA alta o normal.
- Livideces, frialdad y sudoración cutánea (salvo en la fase inicial del distributivo o en las fases terminales con fracaso de los mecanismos compensatorios).
- Oliguria (diuresis < 0.5 mh/h). Puede ser debida a una derivación del flujo sanguíneo renal a otros órganos vitales y/o una depleción del volumen intra-

vascular. Si es por esta última causa se acompañará de hipotensión ortostática, ausencia de sudoración y sequedad de piel y mucosas.

- Alteración del nivel de conciencia (agitación, confusión, delirio).
- Acidosis metabólica: se produce en el shock que progresa reflejando una disminución del aclaramiento del ácido láctico por el hígado, riñón y músculo esquelético. Su producción se incrementa además por el metabolismo anaerobio debido al fracaso circulatorio y a la hipoxia tisular empeorando la acidemia.
- Otros: También suelen presentarse otros datos como taquicardia, taquipnea/distrés respiratorio, signos de vasoconstricción periférica (palidez, pulsos débiles), isquemia miocárdica, hepatitis isquémica, colitis isquémica, íleo, etc.

A) Medidas generales

El abordaje inicial exige priorizar las actuaciones encaminadas a restablecer la perfusión tisular, con monitorización hemodinámica y metabólica estrecha. Hay que tener presente que las actitudes diagnósticas y terapéuticas deben ser paralelas, dada la gravedad de la situación, descartando en primer lugar las condiciones que amenazan la vida de forma inminente (hipoglucemia, neumotórax, arritmias). Inicialmente se debe:

1. Monitorizar tensión arterial (TA), frecuencia cardíaca (FC), ECG y saturación de oxígeno.
2. Obtener acceso vascular con canalización de una o más vías venosas de grueso calibre (inicialmente son preferibles las periféricas ya que son más rápidas y accesibles, aunque con posterioridad puede precisarse una vía central para infusión de fármacos vasoactivos y/o medición de la PVC).
3. Sondaje vesical con control de diuresis.
4. Medición y control de la PVC (mediante inserción de un catéter central de acceso periférico o una vía central). Es un dato importante para evaluar y clasificar un shock, al permitir estimar la volemia y orientar la fluidoterapia si no hay disfunción ventricular): PVC < 2 cm H2O sugiere hipovolemia y PVC> 10-12 cm H2O orienta a disfunción ventricular, acusa obstructiva y/o aumento de volemia).
5. Asegurar la perfusión de los órganos vitales y mantener la TA (de forma orientativa TAS > 90 mmHg). Es el objetivo inicial fundamental. Para ello se deben utilizar líquidos intravenosos (que constituyen el primer tratamiento de todo tipo de shock, salvo en situaciones de evidente congestión pulmonar). Tras el aporte de volumen se debe individualizar según el tipo de shock y la respuesta de los datos hemodinámicas (TA, diuresis, PVC, perfusión tisular). En muchas ocasiones es necesario el uso de fármacos vasoactivos, pero como norma general éstos no deben usarse hasta asegurar una reposición adecuada de volemia y una corrección de la acidosis que dificulta su acción.
6. Asegurar una adecuada oxigenación mediante la administración de oxígeno con la FiO2 (>0.35) necesaria para mantener una pO2 > 60-65, procediéndose

la ventilación mecánica en caso necesario (insuficiencia respiratoria refractaria, taquipnea grave o Glasgow menor de 8 que requiere aislamiento de la vía aérea).

7. Tratamiento de la acidosis metabólica intensa (pH < 7.15-7.20): se debe tratar con bicarbonato. En acosos de shock refractario a volumen y fármacos vasoactivos, considerar la posibilidad de insuficiencia suprarrenal y aportar corticoides (hidrocortisona 50 mg/6h IV).

B) Medidas específicas

Abordaje del proceso causal subyacente al estado de colapso circulatorio.

9. PARTO URGENTE

9.1. Estadios del parto

El parto es un proceso continuo pero para facilitar su estudio y organizar su manejo clínico, se ha dividido en tres estadios.

A) Primer estadio: Dilatación

Intervalo entre el inicio del trabajo de parto y la dilatación cervical completa. Subdividido por Friedman en tres fases:

- Fase latente: se caracteriza por el borramiento del cuello uterino. Finaliza cuando la dilatación es de 2 cm. Tiene una duración de unas 8 horas en primíparas y 5 horas en multíparas.
- Fase activa: empieza a los 2-3 cm de dilatación, con dinámica regular, y acaba al llegar a dilatación completa. La velocidad de dilatación es de 1 cm/hora en primíparas y 1,2 cm/hora en las multíparas. Fase de máxima pendiente de 4-9 cm, velocidad de 3 cm/hora en primíparas y 5-6 cm en multíparas.
- Fase de descenso: coincide con el segundo estadio del parto

B) Segundo estadio: Expulsivo

Hace referencia al intervalo entre la dilatación completa (10 cm) y el nacimiento del niño. Se caracteriza por el descenso de la presentación a través de la pelvis materna y termina con el nacimiento del bebé.

Fase temprana o no expulsiva: la dilatación se ha completado pero la mujer no presenta deseos de empujar. Se le recomendará que siga utilizando técnicas de relajación, respiraciones, movilización, diversas posiciones para facilitar el descenso, etc.

Fase avanzada o expulsiva: se caracteriza porque la mujer presenta sensación de pujo en cada contracción. El manejo más fisiológico del expulsivo es esperar a que la mujer sienta ganas de empujar. Es un periodo de una duración variable, dependiendo de muchos factores como: paridad, posición fetal, miedo a empujar, etc.

El aumento de las pérdidas sanguíneas, la sensación de ganas de empujar con cada contracción, la sensación de presión en el recto, acompañada del deseo de defecar y la aparición de náuseas y vómitos pueden indicar que comienza el segundo periodo

C) Tercer estadio: Alumbramiento

La tercera fase del parto abarca desde el nacimiento del bebé hasta la expulsión de la placenta y las membranas.

La separación de la placenta tiene lugar a nivel de la capa esponjosa de la decidua basal, como resultado de las contracciones uterinas sumadas a la retracción del útero que sigue al nacimiento.

El proceso comienza con el nacimiento del recién nacido y la separación placentaria suele completarse en 5 minutos, pero la placenta puede retenerse en el útero más tiempo porque las membranas tardan más en desprenderse de la decidua subyacente.

9.2. Actuación in situ

Siempre que sea posible trasladaremos a la gestante a un centro hospitalario para que se produzca allí el nacimiento, pero si no da tiempo, procederemos a atenderla de la forma que se describe en este capítulo

Al desconocer el entorno en el que se va a desarrollar el parto extrahospitalario, intentaremos siempre colocar a la gestante en un lugar lo más seguro, cálido y cómodo posible, arropada con mantas y si es posible en cama o con cojines y almohadas.

Procurar preservar la intimidad de la embarazada en todo momento, respetando en la medida de lo posible que adopte la posición que le sea más cómoda para afrontar el parto. Dependiendo del medio en el que se desenvuelva el parto.

A) Material

En una situación extrahospitalaria en la que carecemos de instrumental específico, sería conveniente conseguir toallas o similar para secar, limpiar y cubrir al recién nacido y, por otro lado, mantas o similar para abrigar a la puérpera.

En el caso de que estemos en un ambulatorio, centro sanitario o ambulancia, el material básico, si pudiéramos disponer de él, sería:

- Dos pinzas de Kocher estériles (para pinzar el cordón umbilical).
- Una tijera estéril (para cortar el cordón umbilical).

- Pinzas umbilicales.
- Guantes y paños estériles.
- Gasas y compresas estériles.
- Sondas de aspiración neonatal: nº 8 y 10 (si necesitara aspiración).
- Equipo de venoclisis.

B) Descripción de la técnica por pasos

- Apoyar y ayudar psicológicamente a la gestante y a su acompañante.
- Recopilar datos imprescindibles de la historia obstétrica (partos anteriores, presentación, patologías, edad de gestación, etc.).
- Procurar un ambiente limpio, seguro e íntimo.
- Anticiparse preparando el material obstétrico mínimo necesario para la atención al parto y al recién nacido.
- Facilitar una posición cómoda para la gestante de cara a la atención al parto. Si no es posible, favorecer las posiciones de semiflower o la de litotomía.
- Usar guantes limpios (si es posible estériles) como medidas de seguridad universales.
- Retirar la ropa de la zona genital.
- A medida que se divisa la calota fetal a través de la zona perineal o vulvar, favorecer el pujo espontáneo al ritmo de las contracciones maternas.
- Tras la salida de toda la calota fetal, frente, nariz, boca y barbilla, limpiar las secreciones con una compresa estéril, favoreciendo la salida de líquido amniótico pulmonar.

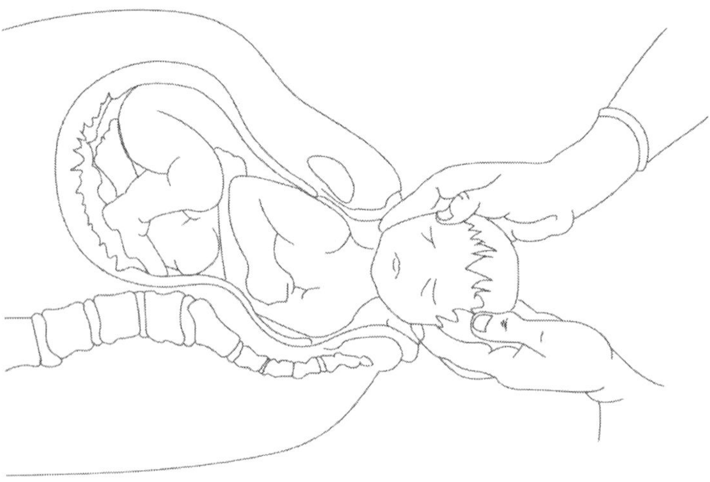

- Valorar la presencia de circular de cordón (por visión directa o tocando el cordón con el dedo en el cuello del bebé). Si presenta la circular, se libera pasando el cordón por delante de la cabeza; si no es posible liberarla, pinzar con dos pinzas de Kocher o dos pinzas de cordón y cortarla con tijeras (preferiblemente estéril).
- Esperamos que rote la cabeza fetal hacia un lado u otro con la siguiente contracción.
- A medida que avanza la cabeza del recién nacido, se sujeta suavemente con ambas manos como se ve en el dibujo abajo indicado , y se tracciona hacia abajo, permitiendo la salida del hombro por encima del pubis y después en sentido hacia arriba para facilitar la salida del hombro posterior y el resto del cuerpo.
- Tras salir el recién nacido, se debe colocar piel con piel con la madre si es posible, primando la seguridad de ambos y evitando en todo momento la perdida de calor.
- ¿Cómo evitar esa pérdida de calor? Secar completamente al recién nacido, tapándolo con manta térmica o toalla; se debe cambiar frecuentemente las toallas si estas se humedecen. Si disponemos de gorrito o similar, se debe colocar para cubrir la cabeza del R.N. Evitar corrientes de aire procurando en todo momento el contacto piel con piel con la madre (la mejor cuna térmica).
- Realizamos el test de Virginia Apgar al recién nacido en el primer minuto de vida. Si es menor de 8, se debe estimular al bebé secándole con vigorosidad el cuerpo, y dándole pequeños golpes en las plantas de los pies de forma suave.

TEST DE APGAR					
Signo / Puntuación	Frecuencia cardíaca	Movimientos respiratorios	Color de la piel	Tono muscular	Respuesta a estímulos
2	Superior a 100 por minuto	Buena llanto (fuerte)	Normal rosada	Movimientos activos	Enérgica
1	Inferior a 100 por minuto	Lentos irregular	Normal (salvo manos y pies cianóticos)	Extremidades flexionadas	Muecas
0	Ausente	Ausente	Cianosis y palidez	Flacidez generalizada	Nula

- Demorar el corte del cordón umbilical hasta el cese del latido, siempre que tengamos tijeras estériles. Si no disponemos de material estéril, NO CORTAR el cordón (excepto, en caso de vuelta de cordón apretada). Si disponemos de pinza de cordón estéril, podemos clampar el cordón aunque no lo cortemos.

- Si decidimos cortar el cordón, debemos pinzar con dos pinzas de Kocher estériles o dos pinzas de cordón umbilicales estériles, en dos puntos y cortamos entre ellos. La pinza cercana al ombligo de recién nacido no debe colocarse a menos de 4-5 cm de distancia de dicho ombligo (aproximadamente 4 dedos).
- Si el alumbramiento transcurre de forma espontánea, se debe asistir de la siguiente forma: dejar salir la placenta a través de la vulva sin efectuar maniobras bruscas de tracción, sujetando la placenta con una compresa estéril y con movimientos circulares sobre sí misma y de tracción suave hacia el exterior sacamos la placenta.
- Si hemos cortado el cordón, introduciremos la placenta en una bolsa para su posterior revisado por profesionales especialistas obstétrico-ginecológicos (matronas, ginecólogos) y si no se corta, colocar (envuelta en una toalla, compresa o en una bolsa) en la zona axilar materna manteniendo a la mujer en posición supina.
- Tras el alumbramiento, valorar constantes, sangrado, contracción uterina y altura uterina (debe ser dos dedos por debajo del ombligo). Valorar cada 15 minutos.
- Si canalizamos vía periférica y se dispone de oxitocina ("Sintocinon"), administramos IV la perfusión: 1 ampolla en 500 cc de suero ringer, fisiológico o glucosalino a 125 ml/h.
- Traslado al centro hospitalario más cercano de la gestante y del recién nacido, manteniendo el contacto piel con piel y evitando su separación.

C) Maniobras para la prevención de la Hemorragia Postparto Precoz (HPP)

- Masaje uterino vigoroso para favorecer la contracción uterina y la formación del "globo de seguridad" . Consideraremos el masaje uterino efectivo si conseguimos palpar el útero como "una bola de petanca".
- Si disponemos de oxitocina: administrar una ampolla IM (10 u.i.) en el vasto externo de la madre a la salida del recién nacido (aunque le pongamos oxitocina IM, igualmente puede administrarse la perfusión de oxitocina descrita en el apartado anterior).
- Es aconsejable favorecer la micción espontánea o incluso, si es necesario, realizar sondaje vesical, si observamos hemorragia excesiva. El vaciado de la vejiga favorece la contracción uterina.
- Favorecer la lactancia materna del R.N. si lo desea la gestante (la succión del pezón materno por parte del recién nacido produce una liberación de oxitocina en la madre).

D) Precauciones y recomendaciones

1. Hay que activar desde el principio los medios oportunos (ambulancia medicalizada a ser posible) para realizar el traslado al hospital.

2. Avisar al hospital durante el traslado si surgen complicaciones.
3. Es recomendable que la gestante-puérpera esté acompañada en todo momento por un familiar o persona de confianza.
4. Debemos prestar en todo momento apoyo emocional tanto a la mujer como a la familia.
5. Aunque la atención al parto no necesita el grado de esterilización utilizado normalmente en un quirófano (OMS 1996), se debe intentar conseguir que todo el material que utilicemos sea LIMPIO (mantas, toallas...).
6. Siempre que sea posible: administrar perfusión de oxitocina (como se indica anteriormente) después del alumbramiento.
7. No cortar el cordón si no tenemos tijeras o bisturí estériles (solo en caso de urgencia: si hay circular de cordón apretada que dificulte la extracción fetal).
8. Evitar la pérdida de calor del recién nacido como se ha indicado anteriormente.
9. Controlar las constantes, sangrado postparto y contracción uterina cada 15 minutos (durante al menos dos horas).

E) Registros

Siempre que tengamos los medios necesarios recogeremos la siguiente información:

1. Constantes vitales de la embarazada antes de parir, si se puede, y después del parto cada 15 minutos, valorando:
   - T/A, pulso y temperatura.
   - Estado del útero (si está contraído o no).
   - Sangrado: escaso (menor que una regla), moderado (como una regla) o abundante (más que regla).
2. Valoración del recién nacido mediante el test de Apgar.
3. Conservar la placenta para su inspección.
4. Reevaluación periódica de estado maternal y del recién nacido.

10. URGENCIAS PSIQUIÁTRICAS

Los **ataques de angustia** deben evaluarse para descartar otros trastornos relacionados con la ansiedad, incluidos la psicosis, los estados delirantes, las fobias, el consumo síndrome de abstinencia de drogas, la tirotoxicosis, el infarto de miocardio, la hiperventilación y las arritmias cardíacas.

Los ataques de angustia se tratarán con benzodiacepinas de acción prolongada o con alprazolam, de 0,5 a 1,5 mg, para tratamientos breves.

La **manía** puede ser una manifestación de un trastorno psiquiátrico primario (trastorno bipolar) o de una enfermedad orgánica que afecta al SNC (p. ej., enfermedad de Cushing, traumatismo craneal cerrado o hipertiroidismo). La manía también puede ser un efecto secundario de diversos medicamentos. Algunos pacientes al iniciar el tratamiento depresivo pueden tener una recaída de fase maníaca.

Una **psicosis** puede manifestarse en forma de esquizofrenia, trastorno bipolar, trastornos delirantes y depresión mayor. En un primer brote hay que descartar las mismas enfermedades orgánicas y efectos secundarios de medicamentos que en el caso de la manía, pero cuando se trata de una recaída en un paciente con un cuadro psicótico crónico ya conocido no hace falta una nueva evaluación.

Los **trastornos de conversión** tienen un componente psicológico, además de remedar enfermedades orgánicas, como la ceguera o la parálisis. Sin embargo, la distribución anatómica de los síntomas suele reflejar ignorancia sobre la estructura del organismo. En cualquier caso, el diagnóstico diferencial requiere la exclusión de enfermedades orgánicas.

11. HIPOTERMIA

11.1. Manifestaciones clínicas

La hipotermia se define como un descenso de la temperatura central del organismo por debajo de los 35 °C.

Se denomina accidental o primaria a la no intencionada, generalmente en el contexto de exposición a temperaturas ambientales bajas y sin lesión de los centros termorreguladores4,5.

La hipotermia secundaria representa una complicación de otro trastorno subyacente.

Es un problema clínico potencialmente muy grave, que requiere un diagnóstico temprano y un tratamiento agresivo, ya que se han descrito casos de recuperación sin secuelas con temperaturas corporales por debajo de 20 °C y tras períodos prolongados de asistolia.

La clasificación más aceptada de la hipotermia se basa en la temperatura corporal.

Se denomina hipotermia leve a la que cursa con temperatura entre 32-35 °C, moderada entre 28 y 32 °C, y grave por debajo de 28 °C4,6.

Según la rapidez de la pérdida de calor puede clasificarse en aguda (menos de una hora), subaguda (varias horas) o gradual (en varios días o semanas).

El pronóstico de la hipotermia accidental depende de su intensidad, de las condiciones clínicas del paciente y de la existencia de patología de base.

Manifestaciones clínicas:

- Hipotermia leve (grado I) 32-35 °C:
  - ▹ Escalofríos.

  - ▹ Vasoconstricción cutánea.
  - ▹ Aumento de la presión arterial.
  - ▹ Aumento de la frecuencia cardíaca.
  - ▹ Poliuria.
  - ▹ Confusión o delirio.
  - ▹ Disartria.
- Hipotermia moderada (grado II) 28-32 °C :
  - ▹ Temblor fino.
  - ▹ Rigidez muscular.
  - ▹ Estupor progresivo.
  - ▹ Hiporreflexia.
  - ▹ Descenso de la presión arterial.
  - ▹ Descenso de la frecuencia cardíaca, existe riesgo de alteraciones graves del ritmo cardíaco por debajo de los 30 °C.
  - ▹ Descenso de la frecuencia respiratoria.
- Hipotermia grave (grado III) menos de 28 °C:
  - ▹ Poiquilotermia.
  - ▹ Coma profundo.
  - ▹ Presión arterial indetectable.
  - ▹ Bradicardia extrema.
  - ▹ Fibrilación ventricular.
  - ▹ Arreflexia.
  - ▹ Miosis o midriasis.

11.2. Medidas generales

- Mantenimiento del volumen intravascular, utilizando soluciones isotónicas.
- Control de la vía aérea.
- Prevención de pérdida adicional de calor.
- Monitorización electrocardiográfica, de presión arterial y temperatura central. La monitorización de la presión venosa central puede ser útil para guiar la reposición de líquidos. Debe evitarse que la punta del catéter penetre en las cavidades cardíacas por el riesgo de inducir alteraciones graves del ritmo.
- Movilización cuidadosa (por el riesgo de desencadenar fibrilación ventricular).
- Tratamiento de las alteraciones del ritmo cardíaco. Las arritmias auriculares habitualmente no precisan tratamiento ya que desaparecen con el recalentamiento. La lidocaína y la desfibrilación suelen ser ineficaces en la hipotermia. El bretilio es el fármaco de elección en el tratamiento de las arritmias ventricu-

lares; muchos autores recomiendan su uso profiláctico con temperaturas inferiores a 30 °C y en presencia de extrasístoles ventriculares frecuentes.

- Profilaxis de infecciones con antibioterapia de amplio espectro en neonatos, ancianos e inmunodeprimidos.

11.3. Métodos de recalentamiento

Externo pasivo (0,5-2 °C/hora):

- Entorno cálido.
- Mantas.

Externo activo (1-9,5 °C/hora):

- Inmersión en agua caliente.
- Mantas eléctricas.
- Calefactores ambientales.
- Objetos calentados.

Interno activo (1-2 °C/hora):

- Lavado gástrico, pleural o peritoneal con líquidos isotónicos calientes.
- Administración de líquidos isotónicos recalentados por vía intravenosa.
- Inhalación de oxígeno templado.

Calentamiento Extracorpóreo (Hasta 10-12 °C/hora):

- Hemodiálisis.
- By-pass cardiopulmonar convencional.
- Calentamiento extracorpóreo con shunt arterio-venoso femoral.
- Calentamiento extracorpóreo con shunt veno-venoso.

12. TRASTORNOS POR EXPOSICIÓN AL CALOR

La patología asociada a la exposición a temperaturas ambientales elevadas es relativamente frecuente en nuestro medio, sobre todo en los meses de verano. Existen amplios sectores de la población susceptibles a los efectos del calor, bien por realizar actividades físicas intensas en circunstancias ambientales adversas, o bien por presentar algún factor predisponente.

El denominador común en los trastornos por calor es la exposición a temperaturas ambientales extremas, que dificultan la disipación de calor por radiación y convección

Síndromes menores por exposición al calor ,en los que, en general, los mecanismos de regulación de la temperatura corporal permanecen intactos.

12.1. Edemas por calor

Son edemas con fóvea de extremidades que aparecen tras exposición al calor, desaparecen tras la aclimatación y mejoran con medidas posturales.

12.2. Tetania por calor

Puede ocurrir en el contexto del agotamiento por calor o del golpe de calor (GC), o bien en pacientes que no presentan otra sintomatología. Está causada por la hiperventilación que, ocasionalmente, aparece durante la exposición al calor. Cursa con parestesias, espasmo carpopedal, tetania y alcalosis respiratoria. No requiere ningún tratamiento específico, excepto modificar las condiciones térmicas ambientales.

12.3. Calambres por calor

Son calambres musculares asociados a la realización de ejercicio físico intenso, con sudoración profusa, en un entorno cálido. Se deben a la pérdida excesiva de sal y su tratamiento se realiza con reposición de líquidos y electrolitos por vía oral o intravenosa.

12.4. Síncope por calor

Representa una forma clínica peculiar de hipotensión ortostática. Ocurre en personas expuestas a temperaturas elevadas y que se mantienen en posición erecta durante períodos de tiempo prolongados. El tratamiento se realiza con medidas posturales y administración de líquidos orales y, en casos más graves, intravenoso.

12.5. Agotamiento por calor

Es un cuadro intermedio entre los anteriores y el Golpe de calor, lo que refleja el solapamiento clínico existente entre estos síndromes. En estos enfermos los mecanismos de enfriamiento son aún eficaces. Clínicamente la elevación de la temperatura y la deshidratación son similares al GC; sin embargo, no existen síntomas de afectación del sistema nervioso central. El tratamiento incluye ubicación en un entorno templado y reposición hidroelectrolítica oral o intravenosa.

12.6. Golpe de calor

Es el cuadro menos frecuente y el más grave de los trastornos por calor. Se pueden establecer dos grupos de población susceptibles, que son, por una parte, individuos jóvenes sometidos a ejercicio físico intenso y, por otra, personas con antecedentes clínicos predisponentes o factores favorecedores.

Tradicionalmente, se suele clasificar el GC en activo, cuando se debe a un aumento de la producción de calor, y en clásico o pasivo, cuando se debe a la dificultad en la disipación del calor exógeno.

- Manifestaciones clínicas:

  Las manifestaciones clínicas típicas del GC incluyen hipertermia extrema (> 41 °C), alteración del nivel de conciencia, que puede llegar al coma, y anhidrosis.

  Son frecuentes, sobre todo en el GC activo, las complicaciones tales como convulsiones, hipotensión, síndrome de distress respiratorio del adulto, rabdomiolisis, insuficiencia renal aguda (generalmente multifactorial), alteraciones hidroelectrolíticas, insuficiencia hepática aguda y coagulación intravascular diseminada.

  El diagnóstico del GC es clínico, y debe sospecharse en pacientes con las manifestaciones clínicas descritas en los que exista el antecedente de exposición a temperaturas ambientales elevadas.

  - Tratamiento: El tratamiento del GC debe realizarse preferentemente en una unidad de cuidados intensivos, debido a la gravedad del cuadro, el carácter invasivo de ciertas medidas diagnóstico-terapéuticas y para la prevención y tratamiento de las posibles complicaciones.

1. Disminución de la temperatura corporal. El objetivo fundamental del tratamiento es disminuir la temperatura corporal con la mayor brevedad posible, ya que la duración de la hipertermia se relaciona directamente con la mortalidad. Conviene recordar que en este contexto las medidas antitérmicas farmacológicas no son útiles. Los métodos más utilizados para el enfriamiento son:
   - Lavado continuo con compresas de agua fría.
   - Inmersión en agua fría (15-16 °C). La inmersión en agua a temperatura inferior produce una vasoconstricción cutánea intensa que dificulta la disipación de calor; además, dificulta las maniobras terapéuticas en los pacientes más graves.
   - Rociar al paciente con agua a 10-15 °C, aplicando simultáneamente corrientes de aire (por ejemplo con un ventilador) para aumentar la evaporación.
   - Lavado de cavidades con suero frío. El método más utilizado es el lavado peritoneal, que está indicado cuando fracasan otros métodos de enfriamiento menos agresivos.
2. Otras medidas terapéuticas. La reposición hidroelectrolítica se realiza de forma agresiva, utilizando soluciones de cristaloides y con un adecuado control hemodinámico. Pueden utilizarse benzodiacepinas como anticonvulsivantes o para el tratamiento de la agitación.

Tema 46

Cuidados al paciente quirúrgico. Preoperatorios: visita prequirúrgica, recepción del paciente, preparación para la cirugía. Intraoperatorios: cuidados del paciente durante la intervención. Tipos de anestesia y manejo de fármacos. Valoración e intervenciones enfermeras

Rodio ediciones

Índice esquemático

1. INTRODUCCIÓN

En la actualidad la seguridad del paciente quirúrgico es objeto de estudio e investigación de los cuales se derivan conocimientos y prácticas de indudable beneficio. Como herramienta de evaluación se utiliza la "WHO Surgical Safety Checklist".

Todo proceso quirúrgico puede deberse a una de estas situaciones: obligado (porque la salud o la vida del paciente están comprometidas), opcional (el paciente decide entre el tratamiento quirúrgico o médico). Dentro de aquel puede ser inmediato o no inmediato (cuando no existe un compromiso hemodinámico).

Pero sea cual sea el tipo de proceso que se genere, el objetivo que debemos plantear en el contexto quirúrgico es cuidar al paciente quirúrgico, siendo:

- La palabra "cuidar", que viene del latín cogitare = cogitatus, y que significa reflexión, pensamiento, interés reflexivo que uno pone en algo o en alguien, en nuestro caso en el paciente.
- La palabra "paciente", que viene del latín patiens, patientis, participio de presente pati, y que significa sufrir, soportar, experimentar un proceso o una acción que parte de una causa ajena, en nuestro caso quirúrgico.

Y, la palabra "quirúrgico", que viene del griego kheirurgía=operación quirúrgica, compuesto por kheir=mano y ergon=trabajo, que significa trabajo de manos, pudiendo ser en nuestro caso la cirugía.

Según la Consejería de Igualdad, Salud y Políticas Sociales de la Junta de Andalucía, en su reciente documento publicado en el año 2014, pone de manifiesto que para realizar un cuidado al paciente quirúrgico, hay que realizar una descripción general del Proceso de Atención Integrado (PAI) del paciente quirúrgico, siguiendo el siguiente recorrido: "QUIÉN" desarrolla el cuidado, "DONDE" se produce = ámbito de actuación, "QUÉ" actividad se realiza, "COMO" son sus características de calidad y "CUANDO" se realiza. En este contexto, a continuación se desarrollará la secuencia lógica que atraviesa el paciente quirúrgico, identificando los tres periodos que ha de tener, todo proceso quirúrgico.

2. PERIODO PREOPERATORIO

2.1. Visita prequirúrgica

Según el Servicio Andaluz de Salud, la visita prequirúrgica es el proceso de perso nalización de los cuidados entre el médico (Dr./a) y enfermería (ATS/DUE, grado) especializada en Quirófano con el paciente, sin olvidar a la familia, previamente a una intervención quirúrgica programada, mediante una entrevista personalizada y con los objetivos de proporcionar información y disminuir la ansiedad.

El período preoperatorio se inicia cuando el paciente decide que se realice la intervención quirúrgica y termina cuando el paciente es trasladado al quirófano. Durante este periodo, el personal de enfermería de quirófano, visita al paciente hospitalizado, normalmente entre las 24-48 horas antes de la intervención quirúrgica, para realizar una valoración del riesgo quirúrgico, que es el grado de riesgo que entraña un procedimiento quirúrgico y que se ve afectado por la edad, el estado nutricional, la situación inmunológica, enfermedades concomitantes, enfermedades neoplásicas, infecciones, traumatismos, estrés quirúrgico.

Además, realiza una minuciosa valoración sobre otros factores dependientes de la cirugía como indicación (urgente o programada) y envergadura (cirugía mayor, mediana o menor) con la verificación de que las pruebas diagnósticas de rutina (analíticas , resonancias magnéticas, radiográficas, etc.) están cumplimentadas y realizadas para poder ser consultada en la historia clínica del paciente cuando se precise.

Durante esta valoración del riesgo quirúrgico u otros factores dependientes de la cirugía, el enfermero/a de quirófano recibe al paciente donde lo prepara para la cirugía, que a continuación se expondrá en el siguiente apartado.

2.2. Recepción del paciente y preparación para la cirugía

En la recepción del paciente, el enfermero/a debe identificar las necesidades fisiológicas, psicológicas y espirituales que tiene el paciente, así como los problemas potenciales, para intervenir en las acciones encaminadas a resolver cada uno de los problemas que se hayan planteado, ofreciendo así una ayuda individualizada.

Antes de preparar al paciente para la cirugía, se debe realizar la siguiente valoración física general. A través, del examen físico y de los estudios complementarios se valora el estado general. Aquí, se tendrán en cuenta factores relacionados con la edad, el estado nutricional como Obesidad (se debe tener en cuenta la presencia o no paciente obeso, predispuesto a complicación anestésica, circulatoria y pulmonar, lábil frente a la infección y predispuesto a eventraciones), desnutrición (se alarga también el período de cicatrización. La reparación y la resistencia a la infección de los tejidos normales dependen de una nutrición suficiente), situación inmunológicas (es un factor de gran importancia pronóstico (existe una clara relación entre el grado de depresión inmunológica y la morbilidad postoperatoria, en especial de tipo infeccioso), enfermedades concomitantes (que incrementan el riesgo quirúrgico como la diabetes, enfermedades cardiovasculares, respiratoria, renal, hepática, las que deberán evaluarse y tratarse previo al acto quirúrgico), factores dependientes de la enfermedad (las enfermedades neoplásicas producen repercusiones generales y orgánicas.

Por lo general las neoplasias condicionan un estado de hiponutrición afectando el estado general y la actividad inmunológica. Estos efectos se acentúan con la radioterapia y la quimioterapia), estrés quirúrgico (la ansiedad extrema puede acrecentar el riesgo quirúrgico. El nivel de ansiedad no siempre se corresponde con la gravedad del procedimiento quirúrgico. Algunas veces el paciente siente temor de morir durante la cirugía y será necesario aplazarla).

Por otro lado, el paciente debe ser informado y firmar el Consentimiento Informado, antes de la realización de una prueba médica o de una intervención quirúrgica, o de seguir cualquier otro tratamiento (se adjunta en ANEXO 1. Un modelo de CI). Sobre todo hay que dar respuestas a las siguientes preguntas:

- ¿En qué consiste el tratamiento?
- ¿Para qué sirve?
- ¿Cómo se realiza?
- ¿Qué efectos puede producir?
- ¿Cuáles son sus beneficios?
- ¿Qué riesgos tiene?
- ¿Existen otras alternativas disponibles?

La preparación del paciente quirúrgico tiene como finalidad preparar al paciente y su familia para los acontecimientos que se avecinan. A fin de prevenir complicaciones respiratorias se enseñará al paciente a realizar respiraciones profundas, a toser en forma eficaz u otro ejercicio que la cirugía exija. Los ejercicios pasivos y activos de miembros inferiores mejoran la circulación y previenen la éxtasis venosa. La instrucción preoperatoria favorece la recuperación, disminuye las complicaciones y el período de hospitalización.

Al mismo tiempo, hay que preparar al paciente en:

- **Preparación de la piel**. La finalidad del cuidado preoperatorio de la piel es hacer que quede en lo posible libre de microorganismos sin menoscabo de su integridad fisiológica. En la actualidad el rasurado de la piel no es necesariamente una rutina. Los cortes y microabrasiones causadas por el rasurado crean un campo propicio para el desarrollo bacteriano.
- **Enema evacuante**. Si la cirugía compromete el aparato gastrointestinal puede indicarse enema evacuante. Las enemas limpian el tubo digestivo e impiden el estreñimiento postoperatorio o la incontinencia durante la operación. El intestino vacío reduce el riesgo de lesión y reduce al mínimo la contaminación de la herida operatoria en caso de apertura de un asa. La enema se realiza antes del baño.
- **Baño**. Se realizará de preferencia con jabón antiséptico poniendo especial cuidado en la higiene del cabello, pliegues, ombligo, manos y pies. Uñas de manos y pies, se deberán recortar y retirar el esmalte que impedirá observar la aparición de cianosis durante el acto quirúrgico.
- **Dieta**. Durante la anestesia general los músculos se relajan y el contenido gástrico puede refluir al esófago. El enfermo no debe ingerir nada por boca desde la noche anterior a la cirugía. El ayuno será de 6 a 8 horas para sólidos y 4 horas para líquidos, por lo que el riesgo de vómitos y/o aspiración de alimentos se reduce.
- **Control de signos vitales y registros**. Es una importante función de enfermería. Muchas veces una cirugía debe posponerse por alguna alteración en éstos

parámetros, por ejemplo fiebre, hipertensión arterial. Es necesario informar si hay presencia de anomalías antes de remitir al paciente al quirófano.

- **Venoclisis periférica, catéteres nasogástricos y/o vesical**. Puede estar indicada su colocación. La tendencia actual es colocar estos catéteres en quirófano con el paciente ya anestesiado, lo que disminuye el trauma. La sonda nasogástrica no es de uso rutinario en toda la cirugía abdominal, es útil en algunos casos e imprescindible en otros. Ella permite una evacuación gástrica correcta y en el posoperatorio evitará los vómitos y la posible dilatación gástrica aguda. El cateterismo vesical es necesario en la cirugía ginecológica y en algunas operaciones del aparato urinario.
- **Expansión del volumen circulatorio**. Los pacientes que son sometidos a cirugía mayor pueden recibir solución fisiológica o solución de Ringer en las 2 hs. previas a la cirugía para corregir la deshidratación de la preparación operatoria. Se canaliza una vena periférica con un catéter 18 que será luego utilizado por el anestesista.
- **Aseo escrupuloso de la boca**. Retirando prótesis odontológicas.
- Se retirará el maquillaje y las joyas. Las que serán entregadas a la familia.
- **Es necesario hacer orinar**. Al paciente antes de llevarlo al quirófano para evitar que se vacíe la vejiga involuntariamente (por estar bajo los efectos de la anestesia).
- **Vestido adecuado**. Se colocará camisolín, gorra y botas.
- **Medicación preoperatoria**. Los tranquilizantes reducen la ansiedad y relajan los músculos esqueléticos. Los analgésicos narcóticos atenúan el dolor y la ansiedad. Los anticolinérgicos reducen las secreciónes bronquiales y evitan el espasmo de los músculos laríngeos. Toda administración de medicación preoperatoria será registrada en la historia clínica.
- **Profilaxis ATB**. En algunos servicios se realiza de rutina la profilaxis ATB.
- **Momento oportuno de administración de fármacos**. Los medicamentos preanestésicos deben administrarse 45 a 75 minutos antes de la anestesia. Con gran frecuencia se retrasa la hora de las operaciones o se cambian de fecha por lo que se torna difícil administrar un medicamento en un momento específico. Por ello se acostumbra realizar la medicación en el momento de confirmar el transporte al quirófano.
- **Vigilancia**. De la suspensión de medicamentos del paciente, en especial aquellos anticoagulantes que alteran las condiciones de coagulación normal y por lo tanto aumentan el riesgo de hemorragias. Deben suspenderse al menos 48 hs. antes de la cirugía. Los corticosteroides que su uso prolongado produce atrofia suprarrenal que reduce la capacidad orgánica para soportar el estrés. Insulina: se reducen las dosis antes de la cirugía en diabéticos debido al ayuno. Diuréticos: potencian el desequilibrio electrolítico (en particular del potasio) después de la operación. Tranquilizantes: pueden causar hipotensión y de esta manera contribuir al shock.

3. PERIODO INTRAOPERATORIO

3.1. Cuidados del paciente durante la intervención

El periodo intraoperatorio empieza con el traslado del paciente a la mesa quirúrgica. Todas las actividades se enfocan con el único fin de cubrir sus necesidades y de procurar su bienestar durante todo el proceso; el paciente reconoce a la enfermera que ha realizado la visita preoperatoria y establece con ella una relación paciente-enfermera. En este periodo, el profesional de enfermería ha de realizar sus funciones dentro del plan quirúrgico con habilidad, seguridad, eficiencia y eficacia.

Dentro de los cuidados que debe ofrecer el profesional de enfermería al paciente durante la intervención va en proporción a los siguientes puntos:

- Asegurar que la transferencia a la mesa del quirófano se realiza correctamente con seguridad y prevenir lesiones en la piel del paciente con mantenimiento de posturas que favorecen las ulceras por presión (UPP).
- Prestar especial atención a los catéteres, tubos de drenaje y aparatos de tracción. No han de desprenderse.
- Evitar la exposición innecesaria de partes de su cuerpo, preservando cuidadosamente su intimidad.
- Asegurar la comodidad al aplicar las sujeciones. Explicar al paciente que son para su seguridad.
- Colocar los brazos del paciente a los lados de la mesa. El angulo de abducción del brazo no debe ser mayor de 90º debido a que el plexo nervioso braquial puede ser lesionado por una exagerada abducción prolongada del brazo.
- Prevención de una posible infección nosocomial. La protección de los ojos no tiene que ser necesariamente con algodón empapado. Existen protectores específicos y, por otra parte, con cerrar bien el ojo y mantenerlo cerrado es suficiente.
- Mantener durante todo el tiempo que dure la intervención quirúrgica una asepsia quirúrgica, que según la *Association of periOperative Registered Nurses* (AORN), constituyen la primera estrategia para un control satisfactorio de las infecciones, al implantar unos principios higiénicos básicos para evitar transmisión de microorganismos.

En relación con los factores ambientales, los elementos más relevantes son:

- Controlar la calidad del aire que se mantiene dentro de quirófano, ya la Ley 34/2007, de 15 de noviembre, de Calidad del aire y protección de la atmósfera (BOE nº 275, 16/11/2007), establece los criterios oportunos para la prevención y control de una mala ventilación, amparándose en el RD 486/1997, de 14 de abril, del Ministerio de Trabajo y Asuntos Sociales (BOE Nº 97, 23/04/1997), donde todos los equipos materiales y componentes de las instalaciones objeto de este proyecto cumplirán las disposiciones particulares que les sean de aplicación.

La función principal de la instalación de climatización dentro de un quirófano, es la de proporcionar una calidad de aire interior aceptable mediante un nivel de ventilación y filtraje satisfactorio, así como confort en las condiciones medioambientales, manteniendo en un rango definido la temperatura y la humedad relativa. Se debe cumplir la UNE 100713 "Instalaciones de aire en hospitales", ya que es la única norma española de referencia y además el RITE indica que sus valores son validos, siendo el quirófano considerada como exigencia muy elevada.

- Controlar que se mantiene una temperatura entre 22 y 26º C, y la humedad relativa entre el 45 y 55% según la UNE 100713.

3.2. Tipo de anestesia y manejo de fármacos

Se estima que entre un 0,1% y un 0,2% de los pacientes que son sometidos a anestesia general tienen alguna forma de despertar intraoperatorio (mantener cierto estado de alerta; oír, sentir dolor, etc.), sobre todo en cirugías en las que se utilizan relajantes musculares. El excesivo uso de bloqueadores neuromusculares, una falta de vigilancia por parte del anestesiólogo, y el uso intencionado de dosis menores de fármacos anestésicos para facilitar una más rápida recuperación.

Los síntomas típicos de despertar intraoperatorio incluyen hipertensión arterial, taquicardia, cambios hemodinámicos o movimientos; aunque son signos de alerta o sospecha no necesariamente implican despertar o consciencia. Los bloqueadores neuromusculares, los betabloqueantes y los antagonistas del calcio pueden enmascarar estos síntomas.

El profesional de enfermería, debe considerar estos síntomas anteriormente expuesto, y sus acciones o cuidados están enfocadas a identificar a los pacientes en riesgos, utilizar monitorización de relajación muscular, anotar en la historia clínica lo relativo a estos sucesos e informar y educar a otros profesionales (anestesistas, cirujanos, etc.), sobre este problema que pudiera acontecer.

Además, debe asegurar la identificación inequívoca del paciente receptor previamente a la administración de cualquier fármaco que se utilice durante o después de la cirugía.

3.3. Valoración e intervenciones enfermeras

Toda valoración e intervención enfermera están encaminadas en términos de seguridad del paciente. En este sentido, uno de los retos que marca la Organización Mundial de la Salud (OMS) dentro de sus áreas de acción en relación con la seguridad de los pacientes, es su participación. La Declaración de Londres: pacientes por la seguridad clínica (enero 2006), establece una series de compromisos de colaboración y requerimientos a los sistemas sanitarios en términos de lealtad, seguridad y transparencia para reducir los errores en la asistencia al paciente quirúrgico.

Existen iniciativas específicas que fomentan que los pacientes se impliquen en su seguridad ante un procedimiento quirúrgico, cuyas principales líneas de acción son: recomendar a los pacientes que sean activos, que manifiesten sus dudas, sus temores y sus preguntas. Y, promover que el paciente involucre a un miembro de su familia o amigo, que conozca su problema de salud, para que le acompañe y le ayude a hacer preguntas, a entender instrucciones y hacer que sus preferencias sean escuchadas.

Básicamente, el profesional de enfermería quirúrgica aplica, desarrolla y adapta el plan de cuidados al paciente, siguiendo los principios básicos de higiene, asepsia y esterilización, así como los de seguridad inherentes al entorno y al proceso quirúrgico (se adjunta en ANEXO 2. Un modelo de listado de verificación quirúrgica). Realizará y documentará todas las actividades de cuidados mediante la aplicación sistemática de protocolos y evaluará los resultados.

4. PERIODO POSTOPERATORIO

Este periodo se inicia con la finalización de la cirugía en quirófano y la salida del paciente. El profesional de enfermería debe cerciorar que este traslado se haga bajo indicación del anestesiólogo quien decidirá la reversión o no de la anestesia general y el traslado a una u otra unidad postoperatoria de acuerdo a las condiciones del paciente y cirugía practicada.

El profesional de enfermería registrará las circunstancia de la reversión en la historia clínica y en su defecto en la hoja quirúrgica destinada a tal fin. Además de verificar, que el paciente sea trasladado a la unidad correcta en la que pueda recibir el nivel de cuidados adecuado a su situación y a la intervención realizada para evitar traslados posteriores y para que una estancia mas prolongada de los previsto en una unidad no impida el acceso a la misma de otros pacientes y sea motivo de suspensiones de cirugía.

Verificado el servicio, el traslado deberá realizarse en posición de decúbito (si lo estima la cirugía practicada) acompañado por el profesional de enfermería y el anestesiólogo. Este último indicará los criterios de monitorización y oxigenoterapia que deben seguirse. El traslado se realizará siempre junto con la documentación clínica.

Existen guías que estratifica los cuidados de los pacientes dados de alta del quirófano, en distintos niveles, como la *Guía Scottish Intercollegiate Guidelines Network* (SIGN), pero los servicios que acuden estos pacientes mayoritariamente son la unidad de reanimación postanestésica (URPA) o unidad de cuidados intensivos (UCI). Son servicios que deben tener protocolos de admisión y altas consensuados para prevenir déficit en los cuidados al paciente quirúrgico.

Básicamente, los cuidados generales que realiza el enfermero/a en el período postoperatorio son:

- Registrar las constantes vitales cada media hora durante las primeras horas.
- Valorar la permeabilidad de las vías respiratorias y la necesidad de aspiración.

- Valorar el estado respiratorio general: profundidad, ritmo y características.
- Observar el estado de la piel en cuanto a temperatura y color.
- Valorar el apósito quirúrgico, y los drenajes si los hay.
- Valorar pérdidas hemáticas si las hay.
- Realizar una valoración neurológica cada 15 minutos, para comprobar las repuestas sensoriales y motoras y el nivel de consciencia.
- Controlar todos los catéteres, apósitos y vendajes.
- Controlar las pérdidas de líquidos por cualquiera de las vías de salida, apósitos, drenajes y sondas.
- Controlar la diuresis, al menos cada media hora.
- Valorar la necesidad de sondar al paciente si la vejiga está distendida y sino orina en las 6-8 horas de la cirugía.
- Valorar y paliar la presencia de dolor, náuseas y vómitos.
- Controlar los efectos de la medicación administrada.
- Colocar al paciente en una posición cómoda que facilite la ventilación.
- Mantener informada a la familia.
- Valoración de las directrices postoperatorias del cirujano y el anestesista.

Después de llevar a cabo la valoración inicial completa del paciente y satisfacer las necesidades más inmediatas, el profesional de enfermería autorizará la visita de los familiares para explicarles:

- Como se encuentra el enfermo.
- Si los signos vitales son estables.
- Objetivos y observación de los diferentes drenajes.
- Vías intravenosas de los sueros.
- Adormecimiento del paciente.
- Ante cualquier cambio avisar inmediatamente al profesional de enfermería.

Respecto a los problemas y molestias, el paciente presenta una seria de molestias y problemas de diversa entidad, que pueden ser aliviados por el tratamiento médico y los cuidados de enfermería adecuados. Estos pueden ser causa de complicaciones sino son tratados en su momento. Por ello, los cuidados enfemeros/as que más se dan en este periodo postoperatorio son:

- **Dolor**:
  - ▷ Identificar la localización.
  - ▷ Advertirle del dolor en la garganta.
  - ▷ Informarle de posibles molestias y dolores articulares.
  - ▷ Interpretar a fondo su función respiratoria antes y después de la administración de analgésicos.

- ▷ Analizar la persistencia de dolor agudo, durante varios días, puede ser indicativo de la infección quirúrgica.

- **Hipotermia**:
  - ▷ El 60% de los pacientes experimentan tener una temperatura central inferior a los límites normales. Una hipotermia generalizada ocurre cuando el paciente presenta temperatura inferior a las 35ºC durante el postoperatorio con una ligera subida durante 24-48 horas.
  - ▷ Iniciar inmediatamente las medidas de calentamiento, activas y pasivas para evitar que comience con escalofríos y temblores.
- **Hipertermia**:
  - ▷ Horas después de la cirugía es posible que experimente una ligera subida de temperatura, que puede mantenerse durante 24-48 horas.
  - ▷ Iniciar la toma de temperatura cada 4-6 horas.
- **Náuseas y vómitos**:
  - ▷ Problema frecuente en el postoperatorio. Ocasionado por el vaciamiento gástrico inadecuado.
  - ▷ Puede estar producido por dolor intenso, distensión abdominal, miedo, medicamentos, comer y beber antes de haber reanudado el peristaltismo, iniciación de reflejo de náuseas, etc.
  - ▷ Inclinar la cabeza del paciente hacia un lado.
  - ▷ Colocarlo en decúbito lateral.
  - ▷ Eliminar la ingesta por vía oral.
  - ▷ Indicarle que se sujete la zona de incisión con las manos cruzadas para aliviarle el dolor.
  - ▷ Ayudarle a realizar una higiene bucal con frecuencia.
  - ▷ Reiniciarle la dieta por vía oral una vez que los vómitos hayan desaparecido.
- **Retención urinaria**:
  - ▷ Problema frecuente en el postoperatorio. Si presenta retención de las 8-10 horas posteriores, se procederá a palpar la vejiga para ver si hay distensión vesical y dolor.
  - ▷ Se puede producir por: efecto de la anestesia, analgésicos y narcóticos.
  - ▷ Actividades: ayudar al paciente a forzar la diuresis por medio de irrigar la zona perineal con agua tibia, dejar correr el grifo de agua, o bien un pequeño masaje en la zona. Si estas técnicas no dan resultado habrá que sondar al paciente.
- **Hipo**:
  - ▷ Es el resultado de espasmo intermitentes del diafragma, y se manifiesta con un ruido característico. Suele aparecer tras la cirugía abdominal.

- ▷ Las medidas para aliviarlo son: contener la respiración mientras se bebe sorbos de agua, respirar el propio aire expulsado en una bolsa de papel y presión digital sobre los glóbulos oculares durante varios minutos.

Así mismo, las complicaciones postoperatorias, más notorias en el periodo postoperatorio son:

- **Sistema respiratorio**:
  - ▷ Atelectasia: enfermería aspirará frecuentemente las secreciones, realizar ejercicios respiratorios para provocar la tos, realizar cambios posturales cada 2 horas, favorecer la deambulación y aumentar la ingesta de líquidos.
  - ▷ Neumonía: enfermería administrará antibióticos, fisioterapia respiratoria, drenaje postural, ejercicios de respiración profunda y tos, cultivo de esputos, etc.
- **Sistema circulatorio**:
  - ▷ Choque hipovolémico: enfermería repondrá líquidos para corregir la hipovolemia, administrará líquidos, controlará las constantes vitales, sondaje vesical para control de la diuresis y análisis de sangre, etc.
  - ▷ Tromboflebitis: enfermería inmovilizará tanto activa como pasivamente las extremidades inferiores, favorecerá la deambulación precoz, evitará las presiones o posturas incorrectas, aplicará el tratamiento anticoagulante, etc.
- **Cuidados de enfermería al alta hospitalaria**:

  El alta suele producirse durante el 3-5 día dependiendo de:
  - ▷ Tipo de intervención quirúrgica.
  - ▷ Condiciones de salud física y psíquica.
  - ▷ Condiciones socio-familiares.
  - ▷ El profesional de enfermería planificará sus actuaciones para el alta en cuanto: a un programa de educación que contenga: educarlo para que realize su autocuidado y con ello su independencia. Hay aspectos comunes sobre los que habrá que proporcionar información y enseñanza:
    - ° Cuidados de la herida quirúrgica.
    - ° Actividad y ejercicio que el paciente debe realizar.
    - ° Dieta y restricciones dietéticas.
    - ° Eliminación urinaria y fecal.

ANEXO 1

Modelo de consentimiento informado

<table>
<tr><td>Consentimiento informado</td><td>ETIQUETA
(EN SU DEFECTO, INDIQUE NOMBRE Y UBICACIÓN DEL PACIENTE)
NOMBRE: ....
PROCEDENCIA (CAMA): ....NHC: ....
.... FECHA: ..../......./....... SEXO: ....</td></tr>
<tr><td colspan="2">SERVICIO:</td></tr>
<tr><td colspan="2">INTERVENCIÓN QUIRÚRGICA:</td></tr>
</table>

¿Qué le vamos a hacer?

1. Descripción del procedimiento

Dado su diagnóstico de .... le realizaremos una intervención que consiste en: ....

Cómo se realiza:... ....

Cuánto dura:...

2. Qué objetivos persigue:...

¿Qué riesgos tiene?

1. Riesgos generales:

Frecuentes y poco graves:..

Poco frecuentes y graves:..

Estas complicaciones habitualmente se resuelven con tratamiento médico (medicamentos, sueros, etc.) pero pueden llegar a requerir una nueva intervención e incluyen un riesgo mínimo de muerte.

Así mismo, pueden aparecer otras complicaciones no especificadas, ya que en toda intervención quirúrgica o en el periodo postoperatorio se pueden presentar problemas y/o complicaciones no previsibles, o bien pueden ser necesarios cambios sobre lo pre visto durante el curso de la intervención.

2. Riesgos personalizados:

Además de los riesgos anteriormente citados por la/s enfermedad/es que padece puede presentar otras complicaciones:...

ES NECESARIO QUE ADVIERTA DE SUS POSIBLES ALERGIAS MEDICAMENTOSAS, ALTERACIONES DE LA COAGULACIÓN, ENFERMEDADES CARDIOPULMONARES, EXISTENCIA DE PRÓTESIS, MARCAPASOS, MEDICACIONES ACTUALES O CUALQUIER OTRA CIRCUNSTANCIA

3. Beneficios del procedimiento a corto y medio plazo:.............................

¿Qué otras alternativas hay?

....

....

¿Nos autoriza?

Por este documento solicitamos su autorización para realizarle la intervención, y usar imágenes e información de su historia clínica con fines docentes o científicos, ya que está siendo atendido en un hospital universitario. Su anonimato será respetado.

Declaraciones y firmas

Antes de firmar este documento, si desea más información o tiene cualquier duda sobre su enfermedad, no dude en preguntarnos. Le atenderemos con mucho gusto. Le informamos que tiene derecho a revocar su decisión y retirar su consentimiento.

Conforme a lo dispuesto en la Ley de Protección de Datos 15/1999 de 13 de diciembre se informa que sus datos serán objeto de tratamientos e incorporados a ficheros con fines asistenciales, de gestión investigación científica y docencia. Solo podrán ser cedidos a organismos autorizados. Podrá ejercer el derecho a acceso, cancelación, rectificación y oposición en la Gerencia del Área a la que corresponda el Hospital.

1. Relativo al paciente:

D./D..., con D.N.I..............................
He sido informado/a suficientemente de la intervención que se me va a realizar, explicándome sus riesgos, complicaciónes y alternativas; la he comprendido y he tenido el tiempo suficiente para valorar mi decisión. Por tanto, estoy satisfecho/a con la información recibida. Por ello, doy mi consentimiento para que se me realice dicha intervención por el médico responsable y/o médico residente supervisado por facultativo especialista. Mi aceptación es voluntaria y puedo retirar este consentimiento cuando lo crea oportuno, sin que esta decisión repercuta en mis cuidados posteriores.

Debido a mis convicciones **NO AUTORIZO LA ADMINISTRACIÓN DE SANGRE NI DERIVADOS** antes, durante o con posterioridad al procedimiento quirúrgico, aunque fuera necesario, incluso en situaciones de riesgo vital o muerte, asumiendo todas las consecuencias que por ello pudieran derivarse.

Sé que estoy siendo atendido en un hospital universitario.

Autorizo SI NO para utilizar material gráfico o biológico resultado de la interven ción con fines docentes y científicos.

Es imprescindible que entregue el documento de consentimiento informado cumplimentado para poder realizar la intervención, por lo que no debe perderlo ni dejarlo olvidado en casa.

Firma del paciente Fecha: .../.../...

2. Relativo al médico que solicita:

He informado al paciente y/o al tutor o familiar del objeto y naturaleza del procedimiento que se le va a realizar explicándole los riesgos, complicaciones y alternativas posibles.

Firma del médico Fecha: .../.../...

3. Relativo al médico que realiza:

He informado al paciente y/o al tutor o familiar del objeto y naturaleza del procedimiento que se le va a realizar explicándole los riesgos, complicaciones y alternativas posibles.

Firma del médico Fecha: .../.../...

4. Relativo a los familiares y tutores:

El paciente D./Dña. .... no tiene capacidad para decidir en este momento. D. /Da. .... con DNI .... y en calidad de .... he sido informado/a suficientemente de la intervención que se le va a realizar.

Por ello, doy expresamente mi consentimiento. Mi aceptación es voluntaria y puedo retirar este consentimiento cuando lo crea oportuno.

Firma del tutor o familiar Fecha: .../.../...

5. Revocación del consentimiento:

D./Da:...con DNI:.............................

REVOCO el consentimiento anteriormente dado para la realización de este procedimiento por voluntad propia, y asumo las consecuencias derivadas de ello en la evolución de la enfermedad que padezco / que padece el paciente.

Firma del paciente Fecha: ..../........./..........

ANEXO 2

Modelo de listado de verificación quirúrgica (Modelo de la OMS)

ANTES DE LA INDUCCIÓN DE LA ANESTESIA: EL PACIENTE HA CONFIRMADO: Identidad ☐ Localización ☐ Procedimiento ☐ Consentimiento informado ☐ LUGAR ☐ MARCADO ☐ NO PROCEDE ☐ VERIFICAR QUE LOS EQUIPOS Y LOS ANESTÉSICOS ESTÁN COMPLETOS Y PREPARADOS ☐ PULSIOXÍMETRO COLOCADO Y EN FUNCIONAMIENTO ☐ ¿EL PACIENTE TIENE?: Alergia conocida NO ☐ SÍ ☐ Dificultar en la vía aérea ☐ / Riesgo de aspiración NO ☐ SÍ ☐ Equipo/Asistencia disponible ☐ Riesgo de pérdida > 500 ml de sangre (7 ml / kg en niños) NO ☐ SÍ ☐Acceso intravenoso y hemoderivados y/o sueroterapia preparada NO ☐SÍ ☐
ANTES DE LA INCISIÓN DE LA PIEL: CONFIRMAR QUE TODOS LOS MIEMBROS DEL EQUIPO QUIRÚRGICO SE HAN PRESENTADO POR NOMBRE Y FUNCIÓN A DESEMPEÑAR ☐ EL CIRUJANO, EL ANESTESISTA Y LA ENFERMERA CONFIRMAN VERBALMENTE: IDENTIDAD ☐ LOCALIZACIÓN PROCEDIMIENTO ☐
PREVISIÓN DE EVENTOS CRÍTICOS: REVISIONES DEL CIRUJANO: ¿CUÁLES SON LOS PASOS CRÍTICOS O INESPERADOS, DURACIÓN DE LA OPERACIÓN, PREVISIÓN DE PÉRDIDA DE SANGRE? REVISIONES DEL EQUIPO DE ANESTESIA: ¿PRESENTA EL PACIENTE ALGUNA CONDICIÓN QUE REQUIERA ESPECIAL ATENCIÓN? REVISIONES DEL EQUIPO DE ENFERMERÍA: ¿SE HA CONFIRMADO LA ESTERILIDAD DEL EQUIPO Y DEL INSTRUMENTAL (TENIENDO EN CUENTA LOS DATOS DE LOS INDICADORES)? ¿HAY PROBLEMAS O INCERTIDUMBRES CON EL MATERIAL?
¿SE HA ADMINISTRADO PROFILAXIS ANTIBIÓTICA EN LOS ÚLTIMOS 60 MINUTOS? SÍ NO PROCEDE
¿SE MUESTRAN LAS IMÁGENES DIAGNÓSTICAS ESENCIALES? SÍ NO PROCEDE
ANTES DE QUE EL PACIENTE SALGA DE QUIRÓFANO: LA ENFERMERA CONFIRMA VERBALMENTE CON EL EQUIPO: NOMBRE DEL PROCEDIMIENTO QUIRÚRGICO REALIZADO RECUENTO DE INSTRUMENTAL, GASAS Y AGUJAS CORRECTO (O NO PROCEDE) ☐ IDENTIFICACIÓN CORRECTA E INEQUÍVOCA DE LAS MUESTRAS / BIOPSIAS (INCLUYENDO EL NOMBRE DEL PACIENTE) ¿HAY ALGÚN MAL FUNCIONAMIENTO DEL EQUIPO O ALGÚN OTRO ASPECTO QUE RESEÑAR? EL CIRUJANO, EL ANESTESISTA Y EL ENFERMERO REVISAN LOS ASPECTOS CLAVE PARA LA RECUPERACIÓN Y MANEJO POSTERIOR DEL PACIENTE

Tema 47

Cuidados Postquirúrgicos: unidades de Vigilancia Posquirúrgicas. Cirugía Mayor Ambulatoria. Técnicas de vigilancia y control. Altas hospitalarias y seguimiento domiciliario por Atención Primaria. Continuidad de cuidados al alta

eRodio ediciones

Índice esquemático

1. INTRODUCCIÓN

La atención al paciente en la etapa posquirúrgica se lleva a efecto, una vez que ha sido concluida su intervención quirúrgica, para ser trasladado de la sala de operaciones a la sala de recuperación post-anestésica, el inicio de esta etapa se considera al ser ingresado a la sala de recuperación post-anestésica. Esta etapa puede ser variable y su tiempo está relacionado con la complejidad de la cirugía propiamente.

Su ubicación es dentro de las instalaciones del quirófano, o bien con acceso directo a la misma. En la etapa posquirúrgica la atención de la enfermera(o) se centra, en torno a la valoración integral del paciente y su vigilancia continua, con el propósito de proporcionar una asistencia de alta calidad profesional, iniciado por la identificación de complicaciones potenciales y su tratamiento oportuno, incluyendo la atención a sus familiares, sin olvidar otorgar la atención al paciente con capacidad, seguridad y calidez. Es indispensable que el personal del área de recuperación tenga contacto (comunicación) con el paciente y sus familiares antes de que el paciente ingrese a la sala de operaciones.

La cirugía es una de las modalidades de terapia médicas más importante. Una cirugía es una experiencia estresante ya que implica una amenaza a la integridad del organismo y a veces una amenaza a la vida misma. El dolor es un elemento frecuente en los casos de cirugía, por lo tanto, una de las funciones del equipo de enfermería es ayudar a los pacientes a comprender los factores de estrés, a buscar alivio para el dolor y regresar al paciente a un funcionamiento optimo.

Hay que tener en cuenta diversas consideraciones como son los antecedentes personales[1] (enfermedad respiratoria, cardiovascular, alteraciones metabólicas, anti coagulación...), y el tratamiento habitual de sus patologías de base, para prevenir el desarrollo de complicaciones postoperatorias.

Los cuidados del paciente dependerán de: el tipo de cirugía, tipo de anestesia, y de los factores propios de cada paciente.

El postoperatorio se divide en dos etapas:

- Postoperatorio inmediato: periodo que transcurre desde la salida del paciente del quirófano hasta su traslado a la unidad de hospitalización o domicilio. Habitualmente tiene lugar en la Unidad de Recuperación Postanestésica (URPA)
- Postoperatorio mediato o tardío: se inicia a la llegada del paciente a la Unidad de hospitalización.

2. UNIDADES DE VIGILANCIA POSTQUIRÚRGICAS

Podemos clasificar las unidades de vigilancias según sean cuidados de postquirúrgicos inmediatos (Unidades de Reanimación Postanestésica, URPA) y cuidados postquirúrgicos tardíos (planta de hospitalización).

[1] Hospital General Universitario Gregorio Marañón. Cuidados postoperatorios en la unidad de hospitalización. Madrid. 2012.

2.1. Cuidados postquirúrgicos inmediatos

Los cuidados postquirúrgicos inmediatos son aquellos que se ofertan desde que el paciente llega a la sala de reanimación hasta que es trasladado a la planta de hospitalización. Para el traslado a la sala de recuperación postanestésica (URPA), el paciente debe ir acompañado por personal de anestesia y por la enfermera circulante, la enfermera del servicio recibe al paciente del cual se entrega información de los aspectos más importantes.

El ingreso en la URPA se considera de forma "clásica" el comienzo del post-operatorio o el final de la intervención quirúrgica como tal.[2]

El periodo post-anestésico inmediato es crítico y es necesario observar con cuidado al paciente brindándole el apoyo físico y psicológico necesario hasta cuando los efectos más importantes de la anestesia hayan desaparecido.

La evaluación inicial resulta de vital importancia para la "transferencia" de la situación del paciente desde el quirófano hasta su reanimación y en esta debe estar presente el personal de enfermería, así como el médico que transfiere al paciente desde el quirófano y el que lo recibe en la unidad.

2.1.1. Protocolo de ingreso en la URPA[3]

- Valoración inicial:
- Verificar la identidad del paciente

Cuando el paciente llega a la sala de reanimación, la enfermera responsable de esta unidad recibe el informe de[4]:

- Intervención y hora de finalización de la misma.
- Edad del paciente.
- Constantes del paciente.
- Tipo de anestesia realizada (epidural, raquídea, general, local…).
- Fármacos administrados.
- Volumen de líquidos perfundidos y transfusiones.
- Presencia de drenajes, catéteres, sondas y otros dispositivos.
- Pérdidas de sangre y diuresis.
- Problemas durante la intervención y/o anestesia.
- Patologías identificadas.
- Órdenes de tratamiento.

---

[2] Ministerio de Sanidad y Política Social. Informes, estudios e investigación. Bloque Quirúrgico. Estándares y recomendaciones. 2009.

[3] Jiménez López I, Álvarez Fernández RM, Bachiller Burgos J, Caba Barrientos F, Cano Serrano E, Cuellar Obispo E, et al. Atención al paciente quirúrgico: proceso asistencial integrado. 2014.

[4] Hospital General Universitario Gregorio Marañón. Cuidados Postoperatorios en la unidad de Hospitalización. Madrid. 2012.

Medidas especiales prescritas por el médico.

- Observaciones especiales.
- Preocupaciones y deseos del paciente.
- Acompañar al paciente a la habitación. Acomodar al paciente en la posición más adecuada, según el tipo de intervención quirúrgica. Si es posible elevar el cabecero 30º.
- Proporcionar intimidad.
- Informar al paciente de los cuidados que se van a realizar, para mitigar el temor y la ansiedad.
- Valorar nivel de consciencia y coloración de piel y mucosas.
- Mantener la permeabilidad de la vía aérea.
- Garantizar la seguridad del paciente.
- Vigilar signos y síntomas de hemorragia.
- Monitorizar signos vitales (PA, FC, temperatura).
- Mantener la temperatura corporal >36º.
- Aplicar oxigenoterapia si procede.
- Resolver la anestesia residual.
- Aliviar el dolor.
- Proporcionar bienestar y tranquilidad al paciente.
- Diagnosticar complicaciones potenciales.
- Comprobación de la zona de intervención, si procede.
- Evaluación del estado de apósitos quirúrgicos y localización de heridas.

2.1.2. Complicaciones potenciales

Dificultades en las vías aéreas

a) Obstrucción de las vías aéreas superiores por[5]:
   - ▹ Recuperación incompleta de una anestesia general o sedación excesiva.
   - ▹ Laringoespasmo (irritación mecánica de la glotis).
   - ▹ Edema de las vías aéreas (manipulación quirúrgica en determinadas intervenciones, intubaciones traumáticas, posiciones intraoperatorias forzadas,...
   - ▹ Hematoma de la herida, en cirugías del cuello.
   - ▹ Parálisis de las cuerdas vocales (uni o bilateral). Estará indicada la intubación urgente.

---

5 De Mattia A, Maia L, Silva S, Oliveira T. Diagnósticos de enfermería de complicaciones en la sala de recuperación anestésica. Enfermería Global 2010;9(1)

b) Hipoventilación (disminución del estímulo ventilatorio).
   - Tras intervenciones neuroquirúrgicas.
   - Depresión post anestesia general.
   - Reversión inadecuada del bloqueo neuromuscular.
   - Obstrucción de las vías aéreas.
   - El dolor excesivo tras una toracotomía o cirugía abdominal superior.
   - Neumopatías preexistentes.
   - Broncoespasmo.
   - Posible neumotórax.

c) Hipoxemia (desaturación arterial de oxígeno). Cursa con cianosis, agitación, diseña, taquicardia, disrritmias e hipertensión. Puede producirse por:
   - Atelectasia.
   - Obstrucción de las vías aéreas.
   - Hipoventilación.
   - Broncoespasmo.
   - Otros: Edema agudo de pulmón, aspiración de contenido gástrico, neumotórax, tromboembolismo pulmonar,...

d) Paciente intubado. Razones más frecuentes de su ingreso en Despertar:
   - Un despertar retrasado de la anestesia.
   - Reversión inadecuada del bloqueo neuromuscular.
   - Posibilidad de obstrucción de las vías aéreas en grandes cirugías de cuello, mandíbula,... Estos pacientes no deben extubarse hasta que estén completamente despiertos.
   - Estómago lleno.
   - Inestabilidad hemodinámica.
   - Intercambio inadecuado de gases.

Problemas hemodinámicos

a) La Hipotensión por:
   - Hipovolemia.
   - Disminución del tono vascular.
   - Disfunción miocárdica.

b) La Hipertensión por:
   - Dolor.
   - Agitación.
   - Hipoxemia
   - Hipercapnia.
   - Aumento de la presión intracraneal.
   - Distensión vesical.

c) Arritmias por:
  - ▹ Dolor.
  - ▹ Aumento de la estimulación simpática.
  - ▹ Isquemia miocárdica.
  - ▹ Hipoxemia.
  - ▹ Desequilibrio electrolítico o ácido-base.

d) Isquemia o infarto de miocardio:
  - ▹ Administrar O_2 y llamada **urgente** al Anestesiólogo de Despertar.
  - ▹ Tener **siempre** preparado el equipo de RCP.
  - ▹ Posterior traslado a Reanimación o UCI.

Problemas Neurológicos

a) Despertar Retrasado (como consecuencia de anestesia residual).
b) Déficits Neurológicos focales (como consecuencia de una mala posición en la mesa quirúrgica).
c) Descartar hipoxemia, hipercapnia o hipotensión.

Dolor

Un dolor postoperatorio no tratado, puede causar taquicardia, agitación, desorientación,...

El dolor es **"más fácil prevenirlo que tratarlo"**.

Prevención de náuseas y vómitos. Factores predisponentes

- Edad (máxima incidencia entre 6 y 16 años), obesidad.
- Sexo (más en mujeres).
- Antecedentes de mareos en viajes o anestesias previas.
- Ansiedad preoperatoria.
- Factores quirúrgicos (tipos de cirugía, duración de la intervención y posición del paciente).
- Factores anestésicos (uso de la mascarilla facial y laríngea).

Hipotermia por pérdida de calor durante la cirugía

Puede causar una hipoperfusión periférica y una acidosis metabólica.

Es especialmente peligrosa en recién nacidos y lactantes.

"Los escalofríos aumentan el consumo de oxígeno en un 400%".

Recuperación de una Anestesia Regional

Objetivo: Instauración de la sensibilidad y recuperación motora.

2.1.3. Traslado a unidad de hospitalización

El paciente es trasladado a la unidad de hospitalización cuando cumple los criterios de alta.[6] Todos los pacientes deben permanecer un mínimo de 30 minutos en la Sala de Despertar. Hay intervenciones que requieren más tiempo.

- El paciente debe presentar signos vitales estables.
- Orientación temporo-espacial.
- Sin trastornos respiratorios.
- Gasto urinario no menor de 3 ml/h.
- Temperatura corporal normal.
- Accesos venosos adecuados.
- El dolor debe estar controlado y las náuseas ser mínimas o inexistentes.
- Evaluación de riesgos y complicaciones positiva, y no se prevén riesgos inmediatos.

El traslado del paciente[7] se realizará con todos los medios de seguridad. Irá acompañado por una enfermera de reanimación, que lo entregará a una enfermera de la unidad de hospitalización.

2.2. Cuidados postquirúrgicos tardíos

El postoperatorio tardío comienza en el momento en el que el paciente deja la sala de reanimación del bloque quirúrgico y se traslada a la planta. Al salir del área quirúrgica debe estar en plenas condiciones respecto a su estado de conciencia y con unas constantes vitales estables.

Cuando el paciente llega a la unidad de hospitalización[8], el equipo de enfermería encargado de su recepción deberá tener preparada la habitación, con el material necesario.

La valoración inicial del paciente estará orientada a comprobar y conseguir, una ventilación adecuada, estabilidad hemodinámica, buen control de dolor, control neurológico, control de náuseas y vómitos, integridad cutánea y de las incisiones y vigilancia de la primera micción espontánea, en caso de no portar sonda vesical, y si es así, cuando sea retirada, generalmente a las 24 horas de la cirugía.

A la llegada del paciente a la habitación, se realizará una verificación del registro quirúrgico, tanto médico como enfermero, comprobando las posibles incidencias ocurridas durante la cirugía. Se valorará:

- Tipo de anestesia.
- Procedimiento quirúrgico utilizado.

---

6 Jiménez López I, Álvarez Fernández RM, Bachiller Burgos J, Caba Barrientos F, Cano Serrano E, Cuellar Obispo E, et al. Atención al paciente quirúrgico: proceso asistencial integrado. 2014.

7 De procedimientos G. Unidades de Cirugía Ambulatoria.

8 Serrano Crespo V. Cuidados en Enfermería en Rehabilitación multimodal (Fast-Track) en Cirugía de colon. Estrategias postoperatorias. 2014.

- Posición durante la intervención, para determinar posibles algias.
- Tipo de sutura empleada.
- Drenajes, tipo y ubicación, en caso de que haya sido necesaria su utilización.
- Registro de enfermería, en el periodo que el paciente paso en la URPA.
- Tratamiento pautado.

La valoración de enfermería en el postoperatorio constará de:

- Vigilancia y control de signos vitales: tensión arterial, frecuencia cardíaca y respiratoria. El registro se realizará cada 15 – 30 minutos en la primera hora y si se mantienen estables, se aumentará el tiempo entre ellas. La temperatura se vigilará cada 4 horas durante las primeras 24 horas.
- Función respiratoria: permeabilidad de la vía aérea y si fuese necesario oxigenoterapia.
- Valoración del dolor y necesidad de analgesia.
- Estado de piel y mucosas. Integridad cutánea y de las incisiones quirúrgicas.
- Valorar los lugares de incisión, los apósitos, posibles hematomas, así como vigilar sangrados.
- Vía venosa periférica: permeabilidad, tipo de catéter y su fijación.
- Sueroterapia: fluidos administrados, permeabilidad del sistema y ritmo de infusión.
- Drenajes. En caso de que el paciente porte drenajes: tipo y número de drenajes, aspecto y cantidad del drenado, necesidad de vacío.
- Sonda vesical: comprobar la permeabilidad, aspecto y cantidad de diuresis.
- Sonda nasogástrica: conexión a vacío o por gravedad, aspecto del contenido. Generalmente el paciente llegará a planta sin SNG, salvo excepciones.

Todos los dispositivos que porte el paciente o que puedan o deban ser utilizados, deben mantenerse a la vista para su rápida utilización y manipulación.

Los puntos clave de las estrategias para la optimización de la recuperación postoperatoria son:

1. Movilización precoz.
2. Introducción de la nutrición (líquida y sólida) temprana.
3. Fisioterapia respiratoria.
4. Retirada precoz de la sonda vesical, en las primeras 24 horas. Como máximo puede alargarse su retirada entre 48-72 horas, ya que dificulta la movilización del paciente y aumenta el riesgo de infección.

Complicaciones potenciales

a) Sistema respiratorio

- ▹ Atelectasia: enfermería aspirará frecuentemente las secreciones, realizar ejercicios respiratorios para provocar la tos, realizar cambios posturales cada 2 horas, favorecer la deambulación y aumentar la ingesta de líquidos.

- ▷ Neumonía: enfermería administrará antibióticos, fisioterapia respiratoria, drenaje postural, ejercicios de respiración profunda y tos, cultivo de esputos, etc.

b) **Sistema circulatorio**

- ▷ Choque hipovolémico: enfermería repondrá líquidos para corregir la hipovolemia, administrará líquidos, controlará las constantes vitales, sondaje vesical para control de la diuresis y análisis de sangre, etc.
- ▷ Tromboflebitis: enfermería inmovilizará tanto activa como pasivamente las extremidades inferiores, favorecerá la deambulación precoz, evitará las presiones o posturas incorrectas, aplicará el tratamiento anticoagulante, etc.

3. CIRUGÍA MAYOR AMBULATORIA (CMA)

3.1. Origen de la Cirugía Mayor Ambulatoria

Los orígenes de la Cirugía Mayor Ambulatoria[9] hay que buscarlos a principios del siglo XX, en el año 1909 en el que James H. Nicoll publicó un trabajo, ya clásico, en el que se comunicaban los resultados de una experiencia llevada a cabo desde el año 1899 en el Glasgow Royal Hospital For Sick Children, en el que se trataron quirúrgicamente y de forma ambulatoria hasta un total de 8.988 niños.

Posteriormente en 1919, el anestesiólogo R.M. Watersen Iowa (Estados Unidos), abrió un Centro, sin ninguna vinculación hospitalaria, en el que trataba casos de cirugía menor y de estomatología. Este centro fue el pionero de las posteriores y modernas Unidades Independientes de Cirugía Mayor Ambulatoria.

En el Reino Unido el desarrollo de la Cirugía Ambulatoria fue más lento y se fomentó por la administración sanitaria, fundamentalmente para reducir las listas de espera en cirugía y también para paliar la escasez y la dificultad para conseguir personal de enfermería.

Durante los 80 el interés por la CMA en nuestro país era muy escaso o prácticamente nulo; es a partir de los 90 cuando experiencias de determinadas grupos constatan su existencia y el concepto adquiere visibilidad ante clínicos, gestores y pacientes, y en 1993 se edita la Guía de Organización básica y funcionamiento de la CMA por el Ministerio de Sanidad y Consumo.

En 1994, se crea la Asociación Española de la CMA[10] (ASECMA) en Toledo. El interés por la CMA se manifiesta al introducirse como objetivo en los contratos programa de gestión del INSALUD y Comunidades Autónomas.

---

9 Martínez Ramos C. Cirugía Mayor Ambulatoria. Concepto y Evolución. Reduca 2009;1(1)

10 Masiá Alegre A. Cirugía mayor ambulatoria. Experiencia, valoración y resultados de la Unidad de Cirugía sin ingreso del Servicio de Cirugía General del Hospital Arnau de Vilanova (SVS). 2004.

3.2. Concepto de Cirugía Mayor Ambulatoria (CMA)

Se define **Cirugía Mayor Ambulatoria**[11] Real Decreto 1277/2003 a todos los procedimientos quirúrgicos, terapéuticos y diagnósticos realizados con anestesia general, locorregional o local, con o sin sedación, que requieren cuidados postoperatorios de corta duración, por lo que no necesitan ingreso hospitalario.

Para otros se denomina CMA a la atención a procesos subsidiarios de cirugía realizada con anestesia general, regional o sedación que requiere cuidados postoperatorios poco intensivos y de corta duración, por lo que no necesitan ingreso hospitalario y pueden ser dados de alta pocas horas después del procedimiento.

Los términos **Cirugía Ambulatoria, Cirugía Mayor Ambulatoria, Cirugía de Día, Cirugía sin ingreso** son sinónimos e implica no pasar la noche en el hospital.

Los términos **Cirugía de corta estancia, Cirugía de menos de 24 horas** y otros son sinónimos e implica la admisión del paciente para efectuar el procedimiento y pasar la noche en el hospital. Estos no serán comprendidos como Cirugía Ambulatoria.

La Cirugía Ambulatoria implica necesariamente que el paciente, no sea internado y enviado a su domicilio sin pasar la noche en el hospital y dentro del horario habitual de funcionamiento de los Centros o Unidades de Cirugía Ambulatoria.

Las intervenciones quirúrgicas que se realizan mediante Cirugía Mayor Ambulatoria se efectúan con las mismas técnicas quirúrgicas y anestésicas con las que se efectuarían si se realizaran mediante hospitalización e ingreso. La única diferencia es que no ocupan ninguna cama hospitalaria, cosa que hasta este momento no era así: estas operaciones solían ocupar una cama hospitalaria durante un tiempo que oscilaba entre tres y ocho días, en el mejor de los casos.

3.3. Características de Unidades de CMA

Las UCMA requieren una serie de recursos estructurales[12] y de equipamiento, que estarán fundamentalmente en relación con las características de la actividad clínica programada y con el grado de autonomía que con respecto a los recursos ya existentes se precise disponer.

Las Unidades de tipo independiente, satélite o autónomas controladas por el hospital cuentan con las siguientes estructuras:

- Área de espera independiente.
- Área recepción de pacientes.
- Vestuarios masculinos-femeninos del personal.
- Vestuarios masculinos-femeninos de pacientes.
- Área de pre anestesia.

---

[11] De procedimientos G. Unidades de Cirugía Ambulatoria.

[12] Ministerio de Sanidad y Consumo. Manual Unidad de Cirugía Mayor Ambulatoria. Estándares y Recomendaciones. 2008.

- Quirófanos (Nº variable según cada unidad).
- Área de recuperación anestésica inmediata.
- Área de recuperación anestésica mediata.
- Área de esterilización.
- Áreas de servicios (Almacenamiento de instrumental, insumos, ropa limpia, ropa sucia, desechos materiales biológicos y no biológicos)

Estas áreas pueden presentar diferencias de ubicación o distribución dependiendo del centro hospitalario en el que nos encontremos, pero en todos ellos, se debe permitir un circuito independiente de los pacientes que a ellos acuden, con relación al resto de pacientes del hospital.

Ventajas de la CMA[13]

Entre ellas podemos destacar:

- La reducción de los gastos.
- Una menor desorganización de los hábitos del paciente y de su familia.
- La duración previsible de los procedimientos permite una mejor organización de los partes quirúrgicos, lo que minimiza la espera y el número de suspensiones quirúrgicas.
- La disminución de las complicaciones relacionadas con el ingreso, sobretodo de las infecciones nosocomiales.

Inconvenientes

- La falta de ingreso tras un procedimiento quirúrgico genera desconfianza entre algunos pacientes y familiares.
- Los pacientes necesitan un apoyo familiar de por lo menos 24-48 horas en el postoperatorio.
- Se requiere personal experimentado, que disminuya y minimice el número de complicaciones.

3.4. Criterios de selección de pacientes

3.4.1. Requisitos que deben cumplir los pacientes

Estado físico: ASA (American Society Anestesiology) pueden incluirse como aptos:

- ASA I y II.
- ASA III: cuando la enfermedad sistémica está tratada y controlada adecuadamente, vinculándola con la complejidad de la cirugía.

[13] Definición C, Ingreso CS. Conceptos generales y definiciones más importantes relacionadas con la Cirugía Mayor Ambulatoria (CMA). Asociación Española de Cirujanos. Cirugía AEC 2009:41.

Clasificación ASA modificada[14]:

- ASA I: Sano.
- ASA II: Patología no limitante (ej: HTA, diabetes, EPOC estable...).
- ASA ≥ III: Patología limitante (cardiopatía severa, EPOC severo, IRT...).

Todos los pacientes ASA II y ASA III que se programen para Cirugía Mayor Ambulatoria deben tener una entrevista con el anestesiólogo previa a la programación de la cirugía.

3.4.2. Requisitos psicosociales

- Existencia de un consentimiento informado para la intervención.
- El paciente debe tener un adulto responsable que lo acompañe durante la entrevista de preadmisión, al ingreso, al egreso y en su casa en el periodo postoperatorio durante las primeras 24 horas.

  El adulto responsable debe tener las siguientes características:

  - Ser mayor de edad y autovalente.
  - Saber leer y escribir.
  - Ser capaz de comprender y seguir órdenes simples.
  - Ser cooperador.
  - Acompañar al paciente en la entrevista de preadmisión para ser acreditado por un profesional.
- El paciente debe tener teléfono para realizarle el seguimiento postoperatorio.
- Debe alojarse en un lugar dentro de la ciudad la primera noche después de la cirugía o máximo a una hora de trayecto de la institución donde se llevó a cabo la misma.
- El paciente y el adulto responsable deben tener capacidad de comprensión para poder ejecutar correctamente las indicaciones y cuidados postoperatorios en el domicilio.

3.4.3. Requisitos relacionados con la intervención quirúrgica

- Duración del acto quirúrgico: en general se acepta que este tipo de cirugía tenga una duración aproximada de 90 minutos o menos.
- Ayuno preoperatorio.
- Que la cirugía no requiera grandes pérdidas de volumen hemático.
- Manejo del dolor postoperatorio: cirugía cuyo dolor sea compatible con el tratamiento ambulatorio.
- La cirugía debe ser programada.

[14] Mata J, Moral V, Moya M, Nolla M. ¿Es eficaz, segura y eficiente una consulta preanestésica en equipo con enfermería? Rev Esp Anestesiol Reanim 2007; 54(5):279-287.

3.5. Criterios de alta en CMA

Valoración enfermera:

1. Signos vitales estables en especial la función respiratorio y circulatoria.
2. Paciente consiente, lucido y orientado y que sea capaz de pedir ayuda en caso necesario.
3. Que las eventuales complicaciones quirúrgicas se encuentren bajo control.
4. Tras la anestesia local el paciente debe recuperar la movilidad y la sensibilidad de las áreas sometidas a anestesia.
5. Test de Adrete.

Modalidad	Puntos	Criterio
Actividad	2 1 0	Mueve las 4 extremidades Mueve dos extremidades No mueve las extremidades
Respiración	2 1 0	Respira y tose normalmente Disnea o respiración limitada Apnea
Circulación	2 1 0	TA ± 20% nivel preanestésico TA ± 20-50% nivel preanestésico TA ± 50% nivel preanestésico
Saturación	2 1 0	SpO2 > 92% con aire ambiente. Necesario O2 suplementario para mantener SpO2> 90% SpO2 < 92% con O2 suplementario
Conciencia	2 1 0	Completamente despierto Despierta al llamarlo No responde

4. TÉCNICAS DE VIGILANCIA Y CONTROL

4.1. Postoperatorio inmediato

La aplicación de unos cuidados adecuados y específicos[15], harán que la evolución sea satisfactoria. Principales aspectos que se deben evaluar:

1. **Oxigenación**: administración de oxígeno en altas dosis a través de mascarilla o gafas nasales, evitando que la saturación esté por debajo del 95%. Además la oxigenoterapia disminuye el riesgo de infección, náuseas y vómitos.

---

[15] Serrano Crespo V. Cuidados en Enfermería en Rehabilitación multimodal (Fast-Track) en Cirugía de colon. Estrategias postoperatorias. 2014.

2. **Control y evaluación de la función cardio-circulatoria:**
   - ▹ Estimación de la contracción cardíaca (rítmica o arrítmica).
   - ▹ Presencia de actividad eléctrica cardíaca (ECG).
   - ▹ Auscultación cardíaca.
   - ▹ Presencia de pulso periférico mediante palpación a nivel radial, femoral o carotideo.
   - ▹ Estimación de la eficacia de la función cardio-circulatoria (medición de la tensión arterial).
3. **Dolor:** para el control del dolor se utilizará el catéter epidural alto (T7 - T10), colocado antes de la cirugía. Su valoración se realizará mediante la escala EVA (Escala Visual Analógica), ya que el dolor agudo puede tener efectos adversos en la evolución del paciente. La analgesia administrada debe ser adecuada, para que la valoración del dolor percibido no esté por encima de 3. Para ello se evitará la administración de opiáceos, por sus posibles efectos adversos.
4. **Náuseas y Vómitos**: su prevención se realizará administrando antieméticos.
5. **Hipotermia**: al igual que en el quirófano, durante la estancia del paciente en la URPA, se controlará la hipotermia evitando efectos adversos como vasoconstricción, arritmias…
6. **Equilibrio de líquidos**: se mantendrá un estricto balance de líquidos, control de entradas y pérdidas (drenajes, sondas...), para evitar el edema generalizado y el retraso de la motilidad intestinal, que pueden dificultar la cicatrización y aumentar las complicaciones cardiorrespiratorias.
7. **Evaluación de la perfusión**:
   - ▹ Color de la piel.
   - ▹ Diferencia de temperatura: tórax / brazo y/o pierna.
   - ▹ Medición de la temperatura.
8. **Posición del paciente**:
   - ▹ Colocarlo en posición de anti-Trendelenburg (20º -30º).
   - ▹ 45º en cirugía de abdomen superior.
9. **Evaluación y control de la motilidad:**
   - ▹ Capacidad de movimiento como respuesta a órdenes verbales o estímulos.
   - ▹ Tono muscular y fuerza.
   - ▹ Monitorización del bloqueo neuromuscular.
10. **Evaluación y control de la consciencia y orientación:**
   - ▹ Despierto.
   - ▹ Orientación temporo-espacial.
   - ▹ Somnolencia.
   - ▹ Presencia de reflejo palpebral y foto sensibilidad pupilar.
   - ▹ Valoración del grado de reversión de la raquianestesia.
   - ▹ Responde a estímulos verbales o de otro tipo.
   - ▹ No responde.

11. **Permeabilidad de vías venosas y drenajes:**
    - Aspiración de sondas y drenajes abdominales y torácicos.
    - Valoración del estado del apósito y la necesidad de cambiarlo. Si no fuera posible, reforzar con otro apósito seco.
12. **Bienestar psicológico y confort del paciente:**

    A los pacientes sometidos a anestesia general, una vez recuperada la orientación espacial, se les informará:
    - De la finalización de la intervención y del procedimiento quirúrgico realizado.
    - Mantener la posición adecuada que le permita buena ventilación, si el procedimiento quirúrgico lo permite y no produce tensión en la herida.
    - El paciente permanecerá cubierto con sábana, y manta si tuviera frío.
    - Mantener su intimidad personal.
    - Administrar analgesia.

Diagnósticos de enfermería[16] en el postoperatorio inmediato

- Patrón respiratorio ineficaz relacionado con el dolor.
- Dolor, relacionado con agentes lesivos.
- Náuseas, relacionado con distensión gástrica, fármacos, dolor...
- Hipotermia, relacionado con evaporación de la piel en un entorno frío, exposición a un entorno frío.
- Exceso de volumen de líquidos, relacionado con un exceso de aporte de líquidos.

Objetivos

- El paciente tendrá un funcionamiento respiratorio y circulatorio óptimo, curación sin deterioro de la herida quirúrgica, alivio del dolor y mantenimiento de la temperatura corporal y equilibrio nutritivo.
- El paciente reanudará el patrón usual de eliminación vesical e intestinal.

Intervenciones

- Ayuda a la ventilación:
  - Elevar la cabecera de la cama 15-30º.
  - Ayuda en los procedimientos de destete y extubación.
  - Asegurar la permeabilidad de las vías aéreas con la administración de O_2, aspiración de secreciones y uso de cánula de Guedel, si precisa.

---

[16] Sparks S, Craft-Rosemberg M, Scroggins L, Vassallo B, Warren Y. (eds.) Diagnósticos Enfermeros: Definiciones y Clasificación 2005-2006. Madrid: Elsevier, 2006.

- Manejo de la hipovolemia:
  - ▹ Vigilancia de constantes vitales (TA, Fc, Fr) cada 15 minutos hasta su estabilización. Posteriormente cada hora.
  - ▹ Se llevará a cabo la terapia IV indicada.
  - ▹ Regular la ingesta de líquidos para optimizar el equilibrio hidroelectrolítico.
  - ▹ Control del aspecto de piel y mucosas (humedad, calor).
  - ▹ Se realizarán gasometrías venosas y arteriales.

4.2. Postoperatorio tardío

El objetivo será fomentar la autonomía del paciente y la readaptación a su medio.

4.2.1. Valoración del paciente hospitalizado[17]

- Verificar la identidad del paciente
- Acompañar al paciente a la habitación
- Acomodar al paciente en la posición más adecuada, según el tipo de intervención quirúrgica. Si es posible elevar el cabecero 30º.
- Proporcionar intimidad.
- Proporcionarle camisón.
- Informar al paciente de los cuidados que se van a realizar, para mitigar el temor y la ansiedad.
- Valorar nivel de consciencia y coloración de piel y mucosas.
- Vigilar signos y síntomas de hemorragia.
- Monitorizar signos vitales (PA, FC, temperatura).
- Mantener la temperatura corporal >36º.
- Aplicar oxigenoterapia si procede.
- Consultar en la historia clínica:
  - ▹ Tipo de intervención y hora de finalización de la misma.
  - ▹ Tipo de anestesia (epidural, raquídea, general, local…).
  - ▹ Órdenes de tratamiento.
  - ▹ Medidas especiales prescritas por el médico.
  - ▹ Registro de enfermería de la URPA para tener en cuenta el tratamiento administrado.

---

17 Serrano Crespo V. Cuidados en Enfermería en Rehabilitación multimodal (Fast-Track) en Cirugía de colon. Estrategias postoperatorias. 2014.

4.2.2. Cuidados de enfermería[18]

- Cuidados relacionados con drenajes, catéteres y otros dispositivos

  Valorar y registrar:

  - ▷ Drenajes; tipo (con vacío o no), permeabilidad y fijación de los mismos, así como la cantidad y el aspecto del líquido drenado.
  - ▷ Catéteres; permeabilidad, tipo, calibre, localización y fijación.
  - ▷ En el catéter epidural se valorará también la sensibilidad y la movilidad de los miembros inferiores.
  - ▷ En sondas y tallas vesicales, catéteres de nefrostomía, sondas rectales y nasogástrica, valorar y registrar la cantidad y el aspecto del drenado.
  - ▷ Ostomías; tipo, localización, coloración y unión mucocutánea.
  - ▷ Vendajes, escayolas y férulas de inmovilización; tipo, localización y posición correcta del paciente en la cama. Valorar coloración, temperatura, movilidad y sensibilidad de las zonas dístales.
  - ▷ Tracciones; tipo, peso y colocación correcta en la cama.
- Cuidados de la herida quirúrgica:
  - ▷ En las heridas quirúrgicas con cierre por primera intención:
  - ▷ No levantar el apósito de la herida quirúrgica durante las primeras 24-48 horas, siempre que sea posible.
  - ▷ Si es preciso levantar el apósito, realizar la cura de la herida con suero fisiológico.
  - ▷ Después de 48 horas, no es necesario cubrir la herida.
  - ▷ No deben aplicarse antisépticos ni antibióticos tópicos en la herida quirúrgica.
  - ▷ Como norma general, los pacientes pueden ducharse a partir de las 48 horas tras la cirugía, limpiándose la herida con agua y jabón.
  - ▷ Si hubiera signos de sangrado, rotular el área del apósito que esté impregnada de sangre para posteriores valoraciones.
  - ▷ Vigilar los posibles signos de infección de la herida quirúrgica.
- Control del dolor: El control del dolor postoperatorio mejora la comodidad y la ansiedad del paciente ayudando a la recuperación funcional, la movilización y la tolerancia a la dieta.
  - ▷ Valoración de los tipos y signos de dolor: aumento de la frecuencia cardíaca, aumento de frecuencia respiratoria, aumento de la tensión arterial, intranquilidad, gestos de dolor.
  - ▷ Valorar y registrar la intensidad y localización del dolor por turno.
  - ▷ Estimular al paciente a que exprese su dolor.

---

[18] Hospital General Universitario Gregorio Marañón. Cuidados Postoperatorios en la unidad de Hospitalización. Madrid. 2012.

- ▷ Aplicar frío local.
- ▷ Valorar, controlar, y suprimir factores que inciden en el aumento del dolor.
- ▷ Proporcionar confort.
- ▷ Comprobar la analgesia administrada en URPA antes de instaurar el tratamiento analgésico del paciente.
- ▷ Valorar la efectividad de la analgesia.
- ▷ Proporcionar y enseñar al paciente posturas antiálgicas.

- Otros cuidados Generales:
  - ▷ **Realizar fisioterapia respiratoria**: enseñar al paciente ejercicios de respiración profunda y a movilizar secreciones.
  - ▷ **Fomentar la movilización precoz y progresiva**: La movilización postoperatoria precoz es uno de los puntos básicos para conseguir una rápida recuperación de la actividad del paciente, además contribuye a disminuir complicaciones tras la intervención quirúrgica y mejorar la calidad de vida del paciente (levantar al sillón, movimientos de miembros inferiores...), para prevenir las complicaciones respiratorias y reducir la incidencia de nauseas y vómitos.
  - ▷ **Comprobar que el paciente ha realizado micción espontánea**: Vigilar si existe retención urinaria. El paciente debe iniciar la micción en un plazo de 6-8 horas después de la intervención. Micciones frecuentes menores a 50 ml son signos de distensión

4.2.3. Educación al paciente

- Enseñar al paciente a comunicar al personal sanitario la aparición de cualquier signo o síntoma (dolor, vómitos y/o nauseas, sangrado en apósito, calor en sitio quirúrgico...).
- Al alta se realizará enseñanza sobre:
  - ▷ Cuidados de la herida quirúrgica.
  - ▷ Detección de posibles complicaciones (signos de alerta) que puedan aparecer en su domicilio; dando pautas concretas.
  - ▷ Cuidados específicos de su proceso quirúrgico (alimentación, higiene, movilidad, tratamiento, etc...).

4.2.4. Registro de los cuidados

- Registrar los signos vitales y la valoración del dolor en la gráfica.
- Registrar en el plan de cuidados, el día de la intervención, los cuidados y la educación realizada al paciente.
- Registrar en las observaciones cualquier incidencia.

5. ALTAS HOSPITALARIAS Y SEGUIMIENTO DOMICILIARIO POR ATENCIÓN PRIMARIA

5.1. Atención domiciliaria

En la actualidad, el fenómeno demográfico[19] *más importante es el rápido envejecimiento de la población, que tiene un creciente y profundo impacto en todos los ámbitos de la sociedad, aunque su mayor trascendencia es en la sanidad, tanto por su repercusión en todos los niveles asistenciales como por la necesidad de nuevos recursos y estructuras. De ahí que se hayan desarrollado en muchos países diferentes alternativas y programas institucionales, ambulatorios y domiciliarios, encaminados a mejorar la situación sanitaria y a auxiliar en el proceso de establecer prioridades.* Dentro de estos cambios, la organización de la atención domiciliaria es un aspecto importante; ésta debe realizarse en función del tipo de paciente, el modelo de la organización del sistema sanitario y la entidad rectora de la asistencia a domicilio.

La atención primaria[20] representa el primer nivel de contacto de los individuos, la familia y la comunidad con el sistema nacional de salud, y lleva lo más cerca posible la atención de salud al hogar donde residen y trabajan las personas, constituye, por tanto, un elemento permanente de asistencia sanitaria.

El ingreso en el hogar es la atención médica domiciliaria continua a pacientes que necesitan de un seguimiento diario de su enfermedad y que no lleva necesariamente para su diagnóstico, tratamiento o rehabilitación, permanencia en el hospital, pero sí su permanencia en cama, aislamiento o reposo en el hogar.

La Atención Domiciliaria (AD)[21] forma parte de las actividades básicas de los equipos de atención primaria y es uno de los Programas prioritarios de salud y bienestar social. Garantiza la continuidad de la asistencia y el desarrollo de actividades preventivas que permiten mantener o elevar el nivel de salud y la calidad de vida de los usuarios. Las visitas domiciliarias posibilitan atender a pacientes incapacitados para acudir al centro de salud o consultorio, así como conocer las condiciones de vida del paciente y sus cuidadores, lo cual facilita la atención a sus problemas individuales y/o familiares.

El objetivo primordial de esta actividad es la atención sanitaria directa, tanto de procesos crónicos agudizados como de los agudos; aunque también es útil para prevenir y detectar otros problemas de salud, fomentar el auto cuidado en el entorno en que el dividió se desenvuelve, acercando los servicios sanitarios a la población; y detectar y abordar los frecuentes problemas sociales que afectan al paciente domiciliario y a su familia. Además de la atención en consultorio o centros de salud, las consultas domiciliarias son

---

[19] Cotta RMM, Suárez-Varela MM, Cotta Filho JS, Llopis-Gonzalez A, Dias-Ricòs JA, Real ER. La hospitalización domiciliaria ante los cambios demográficos y nuevos retos de salud. Rev Panam Salud Pública 2002; 11:253-261.

[20] Vera Miyar CR, Fernández Aspiolea E, Alonso Freyre JL, Basanta Marrero L, Zuazaga Cabrera G. Comportamiento del ingreso en el hogar. Revista Cubana de Medicina General Integral 2001; 17(5):429-434.

[21] Sobreviela JME. Conceptos y características de la Atención Domiciliaria. Atención Domiciliaria: 9.

componentes importantes de ala atención a pacientes ambulatorios. De este modo a la organización de los equipos de Atención Primaria debe facilitar la provisión de servicios a todos los individuos asignados, tanto en el propio centro como en el domicilio, en aquellos casos en que éste, por diversos motivos, esté incapacitado para desplazarse.

Los objetivos específicos pretenden brindar una atención óptima al paciente en su medio habitual, facilitando la participación activa de su grupo familiar para agilizar en lo posible su recuperación o estabilización, siendo necesaria la actuación de un grupo de profesionales adecuadamente formados y comprometidos con la misión de asistencia y cuidados.

La Atención Sanitaria Integral debe ser proporcionada por un equipo multidisciplinar de profesionales sanitarios y de trabajo social, y de igual manera debe acontecer en el caso de la AD. Es importante reconocer que cada profesional tiene su ámbito de competencia propio y que debe trabajar con los demás sobre la base del respeto mutuo por los conocimientos especializados de cada uno. El cuidado del enfermo y su familia debe llevarse a cabo de manera integral y coordinada dentro de un equipo multidisciplinar, con la mejor calidad y eficiencia posible, por el bien de los propios pacientes.

Para poder llevar a la práctica la AD es imprescindible el trabajo en equipo. En cada zona básica de salud, el Equipo de Atención Primaria (EAP), a través de las Unidades Básicas Asistenciales (UBA), constituidas por un médico de familia, un diplomado en enfermería y un trabajador social, desarrollan las funciones asistenciales, preventivas y de promoción de la salud de la AD.

5.2. Alta hospitalaria

La enfermera es, entre los profesionales que integran el equipo de salud que atiende al paciente, la figura que por su propia disciplina y función, orienta a la persona y su entorno, reforzando el aspecto más humanista del Servicio de Salud.

Desde una perspectiva institucional, la enfermería debe dar respuesta y resolver, siempre desde su ámbito, los problemas que los pacientes y sus familias pueden encontrar al salir del entorno hospitalario, procurando la utilización óptima de los recursos del Sistema, en pro de mejorar resultados de salud y bienestar de la población.

Hablaremos de alta hospitalaria, cuando un paciente ingresado en un centro o establecimiento sanitario, deja de ocupar una cama de hospitalización por curación, mejoría, fallecimiento, traslado o alta voluntaria.

Informe de enfermería al alta

La realización del informe de enfermería al alta[22] tras un periodo de hospitalización, se convierte en herramienta imprescindible para garantizar la continuidad asistencial, potenciando también de esta forma la interrelación interniveles y alcanzando la calidad asistencial.

---

[22] Márquez Alfonso, Antonio. Hygia de enfermería: revista científica del colegio, ISSN 1576-3056, Nº 64, 2006 , págs. 49-56.

Se realizará informe de Alta[23] (Informe único de Alta) que incluirá el plan de cuidados, plan de tratamiento, recomendaciones para el auto cuidado, vida saludable y reducción del riesgo:

- Se le entregará a la/el paciente en el momento del Alta Hospitalaria.
- Se informará verbalmente al paciente y/o familia de los contenidos del Informe único de Alta, comprobando la compresión de los mismos reforzando los aspectos relacionados con el seguimiento y la adhesión al tratamiento.

El alta hospitalaria de un paciente, no supone en la mayoría de los casos el final del proceso de atención sanitaria que causo su ingreso. Las demandas de los servicios de salud se centran cada vez más en una atención rápida, de calidad e individualizada que permita al usuario reincorporarse a su entorno cuanto antes y en las mejora condiciones posibles.

El informe de enfermería al alta contiene los siguientes datos[24]:

1. Datos Generales:
   a) Identificación del paciente: nombre, apellidos, nº de historia y teléfono de contacto.
   b) Fecha de ingreso.
   c) Unidad en la cual está ingresado el paciente.
   d) Cama de hospitalización.
   e) Diagnóstico y motivo del ingreso.
   f) Alergias.
   g) Área y hospital de referencia.
2. Evolución de Enfermería: estarán descritos brevemente los cuidados que se le han administrado al paciente, y su evolución durante su ingreso, en función de la valoración de las necesidades del paciente, siguiendo siempre un marco conceptual (el que aquí se propone es el de Virginia Henderson):
   - ▹ Respiración: datos relacionados con la función respiratoria.
     - Oxigenoterapia, precisó sí/no.
     - Tos, expectoración, secreciones.
   - ▹ Alimentación.
     - Tipo de dieta dada durante el ingreso.
     - Presencia de prótesis dental.
     - Grado de independencia para el auto cuidado.
     - Sonda nasogástrica sí/no.
     - Intolerancias alimentarias.
     - Náuseas o vómitos durante el ingreso.

[23] Jiménez López I, Álvarez Fernández RM, Bachiller Burgos J, Caba Barrientos F, Cano Serrano E, Cuellar Obispo E, et al. Atención al paciente quirúrgico: proceso asistencial integrado. 2014.

[24] Hospital Universitario Ramón y Cajal. Informe enfermero al alta. Madrid. 2006.

- ▹ Eliminación.
  - ° Presencia de incontinencias.
  - ° Sondaje vesical sí/no.
- ▹ Movilidad.
  - ° Discapacitado.
  - ° Autónomo.
  - ° Tubos dispositivos de ayuda (muletas, andadores).
- ▹ Comunicación.
  - ° Déficit sensorial.
  - ° Dificultades del lenguaje.
- ▹ Reposo/sueño/confort.
  - ° Precisó medicación para descansar.
  - ° Presencia de dolor (analgésicos pauta aconsejada al alta).
- ▹ Higiene-piel.
  - ° Tipo de herida (quirúrgica, úlceras por presión).
  - ° Curas realizadas durante la hospitalización (habitualidad de las curas, tipo de cura, productos utilizados).
  - ° Recomendaciones al alta para el seguimiento de las heridas.
  - ° Presencia de suturas sí/no.
  - ° Existencia de drenajes o catéter.

3. Cuidados al alta: Se indicarán los cuidados y diagnósticos enfermeros detectados por la enfermera responsable y propuestas para cada necesidad, en función de las valoraciones realizadas. Valorando las mismas necesidades que en el apartado anterior.
4. Problemas de salud: se anotarán los problemas más importantes que persistan al alta, procurando enunciarlos como diagnósticos enfermeros.
5. Cuidados enfermeros: se reflejarán las actividades enfermeras que se están realizando en el momento del alta.
6. Nombre completo del profesional que realiza el informe, fechándolo y firmándolo.
7. Nombre de la enfermera de Atención Primaria de referencia.

El informe de alta hospitalaria es un documento básico y obligatorio que avala su estructura y reconoce el derecho de los usuarios a que quede constancia por escrito de todo su proceso. El informe de enfermería al alta es un documento importante que supone la recogida resumida y estructurada de información acerca de las circunstancias en las que se ha desarrollado el cuidado. Este informe no debe ser un informe de alta médica y debe ofrecer aspectos diferentes de la hospitalización del paciente. A través del informe bien cumplimentado, la enfermera del Centro de Salud dispondrá de los datos necesarios para establecer los objetivos de resultados y acciones enfermeras encaminadas a la mejora e integración del paciente en la comunidad.

6. CONTINUIDAD DE CUIDADOS AL ALTA

6.1. Atención al alta hospitalaria

Continuidad de cuidados en el domicilio[25] que se oferta por parte del Equipo de Atención Primaria, a personas en situación de fragilidad, cuya necesidad de continuidad asistencial deriva del motivo de ingreso en un centro hospitalario y el hospital informa sobre las necesidades asistenciales de las mismas.

Incluye:

- Contacto con el usuario/a o familiar, con la finalidad de conocer su situación y concertar una primera visita domiciliaria. Con la siguiente sistemática:
  - ▷ Preferentemente, se realizará un contacto telefónico antes de las 24 horas de estancia en el domicilio.
  - ▷ Si este primer criterio no pudiera cumplirse (por ej. persona sin teléfono), ni tampoco hubiera otra forma de contacto (por ej. información derivada de consultas, programas, etc.) antes de las 48 horas del alta, se le realizará una visita domiciliaria.
- Tras el contacto con el usuario/a o familiar, se establecerá un plan de cuidados con visitas domiciliarias protocolizadas, según las necesidades de cada caso.

Criterios mínimos de oferta

- Tener establecido con el hospital algún mecanismo por el cual los Centros de Salud tengan constancia de las altas hospitalarias que van a necesitar continuidad de cuidados, antes de las 24 horas de estancia del o de la paciente en el domicilio.
- Existencia en los centros de protocolos clínicos consensuados con el hospital, para los diferentes procesos que precisen este servicio con criterios de inclusión y planes de actuación, incluyendo pautas de educación para la salud de pacientes y personas cuidadoras. El hospital emitirá los informes de alta e informes de continuidad de cuidados en el momento de producirse ésta.
- Visitas domiciliarias protocolizadas, según las necesidades de cada caso.
- Registro en la Hª de AP: diagnóstico, exploración y plan de seguimiento.

Sistema de información y registro

- Historia de salud de Atención Primaria:
- Impreso de Notificación de altas hospitalarias que precisan seguimiento domiciliario.
- Informe de alta hospitalaria.
- Informes de continuidad de cuidados.
- Registro en la aplicación de Tele-continuidad de cuidados para el seguimiento telefónico al alta hospitalaria, fines de semana, festivos y vísperas.

---

[25] Servicio Andaluz de Salud. Consejería de Igualdad, Salud y Política Social. Cartera de Servicio de Atención Primaria. 2014.

6.2. Seguimiento telefónico a pacientes postquirúrgicos

Este servicio va dirigido[26] fundamentalmente a aquellos enfermos que son intervenidos de forma ambulatoria (CMA) y no requieren hospitalización posterior.

Antes de ser dado de alta de la unidad de recuperación post anestésica (URPA), el paciente recibe un informe clínico en el que se especifica la intervención realizada, tipo de anestesia utilizada, tratamiento, así como una serie de recomendaciones a seguir en los días posteriores.

Este informe debe ser remitido, por el paciente, al médico y enfermera asignados en su Centro de Salud para que se puedan llevar a cabo los cuidados posquirúrgicos necesarios.

Dentro de las 24 horas siguientes al acto operatorio[27], los pacientes sometidos a cirugía mayor ambulatoria serán llamados telefónicamente por el personal de la unidad con el objetivo de evaluar:

a) Comprensión y cumplimiento de las indicaciones médicas. Aclaración de dudas (realización de curas, dieta a seguir, uso de bastones, vendas o medias elásticas, fechas revisión posteriores,... etc.).
b) Tolerancia digestiva.
c) Evaluación del dolor, a través de escalas del dolor. Ausencia de dolor o dolor que calma con analgésicos comunes.
d) Ausencia de sangrado. Problemas en zona operada (puntos, coloración, movilidad si fueran extremidades, quemaduras,... etc.).
e) Presencia de fiebre, mareos, vómitos, inflamación, sangrado de la zona operada, hematomas, picores,... etc.
f) Diuresis normal.
g) Sensación de evolución postoperatoria favorable.
h) Deambulación adecuada para el postoperatorio.
i) Estado de conciencia y lucidez normal.
j) Se interrogará sobre otras dudas.

Durante la comunicación se intentarán aclarar todas las posibles dudas, realizándose las recomendaciones que fueran precisas y, si fuera necesario, se llevará a cabo otras serie de medidas (derivación a Urgencias o Centro de Salud, contacto telefónico en posteriores días) si se observara empeoramiento de su estado de salud. En su segundo contacto telefónico, al día siguiente, se procederá a una reevaluación del paciente, similar al primero.

Los datos recogidos telefónicamente, serán registrados en el protocolo de seguimiento con hora, fecha y nombre del paciente o familiar responsable que contestó el interrogatorio telefónico. Se registrarán las llamadas y preguntas realizadas por los pacientes o familiares, en el protocolo correspondiente.

---

26 Martínez Ramos C. Las TIC en Cirugía Mayor Ambulatoria. Tele consulta de Alta Resolución. Telecontrol Postoperatorio Domiciliario. Reduca 2009;1

27 De procedimientos G. Unidades de Cirugía Ambulatoria.

Este seguimiento tiene cobertura total en el tiempo, por lo que el paciente dispone de dicho número para llamar ante cualquier contratiempo a cualquier hora del día.

Estos cuidados estarán encaminados a obtener la autonomía e independencia de los pacientes y familias desarrollando medidas especificas para alcanzarlo.

6.3. Diagnósticos de enfermería al alta

Los diagnósticos enfermeros[28] que suelen darse en todo proceso tras un ingreso hospitalario y posterior alta son:

00126 Conocimientos deficientes (especificar).
00074 Afrontamiento familiar comprometido.
00060 Interrupción de los procesos familiares.
00148 Temor.
00082 Manejo efectivo del régimen terapéutico personal.
00102 Déficit de auto cuidado: alimentación.
00108 Déficit de auto cuidado: baño/ higiene.
00110 Déficit de auto cuidado: uso del WC.
00004 Riesgo de infección.
00085 Deterioro de la movilidad física.
00087 Riesgo de lesión perioperatoria.
00025 Riesgo de desequilibrio de volumen de líquidos.
00023 Retención urinaria.
00033 Deterioro de la respiración espontánea.
00155 Riesgo de caídas.
00134 Náuseas.
00132 Dolor agudo.

Marcados estos diagnósticos se podrán llevar a cabo los consiguientes objetivos e intervenciones que se adecuen a las distintas situaciones.

7. CONCLUSIONES

Para concluir podemos decir que los cuidados posquirúrgicos forman una importante parte del papel de la enfermería en la etapa posquirúrgica. La atención enfermera se centra en torno a la valoración integral del paciente para poder proporcionar una asistencia de alta calidad. La enfermera debe identificar las complicaciones potenciales que conlleva la cirugía y aplicar el tratamiento oportuno. Debe otorgar seguridad al paciente, ya que toda cirugía implica un cierto temor al paciente. Es indispensable que el personal proporcione los cuidados y la atención adecuada tanto al paciente como a sus familiares.

---

[28] Junta de Andalucía. Consejería de salud. Planes de cuidados estandarizados.2007. págs. 55-58.

Tema 48

Manejo de heridas. Cuidados generales de la piel. Valoración integral del riesgo de deterioro de la integridad cutánea. Escalas de valoración. ITB: Índice Tobillo Brazo. Abordajes de úlceras por presión, de úlceras vasculares, neoplásicas, y pie diabético. Valoración e intervenciones enfermeras. Guías de práctica clínica para: Prevención y el tratamiento de las úlceras por presión, para la prevención y cuidados de las úlceras arteriales y para quemaduras

eRodio ediciones

Índice esquemático

12.13. Seguimiento de los pacientes con úlceras por presión
12.14. Tomas de muestras (Documento Técnico nº 4 del GNEAUPP)
12.15. Material para tratamiento y prevención de las úlceras por presión
12.16. Indicadores epidemiológicos y de calidad
12.17. Continuidad de cuidados: circuitos de coordinación y estrategias de registro
12.18. Estándares de Registro de los Cuidados Locales en Pacientes con úlceras por Presión
12.19. Estándares de registro en la Continuidad de Cuidados para el Tratamiento Local de Úlceras por Presión

13 Guía de práctica clínica para quemaduras

13.1. Quemaduras de segundo grado superficial / profundo y tercer grado
13.2. Cuidados de la piel (piel epitelizada tras quemadura de segundo o tercer grado) (NIC 3584)
13.3 Terapia nutricional (NIC 1120)
13.4. Restablecimiento de la salud bucal (NIC 1730)
13.5. Quemaduras especiales
13.6. Necesidad de una Guía de Práctica Clínica
13.7. Población diana profesional
13.8. Proceso asistencial
13.9. Definición
13.10. Etiología
13.11. Epidemiología: indicadores y costes
13.12. Prevención
13.13. Factores de riesgo
13.14. Clasificación de las quemaduras
13.15. Valoración del paciente quemado
13.16. Criterios de gravedad en las quemaduras
13.17. Continuidad de cuidados

14. Guía de práctica clínica para la prevención y cuidados de las ulceras arteriales

14.1. Recomendaciones
14.2. Difusión
14.3. Diseminación
14.4. Implantación
14.5. La valoración general y diagnostico
14.6. Prevención
14.7. Seguimiento
14.8. Continuidad de cuidados: circuitos de coordinación y estándares de registro

1. INTRODUCCIÓN

Cualquier persona con un deterioro de su superficie cutánea debe ser considerada desde un punto de vista amplio y valorada integralmente, haciendo hincapié en la necesidad de prevenir consecuencias mayores, en la aparición de otras lesiones y en la agravación de las ya existentes. Es nuestro objetivo, entre otros, conseguir la máxima implicación del paciente y de su familia.

En personas con sedestación prolongada o encamadas, el programa de prevención de la úlceras por presión (UPP) conllevará la valoración de la piel, el alivio de la presión en las zonas de apoyo, los cuidados generales de la piel, los cuidados de la herida, el manejo de la colonización e infección bacteriana, su tratamiento, la educación y mejora de la calidad de vida, los cuidados paliativos si fuesen precisos y una evaluación a través de distintos indicadores y parámetros.

2. MANEJO DE HERIDAS

La piel realiza una función muy importante en el organismo, fundamentalmente por su papel regulador térmico, protector de las condiciones externas, y además también realiza funciones metabólica, excretora, de absorción de sustancias e inmune.

La piel es una cubierta protectora que se extiende por toda la superficie corporal y que está formada por tres capas:

- Epidermis, las más superficial, sin vasos sanguíneos.
- Dermis, capa media, más gruesa. Con vasos sanguíneos y terminaciones nerviosas. Sus fibroblastos producen elastina y colágeno.
- Hipodermis formada por tejido conjuntivo y graso.

Está separada de los tejidos más profundos por fascias o aponeurosis.

Una herida supone una pérdida de integridad de la piel y tejidos blandos que produce una pérdida de continuidad de la misma.

Las lesiones se clasifican según:

- El estado de la herida (abiertas o cerradas).
- El proceso de cicatrización (agudas, de corta duración sin patología subyacente: quirúrgicas, zonas donantes, quemaduras, cortes; o crónicas, donde se ha interrumpido la secuencia normas de cicatrización: vasculares, UPP, pie diabético).
- Su profundidad (estadios, ver tabla).
- Según el tipo de cierre: por primera intención (cicatrización primaria), por segunda intención (secundaria) y por tercera intención (cierre retardado).
- El agente causal (incisas, contusas, penetrantes, quemaduras).
- Los planos afectados (superficial y profunda).
- El grado de complicación (simples o complejas).
- El riesgo de contaminación (limpias, limpia-contaminada, contaminada, sucia).

Estadios	Signos	Afectación
Estadio I	– Eritema que no desaparece cuando cesa la presión.	Lesión de la epidermis y de la dermis.
Estadio II	– Piel agrietada. – Vesículas.	Lesión epidérmica y dérmica más profunda y comienzo de la afectación hipodérmica.
Estadio III	– Pérdida de continuidad en la piel. – Escara.	Necrosis o muerte celular. Extensión de la lesión hasta el músculo.
Estadio IV	– Aumento de la extensión y profundidad de la úlcera. – Aumento de la escara.	Penetración de la lesión hasta el hueso.

Los cuidados de enfermería se centran en evitar el riesgo y en ayudar a restablecer la máxima autonomía en salud de los pacientes.

Ante heridas dolorosas son importantes los cuidados que tiendan a minimizar ese dolor sin riesgos para la persona, curar y consolar para dar mayor autonomía y mejorar su calidad de vida cobran una gran importancia.

Un problema importante son las heridas infectadas, son aquellas que presentan, según los criterios diagnósticos;

- Tradicionales: absceso, celulitis, supuración, inflamación, exudado seropurulento o hemopurulento y pus.
- Adicionales: retardo cicatrización, decoloración, tejido friable, olor, dolor o inflamación repentina, pliegues o maceración bolsas base.

Lista de comprobación	
Aumento del dolor	Ex. seropurulento
Eritema	Decoloración
Edema	Formación de bolsas
Calor	Mal olor
Ex. purulento	Descomposición

Cada tipo de herida presenta unos signos característicos de infección:

- Las Úlceras por Presión: aumento dolor, edema, exudado seropurulento, retardo en la cicatrización, formación de flictenas.
- Agudas: decoloración, mal olor, retraso, exudado purulento, eritema, dolor, edema.
- UVV (Úlceras Vasculares Venosas): dolor, eritema, exudado purulento o seropurulento, retardo en la cicatrización.
- UVA (Úlceras Vasculares Arteriales): flictenas o ampollas, exudado purulento, eritema, dolor. Para diagnosticar la infección se requiere observación completa y global del paciente. Las complicaciones de cualquier herida incluyen la hemorragia, la infección y el dolor.

Para diagnosticar la infección se requiere observación completa y global del paciente. Las complicaciones de cualquier herida incluyen la hemorragia, la infección y el dolor.

3. CUIDADOS GENERALES DE LA PIEL

En general el tratamiento va encaminado a prevenir lesiones de la piel sana, solucionar problemas inflamatorios, evitar infecciones y aliviar el malestar. Se debe examinar su estado al menos una vez al día y mantenerla limpia y seca lavando la piel con agua tibia usando jabones líquidos poco irritativos (evitar los geles), después debe secarse con un paño de hilo o algodón, sin friccionar. No deben usarse alcoholes y es conveniente aplicar cremas hidratantes con urea.

Los condicionantes geográficos, funcionales, organizativos y personales condicionan el nivel de acceso y de aplicación de los recursos.

Hay pacientes (malnutridos o con deformidades óseas congénitas o adquiridas) donde el riesgo de úlceras es muy alto, pero en la mayoría de los casos se pueden prevenir.

Es preciso realizar una valoración inicial y continuada del riesgo de lesión en la piel, la cual debe incluir: el cuidado de la piel, la reducción de las presiones, la supervisión de las zonas de apoyo, la valoración del estado nutricional y la mejora del mismo si fuere necesario, una analítica y la implantación de un programa educacional.

3.1. Valoración y cuidado de la piel

Es preciso realizar una higiene escrupulosa y adecuada con jabones líquidos neutros, empapar y no frotar, usar cremas hidratantes con urea. Mantener la ropa sin pliegues ni arrugas. Para los pacientes incontinentes se deben realizar lavados frecuentes con jabones extragrasos y utilizar absorbentes para evitar la humedad en la piel.

Se deben evitar masajes con lociones alcohólicas porque maceran la piel, y la fricción en la zona de la piel ya dañada, porque genera más lesión.

Para el eritema y prevenir las UPP se usan 2-3 gotas de ácidos grasos hiperoxigenados con suave masaje en la zona para facilitar su absorción, 2 o 3 veces al día.

Es muy importante aconsejar y educar a la persona, familia y/o cuidador.

3.2. Control de la humedad

Cuando la sudoración es excesiva o hay hipertermia se deben realizar cambios frecuentes de sábanas. Si existe incontinencia urinaria se debe realizar una limpieza con más frecuencia, aplicar cremas protectoras de la piel y aislantes de la humedad. En caso necesario se precisará el uso de absorbentes o empapadores o cuando la situación lo precise algunos pacientes pueden ser subsidiarios de sondaje vesical.

3.3. Tratamiento de la presión

La prevención se dirige a distribuir el peso corporal sobre la mayor área posible para evitar concentrar la presión en una zona localizada.

Mejorar la movilidad del paciente, estimular la deambulación o sentarle fuera de la cama según su situación física o realizar ejercicios pasivos.

Se deben realizar cambios posturales en los pacientes encamados cada 2- 3 horas. Antes de modificar la postura debe elevarse al paciente para que no sufra fricciones al movilizarlo. En cada cambio se deben valorar las prominencias óseas, cuando las áreas enrojecidas no desaparecen en 30 minutos los cambios deben ser más frecuentes.

Hay múltiples dispositivos para aliviar la presión para prevenir las úlceras o retrasar su formación, pero no evitan su aparición (colchones de goma espuma, de aire, de presión alternativa o de agua.

Hay que examinar el estado de la piel para evitar la presión sobre zonas con eritema.

3.4. Estado nutricional y analítico

La alimentación debe ser rica en proteínas, minerales y vitaminas, con suplementos nutricionales en caso necesario.

3.5. La educación del personal sanitario, el enfermo y la familia es esencial en la prevención de las UPP

Para realizar un adecuado tratamiento de las UPP el pilar básico es realizar una prevención adecuada, para ello es preciso adiestrar al paciente, familia y personal sanitario en el manejo de una serie de circunstancias que pueden evitar la aparición de las lesiones, o en su caso minimizar el daño tisular:

- Los **cambios posturales** implican tanto la movilización activa como pasiva en el caso de que el paciente no pueda realizarla, pues en el origen de las UPP se encuentran como mecanismos de producción principales la presión y/o fricción. Por ello deben rotarse los puntos de presión de forma periódica y programada (por ejemplo, esquema de rotación del reloj) ya esté la persona encamada (cada 2-3 horas elevando el cabecero de la cama no más de 30º) o sentada (cada hora por el cuidador o moviéndose cuando está sentado para descargar el peso cada 15-30'). Con ello se consigue aligerar o evitar la presión prolongada. Es conveniente, en lo posible, fomentar y facilitar la movilidad y actividad. En caso necesario hacer movilización pasiva de las articulaciones.
- Examen de la piel, aprovechando el aseo diario para vigilar fundamentalmente las zona más expuestas y de riesgo (trocánteres, talones, sacro,...) buscando eritema o formación de ampollas. Mantener la piel limpia y seca. El lavado

debe hacerse con un jabón líquido de pH neutro con agua tibia, aclarar y secar de forma minuciosa sin friccionar. No usar nunca productos que contengan alcoholes porque resecan la piel y aumentan el riesgo de lesiones, sin embargo sí debe hidratarse la piel con cremas de urea hasta su completa absorción, excepto en zonas donde exista lesión.

- En caso de detectar lesiones (enrojecimiento, flictenas), utilizar protecciones en la zona, favorecer los cambios posturales, usar ácidos grasos hiperoxigenados en zonas con eritema y avisar a la enfermera en caso necesario.
- Tratar la incontinencia urinaria y/o fecal (absorbentes, colectores, etc) para evitar la humedad que favorece la maceración de la piel, y extremar las medidas higiénicas.
- Uso de dispositivos de alivio de la presión, valorando el uso de SEMP (Superficies Especiales de Manejo de la Presión). Colchones, colchonetas, flotadores, etc., en función del riesgo y de la situación de la persona. No usar nunca flotadores.
- Se pueden utiliza otros productos como apósitos protectores, almohadas, cojines o vendajes almohadillados para controlar la presión o para la realización de cambios posturales con el fin de evitar, modificar y alternar los puntos de presión. Evitar el contacto de las prominencias óseas entre sí.
- Valorar y comprobar si realizan una dieta equilibrada, rica y variada teniendo en cuenta los gustos y preferencias y las posibles limitaciones (dificultad para tragar, problemas al masticar, etc.). Una dieta diaria (1,25 a 1,50 g/kg/día) suficientemente rica en proteínas (clara de huevo cruda a punto de nieve, gelatina, lácteos, carnes y pescados), vitaminas (A, C y ácido fólico) y minerales como el zinc, el selenio, el cobre o el hierro) procedentes de frutas, cereales y verduras) son esenciales tanto para la prevención de lesiones como para el tratamiento, en el caso de existencia de úlceras ya establecidas. En el caso de no poder realizar una adecuada alimentación existen suplementos nutricionales. La hidratación es también muy importante con 1,5 a 2 litros diarios de líquidos (sopas, caldos, gelatinas, leche, agua, etc., evitando las bebidas gasificadas y refrescos) para no permitir la deshidratación que conlleva una piel más reseca y un mayor riesgo de lesión.
- Las condiciones ambientales son asimismo importantes, por ello debemos tratar de mantener las salas y habitaciones con una temperatura (entre 21ºC y 24º C) y humedad adecuadas (30% al 60%) dependiendo de la estación del año, y con ventilación e iluminación suficiente.
- Igualmente el afecto, el contacto físico son importantes para un adecuado nivel de cuidados desde el punto de vista físico, emocional y social. En lo posible ayudar a mantener la autonomía y crecer su autoestima y facilitarle expresar sus emociones y preocupaciones.
- Los problemas sociales que acarrea las lesiones por presión (coste económico, ingresos, tratamientos, etc.) son importantes y la sobrecarga en los cuidadores, cuando ya las personas no son capaces a valerse por sí mismos y precisan ayuda, es un hecho a tener en cuenta y que debe controlarse en la medida de lo posible.

- El personal sanitario, particularmente, debe cuidar de forma integral y continuada, en su domicilio para mejorar o mantener su calidad de vida y deben tratar todos aquellos factores de riesgo general (alteraciones circulatorias, nutritivas, neurológicas, o del tipo que sean) que pueden afectar o agravar el riesgo de UPP.
- En caso de presencia de UPP debe valorarse e instaurar un plan de cuidados adecuado al grado de lesión establecida, con un seguimiento y una pauta concretas y consensuada con el ámbito familiar.
- El poseer una adecuada información y mantenerse alerta ante los posibles signos de alteración que puedan surgir en la piel ayuda a prevenir en primer lugar, para minimizar el riesgo, o curar en caso necesario. Es por ello que la comunicación adecuada entre familia y personal sanitaria e s básica como medida preventiva.
- Evitar deslizamientos innecesarios sin arrastrar a la persona en la cama para no friccionar su piel con la ropa de cama.
- Vigilar que adquiera una postura correcta, bien de forma independiente o de forma pasiva, con una correcta alineación del cuerpo. Puede ayudarse de almohadas, cojines para aliviar la presión en los puntos de apoyo.
- Eliminar las arrugas de las sábanas manteniéndolas estiradas y asegurar se de que no hay ningún objeto extraño entre el paciente y la superficie de apoyo (alimentos, costuras, otros objetos...).

4. TRATAMIENTO DE LAS HERIDAS

Una valoración adecuada de las heridas implica:

- Una correcta descripción de las características del lecho y piel peri-lesionar.
- Registro sistemático.
- Valoración del tratamiento aplicado, la evolución y de la persona, el entorno y sus condicionantes.

Factores cicatrización:

- Sistémicos: circulación, enfermedades, edad, medicación, nutrición.
- Locales: perfusión, presencia de edema, carga bacteriana, exudado, temperatura, desecación.

Fases de la reparación dérmica:

- **Hemostasia**: fibrina, plaquetas.
- **Inflamación**: macrófagos, neutrófilos, linfocitos (3-4 días).
- **Proliferación**: tejido de granulación, colágeno, fibroblastos (7-21 días) condicionado por una neoangiogénesis, el aporte de oxígeno y energía.
- **Maduración** y reparación de la membrana, epidérmica.

En la heridas crónicas para una adecuada terapia debe ser tratada la causa, realizarse el cuidado local de la herida (desbridamiento para adaptar el lecho de la lesión y reducir el tejido necrosado, manejar el equilibrio bacteriano usando métodos barrera y realizando un adecuado manejo del exudado: absorción y retención y permeabilidad; y actuar sobre los factores propios del paciente (aliviar la presión, mejorar la nutrición, etc). La lesión debe ser revisada con frecuencia y debe educarse al paciente y cuidadores sobre los signos y síntomas de riesgo.

Al realizar las curas debe buscarse: aliviar la presión, realizar una limpieza eficaz y un desbridamiento apropiado, controlar el exudado, prevenir y controlar la infección (hacer cultivo por punción-aspiración o punch/biopsia si hay sospecha, aunque los signos y síntomas tienen el mismo valor predictivo que el cultivo)), controlar el dolor, proteger la piel perilesional, controlar el edema y favorecer la granulación y la epitelización. Por lo tanto como cuidados locales:

- Limpiar la úlcera con suero fisiológico con la mínima fuerza mecánica necesaria para eliminar los restos y no dañar el tejido sano.
- Usar el tratamiento adecuado.
- Cura apropiada según la herida esté contaminada o sucia. Si hay infección tomar una muestra para hacer cultivo y realizar la cura.

Para realizar un adecuado tratamiento de la lesión se realizará una limpieza inicial y en cada cura con suero salino fisiológico con la mínima fuerza necesaria con presión de lavado por gravedad o con una jeringa entre 1-4 kg/cm2 y no deben usarse antisépticos locales o limpiadores cutáneos.

Se debe prevenir y abordar la infección identificando los signos y síntomas y tratándola en caso necesario. La infección puede verse influida por factores propios del paciente (baja inmunidad, déficit nutricional, enfermedades, etc) o de la lesión (estado, tejido necrótico, mala circulación…). Para evitarlo se deben cambiar los guantes con cada paciente y empezar en un mismo paciente por las lesiones menos contaminadas y en caso necesario usar antibioterapia local o sistémica según proceda.

El desbridamiento es necesario cuando existe tejido necrótico o esfacelos en el lecho de la herida valorando siempre la situación global de l paciente (anticoagulación, enfermo terminal, …) y las características del tejido a desbridar. Existen distintos tipos:

- Cortante (lugar donde esté el paciente).
- Quirúrgico (quirófano).
- Autolítico (cura húmeda).
- Enzimático o químico: proteolíticos o fibrinolíticos.
- Mecánico: es traumático y está en desuso.

En ocasiones se hace necesaria la reparación quirúrgica de las lesiones, especialmente cuando no responden al tratamiento. En estos casos se tendrá en consideración la calidad de vida y los riesgos.

5. VALORACIÓN DEL RIESGO DE INTEGRIDAD CUTÁNEA

Para cuantificar el riesgo de perder la integridad cutánea se utilizan diferentes Escalas de Valoración del Riesgo de tener una Ulcera Por Presión, mediante las cuales identificaremos a aquellos pacientes con riesgo potencial de sufrir lesiones cutáneas por presión prolongada. La utilización de este tipo de escalas es el primer paso para realizar los cuidados de prevención y son un instrumento objetivo para tomar decisiones. Su uso sistemático mejora la calidad de los cuidados y son un complemento al juicio clínico.

Estas escalas son una herramienta de cribaje que ayuda a identificar a pacientes con riesgo y son un instrumento objetivo para tomar decisiones. Su uso sistemático mejora la calidad de los cuidados y son un complemento al juicio clínico.

La valoración debe realizarse al contactar con la persona y de forma periódica. Si no tiene riesgo (según la escala) se reevalúa semanalmente y de forma especial cuando sufra una intervención quirúrgica de más de 10 horas, hipotensión, disminución de la movilidad, anemia, pruebas que precisen un reposo de 24 horas o cambio en las condiciones del paciente o el entorno.

Una buena escalas debe de tener alta sensibilidad y efectividad, buen valor predictivo, facilidad de uso y poder ser aplicable en distintos contextos asistenciales.

Clasificación de las Ulceras

Estadio I → el paciente comienza a sentir dolor. Aparece eritema que no cede a la presión. La piel adquiere un tono rosado y al mantener la presión progresa a negruzco. Afecta sólo a la epidermis y no hay solución de continuidad en la piel.

Estadio II → hay dolor y se forman ampollas. La necrosis afecta a epidermis y dermis. No suelen tener bordes bien definidos ni son muy exudativas.

Estadio III → se reduce el dolor. Hay pérdida parcial del grosor de la piel. Los bordes están bien delimitados y la destrucción alcanza dermis e hipodermis.

Estadio IV → no hay dolor. Hay una destrucción extensa y pérdida total del grosor de la piel. Se afecta la grasa subcutánea y el músculo y pudiendo verse el hueso. Producen cavernas, fístulas,...

Estadio I: fase eritematoso → lavado con SF, agua jabonosa, secado sin fricción, estimular con masajes, usar ácidos grasos hiperoxigenados y/o aplicar hidrocoloides o hidrocelulares.

Estadio II-III: fase excoriativa → extremar higiene, apósito hidrocoloides o hidrocelulares y se pueden añadir hidrogeles o hidrofibras.

Estadio III-IV: fase necrótica → extremar higiene, desbridar y colocar apósitos.

Curación:

- Grado I: 2 días.
- Grado II: 1-2 semanas
- Grado III: 1-3 meses
- Grado IV: meses o años, en algunos casos no logra curación total.

En todas ellas limpieza, prevención y abordaje de la infección y elección producto idóneo.

La **prevención** se encamina a reducir o eliminar los factores de riesgo (eliminar la presión: cambios posturales cada 2-3 horas siguiendo el esquema decúbito supino, decúbito lateral derecho, decúbito prono, decúbito lateral izquierdo, sedestación; repartir el peso y mantener el registro. Para reducir la presión se utilizan las SEMP (Superficies Especiales para el Manejo de la Presión) que usa como materiales complementarios colchones de presión alterna, camas de agua.

Cuidado local de las heridas crónicas			
Procedimiento	Parámetros clínicos	Aspectos a tener en cuenta	Estrategias de prevención y tratamiento
Manejo de la piel periulceral	- Dermatitis - Maceración - Eritema - Inflamación - Calor	- Barrera cutánea comprometida - Favorece la proliferación bacteriana y la inflamación	- Películas protectoras - Cremas barrera - Cremas, lociones nutritivas - Apósitos adhesivos tópicos (hidrocoloides finos, p. ejem Comfeel Plus Transparente)
Edema / Control del exudado	- Cantidad del exudado: bajo, moderado, alto. - Tipo de exudados: seroso, sanguinolento, purulento o con combinación de ellos.	- El edema incontrolado retrasa la cicatrización. - La fuga de exudado maceran la piel periulceral.	Identifique la causa: - Terapia compresiva y postural en la enfermedad venosa. - Control de la infección: antibacteriano local y/o sistémico. - Prevención de fugas de exudado y maceración.
Desbridamiento	- Negro = necrosis - Amarillo = esfácelos/florina - Rojo/Rosa = granulación	No todas las heridas son susceptibles de desbridamiento (p.ej úlceras tumorales)	Elegir el método adecuado de desbridamiento - autolítico - mecánico - enzimático - cortante/quirúrgico - biológico

.../...

.../...

Alta carga bacteriana	Tejido de granulación friable y mal color. Aumento de tamaño y nivel de exudado. Cicatrización estancada. Mal olor. Dolor localizado.	La infección de una herida puede producir complicaciones sistémicas (septicemía)	- Limpiar la herida. - Descubrimiento. - Cultivo y Antibiograma - Manejo del exudado. - Tratamiento antimicrobiano local (incluidos apósitos con plata) - Tratamiento antibiótico (si es necesario) por vía sistémica.
Inflamación persistente	Puede malinterpretarse como infección. Habitualmente, no cursa con área caliente. Impide que la herida progrese a la fase de granulación	Puede ser necesario tratamiento sistémico (p.ej vasculitis, pioderma, gangrenoso, etc)	Minimizar fricción/cizallamiento. Alivio de la presión Control de esfínteres Cuidado de la piel Aplicación frío/calor

6. ESCALAS DE VALORACIÓN DE LAS ÚLCERAS POR PRESIÓN

La valoración del riesgo que tiene un paciente para desarrollar UPP es un aspecto clave en la prevención. Las guías de práctica clínica recomiendan realizar una valoración del riesgo en todas las personas en su primer contacto con el sistema sanitario, tanto en hospitales, en centros geriátricos o en pacientes atendidos en sus domicilios. Los datos del Segundo Estudio Nacional de Prevalencia de UPP, del año 2005, indican que el uso de escalas entre enfermeras españolas se sitúa entre un 58,6% (en centros de Atención Primaria) y un 86% en hospitales, siendo las tres escalas más utilizadas las de Norton, Braden y Norton-INSALUD.

Los objetivos de estas escalas serán:

1. Identificar de forma precoz a los pacientes que pueden presentar UPP en base a la presencia de factores de riesgo.
2. Proporcionar un criterio objetivo para la aplicación de medidas preventivas en función del nivel de riesgo.
3. Clasificar a los pacientes en función del grado de riesgo, con fines de estudios epidemiológicos y/o de efectividad.
4. Asegura la asignación eficiente y efectiva de recursos preventivos limitados.
5. Sirve de soporte de las decisiones clínicas.
6. Permite el ajuste de casos, en función del riesgo en estudios epidemiológicos.

7. Facilita el desarrollo de protocolos de valoración del riesgo.
8. Sirve como prueba en casos de litigios.

En cuanto a la capacidad predictiva de las escalas, y al igual que los datos de validación, es la escala EMINA (siglas de Estado Mental, Movilidad, Incontinencia, Nutricia, Actividad), seguida de la escala de Braden, la que presenta mejores valores, seguida por Norton.

Utilización de las escalas del riesgo		
Escala	**Frecuencia**	**Porcentaje**
Braden	41	44,1
Norton	38	40,9
Norton modificada	5	5,4
Cubbin- Jackson	5	5,4
EMINA	4	4,3
Total	93	100

Escala de BRADEN (1985)

Escala de Braden						
	Percepción sensorial. Capacidad para reaccionar ante una molestia relacionada con la presión	**Exposición a la humedad.** Nivel de exposición de la piel a la humedad	**Actividad.** Nivel de actividad física	**Movilidad.** Capacidad para cambiar y controlar la posición del cuerpo	**Nutrición.** Patrón usual de ingesta de alimentos	**Roce y peligro de lesiones cutáneas**
1	Completamente limitada	Constantemente húmeda	Encamado	Complemente inmóvil	Muy pobre	Problema
2	Muy limitada	A menudo húmeda	En silla	Muy limitada	Probablemente inadecuada	Problema potencial
3	Ligeramente limitada	Ocasionalmente húmeda	Deambula ocasionalmente	Ligeramente limitada	Adecuada	No existe problema aparente
4	Sin limitaciones	Raramente húmeda	Deambula frecuentemente	Sin limitaciones	Excelente	
	Niveles de riesgo Alto riesgo: puntuación total ≤ a 12. Riego moderado: puntuación total 13-14. Riesgo bajo: 15-16 puntos si < 75 años o de 15-18 puntos si ≥ 75 años. Sin riesgo: > de 16 puntos si < de 75 años o > 18 puntos si ≥ 75 años.					

El resultado de la suma de las puntuaciones obtenidas en las distintas categorías puede oscilar entre 6 y 23 puntos. Según la puntuación se identifican los siguientes grupos de riesgo:

- < 12 = riesgo alto
- 13 – 15 = riesgo medio
- 16 – 18 = riesgo bajo
- > 19 = sin riesgo

Escala EMINA

Nutrición	Estado Mental	Actividad	Movilidad	Humedad R/C Incontinencia	Puntos
No ingesta	Comatoso	No deambula	Inmóvil	Urinaria y fecal	3
Incompleta	Letárgico o hipercinético	Siempre precisa ayuda	Limitación importante	Urinaria o fecal habitual	2
Ocasionalmente incompleta	Desorientado o apático o pasivo	Deambula con ayuda	Ligeramente limitada	Urinaria o fecal ocasional	1
Correcta	Orientado	Deambula	Completa	No	0

	Sin riesgo/riesgo bajo (1-3)	Riesgo medio (4-7)	Riesgo alto (8-15)
Higiene	Diario/demanda	Diario/demanda	Diario/demanda
Vigilar puntos presión	C/24 h. Ac. grasos hiperoxigenados	C/12 h. Ac. grasos hiperoxigenados	C/8 h. Ac. grasos hiperoxigenados
Alivio presión	Sistemas estáticos	Superficies dinámicas	Superficies dinámicas
Protección local	Calcetín de algodón	Taloneras / coderas algodón	Taloneras / coderas algodón
Sedestación	4 h máx.	4 h máx. Superficie dinámica	2 h máx. Superficie dinámica
Cambio postural	Por turno C/8 h.	C/4 h rotatorio	C/2 -3 h rotatorio
Valoración riesgo	C/ 3 días o cambio salud	C/24 h diario	C/24 h diario
Actividades relevantes	- Asegurar nutrición-hidratación adecuada. - Vigilar excesos de humedad en la piel - Ropa de cama limpia, seca, no arrugas		- No masajear en puntos de presión enrojecidos. - Instruir pac-famil sobre factor de riesgo. - No contacto prominencias óseas.

En Atención Especializada la valoración se realizará al ingreso del paciente en la unidad y se hará una revisión cada 7 días, o en caso de cambios relevantes en su estado general, salvo cambios relevantes: Una intervención quirúrgica superior a 10 horas, la aparición de isquemia por cualquier causa, los períodos de hipotensión, las pérdidas de sensibilidad de cualquier origen, las pérdidas de movilidad de cualquier origen, las pruebas diagnósticas invasivas que requieren reposo de 24 horas como la arteriografía o el cateterismo cardíaco.

En los pacientes de alto riesgo o en pacientes ingresados en servicios de cuidados críticos se medirá diariamente.

En Atención Primaria al incluir al paciente en el programa y se hará revisión semanal en los pacientes de alto riesgo. En el resto de los pacientes se llevará a cabo con la visita domiciliaria.

Escala de NORTON (1962)

Escala de Norton de riesgo de úlceras por presión				
Estado general	Estado mental	Actividad	Movilidad	Incontinencia
4. Bueno	43. Alerta	4. Caminando	4. Total	4. Ninguna
3. Débil	3. Apático	3. Con ayuda	3. Disminuida	3. Ocasional
2. Malo	2. Confuso	2. Sentado	2. Muy limitada	2. Urinaria
1. Muy malo	1. Estuporoso	1. En cama	1. Inmóvil	1. Doble incontinencia
Índice de 12 o menos: muy alto riesgo de escaras o úlceras en formación. Índice de 14 o menos: riesgo evidente de úlceras en posible formación.				

Prevención					
Norton modificada					
Estado físico general	**Estado mental**	**Actividad**	**Movilidad**	**Incontinencia**	**Puntos**
Bueno	Alerta	Total	Ambulante	Ninguna	4
Mediano	Apático	Disminuida	Camina con ayuda	Ocasional	3
Regular	Confuso	Muy limitada	Sentado	Urinaria y fecal	2
Muy malo	Estuporoso comatoso	Inmóvil	Encamado	Urinaria y fecal	1
Puntuación de 5 a 9 ----------Riesgo alto			Puntuación de 13 a 16 ------- Riesgo bajo		
Puntuación de 10 a 12 -------Riesgo medio			Puntuación mayor de 16 ------ No riesgo		
Diagnósticos enfermeros					
Riesgo de deterioro de la integridad cutánea				CÓDIGO 00047	
Definición: Riesgo de que la piel se vea negativamente afectada					

Nivel de riesgo según Escala de Valoración

Actividades	Bajo	Moderado	Alto	Obsservaciones
Examen de piel	Diario	Diario	Diario	– Prominencias óseas, puntos de apoyo, upp antiguas, sequedad, eritema, maceración...
Higiene de piel	Diario AGHO 2 veces/día	Diario AGHO 2 veces/día	Diario AGHO 2 veces/día	– Agua tibia. – Jabón ph = 5 - 5,5 – No usar alcoholes, colonias.
Cambios posturales	C/4 horas	C/ 2-3 horas	C/ 2-3 horas	– Valorar individualmente el paciente y su confort. – Evitar contacto directo de prominencias óseas y daños por fricción cizalla. – No sobrepasar los 30 º en la inclinación del cambio postural
Protección talones	Talonera hidrocelular (noche)	Talonera hidrocelular	Talonera hidrocelular	
Superficies apoyo	Estáticas	Dinámicas	Dinámicas	
Sedestación		Sobre cojín viscoelástico. Duración:<4 horas	Sobre cojín dinámico. Duración:<2 horas	No usar borreguitos ni superficies tipo flotador
Medición del riesgo	C/7 días	C/7 días	C/7 días	Hipotensión prolongada

7. VALORACIÓN DEL ENTORNO DE CUIDADOS - INTERVENCIONES

1. Identificar al cuidador principal y dejar registrado su capacidad en el manejo del problema.
2. Valorar si la persona o cuidador demuestra la capacidad para manejar el problema o ejecutar la tarea:
   - La persona o cuidador realiza los tratamientos y procedimientos prescritos.
   - La tarea se realiza sin riesgo.
   - Los métodos se realizan según lo prescrito y se demuestra correctamente.
3. Identificar las redes de apoyo social disponibles.
4. Prevención de las úlceras por presión: referencia NIC 3540.

   Definición: prevención de la formación de úlceras por presión en un paciente con alto riesgo de desarrollarlas.
5. Vigilancia de la piel. Referencia NIC 3590.

   Definición: Recogida y análisis de datos del paciente con el propósito de mantener la integridad de la piel y de las membranas mucosas

6. Cuidados de la piel: tratamiento tópico. Referencia NIC 3584.

   Definición: Aplicación de sustancias tópicas o manipulación de dispositivos para promover la integridad de la piel y minimizar la pérdida de la solución de continuidad.

7. Apoyo al cuidador principal. Referencia NIC 7040:

   Definición: suministro de la necesaria información, recomendación y apoyo para facilitar los cuidados primarios al paciente por parte de una persona distinta del profesional de cuidados sanitarios.

   Actividades:

   ▹ Observar su color, calor, pulsos, textura y si hay inflamación, edema y ulceraciones en las extremidades.

   ▹ Evitar el uso de ropa de cama de textura áspera

   ▹ Vestir al paciente con ropas no restrictivas

   ▹ Aplicar lubricante para hidratar fosas nasales si presencia de catéter

   ▹ Aplicar los pañales sin comprimir

   ▹ Colocar sobreempapadores si es el caso

   ▹ Hidratar la piel seca intacta

   ▹ Mantener humedad en las incubadoras entre el 60 – 70%

8. Cuidados de úlceras por presión. Referencia NIC 3520.

   Definición: Facilitar la curación de úlceras por presión

8. EL ÍNDICE TOBILLO – BRAZO

Para realizar una valoración del grado de afectación vascular y riesgo de formación de una lesión se utilizan distintas pruebas:

- Palpación manual de pulsos.
- Doppler (más frecuetne).
- Pletismografía.
- Índice presión tobillo/brazo (ITB).

El **Doppler arterial** es útil para la exploración funcional hemodinámica. El ITB es utilizado para estimar la gravedad de la enfermedad vascular periférica o para establecer los valores de referencia. Este Índice se denomina tambien Índice Doppler o de Yao.

Es una exploración no invasiva, útil y sencilla, para cribar la Enfermedad Arterial Periférica (EAP) y precisa del uso de doppler. Sirve para conocer la proporción de sangre que llega a los pies comparándola con los brazos.

Para realizarla no es necesario estar en ayunas, pero sí no hay que fumar desde 1 hora antes; evitar el café, alcohol y té unas horas antes y no hacer ejercicio físico en la media hora anterior. Debe llevarse ropa cómoda y no ajustada.

$$ITB = \frac{\text{Presión sistólica más alta en el tobillo}}{\text{Presión sistólica más alta en el brazo}}$$

Se mide la presión arterial en ambos brazos y en los tobillos de ambas piernas en la arteria dorsal pedia y en la arteria tibial posterior.

ITB. Normal > 0,9, >0,7-0,9 señala una obstrucción leve, 0,69-0,50 manifiesta una obstrucción moderada y < 0,5 indica enfermedad arterial grave que precisa remisión urgente al especialista para valoración. La "Isquemia critica" se define como la persistencia de dolor en reposo y/o ulcera en la pierna y/o el pie y se evidencia un ITB <0,5. un ITB > 1,3 indica la existencia de calcificaciones.

El ITB está indicado en: mayores de 70 años, personas de 50-70 años diabéticos o fumadores, menores de 50 años con diabetes y otro factor de riesgo y clientes con signos o síntomas de claudicación intermitente.

Estaría contraindicado en caso de: flebitis o celulitis, sospecha de Trombosis Venosa Profunda o Superficial, linfangitis, intervenciones quirúrgicas previas en arterias de los MMII, dispositivos rígidos u ortésicos en extremidades (yesos, ortesis, etc) o existencia de úlcera activa en la zona (sólo relativa).

La prevalencia de la arteriopatía periférica asintomática en la extremidad inferior solo puede calcularse en la población general con medidas no agresivas, utilizando el ITB.

En personas sintomáticas, un ITB ≤ 0,9 posee una sensibilidad del 95% para detectarla y una especificidad cercana al 100% para identificarla en individuos sanos.

El análisis Doppler se basa en un sistema de ultrasonidos que nos permite estudiar el flujo arterial o venoso de los diferentes sectores vasculares, mediante el registro de la onda del pulso y la determinación de la presión de la misma. Así permite establecer un diagnostico y seguimiento de los pacientes con patología arterial, establecer diagnósticos diferenciales, control del pre y postoperatorio de la cirugía arterial y detección de arteriosclerosis obliterante.

Técnica de medición

Para realizar la técnica se necesita: una camilla de exploración, esfigmomanómetro, aparato doppler con sonda de 4 y 8 Mhz y gel conductor.

A continuación:

- Se explica el procedimiento y se mantiene a la persona en decúbito supino durante 15 minutos para estabilizar la presión arterial.
- Se coloca el manguito del esfigmomanómetro en el miembro superior y se localiza el pulso braquial o radial.

- Se aplica el gel conductor y se enciende el doppler colocando la punta de la sonda del doppler encima del gel conductor con un ángulo de 45-60 o hasta que se optimice el sonido.
- Se infla el manguito hasta que se deje de escuchar el sonido, después se infla de 20 a 30 mmHg mas sobre este punto.
- Se desinfla el manguito a un ritmo de 2 a 4 mmHg/s hasta que se oiga el sonido que indica la presión sistólica (TAS).
- Se repite el mismo procedimiento en el brazo contrario y se utiliza la TAS más alta para su cálculo. Del mismo modo se realiza el procedimiento para medir la TAS en la arteria y en la arteria tibial posterior, colocando el manguito a 4 cm por encima de los maleolos y registrando estas dos 2 mediciones.

Para el calculo del ITB, se utiliza como referencia el valor mas alto de cada pierna para el numerador, y el valor mas alto de los dos brazos para el denominador.

El valor resultante del cociente seria el ITB. Una simple medida de ITB<0,8 acompañada de otros síntomas como claudicación intermitente o dolor en miembros inferiores, explica la presencia de enfermedad arterial oclusiva periférica con alta probabilidad.

9. LESIONES VASCULARES

Las lesiones vasculares afectan ala 0,1-0,3% de los adultos de la población occidental (2% en mayores de 80 años). Hay mayor incidencia en mujeres (1,6/1) que en hombres.

Su causa principal es la alteración de la circulación sanguínea en venas y arterias de la parte inferior de la pierna: enfermedad venosa 70%, enfermedad arterial periférica (EAP) 10%, mixta 10-15%, otras causas (diabetes, enfermedades malignas de la piel, alteraciones sanguíneas, vasculitis) 5-10%.

Clasificación de Wagner	
Grado 0	Ausencia de úlcera. Pie en riesgo (deformidad, hperqueratosis)
Grado 1	Úlcera superficial
Grado 2	Úlcera profunda con abscesos, osteomielitis o sepsis articular
Grado 3	Úlcera profunda con abscesos, osteomielitis o sepsis articular
Grado 4	Gangrena localizada (antepié o talón)
Grado 5	Gangrena extensa

9.1. Venosas

Se deben a una alta presión en las venas de las piernas al estar de pie o erguido cuando la musculatura gemelar no funciona correctamente, que altera la circulación, aumenta la presión de las venas más pequeñas y capilares y provoca un insuficiente riego de sangre a los tejidos desarrollando una lesión.

Se produce un fallo en el bombeo debido a una presión venosa elevada por: incompetencia valvular, trombosis venosa profunda, alteración del bombeo muscular. Insuficiencia valvular:

Tratamiento

Protección de la lesión con apósito apropiado, combinar terapia compresiva hasta rodillas (ITB > 0,8) y vendaje elástico o medias de compresión para reducir presión, elevar la pierna y ejercicio. Tras la curación se debe mantener la terapia compresiva siempre para evitar las recurrencias. Hay otras terapias como la cirugía venosa en las piernas y el vendaje compresivo de alta o baja elasticidad o multicapas. **Nunca** se debe realizar vendaje si presenta problemas arteriales (ITB < 0,8).

Fases

- De cicatrización: usar vendaje compresivo.
- Mantenimiento: medias compresivas hasta rodilla.

Las lesiones vasculares recurren en un 40-60%, esta cifra se reduce drásticamente en quienes llevan medias compresivas que deben cambiarse cada 6 meses, que además mejora la cicatrización. Asimismo se recomienda que hagan ejercicio.

El vendaje compresivo tiene mayor presión en el tobillo (30-40 mmHg) que en la pantorrilla (15-20 mmHg). El vendaje se inicia en el pie con ángulo de 90º, incluye el talón y cada vuelta se superpone en la mitad a la anterior, sin arrugas ni torsiones.

9.2. Arteriales

Se producen por un aporte sanguíneo insuficiente hacia la parte inferior de la pierna causando por una EAP. Las lesiones suelen localizarse alrededor de los maleolos externos, parte dorsal del pie y en la punta o entre los dedos. Un trauma puede causar lesiones arteriales en la parte más proximal de la pierna originando una lesión.

Tras hacer una valoración vascular:

- Si ITB <0,9 tiene un grado de enfermedad arterial.
- Si la presión en el dedo del pie es < 60 mmHg indica enfermedad arterial y si < 30 hay riesgo de amputación.

Tratamiento

Normalmente el tratamiento es conservador y va enfocado a aliviar los síntomas. Si existe oclusión arterial local requiere cirugía. Se centra además en educar al paciente y dar apoyo psicológico. Son principios del tratamiento: examen diario de piernas y pies, valoración periódica del pie y uñas por un podólogo, evitar ropa o calzado apretados y descanso con piernas en declive para mejorar el riego sanguíneo, evitar traumas mecánicos y prevenir deterioros en el miembro, control eficaz del dolor y mantener la higiene en la piel y rehidratar la piel seca.

Cuando existe una alteración arterial grave deben adoptar una posición para minimizar el dolor (piernas colgando), reducir el consumo de tabaco, higiene de la piel y proteger las zonas vulnerables, adaptar correctamente los zapatos (apretado provoca lesiones por presión y demasiado suelto la fricción produce ampollas.

Derivar si: personas jóvenes con movilidad (se benefician de la cirugía), ITB < 0,6, aquellas úlceras que no responden al tratamiento en 3 meses ni curan en 1 año, quienes tienen dermatitis de contacto o una lesión de etiología desconocida.

La Prevención primaria se debe realizar en todo el entorno: educación (conocimiento, identificación riesgos, promover el buen estado de la piel y detectar complicaciones), el control de factores predisponentes (tabaco, control glucémico: neuropatía, microangiopatía…).

La prevención secundaria de las lesiones será detectar, cuidar, y tratar precozmente las alteraciones manifestadas.

La prevención terciaria implica el tratamiento de la úlcera evitando la amputación o la rehabilitación y evitar complicaciones como las infecciones y el tejido desvitalizado y aplicar descargas.

9.3. Mixtas

Son producidas por lesiones venosas y arteriales. La mayoría tienen lesiones de origen venoso y desarrollan insuficiencia arterial con el tiempo. Aproximadamente el 20% de la población mayor de 65 años padece distintos grados de EAP que complica las ulceras venosas.

Características clínicas	Úlceras venosas	Úlceras arteriales
Duración	Larga duración o recurrencia	Corta duración
Localización	Normalmente entre la rodilla y el tobillo. La localización más frecuente es el maleolo lateral y medio	Usualmente distal, alrededor del maleolo lateral, en el dorso del pie, en la punta de los dedos o entre los mismos.
Márgenes de la herida	Márgenes irregulares	Nivelados, bien demarcados

…/…

.../...

Profundidad	A menudo superficial	A menudo profundas, afectando a tejidos subyacentes y tendones expuestos
Lecho ulceral	Normalmente, tejido de granulación saludable, rojo o esfacelos amarillos	Pálido, gris o amarillo con pocos signos de crecimiento tisular. A menudo, aparece contra necrótica seca.
Cantidad de exudado	De moderados a alto	Bajo
Piel periulceral	Hiperpigmentación, eczema, edema	Color blanquecino o púrpura, brillante y firme. Pérdida del pelo.
Dolor	Pueden ser indoloras, pero el dolor varía y se alivia con la elevación de la pierna. Son normales los calambres nocturnos	Normalmente, muy dolorosas. Dolor con el ejercicio, por la noche o con el descanso. El dolor se alivia con la pierna en posición pendular.

10. ÚLCERAS NEOPLÁSICAS

Las úlceras neoplásicas en los pacientes oncológicos tienen gran impacto en el bienestar físico, en el confort y en la esfera psicosocial. Estas úlceras tienen ciertas características como el mal olor, el elevado exudado, el sangrado y el dolor.

Son lesiones crónicas que tienen una incidencia de un 10% en pacientes con metástasis. Surgen como consecuencia de un cáncer primario (linfoma, carcinoma basocelular, melanoma...) o secundario a un infiltrado metastático en la piel o derivadas de las técnicas de tratamiento (quimioterapia, radioterapia, exéresis).

El manejo local es fundamental en el cuidado integral del paciente oncológico. Los objetivos en su tratamiento deben ser el control de la sintomatología y aumentar el bienestar de estos pacientes controlando el dolor, reduciendo el número de curas y con control del exudado y el dolor.

Generalmente su aparición indica un mal pronóstico, causando gran impacto en la autoestima e imagen corporal.

En primer lugar hay que valorar la úlcera (localización, etiología, número de lesiones, tamaño, profundidad, trayectos fistulosos, color del lecho, tipos de tejidos, exudado, olor, existencia de infección o no y piel perilesional) y estadiaje:

- Estadio I: lesión con eritema y/o induración.
- Estadio II: lesión nodular sin pérdida de integridad de la piel.
- Estadio III: lesión cutánea exofítica o como cavidad con pérdida de integridad de la piel.
- Estadio IV: lesión exofítica o cavidades asociadas a ostomías o fístulas.

En la esfera psicosocial hay que evaluar síntomas de ansiedad y depresión, el apoyo psicosocial y pautas de afrontamiento.

Los cuidados de enfermería serán:

1. Limpieza y desbridamiento:
   - Suero fisiológico a temperatura ambiente (<= 1-4 kg/cm^2).
   - Desbridamiento autolítico con hidrogeles y enzimático (no cortante).
   - Valorar limpieza profiláctica con clorhexidina diluida.
2. Manejo del exudado:
   - Elegir el apósito adecuado (hidrofibra, alginato, espumas poliméricas).
   - Cuidados de la piel perilesional usando productos barrera (óxido de zinc, películas).
3. Control de la carga bacteriana:
   - Apósitos de plata.
   - Excepcionalmente uso de antisépticos y antibióticos tópicos.
4. Prevención y control del sangrado:
   - Usar los apósitos de mínima adherencia: silicona, hidrogeles, hidrocoloides.
   - Evitar presión mecánica y fricción.
   - Ante sangrado usar apósitos hemostáticos: alginatos, colágeno. Si persiste sangrado aplicar ácido aminocaproico o adrenalina 1/1000. Nitrato de plata para cauterizar el sangrado.
5. Control del olor:
   - Agua oxigenada.
   - Metronidazol tópico y/u oral.
   - Apósitos de carbón activado y plata.
   - Vendaje oclusivo.
6. Control del dolor:
   - Usar escalas de valoración: análoga visual, numérica, de puntuación verbal.
   - Seguir escala analgésica de la OMS oral o parenteral antes de la cura.
   - Uso de anestésicos y opioides tópicos: gel de morfina 0,1% y de lidocaína 2-5%.
   - Uso de antiinflamatorios tópicos en zona periulceral.

Sus características precisan de un tratamiento dirigido más al confort que a la curación y precisan de un equipo multidisciplinar coordinado. Sus complicaciones son las mismas que las de cualquier otra herida (la hemorragia, la infección y el dolor).

11. PIE DIABÉTICO

Es un grave y costoso problema. El 85% de las amputaciones asociadas a la diabetes van precedidas de úlceras de pie. La OMS tiene como objetivo reducir la tasa al 50%.

Es más común en hombres, tal vez porque prestan menos atención al cuidado de los pies. Aproximadamente el 50% de los diabéticos tipo II sufren esta complicación.

En un 49-85% se pueden evitar los problemas del pie diabético con el cuidado del pie, un trabajo en equipo que incluya al paciente, familia y cuidadores y con una adecuada educación en salud.

Entre sus consecuencias se encuentran: reduce la calidad de vida, limita la movilidad y crea incapacidad, disminuyen las actividades sociales, aumentan las tensiones familiares e impacta de forma negativa en la salud general (la tasa de mortalidad es de un 50% en los 5 años posteriores a la amputación).

Causas

Se desarrollan debido a 2 complicaciones principales:

- La neuropatía o disfunción nerviosa periférica.
- La EVP o enfermedad vascular periférica.

En el 20% son isquémicas y el 20% son mixtas

En el 55% de pies diabéticos el factor predominante es el neuropático (la neuropatía es la complicación más común y afecta al 40% de diabéticos). Se afectan los nervios **sensitivos** (pérdida de sensibilidad frente al dolor, presión, vibración, tacto y temperatura; por lo cual el pie es más sensible al trauma y a los daños repetidos; *el calzado mal ajustado o inadecuado es la causa principal para la ulceración del pie* y es el principal FR de úlcera en el pie), **motores y autónomos**. En la neuropatía periférica 1º disminuye o desaparece el reflejo Aquileo y hay pérdida de sensibilidad vibratoria.

Para hacer una **Valoración de la sensibilidad**:

- Tocar ligeramente con un trozo de algodón,
- Usar monofilamento 10 g para explorar sensibilidad táctil y protectora,
- Explorar la sensibilidad dolorosa con la prueba del alfiler y la vibración con el diapasón.

Cualquier punto con una respuesta negativa en cada pie puede ser indicativo de pie en riesgo.

La **Neuropatía motora** conlleva debilidad y desgaste de los músculos de los pies, deformándolo y creando patrones anormales al caminar que originan zonas de alta presión en las plantas de los pies y la aparición de callos (hiperqueratosis) y al romper finalmente la piel provocan el desarrollo de una úlcera.

La **Neuropatía autonómica** afecta al flujo sanguíneo (pulsos amplios, venas dilatadas y elevación de la temperatura de la piel) y a la capacidad de transpiración del pie, que crea una piel seca con grietas y fisuras que exponen a la dermis y aumenta el riesgo de ulceración e infección (aplicar crema hidratante para reducir riesgos).

Pie de charcot → es infrecuente y sólo se da en pacientes con neuropatía. Se desarrolla en 4 fases: aguda, fragmentación, deformidad y ulceración.

Las lesiones de origen **Isquémico (10%):**

En los diabéticos es más frecuente la EVP (Enfermedad Vascular Periférica) por estenosis u oclusión de los vasos sanguíneos de la pierna y el pie con la consecuente muerte de los tejidos y ulceración del pie, que no cicatriza. El bloqueo total provoca la necrosis irreversible (gangrena) que es la causa mas común de la amputación del miembro. A menudo aparece en los dedos de los pies como una clara diferencia de color (color púrpura). Su tratamiento requiere restaurar el flujo sanguíneo a la zona con dilatación arterial, by-pass o revascularización usando la vena safena o haciendo injerto sintético.

Son signos y síntomas de microangiopatía: la ausencia de vello, ausencia de pulsos, frialdad, claudicación o lividez.

Para valorar la EVP se usa:

- Palpar el pulso en el pie,
- Presión sistólica en el tobillo (altas) y en los dedos del pie (lo mejor para úlceras mixtas) y,
- Presión transcutánea de oxígeno.

Neuroisquémicas (35%):

Atención urgente ante signos de infección local (tratamiento antimicrobiano tópico) y profunda con riesgo potencial para el miembro o la vida. Son signos de infección; cicatrización estancada, tejido de granulación decolorado o frágil, aumento del exudado, mal olor o aumento de esfacelos en el lecho de la herida.

En infecciones profundas hay un riesgo alto de osteomielitis, dolor, nuevas zonas de lesión, calor, eritema, edema, exudado purulento.

Grado		Aspecto de la úlcera
Grado 0	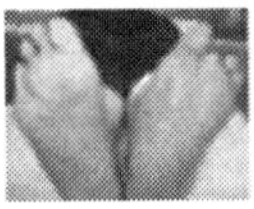	Sin lesiones abiertas. Puede haber deformidad o celulitis
Grado 1	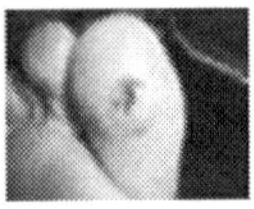	Úlcera diabética superficial (afectación total o parcial)
Grado 2	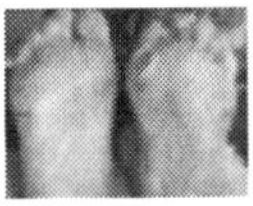	Extensión al ligamento, tendón, cápsula articular o fascia profunda, sin abcesos ni osteomielitis
Grado 3	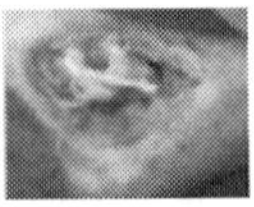	Úlcera profunda complicada con abceso, osteomielitis o sepsis
Grado 4	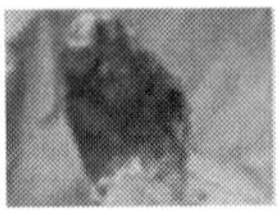	Gangrena localizada en el antepie o talón
Grado 5	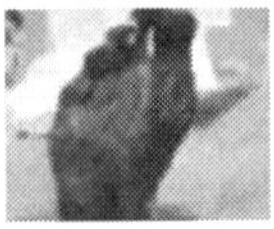	Amplia afectación gangrenosa de todo el pie

Prevención

El trabajo se realiza dentro de un equipo multidisciplinar donde el miembro más importante es el paciente.

Para una adecuada prevención se precisa: un buen control metabólico y de las cifras de tensión arterial, la inspección regular de los pies y el calzado, identificar los pacientes de alto riesgo, la educación paciente, familia y profesionales, los cuidados podológicos y la reducción o alivio de la presión.

Los pacientes de mayor riesgo son los que presentan neuropatía, alteración vascular y deformación en el pie. Otros FR: úlceras previas en el pie o amputaciones, mal control metabólico, mala adherencia al tratamiento, inmovilidad, malas condiciones sociales, tabaquismo o alcoholismo.

Se debe enseñar a todos los diabéticos a minimizar el riesgo de problemas en los pies y si aparecen capacitarle para cuidar sus pies. La educación ha de ser sencilla, relevante, consistente y repetida.

Su tratamiento incluye: desbridamiento, limpieza con SF, manejo de la infección, uso de un apósito adecuado que controle el exudado (los antimicrobianos: plata de liberación gradual para controlar la carga bacteriana), restablecer el aporte de oxígeno suficiente (dilatación arterial, by-pass o revascularizar), proporcionar descarga adecuada.

Los apósitos utilizados deben: absorber el exudado y prevenir las fugas, no ocupar mucho espacio, su retirada será fácil, prevenir traumas posteriores y minimizar el riesgo de infección.

12. GUÍA DE PRÁCTICA CLÍNICA PARA LA PREVENCIÓN Y EL TRATAMIENTO DE LAS ÚLCERAS POR PRESIÓN

Con la publicación de esta Guía de Práctica Clínica para la Prevención y el Tratamiento de las Úlceras por Presión, el Servicio Andaluz de Salud pone a disposición de sus profesionales un instrumento que permita el mejor abordaje de este problema de salud.

La prevalencia de las úlceras por presión puede tomar tal magnitud que en algunos contextos ha sido denominado como "epidemia bajo las sábanas".

La relevancia de este problema ha estado muy presente en las enfermeras del Servicio Andaluz de Salud, quienes han elaborado y actualizado diversas guías de actuación para dar respuesta a este problema en su ámbito de trabajo

El grupo de trabajo ha contado con personas que participaron en la elaboración de las guías anteriormente mencionadas, de todas las provincias andaluzas.

Se ha utilizado la clasificación de **niveles** de evidencias "GRADE" o las Normas de Calidad de los Procesos Asistenciales Integrados, la taxonomía enfermera, además de servirse del uso del "AGREE" como instrumento de evaluación de su calidad metodológica.

12.1. Prevención de las UPP (NIC 3540)

12.1.1. Valoración del riesgo

- Valore el riesgo de presentar upp en todas las personas.
- Para la valoración del riesgo, utilice de forma sistemática, una escala de valoración del riesgo de upp (EVRUPP) validada (Braden, EMINA).
- Clasifique a las personas, tras la valoración, en las categorías de bajo, medio o alto riesgo y aplique medidas en función de este riesgo.
- Registre en la historia clínica la valoración del riesgo realizada.

12.1.2. Cuidados locales de la piel

- Valore el estado de la piel diariamente para identificar precozmente los signos de lesión causados por la presión coincidiendo con el aseo e informando del procedimiento a la persona.
- La valoración de pacientes con piel oscura o morena es especialmente difícil.
- Para la higiene diaria: Utilice jabones o sustancias limpiadoras con potencial irritativo bajo sobre el pH de la piel.
- Está contraindicado el uso sobre la piel de cualquier producto que contenga ALCOHOL (de romero, tanino...). No usar COLONIAS, pues su compuesto fundamental es el alcohol.
- No efectuar masajes sobre las prominencias óseas, pues se pueden ocasionar daños adicionales y no previenen la aparición de lesiones.
- Aplique ácidos grasos hiperoxigenados (AGHO) en piel sometida a presión. Extiéndalos con suavidad en zonas de riesgo.
- Valore y trate los diferentes procesos que puedan originar un exceso de humedad en la piel de la persona: incontinencia, sudoración profusa, drenajes y exudado de heridas.
- La incontinencia ha demostrado que aumenta considerablemente el riesgo de aparición de UPP. 11.1.3. Manejo de la presión
- Elabore un plan de cuidados que fomente y mejore la movilidad y actividad de la persona.
- Haga cambios posturales, o cuando sea posible enseñe a la persona a reposicionarse a intervalos frecuentes que permitan redistribuir el peso y la presión.
- Movilizar a la persona, evitando la fricción y los movimientos de cizalla.
- Eleve la cabecera de la cama lo mínimo posible (máximo 30º) y durante el mínimo tiempo.
- Para las posiciones de decúbito lateral no sobrepase los 30º de inclinación. Se evitará apoyar el peso sobre los trocánteres.

12.1.3. Superficies especiales para el manejo de la presión

- Las personas de riesgo deben ser situadas sobre superficies especiales para el manejo de la presión en función del riesgo.
- En todas las instituciones de salud y niveles asistenciales, las personas que se consideran con riesgo de desarrollar úlceras por presión deben tener un plan de cuidados escrito y personalizado de prevención que debe incluir la utilización de superficies especiales para la redistribución de la presión.
- Considere siempre a las superficies especiales como un material complementario que no sustituye al resto de cuidados (movilización y cambios posturales).

12.1.4. Protección local ante la presión

- Utilizar apósitos de espuma de poliuretano en prominencias óseas para prevenir la aparición de UPP.
- Debe realizarse una protección especial de los talones. Los apósitos especiales de espuma de poliuretano han demostrado mayor eficacia y ser más costo efectivo que el uso de vendajes almohadillados.

12.1.5. Prevenir lesiones y atrogénicas

- No utilizar rodetes ni flotadores como superficie de asiento.

12.1.6. Nutrición

- Asegure una adecuada ingesta dietética para prevenir la malnutrición de acuerdo con los deseos individuales de la persona o su condición de salud.
- Proporcione soporte nutricional a las personas en las que se identifique alguna deficiencia.

12.1.7. Aspectos generales del manejo local de la lesión

- Realizar la valoración de la úlcera de manera periódica al menos una vez a la semana, o siempre que existan cambios que así lo sugieran.
- Para manejar el dolor local valore el uso de geles de opioides como analgésicos tópicos (Ej. Hidrogel de Clorhidrato de Morfina).
- Utilice medidas coadyuvantes para el manejo del dolor (como la cura en ambiente húmedo, el horario reglado, o humedecer los apósitos antes de retirarlos).

12.1.8. Limpieza

- Como norma general limpiar las heridas con suero fisiológico, agua destilada o agua del grifo potable.

- Aplique una presión de lavado que garantice el arrastre de detritus bacterias y restos de curas sin lesionar tejido sano (1-4 kg/cm^2) (Jeringa de 20 a 35 cc y una aguja o catéter de 19 mm de diámetro).
- Los antisépticos no deben de utilizarse de manera rutinaria en la limpieza de lesiones crónicas.

12.1.9. Desbridamiento

- La limpieza y el desbridamiento minimizan la contaminación y mejoran la curación ya que eliminan los niveles altos de bacterias en heridas que contienen tejidos necróticos.
- Seleccione un método de desbridamiento en base a criterios clínicos. Actualmente, no existen evidencias que demuestren una mayor eficacia de un sistema de desbridamiento frente a otro.
- En el caso de placas necróticas situadas en talón, que no presenten edema, eritema, fluctuación o drenaje, puede no ser necesario su desbridamiento inmediato; precisando el seguimiento diario de la lesión y controlando la aparición de dichos signos.

12.1.10. Manejo de la carga bacteriana

- Utilizar guantes nuevos para cada persona. Cuando existan úlceras múltiples, las curas comenzarán por las menos contaminadas para terminar por las más contaminadas.
- Proteger las lesiones de fuentes externas de contaminación, heces, orina, etc.
- La limpieza y desbridamiento, son efectivos para el manejo de la carga bacteriana de lesiones contaminadas y/o infectadas. La asociación con apósitos de plata la hace aún más eficaz.
- Las lesiones sin signos aparentes de infección, pero que presenten otros signos como retraso del crecimiento, aumento del exudado, del dolor, decoloración, etc. Son sugerentes de colonización crítica y deberían ser tratadas como infectadas.
- Una vez resuelta la colonización crítica o la infección cambiar a productos específicos para la fase de granulación.
- Considerar el inicio de un tratamiento antibiótico local (p.e. sulfadiazina argéntica) en úlceras limpias que no curan o continúan produciendo exudado después de 2 a 4 semanas de cuidados óptimos.
- Sólo se recomienda el uso de antibióticos sistémicos cuando existe diseminación de la infección (celulitis, sepsis, etc).
- La prevención de la infección mediante el uso de antibióticos sistémicos con carácter profiláctico no parece una medida recomendada y tenemos buenas evidencias de que su uso no tiene una utilidad manifiesta, al menos usados de manera sistemática.
- Realizar cultivos bacterianos de tejidos blandos cuando la úlcera no responda a la terapia antibiótica local después de otras dos semanas de tratamiento.

12.1.11. Cura en ambiente húmedo: manejo del exudado, elección de apósito y cuidados de la piel perilesional

- La cura en ambiente húmedo ha demostrado mayor efectividad clínica y rentabilidad que la cura tradicional.
- No hay diferencias en la efectividad clínica (cicatrización) de un tipo de producto de tratamiento en ambiente húmedo sobre los otros, por tanto para su selección considere otros elementos como: el tipo de tejido, el exudado, la localización, la piel perilesional y el tiempo del cuidador.
- Las lesiones en estadio profundas, tunelizadas o cavitadas deben ser rellenadas para que no cierren en falso o se abscesifiquen.
- Utilice la mínima fuerza mecánica para la limpieza de la herida y secado de toda el área perilesional.

Las UPP son una complicación frecuente en cualquier nivel asistencial, especialmente en pacientes con problemas de movilidad y edad avanzada y tienen un impacto negativo directo para su salud.

No se han encontrado datos epidemiológicos referidos a la población andaluza, pero teniendo en cuenta que el 18% de la población española es andaluza, puede suponerse que casi 15.000 ciudadanos son asistidos por el Sistema Sanitario Público Andaluz (SSPA) por estar afectados por las úlceras por presión, de los cuales, unos 110 morirán al año por esta causa. Pero además provocan una prolongación de la estancia hospitalaria y un aumento de los costes sanitarios.

La variabilidad de la práctica clínica entre los profesionales se apoya en dos pilares fundamentales:

- La incertidumbre profesional, relacionada con la discrecionalidad de las decisiones clínicas individuales o los diferentes estilos de práctica.
- El crecimiento desmedido de la información, lo que se ha dado en llamar la explosión de la información.

12.2. Definición

Existen múltiples definiciones de las UPP; se propone como más acertada la definición de MJ. Almendariz[7]: "Lesión de origen isquémico, localizada en la piel y tejidos subyacentes con pérdida de sustancia cutánea, producida por presión prolongada o fricción entre dos planos duros, uno perteneciente al paciente y otro externo a él".

Esta definición considera la etiología y localización de las lesiones y las fuerzas de fricción como posible causa de las upp.

12.3. Etiopatogenia

Las fuerzas mecánicas provocan las UPP como consecuencia directa del aplastamiento tisular entre dos planos: uno corporal y otro externo a él. Dos procesos se conjugan en el desarrollo de estas lesiones: la oclusión vascular por la presión externa y el daño endotelial a nivel de las arteriolas y de microcirculación. Así, por tanto, en la formación de las UPP se identifican 3 tipos de fuerzas: presión, fricción y cizalla.

La disminución de la resistencia de los tejidos a estas fuerzas puede verse alterada por varias causas. Hay 2 grandes grupos de factores predisponentes para las UPP, los factores intrínsecos y extrínsecos.

- **Factores intrínsecos**: condición física: Inmovilidad, Medicación, Alteraciones respiratorias /circulatorias, Diabetes, Insuficiencia vasomotora, TA baja, Insuficiencia cardiaca, Vasoconstricción Periférica, Alteraciones endoteliales, Anemia, Septicemia, Edad, Malnutrición/deshidratación, Factores psicológicos.
- **Factores extrinsecos**: Humedad, Perfumes, agentes de limpieza, Superficie de apoyo, Estancia, Sondaje: vesical, nasogástrico, Técnicas manuales sobre la piel, Fijaciones, férulas.

La etiología de las UPP es multifactorial con dos elementos clave:

- Las fuerzas de presión, fricción o cizalla.
- La disminución de la tolerancia de los tejidos a estas fuerzas propiciada por factores extrínsecos, intrínsecos o combinación de ambos.

12.4. Epidemiología: indicadores y costes

Tradicionalmente la información epidemiológica relacionada con las upp ha tenido un escaso desarrollo. El Segundo Estudio Nacional de prevalencia con datos de 2005 establecen la prevalencia de upp en atención primaria fue del 9,11% de la población incluida en programa de atención domiciliaria; un 8,91 % en hospitales y un 10,9 % en centros sociosanitarios.

El coste anual del tratamiento de las UPP en España es de 435 millones de euros con un posible sesgo a la baja.

Objetivo general

Mejorar los cuidados de las úlceras por presión.

Objetivos específicos

1. Mejorar la calidad de vida de las personas que presentan úlceras por presión y de las personas que las cuidan.
2. Disminuir la variabilidad de la práctica clínica y la incertidumbre al tomar decisiones mediante prácticas basadas en la evidencia científica.
3. Promover el adecuado uso de las tecnologías sanitarias y guiar en la priorización de la distribución de recursos.

El cuidado de las UPP se realiza principalmente desde la disciplina enfermera con un abordaje multidisciplinar por lo que esta guía está dirigida tanto a enfermeras, como a cualquier otro grupo profesional que trabaje con pacientes que presenten UPP.

Los métodos sistemáticos para la búsqueda de la evidencia son:

- Estrategia de búsqueda (bases de datos a consultar, periodo de búsqueda, términos de búsqueda y sistema de búsqueda inversa).
- Posibilidades de acceso al documento tanto electrónico como manual a través de los recursos disponibles por el Sistema Sanitario Público Andaluz. Así se ha realizado en una búsqueda en las bases de datos más importantes (Cuiden, Medline, PubMed, Cinahl, Cochrane Library, DARE). Se han utilizado los descriptores MeSH y Cuiden, relacionados con las úlceras por presión. El periodo de búsqueda incluido ha sido el de cada base de datos hasta septiembre de 2006.

Para la clasificación de la calidad y fuerza de las recomendaciones se utilizó el sistema del GRADE Working Group. En los casos dónde se encontraron diferencias a la hora de determinar el nivel de evidencia de la recomendación se ha utilizado el consenso formal (Método RAND / UCLA) no encontrando áreas específicas de desacuerdo.

12.5. Difusión

- Envío de la Guía a las Direcciones de Enfermería de Hospitales, Distritos de Atención Primaria e Instituciones Socio-Sanitarias, para su reparto entre el personal responsable de las distintas Unidades de Hospitalización y Centros de Salud.
- Difusión electrónica a través de la Web del Servicio Andaluz de Salud y otras Web del Sistema Sanitario Público de Andalucía.

12.6. Diseminación

Se ha realizado la presentación a las diferentes Direcciones de Enfermería de Hospitales y Distritos de Atención Primaria e Instituciones Socio-Sanitarias de la Guía y se han dado talleres formativos para las personas que lo implanten y para los profesionales de los centros para diseminar la información. Se ha elaborado un póster, con la información más relevante que incluya los algoritmos de actuación y las recomendaciones.

12.7. Implantación

- Nombramiento de una persona responsable o implantadora por Unidad o Centro de Salud, que se encargará junto con los cargos intermedios de Enfermería de favorecer la implementación de la guía en la práctica.
- Auditorias.
- Análisis e informe de implantación mediante encuestas al personal encargado de ello y profesionales, que sirva de retroalimentación.

12.8. Valoración general y diagnóstico

La valoración de la presencia o riesgo de aparición de UPP debe hacerse de manera integral incluyendo:

1. Historia clínica, con examen físico completo, prestando especial atención a factores de riesgo y a las causas que influyen en el proceso de cicatrización.
2. Valoración nutricional con un instrumento validado, por ejemplo Mini Nutriciona Assessment (MNA test), de manera periódica, asegurando una ingesta de nutrientes adecuada, con suplementos si es preciso, compatible con las características del paciente (dentición, deglución, etc.) y con sus deseos.
3. Valoración sobre los aspectos psico-sociales, identificando a la persona cuidadora principal y que incluya actitudes, habilidades, conocimientos, medios materiales y apoyo social.

Así los profesionales puede establecer los diagnósticos que puede presentar el paciente, que siguiendo la taxonomía de la NANDA pueden ser fundamentalmente:

- 00047 Riesgo de deterioro de la integridad cutánea.
- 00046 Deterioro de la integridad cutánea, para pacientes con lesiones en estadio I o II.
- 00044 Deterioro de la integridad tisular, para pacientes con lesiones de estadio III o IV.

Para trabajar estos diagnósticos se utilizarán dos intervenciones según taxonomía del Nursing Intervention Classification (NIC):

- 3540 Prevención de las úlceras por presión (Esta intervención incluye vigilancia de la piel, manejo de presiones, etc.).
- 3520 Cuidados de las Úlceras por presión. Hace referencia a los cuidados locales y generales de las upp.

La evolución de los cuidados pueden ser realizada mediante dos criterios de resultado, según taxonomía de la Nursing Outcomes Classification (NOC):

- 1101 Integridad tisular: Piel y membranas mucosas: para personas con riesgo y quienes presenten úlceras para evitar que aparezcan nuevas lesiones.
- 1103 Curación de la herida por segunda intención: Aplicable a los dos diagnósticos reales de deterioro de la integridad.

12.9. Seguimiento del paciente de riesgo

Como instrumento de valoración del riesgo de la aparición de la UPP se utilizará una escala validada, preferiblemente la escala de Braden, aunque como ya se ha comentado la escala EMINA es una alternativa igualmente válida.

La periodicidad de las revaloraciones fuera del hospital, debe ser acordada por el equipo sanitario conjuntamente con la persona cuidadora familiar en domicilio, con el personal auxiliar del servicio de ayuda a domicilio o el personal de centros residenciales.

A continuación se establecen unos criterios a seguir para determinar la frecuencia de valoración en función de la preparación del cuidador o cuidadora familiar (medida mediante el Criterio de Resultado) y el riesgo medido por una escala validada (Braden o EMINA).

Periodicidad	NOC2202	Valor escala riesgo	Frecuencia
A	>= 3	Sin riesgo o riesgo bajo	Valoración mensual
B	<3	Riesgo medio o alto	Valoración C/14 Días

En el domicilio es fundamental formar al familiar cuidador o al auxiliar de ayuda a domicilio en la prevención y valoración de la piel. Tras el 1º contacto visitar a los 7 días y con periodicidad A o B. Es importante reevaluar ante cualquier cambio en el estado de salud importante sufrido por la persona.

Para personas institucionalizadas hay que coordinarse con el equipo asistencial y participar en la formación continuada del personal auxiliar de las residencias. Acordar con la enfermera durante el primer mes, reevaluación semanal y luego valoración trimestral.

En el hospital se valorará al ingreso y se iniciarán las medidas de prevención si presenta riesgo se deben y si reevaluar periódicamente una vez en semana o cuando se produzcan cambios en el estado de salud de la persona o en la situación de las personas que cuidan.

12.10. Los cuidados de las UPP (NIC 3520)

La valoración de la lesión se debe hacer periódicamente por lo menos 1 vez / semana y siempre que haya cambios que lo sugieran.

Al realizarla hay que determinar la ubicación de la lesión, el estadiaje según GNEAUPP:

Estadio I

Alteración observable en la piel integra, relacionada con la presión, que se manifiesta por un eritema cutáneo que no palidece al presionar; en pieles oscuras, puede presentar tonos rojos, azules o morados. En comparación con un área (adyacente u opuesta) del cuerpo no sometida a presión, puede incluir cambios en uno o más de los siguientes aspectos:

- Temperatura de la piel (caliente o fría).
- Consistencia del tejido (edema, induración).
- Y/o sensaciones (dolor, escozor).

Estadio II

Pérdida parcial del grosor de la piel que afecta a la epidermis, dermis o ambas. Úlcera superficial que tiene aspecto de abrasión, ampolla o cráter superficial.

Estadio III

Pérdida total del grosor de la piel que implica lesión o necrosis del tejido subcutáneo, que puede extenderse hacia abajo pero no por la fascia subyacente.

Estadio IV

Pérdida total del grosor de la piel con destrucción extensa, necrosis del tejido o lesión en músculo, hueso o estructuras de sostén (tendón, cápsula articular, etc.). En este estadio como en el III, pueden presentarse lesiones con cavernas, trayectos sinuosos o tunelizaciones.

Siempre que se pueda se debe retirar el tejido necrótico antes de determinar el estadio de la úlcera.

Se valorarán las dimensiones expresadas en centímetros (la longitud y la anchura), el tipo de tejido existente en el lecho: granulación, esfacelado y/o necrótico seco (duro) o necrótico húmedo (blando). Debe comprobarse si hay tunelizaciones, excavaciones o fístulas, así como el grado de exudación de la misma. Habrá que comprobar si existen signos de infección (exudado purulento, mal olor, bordes inflamados, fiebre, etc.), se determinará si existe dolor y si lo relaciona con la lesión, las curas,... hay que valorar también la de la lesión y el estado de la piel perilesional (íntegra, lacerada, macerada, reseca, etc.). actuando según el procedimiento.

Para manejar el dolor local valore el uso antigüedad de geles de opiáceos como analgésicos tópicos (Ej. Hidrogel de Clorhidrato de Morfina).

El uso de analgésicos tradicionales previos a la cura suele ser poco eficaz y los últimos estudios abogan por la nula utilidad de esta intervención, posiblemente porque alcanzan sus picos analgésicos de forma lenta (ya sean usados por vía oral o parenteral) no consiguiendo concentraciones plasmáticas inmediatas para el procedimiento, por lo que si se usan deben de darse con la suficiente antelación. Usar medidas como la cura en ambiente húmedo (menos cambios), el horario reglado, humedecer los apósitos antes de retirarlos para manejar el dolor.

La protección de la piel perilesional es efectiva como técnica analgésica, disminuyendo por tanto el grado de maceración de la piel circundante.

La limpieza debe realizarse con suero fisiológico, agua destilada o agua del grifo potable con una presión de lavado que garantice el arrastre sin lesionar le tejido sano (1-4 kg/cm2).

Los antisépticos son productos citotóxicos que lesionan el tejido sano, y retrasan la Cicatrización, sólo usar si hay que controlar la carga bacteriana.

El desbridamiento efectivo minimiza la contaminación y mejora la cura. Para decidir la técnica a utilizar, deberemos valorar la situación general de la persona, posibilidades de curación del proceso, expectativas de vida, problemas y beneficios para ella. Hay que valorar las características de la lesión (tipo de tejido, profundidad, localización, presencia de dolor y signos de infección).

Los métodos de desbridamiento son compatibles entre sí, recomendándose la combinación de varios de ellos para hacer más eficaz y rápido el proceso. Puede ser:

- Quirúrgico: es la retirada completa de tejido necrótico realizada en una sola sesión, en quirófano o sala quirúrgica bajo anestesia.

- Cortante: es el realizado a pie de cama, retirando de forma selectiva el tejido desvitalizado, en diferentes sesiones. Vigilar los signos de sangrado significativo durante las primeras 24 horas. Es conveniente la aplicación de medidas de control del dolor.
- Enzimático: se usan enzimas exógenas (colagenasa, estreptoquinasa, papaina-urea, etc.). Es un método selectivo siendo combinable con otros métodos. Se recomienda aumentar el nivel de humedad en la herida para potenciar su acción y proteger la piel Periulceral.
- Autolítico: se favorece con la aplicación de cualquiera de los apósitos para la cura en ambiente húmedo. Es el método más selectivo, atraumático y no doloroso.

12.11. Manejo de la carga bacteriana

La exposición a agentes contaminantes externos aumenta la colonización bacteriana y retrasa la curación de las úlceras por presión. La limpieza y desbridamiento, son efectivos para el manejo de la carga bacteriana de lesiones contaminadas y/o infectadas. La asociación con apósitos de plata la hace aún más eficaz.

La plata presenta una eficacia antimicrobiana ante un gran espectro de gérmenes, incluidos multiresistentes. Hay diferentes estudios in Vitro que muestran como la cantidad total de plata presente en un apósito influencia la actividad antimicrobiana. Las lesiones con retraso del crecimiento, aumento del exudado, dolor o decoloración sugieren colonización crítica y deben tratarse como infectadas. Todas las úlceras por presión se pueden considerar contaminadas (presencia sin proliferación) o colonizadas (gérmenes que proliferan en el lecho) por bacterias, Las lesiones en fase de "colonización crítica" deben tratarse como si estuvieran infectadas.

No existe ningún producto que sirva para todas las fases de la herida. Normalmente se considera como tiempo necesario para descontaminar una herida entre 1 y 2 semanas de tratamiento con el producto de manejo de la carga bacteriana. Cuando se precise el uso de antibióticos locales el producto de elección es la sulfadiazina argéntica cuyo cambio debe realizarse cada 12 horas.

Los antibióticos sistémicos utilizados tópicamente pueden producir resistencias cruzadas, por lo que su uso local está contraindicado.

La prevención de la infección mediante el uso de antibióticos sistémicos con carácter profiláctico no parece una medida recomendada.

La biopsia tisular es la herramienta más adecuada para el cultivo de heridas. En caso de no ser posible se recomienda la punción-aspiración frente al frotis en la toma de muestras de las lesiones crónicas. Los cultivos de superficie con hisopo es una técnica que permite detectar la presencia de microorganismos en superficie sin que podamos tener información cuantitativa y sin que se pueda detectar la flora anaerobia.

12.12. Cura en ambiente húmedo: manejo del exudado, elección de apósito y cuidados de la piel perilesional

La cura en ambiente húmedo (hidrocoloides y espumas de poliuretano) ha demostrado mayor efectividad clínica y rentabilidad que la cura tradicional. Para seleccionarlo hay que considerar el tipo de tejido, el exudado (alginatos, hidrofibras), la localización (en zonas de alta presión espumas de poliuretano), la piel perilesional y el tiempo de cuidado.

Cuando haya tejido desvitalizado (esfacelos o necrosis) valore la utilización de distintos sistemas de desbridamiento. Los apósitos basados en la cura húmeda favorecen el desbridamiento autolítico (más lento). El minimizar los cambios supone mejorar la calidad de vida del paciente, de los cuidadores y de la lesión ya que se disminuye el trauma originado por dichos cambios.

Para proteger la piel perilesional del exudado y otras agresiones se pueden utilizar películas barrera no irritantes, películas de poliuretano transparentes o pomadas con óxido de zinc. La retirada de los apósitos hidrocelulares es más fácil que los hidrocoloides. La colagenasa también pueden lesionar la zona perilesional.

12.13. Seguimiento de los pacientes con úlceras por presión

El seguimiento de las lesiones y la frecuencia de cura de las mismas estará condicionada por la situación de la persona y sus objetivos terapéuticos buscando el mayor confort, de la lesión y del producto seleccionado para el tratamiento.

En lesiones con tejido de granulación, el exudado será el que condicione la frecuencia de cambios. Así, y como norma general, podemos recomendar que cuando el exudado de la lesión esté en torno a 1-2 cm del borde del apósito es el momento adecuado para su cambio. Si los cambios hay que hacerlos con frecuencia inferior a los 2-3 días se recomienda modificar el producto de tratamiento por otro de mayor absorbencia y si no lo controla y se asocia a otros signos: retraso en la cicatrización, dolor, decoloración, etc., valorar la posibilidad de que se encuentre en situación de colonización crítica y tratar como si estuviera infectada.

Si la lesión tiene una elevada carga bacteriana o signos claros de infección, la limpieza y desbridamiento debe hacerse a diario. Si se asocia a productos para el manejo de la carga bacteriana, como apósitos de plata, la revisión de la lesión debería hacerse como máximo cada 48-72 h.

Las úlceras por presión cicatrizan hacia una menor profundidad, pero no se produce una sustitución del músculo, tejido celular subcutáneo, o dermis destruidos hasta que no tiene lugar la reepitelización.

Para determinar la evolución de la lesión el mejor sistema es el desarrollado y validado por el Comité Consultivo Nacional (Norteamericano) de Úlceras por Presión (Nacional Pressure Ulcer Advisory Panel) que han desarrollado una Escala de Curación de las Úlceras por presión, conocida por su acrónimo inglés PUSH (Pressure Ulcer Scale for Healing).

Tejido necrótico (Escara seca o húmeda), de color oscuro adherido firmemente AL lecho o bordes de la herida.

Esfacelos, tejido amarillo o Blanco adherido AL lecho como bandas de aspecto fibroso, bloques o tejido Blanco muciforme.

Tejido de granulación, tejido rojo o rosáceo con apariencia granular y brillante.

Tejido epitelial, tejido nuevo o piel en úlceras superficiales que crece en los bordes de la herida.

Cicatrizado o epitelizado, la herida se recubre completamente de epitelio (nueva piel).

12.14. Tomas de muestras (Documento Técnico nº 4 del GNEAUPP)

El diagnóstico de la infección asociada a úlcera por presión debe ser fundamentalmente clínico. La mayor parte de las lesiones con signos de infección local no complicada se resolverán a través de limpieza y desbridamiento de la herida, no siendo necesario de forma sistemática realizar cultivo de ese exudado.

Si persisten los signos bacteriológicos con exudado purulento, ante el riesgo o evidencia de celulitis, osteomielitis o bacteriemia, será preciso y urgente filiar el organismo responsable. Toda la información diagnóstica que el laboratorio de microbiología puede proporcionar, depende de la calidad de la muestra recibida. La CDC americana recomienda obtener líquido mediante la aspiración con aguja u obtener fragmentos de tejido mediante biopsia de la úlcera.

Aspiración Percutánea → Es el mejor método por su sencillez y facilidad para obtener muestras de úlceras, abscesos y heridas superficiales, especialmente de bacterias anaerobias. Se desinfecta con povidona yodada 10%, se deja secar 1 minuto y se realiza la punción/aspiración en ángulo de 45º.

Frotis de la lesión mediante hisopo

Permiten recoger una escasa cantidad de muestra que fácilmente se deseca por la deshidratación y sólo detectan los contaminantes de superficie. Recorra con el hisopo los extremos de la herida en sentido descendente (agujas del reloj), abarcando diez puntos distintos en los bordes de la herida. Coloque el hisopo dentro de un tubo con medio de transporte.

Biopsia Tisular

Es un procedimiento de elección y alta efectividad diagnóstica, pero generalmente su uso está restringido a la atención especializada. Las muestras de tejidos por escisión quirúrgica de zonas que manifiesten signos de infección. Las muestras líquidas se obtendrán por aspiración con jeringa y aguja. Es conveniente la toma junto a la cama del enfermo. Efectuar la toma en el sitio exacto de la lesión con las máximas condiciones de asepsia que eviten la contaminación de microbios exógenos.

12.15. Material para tratamiento y prevención de las úlceras por presión

Ácidos Grasos Hiperoxigenados → Para la prevención de las úlceras por presión.

Hay sugerencias de efectividad también en el tratamiento de lesiones en estadio I.

Apósito de plata → Primer escalón en el tratamiento de las lesiones con signos de colonización crítica o infección.

Apósito alginato cálcico → Para lesiones exudativas, sobre todo profundas o cavitadas. Por su carácter hemostático tras un desbridamiento cortante con sangrado.

Apósito de Espuma de poliuretano (también denominados Hidrocelulares o Hidropoliméricos) → Para la prevención sobre prominencias óseas o zonas sometidas a presión y/o fricción. Para lesiones superficiales o profundas (en este caso, asociado a otros productos que rellenen la cavidad, sobre todo si existe exudado moderado-abundante).

Apósito de hidrofibra → Para lesiones exudativas, especialmente profundas o cavitadas.

Apósito hidrocoloide → Para lesiones superficiales o profundas (en este casos, asociado a otros productos que rellenen la cavidad y sólo cuando el exudado sea escaso o nulo).

Colagenasa → Para el desbridamiento enzimático.

Colágeno sólo o asociado a moduladores de las proteasas → Como segundo escalón de tratamiento en lesiones, sin signos de colonización crítica, que no mejora y que puede deberse a una cronificación de la fase inflamatoria.

Hidrogel de estructura amorfa → Para lesiones poco exudativas profundas o cavitadas. Para el desbridamiento autolítico y ayuda del enzimático si se asocia a colagenasa.

Películas de Poliuretano Transparente o Pomadas de Óxido de Zinc → Para la protección de la piel perilesional o zonas sometidas a humedad constante o frecuente. La ventaja de las Películas de poliuretano estriba en permitir ver la lesión y ser de fácil retirada.

Las pomadas de óxido de zinc deben ser retiradas completamente con productos de base oleosa, antes de aplicadas de nuevo.

Superficies Especiales de Manejo de la Presión → La superficie correcta debe ser seleccionada en función del Riesgo y de la situación clínica del paciente.

Sulfadiazina argéntica → Como segundo escalón en el tratamiento de las lesiones con signos de colonización crítica o infección, si no ha mejorado con la limpieza, el desbridamiento y el uso de plata. Considerar como primer escalón de tratamiento para las quemaduras.

12.16. Indicadores epidemiológicos y de calidad

Son personas de riesgo las que tengan una puntuación menor o igual a 16 en la escala de Braden, o igual o superior a 4 en la Escala EMINA. Son personas con UPP las que presentan al menos una lesión independientemente del estadio, localización y nivel de aparición. Son considerados límites marginales la aparición de nuevas lesiones distintas a las úlceras por presión o el traslado del paciente a otra Comunidad o país.

Se considera finalizado el proceso cuando revierte el proceso que lo hace ser calificado como de riesgo, cuando se produce una curación de las lesiones y la desaparición del riesgo o Exitus.

12.17. Continuidad de cuidados: circuitos de coordinación y estrategias de registro

Según el III Plan Andaluz de salud, en línea con el Plan de calidad de la Consejería de Salud de la Junta de Andalucía, la continuidad asistencial pasa a ser el criterio clave que inspira las estrategias del sistema sanitario Público de Andalucía.

La capacidad de comunicarse de forma eficaz, sobre la atención de las personas, se vuelve más importante que nunca. El papel de la enfermera como coordinadora de la atención prestada por otros profesionales implica que el intercambio y la transferencia de información sea una actividad importante para el resultado de los cuidados que se proporcionan. La continuidad en la prevención es fundamental ya que en pocas horas una persona pasa de tener riesgo a tener lesiones, por ello es importante tener unos circuitos de coordinación adecuados entre los diferentes niveles asistenciales.

Los registros son una pieza clave en el tratamiento de las heridas e indispensables en la continuidad de los cuidados, tanto por el propio equipo de salud, como entre los diferentes niveles asistenciales. Es una obligación legal (Ley 41/2002) y esencial ante posibles demandas legales. Desafortunadamente, la documentación escrita es aún insuficiente en los tres niveles: Atención primaria, hospitalaria y socio sanitaria.

En Andalucía tenemos la historia de salud única y digital, que mejora el acceso a la información, la continuidad del proceso asistencial y la calidad de los servicios sanitarios.

Para ello se propone los estándares de registro de los cuidados locales en pacientes con úlceras por presión y en la continuidad de cuidados de estos pacientes (anexo 11.3 y 11.4).

12.18. Estándares de Registro de los Cuidados Locales en Pacientes con úlceras por Presión

a) Registro de la lesión con fecha de aparición aunque sea aproximada para saber si la lesión se produjo en nuestra unidad o en otra. Localización de la lesión.
b) Registro de Evaluaciones con fecha de cura y evaluación, estadio, tipo de tejido en el lecho, aspecto y cantidad de exudado, signos de infección, dolor, fístulas, piel perilesional.
c) Registro de Tratamiento con el material usado en limpieza y desbridamiento y en la cura y piel perilesional, dolor al cambiar apósitos, fecha prevista última cura y cultivo.
e) Finalización de la cura con fecha y motivo.

12.19. Estándares de registro en la Continuidad de Cuidados para el Tratamiento Local de Úlceras por Presión

Siempre que fuera posible se debería enviar información del estado de evolución en formato NOC: Cicatrización de la herida por segunda intención, con el indicador seleccionado. Y se debería enviar la información del último registro de curas (registro de la lesión, registro de la última evaluación y del tratamiento aplicado).

13. GUÍA DE PRACTICA CLÍNICA PARA QUEMADURAS

La guía muestra las mejores evidencias disponibles en las intervenciones enfermeras (NIC: *Nursing Intervention Classification*): cuidado de las heridas: quemaduras, cuidados de la piel, terapia nutricional, restablecimiento de la salud bucal, cuidado de los ojos y manejo del dolor.

El **objetivo fundamental** de esta GPC es mejorar la salud y la calidad de vida de las personas afectadas por quemaduras.

Objetivos específicos

1. Reducir la variabilidad y la incertidumbre en la práctica clínica en el abordaje de las quemaduras.
2. Promover la adecuada utilización de las tecnologías sanitarias y orientar en la priorización de los recursos.
3. Contribuir en la mejora competencial de los profesionales del SSPA.
4. Abrir un campo de investigación enfermera sobre cuidados a personas con quemaduras.

Esta guía ha sido elaborada por enfermeros/as andaluces de diferentes niveles de asistencia con amplia experiencia clínica, docente o investigadora en el manejo de las quemaduras y en la elaboración de protocolos y documentos relacionados con las mismas.

Así se ha realizado una búsqueda en las bases de datos más importantes: Cuiden Plus, CUIDATGE, Base de datos para la investigación en enfermería (BDIE), Literatura latina y del Caribe de Ciencias de la Salud (LILACS), Índice médico español (IME), Embase, Currents Contens y el International Nursing Index (INI), Medline, Cinahl, Cochrane Library, Database of Abstracts of Reviews of Effects (DARE). Se han utilizado los descriptores MeSH, Emtree y Cuiden, relacionados con las quemaduras.

Se realizó la búsqueda sin límite de año, recogiendo todo el contenido de las bases de datos hasta Julio de 2010.

Para la clasificación de la calidad y fuerza de las recomendaciones se utilizó el sistema del GRADE Working Group. En los casos dónde se encontraron diferencias a la hora de determinar el nivel de evidencia de la recomendación se utilizó el consenso formal (Método RAND / UCLA) no encontrando áreas específicas de desacuerdo.

La guía esta estructurada por apartados siguiendo el proceso enfermero: Diagnósticos de Enfermería (NANDA), Criterios de Resultados (NOC) e Intervenciones (NIC).

Cuidado de las heridas: quemaduras (NIC 3661). Quemaduras epidérmicas o de primer grado.

- Limpie la piel con agua del grifo, agua hervida, agua destilada o suero salino a temperatura ambiente.
- Seque la piel sin frotar la zona lesionada.
- No aplique agua muy fría o helada.
- Hidrate la piel para restaurar la humedad.
- Valore el uso de cremas con aporte de corticoides.
- Retire apósitos, gasas y vendajes por capas.

13.1. Quemaduras de segundo grado superficial / profundo y tercer grado

Limpieza y Desbridamiento

- Irrigue con agua a temperatura ambiente.
- Limpie la piel con agua del grifo, agua hervida, agua destilada o suero salino.
- No aplique agua muy fría o helada.
- Haga el lavado/aseo por ducha/irrigación.
- Use clorhexidina como antiséptico de elección en las primeras fases de curación.
- Seque la piel sin frotar la zona lesionada.
- Retire el vello que rodea la quemadura.
- Elimine el vello cortándolo con tijeras en vez de rasurar.
- Retire apósitos, gasas y vendajes por capas.
- Utilice la mínima fuerza mecánica para la limpieza, secado y retirada de los apósitos.
- Retire ampollas o flictenas.

13.1.1. Tratamiento tópico

- En el manejo de una quemadura de segundo grado sin riesgo de infección podemos prescindir de agentes tópicos antimicrobianos.
- No hay diferencias en la efectividad clínica de un tipo de productos de tratamiento en ambiente húmedo sobre otros.
- Use apósitos que sean adaptables y con la menor adherencia a la piel lesionada.
- Los apósitos hidrocoloides gestionan de manera eficiente el exudado en quemaduras superficiales no extensas.

- Los apósitos hidrocelulares han demostrado mayor capacidad de absorción de exudado que apósitos hidrocoloides.
- Los apósitos con silicona protegen la piel perilesional y piel ya epitelizada.
- La cura tradicional con una gestión adecuada del exudado es efectiva en el cuidado de este tipo de lesiones.
- El uso de desbridantes enzimáticos facilita la cicatrización de la quemadura.
- Aplique quimioterápico tópico, de primera elección, sulfadiazina argéntica en quemaduras de segundo y tercer grado.
- Aplique sulfadiazina argéntica con nitrato de cerio en quemaduras de tercer grado.
- En el manejo del paciente quemado, los apósitos liberadores de plata son una opción de gran utilidad en cuanto a seguridad clínica.
- El uso de apósitos con plata permite distanciar las curas, disminuye la manipulación de las mismas y puede disminuir la estancia media hospitalaria.
- Los apósitos de plata disminuyen el dolor en las curas en comparación a la sulfadiazina argéntica.

13.1.2. Vendaje en personas con quemaduras

- El vendaje de los dedos de manos o pies se hará uno a uno para prevenir la adherencia entre ellos.

13.1.3. Infección en personas con quemaduras

- Los cultivos realizados con hisopo nos pueden orientar en el cuidado de estas heridas.
- No use antibióticos sistémicos como profilácticos en quemaduras menores.

13.2. Cuidados de la piel (piel epitelizada tras quemadura de segundo o tercer grado) (NIC 3584)

- Hidrate la piel para restaurar la humedad.
- Aplique productos de fotoprotección en zonas epitelizadas.

13.3 Terapia nutricional (NIC 1120)

- Evalúe el estado nutricional de forma individualizada y continua hasta la curación de las heridas.
- Aporte de manera precoz una dieta con elevado valor proteico.
- Inicie la alimentación enteral de manera precoz.

13.4. Restablecimiento de la salud bucal (NIC 1730)

- Utilice clorhexidina al 0.12% como antiséptico bucal.
- Utilice productos barrera de la mucosa y agentes protectores en el aseo bucal y antes de la alimentación.
- Cuidado de los ojos (NIC 1650).
- Limpie de manera exhaustiva los ojos varias veces al día.
- Manejo del dolor (NIC 1400).
- Utilice medidas coadyuvantes para el manejo del dolor (como la cura en ambiente húmedo, el horario reglado, la protección de la piel perilesional o humidificación de los apósitos).
- Utilice la mínima fuerza mecánica para la limpieza de la herida y para el secado posterior.

13.5. Quemaduras especiales

Quemaduras Eléctricas. Cuidado de las heridas: quemaduras (NIC 3661)

- Aplique quimioterápico tópico de primera elección, sulfadiazina argéntica y sulfadiazina argéntica con nitrato de cerio en el manejo inicial de lesiones profundas de origen eléctrico 150,153.

Quemaduras químicas. Cuidado de las heridas: quemaduras (NIC 3661)

- Aplique lavado de arrastre con agua en el manejo de quemaduras químicas.
- Evite el uso de agentes neutralizantes en el manejo de quemaduras químicas.

13.6. Necesidad de una Guía de Práctica Clínica

13.6.1. Por su elevada incidencia y morbimortalidad

Unos 120. 000 españoles sufren algún tipo de quemadura cada año y sólo un 5% precisa cuidados hospitalarios. En 2008 hubo 35 defunciones por quemaduras. Alrededor del 60% suceden en el domicilio (65% por escaldaduras y el 20% por sólidos calientes) y el 10-15% en el medio laboral sobre todo por explosión o llama, las quemaduras eléctricas y las químicas.

La infancia y la vejez son las etapas de la vida donde se producen mayor número de quemaduras, así los niños menores de 5 años sufren el 45% de las quemaduras severas y éstas se producen principalmente en la cocina con líquidos calientes.

13.6.2. Por la variabilidad de cuidados que coexisten en la práctica clínica

No hay en la literatura científica actual, GPC que aborden de una manera integral las intervenciones y acciones con un nivel suficiente de evidencia que las sustente y que se circunscriba al ámbito de trabajo de enfermería. Ni tampoco se han hallado GPC que analicen las intervenciones según su nivel y que aborden el uso de apósitos, basados en la cura en ambiente húmedo, como una alternativa en el cuidado y curación de estas lesiones.

13.6.3. Por la importante repercusión en la calidad de vida de la persona con quemadura

Las quemaduras suponen un importante impacto físico y psíquico, agravado por el recuerdo del trauma vivido, el sufrimiento y dolor del cuidado de las lesiones y el tratamiento. El cambio brusco en el estado de salud influye directamente en la calidad de vida posterior. Las secuelas alteran la imagen corporal, la autopercepción y la autoestima. El concepto de secuela posquemadura queda englobado en la actualidad en el marco general de "calidad de vida", es decir la percepción de salud experimentada y declarada por la persona.

13.6.4. Por el elevado consumo de recursos sanitarios

En personal, infraestructura, material, etc. El aumento de la supervivencia y la corrección de las secuelas al priorizar los cuidados y recursos necesarios con eficiencia.

Esta GPC va dirigida a personas adultas, niños y niñas de todas las edades que sufran quemaduras en todos sus grados y tipologías.

Aborda aspectos clínicos no contemplados:

- Conceptos generales. Definición, etiología, epidemiología, prevención, factores de riesgo y clasificación.
- Valoración global y focalizada, diagnósticos enfermeros y problemas de colaboración.
- Cuidados de las quemaduras, cuidados de la piel, terapia nutricional, restablecimiento de la salud bucal, cuidados de los ojos y manejo del dolor.
- Algoritmos de decisión. Algoritmo diagnóstico y terapéutico.
- Quemaduras especiales. Quemaduras eléctricas y químicas.
- Material recomendado para el manejo de los cuidados de las personas con quemaduras.
- Continuidad de cuidados: Circuitos de coordinación/Información y documentación clínica.
- Indicadores

Esta **GPC** abordará los siguientes **aspectos**:

- Conceptos generales. Definición, etiología, epidemiología, prevención, factores de riesgo y clasificación.
- Valoración global y focalizada, diagnósticos enfermeros y problemas de colaboración.
- Cuidados de las quemaduras, cuidados de la piel, terapia nutricional, restablecimiento de la salud bucal, cuidados de los ojos y manejo del dolor.
- Algoritmos de decisión. Algoritmo diagnóstico y terapéutico.

- Quemaduras especiales. Quemaduras eléctricas y químicas.
- Material recomendado para el manejo de los cuidados de las personas con quemaduras.
- Continuidad de cuidados: Circuitos de coordinación/Información y documentación clínica.
- Indicadores epidemiológicos y de calidad.

13.7. Población diana profesional

La guía cubrirá la asistencia que las enfermeras y enfermeros de atención primaria (AP) y de atención hospitalaria (AH) del Sistema Sanitario Público Andaluz (SSPA) proporcionan a personas que sufren quemaduras. La guía recogerá áreas que precisan la colaboración entre AP y AH del SSPA.

13.8. Proceso asistencial

Aborda aspectos del manejo clínico como clasificación de las quemaduras desde el punto de vista etiológico y fisiopatológico (por profundidad y extensión. Valoración del paciente quemado para decidir lugar del tratamiento. Valoración local de la quemadura en función de la extensión, profundidad y localización. Algoritmo diagnóstico, abordando principalmente el diagnóstico enfermero: deterioro de la integridad cutánea. Criterios de resultados (NOC: Nursing Outcomes Classification). Indicadores y escalas de los criterios de resultados establecidos.

13.9. Definición

Las quemaduras son el resultado de un traumatismo físico o químico que induce la desnaturalización de las proteínas tisulares, produciendo desde una leve afectación del tegumento superficial hasta la destrucción total de los tejidos implicados. Producen tres efectos: pérdida de líquidos, pérdida de calor, lo que puede causar hipotermia y pérdida de la acción barrera frente a los microorganismos, aumentando la susceptibilidad de infección 8-13.

13.10. Etiología

Los mecanismos por los que se producen las quemaduras son muy variados, siendo los más comunes:

- Líquido caliente (normalmente por agua (escaldadura) o aceite. Llama Producidas por fuego. Sólido caliente, por contacto con superficies calientes. Electricidad (paso de la corriente eléctrica a través del organismo)- Productos Químicos (ácidos, álcalis o sustancias orgánicas). Frío o congelación (< 0º C).
- Radiación (por exposición a Rayos UVA/UVB o Radioterapia).

13.11. Epidemiología: indicadores y costes

Los datos más actualizados en la Comunidad Autónoma Andaluza son:

- En el Hospital Universitario Virgen del Rocío de Sevilla el número promedio de personas que precisan ingreso hospitalario por quemaduras cada año es de 250, dado que el número anual de urgencias por quemaduras se sitúa en torno a la 1.500 al año, el porcentaje de ingresos oscila entre un 15 y un 20 % de estos pacientes, siendo el resto atendidos ambulatoriamente 13. En el año 2009 hubo 1278 urgencias por Quemaduras en la Unidad de Quemados, de los que necesitaron ingresos 193, y fallecieron 11.
- En el Hospital Universitario Carlos Haya de Málaga hay anualmente un volumen de 340 a 440 personas con quemaduras, precisando ingreso en la Unidad de Quemados entre un 35 y un 45%, siendo el resto, atendidos ambulatoriamente 12.

En cuanto a los costes, si bien no existen estudios que revelen los costes reales de la atención sanitaria a estas personas, debido a la gran variabilidad en su asistencia y a los distintos criterios de ingreso, alta y seguimiento, se estima que estos son muy elevados. En quemaduras graves, la extensión de esta, su profundidad, y las lesiones asociadas, implican la utilización frecuente de los servicios más costosos del Sistema Sanitario Público Andaluz: emergencias, cuidados intensivos, quirófanos y rehabilitación física y psíquica.

13.12. Prevención

La promoción de la salud, prevención de la enfermedad y la educación para la salud deben estar enfocados y ajustados a la cultura local. Se ha logrado reducir la magnitud de las quemaduras. Los accidentes se clasifican en dos grandes grupos: en el ámbito doméstico y en el lugar de trabajo, por lo que la prevención comienza por todo lo que nos rodea, el hogar.

13.13. Factores de riesgo

Al tratarse de una lesión cutánea grave, ocasionada accidentalmente, cualquier persona es sensible a padecerla, no existiendo una población diana específica. Tanto la infancia como la vejez son poblaciones con características especiales a la hora de enfrentarse a este tipo de accidentes.

13.14. Clasificación de las quemaduras

13.14.1. Según la profundidad

La evaluación inicial de la profundidad de las quemaduras es difícil debido al carácter dinámico que presentan durante las primeras 48-72 horas, por lo que se debe valorar de nuevo a los 2 o 3 días.

Quemaduras epidérmicas o de primer grado

Son las más superficiales y dolorosas, afectando únicamente a la epidermis. Son lesiones eritematosas, levemente inflamatorias, donde se conserva la integridad de la piel. Los ejemplos más clásicos son los de origen solar o por escaldadura de agua. Curan de forma espontánea en 5 días y no producen secuelas permanentes en la piel.

Quemaduras dérmicas superficiales o de segundo grado superficial

Sólo afectan a la dermis papilar. Aparecen flictenas o ampollas intactas como resultado del edema subyacente. Son dolorosas y de aspecto rosáceo y si se retiran las flictenas son exudativas e hiperémicas. Remiten en 8-10 días. Hay posibilidad de discromía cutánea.

Quemaduras dérmicas profundas o segundo grado profundo

La afectación llega hasta la dermis reticular. Presencia de flictenas o ampollas rotas, el lecho de la quemadura es de aspecto pálido y moteado. Disminución de la sensibilidad o hipoalgesia en algunos casos e hiperalgesia en otros. El folículo piloso suele estar dañado. Puede precisar escarotomía. Si en 21 días no epiteliza, derivar a Cirugía Plástica y hay posibilidad de secuelas cicatriciales.

Quemaduras de espesor total o de tercer grado

Implican la destrucción del espesor total de la piel. No presenta dolor salvo en tejidos adyacentes. Se forma una escara de color blanquecino. El tratamiento quirúrgico es obligado y puede requerir amputación dejando secuelas importantes.

La valoración de las quemaduras de tercer grado en niños pequeños y ancianos difiere de forma notable con respecto de la de los adultos. Su valoración precisan esperar 48 horas para ser más correcta.

Quemaduras de cuarto grado

No es una denominación usada en la práctica clínica. Son situaciones donde el daño se extiende a estructuras profundas como músculos, tendones y hueso. Estas quemaduras se denominan también carbonización.

13.14.2. Según la extensión

La extensión de la quemadura es una característica de vital importancia para el pronóstico, junto con la localización y el grado de profundidad. Para calcular la Superficie Corporal Quemada (SCQ), los métodos mas conocidos son:

- La regla de los 9, de Wallace: se usa frecuentemente para valorar grandes superficies de un modo rápido en adultos (no en quemaduras de primer grado. En el caso de los niños se debe tener en cuenta que la proporción de la superficie craneal respecto de los miembros inferiores es mayor, utilizando la regla de Lund-Browder.
- Regla del 1 o regla de la palma de la mano: para evaluación rápida de la superficie en quemaduras poco extensas. La palma de la mano de la persona afectada, equivale al 1% de la superficie corporal, se puede utilizar en cualquier edad.

13.15. Valoración del paciente quemado

13.15.1. Valoración general

La valoración general del paciente es un proceso diagnóstico multidimensional e interdisciplinar, cuyo fin multidimensional es evaluar el estado de salud de la persona y establecer un plan integral para el tratamiento y su seguimiento a largo plazo.

Debe incluir así mismo los aspectos psico-sociales, formas de afrontamiento y de adaptación, entorno de cuidados...identificando a la/s persona/s cuidadora/s y valorando conocimientos, habilidades, actitudes, medios materiales y apoyo social.

Deberá determinar el estado general de salud y las posibles enfermedades concomitantes.

Establecer un correcto pronóstico inicial de las quemaduras es esencial para instaurar un tratamiento óptimo (ambulatorio o especializado), evitando así complicaciones adicionales.

13.15.2. La Valoración Primaria

Se realizada en primera instancia tras el trauma térmico. El paciente gran quemado debe tratarse como paciente politraumatizado, y comienza siguiendo la secuencia ABC: vía aérea (A), la respiración (B) y la circulación (C). Sólo cuando el paciente se encuentre estable se debe evaluar la gravedad de las quemaduras. El mayor porcentaje de accidentes por quemaduras pueden tratarse en AP, sin embargo las quemaduras más complejas o con otras patologías asociadas de importancia precisan cuidados en centros especializados.

Valorar e incluir junto con el estado general y actual de salud unos **datos específicos**:

- Hora cero: hora aproximada en la que se produce la lesión, es crucial para iniciar la reposición del volumen.
- Agente de la lesión y tiempo de contacto: necesario para el tratamiento inicial y orientativo de la profundidad de la lesión.
- Recinto cerrado o abierto: permite sospechar daños en las vías aéreas y riesgo de lesiones inhalatorias.
- Mecanismo del accidente: permite sospechar lesiones asociadas: caída desde una altura, accidente de tráfico, explosión, etc.

13.15.3. Valoración de la quemadura

Para realizar la valoración de la quemadura es necesario:

- SCQ: regla del 1 o regla de la palma de la mano para superficies poco extensas y en grandes superficies quemadas utilizar la regla de los 9 de Wallace y las cartas de Lund-Browder para la edad pediátrica.
- Determinar el grado de profundidad: primer grado, segundo grado superficial y profundo y tercer grado.

- Localización: mayor gravedad en zonas de riesgo, como son: cara, cuello, manos, pies, genitales, zona perianal, y zonas de flexión.

13.16. Criterios de gravedad en las quemaduras

Menor:

- 15% de SCQ (superficie corporal quemada) o menos de primer o segundo grado en adultos.
- 10% de SCQ o menos de primer o segundo grado en niños.
- 2% SCQ o menos de tercer grado en niños o adultos (que no afecten ojos, orejas, cara o genitales).

Moderada:

- 15-25% de SCQ de segundo grado en adultos.
- 10-20% de SCQ de segundo grado en niños.
- 2-10% de SCQ de tercer grado en niños o adultos (que no afecten ojos, orejas, cara o genitales).

Mayor:

- > 25% de SCQ de tercer grado en adulto.
- > 20% de SCQ de segundo grado en niños.
- > 10% de SCQ de tercer grado en niños o adultos.
- Quemaduras de segundo y tercer grado que involucran ojos, oídos, orejas, cara, manos, pies, articulaciones principales, periné y genitales.
- Todas la lesiones inhalatorias con o sin quemaduras. Quemaduras eléctricas.
- Quemaduras químicas en áreas como la cara, párpados, orejas, manos, pies, articulaciones principales, periné y genitales.
- Quemaduras asociadas a traumatismos.
- Quemaduras en personas de alto riesgo: diabetes, desnutrición, enfermedad pulmonar, enfermedad cardiovascular, alteraciones sanguíneas, SIDA u otras enfermedades inmunodepresoras, cáncer.
- Quemaduras en personas afectadas de enfermedad mental o mujeres embarazadas.

13.17. Continuidad de cuidados

El circuito de coordinación entre niveles asistenciales implica la colaboración interprofesional (CIP) donde diferentes grupos profesionales trabajan juntos para repercutir positivamente en la atención sanitaria. En las quemaduras es básica la coordinación entre los profesionales y los recursos para conseguir la eficiencia.

14. GUÍA DE PRÁCTICA CLÍNICA PARA LA PREVENCIÓN Y CUIDADOS DE LAS ÚLCERAS ARTERIALES

Para este apartado hemos seguido la documentación Editada por el Servicio Andaluz de Salud. Consejería de Salud. Junta de Andalucía:

Documento acreditado por:

- AEEV. *Asociación Española de Enfermería Vascular.*
- GNEAUPP. *Grupo Nacional para el Estudio y Asesoramiento en Úlceras por Presión y Heridas Crónicas.*
- ULCESUR. *Asociación Andaluza para el Estudio e Investigación de Heridas, Úlceras y Quemaduras.*

Estas guías ofrecen una serie de alternativas usando la evidencia científica disponible para los problemas que surgen en la práctica clínica habitual, disminuyendo así la variabilidad de la practica, mejorando la calidad asistencial y, en definitiva la salud de la población.

Las úlceras arteriales son lesiones que aparecen como consecuencia de procesos isquémicos crónicos, siendo la obstrucción arteriosclerótica la causa mas importante de los procesos obstructivos arteriales de la extremidad inferior. Esta guía tiene como objetivo mejorar la calidad de los cuidados en la prevención y tratamiento de las personas con ulceras arteriales.

Esta guía ha contado para su elaboración con profesionales expertos y expertas en el abordaje de este problema y pertenecientes al Sistema Sanitario Publico Andaluz.

14.1. Recomendaciones

14.1.1. Precauciones circulatorias (NIC 4070)

La detección precoz de pacientes con arteriopatía periférica y riesgo de sufrir problemas en los pies es esencial para garantizar la conservación de la extremidad.

Inspeccionar el área de sospecha isquémica y palpar el pulso en las arterias principales de la extremidad afectada.

No efectuar masajes sobre las prominencias óseas, ya que pueden ocasionar daños adicionales y no previenen la aparición de lesiones.

Evitar cualquier presión que pueda ejercer la ropa de la cama en los pies y acudir lo antes posible a un centro sanitario en caso de dolor al caminar o aparición de lesiones.

La detección precoz de pacientes con arteriopatía periférica y riesgo de sufrir problemas en los pies es esencial para garantizar la conservación de la extremidad.

Inspeccionar los zapatos de la persona para comprobar que son seguros y cómodos o para identificar zonas de roce o ásperas que pudieran provocar lesión.

14.1.2. Cuidados circulatorios: insuficiencia arterial (NIC 4062)

Los pacientes con isquemia aguda de la extremidad deben someterse sin demora a una exploración Doppler de los pulsos periféricos para determinar si existe señal de flujo.

El Índice Tobillo-Brazo se debe medir en todos los pacientes que tengan dolor en alguna pierna durante el ejercicio.

La realización de ejercicio físico regularmente tiene un efecto claramente beneficioso para la salud.

Recomendar al paciente con afectación vascular que deje de fumar, por lo efectos nocivos que ocasiona sobre la enfermedad vascular periférica.

Todos los pacientes con dolor isquémico en reposo deben ser evaluados para detectar una posible isquemia crítica de extremidades.

Las evaluaciones sistemáticas y documentadas del dolor centradas en el paciente, que pueden conllevar modificaciones en la práctica o una derivación profesional, son un testimonio de una buena calidad de los cuidados.

14.1.3. Cuidados de la piel: tratamiento tópico (NIC 3585)

- Para la higiene diaria: utilice jabones o sustancias limpiadoras con potencial irritativo bajo sobre el ph de la piel.
- Inspeccionar si hay irritación, grietas, lesiones, callosidades, deformidades o edema en los pies.
- El lavado diario de los pies no debe durar más de 5 minutos y a una temperatura de 37ºC.
- Secar cuidadosamente los espacios interdigitales.
- Valorar el nivel de hidratación de los pies.
- Enseñar al paciente el cuidado, limado y corte de uñas.

14.1.4. Asesoramiento nutricional (NIC 5246)

Asegurar una adecuada ingesta dietética para prevenir la malnutrición, de acuerdo con los deseos individuales del paciente y su condición de salud.

La modificación de la dieta debería ser la intervención inicial para controlar las concentraciones lipídicas anormales.

Todos los pacientes sintomáticos con arteriopatía periférica deberían reducir el colesterol de las lipoproteínas de baja densidad (LDL) a < 100 mg/dl. 13.1.5. Cuidados de las heridas (NIC 3660).

Limpieza

Humedecer la zona con agua o suero salino antes de la retirada del apósito, ya que disminuye el dolor, el sangrado y el daño en la zona perilesional.

Como norma general, limpiar las heridas con suero fisiológico, agua destilada o agua del grifo potable.

Aplicar una presión de lavado (1-4 kg/cm^2) que garantice el arrastre del detritus producido por las bacterias y restos de curas sin lesionar tejido sano (usar para ello una jeringa de 20 a 35 cc y una aguja o catéter de 0,9 mm de diámetro).

Los antisépticos son citotóxicos para el tejido de granulación.

Desbridamiento

En lesiones isquémicas -necrosis secas- de tejidos que necesitan ser revascularizados "miembros sin pulso", se ha de evitar el desbridamiento cortante ya que las posibilidades de necrosis húmeda y por lo tanto de sepsis y necesidad de amputación aumentan. En estos casos, se recomienda mantener un ambiente seco aplicando un antiséptico.

Sin una revascularización que restaure la circulación arterial, las posibilidades de curación son mínimas, aumentando las de amputación.

Manejo de la carga bacteriana

Se recomienda el uso de antibióticos sistémicos cuando existe diseminación de la infección (celulitis, sepsis, osteomielitis, linfangítis).

La antibioterapia sistémica es necesaria en los pacientes con isquemia crítica de la extremidad que presentan celulitis o infección activa.

Manejo del exudado. Elección del apósito

No hay diferencias en la efectividad clínica (cicatrización) de un tipo de productos de tratamiento en ambiente húmedo sobre otros, por tanto para su selección considere otros elementos como: el tipo de tejido, el exudado, la localización, la piel perilesional y la facilidad de aplicación y retirada.

La cura en ambiente húmedo ha demostrado mayor efectividad clínica y rentabilidad, en términos de cicatrización, que la cura tradicional.

Cuidados de la piel perilesional

Mantener bien limpia e hidratada la piel perilesional.

Valorar la utilización de un producto barrera no irritante para la protección de la piel perilesional.

La guía incluye:

- La definición de úlcera arterial (lesiones por déficit de riego sanguíneo y procesos isquémicos crónicos por obstrucción arterioesclerótica principalmente. Se divide en microangiopatía (vasos de gran, mediano y pequeño calibre) y microangiopatía (capilares). Son úlceras con dolor intenso, pequeñas y profundas, fondo necrótico y seco, sin tejido de granulación, bordes definidos, piel circundante pálida y sin vello y de color gris, negro o amarillo. Suelen acompañarse de ausencia de pulsos (pedio, tibial, poplíteo y femoral).

- Etiopatogenia, hay factores que predisponen a desarrollar enfermedad isquémica (intrínsecos) y otros extrínsecos (principalmente el tabaco) que suponen factores de riesgo, o también la diabetes o la HTA.
- Clasificación de la isquemia: la obstrucción arterial puede ser aguda (trombo o embolia), crónica (arterioesclerosis), existir una enfermedad arterial inflamatoria o una isquemia hipertensiva.
- Epidemiología: indicadores y costes. Según un estudio de la GNEAUPP estima que el 7,2% de las úlceras en MMII son de etiología arterial. Suponen el 5% de todas las úlceras vasculares. Los datos de prevalencia son muy dispares, para un ITB de 0,95 la prevalencia es del 0,6%.

El objetivo general de la guía es mejorar la calidad de los cuidados en la prevención y tratamiento de las personas con úlceras arteriales.

Los objetivos específicos incluyen: mejorar su calidad de vida, reducir la incertidumbre y variabilidad profesional, promover el uso adecuado de las tecnologías sanitarias e identificar áreas con conocimiento deficitario en prevención y cuidados para investigar.

La población diana incluye < todos los pacientes con riesgo por la clasificación de Fontaine o personas con úlceras arteriales y excluye a quienes tengan úlceras vasculares de origen no arterial.

Bajo estos criterios, se ha realizado una busqueda en las bases de datos mas importantes Cuiden Plus, Medline, PubMed, Cinahl, Cochrane Library, DARE). Se han utilizado descriptores en MeSH y Cuiden plus, que han variado en función del contenido especifico de guía. Los idiomas utilizados en la búsqueda fueron ingles y castellano.

14.2. Difusión

- Envío de la Guía a las Direcciones Gerencia de Hospitales y Distritos de Atención Primaria e Instituciones Socio-Sanitarias, para su reparto entre los responsables de las distintas Unidades de Hospitalización y Centros de Salud.
- Difusión electrónica a través de la Web del Servicio Andaluz de Salud y otras Web del Sistema Sanitario Público de Andalucía.

14.3. Diseminación

- Presentación a las diferentes Direcciones de Enfermería de Hospitales y Direcciones de Cuidados de Distritos de Atención Primaria e Instituciones Socio-Sanitarias de la Guía.
- Establecimiento de estrategias locales de diseminación de las Guías que deben de constar de:
  - ▷ Talleres formativos para la implantación, con el compromiso de la diseminación en sus distintas Unidades susceptibles o Centros de Salud.
  - ▷ Talleres formativos en los centros para diseminar la información.

- Elaboración de póster, con la información mas relevante que incluya los algoritmos de actuación y las recomendaciones.

14.4. Implantación

- Nombramiento de responsables/implantadores por Unidad susceptibles o Centro de Salud, que se encargará junto con supervisores/as y coordinadores/as de Enfermería de favorecer la implementación de la guía en la práctica.
- Auditorías.
- Análisis e informe de implantación mediante encuestas a los implantadores y profesionales que sirvan de retroalimentación.

14.5. La valoración general y diagnostico

1. Historia clínica con examen físico completo incidiendo en FR y enfermedades que influyan en la cicatrización.
2. Valoración nutricional.
3. Valoración psicosocial.
4. Valoración del entorno de cuidados.

El Doppler arterial sirve para explorar la función hemodinámica y con el ITB estimamos la gravedad de la enfermedad vascular periférica. Sirve para hacer un diagnóstico y seguimiento de la patología arterial por medio de ultrasonidos.

14.6. Prevención

El cuidado de la persona con ulceras arteriales va dirigido a controlar y evitar la aparición de nuevas ulceras así como promover su autocuidado. La promoción de hábitos saludables es fundamental para el control de los factores de riego extrínsecos tanto en población general como en población con algún factor de riesgo. En este sentido, las habilidades de comunicación profesional y la información adaptada a la población son aspectos importantes en el cuidado de las ulceras arteriales.

Clasificación de Fontaine

Estadio	Síntomas
I	Asintomático
II	Claudicación intermitente
IIa	Claudicación intermitente > 200 m
IIb	Claudicación intermitente < 200 m
III	Dolor en reposo y por la noche
IV	Necrosis, gangrena

Sirve para categorizar el grado lesión.

14.7. Seguimiento

El seguimiento de los pacientes con lesiones arteriales debe ser individualizado. Antes de pautar la frecuencia de cura de las ulceras arteriales, es necesario valorar a la persona afectada y registrar en su historia clínica los factores que pueden influir en el proceso de cicatrización, factores de riesgo de nuevas ulceras, factores nutricionales, y signos y síntomas de la ulcera a través del examen físico. También es preciso valorar el entorno personal y familiar, especialmente en cuanto a actitudes, habilidades y conocimientos sobre el problema de salud.

Además, durante el cuidado de la lesión, es importante controlar los factores causales y las barreras locales que impiden su cicatrización, como son: la eliminación del tejido desvitalizado, control de la carga bacteriana, control del exudado y estimulación de los bordes.

En función de la fase evolutiva en que se encuentre la lesión, la frecuencia de las curas puede realizarse cada 24 horas cuando precise limpieza, desbridamiento e infección, o cada 48-72h cuando exista tejido de granulación y en función de varios aspectos: lecho de la herida, de la piel perilesional, del dolor, del exudado, de la carga bacteriana, entre otros. En la ultima fase de epitelización se podrá realizar cada 72-96 horas.

14.8. Continuidad de cuidados: circuitos de coordinación y estándares de registro

Los registros enfermeros son una obligación legal (Ley 41/2002, de 14 de noviembre, básica reguladora de la autonomía del paciente y de derechos y obligaciones en materia de información y documentación clínica) que facilitan la continuidad de cuidados dentro del propio equipo de salud y entre los diferentes niveles asistenciales.

La continuidad de cuidados es fundamental para las personas afectadas de ulceras arteriales, ya que en poco tiempo, un paciente puede pasar de tener riesgo a presentar lesiones con un gran compromiso (desde la perdida del miembro e incluso a la muerte), de ahí la importancia de tener unos circuitos de coordinación adecuados entre los diferentes niveles asistenciales. Son también claves para la prevención de las heridas y para garantizar la comunicación entre los profesionales que intervienen en la atención, independientemente del nivel asistencial en que se encuentren.

La historia única de salud digital en Andalucía permitirá mejorar el sistema de registros y el acceso a este tipo de información. Por otra parte, pueden proponerse estándares de registro de los cuidados locales en pacientes con ulceras arteriales en formato papel.

El intercambio y transferencia de dicha información por parte de la enfermera referente será determinante para la continuidad de dichos cuidados.

Si la persona esta ingresada en un hospital y va a ser dada de alta, el enfermero referente, mediante contacto con la enfermera comunitaria gestora de casos o la enfermera de familia garantizará que cuando el paciente sea trasladado se dispongan de los medios materiales necesarios para continuar con los cuidados.

Si se produce ingreso de una persona con ulceras arteriales, la enfermera de atención primaria enviara una *"Hoja de Continuidad de cuidados de tratamiento local de heridas"* a la unidad de hospitalización donde ingrese el paciente en el mismo día del ingreso.

Si tanto el hospital como el centro de salud disponen de la Historia de Salud Digital, la transmisión de información se hará en ambas direcciones, a través del Informe de continuidad de cuidados disponible en dicho programa.

En las guías también están los algoritmos de prevención, de tratamiento de las úlceras arteriales y los circuitos de coordinación AE-AP y AP-AE.

El registro de la lesión incluye fecha de aparición y localización.

El registro de evaluaciones lleva fecha de evaluación, tipo de tejido del lecho, aspecto y cantidad de exudado, signos de infección, dolor, edema, piel perilesional, ITB, forma, bordes y tamaño.

En el registro de tratamiento incluimos el material usado en limpieza, desbridamiento, en la cura y piel perilesional, dolor en el cambio de apósitos, fecha próxima cura y cultivo si procede.

Tras finalizar la cura incluir fecha y motivo.

Tema 49

Inmunizaciones: concepto. Clasificación. Tipos de vacunas. Vacunación infantil y de adultos. Indicaciones, contraindicaciones y falsas contraindicaciones. Pautas correctoras. Reacciones adversas. Cadena de frío. Indicadores de cobertura. Captación activa

eRodio ediciones

Índice esquemático

1. INTRODUCCIÓN

Existen varios registros históricos que evidencian la tentativa de desarrollar diversos tipos de vacunación, pero fue un médico Ingles Edward Jenner en 1798, que dio el rigor científico a las vacunaciones, mediante trabajos con la viruela Bovina. Se considera la primera tentativa científica para controlar una enfermedad infecciosa a través de una inoculación deliberada y sistémica.

Jenner y Pasteur iniciaron las primeras estrategias de vacunación (Siglos XVIII y XIX) y desde entonces se han producido numerosas tentativas de ampliar el número de enfermedades susceptibles de prevención.

La incorporación a nivel mundial de la vacuna contra la viruela se inicia en 1956, y partir de esa fecha la OMS ha ido creando y poniendo en marcha diferentes programas de vacunación, hasta llegar a los programas de vacunación de los que disponemos en la actualidad.

La vacuna puede definirse como las "suspensiones de microorganismos atenuados o inactivados (muertos), o sus fracciones, que se pueden administrar a personas sanas susceptibles a determinadas enfermedades, con objeto de inducirles inmunidad activa protectora contra las mismas".

2. CONCEPTO Y CLASIFICACIÓN

La inmunización es el proceso de adquirir una inmunidad después de haber recibido una sustancia inmuno-biológica.

La inmunidad consiste en la capacidad del cuerpo humano de defenderse eficazmente de un antígeno. Los sistemas de defensa del organismo son complejos e incluyen mecanismos innatos y adquiridos. Los mecanismos innatos están presentes desde el nacimiento e incluyen barreras fisiológicas (piel, mucosas y membranas), químicas (como las secreciones de ácido gástrico), y células fagocitarías del sistema inmunitario.

La inmunidad adquirida es especifica de cada individuo, y ésta puede ser **activa** por la producción de anticuerpos a través de vacunas o toxoides-o **pasiva**-por la aplicación de inmunidad temporaria por la administración de anticuerpos prefabricados.

La inmunidad pasiva se define como: una forma de inmunidad adquirida que se consigue por medio de los anticuerpos transmitidos de forma natural al feto a través de la placenta, y a través del calostro a un lactante.

La inmunidad activa resulta del propio sistema inmunitario del individuo y es normalmente de larga duración. Este proceso normalmente envuelve respuestas celulares inmediatas de cara a la detección de antígenos y a la producción de anticuerpos en la defensa del organismo contra los procesos infecciosos. Las vías para la inmunización activa son la enfermedad natural y la vacunación, que tiene como finalidad promover la inmunización y la producción de anticuerpos semejantes a la obtenida por el proceso de enfermedad natural, sin el riesgo o complicaciones mismas de la patología.

La vacunación implica la aplicación de agentes patógenos en el cuerpo del individuo (microorganismos enteros o fracción de los mismos), por vía oral o inyectada, generalmente compuesto por virus o bacterias que fueron inactivados, atenuados o modificados. Estos microorganismos al ser enfrentados a las células del sistema inmunitario, inducen un proceso de inmunidad activa, con la producción de anticuerpos específicos y adquisición de memoria inmunológica.

La memoria inmunológica irá a capacitar al sistema inmunológico para reconocer y responder con mas rapidez y eficacia, en el caso de una exposición a una infección natural que venga a producirse mas tarde, en el sentido de prevenir o disminuir el impacto de la enfermedad, en la salud del individuo.

3. TIPOS DE VACUNAS

Las vacunas se pueden clasificar en dos grupos:

3.1. Según el estado del microorganismo

3.1.1. Vacunas con organismos vivos atenuados

Las vacunas vivas atenuadas contienen estirpes modificadas de un agente patógeno, bien sea bacteria o virus, que han sido sometidas a un proceso mediante pases sucesivos en diferentes huéspedes animales o medios de cultivo para retirar su capacidad patógena, manteniendo la capacidad de multiplicarse dentro del huésped, manteniendo su poder antigénico para poder inducir a una respuesta inmunitaria. Ejemplos de éstas son la vacuna contra la varicela, virus de la fiebre amarilla, vacuna de la poliomielitis tipo Sabin.

Integradas en este grupo se encuentra las vacunas heterólogas, son un subgrupo de vacunas vivas atenuadas producidas a partir de estirpes que siendo patogénicas en animales no lo son en personas. El único ejemplo conocido es el virus de la viruela bovina.

3.1.2. Vacunas con organismos muertos o inactivados

Las vacunas muertas/inactivadas son aquellas en las que la bacteria o virus son inactivados a través de procesos químicos o térmicos, bien se trata de fracciones o subunidades de los mismos, incapaces de reproducirse, y por ello incapaces de producir la enfermedad en el huésped o de transmitirse a otro sujeto.

Tienen un poder antigénico inferior a los vivos atenuados y un periodo de acción más corto. Es el caso de la vacuna contra la fiebre tifoidea.

3.1.3. Vacunas de anatoxinas o toxoides

Se obtienen de las toxinas bacterianas que intervienen en la infección que se purifican a partir de los cultivos bacterianos y se detoxifican por la acción del calor, el glutaraldehido o el formol.

Contiene fracciones o subunidades del agente patógeno, incapaces de reproducirse, pero que tiene la capacidad de producir una respuesta inmunitaria específica, y permite la formación de anticuerpos.

Están formadas por toxoides o anatoxinas, antígenos purificados y polisacáridos capsulares del microorganismos. Un ejemplo de este tipo de vacunas, es la vacuna Meningocócica tipo C.

Dentro de este grupo están incluidos los toxoides, son vacunas que contienen una toxina bacteriana químicamente modificada, producidas a partir de microorganismos muertos y tienen la capacidad de estimular la formación de antitoxinas, como es el caso del toxoíde antitetánico, el diftérico y el pertusi (tosferina).

3.1.4. Recombinantes de subunidad

Estas vacunas están compuestas por partículas proteicas producidas en células huésped, generalmente levaduras, en las que se ha insertado por técnicas de recombinación de ADN el material genético responsable de su codificación. Se utiliza la tecnología del ADN recombinante para introducir el gen codificante para un antígeno altamente inmunogénico en el genoma de un microorganismo.

Es el caso de la vacuna recombinante contra la hepatitis B, en la cual la recombinación del gen S que codifica el HBsAg en las células del huésped, permite obtener partículas de HBsAg casi idénticas a las que circulan en el plasma de personas infectadas. Son vacunas por tanto de genes clonados y expresados

Vacuna viral: contra la hepatitis B.

3.2. Según la composición de la vacuna

3.2.1. Monovalentes

Vacunas que sólo protegen contra una única enfermedad.

3.2.2. Polivalentes

Vacuna que contiene varios serotipos de un mismo microorganismo.

3.2.3. Combinadas

Vacuna que contiene antígenos de varios agentes infecciosos.

Descripción de los diferentes tipos de vacunas.

1. **Monovalente contra el Haemophilus influenza (Hib).**

   Es una vacuna de polisacárido capsular de Haemophilus influenza b, conjugada con una proteína. La Haemophilus influenza es una bacteria que produce infecciones graves, sobre todo en niños menores de 2 años, que pueden dar origen a neumonías, epiglotítis y meningitis.

La vía de administración de esta vacuna es intramuscular, en menores de 12 meses de edad, en la cara externa de la región antero lateral del muslo derecho, y en mayores de 12 meses en el músculo deltoíde, del brazo derecho.

Las contraindicaciones son: tener reacción anafiláctica a una dosis anterior de la vacuna, o alergia algún compuesto de la vacuna incluyendo a la proteína conjugada.

2. **Monovalente contra la Hepatitis B (VHB).**

   Es una vacuna de antígeno de superficie recombinante del virus de la hepatitis B. Esta vacuna no se debe de administrar a RN con un peso inferior a los 2000gr.

   La vía de administración es intramuscular, en menores de 12 meses de edad, en la cara externa de la región antero lateral del muslo derecho, y en mayores de 12 meses de edad, músculo deltoíde del brazo derecho. Las contraindicaciones son: tener una reacción anafiláctica a una dosis anterior de la vacuna, o alergia algún compuesto de la vacuna como la proteína del huevo. Los hijos de madres portadoras de HB recibirán la 2ª dosis de vacuna al mes de vida.

3. **Vacuna contra la Neisseria meningitidis C (MenC).**

   Es una vacuna de vacuna de polisacárido capsular de Neisseria meningitidis, conjugada con una proteína bacteriana.

   La vía de administración es intramuscular y una dosis de 0,5ml, en menores de 12 meses de edad, en la cara externa de la región anterior del muslo izquierdo, y en mayores de 12 meses de edad en el músculo deltoides del brazo izquierdo.

   Las contraindicaciones son: tener reacción anafiláctica a una dosis anterior de la vacuna, o alergia algún compuesto de la vacuna incluyendo a la proteína conjugada.

4. **Monovalente contra la Poliomelitis (VPI).**

   Es una vacuna contra el virus de la poliomelitis inactivado (tipos 1,2 y 3).

   La vía de administración puede ser intramuscular o subcutánea, en menores de 12 meses de edad, en la cara externa de la región antero lateral del muslo derecho, y en mayores de 12 meses de edad, músculo deltoides del brazo derecho.

   Las contraindicaciones son: tener reacción anafiláctica a una dosis anterior de la vacuna, o alergia algún compuesto de la vacuna incluyendo a la proteína conjugada.

5. **Bivalente contra Tétanos y Difteria.**

   Es una vacuna bivalente contra el toxoide del Tétanos y de la difteria.

   La vía de administración es intramuscular, u subcutánea profunda, y una dosis de 0,5ml, en el músculo Deltoides del brazo izquierdo.

   a) En caso de **inmunodeprimidos y usuarios de drogas por vía parenteral,** se administrará una dosis de inmunoglobulina en caso de heridas tetanígenas, independientemente del estado de vacunación.

   b) **IGT: inmunoglobulina antitetánica**. Se administrará en lugar separado de la vacuna. En general se administran 250 UI. Si han transcurrido más de 24 horas, en personas con más de 90 kg de peso, en heridas con alto riesgo de contaminación o en caso de quemaduras, fracturas o heridas infectadas, se administrará una dosis de 500 UI.

Antecedentes de vacunación	Herida limpia		Herida tetanígena[1]	
	Vacuna (Td)	IGT[b]	Vacuna (Td)	IGT[b]
< 3 dosis o desconocido	SI (completar vacunación)	NO	SI (completar vacunación)	SI
3 o 4 dosis	NO (si hace más de 10 años desde la última dosis, administrar una dosis)	NO	NO (si hace más de 5 años desde la última dosis, administrar una dosis)	NO[2]
5 o más dosis	NO	NO	NO (si hace más de 10 años de la última dosis, valorar la administración de una única dosis adicional en función del tipo de herida)	NO[2]

[1] Heridas tetanígenas: heridas o quemaduras con un importante grado de tejido desvitalizado, herida punzante (particularmente donde ha habido contacto con suelo o estiércol), las contaminadas con cuerpo extraño, lesiones cutáneas ulceradas crónica (especialmente en diabéticos), fracturas con herida, mordeduras, congelación, aquellas que requieran intervención quirúrgica y que ésta se retrasa más de 6 horas, y aquellas que se presenten en pacientes que tienen sepsis sistémica.

[2] Aquellas heridas tetanígenas contaminadas con gran cantidad de material que puede contener esporas y/o que presente grandes zonas de tejido desvitalizado (heridas de alto riesgo), recibirán una dosis de inmunoglobulina.

6. **Trivalente contra la Difteria, Tétanos, y Tos Ferina (DTP).**

   Es una vacuna combinada trivalente contra el toxoide diftérico, tetánico y de la Bordetella pertussis.

   La vía de administración es intramuscular, en menores de 12 meses de edad, en la cara externa de la región anterior del muslo izquierdo, y en mayores de 12 meses de edad en el musculo deltoides del brazo izquierdo.

   Las contraindicaciones son: tener reacción anafiláctica a una dosis anterior de la vacuna, o haber sufrido encefalopatía de origen desconocido en los 7 días después de la administración de una vacuna con componente de la pertussis.

7. **Pentavalente contra la Difteria, Tétanos, y Tos Ferina(DTP), Haemophilus influenza (Hib)y Poliomielitis (VPI).**

   Es una vacuna combinada, se administra por vía intramuscular, con una dosis de 0,5ml,en menores de 12 meses de edad, en la cara externa de la región anterior del muslo izquierdo, y en mayores de 12 meses de edad en el músculo deltoides del brazo izquierdo.

8. **Trivalente contra el Sarampión, Parotiditis y Rubéola (TV).**

   Es una vacuna combinada trivalente que contiene los virus atenuados del sarampión, parotiditis y de la rubéola.

   La vía de administración es subcutánea en el músculo deltoíde del brazo derecho.

   Las contraindicaciones son: tener reacción anafiláctica a una dosis anterior de la vacuna, estar embarazada, padecer una tuberculosis activa, trobocitopenia, estados de inmunosupresión.

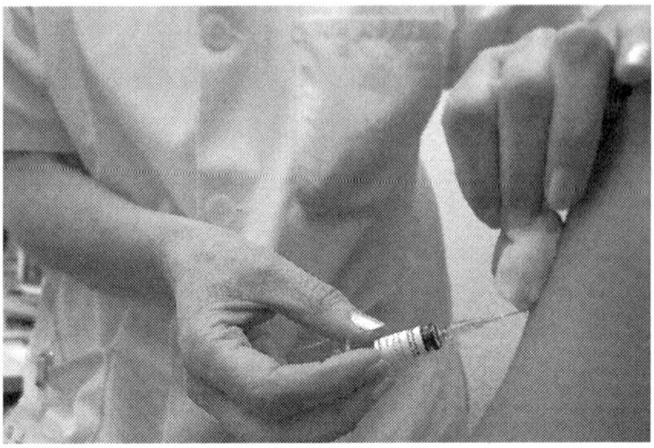

9. **Tetravalente contra el virus del Papiloma humano (VPH).**

   Está compuesta por proteínas de los genotipos de los diferentes subgrupos que dan lugar al papiloma humano. Está indicada en la prevención de las lesiones genito -cancerosas relacionadas con el Papilomavirus genotipos 6,11,16 y 18. La efectividad de la vacuna está demostrada entre las edades comprendidas de los 9 a los 26 años.

   La vía de administración es intramuscular, dosis de 0,5ml, en el músculo deltoides del brazo izquierdo.

10. **Vacuna contra la Influenza.**

    Es una vacuna contra el virus de la gripe, actualmente la vacuna protege contra tres subtipos de virus, Influenza A (H1N1), (H3N2), e Influenza B.

    La vía de administración es intramuscular, en el músculo deltoides del brazo izquierdo.

    Las contraindicaciones son: tener una reacción anafiláctica a una dosis anterior de la vacuna, o alergia algún compuesto de la vacuna como la proteína del huevo.

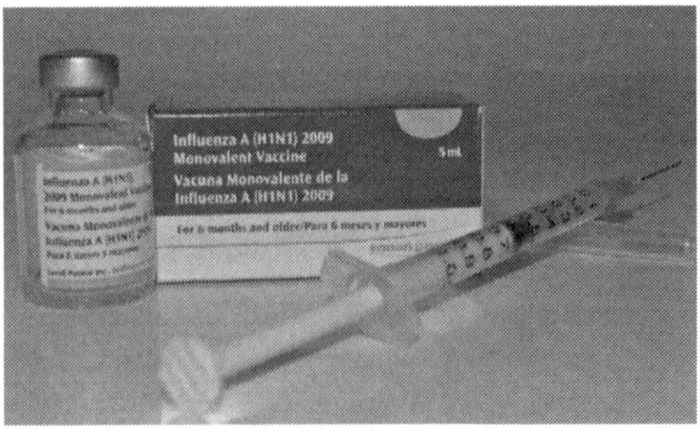

Clasificación microbiológica de las vacunas		
VÍRICAS	**Vivas atenuadas**	**Inactivadas / muertas**
Virus enteros	Varicela Fiebre amarilla Polio oral Sarampión Rubéola Parotiditis	Rabia Gripe Polio parenteral Hepatitis A Encefalitis japonesa
Subunidades		Gripe Hepatitis B
BACTERIANAS	**Vivas atenuadas**	**Inactivadas / muertas**
Células enteras	BCG Cólera oral Tifoidea oral	Cólera parenteral Tos ferina
Subunidades toxoides		Difteria Tétanos Tos ferina
Polisacáridos simples		Eningococo A,C,Y, W 135 Neumococo 23-valente
Conjugadas		Hib Meningococo C Neumococo 7-valente
Acelulares		Tos ferina acelular

Características de las vacunas	
Vacuna viva atenuada	**Vacuna inactivada / muerta**
• Se replica en el huésped pero con virulencia atenuada • Ventajas: - Induce respuesta celular y humoral - Menor número de dosis - Protección de mayor duración • Inconvenientes: - Posibilidad de reversión - Puede ser más reactógena - La infección puede ser transmisible desde la persona vacunada - Dificultad de fabricación	• Incapaz de replicarse en el huésped • No produce la enfermedad • Ventajas: - Menos reactógena - No transmisible a otro sujeto no vacunado - Fabricación más sencilla • Inconvenientes: - Escaso estímulo de la inmunidad celular - Necesidad de varias dosis iniciales y posteriores refuerzos para una protección completa y prolongada

4. VACUNACIÓN INFANTIL Y DE ADULTOS

4.1. Vacunación infantil

- Valoraremos la capacidad de entendimiento de los padres y del propio niño, a partir del cual realizaremos la estrategia de educación sanitaria.
- Previo a la vacunación procederemos a comprobar la historia clínica del niño por si existe alguna contraindicación, y completamos el libro de vacunas.
- Implicar a los padres en la técnica de vacunación si lo solicitan, colocarse cerca del niño.
- El sanitario que aplica las vacunas debe pautar las reglas precisas para disminuir los efectos negativos ocasionados por emplear componentes no estéril o realizar un método inapropiado. También tiene que estar preparado para actuar de manera rápida y eficiente en el caso de producirse alguna situación de anafilaxia.
- No emplear palabras con connotaciones negativas para el niño como aguja, etc.
- Delimitar los pasos de la técnica a emplear, pautas a seguir y los componentes que precisan.
- Acomodamos al niño hablamos de una manera serena, informando de las pautas a seguir con un lenguaje sencillo.
- Pedir en todo momento la colaboración del niño en el proceso de la vacunación, y nunca se debe mentir en relación al la percepción del dolor.
- Para la administración de las vacunas no precisamos utilizar medidas de barrera como son los guantes, salvo si presentamos lesiones en nuestras manos, o el paciente es de riesgo.
- En las vacunas de administración vía oral debemos de aprovechar el momento justo antes de la ingesta del biberón, se debe de asegurar bien la cabeza y las manos del bebe.
- Siempre hay que reforzar positivamente su colaboración.
- En la etapa preescolar los niños tienden a relacionar la inyección de la vacuna como un castigo, siempre debemos explicar los beneficios de la vacunación.
- Al igual que realizamos en los adultos siempre debemos preservar la intimidad del menor.
- En la edad escolar se suelen realizar las vacunaciones en el ámbito de la escuela. Previo a la vacunación se debe de tener por escrito el consentimiento de los padres, y posteriormente debemos dejar reflejado en el libro de vacunas el registro de la misma.

- En función de la edad y el numero total de niños que vamos a vacunar tenemos que planificar tanto los recursos materiales como humanos que vamos a precisar.
- Existen casos específicos en donde los centros de salud y colegios deben de actuar conjuntamente, para llevar a cabo plan de actuación protocolizado, como ocurre en los casos de brotes de enfermedad.

Calendario de vacunación en Andalucía

1. **La 4ª dosis de refuerzo de DTPa-VPI-Hib** (vacuna contra la difteria, el tétanos y la tos ferina acelular; vacuna contra la Haemophilus Influenzae tipo B, y vacuna contra poliovirus) en vez de vacunarse a los 15 meses pasa a administrarse a los **18 meses.**
   - ▹ Comenzarían a vacunarse los niños/as nacidos a partir del 1 de enero de 2013.
   - ▹ Los niños/as nacidos antes del 1 de enero de 2013 seguirán la misma vacunación que la que tenían en el momento de su nacimiento (4ª dosis de refuerzo a los 15 meses).
2. **Cambio de pauta en la vacuna frente al meningococo C**
   - ▹ Los niños/as nacidos a partir del 1 de enero de 2014, recibirán una primera dosis a los **4 meses**, una segunda a los **12 meses** y una tercera a los **12 años.**
   - ▹ Los niños/as nacidos en 2013 recibirán una dosis a los cuatro meses, siempre que no la hubiesen recibido con anterioridad. Las siguientes dosis se administrarán a los **12 meses** y a los **12 años.**
3. **Vacuna contra la varicela a los 12 años.** Las personas que no hayan pasado la enfermedad o que no se hayan vacunado, se administrarán **dos dosis** con un intervalo mínimo de un mes.

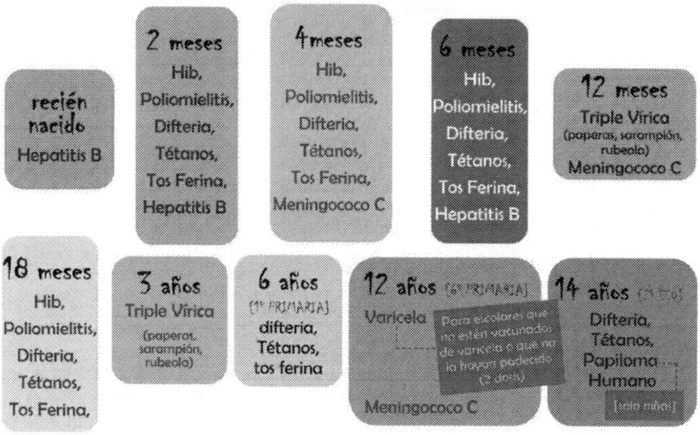

4.2. Vacunación adulto

Previa a la vacunación debemos de tener en cuenta una serie de puntos:

- Comprobar los antecedentes del paciente, si tiene alergias o ha presentado anteriormente algún tipo de reacción adversa.
- Comprobar el libro de vacunacion, registrar tipo de vacuna, fecha, dosis, lote y firma de la persona que la administra.
- Comunicar al paciente, el tipo de vacuna que vamos administrar, así como los posibles efectos secundarios leves que pueden aparecer, y en el caso de alguno más grave donde dirigirse.

Procedimiento administración de vacunas:

- Higiene de las manos antes de aplicar la vacuna.
- Organizar previamente todos los elementos que vamos a precisar, vacuna, jeringa, aguja, algodón…
- Verificar las fechas de caducidades de todo el material, y principalmente de la vacuna.
- Retirar la vacuna del frigorífico unos 10 minutos antes de la aplicación, comprobando siempre el aspecto físico de la misma.
- Preparación de la vacuna para su administración, verificamos previamente el tipo de vacuna, dosis y vía de administración.
- Pasar un antiséptico al tapón del frasco.
- Si la vacuna es liofilizada, introducir el disolvente mediante la jeringa, en el vial con el principio activo.
- Mezclar la vacuna para garantizar su disolución (se debe de crear una composición uniforme de todos sus elementos.
- Seleccionar la aguja apropiada según la vía de administración, tipo de vacuna,-zona anatómica, y edad del paciente.
- Sacar la dosis que vamos a utilizar y nunca se debe guardar un frasco con la aguja colocada, se facilita la contaminación.
- Para inyectar la vacuna asegurarse que se aplica en piel integra.
- Evitar zonas de inflamación local, zonas de dolor, o anestesia o vasos sanguíneos visibles.
- Desinfectar la zona con antisépticos (povidona yodada o clorhexidina al 20%) y secar bien la zona, sobre todo en el caso de vacunas con virus vivos atenuados.
- Relajar la zona e inyectar lentamente, sacar la aguja y comprimir con un algodón.
- Colocar el material utilizado en los recipientes adecuados utilizando las normas establecidas para el reciclaje del material.
- El paciente debe mantenerse en el centro mínimo 10 minutos para vigilar la aparición de posibles efectos secundarios.

5. PAUTAS CORRECTORAS

Pautas correctoras para niños de 4 meses a 6 años

Dosis previas	Dosis a administrar en intervalo mínimo-recomendable respecto a la dosis previa				
	1ª dosis	2ª dosis	3º dosis	4º dosis	5º dosis
Ninguna	DTPa	DTPa: 4-8 s	DTPa: 4-8 s	DTPa: 6 m - >8 m[1]	DTPa: 6 m->12 m[1]
	VPI	VPI: 4-8 s	VPI: 4-8 s	VPI: 6 m - >8 m	
	Hepatitis B	Hepatitis B: 4 s	Hepatitis B: 4m - 5m tras la 1ª dosis		
	Hib: no necesario si tiene 60 o más meses	Hib: 4-8 s, si la 1ª dosis antes de los 12 m; 8 s (última dosis) si 1ª recibida a los 12-14 m; no más dosis si 1ª recibida con 15 o más meses.	Hib: si edad actual <12 m, 4s tras 2ª dosis. Si edad actual 12-59 m y 2ª dosis recibida: a) con menos de 12 meses, última dosis 8 s tras la 2ª dosis, o b) con 12 o más meses no precisa más dosis.	Hib: sólo necesaria para niños de 12 m a 59 meses que recibieron 1 o más dosis con menos de 12 meses.	
	TV	TV: 4s[2]			
	PnC13[3]: no necesario si tiene 60 o más meses	PnC13: a) Si edad 7 a 11 meses: 1 dosis b) Si edad 12 a 23 meses y la dosis anterior recibida antes de los 12 meses: 1 dosis (8s)	PnC13: a) Si edad 7 a 11 meses: 1 dosis a los 12-15 m (8s) b) Si edad 12 a 23 meses y la dosis anterior recibida antes de los 12 meses: 1 dosis (8s)	PnC13: 8 semanas (última dosis): solo necesaria para niños de 12 a 59 m que recibieron ≤ 3 dosis antes de los 12 meses y ninguna con posterioridad	
	MenC: si 12 o más meses, recuerdo a los 11-12 años	MenC: durante el segundo año de vida, al menos 2 meses tras la 1ª dosis			
una					
dos					
tres					
cuatro					

(1) La 5ª dosis no es necesaria si la 4ª dosis se administró con 4 o más años. Con 4-6 años se puede sustituir la vacuna DTPa por dTpa.

(2) La 2ª dosis se administra rutinariamente a los 4 años, aunque es válido un intervalo de ≥ 4 semanas entre ambos.

(3) En caso de estar indicada.

Pautas correctoras para niños de 7 a 18 años

Dosis previas	Dosis a administrar en intervalo mínimo-recomendable respecto a la dosis previa			
	1ª dosis	2ª dosis	3º dosis	recuerdo
ninguna	Td o dTPa[1]	Td: 4 s	Td: 6-12 m	Td: 1 año con un 2º recuerdo transcurridos otros 12 meses. Una de estas dosis puede sustituirse por dTpa.

.../...

.../...	**VPI**[2]	**VPI**: 4-8 s	**VPI**: 6-12 m	**VPI**: 6 m - >8 m(2): 1 dosis para aquellos que recibieron 3 dosis antes de los 4 años. No es necesaria si la tercera se administró a los 4 años o posteriormente.
	Hepatitis B	**Hepatitis B**: 4 s	**Hepatitis B**: 8 s y 5 m tras la 1ª dosis	
	TV	**TV**: 4 semanas		
	Men C	**Men C**: recuerdo a los 11-12 años de edad.		
una				
dos				
tres				

(1) La primera dosis puede ser en forma de dTpa, el resto como Td.

(2) La vacuna no se recomienda generalmente para aquellos con 18 o más años.

6. INDICACIONES, CONTRAINDICACIONES Y FALSAS CONTRAINDICACIONES

Indicaciones

Las indicaciones de aplicación de las vacunas se basan en tres criterios:

- Operativo: el proceso de aplicación de las vacunas deben ser viable.
- Inmunológico: la vacuna debe generar en el organismo una respuesta adecuada.
- Epidemiológico: las campañas de vacunación deben proporcionar una protección de los grupos más vulnerables expuestos.

La indicación de la vacunación tiene por finalidad:

- A nivel de salud pública; constituye una barrera fundamental para evitar la propagación de enfermedades infecto-contagiosas . Las vacunas son también eficaces en la fase en donde el germen se encuentra fuera del organismo, y las medidas de saneamiento no son eficaces.
- A nivel individual: las vacunas proporcionan una protección contra la enfermedad.

La aplicación de una vacuna genera un beneficio que se traduce en una protección total o parcial contra las enfermedades y sus secuelas.

La indicación de la vacuna como estrategia universal/individual está definida por el balance:

- Costo directo (precio unitario de la vacuna + cadena de frío y transporte + administración +
- Atención efecto adverso + capacitación + difusión).

- Beneficio; dinero ahorrado directo (honorarios consulta médica + costo de internación + costo de medicamentos + muerte).
- Dinero ahorrado indirecto (lucro cesante de un familiar + transporte).
- Costos intangibles (dolor, sufrimiento del paciente y familiar/es).
- Eficacia de la vacuna/riesgo (enfermedad endémica/epidémica).

Contraindicaciones

Existen dos tipos generales y específicas.

- **Generales.**
  1. Padecer una reacción adversa grave a una vacuna. Se tiene en cuenta haber padecido una reacción de anafilaxia a una dosis anterior de la vacuna.
  2. Padecer una reacción adversa o de hipersensibilidad a algún elemento de la vacuna. Una reacción de anafilaxia a algún elemento de la vacuna, impide la aplicación de nuevas pautas que contengan ese elemento. Los elementos con mayor capacidad de provocar efectos alergénicos son el tiomersal, las proteínas del huevo, la levadura, los antibióticos (estreptomicina y neomicina), y las gelatinas.
- **Contraindicaciones especificas.**
  - **Individuos inmunodeprimidos.**

    En nuestro entorno los niños sanos que conviven con personas inmunodeprimidas pueden y deben recibir todas las vacunas de calendario adecuadas por su edad, incorporando las de virus vivos como triple vírica (sarampión, rubéola o parotiditis), varicela y rotavirus, de la misma manera tienen la obligación de vacunarse todos los años contra la gripe si tienen, al menos, 6 meses de edad.

    En situaciones de inmunodeficiencia como niños que padecen VIH, según los niveles de linfocitos, se les puede aplicar la vacuna triple vírica y la de la varicela. El resto de vacunas pueden aplicarse, pero suelen originar un menor estímulo de la respuesta inmunológica, por lo que pueden necesitar más dosis que una persona sana.
  - **Enfermedad aguda.**

    En el desarrollo de una enfermedad aguda de una intensidad moderada a grave, las vacunas no deben de aplicarse . En caso de patologías que cursen con enfermedad aguda con fiebre, cardiopatía descompensada, crisis asmática, nefropatía, la aplicación de vacunas están contraindicadas.
  - **Edad de aplicación de la vacuna:**

    La edad de aplicación puede considerarse una contraindicación. La vacuna triple vírica no se aconseja aplicarla antes de los 12 meses de vida porque puede interferir con los anticuerpos maternos y no generar una respuesta inmunológica adecuada, aunque en casos de producirse una epidemia se puede aplicar a partir de los 6 meses de edad, aunque posteriormente deberá recibir dos dosis a partir de que cumpla los 12 meses de edad. Igualmente, la vacuna frente a la hepatitis A se aplica a partir de los 12 meses de edad, la antigripal a partir de los 6 meses de edad y los componentes de alta carga antigénica de difteria y tos ferina (D y P) solo se pueden aplicar hasta los 7 años de edad.

- **Embarazo**:

  Están contraindicadas todas las vacunas con virus vivos por el peligro latente de generar daños teratogénicos en la evolución del feto. Las únicas vacunas de virus vivos que pueden aplicarse durante la gestación, siempre que el riesgo sea grande, son la de la polio y la antitífoidea por vía oral. Las vacunas inactivadas se pueden administrar durante la gestación . Las vacunas contra el tétanos, gripe y hepatitis B, son las únicas vacunas utilizadas a partir del segundo trimestre de gestación, en caso de ser necesario se pueden aplicar en el primer trimestre, evaluando si el beneficio es mayor que el riesgo.

– **Falsas contraindicaciones.**

Las falsas contraindicaciones influyen de manera negativa en la correcta aplicación de las pautas del calendario vacunal y aplicación de vacunas nuevas.

Entre las falsas contraindicaciones se encuentra:

- Edad avanzada del paciente.
- Madres lactantes.
- Ictericia neonatal.
- Embarazo de la madre del vacunado.
- Diabetes mellitus.
- Convalecencias.
- Malnutrición.
- Dermatosis, eczemas o infecciones cutáneas.
- Calor veraniego.
- Tratamiento con antibiótico.
- Catarros y resfriados afebriles.
- Alergia a carne y plumas de patos.
- Corticoterapia corta, no sistémica a dosis pequeñas.
- Exposición reciente a enfermedad infecciosa.
- Reacciones postvacunales leves: dolor, enrojecimiento.
- Alergias no anafilácticas a antibióticos.
- Enfermedades pulmonares crónicas y cardíacas congénitas.
- Administración conjunta de preparados anticatarrales o antialérgica.

7. REACCIONES ADVERSAS

La mayoría de los efectos adversos producidos por la vacunación son leves y transitorios y se limitan a dolor pasajero o tumefacción en el lugar de la punción.

El motivo de aparecer los efectos adversos puede ser ocasionados por a la propia vacuna, a los conservantes que se incluyen para mantenerlas estable, los antibióticos que se incluyen a veces para evitar su contaminación o a otros elementos incluidos en algunas vacunas.

Los efectos adversos más graves son muy poco frecuentes, reacciones anafilácticas o encefalopatía, aproximadamente 1 caso de cada millón de vacunas aplicadas.

Los efectos adversos más habituales son:

- Presencia de una pequeña tumefacción en el lugar de la punción. Suele aparecer tras la vacunación contra la Tos ferina. Suele ser dolorosa a la palpación. Al cabo de 1 o 2 semanas, la tumefacción desaparece espontáneamente.
- Fiebre, es un síntoma que puede aparecer con cualquier vacuna, puede producir fiebre después de su administración, como antitérmico se puede utilizar Paracetamol o Ibuprofeno, y consultar con un médico, en caso de que la fiebre se mantenga más de 24-48 horas o aparecen otros síntomas. La aparición de fiebre es más frecuente después de la aplicación de la vacuna triple vírica (sarampión-rubéola-parotiditis), y tras la vacunación con DTPe (difteria-tétanos-tos ferina). Las nuevas vacunas frente a la Tos ferina (DTPa) han dado origen a que esta reacción sea menos frecuente. Después de la vacunación triple vírica, la fiebre suele aparecer varios días tras su aplicación (3 a 15 días).
- Dolor, hinchazón y/o enrojecimiento en el lugar de la punción Es una reacción relativamente frecuente y pasajera que puede tratarse mediante la aplicación local de una compresa fría. Si el dolor es importante, puede utilizarse un analgésico como el Paracetamol o el Ibuprofeno.

Los centros de vacunación se deben de contemplar los siguientes puntos:

- Cuando aumenten las cifras de reacciones adversas notificadas, identificar los lotes de las vacunas y poner en conocimiento de las autoridades competentes.
- Realizar un seguimiento de la seguridad de las vacunas, cuya aplicación oficial sea recientemente .
- Identificar reacciones adversas que sean nuevas, inusuales o raras, y notificarlas.
- El incremento de reacciones adversas conocidas debe de conllevar una vigilancia.
- Determinar eventuales factores de riesgo para el paciente en ciertas reacciones adversas.

8. CADENA DE FRÍO

Se determina como cadena de frío, al conjunto de componentes y acciones precisas para asegurar la capacidad inmunizante de las vacunas desde su elaboración hasta la aplicación de estas en la población, manteniendo una óptimas condiciones de conservación. Para ello se debe tener en cuenta la calidad integral de la vacunación, mediante una planificación operativa, que se denomina "logística de los programas de inmunización".

La programación logística de los proyectos de vacunación, implican una valoración de los recursos materiales precisos, la organización de la tareas que han de desarrollarse en cada una de las etapas de la cadena de frío. Los recursos materiales y humanos no sólo varían en la etapa que se trate, sino también en la fase donde se ejecute la programación logística.

Las vacunas desde el proceso de fabricación hasta su administración en el individuo pasa por una serie de fases, distribución, almacenamiento, y manipulación. Se deben de acondicionar tanto los recursos humanos y materiales a cada una de las etapas de la cadena de frío.

A la hora de realizar la distribución de las vacunas hay que tener en cuenta el tipo de vacuna, el volumen, la temperatura ambiente durante el transporte, y el tiempo máximo del recorrido, en función de éstos puntos se utilizara una nevera portátil (con acumuladores de frío y controlador de temperatura), cajas isotérmicas o postvacunal. La autonomía o duración de la refrigeración debe de ser la siguiente:

- Cajas isotérmicas; debe de tener una autonomía de hasta 50 horas.
- Porta vacunas entre 7-36 horas.
- Neveras portátiles entre 36-48 horas.

En los centros de vacunación, el equipo a utilizar es el frigorífico. Deben de poseer una autonomía de 6 horas como mínimo, y una capacidad de 3,3 litros × cada 10.000 habitantes, debe de tener un congelador donde almacenar los acumuladores de frío.

Existen una serie de consejos que se deben seguir para la manipulación y conservación de refrigeradores y neveras domésticas, para garantizar la naturaleza de las vacunas:

- Acomodar la nevera a la sombra y apartada de toda fuente de calor, a la sombra, a unos 15 cm de distancia, como mínimo de la pared y del techo, en una situación nivelada.
- Si una nevera deja de funcionar primero tenemos que revisar los fusibles del local, si se encuentra correctamente enchufada a la red eléctrica, las neveras deben tener incorporado un termómetro, de manera diaria se debe controlar la temperatura interior(2ºC y 8ºC), y realizar su registro.
- Para estabilizar y recuperar la temperatura interna más rápidamente después de abrir la puerta, se pueden colocar botellas llenas de agua en los estantes inferiores.
- Acomodar en bandejas los frascos de vacunas, y colocadas en los estantes centrales de la nevera.
- En los estantes inferiores ni en la puerta, se deben de colocar las vacunas.
- Mantener la puerta siempre bien cerrada.
- La ubicación de las vacunas dentro del frigorífico se deben señalizar con rótulos, para facilitar su localización y mantener la puerta abierta el menor tiempo posible.

Durante la fase de almacenaje de las vacunas se debe tener en cuenta las previsiones de vacunas y el control de stocks.

Hay que considerar tres aspectos fundamentales de las vacunas dentro del frigorífico:

- Termoestabilidad: ubicar las vacunas menos resistentes en zonas más frías del frigorífico.
- Accesibilidad: las que tengan un uso más frecuente ubicarla en una zona del frigorífico más próximo.
- Caducidad: las vacunas con caducidad más cercana a la fecha actual se colocan en primer lugar.

La persona encargada de la recepción de las vacunas debe tener en cuenta una serie de puntos:

- El tipo de vacuna y número de dosis recibidas corresponde al pedido solicitado.
- Los frascos de vacuna estén en perfecto estado y que lleven el correspondiente etiquetaje.
- Las vacunas no han estado expuestas a temperaturas indeseables, verificando los indicadores de temperatura y realizando el "test por agitación" cuando se trate de las vacunas DTF, DT y T y éstas no vengan provistas de indicador de alerta de congelación.

9. INDICADORES DE COBERTURA

Los indicadores de cobertura de las vacunas refleja que los colectivos susceptibles de ser inmunizados están recibiendo correctamente dichas vacunas. La OMS propone el desarrollo de los programas de vacunas para disminuir la incidencia de enfermedades infectocontagiosas. Para llevar a cabo la evaluación de dichos programas se utiliza los indicadores de cobertura. La OMS solicita de manera anual dichos indicadores a los diferentes estados miembros, dejando que cada uno utilice para la recogida de los indicadores el método consideren más adecuado.

La OMS ha recomendado llevar a cabo campañas de vacunación para disminuir la probabilidad de sufrir determinadas patologías, valorando los efectos de estas campañas mediante los indicadores de cobertura de vacunación.

De forma regular la OMS requiere los indicadores de cobertura de vacunación de cada país, sin interferir en el método que utilicen para recabar dichos indicadores.

Los métodos más utilizados para llevar a cabo la recogida de información son los siguientes:

- Encuestas periódicas poblacionales; utilizado por Italia y Finlandia.
- Numero de vacunaciones declaradas y registro de vacunas distribuidas: España, Bélgica, Austria y Grecia. Mediante éste método se puede valorar de una forma más exacta las campañas de vacunación y los objetivos, sin embargo no se obtienen datos exacto de la eficacia de las campañas.
- Documentos de vacunación y las historias clínicas: Reino Unido y Francia.

Para la obtención de datos más exactos de las campañas de vacunación se emplean varios tipos de metodología:

- Análisis serológicos de los anticuerpos; para realizar este estudio se tiene que obtener sangre por punción venosa . Se considera que un individuo está vacunado contra una determinada enfermedad con niveles de anticuerpos suficientes contra esa determinada enfermedad, independientemente que tenga o no administrado la vacuna. Mediante éste método se evita los errores que se comenten con otros métodos, pero es muy costos y las pruebas serológicas deben de tener una sensibilidad y especificidad muy altas.
- Datos obtenidos por cuestionarios.
- Registro de vacunas; éste método da la posibilidad de obtener los indicadores de cobertura de una forma rápida y bajo coste, para que se considere un método fiable se tiene que conocer con exactitud las vacunas administradas y a la población que va dirigida.

De una manera periódica la OMS requiere los indicadores de cobertura de las vacunas en el primer año de vida . Para ello se utiliza la fórmula: numerador número total de terceras dosis de vacuna DTP administradas, también se puede emplear como numerador terceras dosis de la vacuna poliomielítica administradas .

10. CAPTACIÓN ACTIVA

A partir de la atención primaria se llevan a cabo planes de actuación para lograr los objetivos de los programas de vacunación. Con la utilización de las nuevas tecnologías se pueden emplear los métodos más actuales ofrecidos por el Centers of Disease Control de Atlanta, para el asesoramiento de inmunización.

Los planes de actuación de vacunación se basan en:

- Indicadores de coberturas de vacunación.
- Los estudios de seroprevalencia.
- Vigilancia epidemiológica.

Mediante las vacunaciones se pretende no sólo actuar en las edades infantiles sino también van dirigidas a cualquier grupo de edad, es una herramienta eficaz como medida sanitaria. Obtener una campaña de vacunación efectiva esta estrechamente relacionado, en primer lugar con la propia efectividad de la vacuna, y en segundo lugar el número total de individuos correctamente vacunados. Se deben de realizar captación activa de las poblaciones dianas.

Se pueden utilizar diferentes tipos de estrategias para una captación activa de la población (1):

1. Facilitar el acceso de los pacientes a la vacuna:
    - ▹ Crear tramos horarios de vacunación contra la gripe de libre acceso para la población demandante. Con ello se consigue aprovechar la oportunidad de

la demanda, disminuir o no crear lista de espera, no saturar las consultas y disminuye el trabajo administrativo. Se puede contar con apoyo administrativo en estos tramos horarios para acelerar el trabajo.

- Aprovechar la ocasión de un contacto con el sistema por otro motivo para indicar Y administrar la vacuna de la gripe.
- Inmunizar en las consultas programadas de enfermería y medicina concurrentes en la campaña de la vacunación antigripal.

2. Realizar visitas domiciliarias a los pacientes de riesgo.
3. Empleo de las nuevas tecnologías como medio para obtener fuentes de tanto para profesionales como para el público: conocer fuentes fiables sobre el tema para nuestros pacientes.
4. Evaluar el logro de los objetivos de cada campaña e informar a los profesionales implicados de los indicadores de cobertura de vacunas que se van logrando, de esta manera se consigue una mayor implicación y motivación del personal.
5. Llevar a cabo una guía protocolizada de la gripe . Los pacientes mayores de 65 años ni los menores con pacientes de 65 años adultos deberían necesitar la prescripción médica de nuevo para la administración de la vacuna, aunque es necesario realizar la historia prevacunal para detectar factores que impidan o retrasen la administración en un momento determinado.
6. Los grupos de riego, en nuestro país, la vacunación es gratuita, y está garantizada por Ley.
7. Avisar a médicos y enfermeras en los centros de salud a través de alertas automáticas relacionadas a los códigos de cada pacientes, incluidos en grupos de riesgos, para la administración de la vacuna de la gripe.
8. Realizar cursos de reciclaje del personal sanitario respecto a la importancia de la vacunación de la gripe y de las diferentes vacunas.

Tema 50

Desarrollo de la conducta humana: etapas del desarrollo. Tipos de personalidad. Hábitos. Motivación. Factores socio culturales. Problemas psicosociales y de adaptación del paciente al medio hospitalario

Rodio ediciones

Índice esquemático

1. DESARROLLO DE LA CONDUCTA HUMANA: ETAPAS DEL DESARROLLO INFANTIL

Los niños están sujetos a estados de desequilibrio, privación e incomodidad que tienen que ser remediados pronto, tropiezan con toda una variedad de sucesos y experiencias que dan forma a su percepción del ambiente y a su manera de reaccionar ante el mismo. Dicho de otra manera, los recién nacidos experimentan estados de hambre, calor, frío y dolor de los que están protegidos en el período previo al nacimiento. Esos estados son importantes psicológicamente, pues obligan al niño a hacer algo para aliviar su malestar. Los niños, característicamente, lloran cuando tienen hambre o sienten dolor y hacen vocalizaciones cuando se sienten excitados; son éstas reacciones innatas y suelen conducir a cambios importantes en el ambiente. Desde el momento en que una persona comienza a prestar cuidados a un niño, unas conductas quedan fortalecidas selectivamente, mientras que otras son debilitadas. El niño comienza también a desarrollar vínculos con seres humanos, y éstos se convierten en los objetos fundamentales a los que recurre uno en busca de ayuda, y de los cuales aprende unos valores, motivos y conductas complejas.

1.1. Características físicas

1.1.1. Crecimiento corporal

1.1.1.1. Peso y estatura

Debido a las numerosas variaciones entre los niños respecto al tamaño del cuerpo al nacer y a la velocidad de su desarrollo, los promedios o normas no pueden proporcionarnos más que una perspectiva general de desarrollo. Por término medio los bebés masculinos, llegados a término normal, son ligeramente mayores en todas las dimensiones corporales que las niñas, miden unos 50 cm de largo y pesan entre 3.200 gr. Y 3400 gr., en nuestro país, al nacer.

Hay que tener en cuenta, que los recién nacidos de ambientes pobres tienden a ser pequeños que los de ambientes acomodados, esto se debe probablemente a diferencias en la nutrición y a la mayor frecuencia de enfermedades de la madre por el embarazo. Existen indicios de que la mala nutrición durante el período de embarazo y la primera infancia puede afectar nocivamente al desarrollo intelectual del niño.

Un niño que padezca una enfermedad grave y prolongada tampoco crecerá tan bien como un niño saludable. La enfermedad cardíaca congénita, la nefritis, los trastornos metabólicos innatos, y otras enfermedades pueden tener efectos graves en el crecimiento. Una mejor atención médica y, en especial, el uso de los procesos de vacunación y los antibióticos han tenido una función importante en el aumento de la estatura de los niños modernos, ya que han disminuido la cantidad de enfermedades graves que podrían afectar a los jóvenes de hoy.

Los niños que sufren privaciones emocionales no son capaces de aumentar de peso normalmente, aun a pesar de que la nutrición y el cuidado médico sean adecuados. Existen otros niños cuyo desmedido tamaño como origen una herencia genética que les ha legado más adiposidades subcutáneas o un metabolismo más perezoso.

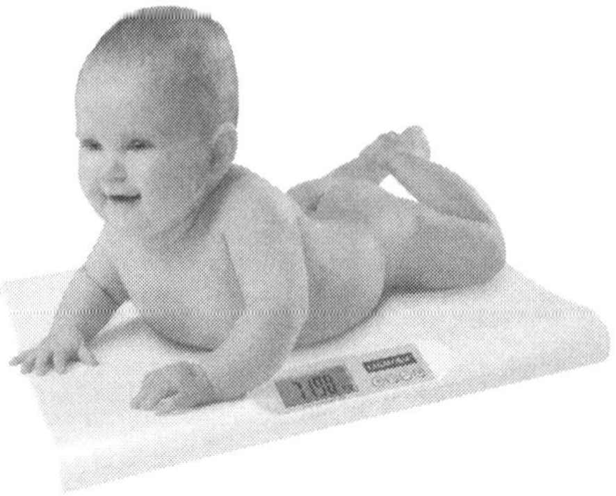

1.1.1.2. Proporciones del cuerpo

Las proporciones generales de los cuerpos de los niños cambian rápidamente, sobre todo durante la segunda mitad del primer año. Desde la concepción hasta el nacimiento la cabeza es la parte del cuerpo que crece más rápidamente. Desde el nacimiento hasta la edad de un año, el tronco es la porción de más rápido crecimiento. Desde la edad de un año hasta el comienzo de la adolescencia, las piernas son las que más rápidamente crecen. Durante la adolescencia el tronco vuelve a ser de nuevo la porción de más rápido crecimiento.

1.1.1.3. Desarrollo del esqueleto

La osificación comienza durante el período prenatal y continúa, en lo relativo a algunos huesos, hasta avanzada la adolescencia. El tiempo y la velocidad de la osificación varían de acuerdo con los diversos huesos del cuerpo y según los individuos. Algunos huesos de la mano y de la muñeca se osifican en fecha muy temprana de la existencia del niño. Otras partes del esqueleto se osifican más tarde. El cráneo del recién nacido tiene seis puntos blandos (fontanelas) que se osifican gradualmente y no desaparecen hasta que el niño tiene cerca de 2 años de edad.

1.1.1.4. Desarrollo muscular

Aun cuando el recién nacido tiene todas las fibras musculares que llegará a desarrollar, son pequeñas aún en relación con el tamaño de su cuerpo. Hay una tendencia general a que los músculos cercanos a la cabeza y el cuello se desarrollen antes que los de las extremidades inferiores (dirección de desarrollo céfalo-caudal).

Las niñas se desarrollan más rápidamente que los niños y esta mayor velocidad del desarrollo comienza durante el período fetal. Las niñas en su infancia tienen proporcionalmente más grasa y menos agua que los niños, tienen menos tejido muscular y, por lo general, son menos pesadas y más bajas que los niños.

1.1.1.5. Reflejos

Se considera que el período del recién nacido abarca los primeros 5 a 7 días. En ese lapso el niño se está recuperando del trauma fisiológico del nacimiento y está comenzando a establecer un equilibrio con su ambiente. Los recién nacidos parecen poseer muchas capacidades desde el instante en que nace. Pueden ver, oír, oler, gustar, y son sensibles al dolor, al tacto, y a los cambios de postura. Tiene una variedad de reflejos, alguno de los cuales son necesarios para la supervivencia y muchos de ellos son complejos.

Aun cuando la mayoría de los recién nacidos tienen buena visión, oyen adecuadamente y poseen reflejos motores bien coordinados, difieren entre sí en lo que respecta a irritabilidad, tono muscular, vigor y actividad, a consecuencia de las condiciones prenatales, la facilidad del parto, y tal vez debido a características heredadas.

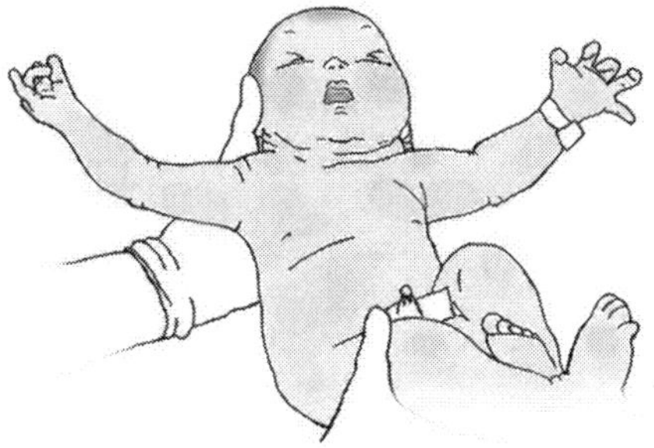

1.1.1.6. Necesidades Fisiológicas

Los infantes nacen con cierto número de necesidades fisiológicas fundamentales que deben satisfacerse para que sobrevivan. La mayoría de dichas necesidades: oxígeno, control de la temperatura, y sueño, se cubren de manera auto regulativa. Otras, como la necesidad de alimentación, requieren la intervención de personas que le cuiden.

La proporción de tiempo dedicada a dormir disminuye a medida que el niño va aumentando de edad. Los neonatos, por término medio, dedican el 80% de su tiempo a dormir, en tanto que los niños de 1 año de edad dedican a lo mismo alrededor del 50% de su tiempo.

Con respecto a la necesidad de eliminación, cuando el intestino del neonato se encuentra repleto, los esfínteres anales se abren de forma refleja y se expelen los contenidos intestinales. De igual forma ocurre con la vejiga. Estos procesos son totalmente involuntarios en la primera infancia; el equipo neuromuscular necesario para el control voluntario aún no ha madurado.

Desde un punto de vista psicológico, el hambre y la sed son funciones especialmente importantes, pues su satisfacción depende no de actividades reflejas automáticas sino de la ayuda de otra persona. Por término medio los recién nacidos se alimentan de 7 a 8 veces al día. Hacia las 4 semanas de edad, este número se ha reducido a 5 o 6. Al cabo de varias semanas después el número de tomas de alimentos se ha reducido todavía más, aun cuando el total del alimento ingerido no cambia significativamente.

1.1.2. Desarrollo motor

Un niño no puede aprender a pensar a menos que aprenda a hacer, primero a través del movimiento físico y luego a través de la actividad mental. En un bebé, la única actividad que podemos observar es la física y por eso es el foco del estudio del niño en esta edad. Si queremos medir su inteligencia o cerciorarnos de que se está desarrollando normalmente, nuestro único indicador es su nivel de destrezas motoras. Los especialistas en desarrollo han descubierto que hay un orden definido para la adquisición de destrezas motoras, que va desde las más simples hasta las más complejas.

A medida que el bebé va creciendo, su desarrollo motor muestra más control y una especificidad de funciones. El control de las partes de su cuerpo se va haciendo de forma diferenciada. Después de que se logra tener control de una variedad de movimientos diferenciados, estas habilidades se integran en patrones complejos de comportamiento.

El recién nacido puede mover la cabeza, las piernas y los brazos y mostrar una diversidad de conductas reflejas. Estos movimientos prenatales y neonatales representan un tipo muy generalizado de actividad. Todas estas actividades motoras tempranas están bajo control subcortical, el cual empieza a cederles el paso, más o menos el cuarto mes de vida postnatal, a los movimientos voluntarios dirigidos que están controlados por la corteza. El cerebelo regula el equilibrio y la postura; madura más rápidamente entre los 6 y los 18 meses y con esto vemos un mejoramiento en las conductas motoras. Gran parte del desarrollo motor temprano parece deberse más que todo a la maduración, aunque también hay un elemento de interacción con el medio ambiente.

1.1.2.1. Eventos claves en el desarrollo motor infantil

- **Control de la cabeza:** al nacer, casi todos los bebés pueden voltear la cabeza de un lado para otro mientras están boca arriba y pueden levantar la cabeza un poco para voltearla cuando están boca abajo. La secuencia de desarrollo incluye el levantar la cabeza estando boca abajo, sostenerla erguida cuando está sentado, hasta levantarla cuando está arriba.
- **Sentarse:** los bebés aprenden a sentarse de dos formas diferentes, asentándose desde una posición prona o supina, y dejándose caer estando de pie. Se sientan con apoyo a una edad promedio de 4 meses, en una silla para comer a los 6 meses y solos a los 7 meses.

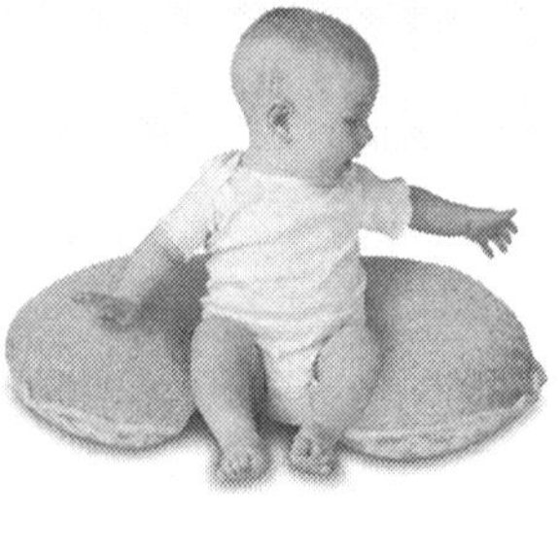

- **Voltearse:** los bebés se voltean primero hacia los lados estando boca arriba (5 meses) y luego de la posición supina a la prona (7 meses).
- **Arrastrarse y gatear:** aun cuando existen grandes diferencias individuales, prácticamente todos los niños recorren el mismo camino. La edad promedio para arrastrarse es la de 34 semanas. Los infantes gatean sobre manos y rodillas, lo cual requiere nueva coordinación y equilibrio, por término medio a la edad de 40 semanas, mientras que el gatear sobre manos y pies, que constituye la etapa final de la progresión, se alcanza a la edad de 49 semanas por término medio.
- **Sonrisa:** hay una sonrisa refleja que se da en las primeras semanas de vida el niño y posteriormente empieza la llamada sonrisa social que suele aparecer sobre la 6-8 semana.
- **Tenerse en pie y caminar:** la edad a la que, por término medio, el niño puede tenerse de pie agarrándose de un mueble e izándose hasta una posición erguida, oscila entre los 9 meses y los 10 meses, aun cuando a esta edad el niño no puede bajarse por sí solo. El niño se tiene en pie solo hacia el año, camino cogido de la mano a los 13 meses y camina solo, aunque más bien torpemente, hacia los 15 meses.
- **Capacidad de manipulación**: el neonato presente el reflejo de agarrar, cuando se estimula su palma agarra un cubo. A los 4 meses de edad el bebé no agarra, ni en forma refleja ni voluntariamente. Los niños de 5 meses no agarran firmemente pero sí tocan los objetos. A los 7 meses, la presión (acción de agarrar) no el incluye el pulgar; a los 9 meses, ya lo incluye. El niño de 15 meses presenta una presión madura, utilizando todos los dedos incluido el pulgar. Los primeros intentos de presión incluyen todo el brazo; sólo al final de este período se presenta la diferenciación, lo cual permite que el niño coordina el pulgar y el índice.

1.1.2.2. Influencias sobre el desarrollo motor

El desarrollo motor precoz se presenta cuando el niño está lo suficientemente maduro como para ejecutar ciertas actividades, aunque el medio ambiente puede influir en la expresión de las conductas específicas. Sabemos que los bebés que crecen en condiciones aisladas y de pobreza pueden presentar retraso motor. Parece que las influencias ambientales fuertes son importantes a la hora de acelerar o retrasar el desarrollo motor.

1.2. Características psíquicas

1.2.1. Teoría del desarrollo intelectual de Piaget

Mucho de lo que sabemos acerca de la forma en que los niños aprenden se debe a la creativa investigación de un psicólogo suizo que ha sido llamado el *"gigante de la casa cuna"*. Según Piaget, el desarrollo cognoscitivo, o de adquisición de conocimientos, avanza a través de cuatro etapas principales, cada una de las cuales es muy diferente de las otras. Cada etapa se presenta como resultado de la interacción entre la maduración y el medio ambiente. En cada etapa, la organización y estructura del pensamiento del niño difieren de manera cualitativa. Aunque el desarrollo es gradual y continuo, a menudo imperceptible, entre una etapa y otra, conlleva un gran salto hacia adelante en la capacidad del niño para manejar nuevos conceptos. Estas cuatro etapas son: sensoriomotora -que abarca desde el nacimiento hasta los 18 meses, aproximadamente-, preoperatoria -desde los 18 meses hasta los 7 años-, operaciones concretas -desde los 7 hasta los 12 años-, y las operaciones formales, de los 12 años hasta los 15.

1.2.1.1. Etapa sensoriomotora

En el estadio sensoriomotor el bebé se relaciona con el mundo a través de los sentidos y de la acción, pero, al término de esta etapa será capaz de representar la realidad mentalmente. El período sensoriomotor da lugar a algunos hitos en el desarrollo intelectual. Los niños desarrollan la conducta intencional o dirigida hacia metas -*golpear un sonajero para que suene*-. También, los niños llegarán a comprender que los objetos tienen una existencia permanente que es independiente de su percepción -*permanencia de objeto*-. Además, existen unas actividades que en este período experimentarán un notable desarrollo: la imitación y el juego.

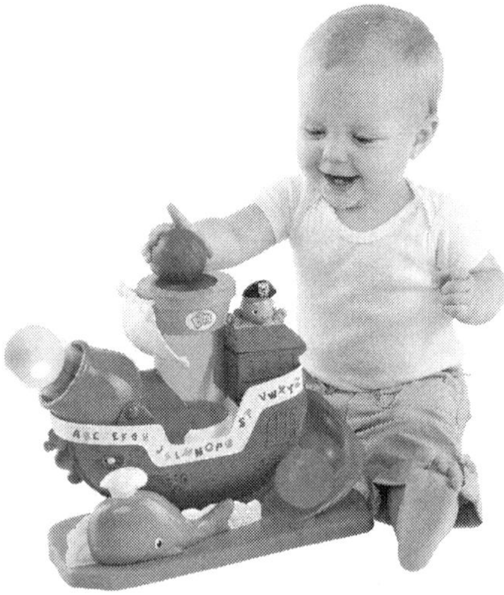

Piaget denominó reacción circular al mecanismo de aprendizaje más temprano. Consiste en una nueva experiencia que es el resultado de la propia acción del sujeto. La reacción es circular porque, debido a los efectos "*interesantes*", el niño intenta repetir este evento una y otra vez. Hay tres tipos de reacciones circulares que van apareciendo de forma progresiva: **las primarias** que están centradas alrededor del cuerpo del niño -sacar repetidamente la lengua-; **las secundarias** dirigidas hacia la manipulación de objetos -golpear un objeto-; y las **terciarias**, que tienen que ver con la exploración de efectos novedosos en el mundo que le rodea -golpear un objeto de formas distintas-.

Primer sub-estadio: ejercitación de reflejos (0 a 1 mes)

Cuando Piaget habla de las estructuras de acción, utiliza el término *esquema* para referirse a cualquier forma de acción habitual, tal como mirar, agarrar o golpear. Los primeros esquemas que posee el niño son los reflejos innatos. Los reflejos implican cierta pasividad del organismo: éste se encuentra inactivo, hasta que algo lo estimula. Sin embargo, los reflejos pronto llegan a ser formas de actividad que el niño inicia por sí mismo. Por ejemplo, podemos observar en lactantes de pocos días de edad, movimientos de la boca que corresponden al reflejo de succión, aun cuando no tengan nada en la boca. Pareciera ser que realiza estos movimientos por el simple placer de hacerlos. Según Piaget, cuando se forma un esquema de acción, sentimos la necesidad de ponerlo en uso. Aun cuando la asimilación es la actividad más notoria en esta etapa, también se puede notar los comienzos de la acomodación.

Segundo sub-estadio: reacciones circulares primarias (1 a 4 meses)

Una **reacción circular** se produce cuando el lactante intenta repetir una experiencia que se ha producido por casualidad. Un ejemplo evidente es la conducta de chuparse el dedo. Durante la actividad espontánea que realiza el lactante, es posible que en uno de sus movimientos casualmente ponga en contacto su mano con la boca, desencadenando el reflejo de succión y comienza a chuparse el dedo. Puesto que estos movimientos no son todavía controlados por el bebé, al continuar con su actividad aleja nuevamente la mano de su cara y boca, pero intentará repetir la experiencia. Tal como ocurre con el chuparse el dedo, la mayoría de las reacciones circulares primarias involucran la organización de dos esquemas previos de movimientos corporales.

Tercer sub-estadio: reacciones circulares secundarias (4 a 10 meses)

Los desarrollos característicos del segundo sub-estadio son llamados reacciones circulares *"primarias"* porque consisten en la coordinación de movimientos de partes del cuerpo del propio cuerpo del lactante. Las **reacciones circulares *"secundarias"*** se producen cuando el bebé descubre y reproduce un efecto interesante que se produce fuera de él, en su entorno.

Cuarto sub-estadio: coordinación de esquemas secundarios (10 a 12 meses)

En el tercer subestadio el infante realiza una acción simple -un movimiento- para obtener un resultado, como sacudirse para hacer mover los juguetes. En el cuarto subestadio, las acciones se hacen más diferenciadas, aprende a **combinar dos esquemas** de acción para obtener un resultado. Este logro es más evidente cuando se trata de superar obstáculos. Por ejemplo, si ponemos un juguete que le interesa al niño, detrás de una caja, de modo que no lo puede tomar, combina el esquema de acción de "retirar la caja" con el esquema de acción de "coger el juguete".

Quinto sub-estadio: reacciones circulares terciarias (12 a 18 meses)

En el sub-estadio 5, de las **reacciones circulares terciarias**, experimentan con diferentes acciones para observar diferentes resultados. Por ejemplo, puede darse cuenta al golpear su mesa de juegos, que los objetos sobre ella vibran, o se caen. Luego puede repetir el golpe varias veces, con distinta intensidad o fuerza y observar las diferencias en los efectos.

Sexto sub-estadio: Comienzo del pensamiento (18 a 24 meses).

En el sub-estadio 6, los niños parece que piensan las cosas más, antes de actuar. Los intentos de lograr el objetivo con actividades de ensayo y error es probable que en algún momento hubieran dado el resultado deseado, pero al detenerse y *"reflexionar"* acerca de la situación encontró la solución de un modo más rápido y eficiente. Podemos suponer que, en la medida que el niño a esa edad aún no tiene desarrollado un lenguaje que le permita simbolizar o representar las acciones que necesita realizar, realiza movimientos motrices para representarse los actos que luego ejecuta.

Otro ejemplo de los comienzos del pensamiento y de la capacidad de representarse algunas acciones, lo constituyen lo que Piaget llamó las *"**imitaciones diferidas**"*: A esta edad es frecuente observar cómo los niños ejecutan una acción, imitando algo que han observado, pero lo hacen un rato o incluso horas y días después de haberlo observado. Esto sólo es posible si el niño de alguna manera guarda una representación mental de la conducta observada.

Competencias básicas adquiridas

Durante el **periodo sensoriomotor**, el niño aprende los esquemas de dos competencias básicas:

1. La conducta orientada a metas.
2. La permanencia de los objetos.

A) Adquisición de una conducta orientada a metas

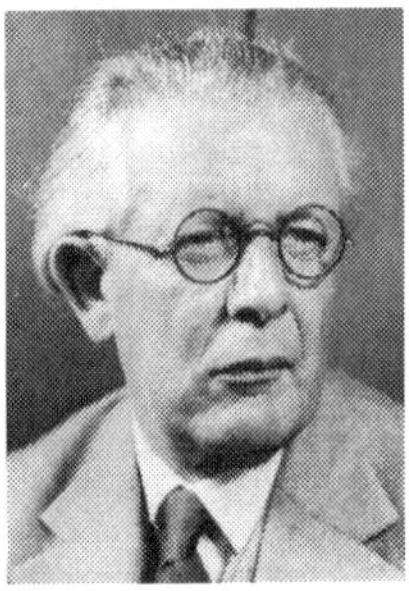

Una característica distintiva del periodo sensoriomotor es la evidente transición del lactante de la conducta refleja a las acciones orientadas a una meta. A esta clase de acciones intencionales propositivas Piaget las llama **reacciones circulares**. Al final del primer año, comienza a prever los eventos y para alcanzar esas metas combina las conductas ya aprendidas. En esta fase, ya no repite hechos accidentales, sino que inicia y selecciona una secuencia de acciones para conseguir determinada meta.

Al final de la etapa sensoriomotora, el niño comienza a probar otras formas de obtener sus metas cuando no logra resolver un problema con los esquemas actuales -observar, alcanza y asir-. En vez de continuar aplicando los esquemas actuales, el niño ya puede construir mentalmente nuevas soluciones de los problemas actuales.

B) Desarrollo de la permanencia de los objetos

Otro logro importante que ocurre en el periodo sensoriomotor es la **permanencia de los objetos**. Es el conocimiento de que las cosas siguen existiendo aun cuando ya no las veamos ni las manipulemos. Los lactantes se comportan, cuando los objetos desaparecen de su vista, como si hubieran dejado de existir. El primer vislumbre de la permanencia de los objetos aparece de los 4 a los 8 meses. Ahora el niño buscará un objeto si está parcialmente visible, pero necesita alguna pista perceptual para recordar que no ha dejado de existir. Entre los 8 y los 12 meses, su conducta indica que sabe que el objeto continúa existiendo aunque no pueda verlo.

El estadio preoperacional (de 2 a 7 años)

La capacidad de pensar en objetos, hechos o personas ausentes marca el comienzo de la etapa preoperacional. Entre los 2 y los 7 años, el niño demuestra una mayor habilidad para emplear símbolos *-gestos, palabras, números e imágenes-* con los cuales representar las cosas reales del entorno. Ahora puede pensar y comportarse en formas que antes no eran posibles. Puede servirse de las palabras para comunicarse, utilizar números para contar objetos, participar en juegos de fingimiento y expresar sus ideas sobre el mundo por medio de dibujos. El pensamiento preoperacional tiene varias limitaciones a pesar de la capacidad de representar con símbolos las cosas y los acontecimientos. Piaget designó este periodo con el nombre de etapa preoperacional, porque los preescolares carecen de la capacidad de efectuar algunas de las operaciones lógicas que observó en niños de mayor edad.

Pensamiento representacional

Durante la etapa preoperacional, el niño puede emplear símbolos como medio para reflexionar sobre el ambiente. La capacidad de usar una palabra para referirse a un objeto real que no está presente se denomina funcionamiento semiótico o pensamiento representacional. Piaget propuso que una de las primeras formas de él era la imitación diferida, la cual aparece por primera vez hacia el final del periodo sensoriomotor -la capacidad de repetir una secuencia simple de acciones o de sonidos, horas o días después que se produjeron inicialmente-. Durante la etapa preoperacional se observan otros ejemplos del pensamiento representacional. A menudo se considera que los años preescolares son la "edad de oro" del **juego simbólico** (Singer y Singer, 1976).

En términos generales, el juego simbólico se inspira en hechos reales de la vida del niño pero también los que tienen personajes de la fantasía y superhéroes son muy atractivos para él.

Según Piaget, el desarrollo del pensamiento representacional permite al niño adquirir el **lenguaje**. Los años preescolares son un periodo de desarrollo acelerado del lenguaje: la mayoría de los niños pronuncian sus primeras palabras hacia el segundo año y van aumentando su vocabulario hasta alcanzar cerca de 2000 palabras a los 4 años. Cuando el niño comienza a hablar, utiliza palabras referentes a actividades y a eventos, lo mismo que a sus deseos actuales. Durante el periodo preoperacional empieza a emplearlas en forma verdaderamente representacional. En vez de centrarse exclusivamente en las actividades del momento o en sus deseos inmediatos, comienza a usarlas para representar objetos ausentes y acontecimientos pasados.

Durante la etapa preoperacional, el niño comienza a representarse el mundo a través de **pinturas e imágenes mentales**, lo cual ha hecho que algunos expertos califiquen de *"lenguaje silencioso"* el arte infantil. Los dibujos nos revelan mucho sobre su pensamiento y sus sentimientos. Por ejemplo, cuando a los niños de 2 y 3 años de edad se les pregunta qué están dibujando o pintando, lo más probable es que respondan: "Nada más estoy dibujando". Sin embargo, entre los 3 y 4 años comienzan a combinar trazos para dibujar cuadros, cruces, círculos y otras figuras geométricas. Inician la etapa representacional del dibujo hacia los 4 o 5 años. Dibujan casas, animales, personas, personajes de caricaturas y otros objetos.

Conceptos numéricos

Junto con la mayor habilidad de usar como símbolos las palabras e imágenes, los niños empiezan a utilizar los números como herramienta del pensamiento durante los años preescolares. Piaget sostuvo que los niños no adquieren un concepto verdadero del número antes de la etapa de las operaciones concretas, cuando comienzan a entender las relaciones seriales y jerárquicas. Sin embargo, la investigación reciente ha demostrado que algunos principios numéricos básicos aparecen durante la etapa preoperacional. Algunos niños de 4 años logran entender los siguientes principios básicos del conteo: *a)* puede contarse cualquier arreglo de elementos: *b)* cada elemento deberá contarse una sola vez; *c)* los números se asignan en el mismo orden; *d)* es irrelevante el orden en que se cuenten los objetos; *e)* el último número pronunciado es el de los elementos que contiene el conjunto. Los niños de edad preescolar comprenden un poco las relaciones numéricas, aunque conviene recordar que cometerán muchísimos errores de conteo.

Teorías intuitivas

Los niños de corta edad se caracterizan por su curiosidad y espíritu inquisitivo. En los años preescolares comienzan a hacerse **teorías intuitivas** sobre los fenómenos naturales. Piaget (1951) entrevistó a niños pequeños para averiguar de qué manera explicaban algunos hechos como el origen de los árboles, el movimiento de las nubes, la aparición del Sol y de la Luna, el concepto de la vida. Descubrió que sus conceptos del mundo se caracterizan por el **animismo**. Es decir, no distinguen entre seres animados (vivos) y objetos inanimados (mecánicos); atribuyen estados intencionales y rasgos humanos a los objetos inanimados. Al construir sus creencias, los niños recurren a su experiencia y observaciones personales. Con frecuencia el calificativo **intuitivo** se aplica a la etapa preoperacional, porque su razonamiento se basa en experiencias inmediatas.

Limitaciones del pensamiento preoperacional

Hasta ahora hemos explicado algunos importantes progresos del pensamiento del niño durante el periodo preoperacional. Veamos ahora algunas de las limitaciones. Las tres más importantes son egocentrismo, centralización y rigidez del pensamiento. El **egocentrismo** es la tendencia a "percibir, entender e interpretar el mundo a partir del yo" (Millar, 1993, p. 53). Esta tendencia se manifiesta sobre todo en las conversaciones de los preescolares. Como son incapaces de adoptar la perspectiva de otros, hacen poco esfuerzo por modificar su habla a favor del oyente. Los niños de tres años parecen realizar los llamados **monólogos colectivos**, en los cuales los comentarios de los interlocutores no guardan relación alguna entre sí. Entre los 4 y 5 años de edad, el niño comienza a mostrar capacidad para ajustar su comunicación a la perspectiva de los oyentes. Otra limitación del pensamiento preoperacional es la *centralización*. La

centralización significa que los niños pequeños tienden a fijar la atención en un solo aspecto del estímulo. Ignoran el resto de las características.

El pensamiento de los niños pequeños tiende a ser muy **rígido** (Millar, 1993). La habilidad de invertir mentalmente las operaciones es una de las características de la siguiente etapa del desarrollo cognoscitivo, la de las *operaciones concretas.* Mientras el niño no aprenda algunas operaciones mentales, como la reversibilidad, tenderá a basar sus juicios en el aspecto perceptual y no en la realidad.

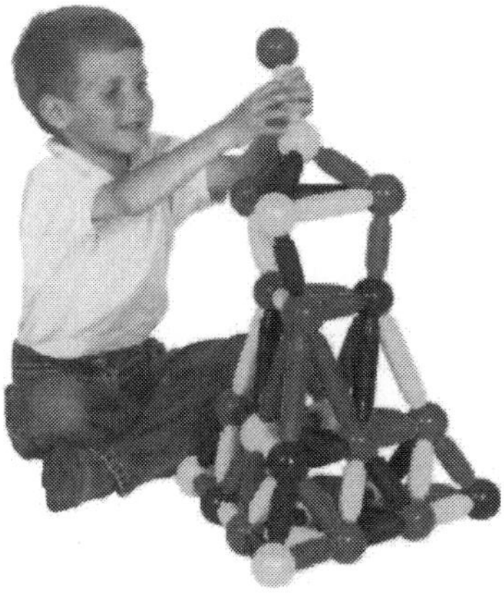

El estadio de las operaciones concretas (de 7 a 11 años)

Durante los años de primaria, el niño empieza a utilizar las operaciones mentales y la lógica para reflexionar sobre los hechos y los objetos de su ambiente. Esta capacidad de aplicar la lógica y las operaciones mentales le permite abordar los problemas en forma más sistemática que un niño que se encuentre en la etapa preoperacional. De acuerdo con Piaget, el niño ha logrado varios avances en la **etapa de las operaciones concretas**. Primero, su pensamiento muestra menor rigidez y mayor flexibilidad. El niño entiende que las operaciones pueden invertirse o negarse mentalmente. Así pues, el pensamiento parece menos centralizado y egocéntrico.

El niño de primaria puede fijarse simultáneamente en varias características del estímulo. En vez de concentrarse exclusivamente en los estados estáticos, ahora está en condiciones de hacer inferencias respecto a la naturaleza de las transformaciones. Finalmente, en esta etapa ya no basa sus juicios en la apariencia de las cosas.

Los tres tipos de operaciones mentales o esquemas con que el niño organiza e interpreta el mundo durante esta etapa son: seriación, clasificación y conservación.

Seriación

La seriación es la capacidad de ordenar los objetos en progresión lógica; por ejemplo, del más pequeño al más alto. Es importante para comprender los conceptos de número, de tiempo y de medición. Así, los preescolares tienen en general un concepto limitado del tiempo. Es su mente, 2 minutos es igual que 20 o que 200 minutos. Por el contrario, los niños de primaria pueden ordenar los conceptos de tiempo a partir de la magnitud creciente o decreciente. Para ellos, 20 minutos son menos que 200 pero más que 2.

A los 3 y 4 años de edad, los niños parecen entender la **regla lógica del cambio progresivo** -es decir, los objetos pueden ordenarse atendiendo a su tamaño creciente o decreciente-, pero les es difícil construir una secuencia ordenada. Para resolver los problemas de seriación, el niño debe aplicar además la **regla lógica de la transitividad.**

Clasificación

Las personas aprenden a clasificar objetos de acuerdo a sus semejanzas y a establecer relaciones de pertenencia entre los objetos y los conjuntos en que están incluidos. Piaget distingue tres tipos de contenidos básicos: la clasificación simple, la clasificación múltiple y la inclusión de clases. La clasificación simple consiste en agrupar objetos en función de alguna característica. La clasificación múltiple implica disponer objetos simultáneamente en función de dos dimensiones. La inclusión de clases supone comprender las relaciones entre clases y subclases (p.ej., entre los animales y los mamíferos).

Los requisitos para el dominio de la clasificación son los siguientes:

a) Comprender que un objeto no puede ser miembro de dos clases opuestas.
b) Elaborar un criterio de clase, por ejemplo la forma y entender que los miembros de una clase son semejantes en algo.
c) Saber que una clase puede describirse enumerando todos los elementos que la componen
d) Comprender los distintos niveles de una jerarquía.

Conservación

De acuerdo con la teoría de Piaget, la capacidad de razonar sobre los problemas de conservación es lo que caracteriza a la etapa de las operaciones concretas. La conservación consiste en entender que un objeto permanece igual a pesar de los cambios superficiales de su forma o de su aspecto físico. Durante esta fase, el niño ya no basa su razonamiento en el aspecto físico de los objetos. Reconoce que un objeto cuestión, pero que tal vez no la tenga. En otras palabras, las apariencias a veces resultan engañosas.

Los niños que han iniciado la etapa de las operaciones concretas responderán que el conjunto de objetos no ha cambiado. Un objeto puede parecer más grande, más largo o pesado, pero los dos siguen siendo iguales. En opinión de Piaget, los niños se sirven de dos operaciones mentales básicas para efectuar las tareas de conservación: negación, compensación e identidad.

Entre los 7 y 11 años de edad, el niño aprende las operaciones mentales necesarias para reflexionar sobre las transformaciones representadas en los problemas de conservación. Estará en condiciones de realizar la **abstracción reflexiva**, cuando sepa razonar lógicamente respecto al número, a la masa y el volumen sin que lo confundan las apariencias físicas. La capacidad de conservación del área y del peso aparece entre los 8 y los 10 años. Entre los 10 y los 11 años, casi todos los niños pueden ejecutar tareas relacionadas con la conservación del volumen. **Desfase horizontal** es el nombre que Piaget le dio a esta falta de uniformidad del pensamiento infantil dentro de una etapa.

El estadio de las operaciones formales (de 11 a 12 años en adelante)

Una vez lograda la capacidad de resolver problemas como los de seriación, clasificación y conservación, el niño de 11 a 12 años comienza a formarse un sistema coherente de lógica formal. Al finalizar el periodo de las operaciones concretas, ya cuenta con las herramientas cognoscitivas que le permiten solucionar muchos tipos de problemas de lógica, comprender las relaciones conceptuales entre operaciones matemáticas (por ejemplo, 15 + 8 = 10 + 13), ordenar y clasificar los conjuntos de conocimientos. Durante la adolescencia las operaciones mentales que surgieron en las etapas previas se organizan en un sistema más complejo de lógica y de ideas abstractas.

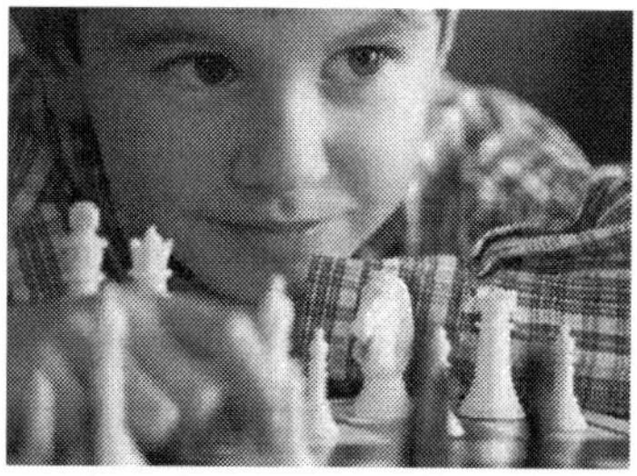

El cambio más importante en la etapa de las operaciones formales es que el pensamiento hace la transición de *lo real a lo posible* (Flavell, 1985). Los niños de primaria razonan lógicamente, pero sólo en lo tocante a personas, lugares y cosas tangibles y concretas. En cambio, los adolescentes piensan en cosas con que nunca han tenido contacto; pueden generar ideas acerca de eventos que nunca ocurrieron y puede hacer predicciones sobre hechos hipotéticos o futuros. Los adolescentes de mayor edad pueden discutir complejos problemas sociopolíticos que incluyan ideas abstractas como derechos humanos, igualdad y justicia. La capacidad de pensar en forma abstracta y reflexiva se logra durante la **etapa de las operaciones formales**, la cual tiene cuatro características fundamentales de pensamiento:

- La lógica proposicional: capacidad de extraer una inferencia lógica a partir de la relación entre dos afirmaciones premisas.
- El razonamiento científico: capacidad de generar y probar hipótesis en una forma lógica y sistemática.
- El razonamiento combinatorio: capacidad de pensar en causas múltiples.
- El razonamiento sobre probabilidades y proporciones.

1.2.2. Desarrollo cognitivo

El término cognición designa a los procesos que intervienen en: percepción (descubrimiento, organización e interpretación de la información procedente tanto del mundo exterior como del ambiente interno), memoria (almacenamiento y recuperación de la información recibida), razonamiento (uso del conocimiento para hacer inferencias y sacar conclusiones) y reflexión (valoración de la calidad de las ideas y soluciones). Los principales procesos cognoscitivos inherentes a la naturaleza humana maduran de manera ordenada en niños que crecen en cualquier ambiente medianamente normal. Las aptitudes cognoscitivas deberían considerarse en relación con clases específicas de problemas, antes de tratarlas como capacidades abstractas que son independientes de la información que está siendo procesada.

Percepción y atención

La percepción es el proceso por el cual los niños descubren, reconocen e interpretan la información procedente del exterior, a través de los estímulos físicos. La meta de la percepción es la comprensión de los acontecimientos. El niño de edad mayor es capaz de enfocar su atención, de manera sistemática, en un espacio de tiempo mayor. Los cambios del desarrollo en cuanto a variedad de tareas intelectuales, nos indican que, entre los 5 y 7 años de edad, se efectúa un notable aumento en la calidad de la ejecución de problemas que requieren una atención bien enfocada y sostenida. El niño de menos de 5 años se distrae fácilmente y le es difícil mantener la atención durante largo tiempo sobre un problema o en la comunicación con otra persona. La atención selectiva es otro aspecto de la percepción que manifiesta un rápido desarrollo entre los 5 y 7 años. La selectividad de la atención del niño está relacionada también, en parte, con sus expectativas. Con el avance de la edad, el niño aprende un número mayor de los atributos distintivos de los acontecimientos y adquiere la capacidad para organizar dichos atributos en estructuras, por lo que se le hace más fácil descubrir un acontecimiento contando solo con información parcial. Estas capacidades están ligadas a la adquisición de estrategias de búsqueda de la información que se necesita para tomar una decisión.

Memoria

El término memoria abarca a toda una diversidad de procesos diferentes entre sí e independientes. En primer lugar, la memoria es un proceso por el cual se registra un acontecimiento, o se codifica, como esquema imagen o concepto. También designa el término al proceso en virtud del cual la información se mantiene *"viva"* en la conciencia; a esto se le denomina memoria a corto plazo, así como al proceso por el cual la información es transferida desde la memoria de corto plazo hasta el depósito más permanente, al que los psicólogos llaman memoria a largo plazo. Por último, la palabra memoria se refiere a la capacidad de reconocer o recordar información en una fecha posterior. Así pues, el término memoria designa, por lo menos, cuatro procesos: registro, memoria a corto plazo, transferencia a la memoria a largo plazo y recuperación.

La memoria a corto plazo, por lo común, se refiere a una huella de memoria que queda disponible durante un máximo de 30 segundos. Si no se lleva a cabo un esfuerzo para transferir activamente la información desde la memoria a corto plazo a la memoria a largo plazo, está información se perderá y no será recuperable más tarde. Si se realiza esta transferencia, se supone que queda potencialmente disponible para cualquier momento futuro, aun cuando la persona no sea capaz de "recordar" la información en una determinada ocasión.

2. TIPOS DE TRASTORNOS DE PERSONALIDAD

La clasificación de los trastornos de la personalidad aparece en el Manual de uso DSM-IV. Definiéndose de este modo tres patrones básicos; sujetos extraños y extravagantes, sujetos inmaduros y sujetos temerosos.

2.1. Grupo I. Sujetos extraños y extravagantes

A este grupo pertenece el sujeto con conductas extrañas o extravagantes (en general son introvertidos, independientes, mal socializados y desajustados emocionalmente). Los trastornos de personalidad de este tipo suelen ser estables a lo largo de la biografía del sujeto. Se caracterizan por su dificultad para mantener relaciones interpersonales y para el aprendizaje de habilidades sociales. Son personas raras, antisociales, excéntricas. Es frecuente que padezcan enfermedades psiquiátricas. Se asocian a esquizofrenia, tras tornos afectivos y adicción a sustancias.

- **Paranoides.** Suspicaces, hipersensibles, agresivos y no perdonan. Interpretan las acciones o conductas de los demás como amenazantes. Son muy desconfiados e hipersensibles. Son individuos que obtienen placer con las discusiones y, en épocas estresantes, pueden presentar signos psicóticos. Suelen tener problemas de adaptación social debido a su desconfianza.
- **Esquizoides.** Son fríos e impenetrables, no desean ni disfrutan de las relaciones, indiferentes a las críticas y a las alabanzas, prefieren actividades solitarias y su afectividad está limitada. Son sujetos incapaces de expresar agresividad. No poseen habilidades sociales y presentan generalmente apatía sexual. Es frecuente que presenten algún tipo de fobias y episodios delirantes. Este trastorno aparece a partir de los 30 años y raramente necesita clínica. Se da con mayor incidencia en hombres que en mujeres.
- **Esquizotípicos.** Aspecto desaliñado y extravagante, creencias extrañas que influyen en su conducta, pensamiento próximo a lo mágico, carencia de amigos, lenguaje empobrecido, frialdad... Los síntomas característicos que se dan son: malestar intenso en las relaciones personales, distorsiones perceptivas y excentricidades de comportamiento. A diferencia del esquizoide sí desea las relaciones personales, pero se ven dificultadas por su fobia social.

  Este trastorno es de incidencia hereditaria y sobre todo prevalente en los familiares de primer grado con esquizofrenia que en la población general.

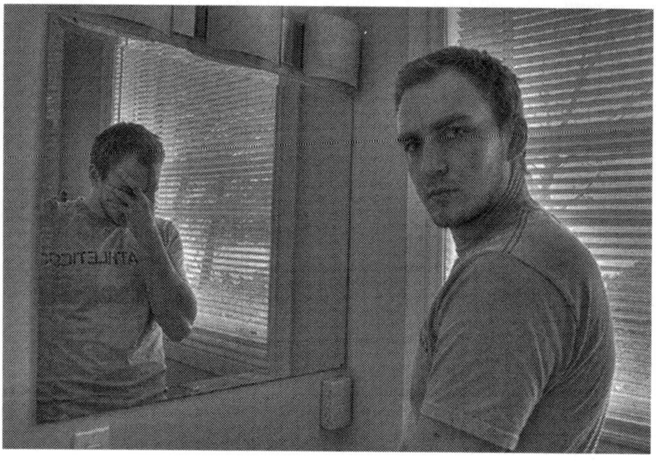

2.2. Grupo II. Sujetos inmaduros

A este grupo pertenecen los sujetos teatrales e inmaduros (en general son extrovertidos, mal socializados, dependientes y desajustados emocionalmente). Dentro de ellos se engloban individuos caracterizados por su labilidad afectiva y por una peculiar emotividad junto con un débil control de los impulsos. Son déspotas y caprichosos.

- **Histriónicos.** Este trastorno de la personalidad se entiende como una exacerbación del estereotipo feminoide y la alteración antisocial de la personalidad como una exageración del estereotipo masculino (persona que se expresa con la afectación propia de un actor real). Busca apoyo, aprobación o alabanza constante, expresión de emociones exageradas, hipócrita, egocéntrico, sexualmente seductor, intolerante a las frustraciones. Este trastorno es más frecuente en mujeres y suele mejorar con la edad.
- **Narcisistas.** Se aprovechan de los demás, demanda constante de atención y admiración, falta de éxito, explotación interpersonal. No suelen despertar afecto. Presentan síntomas de grandeza en fantasía o conducta, hipersensibilidad a la valoración de los demás y falta de empatía. Las críticas de los demás les producen sentimientos de ira que disimulan con una actitud indiferente. Es más frecuente en hombres y puede hacerse crónico, ya que toleran mal el envejecimiento.

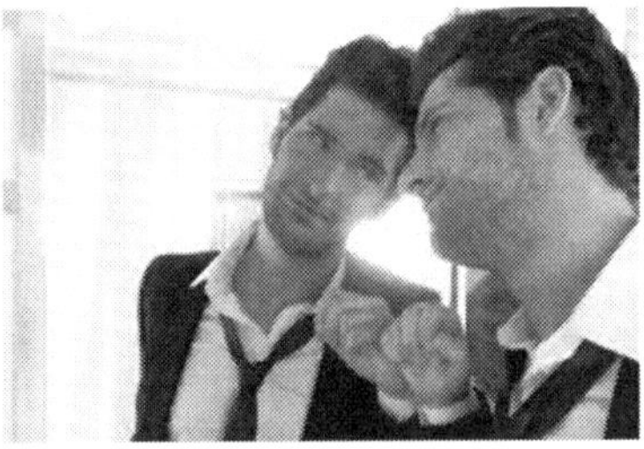

- **Antisociales.** Partícipes de peleas y robos, físicamente crueles, conducta irresponsable y antisocial, promiscuidad sexual. Son individuos con inestabilidad laboral e incapacidad para mantener relaciones personales duraderas. Existe un fracaso continuado para adaptarse a las normas de la sociedad, siendo el sujeto agresivo, despreocupado e irresponsable, presentando ausencia de remordimientos tras hacer un daño.
- **Límites.** Son individuos con alteración de la personalidad. Se caracterizan por su impulsividad y falta de control de la agresividad. A veces aparecen síntomas de depresión, distimia, consumo de drogas y psicosis. Presentan dudas en cuanto a su autoimagen, orientación sexual y de sus objetivos en general. La mayoría de las veces son personas pesimistas y antisociales. Son hipersensibles al rechazo. Pasan del amor al odio fácilmente y con mucha intensidad.

  Suelen ser personas que presentan riesgos de suicidio y conductas autodestructivas. Se da más en mujeres y suele mejorar con la edad.

2.3. Grupo III. Sujetos temerosos

Temerosos y ansiosos. En este grupo englobamos personas con una característica común; el miedo patológico. Son individuos incapaces de adquirir mecanismos de defensa ni estrategias de afrontamiento operativas mediante el aprendizaje social, estancándose en un infradesarrollo en muchas áreas del funcionamiento personal. No son capaces de enfrentarse a novedades pues temen fracasar, por lo que su comportamiento es de evitación.

- **Dependientes.** Tendencia a estar de acuerdo con los demás, incapaz de tomar decisiones, sensible a las críticas o aprobaciones, escasa autoconfianza... El patrón de comportamiento que presentan estos individuos es sumiso y se relaciona con una extremada necesidad de ser cuidados. Las grandes decisiones de su vida las dejan en manos de los demás porque no son capaces de asumir responsabilidades.

  Presentan dificultad para iniciar ningún tipo de proyecto a no ser que sea después de haber pedido infinidad de consejos. Este trastorno es más frecuente en mujeres y suele asociarse con estados de depresión.
- **Evitadores.** Hipersensibilidad al rechazo, la humillación, baja autoestima, carente de amigos aunque desean afecto, bajo sentimiento del propio poder y valer. Es un trastorno en el que aparece un patrón de inhibición social y sentimientos de incompetencia. No pueden aceptar hacer el ridículo. Son solitarios y tristes, tolerando mal las emociones desagradables. La personalidad evitadora suele estar asociada a trastornos por angustia, agorafobia y fobia social.
- **Obsesivo-compulsivos.** Perfeccionista, excesiva devoción al trabajo, indecisos, dificultad para expresar emociones cálidas, poco generosos... Se caracterizan por la inflexibilidad, tienden a la racionalización y, a veces, tienen ideas supersticiosas. Los demás deben aceptar su forma de ver las cosas sin discusión posible. Su interés se centra en el tiempo, el orden y la limpieza. Son moralistas y juiciosos, con ellos mismos y con los demás. Tienen mucho temor a la equivocación y experimentan malestar por su ineficacia. Es más frecuente en hombres.
- **Pasivo-agresivos.** Malhumorados, irritables, discutidores, protestones, evitan obligaciones laborales y sociales. Los individuos con este trastorno presentan persistentemente un patrón de conducta desadaptado, caracterizado por la resistencia pasiva a las demandas externas. Esta resistencia se manifiesta con: retrasos, protestas, olvidos, resistencia a las sugerencias de los demás, irritabilidad y discusiones continuas.

2.4. Valoración de enfermería

- **Percepción/mantenimiento de la salud.** El paciente que presenta un trastorno antisocial de la personalidad no va a tener conciencia de que lo padece. Presentará una inclinación a culpabilizar siempre a los demás de los problemas que le surjan.

- **Nutricional/metabólica.** Los hábitos inadecuados de la alimentación van a estar relacionados con el consumo de sustancias nocivas para el organismo: alcohol o drogas. El consumo excesivo de alcohol y drogas disminuirá su apetito. El alcohol posee 7 Kcal/gramo, pero éstas son las llamadas calorías vacías, ya que engordan pero no alimentan.
- **Cognitiva/perceptiva.** Estos pacientes no se preocupan por los sentimientos de los demás. Creen que sus necesidades nunca serán satisfechas y esto les produce una tensión importante que necesitan descargar, sin tener en cuenta los daños que puedan causar a los demás. Si necesitan algo de los demás para satisfacer sus necesidades se convierten en auténticos manipuladores.
- **Autopercepción/autoconcepto.** Presentan una tendencia a la exageración de los logros y autoevaluación positiva. En actividades recreativas tienen problemas si éstas no les proporcionan un placer inmediato. Muchas veces estas actividades se convierten en actos delictivos, como: incendios, violaciones, actos de violencia física... o en actividades que entrañan riesgo para él mismo (ej.: consumo de drogas o alcohol).
- **Relaciones.** No establecen relaciones de pareja, hijos y amigos. Son superficiales. Presentan fracaso escolar y laboral, pues son irresponsables, mentirosos y suelen abandonar la actividad laboral sin tener en cuenta los problemas económicos que puedan acarrear. Son frecuentes las peleas en el hogar, con agresiones a los hijos, pareja o familiares. En el caso de tener hijos, se muestran con ellos muy irresponsables en su cuidado. Estos niños manifestarán signos de desnutrición, falta de higiene y enfermedades. También presentan absentismo escolar.
- **Sexualidad/reproducción.** Son individuos muy promiscuos. Las relaciones con el otro sexo se dan para obtener placer. Generalmente no son monógamos.

Existen varias pruebas en forma de test que nos ayudan a evaluar la personalidad del sujeto, según el tipo tenemos:

- **Test proyectivos:** donde el individuo no tiene conocimiento de los fines del test y por lo tanto promueve una gran libertad de respuestas. Pertenecen a este test el Test de Rorschard o de las manchas de tintas (manchas que el paciente visualiza y comenta lo que le parecen), test de la Casa, Test de árbol, de la figura humana, etc.
- **Test subjetivos:** basados en la entrevista clínica.
- **Test psicométricos:** basados en cuestionarios.

3. ALTERACIONES DE LAS FUNCIONES PSÍQUICAS

Cuando intentamos explicar la conducta con encontramos con varios tipos de análisis. Uno de ellos se basa en las funciones del organismo y en el estudio de las funciones psíquicas. Así, hablamos de percepción, memoria, solución de problemas e inteligencia. Estas funciones se analizan como variables intermedias por situarse entre los estímulos y las respuestas. Pero también son condicionantes de las respuestas. Es en este caso cuando se analizan como procesos.

A continuación estudiaremos varios elementos psíquicos tan importantes como: el pensamiento, la conciencia, la orientación, la memoria, la percepción y los aspectos motores. Se hará un acercamiento al término para, más tarde, analizar sus alteraciones y las patologías que las producen.

3.1. Pensamiento normal

El pensamiento o cognición normal, hace referencia a la experiencia ideativa o informativa, en contraste con los afectos. Está relacionado con varios fenómenos psíquicos: pensamiento abstracto, pensamiento concreto, juicio, orientación, memoria, percepción y la imaginación. En los sueños el modo predominante de representación ideativa es visual, mientras que en el pensamiento vigil predominan los modos verbales o léxicos.

El pensamiento racional normal está compuesto de un flujo de ideas dirigido a fines, símbolos y asociaciones iniciados por un problema y que conducen a conclusiones orientadas a la realidad. Normalmente rara vez se observa un flujo asociativo lógicamente perfecto.

El olvido de un nombre o hecho interrumpe de forma frecuente las secuencias del discurso, un "lapsus linguae", es un periodo de relativa incoherencia durante el que se pierde el hilo del pensamiento de manera momentánea. Estos lapsus de lógica (paraprexias), que forma parte del pensamiento normal, fueron descritos por Freud en *"The Psychopathology of Everyday life"*. Su esencia resulta ser la solución de un problema que surge de las tendencias psicológicas conflictivas.

Los controles cognitivos son mecanismos psicológicos que controlan la atención y la inatención selectiva. La tensión puede originar rodeos o retrasos en el pensamiento. También las situaciones traumáticas pueden distorsionar o bloquear el pensamiento en función de los llamados mecanismos de defensa.

La corriente de pensamiento se puede determinar de forma clínica cuando se verbaliza en el habla o al escribir. Además del contenido del pensamiento, la evaluación del discurso incluye el atender al volumen, el tono, la calidad de la voz, el ritmo, fraseado, fluidez, cadencia, entonación, inflexión y articulación.

Las patologías que alteran el pensamiento son: enfermedades orgánicas (Parkinson, disprosodia), Lesiones de Área de Broca o Área de Wernicke, esquizofrenia (pensamiento compulsivo), neurosis obsesivo-compulsiva, estados depresivos, estados maníacos y trastornos neuróticos, epilepsias, histéricos...

A) Trastornos de la forma del pensamiento (Kaplan y Sadock)

- Trastorno formal del pensamiento: pensamiento caracterizado por libres asociaciones, neologismos y constructos ilógicos.
- Pensamiento ilógicos: pensamiento que contiene conclusiones erróneas o contradicciones internas.

- Dereísmo: actividad mental que no concuerda con la lógica o la experiencia.
- Pensamiento autista: pensamientos que satisfacen deseos irrealizados, pero que no consideran la realidad, término utilizado en cierta forma como sinónimo de dereísmo.

B) Trastornos en la estructura de las asociaciones

- Neologismo: palabras nuevas creadas por el paciente por razones psicológicas.
- Ensalada de palabras: mezcla incoherente de palabras o frases.
- Circunstancialidad: digresión de pensamientos inadecuados en procesos ideacionales, pero eventualmente el paciente consigue desde un punto el objeto deseado.
- Tangencialidad: incapacidad para hacer asociaciones de pensamiento dirigidas a un fin, el paciente nunca consigue ir desde un punto deseado al objeto deseado.
- Incoherencia: fluir conjunto de pensamientos sin una conexión lógica, que da como resultado la desorganización.
- Perserveración: repetición psicopatológica de la misma palabra o idea en respuesta a preguntas diferentes.
- Condensación: fusión de varios conceptos en uno solo.
- Respuesta irrelevante: respuesta que no está en armonía con la pregunta.
- Libres asociaciones: curso de pensamiento vago, desenfocado e ilógico.
- Descarrilamiento: desviación gradual o súbita del curso del pensamiento sin bloqueo.

C) Alteraciones de la velocidad de las asociaciones

- Fuga de ideas: verbalizaciones tan rápidas que hay un cambio de una a otra idea.
- Asociaciones por el sonido: palabras de sonido similar, pero no de significado, suscitan nuevas ideas.
- Bloqueo: interrupción del curso del pensamiento, de origen inconsciente.
- Habla forzosa: habla voluble difícil de interrumpir.
- Volubilidad: (logorrea) habla copiosa, pero coherente.
- Pobreza de habla: restricción en la cantidad de habla utilizada.
- Habla desordenada: se funden elementos de diferentes ideas.

D) Trastornos de asociación

- Afasia motora: Trastorno del habla debido a un trastorno cerebral orgánico en el cual permanece la comprensión, pero se ha perdido la capacidad para hablar.
- Afasia sensorial: pérdida de la capacidad para comprender el significado de las palabras el uso de objetos.
- Afasia nominal: dificultad para encontrar el nombre correcto de un objeto.
- Afasia sintáctica: incapacidad para ordenar las palabras en una secuencia adecuada.

E) Alteraciones del contenido del pensamiento

- Pensamiento mágico: creencia que supone que las ideas, palabras o acciones pueden impedir la producción de un hecho por medios místicos.
- Pobreza del contenido del pensamiento: se ofrece poca información por la vaguedad, repeticiones vacías o frases oscuras.
- Idea hipervalorada: creencia falsa mantenida con pensamiento menos que delirantes.
- Delirio: falsa creencia que no es compatible con la inteligencia del paciente y su base cultural, que no puede corregirse mediante razonamientos. Hay varios tipos de delirios.
- Tendencia o preocupación del pensamiento: centrar el contenido del pensamiento en una idea en particular, acompañada de un fuerte tono afectivo.
- Hipocondría: preocupación excesiva por la propia salud sin estar basada en una patología orgánica real.
- Obsesión: persistencia patológica de un pensamiento, una sensación o un impulso irresistible, que no puede eliminarse de la conciencia por medio de un esfuerzo lógico.

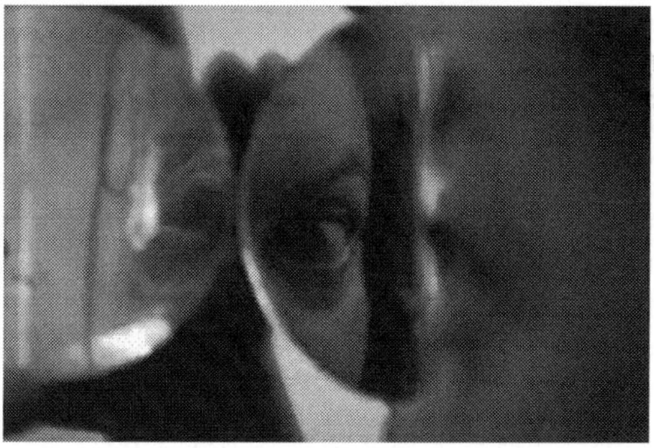

- Fobia: miedo exagerado e invariablemente patológico a un tipo específico de estímulo o situación: acrofobia (temor a los lugares altos), agorafobia (temor a los lugares abiertos), algofobia (temor al dolor), claustrofobia (temor a los lugares cerrados), xenofobia (temor a los extranjeros), zoofobia (temor a los animales).

3.2. La conciencia

El término es sinónimo de estar alerta y darse cuenta. Es una facultad de percepción que extrae información del mundo exterior, directamente, a través de los órganos de los sentidos e indirectamente, a través de las huellas almacenadas en la memoria. La conciencia tiene un componente sensorial o atención receptiva, que se mide como intensidad cognitiva o nivel de cognición, y un componente motor o grado de disposición cinestésica para iniciar y ejecutar un acto voluntario, que es la intensidad conativa o nivel de conación.

3.2.1. Niveles de conciencia

De la absoluta inconsciencia a la alerta máxima, podríamos ver a la conciencia como un «continuum», pero se han reconocido discontinuidades muy visibles en recuperaciones de pacientes que han tenido muy alterada la conciencia. La atención es un aspecto de la conciencia relacionado con el esfuerzo total ejercido en centrarse en ciertas cuestiones de una experiencia, para que pueda resultar relativamente más viva. Hablamos de; atención primaria (pasiva, involuntaria, automática, instintiva o refleja) y atención secundaria (voluntaria o activa).

Las patologías que alteran la conciencia; hemorragias cerebrales, tumor cerebral, trastornos cerebrales agudos (traumatismos, inflamación o infección), toxicidad metabólica, estados maníacos, neurosis ansiosa depresiva, esquizofrenia, psicosis depresiva y otros estados psicóticos, inmadurez emocional, estupor catatónico, estados disociativos histéricos y trastornos epilépticos y convulsivos.

3.2.2. Trastornos de la conciencia (Kaplan y Sadock)

- Desorientación: trastorno en la orientación en el tiempo, espacial y personal.
- Obnubilación de la conciencia: lucidez incompleta con trastorno de la percepción y de las actitudes.
- Estupor: falta de reacción y atención al ambiente.
- Delirio: reacción confusa, inquieta, desorientada, acompañada de temor y alucinaciones.
- Coma: grado profundo de inconsciencia.
- Coma vigil: coma en el que los ojos permanecen abiertos.
- Estado de ensueño (crepuscular): conciencia perturbada por alucinaciones.

3.2.3. Trastornos de la atención

- Distracción: incapacidad para concentrar la atención.
- Inatención selectiva: bloqueo de las cosas que generan ansiedad.
- Trastornos de la sugestionabilidad.
- Folie à deux (o folie à trois): enfermedad emocional comunicada entre dos o tres personas.
- Hipnosis: modificaciones de la conciencia inducidas artificialmente.

3.2.4. El sueño

Estado complejo de alteración de la conciencia consciente, compuesto de etapas separadas que han sido denominadas y clasificadas de diversos modos.

Alteraciones del sueño: insomnio (incapacidad para dormir. Es normal en estados depresivos, anoréxicos y neuróticos), sonambulismo, hipersomnia o sueño excesivo (propio de la neurosis, depresión y psicosis depresiva) y somnolencia (se produce en enfermedades tóxicas, metabólicas e inflamatorias del cerebro. También en tumores cerebrales que comprimen el sueño del III ventrículo).

3.3. La inteligencia

Podemos definirla como la capacidad para afrontar una situación nueva inspirando una nueva respuesta adaptativa. Incluye tres factores: inteligencia abstracta (capacidad para comprender, manejar ideas y símbolos abstractos), inteligencia mecánica (capacidad para comprender, inventar y manejar mecanismos) y inteligencia social (capacidad para actuar racional y sabiamente en las relaciones humanas y los asuntos sociales).

Se ha intentado cuantificar la inteligencia por medio de test. Las puntuaciones se utilizan como base para definir niveles diferentes de inteligencia. La calificación más usada es el «cociente de inteligencia» (Cl) que es una razón numérica derivada de la comparación de la calificación obtenida por una persona, con la puntuación que han alcanzado los sujetos de su misma edad en el mismo test.

Los trastornos de la inteligencia son:

- **El retraso mental.** Es una falta de inteligencia que interfiere en el rendimiento social y profesional. Grados de retraso mental:
  - ▹ Leve: Cl de 50 a 70, asociados a reeducación y con capacidad para funcionar en ambientes protegidos.
  - ▹ Moderado: Cl de 35 a 50.
  - ▹ Grave: Cl de 20 a 34.
  - ▹ Profundo: Cl por debajo de 20, resultado de una enfermedad cerebral orgánica amplia que requiere supervisión institucionalizada y especial.
- **Demencia.** Pérdida orgánica del funcionamiento mental.
- **Seudodemencia.** Rasgos clínicos que se parecen a una demencia no producida por una disfunción cerebral y que, generalmente, es causada por una depresión.

3.4. La orientación

Capacidad para reconocer lo que nos rodea y las relaciones temporales y espaciales de las cosas con uno mismo.

Incluye tres aspectos:

1. Tiempo: conocer la hora, día de la semana, fecha, mes, estación y año.
2. Lugar: nombre del lugar en el que se está, domicilio, razones por las que se está y lugar.
3. Persona: la identidad de uno mismo y la identidad de los demás, con sus nombres y su papel en la situación.

La orientación depende de tres factores: disponibilidad de datos perceptivos del mundo exterior, disponibilidad de datos de la memoria reciente y recogida de las demandas de la realidad: parte del equipamiento emocional maduro. El adulto maduro posee la cualidad de tener un impulso específico que le hace buscar y mantener la orientación correcta.

Trastornos de la orientación

Ciertas desorientaciones tienden a racionalizarse produciendo un sistema delirante. Los esquizofrénicos con delirios sistematizados son resistentes a los tratamientos y tienen mal pronóstico. Podemos hablar de diferentes desorientaciones asociadas a diferentes patologías:

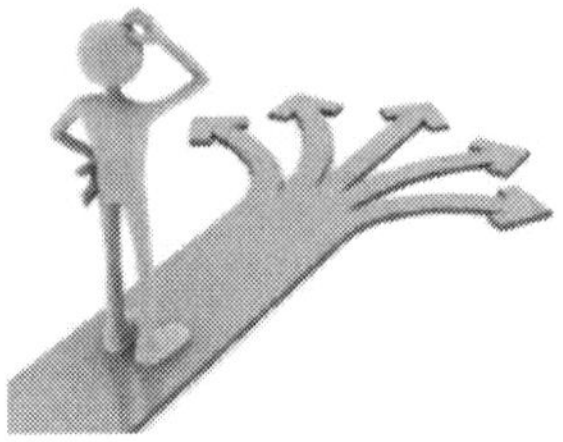

- **Desorientación temporal:** normal en pacientes hospitalizados (si es respecto al año hay un error de recuerdo), lesiones cerebrales (errores en la hora del día), neurosis (lentitud persistente)...
- **Ansiedad:** desorientación espacial, frecuente en pacientes hospitalizados muestra el deseo de estar en otro lugar «déjà vu», enfermedades cerebrales orgánicas, esquizofrenia...
- **Desorientación personal:** anosognosia (trastorno en el que los pacientes tienden a identificar erróneamente las cosas, de forma que pueden negar su enfermedad), duplicación (por trastorno delirante), enfermedades orgánicas, esquizofrenia, estados neuróticos e hipermnesia: recuerdo excesivo (neurosis obsesivo-compulsiva).

3.5. La memoria

Función por la cual la información almacenada en el cerebro puede ser recordada conscientemente. Se fundamenta en tres procesos;

1. El registro: capacidad para establecer el registro de una experiencia en el SNC.
2. La retención: persistencia o permanencia de la experiencia registrada.
3. La emoción o recuerdo de la expresión registrada.

Una memoria sana incluye un registro rápido y cuidado, una retención duradera en el tiempo y la capacidad de recordarlos en relación con fines orientados hacia la realidad. Existen diferencias entre unas personas y otras. Unos tienen más memoria remota, otros más memoria lógica y otros más visual.

Trastornos de la memoria

En el registro. Depende del nivel de conciencia. Si disminuye la conciencia disminuye el registro.

Causas más frecuentes: alcohol, conmoción, encefalitis, hemorragia subaracnoidea, traumatismos graves de la cabeza, esquizofrenia catatónica, estados de pánico agudos y trastornos emocionales.

En la retención. En el establecimiento de los recuerdos duraderos se produce un aprendizaje preliminar durante el cual los trazos de la memoria son inestables. Una buena memoria establece rastros de memoria rápidos y la curva del olvido (como representación gráfica) puede llegar a ocupar toda la vida de la persona. Determinadas patologías alteran la retención: enfermedad cerebral orgánica (se acelera el olvido) y la psicosis de Korsakoff (la memoria reciente es casi inexistente).

En el recuerdo

- Amnesia del registro (completa): por enfermedad cerebral crónica como el síndrome de Korsakoff, enfermedades vasculares, demencia senil y tumores cerebrales.
- Amnesia temporal o amnesia de la evocación.

También se distingue entre amnesias de origen orgánico y amnesia de origen emocional. Las de origen emocional suelen ser altamente selectivas; paramnesia (distorsión al recordar) y confabulación: relleno inconsciente de las lagunas con experiencias imaginadas.

Otros trastornos

- Déjà vu: ilusión del reconocimiento en la que una nueva situación se considera como recordada. Propia de situaciones de ansiedad. También en neuróticos.
- Déjà entendu: comentario.
- Déjà pensé; pensamiento,
- Hipermnesia; recuerdo exagerado propio de la neurosis obsesivo-compulsiva, también se produce en la paranoia y en la manía.

3.6. La percepción

Es la conciencia de los objetos, las cualidades o las relaciones que siguen a la estimulación de los órganos periféricos de los sentidos, distinta de la conciencia que resulta de la memoria. Hay tantos datos percibidos como tipos de órganos terminales: visual, auditivo, olfativo, gustativo, táctil y cinestésico. Los deterioros de la percepción sientan las bases de los delirios, las alucinaciones y varias falsas interpretaciones de la realidad. La percepción se constituye, además de en la parte somática, por un complejo madurativo con componentes psicológicos y sociales.

Patologías que producen trastornos en la percepción

Las patologías más significativas son: histeria, lesión cerebral, lesiones de algún órgano sensitivo, depresión, hipocondría, esquizofrenia, estados tóxicos, estados patológicos que presentan entre sus síntomas alucinaciones, psicosis funcional, esquizofrenia, enfermedad cerebral orgánica generalizada de casi cualquier causa, tumores cerebrales, hemorragia subaracnoidea, uremia, ictus, anormalidades endocrinas, drogas y Delirium Tremens.

Trastornos de la percepción (Kaplan y Sadock)

- Trastornos asociados con una enfermedad cerebral orgánica. La agnosia es una in capacidad para reconocer e interpretar el significado de las impresiones sensoriales.
- Trastornos asociados con la histeria. Enfermedades caracterizadas por un conflicto emocional, uso del mecanismo de defensa de «la conversión» y el desarrollo de síntomas físicos que implican a los músculos voluntarios o a órganos sensoriales específicos: anestesia histérica (pérdida de las modalidades sensoriales que resulta de conflictos emocionales), macropsia (estado en el que los objctos parecen mayores de lo que son) y micropsia (estado en el que los objetos parecen más pequeños de lo que son).
- Alucinaciones. Falsas percepciones sensoriales que no están asociadas con estímulos externos reales: alucinación hipnagógica (falsa sensación sensorial que tiene lugar al dormirse), alucinación hipnopómpica (alucinación que tiene lugar al despertarse), alucinación auditiva, visual, olfativa, alucinación liliputiense (percepción de objetos como si fuesen de tamaño reducido), etc.
- Ilusiones. Falsas percepciones sensoriales de estímulos sensoriales externos reales.

3.7. Aspectos motores de la conducta

El aspecto conativo del funcionamiento mental o conación es la capacidad para iniciar la acción o la descarga motora. Es importante el componente afectivo asociado a la idea, ya que determinará la fuerza y la dirección de la acción.

3.7.1. Patologías que presentan trastornos motores

Las patologías más significativas son: histeria, depresión, neurosis obsesivocompulsiva, esquizofrenia, enfermedad de Gilíes de la Tourette (tic facial), anorexia nerviosa, bulimia y maníacos.

3.7.2. Trastornos motores (Kaplan y Sadock)

- Ecolalia: repetición psicopatológica que una persona hace de las palabras de otra.
- Ecopraxia: imitación de los movimientos de una persona.
- Flexibilidad cérea: el paciente mantiene la posición en la que se le coloca.
- Catalepsia: estado de inconsciencia en el que se mantiene constantemente una posición inmóvil.
- Automatismo por orden: ejecución automática de sugerencias.

- Conducta catatónica: anomalías motoras en trastornos no orgánicos: excitación (actividad motora excitada) y rigidez (adopción de una postura inadecuada).
- Automatismo: ejecución automática de actos representativos de la actividad simbólica inconsciente.
- Cataplexia: pérdida temporal del tono muscular y debilidad provocada por diversos estados emocionales.
- Estereotipia: repetición continúa de actividades verbales o físicas.
- Negativismo: oposición frecuente a las sugerencias.
- Manierismos: movimientos involuntarios estereotipados.
- Verbigeración: repeticiones verbales absurdas.
- Hiperactividad: agitación psicomotora (hiperactividad, habitualmente improductiva y en respuesta a una tensión interior), hiperactividad (hipercinesia; actividad inquieta, agresiva y destructiva), tics (movimientos motores espasmódicos repetitivos). Andar dormido (sonambulismo: actividad motora durante el sueño)...
- Compulsión: impulso incontrolable a realizar un acto repetidamente; dipsomanía (compulsión a beber alcohol), egomania (preocupación patológica por sí mismo), erotomanía (preocupación patológica por el sexo), cleptomanía (compulsión a robar), megalomanía (sensación patológica de poder), monomanía (preocupación por un solo tema), ninfomanía (necesidad excesiva del coito en las mujeres), satiriasis (necesidad excesiva del coito en el varón) y tricotilomanía: compulsión a arrancarse el cabello.
- Hipoactividad (hipocinesis): actividad disminuida o retraso, como en el retraso psicomotor, retardo del funcionamiento físico y psicológico.
- Mímica: actividad de movimiento imitativo y simple en la infancia.

3.8. Trastornos del comportamiento

3.8.1. Trastornos por déficit de atención con hiperactividad

Llamado también síndrome hipercinético. Este trastorno está caracterizado por las alteraciones de la atención y la impulsividad de los actos. Debido a estas características es frecuente que el niño presente un rendimiento escolar bajo. También encontramos en estos niños agresividad, depresión y rebeldía. Aunque se diagnostica en la infancia también es un trastorno que afecta a adolescentes y adultos. Para el diagnóstico se sigue el manual de uso DSM-IV y se deben observar como mínimo 6 o más síntomas de desatención y 6 o más síntomas de hiperactividad-impulsividad. A continuación pasamos a redactar estos síntomas:

1. Síntomas de desatención

- No prestar atención a los detalles, lo que provoca errores por descuido en las actividades escolares, laborales, otras.

- Dificultades para mantener la atención en actividades lúdicas.
- Parece no escuchar cuando se le habla directamente.
- Incumple con las instrucciones y no finaliza las tareas encomendadas (el motivo no es una conducta oposicionista ni incapacidad cognitiva para entender las instrucciones).
- Dificultades para organizar tareas y actividades.
- Rehúye las tareas o actividades que requieren un esfuerzo mental sostenido.
- Extravía objetos necesarios para la realización de tareas o actividades.
- Se distrae fácilmente por estímulos irrelevantes.
- Es descuidado en la realización de las actividades diarias.

2. Síntomas de hiperactividad

- Inquietud de manos o pies o movimientos continuos mientras está sentado.
- Corre o salta excesivamente en situaciones inapropiadas (en adolescente o adulto puede limitarse a sentimiento de inquietud).
- Le resulta difícil estar sentado cuando es necesario.
- Dificultad para realizar actividades lúdicas.
- Sensación al observarlo de que nunca está quieto.
- Suele hablar en exceso.

3. Síntomas de impulsividad

- Precipita las respuestas antes de que hayan completado la pregunta.
- Dificultades para guardar turno.
- Irrumpe en las actividades o conversaciones de los demás

Es el trastorno más frecuente de los tratados en salud mental Infantil. Se da más en el sexo masculino y en zonas rurales o áreas urbanas desfavorecidas. La incidencia más alta se da entre los 6 y los 9 años de edad. Este trastorno no debe diagnosticarse antes de los 5 años, pues a edades más tempranas la hiperactividad forma parte del desarrollo normal del niño y tiende a mejorar con la edad.

3.8.2. Trastorno disocial de la conducta

El trastorno disocial de la conducta se caracteriza por violaciones de los derechos personales y las normas sociales, incluyendo conductas violentas y no violentas. Este trastorno se da con mayor frecuencia entre hijos de sujetos con personalidad antisocial o dependencia alcohólica que entre la población general. La mayoría de los casos de trastorno disocial de la conducta remiten en la edad adulta, pero hay algunos casos que desembocan en trastorno antisocial de la personalidad, especialmente cuando el inicio ha sido precoz y se dan otras características como problemas de atención, disputas familiares, etc.

Los criterios más aceptados para diagnosticar el trastorno disocial de conducta son los siguientes:

A) Un patrón repetitivo y persistente de comportamiento en el que se violan los derechos básicos de otras personas o normas sociales importantes propias de la edad, manifestándose por la presencia de tres o más de los siguientes criterios durante los últimos doce meses y por lo menos de un criterio durante los últimos seis meses.

   Agresión a personas y animales:

   1. A menudo fanfarronea, amenaza o intimida a otros.
   2. A menudo inicia peleas físicas.
   3. Ha utilizado un arma que puede causar daño físico grave a otras personas (por ejemplo, bate, ladrillo, botella rota, navaja, pistola).
   4. Ha manifestado crueldad física con personas.
   5. Ha manifestado crueldad física con animales.
   6. Ha robado enfrentándose a la víctima (por ejemplo, ataque con violencia, arrebatar bolsos, extorsión, robo a mano armada).
   7. Ha forzado a alguien a una actividad sexual.

   Destrucción de la propiedad:

   1. Ha provocado deliberadamente incendios con la intención de causar daños graves.
   2. Ha destruido deliberadamente propiedades de otras personas (distinto de provocar incendios).

   Fraudulencia o robo:

   1. Ha violentado el hogar, la casa o el automóvil de otra persona.
   2. A menudo miente para obtener bienes o favores o para evitar obligaciones (esto es, «tima» a otros).
   3. Ha robado objetos de cierto valor sin enfrentamiento con la víctima (por ejemplo, robos en tiendas, pero sin allanamientos o destrozos; falsificaciones).

   Violaciones graves de normas:

   1. A menudo permanece fuera de casa de noche a pesar de las prohibiciones paternas, iniciando este comportamiento antes de los 13 años de edad.
   2. Se ha escapado de casa durante la noche por lo menos dos veces, viviendo en la casa de sus padres o en un hogar sustitutivo (o sólo una vez sin regresar durante un largo periodo de tiempo).
   3. Suele hacer novillos en la escuela, iniciando esta práctica antes de los 13 años de edad.

B) El trastorno disocial provoca deterioro clínicamente significativo de la actividad social, académica o laboral.

C) Si el individuo tiene 18 años o más, no cumple criterios de trastorno antisocial de la personalidad.

Especificar el tipo en función de la edad de inicio.

- **Tipo de inicio infantil**: se inicia por lo menos una de las características criterio de trastorno disocial antes de los 10 años.
- **Tipo de inicio adolescente**: ausencia de cualquier característica criterio de trastorno disocial antes de los 10 años de edad.

Especificar la gravedad:

- **Leve**: pocos o ningún problema de comportamiento exceden delos requeridos para establecer el diagnóstico y estos problemas sólo causan daños mínimos a otros.
- **Moderado**: el número de problemas de comportamiento y su efecto sobre otras personas son intermedios entre "leves" y "graves".
- **Grave**: varios problemas de comportamiento exceden de los requeridos para establecer el diagnóstico o estos problemas causan daños considerables a otros.

3.8.3. Trastorno negativista desafiante

Caracterizado por un patrón de comportamiento negativista, y desafiante. Puede durar unos 5 meses y provocar un deterioro de la actividad social, académica o laboral. Su inicio es antes de los 18 años.

Deben estar presentes 4 o más de los siguientes comportamientos:

- Se encoleriza e incurre en pataletas.
- Discute con adultos.
- Desafía activamente a los adultos o rehúsa cumplir sus demandas.
- Molesta deliberadamente a otras personas.
- Acusa a otros de sus errores o mal comportamiento.
- Es susceptible o fácilmente molestado por otros.
- Es colérico y resentido.
- Es rencoroso o vengativo.

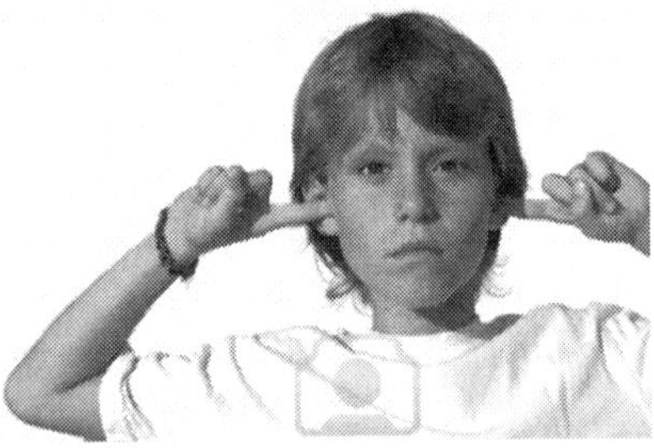

La principal diferencia de este trastorno con el trastorno disocial es que estos niños respetan los derechos de los demás. La conducta oposicionista suele dirigirse hacia padres o profesores, pero raramente hacia los compañeros. Los argumentos racionales son contraproducentes porque lo interpretan como un deseo del adulto de seguir la discusión. Junto con el trastorno negativista desafiante pueden presentarse otros síntomas, como: baja autoestima, labilidad emocional, baja tolerancia a la frustración, utilización de palabras soeces y consumo precoz de alcohol, tabaco y sustancias ilegales.

4. MOTIVACIÓN, INSTINTOS Y TENDENCIAS

4.1. La motivación

La motivación es, para la psicología, un proceso interno hipotético, que le da energía a la conducta y la orienta hacia una meta específica. El término deriva del verbo latino *"moveré"* = mover, y ha intentado ser explicada de diferentes formas dando lugar a diferentes corrientes teóricas como; el racionalismo, el mecanicismo y el determinismo empírico.

4.1.1. El racionalismo tradicional

Razonamiento propio de la infancia. El individuo considera que cada objeto u organismo es impulsado por un mecanismo interno y que la acción final depende de decisiones voluntarias. Entre los adultos son versiones racionalistas las creencias primitivas. Pueden ser también razones personales y creencias en las razones cósmicas. El problema es que no tiene fundamento científico y no es una teoría que se pueda probar.

4.1.2. El mecanicismo

Opuesta al racionalismo. Tiene sus antecedentes en filósofos griegos y se popularizó con el desarrollo de las ciencias físicas. Ya Galileo defendía que la naturaleza es una máquina perfecta donde los acontecimientos pueden ser predichos y controlados. Con el tiempo el ser humano es explicado como un dispositivo mecánico. La psicología moderna ha sido influenciada tanto por los mecanicistas como por los racionalistas. Los investigadores, sin embargo, han descubierto que ninguna de esas teorías son importantes para elaborar la ciencia de la conducta.

4.1.3. El determinismo empírico

Supone que la conducta es un fenómeno natural y que es predecible. Se preocupa del cómo y cuándo. La meta es lograr las predicciones exactas. Con el condicionamiento clásico se explicaba la conducta en función de un condicionamiento, sin tener en cuenta las variables de índole motivacional. Según el enfoque conductista, la personalidad está formada por patrones de comportamiento aprendidos que se adquieren mediante el llamado condicionamiento clásico, el condicionamiento operante, el aprendizaje por observación y la extinción. Así Clark L. Hull introduce el concepto de «impulso». La insatisfacción de la necesidad es la que origina la activación del Impulso. Al alcanzarse la meta se atenúa el mismo y se producen efectos reforzadores de la conducta. El organismo no sólo responde a los estados internos insatisfechos, también aprende a responder a los estímulos externos, llamados incentivos: estímulo externo que se vuelve motivador si se le asocia un impulso y su reducción.

4.1.4. La teoría de Hull-Spence

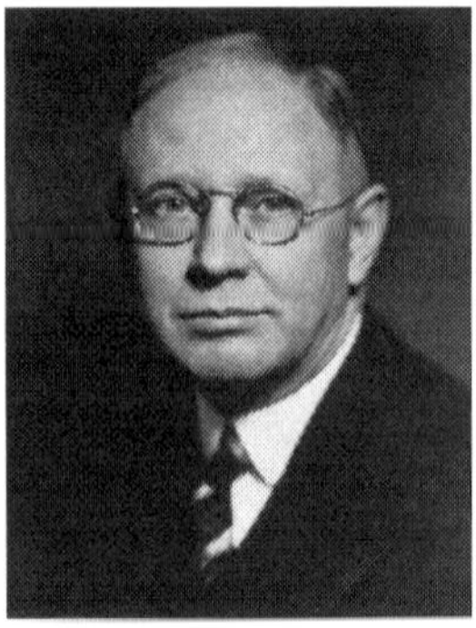

Hull-Spence considera que aprendizaje y motivación son los determinantes necesarios del comportamiento. El aprendizaje se representa mediante el concepto de «arraigo del hábito»:

- Aumenta con el refuerzo de la combinación estímulo-respuesta-refuerzo.
- Abordó la motivación por el concepto de «impulso»: aumenta cuando no se ha satisfecho la necesidad fisiológica.

Hull afirma que el impulso multiplica el arraigo y así se puede determinar la Intensidad de la respuesta. En estudios realizados en laboratorio se ha demostrado que la ansiedad hace que se logren mejores resultados en la emisión de respuestas a los estímulos, aunque no siempre es así, caso de la activación de varios hábitos al mismo tiempo.

Un impulso importante es el impulso sexual que, además de depender de la producción hormonal depende del aprendizaje, la imaginación y los estímulos externos. El motivo de efectancia es el fundamento para adquirir competencia por medio de conductas como la exploración, la curiosidad y la manipulación. Se piensa que los motivos se adquieren debido a que se asocian a la satisfacción de las necesidades primarias y a los actos instrumentales con los que se satisface dicha necesidad. Entre otros encontramos los motivos de realización, competencia o ser mejor.

4.2. El instinto

Desde antiguo se decía que el animal se regía por los instintos y el hombre por la razón. Tal concepción ha caído en desuso, sobre todo por las aportaciones que diferentes estudiosos han hecho respecto al término.

Darwin (siglo XIX) señaló el papel de los instintos para la supervivencia. Éste dejó abierto el camino para entenderlo como una programación filogenética. La evolución, para él, desarrolló en los seres vivos nuevos hábitos de conducta que por la selección natural se convierten en adaptativos. Estos son los instintos.

Freud eleva a los instintos por encima de toda explicación de la conducta y los define como los directores de la misma. Para Freud la conducta racional no es más que la conducta instintiva sublimada. Otros autores como Thorndike (1898) opinan que la inteligencia es compartida por el hombre y los animales. Para él coexisten instinto e inteligencia. Esta profusión de estudios sobre el instinto hace que en la primera década de nuestro siglo el instinto sea la primera explicación de la conducta. En 1908 McDougall habla del instinto (Introducción a la Psicología Social) como el elemento explicativo de la conducta humana, individual y social.

El instinto se convirtió en el comodín ideal para explicar todo aquello de la conducta que no sabemos explicar. Así, con el paso de los años el término se desprestigió. Con la llegada del Conductismo se rechaza el instinto como explicación de la conducta y aparecen los condicionamientos. A partir de 1935 reaparece el concepto de manos de los etólogos Tinbergen y K. Lorenz, que lo estudian desde el punto de vista de la ciencia experimental. Poco antes, algunos filósofos ya lo habían introducido en sus estudios científicos tales como Pavlov, que distingue entre reflejos innatos o incondicionados y reflejos condicionados. Para él el instinto es una cadena de reflejos innatos. Relaciona el estudio del reflejo con el estudio del instinto pero no completa la tarea.

4.2.1. El concepto etológico del instinto

Los etólogos (del término griego ethos = costumbre) estudian las costumbres de los animales. Ellos diferencian entre conducta instrumental o instintiva y conducta consumatoria o instinto (instinto: patrón de conducta, heredado, específico y estereotipado, que se descarga ante ciertos estímulos específicos del ambiente). Ellos diferencian entre:

- Elementos componentes del estímulo: estímulo índice, pauta fija de acción y mecanismo desencadenador innato.
- Características de esos elementos o instinto: heredado, específico y estereotipado.

4.2.2. Elemento

- Estímulo índice o signo; son estímulos muy específicos, concretos y puntuales que no son sustituidos por otros y que pueden presentarse asociados a ellos en la realidad.
- Pauta fija de acción o patrón de acción instintiva: es innata y no modificable por la experiencia. Son específicas, ya que son propias de la especie animal y estereotipadas, es decir, rígidas y uniformes.

  Esto muestra que la intencionalidad del instinto es filogenética y de la especie, no ontogenética y del individuo.

  También hay que tener en cuenta que, en especies muy complejas y superiores, la rigidez de secuencia de las acciones (estereotipia) va dejando paso a la plasticidad y la mutabilidad, caso del hombre (por ejemplo el uso múltiple y variado de su sexualidad).
- Los mecanismos desencadenadores innatos: son las estructuras neurosensoriales que están en la base de la actividad instintiva. Esta base es específica e independiente para cada pauta fija de acción, contraria al aprendizaje, en el que un mismo mecanismo neurosensitivo puede servir para diferentes conductas. La organización, estructura y jerarquía de los mecanismos desencadenadores innatos aún no se han aclarado.

4.3. Las tendencias

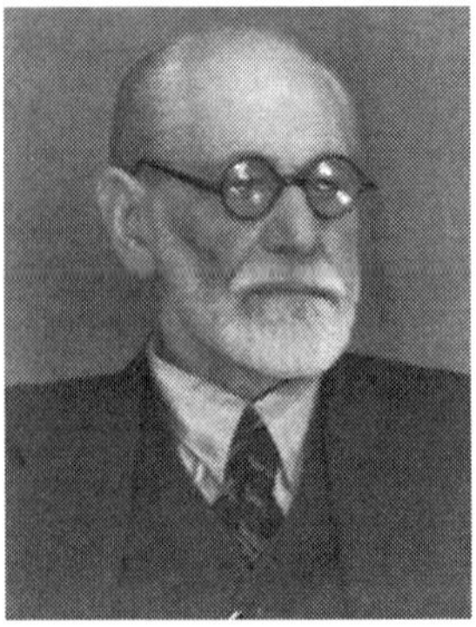

La teoría psicoanalítica, como toda teoría de la personalidad, se interesa en primer lugar por la dilucidación de los factores que motivan la conducta. Pero sólo el Psicoanálisis considera que estas fuerzas de motivación derivan de procesos mentales inconscientes. La existencia de una mente inconsciente y su concepto del determinismo psíquico, se consideran las mayores contribuciones de Freud, y siguen siendo las hipótesis fundamentales de la teoría psicoanalítica.

Freud llegó a una concepción dualista de los instintos, que podríamos llamar «especiales» del hombre, y los denominó «pulsiones» o tendencias. Estas pulsiones, en un principio, se dividen en pulsiones sexuales y pulsiones del yo, reconociendo un componente sádico en las pulsiones sexuales. Esta teoría se revisó y fue presentada como teoría dual de las pulsiones en 1920. En ella se describen las pulsiones de la vida y la muerte, Eros y Thanatos. Pulsión de muerte: tendencia de los organismos y de sus células a volver al estado inanimado. En esta pulsión se incluyen las de agresividad, competencia y logro. Pulsión de Eros: tendencia de las partículas a verificarse para producir formas mayores, tales como la reproducción sexual.

Otra tendencia del organismo para Freud es el Principio del Placer, que se refiere a la tendencia del organismo a evitar el dolor y a buscar el placer mediante la descarga de tensión. Se tiene durante toda la vida y se cambia por las exigencias externas llamadas «principio de realidad».

4.4. La afectividad

Los estudios intensivos de las funciones del cerebro han puesto al descubierto las bases nerviosas de muchos fenómenos psíquicos de interés. Las emociones, o afectividad, están bajo el control del hipotálamo y del sistema límbico, cuya lesión o estimulación puede ocasionar radicales alteraciones en la conducta.

Hablamos de afectividad o afecto cuando tratamos de describir el tono emocional de una persona. Se trata de la «comunicación no verbal de los sentimientos internos de una persona». En su comprensión hay que tener en cuenta que las emociones dependen de factores como el aprendizaje o la percepción. Dentro de las respuestas no verbales podemos encontrar: expresiones faciales (sonreír, fruncir el ceño...), actividad motriz (mostrar tranquilidad, frotarse las manos por nerviosismo...), y reacciones fisiológicas (sudor, aumento de los latidos, aumento de la respiración...).

Entre los profesionales de la salud se utilizan una serie de descriptores para designar diferentes tipos de afecto:

- Afecto apropiado: tono emocional que está de acuerdo con la situación actual.
- Afecto inapropiado: tono emocional que no se corresponde con las circunstancias de la persona.

- Estable: resistente a cambios repentinos cuando no hay provocación en el entorno.
- Inestable: desata cambios repentinos que no pueden entenderse en el contexto de la situación.
- Elevado: euforia.
- Deprimido: sentimiento de abatimiento o tristeza.
- Sobrerreactivo: apropiado a la situación pero sin proporción con los estímulos del entorno.
- Disminuido: reacción borrosa para la situación.
- Plano: cuando no hay pistas visibles de los sentimientos de la persona.

El afecto (desde el punto de vista patológico) también puede describirse como un continuo que varía desde la depresión, pasando por lo normal hasta la manía. El nivel normal es apropiado a la situación.

En este continuo podemos encontrar varias alteraciones:

- Depresión mayor, primer episodio, depresión unipolar: experimenta un humor sin respuesta con pérdida de interés por la vida. Puede ser leve o moderada. Cuando es grave dura al menos dos semanas.
- Trastorno distímico: similar al anterior pero se queda en leve y dura menos que la depresión mayor.
- Trastorno bipolar: se produce cuando el tono emocional de la persona recorre toda la gama en un periodo de tiempo concreto: mixto (entre deprimido y maníaco), maníaco y depresivo (fase más corta que en la depresión mayor)
- Trastorno ciclotímico: trastorno crónico con un nivel afectivo que varía desde la depresión moderada hasta la hipomanía y que puede incluir o no periodos de humor normal.

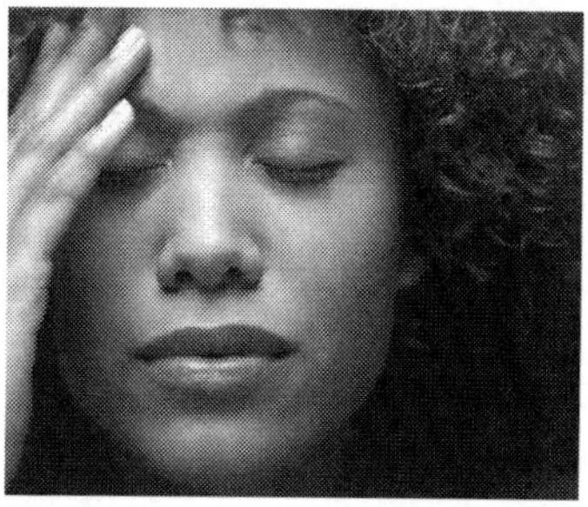

Dentro de los afectos normales placenteros podemos encontrar, de menos a más: euforia, júbilo, exaltación y éxtasis. Estos dos últimos, en circunstancias inapropiadas, se relacionan con la psicosis, como la de la esquizofrenia, aunque también se da en estados emocionales religiosos, tales como experiencias místicas privadas.

Por otra parte, cuando un estado afectivo se mantiene durante un periodo de tiempo considerable, se puede hablar de estado de ánimo. El estado emocional es una base emocional sustentada, que determinada la dirección y la intensidad de la respuesta comportamental. Gran parte del funcionamiento mental depende del humor.

5. FACTORES SOCIOCULTURALES: SU INCIDENCIA EN LA SALUD

Tradicionalmente los aspectos más estudiados en el área de salud mental han sido los físicos y psíquicos, especialmente estos últimos. Sin embargo, no podemos olvidar que la ciencia médica y la Enfermería contemplan al individuo como ser biopsicosocial. Es decir, en el estado de salud-enfermedad interactúan factores biológicos o físicos, psicológicos o psíquicos y sociales o culturales.

Los factores socioculturales de la salud mental han sido reiteradamente olvidados o ignorados durante mucho tiempo. No obstante asistimos al nacimiento de una nueva rama de la Psiquiatría: la psiquiatría social, que ha puesto de manifiesto la importancia de los factores sociales y culturales en la enfermedad mental. Por este motivo nos parece interesante dedicarle específicamente este apartado.

Se entiende como cultura a un patrón de conducta realizado por un grupo de individuos determinados. Este patrón de conducta viene determinado por una forma de sentir y de pensar concretas. Los aspectos socioculturales que dan origen a algunos trastornos mentales son estudiados por la psiquiatría social. Según la OIVIS, la psiquiatría social se define como: la rama de la psiquiatría que se ocupa del conjunto de medidas preventivas y curativas que tienen por objeto hacer al Individuo capaz de llevar una vida satisfactoria y útil en su marco social. Con este fin, la psiquiatría social se esfuerza en proporcionar a los enfermos mentales, y a los que están en peligro de serlo, la posibilidad de establecer con la sociedad unas relaciones favorables para el mantenimiento o la restauración de la adaptación social. La psiquiatría social intenta relacionar los aspectos sociales con la etiología, curso, tratamiento, rehabilitación y reinserción de las enfermedades mentales.

6. PROBLEMAS PSICOSOCIALES Y DE ADAPTACIÓN DEL PACIENTE AL MEDIO HOSPITALARIO

6.1. El hospital y los problemas psicosociales y de adaptación del paciente hospitalizado

La enfermedad genera, tanto en el paciente como en su entorno familiar y social, una situación de indefensión que le hace sentirse desvalido, por lo que necesita un sistema sanitario lo más humano posible. La propia tecnificación de la medicina y la masificación despersonalizada añade suficientes componentes para que el paciente se sienta frecuentemente desamparado frente a esa situación que no domina.

El paciente que ingresa en un hospital no deja de existir como persona, muy al contrario. El tratamiento médico al que está sometido, por la afección que le ha llevado a la hospitalización, no es más que una parte de los cuidados que tiene derecho a recibir. En efecto, a la par de los cuidados médicos y de enfermería dirigidos a su cuerpo, existen las intervenciones de enfermería psicosociales que se dirigen a la persona.

En el marco de estos cuidados psicosociales, una de las responsabilidades importantes de la enfermera es ayudar al paciente a hacer fructificar el capital-tiempo, es decir, a que aprenda a utilizar el tiempo de que dispone a fin de que pueda crecer y desarrollarse, comunicarse, crear y divertirse. Y, sobre todo, aprender lo que es necesario hacer para curarse, prevenir recaídas o enfrentarse a la vida de una manera optimista. Las modernas teorías relacionadas con los cuidados de enfermería describen al hombre como un «sistema abierto», en constante intercambio con su medio ambiente. A lo largo de toda su vida, la evolución del hombre va encaminada a «un llegar a ser» física, mental y espiritualmente. Trata de armonizar con su medio ambiente, se comunica, aprende y crea, siendo capaz de hacer frente a las nuevas demandas y siempre deseoso de encontrarles un sentido a las experiencias que vive. Con todo esto, nos podemos dar perfecta cuenta de la importancia del rol de la enfermería desde el punto de vista de la estructuración del tiempo de que dispone la persona enferma:

- Ayuda al paciente a desarrollarse, a estar en buena relación con su entorno, a comunicarse, a aprender; son aspectos que están en relación con el propio fin de los cuidados de enfermería.
- Ayuda al paciente a alcanzar, conservar o reencontrar un óptimo estado de bienestar o encaminarlo hacia una *"muerte tranquila"*, o como lo define Travelbee: *"ayudar al individuo, familia o comunidad a prevenir o a hacer frente a la experiencia de la enfermedad o del sufrimiento y, cuando sea necesario, a encontrar un sentido a dichas experiencias"*.

6.1.1. El rol de la enfermera como ayuda al paciente en la estructuración de su tiempo

Ofrecerle los elementos necesarios para esta estructuración consiste en:

- Favorecer las actividades y la comunicación, ayudándole a la curación, a adaptarse a la enfermedad y al aprendizaje de nuevos comportamientos.
- Facilitarle los pasatiempos, las diversiones; promover las ocasiones de crear y recrearse, las de relación con otros pacientes, familiares y amigos o, también, entre pacientes y miembros del equipo de enfermería.
- Comprender la necesidad de un cierto recogimiento sobre sí mismo, o del uso de «juegos Interpersonales» en las relaciones con los demás. He ahí la esencia misma de las intervenciones de enfermería en su dimensión psicosocial.

Esta estructuración del tiempo comporta varias dimensiones; su importancia varía según: la edad del paciente, el tipo de enfermedad que le afecta, la duración de la hospitalización, la inmovilización requerida, la estructura mental y el grado de desarrollo psicosocial de la persona.

Un niño hospitalizado o inmovilizado por la enfermedad es un individuo en pleno desarrollo físico emocional e intelectual. El rol de la enfermera consistirá pues, en favorecer este desarrollo, poniéndolo en marcha para permitir, al niño y al adolescente, estructurar su tiempo, a fin de que, a pesar de la enfermedad, no se detenga su crecimiento. Cuando se trata de un paciente adulto, esta asistencia en la estructuración del tiempo tiene por objeto el desarrollo personal

Un niño hospitalizado o inmovilizado por la enfermedad es un individuo en pleno desarrollo físico emocional e intelectual. El rol de la enfermera consistirá pues, en favorecer este desarrollo, poniéndolo en marcha para permitir, al niño y al adolescente, estructurar su tiempo, a fin de que, a pesar de la enfermedad, no se detenga su crecimiento. Cuando se trata de un paciente adulto, esta asistencia en la estructuración del tiempo tiene por objeto el desarrollo personal, la comunicación, la creación, el aprendizaje de nuevos comportamientos, la diversión, y la facilitación de la intimidad. Cuando se trata de personas ancianas, tiene como objetivo, ante todo, el mantenimiento de las funciones en su nivel más elevado facilitando el aprendizaje de la superación.

6.1.2. Problemas de adaptación del paciente en el Hospital

Si alguien llega a un Hospital por alguna enfermedad, cualquiera que ésta sea, o es llevado con urgencia por lesiones traumáticas, se encuentra que ha entrado en un mundo diferente, en el que, la mayoría de las veces, no tuvo tiempo de elaborar ansiedades.

En el primer momento el paciente experimenta una gran ansiedad que puede, a su vez, producir miedo. La ansiedad dificulta saber qué aspectos de sus experiencias son los que se modificaron. Por todo ello se han comparado estas ansiedades a la neurosis traumática que, sin duda, produce un desequilibrio en la estructura del cerebro medio, causando alteraciones del sistema autónomo y que alcanzan a comprometer su rehabilitación, resultando crucial para su recuperación psicosocial.

Partiendo de la experiencia clínica en los diferentes hospitales generales, se ha percibido la naturaleza dramática de la medicina y sus demandas de conocimientos, destrezas, técnicas y, en ocasiones, su mecanización, automatización y deshumanización. Supone para el enfermo un conjunto de temores ante el dolor, amputación, invalidez posterior, separación de las figuras parentales (angustia de separación), postergación de trabajo y planes, no confianza en la habilidad del médico, gastos económicos, actitud escéptica sobre la capacidad del personal que lo atiende, llegando su pensamiento hasta la muerte.

Al decirle a un paciente que va a ser hospitalizado y sometido a una serie de chequeos médicos para determinar el tipo de enfermedad que sufre y el tiempo de permanencia en el centro, aparecen en él una serie de cambios emocionales como: estrés, temor, miedo, depresión y en muchos casos, agresión.

Por otra parte se origina reacciones afectivas diversas:

- En aquellos casos en los que existe alguna cirugía urgente, tanto para el paciente como para la familia es importante tener en cuenta las reacciones emocionales y su entorno familiar. La separación de la familia, el aislamiento, los sentimientos de abandono, tienen una acción negativa que refuerzan la ansiedad y la depresión. Aparecen tentativas de superar esta depresión por medio de la negación, la racionalización y la obstinada creencia de que ocurrirá un milagro (mecanismo de defensa).
- La necesidad de internamiento significa que el padecimiento por curar no es sencillo, lo que origina miedo a la enfermedad, presentando una amplia gama de respuesta a su situación como: ira, depresión, hostilidad, neurosis traumática y rechazo, entre otras. Los adultos presentan más que los niños los síntomas que a menudo acompañan a la depresión (insomnio, agitación, propensión al llanto...)
- Por todos es conocido que el enfermo rehúye de la hospitalización, y más cuando requiere intervención quirúrgica, provocando profunda angustia en la relación integridad-psiquico-corporal. Todo esto genera mecanismos de defensa contra esa angustia, como: idealización del médico (imaginándolo omnipotente, descar-

tando complicaciones, por lo que se refugia en la negación y en la euforia compensatoria), sobrevaloración de los riesgos, depresión y temor hacia la muerte.

- El régimen hospitalario implica aislamiento familiar, lo que determina recelo ante la soledad.
- Un aspecto muy importante sería la herida narcisista que provoca la enfermedad. Este proceso de narcisismo trae consigo cambios en la autoimagen, en la imagen del cuerpo y en la de los órganos. Para Kolb la enfermedad distorsiona la imagen corporal; un órgano afectado puede considerarse tan importante como para afectar el propio concepto que se tiene del cuerpo de una manera profunda, ya que hay partes del mismo, que, psicológicamente, se consideran de gran valor para la personalidad: todo esto puede provocar grandes trastornos aunque la enfermedad, desde un punto de vista funcional, no sea grave.

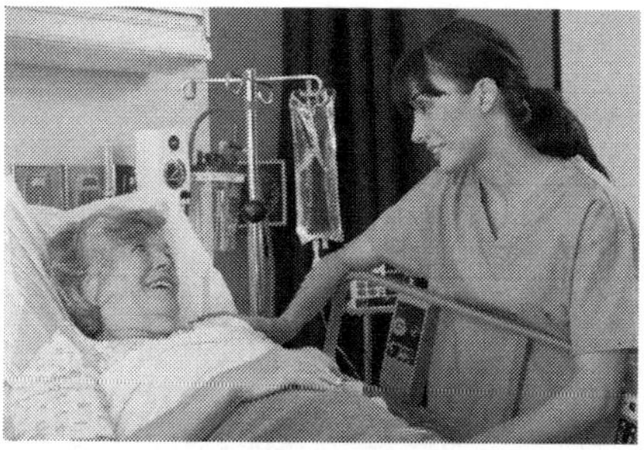

6.2. Mecanismos de adaptación

El hombre tiene mecanismos de adaptación que contribuyen a mantener el equilibrio en todos los aspectos del funcionamiento. En el emocional, pero de forma específica en lo que se refiere al temor, existen mecanismos corporales y mentales que permiten enfrentarse a las amenazas de peligros reales o imaginarios: reacción de fuga-lucha (respuesta fisiológica que prepara el sujeto a enfrentarse a su temor al separarse de la causa o a no ceder terreno y luchar). Tenemos mecanismos de defensa llamados "mecanismos mentales":

- Racionalización: por la que el sujeto propone motivos socialmente aceptables de conducta.
- Desplazamiento: los sentimientos agresivos no se dirigen contra la persona u objeto ofensivo, sino a un sustituto. Dentro de este mecanismo tenemos la llamada "utilización de un objeto receptor de desplazamiento" como familia, amigos, pareja, etc..
- Proyección; a menudo atribuimos nuestros sentimientos o actitudes inaceptables a los demás. Son sentimientos que no se quieren admitir, de este modo protegemos a nuestros sentimientos de auto valía.
- Identificación: cuando las personas no pueden lograr sus propios objetivos, tal vez se identifiquen con otro sujeto que sí lo ha hecho. Hacen suyas las ca-

racterísticas de este sujeto, encontrándose muy apenados si se ataca a su ídolo. Este mecanismo de defensa, si no se utiliza de forma extrema, a menudo es de utilidad para lograr un objetivo.

- Compensación: puede ser como el anterior, constructivo. Por medio de este proceso tratamos de suplir deficiencias reales o imaginarias al convencernos de que somos muy capaces en un campo de actividad diferente, en el que consideramos que somos deficientes o, a veces, en el mismo campo de actividad.
- Negación: negamos el motivo o problema inaceptable y, de forma inconsciente, rehusamos aceptar que existe. La primera reacción del sujeto, al saber que sufre un problema de salud grave, posiblemente consista en negar que las palabras que escucha son verdaderas. Así pues, tal vez diga que no sufre ninguna enfermedad, que no es posible y que el laboratorio, médico o cualquier prueba diagnóstica confundió sus resultados con los de otra persona.

  A veces la negación perdura durante largo tiempo y es muy importante que la persona acepte el diagnostico antes de someterse al tratamiento.
- Regresión: los sujetos, cuando se encuentran enfermos, a menudo se ven obligados a sacrificar su independencia en lo que se refiere a cuidar de sí mismos; al verse obligados a aceptar que otra persona haga lo que ellos solían hacer, como alimentarse o asearse, lo consideran como una forma de regresión a una fase anterior a una fase anterior de dependencia.

Los mecanismos de defensa también ayuda a enfrentarse a amenazas reales o que se imaginan a la imagen propia, al adaptar la forma de pensar a los peligros. Cuando el miedo es duradero o de intensidad suficiente, los mecanismos normales no restablecen el equilibrio y se altera el funcionamiento físico/mental o social.

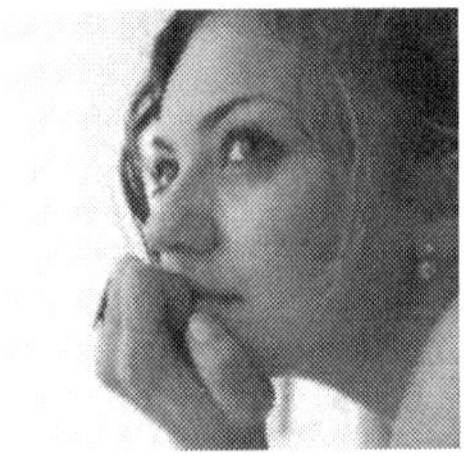

El temor a “lo desconocido” es una de las causas principales que originan ansiedad en los que acuden a un hospital. Esto valida la idea de Kalish de que “la necesidad de que conocimiento” es la segunda necesidad básica más importante, según se pone de manifiesto por la curiosidad.

Los profesionales de la salud no siempre son conscientes de la necesidad de información del paciente, informar de forma adecuada, ofreciendo seguridad y protección, ayuda a éste a alcanzar unas metas que le están vedadas; la presencia reconfortante de alguien que muestra interés y simpatía alivian, en parte, la situación de indefensión que experimenta. Es labor nuestra tomar conciencia de la gran importancia que tiene crear un ambiente lo más saludable posible, favoreciendo un grato entorno psicosocial.

6.3. Valoración de enfermería del comportamiento humano

Este examen nos proporciona datos sobre las capacidades mentales del paciente y su comportamiento. Muchos son los aspectos que podemos del paciente para tener mayor información y concretar un diagnostico. Entre ellos:

- Humor: observaremos si el paciente se siente contento o triste, si se encuentra eufórico o abatido. En los casos maníacos el paciente se encuentra eufórico y en el caso de pacientes deprimidos se encuentra asténico y triste.
- Tensión: dentro de las distintas enfermedades neuróticas podemos encontrar distintos grados de tensión; así, el ansioso se mostrará más tenso por el miedo a lo desconocido y el fóbico estará más relajado, pues el hospital le da tranquilidad.
- Actividad motora: El tipo de actividad motora va a depender también de su estado mental. La hiperactividad e hipoactividad son síntomas relacionados con estados mentales. En enfermos maníacos encontramos una hiperactividad marcada, el caso opuesto se encuentra en enfermos deprimidos. Las estereotipias son síntomas a tener en cuenta a la hora de valorar el estado mental del paciente.
- Nivel de consciencia: Se deberá tener en cuenta el grado de orientación que presenta el paciente y el nivel de confusión. La confusión se entiende como el estado de la mente en el que el paciente es incapaz de pensar claramente; en este estado no se percibe el entorno ni la situación en la que se encuentra.
- Comunicación verbal: la forma en la que el paciente habla es orientativa de su estado mental: maníacos (presentan una forma característica de lenguaje con una gran verborrea y fuga de ideas), depresivos (en estados depresivos la comunicación verbal disminuye; el paciente sólo responde con monosílabos y su voz es baja –musitación-); esquizofrénicos (en los enfermos esquizofrénicos se presenta ecolalia, monosílabos, mutismo, neologismos…), histéricos (en estado de histerismo el paciente puede perder la voz (afasia) o tener dificultad para el habla –disfasia-), lesionados cerebrales (pueden aparecer trastornos como la disfasia o afasia).
- Alimentación. Es importante saber los hábitos alimenticios del paciente, pues el estado de salud mental va a influir de forma directa sobre la nutrición. En enfermos deprimidos el metabolismo está enlentecido, es por esto que los pacientes no toman una dieta completa, ni tienen hambre.

  En estados maníacos, los pacientes son hiperactivos y necesitan tomar el suficiente alimento para cubrir sus necesidades, pero sin embargo no encuentran tiempo para comer. Cuando estén ingresados se les animará a que coman. En estados obsesivos, puede ser que el paciente le dé por inspeccionar la comida. En la anorexia el paciente sentirá repulsión por la comida, por lo que no cubrirá sus necesidades metabólicas y tenderá a perder peso. En la bulimia sentirá un deseo imperioso de comer acompañado de un sentimiento de culpabilidad que el conducirá a provocarse el vómito.

- Ritmo de sueño. En estados neuróticos, el paciente puede tener problemas a la hora de conciliar el sueño, pudiendo aparecer pesadillas durante el mismo. En pacientes deprimidos aparecen problemas de insomnio, despertándose en mitad de la noche. Los pacientes maníacos también sufren alteraciones del patrón de sueño, al presentar una gran hiperactividad les es dificultosa la relajación para llegar a conciliar el sueño.
- Vestimenta. Es otro de los aspectos que se deben observar, pues nos facilitará la información sobre el estado mental del paciente. Se observa en los pacientes deprimidos una falta de interés por su estética e higiene. Se presentan desaliñados y descuidados. En pacientes maníacos se puede observar que sus ropas son muy llamativas y extravagantes. Esto es consecuencia de su estado eufórico. Los obsesivos son los más meticulosos a la hora de vestir.
- Memoria. El estado de memoria nos dará información sobre el estado de salud mental. La falta de memoria puede ser un síntoma de enfermedad mental o un efecto del tratamiento. En los pacientes deprimidos tratados con terapia electroconvulsiva (TEC), puede aparecer una pérdida de memoria. Esta es debida a los efectos secundarios que produce este tipo de terapia; el paciente deberá ser informado. En trastornos histéricos el paciente puede presentar una pérdida de memoria en el momento de la crisis.
- Relaciones con los demás. Es otro aspecto a tener en cuenta; es importante observar tanto las relaciones con otros pacientes como con el personal que se ocupa de él. Por lo general el paciente esquizofrénico tiene dificultades para relacionarse y comunicarse. El paciente maniaco, debido a su extroversión e hiperactividad, si que muestra relación con los demás, es más, tiene necesidad de comunicarse con otros. Esta actitud puede molestar a otros pacientes. El psicópata intentará enfrentar a dos personas. Para ello será necesario relacionarse con ellos.
- Respuesta al tratamiento. Los profesionales de enfermería son los responsables de observar como el paciente está reaccionando al tratamiento. Tanto si está siendo tratado con fármacos o otra terapia, debe observarse los efectos producidos. Otras veces el paciente será tratado con terapias psicológicas y de grupo, debiendo valorar su participación en ellas.
- Otros exámenes. Además de todas estas valoraciones hasta ahora mencionadas, se debe tener en cuenta también la información que se recoge en los test psicológicos. Existen dos tipos de test: unos son los que valorarán la capacidad intelectual y otros los que describen el tipo de personalidad.
- Entre los test que valoran la capacidad intelectual, el más utilizado actualmente es la escala de inteligencia de Weschsler, en sus dos versiones: el WAIS para adultos, y el WISC para niños. Estas pruebas se aplican individualmente y constan de dos subescalas: verbal y manipulativa, no porque existan dos tipos de inteligencia, sino porque hay personas que son capaces de funcionar mejor con objetos que con palabras, y sólo de este modo podemos obtener una apreciación de la inteligencia general del individuo. Con esta prueba obtenemos el

CI (cociente intelectual). Se considera que existe retraso mental en CI inferiores o iguales a 70.

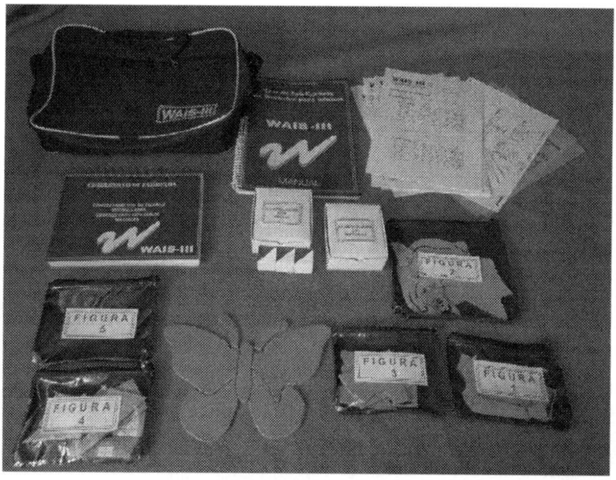

- Entre los test que evalúan personalidad, el más utilizado es el inventario multifásico de personalidad de Minnesota (MMPI). Este test está estructurado en diez escalas básicas, que miden diversos aspectos de la personalidad, cuatro escalas de validación y cinco adicionales. La valoración no se hace de cada escala por separado, sino que se tiene en cuenta el conjunto y las interrelaciones de las diferentes escalas para obtener así un perfil de personalidad.

6.4. Diferentes situaciones en la enfermedad

6.4.1. Estrés y enfermedad

6.4.1.1. Consideraciones sobre el estrés

El estrés podría definirse como todo cambio producido en el ambiente que, al actuar sobre una persona media, induce tensiones emocionales y altera el normal patrón de respuesta (Gamerzy). A las fuentes de estrés se les denomina estresores, y son aquellas circunstancias o condiciones de los roles sociales diarios que son considerados generalmente problemáticos o indeseable (Ilfield).

Hay autores, como Selye, que consideran que las situaciones de estrés son aquellas que necesitan un ajuste del organismo, pudiendo ser éstas agradables o desagradables, dándole mayor importancia a la intensidad del ajuste que la situación requiera.

Las características de las situaciones que pueden resultar estresantes son, según Lazarus, las siguientes:

- **Novedad:** la mayoría de las situaciones no son completamente nuevas y desconocidas, aunque la persona no se haya enfrentado nunca con la situación, normalmente existe un conocimiento previo sobre algunos aspectos de la misma. Si alguno de estos aspectos se asocian a daño, la situación se presentará como más estresante, aunque la novedad por sí misma pueda constituir también un estresor.

- **Impredecibilidad:** cuando se puede preveer que una situación de daño se va a presentar, ésta se vive como menos estresora. El individuo puede prepararse para lo que va a ocurrir anticipando sus conductas de afrontamiento. Además, la información provee de mayor sensación de control con respecto al medio disminuyendo de forma el estrés.
- **Incertidumbre:** posibilidad o no de que un hecho ocurra. El no saber si algo va a ocurrir o no inhibe la anticipación de todas las conductas de afrontamiento.
- **Factores temporales**: incluye varios diferentes:
  1. **Inminencia**: tiempo que pasa antes de que ocurra el acontecimiento. Durante este tiempo el acontecimiento se anticipa y se valora. Cuanto más inminente sea una situación, más estresante, ya que las conductas de afrontamiento apenas pueden ser anticipadas.
  2. **Duración**: tiempo que se prolonga el suceso. A más duradero, más estresante. Factor muy importante en el estrés crónico, aunque la valoración de los acontecimientos que perduran en el tiempo no es siempre la misma, sino que fluctúa dependiendo de los cambios que se produzcan en el ambiente y de la revaloración de la situación.
  3. **Incertidumbre temporal:** Ignorancia sobre cuando acontecerá la situación.
- **Ambigüedad:** aparece cuando la información que se necesita para realizar la valoración de la situación no es clara. Entonces, la persona, según sus creencias y su personalidad, incorporará datos para comprender la situación. Además, la ambigüedad resta sensación de control del medio, con lo cual puede aumentar el poder estresante de la situación.
- **Programación de los acontecimientos estresantes según el ciclo vital:** determinados acontecimientos ocurren frecuentemente en determinados momentos de nuestro ciclo vital. El que estos hechos ocurran en estos momentos, o en otros que no son normales, determinan también el poder estresor del acontecimiento.

6.4.1.2. Respuestas al estrés

Una vez el individuo ha valorado un situación como estresante se producen una serie de reacciones del sistema nervioso y endocrino, así como una serie de respuestas emocionales: miedo, ansiedad, excitación, ira, depresión, estoicismo y negación. Podemos definir el afrontamiento como esfuerzos comportamentales y cognitivos constantemente cambiantes para manejar las exigencias específicas internas y/o externas que se aprecian, que fuerzan demasiado o exceden los recursos de la persona.

Las respuestas pueden ser de dos tipos: dirigidas a alterar el problema que causa el estrés (afrontamiento centrado en el problema) y dirigidas a regular la respuesta emocional al problema (afrontamiento centrado en la emoción). Tras la respuesta de afrontamiento, el individuo puede percibir un incremento o una reducción del estado de estrés.

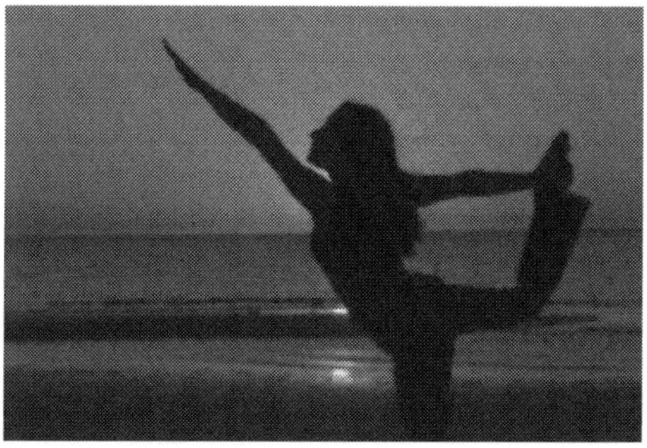

6.4.1.3. Respuestas de afrontamiento

El término “afrontamiento” es la traducción castellana del término inglés “coping”, y con él se hace referencia a hacer frente a una situación estresante. La gran mayoría de los autores utiliza este término para referirse a todo un conjunto de respuestas que tratan de reducir las cualidades negativas o aversivas de la situación estresante. Lazarus y Folkman (1986) en concreto, lo definieron como “aquellos esfuerzos cognitivos y conductuales constantemente cambiantes que se desarrollan para manejar las demandas específicas externas y/o internas que son evaluadas como excedentes o desbordantes de los recursos del individuo”.

Por lo tanto, el afrontamiento está estrechamente relacionado con la evaluación previa realizada por el sujeto, ya que, por ejemplo, si se evalúa una determinada situación como “reto”, es más probable que el sujeto responda de forma directa, y no evitando la situación.

Cox y Mackay (1981) completaron el modelo de Lazarus sobre la evaluación (primaria y secundaria) y el afrontamiento al estrés, incluyendo toda una serie de variables que se retroalimentan entre sí, formando un modelo dinámico. La forma de afrontar una determinada situación estresante viene determinada por múltiples factores, ya que cada persona contará con más o menos recursos, de los cuales unos serán más efectivos que otros en función de la situación concreta. Así, Rodríguez Marín (1995) clasifica los recursos de afrontamiento en: físicos/biológicos, psicológicos/psicosociales, culturales y sociales.

Veamos cada uno de ellos de forma más detallada:

- Recursos físicos/biológicos: incluyen todos aquellos elementos físicos de la propia persona que contribuyen a un afrontamiento más adecuado: su salud física, su energía, fuerza, resistencia..., así como su entrono físico (clima, condiciones de la vivienda...).
- Recursos psicológicos/psicosociales: todas aquellas cualidades psíquicas y destrezas que pueden ser importantes en el afrontamiento de una situación estresante, como la capacidad intelectual, autoestima, sentido de control, creencias, capacidad de solución de problemas, autocontrol, etc.

- Recursos culturales: todos aquellos recursos relacionados con los valores y atribuciones causales reconocidos por la cultura y sociedad de la que el sujeto forma parte: normas, símbolos, prejuicios, creencias, costumbres...
- Recursos sociales: se incluye aquí el apoyo social, recurso crucial para hacer frente a los estresores.

Por lo tanto, dependiendo de los recursos de los que disponga el individuo, la respuesta de afrontamiento desplegada variará significativamente. Existen muchos tipos de respuestas de afrontamiento, que pueden ser clasificadas de múltiples formas. Lazarus (1966) en sus iniciales estudios, realizó una distinción entre aquellas respuestas de afrontamiento dirigidas a modificar la situación estresante, es decir, una respuesta activa, y aquellas otras respuestas que simplemente implican aceptar la situación y tratar de adaptarse a ella con el menor sentimiento de estrés posible, es decir, una respuesta más pasiva o acomodaticia.

Posteriormente, se realizó otra distinción entre aquellas respuestas de afrontamiento centradas en el problema y aquellas centradas en la emoción (Folkman y Lazarus, 1980). El afrontamiento centrado en el problema tratará de confrontarse directamente al problema que causa el estrés mediante una adecuada toma de decisiones, solución de problemas o la acción directa sobre la fuente de estrés. El afrontamiento centrado en la emoción, por su parte, tratará de controlar la emoción causada por el estrés (por ejemplo, mediante técnicas de relajación).

Por otro lado, Valdés y Flores (1985) distinguen entre mecanismos de afrontamiento adaptativos, de lucha y de inhibición:

- Los mecanismos adaptativos tratarían de suprimir los estímulos amenazadores o de reducir la activación biológica que provocan. Por ejemplo, las conductas sustitutivas (comer, beber, fumar, dormir, respuesta sexual, hacer ejercicio...) serían un tipo de mecanismos adaptativos, ya que reducen la tensión.
- Los mecanismos de lucha se centrarían en buscar el control de la situación, que no siempre tiene consecuencias positivas. Un ejemplo de ello serían los sujetos con patrón de conducta Tipo A, cuya conducta no llega a ser consumatoria y se mantiene como resistencia, situando al organismo en un estado de prolongada activación. Los mecanismos de inhibición implican la inmovilidad por parte del sujeto, inhibición que se da como consecuencia de un estado de máxima activación ante el cual el sujeto reacciona con una respuesta de indefensión tras haber evaluado el entorno y sus posibilidades de adaptarse a él. Por lo tanto, no se trata de una simple ausencia de conducta, sino la rendición del organismo en sus intentos de adaptarse al medio. Si la persona no puede huir de la situación estresante, puede emplear estrategias de afrontamiento distintas de las conductuales, como la habituación o defensas psicológicas para reestructurar internamente los efectos del entorno.

Reeve (1994), por su parte, realiza una distinción entre métodos de afrontamiento directos y métodos de afrontamiento defensivos. Los métodos de afrontamiento directos implican emplear recursos cognitivos y conductuales para provocar un cambio en el medio, de tal manera que la situación estresante deje de serlo. Por el contrario, los métodos de afrontamiento defensivos implican la evitación del estresor o la supresión de la respuesta emocional, cognitiva o fisiológica una vez que ocurre el estresor. Así, el autor incluye entre los métodos de afrontamiento directos la resolución planificada de problemas, el afrontamiento confrontativo (dirigirse directamente a la fuente de estrés e intentar combatirlo) y la búsqueda de apoyo social, mientras que como ejemplos de métodos de afrontamiento defensivos destaca mecanismos de defensa como la negación, la regresión o la proyección, el ejercicio físico, el consumo de drogas o las técnicas de autocontrol.

Rodríguez Marín (1995) describe una serie de determinantes de la selección de unas u otras respuestas de afrontamiento, a saber:

- La gravedad percibida del estresor: cuanto más grave sea una situación estresante mayor variedad de respuestas de afrontamiento evocará.
- La mutabilidad percibida del estresor: cuanta más posibilidad de cambiar la situación se perciba, más respuestas comportamentales se emitirán; mientras que si la situación se percibe como inmutable las respuestas de afrontamiento serán mayoritariamente de tipo cognitivo (minimizar la situación, reestructuración cognitiva...)
- La remediabilidad percibida: si el sujeto percibe que la situación es remediable adoptará estrategias de afrontamiento más activas (búsqueda de apoyo, solución de problemas...), mientras que si percibe que la situación es irremediable sus respuestas serán más pasivas (resignación, uso de drogas...)

La dificultad o costo de la respuesta de afrontamiento: dado que algunas estrategias de afrontamiento requieren más esfuerzo que otras, frente a similares consecuencias, las personas tenderán a elegir aquellas que menor esfuerzo requieran.

6.4.2. El enfermo con cáncer

El cáncer influye sobre la psicología de una persona por dos vías; la biológica, por las toxinas, que pueden llegar a originar una depresión sintomática, y por la vía psicológica.

Cuando una persona se entera de que padece cáncer, comienza a tener un sufrimiento psicológico probablemente asociado a la idea de muerte, acompañado en muchas ocasiones de dolores físicos preexistentes. El cáncer es la patología más temida en nuestro tiempo. La palabra cáncer tiene gran contenido emocional, su significado es distinto para los profesionales que para los profanos. Para los primeros, el cáncer es una patología que puede tener curación o, al menos, no implica la muerte en breve, con grandes dolores y sufrimientos, puede incluso pensarse que es contagioso.

Hay personas que, cuando conocen que tiene cáncer, no pueden ser convencidas nunca de la posibilidad de curación, y aunque vivan después muchos años, su calidad de vida no llega a ser buena porque viven con la continua expectación de la muerte. Es por ello por lo que no es conveniente utilizar esta palabra cuando hablemos al enfermo acerca de su padecimiento. Según Alonso Fernández, el 50% de los enfermos con un tumor maligno, desean ser engañados, un 10% entenderá todo al revés, negando la importancia de la enfermedad, un 25% tiene una postura ambigua y otro 25-30% desea escuchar la verdad.

La asistencia psicológica en los enfermos de cáncer mejora, no solo su estado anímico, sino también la evolución de la enfermedad. Hay autores que afirman que existen personalidades premórbidas para el cáncer y que el tratamiento psicológico sería un tratamiento etiológico. De cualquier forma, lo que se sabe es que los procesos cancerosos recidivan más fácilmente y tienen una evolución más precipitada y maligna cuando los enfermos no siguen terapia psicológica.

El enfermo canceroso tiene gran tendencia a aislarse porque siente culpable y avergonzado por su trastorno. Este aislamiento activa la evolución biológica del cáncer, por lo que es importante intentar que el enfermo mantenga la comunicación con profesionales y familiares.

6.4.3. Perspectiva psicosocial del dolor

Con el sufrimiento se produce cierto descenso del nivel de conciencia que hace que se eleve el umbral del dolor. Sin embargo, la sensibilidad al dolor está muy relacionada con la personalidad y la inteligencia. Las mujeres toleran mejor el dolor y los individuos con un mayor nivel intelectual son bastante sensibles al dolor. Así, los oligofrénicos tienen muy disminuidas la sensibilidad al dolor.

Las técnicas de relajación, la información sobre el origen y significado del dolor y la adecuada organización de la vida del enfermo pueden hacer que disminuya la sensibilidad al dolor. El dolor puede ser experimentado de muy distintas formas, Alonso Fernández describe las siguientes:

- **Dolor insoportable y aniquilador:** resulta imposible de soportar para el sujeto, afectando en gran medida a su capacidad de reflexión. Se acompaña normalmente de gritos, lamentos y otros fenómenos expresivos.

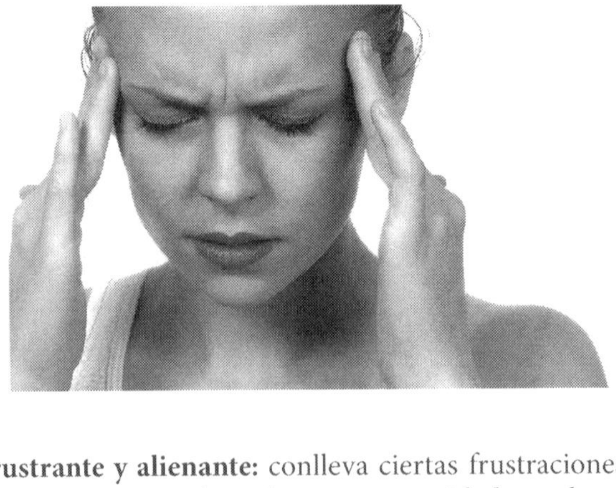

- **Dolor frustrante y alienante:** conlleva ciertas frustraciones y pérdida de libertad. El sujeto no puede realizar sus necesidades y deseos. Esta situación conduce a conductas de negación de la realidad y actos agresivos, se proyecta la culpa sobre los demás y sobre sí mismo.

- **Dolor amenazador:** es el dolor vivido como presagio de dolor más frecuente o de enfermedad grave. Esta experiencia puede ser consecuencia de la fobia al dolor que se sufre en la sociedad actual por los avances de la medicina. También la fobia a la muerte hace que aparezca esta sensación de amenaza ante el dolor. La respuesta más frecuente a este tipo de vivencia de dolor es la regresión a etapas infantiles.
- **Dolor absurdo:** es el dolor que se vive como carente de significado. El dolor del parto, por ejemplo, tiene un significado inmediato, pero el dolor absurdo implica, además del sufrimiento físico, un considerable sufrimiento psíquico.
- **Dolor grato y placentero:** se convierte en vehículo de placer. Ocurre en tres tipos de personas: los masoquistas, para satisfacer un sentimiento de culpa; los ansiosos de evasión y los ansiosos de estimación. Estos dos últimos tipos obtienen ganancias secundarias del dolor, como el abandono de los deberes y las muestras de cariño de los demás.
- **Dolor psicologizado o espiritualizado:** impregnado de sentido psicológico, metafísico o religioso. Puede ser visto como una prueba o el individuo puede distanciarse de su plano corpóreo para entregarse a reflexiones espirituales o metafísicas. Al personal sanitario corresponde reducir el dolor y estimular al paciente para que sea capaz de vivir con un sentido positivo la experiencia del dolor.

Tema 51

Cuidados al recién nacido sano: cuidados generales. Parámetros de desarrollo y crecimiento. Detección precoz de enfermedades congénitas y metabólicas. Plan para la detección precoz de la hipoacusia

eRodio ediciones

Índice esquemático

1. INTRODUCCIÓN

Se define el periodo neonatal como aquel que transcurre entre la 20 semana de gestación y los 28 días de vida del niño. Dentro de este periodo, se considera periodo *neonatal el que comprende desde el parto a los 28 días de vida del niño.*

Además se distingue entre periodo **neonatal precoz**, el que *corresponde a los primeros 7 días de vida*, y periodo **neonatal tardío**, *entre los 7 y 28 días de vida del recién nacido.*

Los recién nacidos sanos, aunque no presenten ningún problema, requieren una serie de cuidados y procedimientos más o menos rutinarios, y una valoración cuidadosa de su estado general.

Un recién nacido puede considerarse aparentemente sano cuando es a término, es decir, mayor o igual a semanas de gestación y su historia familiar, materna, gestacional y perinatal, su examen físico y su adaptación lo garanticen.

Según **la edad gestacional** los recién nacidos se clasifican en:

- *Recién nacido inmaduro*. Es el nacido con anterioridad a la 28 semana de gestación.
- *Recién nacido pretérmino*. Es aquel cuyo nacimiento se produce entre la 28 y 37 semanas de gestación.
- *Recién nacido a término*. El nacido entre la 37 y 42 semanas de embarazo.
- *Recién nacido postérmino*. Aquel que nace con 42 o más semanas de gestación.

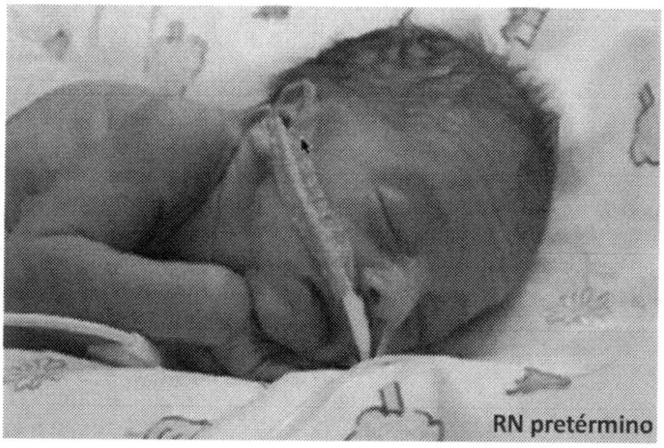

Fuente: http://www.bebes10.com/complicaciones-para-los-ninos-de-bajo-peso-al-nacer-o-recien-nacidos-pretermino/

Según **el peso en el momento del nacimiento** tenemos:

- *Recién nacido de peso adecuado a la edad gestacional*. Es el que se sitúa entre los percentiles 10 y 90 de las curvas de crecimiento intrauterino.
- *Recién nacido de bajo peso o pequeño para la edad gestacional*. Aquel que nace por debajo del percentil 10 de las curvas de crecimiento intrauterino.
- *Recién nacido de peso elevado o grande para la edad gestacional*. Aquel que nace por encima del percentil 90 de las curvas de crecimiento intrauterino.

2. ADAPTACIONES DEL RECIÉN NACIDO A LA VIDA EXTRAUTERINA

La adaptación es la etapa más vulnerable de la vida del ser humano. Es el periodo posterior al nacimiento donde se dan los mayores riesgos para la vida.

Es, por ello, de vital importancia realizar valoraciones que ayuden a identificar alteraciones de este periodo.

El recién nacido lleva a cabo un proceso de adaptación de la vida intrauterina a la extrauterina y sufre unos cambios en el mecanismo de sus funciones fisiológicas, denominado periodo de transición, el cual se trata de un conjunto complejo y ordenado de trastornos físicos y químicos a los que se ve sometido el recién nacido.

El medio fetal es líquido. El intercambio gaseoso se realiza a través de la placenta. Asimismo, la alimentación se lleva a cabo por la vía vascular y la placenta se encarga de la renovación de los productos de desecho.

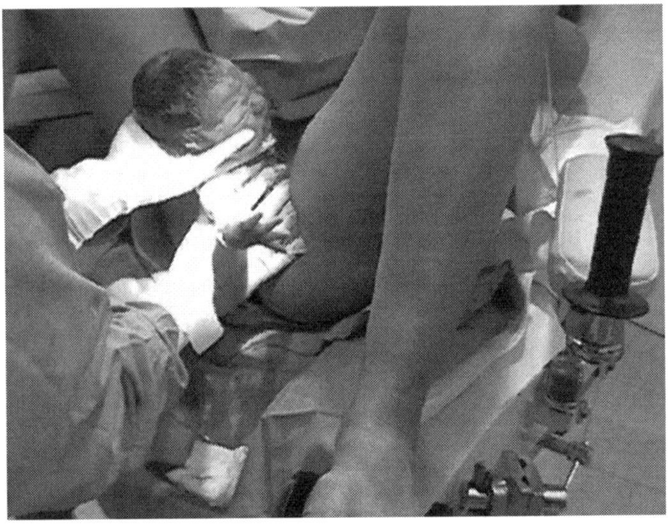

El parto conlleva un proceso de adaptación

Fuente:http://primerdia.files.wordpress.com/2010/01/parto4.jpg

En la transición, tras los trastornos químicos de la sangre, la disminución de la temperatura corporal, los estímulos sensoriales y físicos que afectan a la función respiratoria, etc., el neonato pasa a la función pulmonar de intercambio gaseoso, a una nutrición intermitente y a la digestión intestinal.

Aparecerán la circulación no fetal y una serie de cambios del sistema inmunológico, sistema urinario, sistema neurológico, etc.

El conocimiento de estos cambios es fundamental para la detección precoz de cualquier patología y su respectivo tratamiento. Cuanto antes se constaten las diversas anomalías, menores serán las secuelas para el recién nacido.

La mejor manera de asegurar que vamos a asistir a un recién nacido de bajo riesgo es valorar que el embarazo ha transcurrido normalmente, haciendo especial hincapié en las situaciones de riesgo. Existen patologías en la madre o fármacos que pueden afectar al feto o producir complicaciones postnatales.

2.1. Adaptaciones respiratorias

La adaptación más importante del neonato a la vida extrauterina es la habilidad de la respiración. Esto depende de una variedad de factores relacionados con el crecimiento y el desarrollo fetal.

Los movimientos respiratorios fetales están presentes desde la undécima semana de gestación. No son continuos y sólo se producen cuando el feto esta dormido en la fase REM.

En la vida fetal el intercambio de oxigeno se realiza en la placenta. Los pulmones no están colapsados porque los alvéolos contienen liquido que segrega y sintetiza el propio pulmón. La producción de este líquido disminuye al iniciarse el parto y cesa a partir del nacimiento.

Los pulmones fetales deben estar suficientemente desarrollados como para producir surfactante, un complejo de fosfolípidos que reduce la tensión de superficie de los alvéolos y previene su colapso con la espiración. El surfactante es producido por las células alveolares tipo II, que comienzan su producción alrededor de las 24-26 semanas de edad gestacional. La secreción de surfactante pulmonar llega a ser completamente efectivo en torno a las 35-36 semanas de edad gestacional, permitiendo el éxito de la inspiración, y previniendo el colapso o atelectasias durante la fase espiratoria del ciclo respiratorio.

Durante la dilatación y el parto, se producen numerosos estímulos que contribuyen al inicio de la respiración en el recién nacido. Son los siguientes:

2.1.1. Estímulos químicos

El feto experimenta una situación de asfixia transitoria como resultado de la interrupción del flujo sanguíneo placentario durante las contracciones uterinas y la compresión del cordón umbilical al nacimiento. La caída del oxígeno arterial producida por la interrupción del flujo sanguíneo placentario da lugar a la activación de unos quimiorreceptores, que estimulan el centro respiratorio en la médula.

2.1.2. Estímulos sensoriales

El neonato es bombardeado con una gran variedad de nuevos estímulos durante la dilatación y el parto. Aún cuando los estímulos visuales, olfatorios, auditivos y táctiles sean reducidos mediante un ambiente cuidadoso, el efecto de todos ellos combinados, contribuye al inicio de la respiración.

2.1.3. Estímulos térmicos

Tras el nacimiento, con el cuerpo húmedo y la evaporación rápida de esta humedad, se produce una caída inmediata de la temperatura de piel. Los receptores térmicos, especialmente de cara y tórax, envían un impulso a la médula, disparando la primera respiración.

2.1.4. Estímulo mecánico

Durante el paso a través del canal del parto, aproximadamente el 30% del líquido pulmonar fetal que llena la vía aérea y los alvéolos, es exprimido y expulsado. Se estima que aproximadamente 30ml son expelidos a través de la orofaringe antes del nacimiento. Esto ocurre durante los partos vaginales con la compresión torácica. En los niños nacidos por cesárea, esta compresión no se produce, y pueden sufrir distrés respiratorio transitorio causado por la retención del líquido pulmonar fetal.

Por otro lado, también es de vital importancia en el proceso de adaptación respiratoria la formación de la capacidad residual funcional. En la primera inspiración entra todo el aire a los pulmones, pero durante la espiración no sale todo el aire. Se va desarrollando de este modo, la capacidad residual funcional, permitiendo que cada respiración resulte menos costosa al neonato, ya que requiere menos presión.

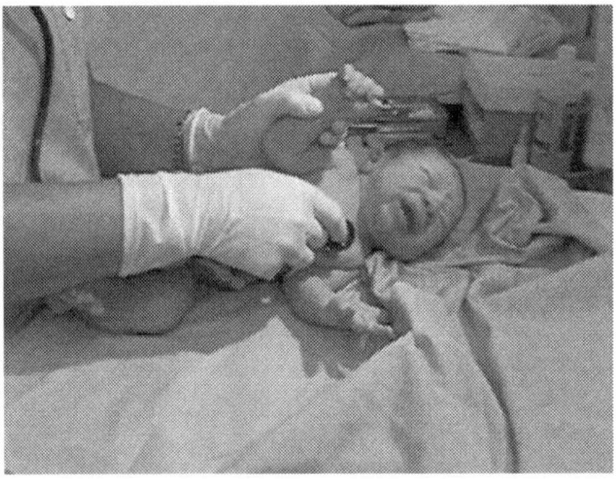

La adaptación respiratoria es fundamental en el RN

Fuente:http://leonorsalvadortorres.wikispaces.com/ATENCI%C3%93N+INMEDIATA+DEL+RECIEN+NACIDO

2.2. Adaptación cardiovascular

Durante el desarrollo fetal, el corazón está formado, casi en su totalidad, en torno a las 8-10 semanas de gestación.

La circulación fetal se desarrolla simultáneamente a la pulmonar para la función del intercambio gaseoso.

En la vida fetal, la sangre oxigenada llega al feto a través de la placenta, realizándose la circulación normal mediante el denominado ductus arterioso, que es un pequeño vaso que comunica la arteria pulmonar con la aorta, favoreciendo un shunt, o derivación pulmonar-sistémica, necesario por la ausencia de función pulmonar hasta el nacimiento.

La circulación neonatal comienza por la interrupción de la circulación fetal al cortar el cordón umbilical. Con el clampaje del cordón y el inicio de la primera respiración, ocurren cambios importantes en el sistema cardiovascular del recién nacido.

Al nacer, el recién nacido deja de producir sustancias químicas, una de las más importantes las prostaglandinas E que mantiene abierto el ductus arterioso y éste empieza a cerrarse progresivamente de forma natural.

Como consecuencia se produce:

- Cierre del foramen oval.

  Como las arterias pulmonares se dilatan en respuesta a la oxigenación del tejido pulmonar, la resistencia pulmonar cae, y con ella la presión del corazón derecho. Simultáneamente, la presión del corazón izquierdo aumenta. Esto contribuye al cierre funcional del foramen oval en las horas inmediatas al nacimiento. El cierre permanente de este bypass no se produce hasta varios meses después.
- Cierre del ductus arterioso.

  El ductus arterioso es sensible a los cambios en la presión de oxígeno arterial.

  Cuando esta presión (PaO_2), aumenta con la primera respiración, el ductus arterioso se cierra. El cierre funcional ocurre en las 15 horas siguientes al nacimiento, y el cierre permanente se completa a las 3 semanas de vida, dando lugar a cardiopatía si ello no se produce.
- Cierre del ductus venoso.

  El clampaje del cordón umbilical produce el cierre del ductus venoso de Arancio. La fibrosis de este bypass de circulación fetal ocurre en la primera semana de vida.

  La presión sistémica aumenta con el clampaje del cordón umbilical por eliminación del lecho vascular placentario, con aumento de la resistencia sistémica.

  Simultáneamente, la disminución del retorno venoso en la vena cava inferior, contribuye a la caída de la presión venosa.

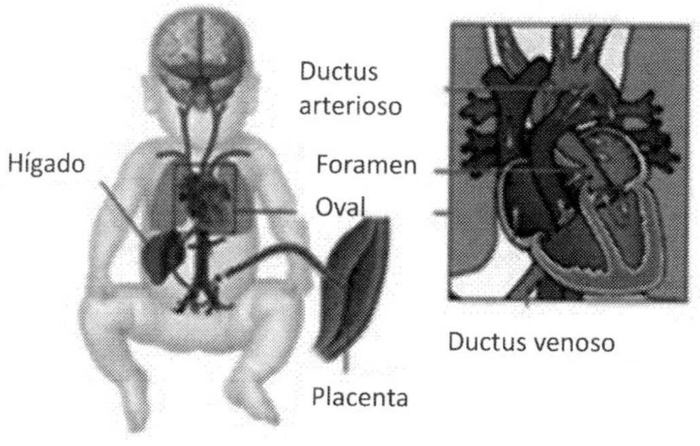

El feto tiene ciertas características circulatorias propias

Fuente:http://infogen.org.mx/wp-content/uploads/2013/08/pliegue_nucal_ductus_venoso.jpg

2.3. Adaptación en la termorregulación

La termorregulación es la habilidad del neonato para producir calor y mantener el cuerpo a temperatura normal. Es una función metabólica vital mediada por el sistema neuroendocrino.

Los neonatos son especialmente susceptibles a la pérdida de calor por una combinación única de hechos anatómicos y los factores ambientales del nacimiento.

Una vez establecida la respiración, la regulación térmica constituye una necesidad fundamental para la supervivencia del neonato. Aunque la producción de calor es adecuada, hay factores que favorecen la excesiva pérdida del mismo, como:

- La gran superficie corporal con relación al peso que facilita la pérdida de calor hacia el entorno.
- La delgada capa de grasa subcutánea que proporciona un aislamiento pobre para mantener la temperatura.
- La piel del neonato está húmeda en el momento del nacimiento y la temperatura ambiente de la habitación es mucho más fría que la temperatura uterina. La baja humedad ambiente y la velocidad del aire circulante, aumentan las pérdidas de calor.

El mecanismo termorregulador es distinto en el neonato que en el adulto. No pueden tiritar y se defienden del frío con aumento del metabolismo y consumo de oxígeno.

Cuando la temperatura de la piel comienza a caer, los receptores térmicos transmiten impulsos al sistema nervioso central. El sistema nervioso simpático es estimulado, produciendo norepinefrina en la glándula adrenal que es enviada a las terminaciones nerviosas de un tejido adiposo especial conocido como grasa parda, que es extremadamente denso y está altamente vascularizado. Su metabolismo produce calor. Sólo se encuentra en el recién nacido, y se localiza en el área intraescapular, cuello, tórax, axila y alrededor de los riñones y las glándulas adrenales.

Sin embargo, la termogénesis sin escalofrío y el aumento metabólico requieren mayores demandas de oxígeno y glucosa. Los neonatos a término sanos, no tienen dificultades en encontrar estas demandas, aumentando la frecuencia respiratoria y utilizando los almacenes de glucosa del hígado. Si el estrés de frío se prolonga, el neonato se ve seriamente comprometido, entrando en hipotermia e hipoglucemia. Por tanto estos niños deben recibir soporte externo de calor para mantener su temperatura corporal.

2.4. Adaptaciones hepáticas

Aunque el hígado neonatal es inmaduro, si es capaz de realizar las funciones vitales, incluyendo el metabolismo de carbohidratos, producción de factores de coagulación, conjugación de bilirrubina y almacén de hierro.

2.4.1. Metabolismo de los carbohidratos

El feto almacena glucógeno durante las últimas semanas de gestación, ya que en el momento del nacimiento debe mantener el nivel de glucemia mediante la producción y regulación de sus propios almacenes de glucosa. Esto, requiere la activación de la glucogénesis y de la glucolisis.

Si los niveles de glucemia caen, se inicia el proceso de glucogenolisis, enviando glucosa al torrente circulatorio para mantener los niveles en torno a 60 mg/dl. Pero los almacenes de glucosa del neonato se agotan rápidamente en situaciones de estrés tales como la asfixia perinatal o la hipotermia, de ahí la importancia de evitar estas situaciones en el recién nacido.

La insulina, el glucagón y la hormona del crecimiento, las tres hormonas más importantes envueltas en la regulación de la glucemia, están presentes en el momento del nacimiento.

2.4.2. Coagulación de la sangre

Los factores de coagulación materna no atraviesan la barrera placentaria.

La inmadurez del hígado al nacimiento, causa un déficit temporal de los factores de coagulación sintetizados en el hígado y un tiempo de coagulación prolongado en el neonato. Algunos de los factores son activados bajo la influencia de la vit K producida por las bacterias intestinales, que el neonato no tiene, ya que el tracto gastrointestinal es estéril hasta el nacimiento. Por tanto, los niveles de vit K permanecen bajos hasta aproximadamente el octavo día de vida postnatal.

El recién nacido corre un especial riesgo a sangrar entre el segundo y quinto día de vida, a causa de la enfermedad hemolítica del recién nacido. Por ello, la vit K es administrada de forma profiláctica poco después del nacimiento.

2.4.3. Conjugación de la bilirrubina

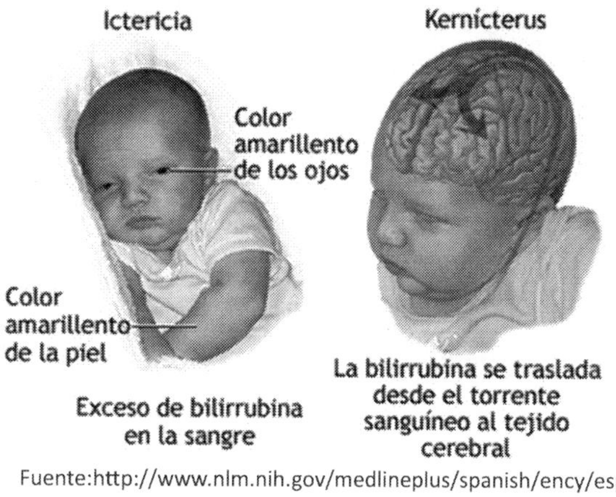

El kernicterus es una complicación metabólica

Fuente:http://www.nlm.nih.gov/medlineplus/spanish/ency/esp_imagepages/19875.htm

La bilirrubina indirecta es un producto de deshecho liposoluble procedente de la destrucción de los hematíes, que debe ser transformada en directa e hidrosoluble para que pueda excretarse por la orina y las heces. Sin embargo, la inmadurez hepática del recién nacido limita la habilidad de conjugación de bilirrubina indirecta en directa. Este hecho, acompañado del aumento de hemólisis resultante de la vida media corta de las células rojas fetales, da lugar a la frecuente aparición de la ictericia fisiológica del neonato entre las 48 y 72 horas después del nacimiento.

La consecuencia más grave del aumento de bilirrubina indirecta es la acumulación en el tejido cerebral, una condición llamada Kernícterus, que puede causar daños permanentes y retraso mental. Por esta razón, los niveles de bilirrubina deben ser estrechamente monitorizados.

2.4.4. Depósitos de hierro

El neonato nace con depósitos de hierro acumulados durante la vida fetal. Si la ingesta de hierro por parte de la madre fueron adecuados, el niño tendrá suficiente hierro para formar sus células rojas hasta los 4-5 meses de vida.

2.5. Adaptaciones endocrinas y metabólicas

El sistema endocrino es quien dirige la coordinación de los ajustes a la vida extrauterina.

Los sistemas neurohormonales principales están intactos al nacimiento y las hormonas esenciales para las adaptaciones del neonato, incluyendo la hormona del crecimiento, hormona estimuladora del tiroides, hormona corticotrópica, cortisol y catecolaminas son secretadas.

2.6. Adaptaciones gastrointestinales

A pesar de su inmadurez funcional y estructural, el tracto gastrointestinal es capaz de digerir y absorber leche materna y leche de vaca modificada y eliminar productos de desecho. La boca está conformada para facilitar la lactancia al pecho.

Las papilas gustativas están localizadas primeramente en la punta de la lengua, y son capaces de distinguir entre el sabor dulce y el amargo.

La capacidad gástrica está muy limitada durante el primer día de vida, pero el estómago es fácilmente distensible y su capacidad aumenta a medida que lo hace la ingesta.

El esfínter del cardias es inmaduro, por lo que la regurgitación de leche tras la toma es frecuente en el recién nacido.

Las enzimas esenciales para la digestión de las proteínas están presentes. Las grasas son digeridas y absorbidas de forma menos efectiva, por inadecuada secreción de lipasa pancreática. Las grasas de la leche de madre son de más fácil digestión que las que se encuentran en la leche de vaca, por la presencia de lipasa en la leche materna.

La primera deposición del recién nacido compuesta por líquido amniótico y células intestinales presenta una coloración verdenegruzca, sin olor adherente y espeso. Se conoce como meconio. Si no se expulsa durante las primeras 24- 36 horas hay que sospechar la existencia de patología congénita.

2.7. Adaptaciones renales

Aunque la orina es producida y excretada dentro del líquido amniótico por el feto desde el cuarto mes de gestación, el riñón todavía no es maduro al momento del nacimiento.

La mayoría de los neonatos tienen su primera micción en las 24 horas siguientes al nacimiento. Esta primera micción puede ser de color ambarino oscuro y densa por su alto contenido en urato y mucosa. La orina va siendo más clara y menos concentrada a medida que aumenta la ingesta.

2.8. Adaptaciones neurológicas

El cerebro del neonato sólo supone el 25% del tamaño del de un adulto y la mielinización de las fibras nerviosas, aunque se ha iniciado en el cuarto mes de gestación, es muy escasa en el momento del nacimiento.

En el recién nacido se observan numerosos reflejos primitivos o primarios que desaparecen a medida que el sistema nervioso se desarrolla, pudiéndose observar temblores transitorios, frecuentes sobrecogimientos e incoordinación de la actividad motora.

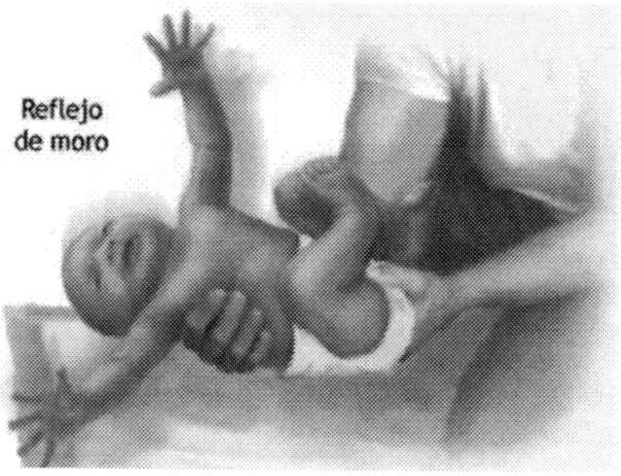

El reflejo de moro es uno de los que tienen los neonatos

Fuente:http://3.bp.blogspot.com/_UDFsuWrEybY/TT70Tnhlydl/AAAAAAAAA6o/ji3RXgKwU3k/s1600/17269.jpg

Sin embargo, está suficientemente desarrollado el sistema nervioso autónomo, que coordina las funciones cardíaca y respiratoria, y la capacidad sensorial está muy desarrollada. Reflejos de alimentación, protección e interrelación social están presentes. Los estímulos dolorosos son percibidos, así como otras funciones fisiológicas y neurológicas, incluyendo los ciclos de sueño.

2.9. Adaptaciones inmunológicas

El feto es capaz de sintetizar pequeñas cantidades de determinadas inmunoglobulinas a las 20 semanas de gestación. Además, recibe inmunidad pasiva de la madre contra numerosas infecciones víricas y bacterianas contra las que ésta ya ha desarrollado anticuerpos, a través de la placenta durante el tercer trimestre de gestación.

La IgM es la inmunoglobulina fetal más importante. No atraviesa la barrera placentaria, y elevados niveles en el recién nacido pueden indicar una respuesta fetal a infecciones intraútero.

La IgA no se produce intraútero, pero si es segregada por la madre a través del calostro, lo que confiere inmunidad pasiva al recién nacido contra infecciones gastrointestinales y respiratorias cuando es alimentado al pecho.

2.10. Adaptaciones hematopoyéticas

Al nacimiento, la médula de los huesos constituye el mayor órgano hematopoyético.

Los cambios que se producen en las células rojas, células blancas y en las concentraciones de hemoglobina, tienen lugar de manera lenta y se prolongan hasta los seis meses de vida.

Para compensar los bajos niveles de oxígeno en útero, el feto tiene un recuento de glóbulos rojos y concentración de hemoglobina mucho más elevada que el adulto. El recién nacido cuenta entre 5 y 7,5 millones de glóbulos rojos, con un hematocrito de 45-65%. Inmediatamente después del nacimiento, como los pulmones asumen la responsabilidad de oxigenar los tejidos, la saturación de oxígeno en sangre aumenta y la actividad eritropoyética es suprimida.

Varios tipos de hemoglobina son detectables en el neonato. La hemoglobina fetal es la forma predominante y tiene una mayor capacidad de transporte de oxígeno que la hemoglobina del adulto. Después del nacimiento, los niveles de hemoglobina adulta crecen lentamente mientras que la forma fetal cesa su producción.

La leucocitosis es normal en el recién nacido, como respuesta del neonato al estrés del nacimiento.

La función plaquetaria es adecuada en el recién nacido.

2.11. Adaptaciones al ambiente

En el período inmediato al nacimiento, el neonato progresa a través de una serie de patrones conocidos como períodos de reactividad. Estos distintos estados, se inician inmediatamente después del nacimiento y se caracterizan por estados de vigilia y sueño, y cambios rápidos en las funciones fisiológicas.

2.11.1. Primer período de reactividad

Este período alcanza entre quince y treinta minutos inmediatamente después del nacimiento, y alterna estados de alerta con episodios de actividad y llanto vigoroso, así como frecuencia respiratoria y cardíaca rápida e irregular.

2.11.2. Período de inactividad

Aparece aproximadamente entre media y una hora más tarde, cuando el neonato comienza a tranquilizarse y, eventualmente, entra en una fase de sueño. La frecuencia cardíaca y respiratoria caen a niveles basales, la temperatura corporal desciende y los ruidos intestinales comienzan a ser audibles.

2.11.3. Segundo período de reactividad

Progresivamente el neonato se despierta y entra en un segundo período de reactividad que se prolonga durante 4-6 horas. Durante este período aumenta la estabilidad fisiológica aunque puede mostrar gran variabilidad en las respuestas a estímulos.

Hacia las 6-8 horas después del nacimiento, el recién nacido sano a término alcanza el estado de equilibrio. La transición de la vida intrauterina al medio exterior se ha completado satisfactoriamente.

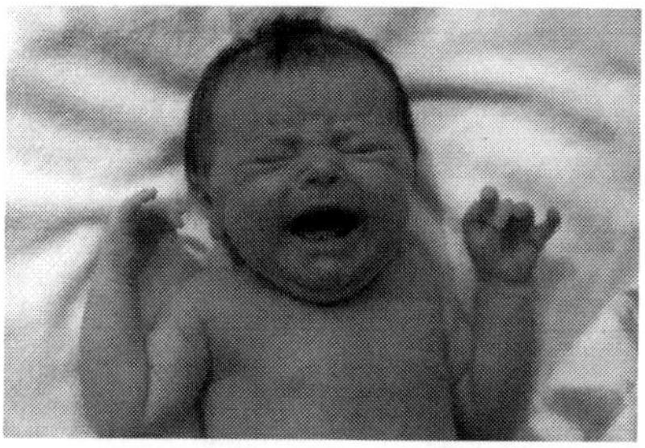

Son normales los periodos de reactividad con llanto

Fuente: http://bebesencamino.com/articles/por-que-llora-mi-bebe-y-como-puedo-saber-que-le-pasa

2.12. Adaptación neonatal exitosa

En resumen, una transición exitosa del estado fetal al neonatal es caracterizada por:

- Pérdida del líquido pulmonar fetal.
- Establecimiento del patrón respiratorio continuo.
- Secreción de surfactante.
- Establecimiento de la capacidad residual funcional.
- Caída en la resistencia vascular pulmonar.
- Incremento en la presión sistémica después de remover la placenta de baja resistencia del circuito sistémico.

- Cierre de tres cortocircuitos, el ductus arterioso y venoso y el foramen oval.
- Incremento en el flujo sanguíneo de la arteria pulmonar.
- Inicio de la termogénesis por parte de la grasa parda.
- Movilización del glucógeno hepático e inicio de la gluconeogénesis.

3. VALORACIÓN INMEDIATA DEL NEONATO EN LA SALA DE PARTOS

Los recién nacidos sanos, aunque no presenten ningún problema, requieren una serie de cuidados y procedimientos rutinarios postnatales.

Un neonato se considera aparentemente sano cuando es a término y su historia, su examen físico y su adaptación lo garanticen.

La atención de enfermería al recién nacido en el paritorio consiste en la adecuada asistencia que debe recibir tras el parto. Tiene como objetivo ayudar al recién nacido a cumplir los ajustes fisiológicos necesarios en la transición de la vida fetal a la neonatal.

Los cuidados en el paritorio se basan en la coordinación entre la asistencia obstétrica y pediátrica, procurando anticiparse a las situaciones que se presenten.

Antes del parto es imprescindible:

- La preparación del personal y del material que precise cada procedimiento: parto o cesárea.
- La restricción de entradas y salidas que sean innecesarias al paritorio.
- El lavado de manos y antebrazos es fundamental antes y después de cualquier manipulación.
- Procurar un ambiente totalmente aséptico.
- Mantener un ambiente térmico adecuado. La temperatura del paritorio debe ser de 20 a 25 ºC.
- Es importante evitar las perdidas de calor. Se recibirá al recién nacido bajo una fuente de calor adicional a 36 o 37 ºC.
- Si el transcurso del parto es normal y no existen problemas previos, se debe procurar dejar al neonato directamente sobre la piel de su madre.
- Las corrientes de aire se han de evitar y las ventanas de la habitación tienen que mantenerse cerradas.

3.1. Actuación inmediata y test de apgar

- Tras la salida del feto se debe clampar el cordón umbilical con una pinza de cierre sin apertura o dos ligaduras. Se debe examinar el cordón, descartando la existencia de una arteria umbilical única. Si se dispone de un banco de cordones umbilicales se debe depositar en él los restos del cordón umbilical si así lo solicita la familia.

- Es necesario recibir al recién nacido bajo una fuente de calor radiante o directamente sobre la piel de su madre. Esto último es posible cuando conocemos que no existen problemas previos y el parto ha transcurrido con normalidad. Previene la pérdida de calor, favorece el establecimiento de una lactancia materna adecuada, mejora los niveles de glucemia y facilita el apego madre-hijo.
- La mayoría de recién nacidos deben ser entregados directamente a sus madres, fomentando el contacto precoz madre- hijo.
- Es aconsejable sugerir que aquéllas madres que quieran dar el pecho inicien la lactancia materna lo antes posible ya desde este momento.
- Esta situación no interfiere en la realización de las demás actividades.
- Inmediatamente se debe realizar una valoración individualizada del nivel de atención que requiera el neonato. Esta valoración, así como el tipo de reanimación, en caso necesario, se realiza según el **test de Apgar.**

  Se valoran cinco parámetros: frecuencia cardíaca, frecuencia respiratoria, tono muscular, respuesta a estímulos y coloración. Se inicia al primer minuto de vida, a los 5 minutos y a los 10 minutos.

  - Las puntuaciones son de 0, 1 y 2 para cada uno de los parámetros.
  - Las puntuaciones finales del test son:
    - Apgar de 8 a 10 puntos: el recién nacido responde en buenas condiciones, no presenta asfixia. No es frecuente una puntuación de 10 debido a que todos los recién nacidos presentan un ligero grado de acrocianosis.
    - Apgar de 5 a 7 puntos: neonato que no responde adecuadamente y precisa una valoración física inmediatamente. Presenta asfixia leve.
    - Apgar de 3 a 4 puntos: aquel niño que no responde y precisa una atención urgente con asistencia respiratoria y medicación intravenosa. Presenta asfixia moderada.
    - Apgar de 0 a 2 puntos: recién nacido que presenta depresión respiratoria grave y requiere reanimación cardiopulmonar activa. Hay mayor probabilidad de alteraciones neurológicas a largo plazo.

TEST DE APGAR

Signo / Puntuación	Frecuencia cardíaca	Movimientos respiratorios	Color de la piel	Tono muscular	Respuesta a estímulos
2	Superior a 100 por minuto	Buena llanto (fuerte)	Normal rosada	Movimientos activos	Enérgica
1	Inferior a 100 por minuto	Lentos irregular	Normal (salvo manos y pies cianóticos)	Extremidades flexionadas	Muecas
0	Ausente	Ausente	Cianosis y palidez	Flacidez generalizada	Nula

Fuente: http://www.pediatricblog.es/wp-content/uploads/2011/02/apgar.jpg

- Si el Apgar al primer minuto es mayor de 7, el recién nacido puede seguir con su madre y debe ser acompañado hasta la valoración del Apgar a los 5 minutos. En caso de que fuese menor de 7 se debe trasladar a la zona de atención para valoración y estabilización.
- Posteriormente e realizará la obtención de sangre de cordón ya seccionado para realizar gasometría y Rh-Coombs si la madre es Rh negativo o se sospecha incompatibilidad.
- Es de vital importancia la identificación del neonato. Ésta se puede realizar mediante varios procedimientos:
  - ▹ Propiciar la unión madre-hijo desde el nacimiento de éste hasta el alta hospitalaria.
  - ▹ Utilización de pulseras homologadas y correctamente colocadas en la misma sala de partos, así como la colocación de pinzas umbilicales estériles con la identificación del recién nacido, etc.
  - ▹ Toma de sangre del cordón obtenida con el consentimiento de los padres para la eventual identificación genética del recién nacido, en caso de duda.
  - ▹ No se debe lavar al recién nacido en paritorio o nada más nacer, sólo secar con paños calientes para retirar la sangre, meconio o líquido amniótico, procurando no eliminar el vermix caseoso.
  - ▹ Si el parto se hubiera producido por cesárea con anestesia locoregional se debe acercar el recién nacido a su madre despierta, para favorecer un contacto inicial. Cuando se emplee anestesia general se debe esperar a que su estado general y su de conciencia permitan el contacto madre-hijo.
  - ▹ Los recién nacidos deben ser pesados, tallados y medido su perímetro craneal, teniendo en cuenta que, tanto el caput sucedaneum, como la presencia de un céfalo hematoma puede alterar la medición.
  - ▹ De igual modo se debe realizar la profilaxis del recién nacido, que incluye:
    - ○ Profilaxis de la conjuntivitis neonatal con pomada ocular de eritromicina al 0.5 %.
    - ○ Profilaxis de la enfermedad hemorrágica del recién nacido con una dosis intramuscular de 1 mg de vitamina K.
  - ▹ También se debe administrar la primera dosis de la vacuna de la hepatitis B.
  - ▹ Por último habrán de registrarse todos los datos en la historia clínica.

3.2. Exploración física del recién nacido

La valoración física del recién nacido debe realizarse de forma ordenada. Se hará de forma cefalocaudal y siguiendo el orden de observación, auscultación, palpación y percusión.

Este examen físico debe ser realizado en cuna térmica para minimizar el estrés de frío durante el período de transición.

3.2.1. Aspecto general

- Se recomienda comenzar observando la postura, el color, el esfuerzo respiratorio y el aspecto de la piel del neonato. Esto da información sobre su estado neurológico, cardíaco, respiratorio y nutricional.
- El aspecto general del neonato puede cambiar drásticamente como respuesta al estrés. Así, de color rosado de piel y extremidades flexionadas puede pasar rápidamente a cianosis y flaccidez si la vía aérea no está libre de moco o líquido.

3.2.2. Color

- Por el gran número de glóbulos rojos que presenta al nacimiento, el color de la piel en niños de raza blanca y asiática es rosado. Cuando el niño llora o hace esfuerzo, el color cambia a rosa fuerte o rojo. Los niños de raza negra tienen un color bronceado de piel en el momento del nacimiento, que se oscurece con el llanto, e incluso, manchas oscuro-violáceas.
- En la piel se pueden observar algunas variaciones fisiológicas debidas a la inestabilidad y la inmadurez de los sistemas. Podemos encontrar:
- La acrocianosis o cianosis localizada en manos y pies es común en el recién nacido, debido a una mala circulación periférica que se ve agudizada cuando el neonato está frío.
- La cianosis perioral es, en ocasiones, observada durante el período de transición. Si persiste o aparece con la alimentación o el llanto, puede indicar anomalías cardíacas.
- Cutis marmorata o moteado. La piel aparece reticulada como resultado de inestabilidad vasomotora, especialmente cuando el niño está frío.
- El fenómeno de arlequín, cuando una mitad del cuerpo permanece con aspecto sonrosado y la otra se muestra pálida, es causado por inestabilidad vasomotora.
- La plétora, coloración rojo intenso de la piel que aumenta con el llanto, está causada por el gran número de células rojas en sangre.
- La ictericia, es el aspecto amarillento de piel y conjuntivas. Se debe a la acumulación subcutánea de bilirrubina indirecta. La ictericia fisiológica ocurre aproximadamente en el 50% de los recién nacidos a término. Se inicia después de las 24 horas de vida y se resuelve, generalmente, de forma espontánea.

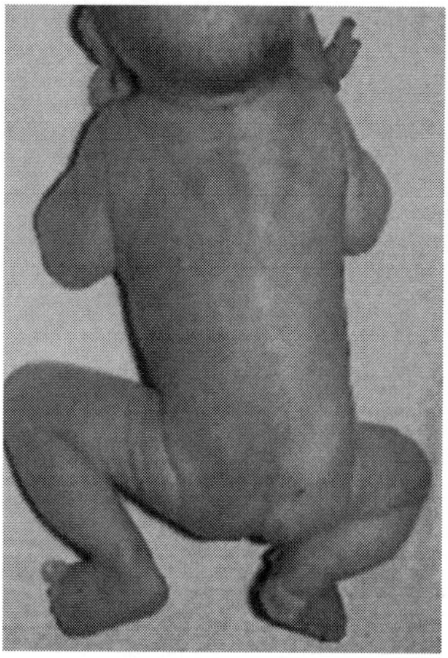

Fenómeno de arlequín

Fuente: http://bienalneo.wordpress.com/2009/10/08/lesiones-dermicas-en-el-recien-nacido-3ra-entrega/

3.2.3. Aspecto de la piel

- La piel nos informa de la historia intrauterina, de la experiencia del nacimiento y de la edad gestacional.
- La piel del recién nacido a término es sonrosada, suave, intacta y turgente.
- Si la piel presenta opacidad o descamación, se trata de un niño que ha recibido escasos nutrientes intraútero. También son signos de postmaduridad.
- Las equimosis y petequias están presentes cuando el parto se ha precipitado o ha sido dificultoso.
- Las magulladuras en la cara aparecen en ocasiones por el uso de fórceps.
- Las laceraciones de cuero cabelludo son frecuentes en las monitorizaciones intraútero.
- La vérnix caseosa, es una sustancia blanca y grasa que protege la piel del feto en el útero. Puede formar una cubierta densa entre las 36-38 semanas de edad gestacional, pero a las 40 semanas sólo es apreciable en las zonas de pliegue. La vérnix es gradualmente absorbida por la piel, aportándole protección y nutrientes.
- La milia o millium facial son pequeñas pápulas blancas que aparecen en nariz, mejillas y barbilla, son glándulas sebáceas que no deben ser manipuladas y que desaparecen espontáneamente a las pocas semanas de vida.
- El lanugo, suave cubierta de pelo que cubre al feto en el útero, comienza a desaparecer a las 40 semanas o después el nacimiento por el simple roce de la ropa.
- El eritema tóxico es un rash maculopapular, con base eritematosa, que puede aparecer en cualquier parte de la piel excepto en las palmas de manos y pies. Ocurre en el 30-70% de los neonatos y tiene su mayor pico de incidencia en el segundo o tercer día de vida. Generalmente, se resuelve a las 48-72 horas, su origen es desconocido y no está indicado ningún tratamiento.
- Mancha mongólica. Consiste en una mancha de color azul que aparece en nalgas, sacro y espalda. Carece de significación y desaparece en los primeros años de vida.

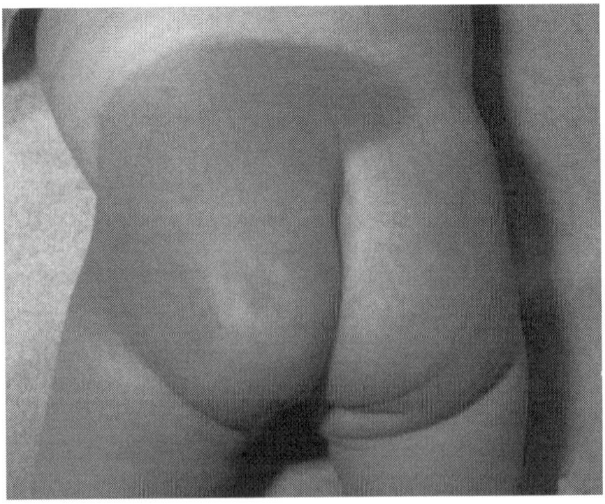

3.2.4. Cráneo y fontanelas

- Habrá de inspeccionarse el tamaño y forma de la cabeza, palpando las suturas craneanas y las fontanelas.
- Las suturas son las líneas de unión de los huesos craneales. Son blandas, formadas por tejido conjuntivo y se palpan como grietas.

  Se conocen cuatro:
  - Frontal. Separa los huesos frontales.
  - Coronal. Entre los huesos parietal y frontal.
  - Sagital. Separa ambos huesos parietales.
  - Escamosa o temporal. Separa los huesos temporal y parietal.
- Las fontanelas son los puntos de unión de las distintas suturas. Son zonas extensas y amplias a la palpación.
- El estado de las fontanelas es importante ya que si se encuentran deprimidas puede ser signo de deshidratación. Son dos:
  - Anterior o bregmática. Situada en la línea media, en la unión de las suturas coronal y sagital. Tiene forma de rombo y se cierra habitualmente entre los 12 ó 18 meses.
  - Posterior o lamboidea. Se sitúa en la unión de las suturas sagital y lamboidea. Tiene forma triangular y se cierra en 2 a 4 meses.
- Durante la observación se pueden descubrir anormalidades como: hidrocefalia o acumulo de líquido en los ventrículos cerebrales, microcefalia, macrocefalia y craneosisnostosis o cierre precoz de las suturas.
- También se pueden encontrar, en casos de partos traumáticos, cefalohematomas, que se reabsorben tras varios días o caput succedaneum, que son edemas del tejido blando de la parte de presentación de la cabeza durante el parto y que se suelen reabsorber en unas 48 horas.

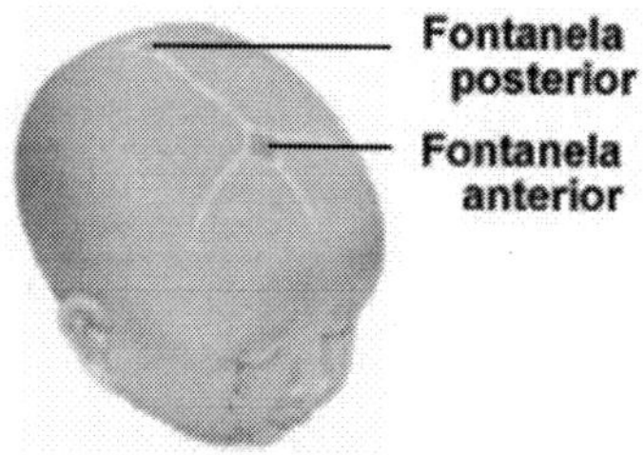

Fuente: http://www.pediatramonterrey.com/etapas-desarrollo-bebe-recien-nacido.htm

3.2.5. Cara

- La cara se inspecciona en busca de asimetrías, que pueden deberse a una parálisis facial provocada por compresión del nervio facial durante el parto.
- La plagiocefalia o asimetría facial puede estar presente en niños que han estado posicionados contra la pelvis materna durante el embarazo.
- La distancia entre los ojos del neonato puede estar aumentada.

3.2.6. Ojos

- Puede ser difícil inspeccionar los ojos del recién nacido inmediatamente después del nacimiento por el edema parpebral. La conjuntiva es todavía una fina membrana, y el iris, generalmente es gris o azul y se irá oscureciendo en varias semanas.
- El control muscular del movimiento ocular es impreciso, y el estrabismo transitorio y el nistagmus son frecuentes.

3.2.7. Nariz y boca

- La respiración del neonato es fundamentalmente nasal, por lo que cualquier obstrucción de la nariz, por edema, secreciones, etc., puede causar distrés respiratorio.
- Se debe descartar la atresia de coanas pasando una sonda fina de forma suave a través de ambas fosas nasales.
- La inspección de la boca es necesaria para descartar cualquier malformación palatina.
- Los labios del neonato son muy sensibles al estímulo y presentan en la zona central del labio superior una prominencia denominada almohadilla de succión.

3.2.8. Orejas y cuello

- Las orejas del recién nacido a término son blandas y moldeables, pero al soltarlas vuelven a su posición original. Se debe inspeccionar la altura de emplazamiento, tamaño, forma y firmeza del cartílago.
- La audición está completamente desarrollada en el momento del nacimiento.
- El cuello es corto y su piel gruesa. Sus músculos de soporte no están completamente desarrollados.
- La rigidez de nuca puede ser sugestiva de lesión de esternocleidomastoideo o de desórdenes del SNC, incluida la meningitis.
- Como la clavícula es el hueso que más frecuentemente se fractura durante el parto, se debe palpar cuidadosamente ambas clavículas para descartar crepitaciones.

3.2.9. Tórax

- Debe ser simétrico y con un perímetro 2 cm menor al cefálico.
- El patrón respiratorio del neonato es tranquilo, suave e irregular. La boca permanece cerrada y el aire entra y sale por la nariz sin aleteo nasal. Los movimientos respiratorios son abdominales y el tórax se expande suavemente y de forma sincrónica con el abdomen.
- La frecuencia respiratoria normal oscila entre 30 y 60 respiraciones por minuto. Deben ser contadas durante un minuto completo puesto que la respiración fisiológica del recién nacido es periódica y debe observarse el abdomen.

- Se pueden observar pausas que si exceden de 10-20 se denominan apneas y pueden dar lugar a bradicardias si se prolongan.
- La frecuencia cardíaca normal es entre 120 y 160 latidos por minuto. Puede descender hasta 100 durante el sueño profundo y aumentar hasta 180 con el llanto. Debe auscultarse el latido apical durante un minuto completo, y se localiza en el tercer o cuarto espacio intercostal en línea media clavicular.
- Son frecuentes los soplos sistólicos transitorios.
- Los pulsos braquial, radial, femoral, poplíteo y de dorso pédico son palpados en el neonato. Los pulsos deben ser evaluados por su igualdad, amplitud y ritmo. Simultáneamente se deben palpar pulso derecho e izquierdo.

3.2.10. Abdomen

- La inspección del abdomen se realiza con el niño en supino y tranquilo.
- El abdomen del recién nacido es globuloso y prominente como consecuencia de la hipotonía de la pared abdominal y del predominio de la respiración diafragmática.
- En el examen físico se puede palpar el borde costal del bazo y 2 o 3 cm del borde hepático.
- Un abdomen excavado, indica hernia diafragmática. Un abdomen blando, con la piel envejecida o descamada indica malnutrición crónica intrauterina.
- La presencia del cordón umbilical puede proporcionar mucha información. Se comprobará la existencia de las dos arterias y una vena, cubiertos por la gelatina de Wharton.
- El cordón umbilical normal se seca en las primeras dos semana, quedando en su base una herida que hasta que cicatrice está expuesta a infecciones.

  Pueden presentarse algunas complicaciones:

  - Granuloma umbilical: consiste en tejido de granulación, rosado y húmedo que aparece tras caerse el cordón umbilical. Normalmente se cauteriza con nitrato de plata.
  - Onfalitis: infección del cordón.
  - Defectos de la pared abdominal: la hernia umbilical es frecuente en los recién nacidos y no precisa tratamiento inmediato.

4. CUIDADOS GENERALES AL RECIÉN NACIDO SANO

Los recién nacidos sanos, aunque no presenten ningún problema, requieren una serie de cuidados y procedimientos más o menos rutinarios, así como una valoración cuidadosa de su estado general y una correcta instauración de la alimentación.

Los cuidados han de centrarse en la familia y en el recién nacido, con el objetivo de supervisar que el proceso de adaptación del mismo se realice de forma normal y ayudar a los padres a comprender las características propias de este periodo y los fenómenos fisiológicos que ocurren.

Se debe respetar el momento, a pesar de las exploraciones pediátricas y cuidados postnatales.

Asimismo el seguimiento del recién nacido durante la estancia hospitalaria constituye una parte fundamental para la detección de problemas o cambios que puedan surgir.

4.1. Identificación del recién nacido

Los recién nacidos tienen derecho a ser debidamente identificados desde el momento del nacimiento. Este derecho esta recogido en el artículo 8 de la Convención de los Derechos del Niño de las Naciones Unidas y ratificada por España el 30 de noviembre de 1990.

Los objetivos de la adecuada identificación y custodia de los recién nacidos son:

- Evitar intercambios en la sala de partos.
- Evitar intercambios en los nidos o en las salas de hospitalización de obstetricia.
- Permitir la verificación de forma rápida de la identidad del neonato en caso de duda.
- Permitir la comprobación de la identidad del recién nacido y de su madre en el momento del alta.
- Evitar consecuencias de tipo legal al personal sanitario ante posibles intercambios.

El método que se utiliza para la correcta identificación del recién nacido en el ámbito hospitalario consiste en la colocación de una pulsera en el tobillo o muñeca del niño y en la muñeca de la madre desde el nacimiento. La pulsera presenta una codificación numérica individual para el registro de cada neonato en la que se adjuntan los datos maternos y del niño. Esa misma numeración la tiene la pinza del ombligo del recién nacido y la pulsera de la madre. En el caso de parto múltiple se deberá señalizar la numeración correspondiente a la expulsión de cada feto.

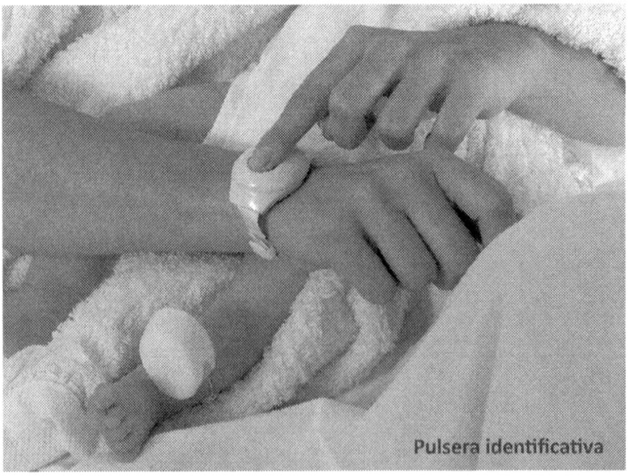

Fuente: http://www.icn-tech.com/blog/blog/2013/05/10/recorrido-por-la-historia--de-la-identificacion-de-bebes/

4.2. Profilaxis e infecciones

Las enfermedades presentes en el medio se transmiten por vía respiratoria, gastrointestinal, genital y la piel. Para prevenir estas infecciones todo el equipo sanitario que se use para la atención del recién nacido debe ser individual y ha de estar esterilizado. Asimismo, el lavado de manos es el procedimiento más eficaz para la prevención de infecciones, por lo que el personal sanitario implicado en el cuidado del neonato debe realizar esta técnica de forma adecuada antes y después del manejo del mismo. Se trata de evitar el contagio directo o indirecto de los microorganismos de los que se puede ser portador y que, por tanto, se puedan transmitir.

Son signos de signos de infección o alteraciones metabólicas: dificultad respiratoria, cianosis, sudoración, soplos cardíacos, hipotermia, temblor, hipotonía, hipertonía, letargia, irritabilidad, etc.

Los recién nacidos a término aparentemente sanos tienen mayor riesgo de desarrollar una infección perinatal si tienen alguno de los siguientes factores de riesgo:

- Rotura prolongada de membranas de más de 18 horas.
- Presencia de signos de corioamnionitis como fiebre materna, leucorrea maloliente o líquido amniótico maloliente.
- Fiebre intraparto.
- Infección urinaria materna en el tercer trimestre no tratada o incorrectamente tratada.
- Prueba de detección de estreptococo agalactiae en el canal del parto positiva en la madre y que no pudo ser correctamente tratada durante el mismo.

Estos recién nacidos deben ser evaluados desde el punto de vista clínico y analítico y deberán ser observados en el hospital al menos 48 horas pudiendo necesitar tratamiento empírico antibiótico.

La profilaxis neonatal consiste en la prevención precoz de las enfermedades que afectan al recién nacido durante el primer mes de vida y se consigue mediante la anticipación del tratamiento una vez que el niño este estable.

La mayor parte de los protocolos indican que su administración se debe realizar antes de las primeras 24 h de vida.

4.2.1. Profilaxis ocular

Su objetivo es la prevención neonatal de la oftalmia gonocócica por Neisseria gonorrohoeae y/o Chlamydia trachomatis.

Se realiza con pomada ocular de eritromicina al 0.5 % o terramicina al 1 % en su defecto. La povidona yodada al 2.5 % es más efectiva frente a clamydia, incluso que la eritromicina, pero por minimizar las exposiciones a yodo en el periodo neonatal no se aconseja su uso generalizado y tampoco está comercializada esta solución.

4.2.2. Administración de vitamina K

Tiene como objetivo la profilaxis de la enfermedad hemorrágica del recién nacido. Se realiza con una dosis intramuscular de 1 mg de vitamina K, ya que administrada de forma oral, aunque asegura unos índices de coagulación seguros hasta los dos primeros meses, no garantiza frente a las formas tardías de presentación de la enfermedad.

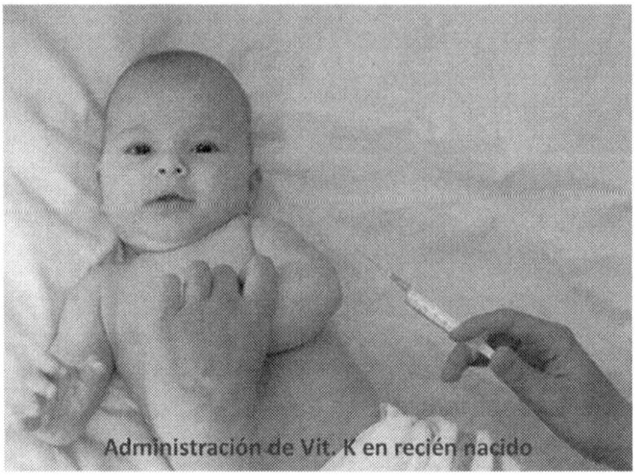

http://serpadres.com/bebe/inyeccion-de-vitamina-k-y-bebes-recien-nacidos/27986/

4.2.3. Administración vacuna de hepatitis B

La principal prevención de casos de hepatitis, cirrosis, así como carcinoma hepatocelular, consiste en la inmunoprofilaxis del recién nacido antes de las primeras 24 h de vida.

La pauta de vacunación vigente consta de tres dosis: recién nacido, a los 1 ó 2 meses y a los 6 ó 18 meses de vida.

Las reacciones adversas son múltiples e incluyen dolor, eritema e inflamación en la zona de administración. En ocasiones, puede aparecer fiebre, dolor de cabeza, nauseas y vómitos. Por ello se deberá informar a los padres de las posibles reacciones y de cómo actuar ante ellas.

La administración se realiza vía intramuscular en el tercio externo superior del cuádriceps. El registro del número de lote, laboratorio y localización de la punción deben ser registrados por enfermería.

4.2.4. Higiene y confort

La higiene y confort son necesidades básicas del recién nacido que debe satisfacer el personal de enfermería con la participación de la madre.

El recién nacido se colocará en una cuna de colchón firme, sin almohada y en decúbito supino o lateral. Nunca en prono salvo que haya una causa médica que lo justifique tal como malformaciones craneofaciales o reflujo gastroesofágico patológico.

Asimismo debe permanecer en la habitación con su madre todo el tiempo posible dependiendo de su estado de salud y la capacidad de sus padres de cuidarlo.

El baño debe ser diario, con agua templada, 36-37° C, con jabón neutro de pH 5,5 y no perfumados, preferiblemente realizado por la madre, asistida, si es preciso, por personal apropiado.

El cordón umbilical se lava junto con el resto, secándolo bien posteriormente. Esto se debe repetir cada vez que se cambie el pañal si se ha ensuciado.

El cordón se caerá entre los 5 y 15 días de vida y es conveniente seguir limpiando de la misma forma la herida hasta que esté bien seca.

Existen diferentes métodos para el cuidado del cordón sin que se haya demostrado mayor eficacia de uno sobre el resto. Los estudios realizados no manifiestan la prevención de la onfalitis, pero si una menor mortalidad por infección.

La solución empleada ha de ser antiséptica, por excelencia se recomienda la clorohexidina al 4%, así como el alcohol de 70°. La técnica se basa en utilizar la solución elegida con unas gasas y arrastrar suavemente alrededor del cordón.

Después de secar bien la zona, se coloca una gasa seca alrededor del mismo. A ser posible el panal ha de quedar situado por debajo de la línea media. No deben colocarse ombligueros o fajas.

En los neonatos están contraindicadas las soluciones yodadas para minimizar la exposición al yodo, debido a la posibilidad de producir elevación transitoria de la TSH con la consiguiente alteración del cribado de hipotiroidismo congénito.

Durante el cuidado del cordón umbilical es necesario realizar una cuidadosa observación en busca de posibles complicaciones como: granuloma, hernia, sangrado o exudación umbilical, o bien desprendimiento tardío.

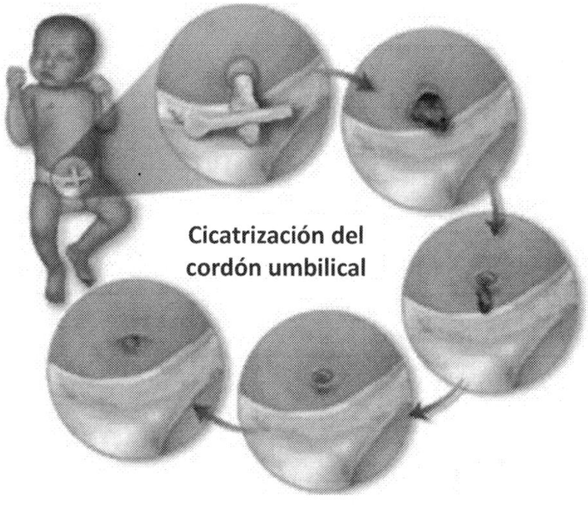

Proceso normal de cicatrización del cordón umbilical

Fuente: http://matronaencasa.blogspot.com.es/2012/12/el-cordon-umbilical.html

4.2.5. Oxigenación

Normalmente los recién nacidos no presentan alteraciones en la oxigenación, pero debido a la inmadurez del sistema respiratorio se deben observar posibles síntomas que hagan pensar en dificultad del intercambio gaseoso, como: cianosis, quejido, aleteo nasal o dificultad respiratoria. Esto puede deberse a una situación de hipotermia por lo que, en estos casos, debe colocarse al recién nacido bajo una fuente de calor durante unas horas.

Otro problema que puede aparecer es la presencia de secreciones. En estos casos se deberá facilitar la expulsión de las mismas mediante la higiene postural, fisioterapia respiratoria o aspiración en caso necesario.

4.2.6. Somatometría

Los recién nacidos deben ser pesados, tallados y medido su perímetro craneal, teniendo en cuenta que tanto el caput sucedaneum como la presencia de un cefalohematoma puede alterar la medición de este último.

No es estrictamente necesario pesar a los recién nacidos sanos diariamente, es suficiente con el peso al alta o al 3º-4º día de vida para valorar el descenso de peso fisiológico que se produce en este periodo y que habitualmente está en torno a un 4-7 %, no debiendo exceder el 10-12 %.

4.2.7. Eliminación

Habrá que vigilar que el neonato realice la primera micción en las primeras 24 horas de vida.

Si el niño se aproxima a estos límites de tiempo sin que esto suceda se ofrecerá suero glucosado para forzar la diuresis.

La primera deposición debe realizarse en las primeras 48 horas. Puede ser necesaria la estimulación mediante sonda rectal lubricada.

4.2.8. Sueño y descanso

De las 24 h del día, el recién nacido pasa el 80% del tiempo en fase de reposo y el resto lo dedica a su alimentación. La incomodidad la expresa llorando, y una vez satisfechas sus necesidades sigue durmiendo.

Durante el primer año de vida la posición para dormir será decúbito supino o lateral. El niño realiza movimientos de las extremidades espontáneamente volviendo a su posición simétrica de flexión, por ello se aconseja evitar ropa ajustada.

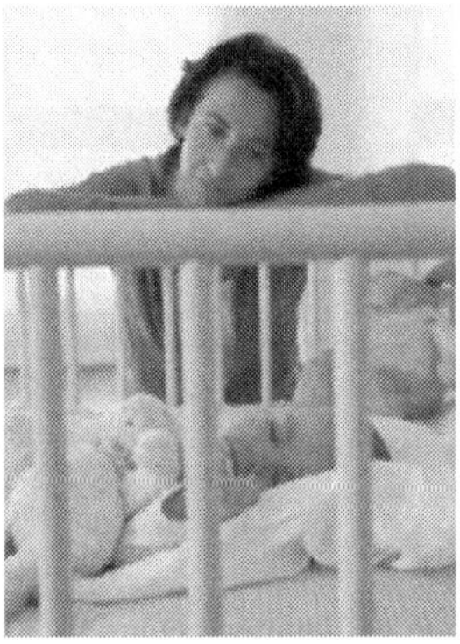

Fuente: http://www.comodormiraunbebe.info/

Las cunas deben ser amplias, de fácil manipulación, que tengan buena visibilidad y seguras. Nunca hay que dejar solo al bebé en la habitación o nido.

42.9. Nutrición

La alimentación del recién nacido constituye una de las actividades que más ocupa durante este período. Si no hay contraindicación, la forma preferible es la alimentación al pecho.

Las mujeres deberían tomar la decisión del tipo de lactancia durante la gestación.

Cuando deseen realizar lactancia materna, deberán ser apoyadas y animadas desde el mismo momento del parto.

Todos los Recién nacidos tienen derecho a recibir leche de su madre y todas las madres que lo deseen a recibir soporte para sus lactancias. Esta es la indicación de alimentación tras el nacimiento.

Tras el parto la madre produce el alimento óptimo para el recién nacido que cubre todas sus necesidades nutritivas, se aporta a demanda y se regula al volumen adecuado para el crecimiento del bebé, sin sobrecarga para el aparato digestivo ni de otros sistemas aún inmaduros. La leche materna, suple y estimula el desarrollo del sistema inmune del recién nacido que no funciona de forma completa durante los primeros meses de vida.

Sus componentes, junto con el intercambio de estímulos físicos y afectivos entre madre e hijo, logran el máximo potencial de desarrollo.

Un 75 a 90% de las madres en España inician sus lactancias en el hospital. Múltiples factores sociales, educacionales, laborales, rutinas hospitalarias, el marketing comercial y en especial la pérdida de cultura de la lactancia entre familiares y amigos, junto con la falta de apoyo práctico de los profesionales hacen que muchas madres que intentan lactar no logren sus objetivos.

Un 98% de madres pueden amamantar por periodos largos de tiempo. De ellas, un 20-30% precisan asistencia para superar algunos problemas que surgen durante la lactancia.

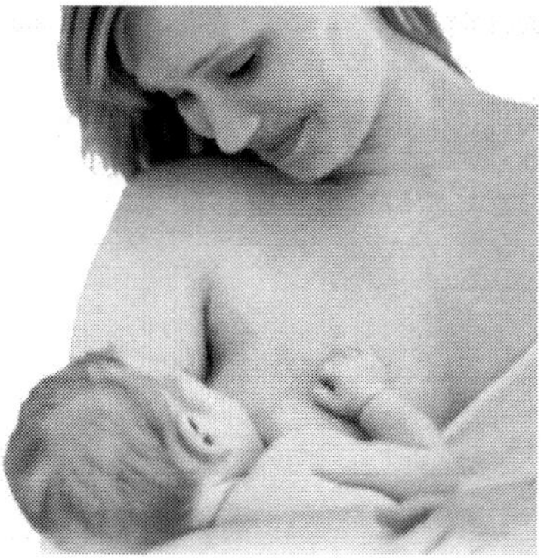

La lactancia materna es la más beneficiosa

Fuente: http://odontologia20.com/wp-content/uploads/2014/05/lactancia-materna.jpg

Las recomendaciones actuales para la alimentación del recién nacido son: lactancia materna exclusiva los 6 primeros meses, introducir después de forma progresiva todos los alimentos, manteniendo la lactancia el máximo tiempo posible. En el segundo semestre, la lactancia materna puede aportar el 50% del aporte calórico y hasta el 30-20% en el 2º año.

Entre los beneficios de la lactancia materna podemos encontrar:

- Estimula sistemas enzimáticos y metabólicos específicos que logran la programación nutricional, intestinal, enzimática y metabólica para el futuro.
- La leche de la propia madre consigue el mayor rendimiento nutritivo con la menor sobrecarga metabólica.
- Es el órgano inmunológico de transición que moldea y estimula el desarrollo del sistema inmune del recién nacido. Con el contacto cercano madre-hijo, la madre es estimulada para producir y transferir por la leche anticuerpos. Todo ello explica los beneficios en la salud del niño mientras recibe lactancia materna y después, con menor número y gravedad de las enfermedades infecciosas y de enfermedades relacionadas con una respuesta inmune anómala.
- Se añaden un gran número de ventajas en el establecimiento del vínculo afectivo. Mayor desarrollo cerebral y sensorial con especial importancia en los prematuros y recién nacidos de bajo peso.
- Ventajas sobre la salud de la madre con un puerperio más fisiológico, retrasando la ovulación, disminuyendo el sangrado posparto y con mejor recuperación posterior de las reservas de hierro. Menor incidencia de algunos tumores ováricos y mamarios premenopáusicos.
- Supone un gran ahorro económico para los servicios sanitarios y la sociedad.
- Comodidad para la madre y sin riesgos derivados de la preparación de las FI.

Entre los puntos clave para el éxito en la lactancia destacan:

- Un deseo firme de lactar de la madre. Una información clara de los beneficios que aporta a la madre y al hijo, de algunos aspectos de la fisiología de la lactancia y como resolver los problemas que puedan surgir.
- Seguimiento cercano de los profesionales sanitarios tras el alta. Facilitar continuar con la lactancia al incorporarse al trabajo.
- Los Hospitales han de respetar las normas que favorecen la lactancia tratando de cumplir los diez pasos de la Iniciativa Hospital Amigo de los Niños (IHAN) que recomiendan la OMS y UNICEF, de los que existe evidencia científica de su efectividad.

Los diez pasos de la Iniciativa Hospital Amigo de los Niños son:

- Disponer de una política por escrito relativa a la lactancia natural conocida por todo el personal sanitario.
- Capacitar a todo el personal para llevar a cabo esta política.
- Informar a todas las embarazadas de los beneficios de la lactancia natural y de cómo realizarla.

- Ayudar a las madres a iniciar la lactancia en la media hora siguiente al parto.
- Mostrar a las madres como se debe dar de mamar al niño y como mantener la lactancia, incluso si se ha de separar de su hijo.
- No dar a los recién nacidos más que leche materna.
- Facilitar la cohabitación de la madre y el hijo las 24 horas al día.
- Fomentar la lactancia a demanda.
- No dar chupetes a los niños alimentados al pecho.
- Fomentar el establecimiento de grupos de apoyo a la lactancia y procurar que las madres se pongan en contacto con ellos.

Son datos que confirman un buen aporte lácteo:

- Pérdida fisiológica de 3-4 días, de 6-10 % que recupera hacia el 10-14 día y con aumento posterior de más de 20 gr. día. Los desnutridos al nacer deberían no perder o tener pérdida mínima.
- Niño activo, succión vigorosa y relajado al finalizar.
- Tras succión rápida inicial, la succión se enlentece y se observa al recién nacido deglutir, la madre nota que sale leche, sensación de reflejo activo y pecho más vacío.
- Succionan vigorosos desde pocos minutos a 10-15 min. Cada niño tiene su forma de tomar
- Moja 4-6 pañales al día a partir del 4º día. Las deposiciones son blandas 5-6 por día o espaciadas cada 2-3 días pero abundantes.

La técnica correcta ha de ser lo mas cómoda posible tanto para la madre como para el recién nacido. La posición habitual de la madre es sentada con la espalda descansando en el respaldo y apoyando el pie del mismo lado del pecho sobre una superficie ligeramente elevada. La postura del niño entre los brazos es horizontal al pecho de la madre. En el trascurso de la lactancia la madre deberá pinzar el pecho entre su dedo índice y corazón por encima de la comisura del labio del niño, con el fin de no ocluir la nariz del lactante. El bebe debe estar despierto y requiere de leves estímulos para no quedarse dormido.

El tiempo de amamantamiento en cada mama es de 15 a 20 minutos, para evitar la toma excesiva de aire.

Las tomas deben realizarse en un ambiente tranquilo y relajado.

Es importante informar a los padres de la técnica de amamantamiento, la subida de leche, la utilización de pezoneras, los horarios, las posturas y sobre todo aclarar todas las dudas que les puedan surgir.

Las mujeres que opten por la lactancia artificial no deberán sentir ninguna culpabilización inducida por el personal y recibirán el mismo grado de apoyo que las madres que lacten.

La composición y formas de administración han sido establecidos por organismos científicos como el Comité de Nutrición de la Sociedad Europea de Gastroenterología, Hepatología y Nutrición pediátrica, el Comité de Nutrición de la Asociación Americana de Pediatría y el Comité de Nutrición y de Lactancia Materna de la Asociación

Española de Pediatría, así como con normativas oficiales para su cumplimiento, como el Código de Comercialización de sucedáneos de leche materna.

La indicación de sustitutos de leche materna ha de ser hecha por el pediatra, valorando antes la posibilidad o no de lactar.

Se comienza con unos 50 ml /kg/día y aumentando unos 10-20 ml /kg/día hasta alcanzar los 150 -170 ml /kg/día hacia los 8-10 días, para seguir así los primeros meses.

Las leches artificiales se prepararán con agua libre de gérmenes y pobre en minerales, inicialmente aguas envasadas o aguas potables del grifo, si la composición lo permite, por niveles de sales y de nitritos. En estos casos se recomienda la ebullición del agua durante un minuto desde que comienza a hervir.

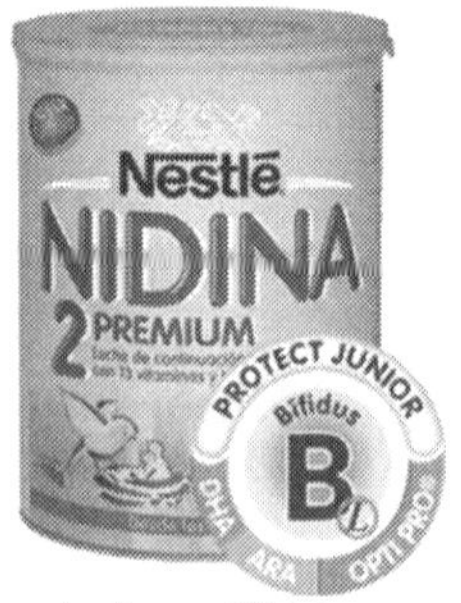

Leches artificiales

Fuente: http://www.crecebebe.com/tag/leche/

5. PARÁMETROS DE DESARROLLO Y CRECIMIENTO

La vida del ser humano, desde la fecundación hasta la muerte, es en si misma una evolución, un cambio fluctuante, en el que cabe diferenciar etapas bien marcadas que están estrechamente relacionadas entre si pero que son independientes, como la edad gestacional, la etapa pediátrica hasta la maduración y la senectud o vejez.

El crecimiento o aumento del tamaño corporal es, en esencia, la expresión de una hipertrofia celular en un mínimo grado, en su mayoría consecuencia de la multiplicación celular.

En cambio, se habla de desarrollo al hacer referencia a la diferenciación, perfeccionamiento de las funciones y maduración de los órganos.

Resumiendo, el desarrollo infantil es un proceso que comienza desde la concepción y envuelve aspectos que van desde el crecimiento físico, hasta la maduración neurológica, de comportamiento, cognitiva, social y afectiva del niño. El resultado es un niño competente para responder a sus necesidades y a las de su medio, considerando su contexto de vida. Es el resultado de una interacción entre las características biológicas y las experiencias ofrecidas por el medio ambiente, existiendo factores adversos en estas dos áreas que pueden alterarlo y producir un daño.

Los indicadores de crecimiento son el peso, la talla y el perímetro cefálico, constituyendo el mejor índice de evolución normal.

A) Peso

El peso medio del recién nacido oscila entre 3.200 y 3.500 gramos. Este va incrementándose progresivamente hacia el 10º día del nacimiento, tras sufrir una perdida fisiológica de entre un 5-10% aproximadamente en los primeros días de vida. Durante el primer trimestre el aumento semanal de peso corresponde a unos 200 g. A partir del cuarto mes el incremento es menor, pero se duplica en el quinto mes, se triplica al año y cuadruplica a los 2 años.

B) Talla

El crecimiento de la talla depende, en su mayoría, de factores exógenos y endógenos.

Al nacer la talla media es de aproximadamente 50 cm. Durante el periodo neonatal no varía apreciablemente.

Durante el primer semestre de vida suele aumentar unos 2,5 cm al mes y luego este ritmo se enlentece.

C) Perímetro cefálico y torácico

El tamaño medio del cráneo al nacer es de 35 cm aproximadamente. Un aumento o disminución de más de 2 cm en pocos días tras el nacimiento sugiere patología.

El perímetro torácico suele ser unos dos cm menor que el cefálico, 32-33 cm.

Las actividades que deben realizarse para el control del desarrollo físico, psíquico y social del niño se describen a continuación.

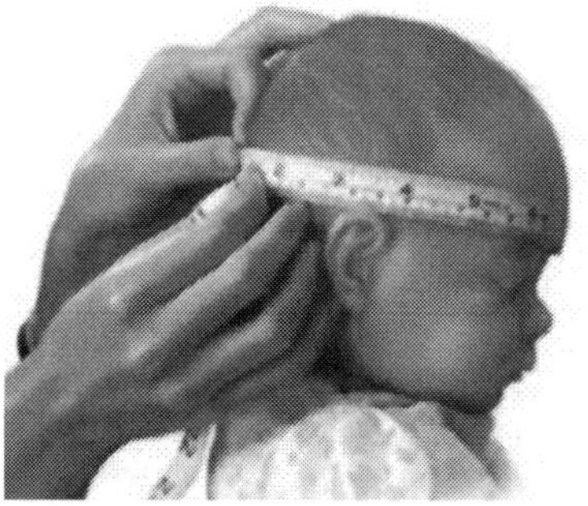

Perímetro cefálico

Fuente: http://www.webdelbebe.com/recien-nacido/la-cabeza-de-los-bebes-el-perimetro-cefalico.html

Recién nacido

Se realizará examen de salud en unidades de neonatología en el momento del nacimiento y un examen programado en los primeros 15 días de vida con el objetivo de:

- Completar datos de la historia clínica.
- Examen somatométrico: peso, talla y perímetro craneal.
- Exploración física general: coloración, cráneo, cuello, palpación de pulsos, caderas, abdomen, clavículas, genitales y reflejos.
- Educación para la salud.

En los primeros 18 meses

En los diferentes controles se realizará:

- Anamnesis.
- Somatometría: peso, talla y perímetro craneal.
- Exploración física sensorial y del desarrollo psicomotor o intelectual.
- Control de la alimentación.
- Educación para la salud.
- A los 18 meses se realizará profilaxis de caries y se vacunará siguiendo el calendario vacunal.

A los dos años

- Somatometría.
- Historia sobre: hábitos alimentarios, control de esfínteres, sueño, lenguaje.
- Examen físico: caderas, ojos, genitales, audición.
- Educación para la salud sobre: normas de accidentes, higiene dental, alimentación.
- Desarrollo psicomotor.

A los cuatro años

- Somatometría.
- Examen físico completo.
- Desarrollo psicomotor.
- Desarrollo psicoafectivo.
- Educación para la salud sobre: control de esfínteres, ejercicios y obesidad, profilaxis de caries.

A los seis años

- Somatometría.
- Examen físico selectivo.
- Educación para la salud sobre: dieta equilibrada, higiene personal, control de esfínteres, mantoux, vacunas.
- Desarrollo psicomotor.
- Desarrollo psicoafectivo.

A los diez once años

- Somatometría: peso, talla, perímetro cefálico.
- Examen físico selectivo.
- Desarrollo psicomotor.
- Desarrollo psicoafectivo.
- Educación para la salud sobre: hábitos alimentarios, ejercicio físico, educación sexual, higiene personal, tabaco, prevención de toxicomanías.

A los catorce años

- Somatometría.
- Examen físico.
- Educación para la salud sobre: hábitos alimenticios, ejercicio físico, educación sexual, higiene personal, tabaco, prevención de toxicomanías.

6. DETECCIÓN PRECOZ DE ENFERMEDADES CONGÉNITAS Y METABOLOPATÍAS

Entre 1-2 de cada mil recién nacidos, aunque aparentemente sanos, padecen trastornos del metabolismo que, de no tratarse adecuadamente, alguno de ellos puede ser causa de incapacidad.

El programa para la detección de enfermedades endocrinas y metabólicas en periodo neonatal ha significado uno de los grandes logros asistenciales en pediatría, habiéndose podido prevenir, gracias su práctica generalizada, numerosos casos de retraso mental por hipotiroidismo y fenilcetonuria.

Aunque el primer programa de detección precoz de metabolopatías se inicia en España en la Universidad de Granada en 1968 y el segundo lo realiza la Diputación de Barcelona en 1969, es en el año 1977 cuando se aprueba el "Plan Nacional de Prevención de la Subnormalidad". A partir de ese momento comienza la puesta en marcha de algunos centros hasta llegar a la situación actual en la que existen 20 centros de detección precoz neonatal, localizados en 16 comunidades autónomas, coordinados a través de la Comisión de Errores Metabólicos de la Sociedad Española de Bioquímica Clínica y Patología Molecular (SEQC), que cubren prácticamente el 100% de los recién nacidos y dependen de las Consejerías de Sanidad respectivas.

Los programas de detección precoz neonatal de errores congénitos del metabolismo son programas dirigidos a la identificación y tratamiento precoz de las enfermedades endocrino-metabólicas que provocan una afectación severa del individuo y que se asocian con retraso mental, la intensidad del cual aumenta con el retraso en el diagnóstico y en la instauración del tratamiento paliativo.

Estos programas de detección precoz neonatal están reconocidos en el ámbito nacional sanitario como programas de salud pública esenciales. Son programas voluntarios, no se requiere de los padres la firma de un documento de consentimiento informado y la toma de las muestras se lleva a cabo en los centros sanitarios, los cuales las envían por correo o mensajería a los Centros de Detección Neonatal.

Todas las autonomías incluyen en su programa la fenilcetonuria y el hipotiroidismo. Otras enfermedades que se incluyen, aunque no en todos los centros, son:

- Hiperfenilalaninemias.
- Hiperplasia suprarrenal congénita.
- Otras aminoacidopatías en sangre.

- Otras aminoacidopatías en orina.
- Déficit de biotinidasa.
- Fibrosis quística.
- Galactosemia.
- Hemoglobinopatías.

En Andalucía las patologías cribadas mediante la prueba del talón son:

- Hipotiroidismo Congénito.
- Fibrosis Quística.
- Fenilcetonuria y otras aminoacidopatías.
- Defectos de la betaoxidación.
- Acidurias/acidemias orgánicas.

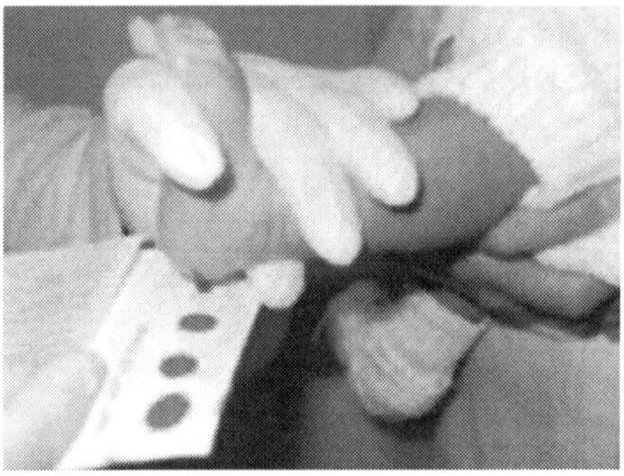

Prueba del talón

Fuente: http://www.holadoctorcarrion.com/doctor-que-puedo-hacer/2-0-pediatria/2-1-pediatria/2-1-3-prueba-del-talon

Las pruebas empleadas para el cribado de metabolopatías en Andalucía son el fluoroinmunoensayo y la espectrometría de tándem masas (MS/MS).

Con fecha 1 de mayo de 2011 se modifica en Andalucía el procedimiento de cribado de metabolopatías. La muestra para el cribado pasa a recogerse en una única toma, Muestra Única, de sangre del talón, entre el 3er y 5º día de vida del recién nacido, preferentemente el 3er día (48-72 horas) y habitualmente en los centros de Atención Primaria. Además; en junio de 2011 se incorpora el cribado de Fibrosis Quística al catálogo de enfermedades cribadas en el recién nacido en Andalucía.

Es de suma importancia informar a la madre y/o la familia, antes y después del nacimiento del bebé, de la trascendencia de la realización de estas pruebas a su hijo o hija para la detección de enfermedades que, en caso de padecerse, conllevan trastorno grave para el recién nacido, pero que con un diagnóstico precoz pueden ser tratadas. Esta información debe darse de manera rutinaria:

- En los sucesivos controles prenatales durante el embarazo, sobre todo en los más próximos al momento del parto.

- En las sesiones de Educación Maternal.
- En las visitas puerperales.
- En el Hospital o centro de nacimiento.
- En las primeras visitas de seguimiento de la salud infantil.
- Ante cualquier sospecha clínica por parte del facultativo.

La familia debe saber donde se hacen las pruebas y donde acudir con el recién nacido. Por ello al alta hospitalaria deben llevar el folleto explicativo y el formulario de recogida de muestras para aportarlo en el centro de atención primaria.

Si el recién nacido permanece en el Hospital más de 48 horas, la muestra de sangre de talón se recogerá en el Hospital, pero el folleto explicativo y la información necesaria deben darse igualmente.

El formulario es de color verde con cinco pocillos para la recogida de la muestra única de sangre, con un sobre adherido.

Si la 1ª muestra de sangre ha sido tomada en el Hospital:

- Se dará igualmente información verbal clara y se responderá a las preguntas de la familia.
- Se hará constar en el informe de alta la realización de la prueba en el Hospital, y la fecha.
- Si el recién nacido requiere tomas adicionales de muestra de talón, o si al alta el recién nacido necesita algún protocolo de toma de muestra específico, se hará constar en el informe de alta.
- Se dará al alta el formulario para la siguiente toma de muestra, en la que se hará constar que es "2ª muestra".

La toma de la muestra se realizará mediante una única extracción de sangre periférica obtenida del talón del recién nacido, entre el 3º y 5º de vida, preferentemente el 3er día (48-72 horas). Para que la muestra sea adecuada, es necesario que el bebé haya ingerido alimentación proteica mediante lactancia materna o artificial.

Habrá de tenerse en cuenta que:

- No es válida la sangre de cordón.
- No se debe tomar la muestra en el paritorio.
- No es válida la sangre de menos de 48 horas.
- En caso de demora se debe tomar la muestra en el primer contacto posible del recién nacido con el sistema sanitario.

La toma de esta muestra se considera actividad de obligado cumplimiento dentro de las actividades preventivas de salud infantil. La extracción se puede realizar en el centro sanitario o en el domicilio, aprovechando la visita puerperal. En ningún caso se dará cita para la toma de la muestra, sino que ésta debe realizarse en el momento en el que los padres acudan para dicho fin al Centro de Salud o Consultorio.

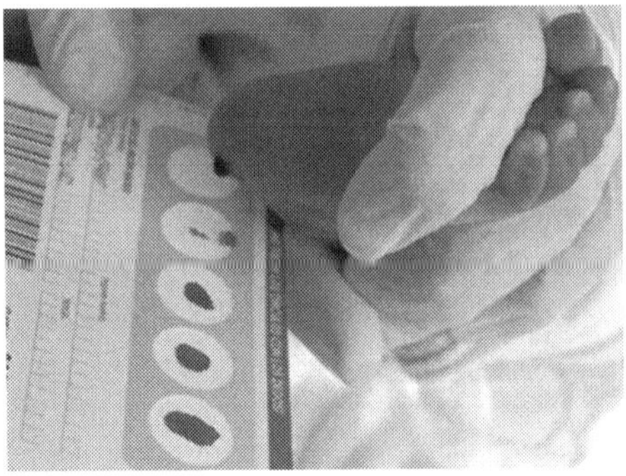

Prueba del talón

Fuente: http://www.babymoon.es/blog/que-es-la-prueba-del-talon-del-recien-nacido/

Teniendo en cuenta las recomendaciones para la efectividad del cribado, la toma de esta muestra tiene carácter urgente, por lo que deberá disponerse lo necesario para que los equipos de guardia de los centros de Atención Primaria garanticen este servicio los festivos y fines de semana.

En los casos que se detallan a continuación es necesario tomar una segunda muestra.

De manera rutinaria para confirmar los resultados de la prueba de hipotiroidismo:

1. A las dos semanas (15 días) de vida en caso de:
   - Recién nacido de bajo peso (igual o menor de 2.500 g).
   - Edad gestacional inferior a 37 semanas.
   - Neonatos de partos múltiples.
   - Neonatos con Síndrome de Down.
   - Recién nacidos de madres con patología tiroidea.
2. Nueva muestra para cribado neonatal al alta hospitalaria en caso de:
   - Gran prematuro (<31 semanas).
   - Muy bajo peso (<1500 g).

   A petición del Laboratorio de Referencia.
   - Por muestra inadecuada.
   - Resultado de la primera muestra dudoso o fuera de los intervalos de referencia establecidos.

El procedimiento para la recogida de sangre es el siguiente:

1. Calentar el pie del niño antes de la extracción de tres a cinco minutos para aumentar el flujo sanguíneo. Puede utilizarse un paño empapado en agua caliente con cuidado de no producir quemaduras.
2. No realizar tratamiento tópico de la piel con cremas anestésicas, ya que el anestésico puede interferir con los resultados del análisis.
3. Colocar la pierna del niño por debajo de la altura de su corazón para aumentar el flujo venoso.

4. Limpiar la zona del talón con una torunda de preparación de alcohol estéril, nunca desinfectantes yodados.
5. Dejar que el talón se seque con el aire. Si no la muestra puede diluirse y ello puede afectar a los resultados del análisis.
6. Puncionar la zona segura del talón con un dispositivo adecuado que puede proporcionar un flujo sanguíneo adecuado. Nunca se utilizará aguja de uso intramuscular, intravenoso o subcutáneo para realizar la punción.
7. No utilizar capilar para recoger sangre, ya que produce un acúmulo de sangre en la ficha, no viable para su posterior procesamiento.
8. Limpiar la primera gota puede aumentar el flujo sanguíneo.
9. Tocar ligeramente el papel de filtro con una gota **grande** de sangre.
10. Esperar a que la sangre empape bien y llene completamente el círculo con una sola aplicación de una gota **grande** de sangre.
11. Para incrementar el flujo sanguíneo, puede aplicarse una presión intermitente, **muy suave,** en la zona que rodea el lugar de la punción.
12. Aplicar sangre sólo en un lado del papel de filtro, asegurándose de que la gota empapa adecuadamente todo el grueso del papel.
13. No dejar que el papel entre en contacto con la piel del niño. No tocar los círculos con los dedos, ay que el sudor contiene aminoácidos que pueden contaminar la muestra.
14. Rellenar los círculos restantes con gotas **grandes** de sangre sucesivas.
15. Colocar un apósito en la zona de punción para proteger la piel bebé.
16. Secar los círculos rellenos a temperatura ambiente y alejados de cualquier foco de luz antes de meter las muestras en su sobre. No usar calor para el secado.
17. Transportar o enviar por correo al laboratorio las muestras cuando éstas estén completamente secas, en un plazo de 24 horas como máximo después de la extracción.
18. No refrigerar las muestras.
19. Las muestras sobreimpregnadas o en las que no se rellenan suficientemente los círculos se consideran inadecuadas.
20. No adherir ningún material (esparadrapo, papel celo, algodón) a la muestra tomada.
21. No utilizar el formulario si tiene suciedad visible en la zona de toma de muestra.

Los formularios van identificados por código de barras para cada recién nacido. En dicho formulario se recogen tanto los datos personales como de la muestra de sangre.

Los centros sanitarios dispondrán de un stock de formularios para poder hacer la prueba del talón en caso de pérdida o cuando la familia no aporta el formulario.

Desde la entrada en vigor del Registro Único de Partos y Nacimientos de Andalucía, se debe incorporar la etiqueta del NUHSA del recién nacido pegada en el reverso del formulario en el espacio reservado a tal efecto.

Los profesionales que realicen la toma de la muestra cumplimentarán con letra legible todos los datos del formulario. Todos son importantes, incluso si se dispone de etiqueta de datos, se cumplimentará el formulario, ya que los datos de contacto disponibles podrían no estar actualizados, requisito esencial para contactar con la familia.

No se debe separar el cartón soporte para la muestra del resto del formulario, y se debe cumplimentar los datos antes de la toma de la muestra sanguínea, con letras mayúsculas y todos los apartados para facilitar:

- La localización de casos dudosos y/o positivos.
- La comunicación con la familia en casos de normalidad o muestra insuficiente.

Los datos a cumplimentar serán:

- Datos del niño/a: apellidos y nombre del recién nacido. Prestar especial atención a los partos múltiples especificando si se trata de 1º o 2º gemelo, edad gestacional, peso y tipo de lactancia y fecha de nacimiento.

  Asimismo se cumplimentará el nombre y dos apellidos en el cartón soporte de muestras sanguíneas.
- Datos de la madre: dos apellidos y nombre. Es muy importante que la dirección postal esté completa así como el teléfono para una posible localización y para poder remitir los resultados de la prueba.
- Datos de la toma de muestras: es muy importante escribir la fecha en la que se toma la muestra así como especificar en el formulario "2ª muestra" en caso de que se trate de una repetición de la prueba.

Se depositarán diariamente en el correo sin ningún tipo de franqueo. No se puede utilizar ningún otro sobre que no sea el modelo diseñado a tal efecto para el transporte de muestras.

Aunque los sobres con la muestra pueden ser depositados en el buzón por los usuarios, para evitar posibles olvidos y retrasos en el envío, se recomienda que sean los propios centros quienes asuman la responsabilidad de depositar diariamente las muestras en el correo.

La organización del cribado en Andalucía tiene dos Laboratorios de Referencia para el Cribado neonatal de Errores Congénitos del Metabolismo:

- Hospital Virgen del Rocío de Sevilla.
- Hospital Carlos Haya de Málaga.

Una vez que se haya completado el estudio de la muestra escrutada y transcurrido un tiempo no superior a 40 días, las familias recibirán en sus domicilios una carta de comunicación de normalidad en los resultados de su hijo o hija que será emitida por cada Laboratorio de Referencia.

Los casos de recién nacidos cuyos resultados sean dudosos y/o positivos para cualquiera de los metabolitos cribados, serán localizados por cada Laboratorio de Referencia de manera urgente por vía telefónica o por cualquiera otra que sea necesaria para proceder a la repetición de la muestra, o para continuar con otros procedimientos diagnósticos que confirmen el resultado.

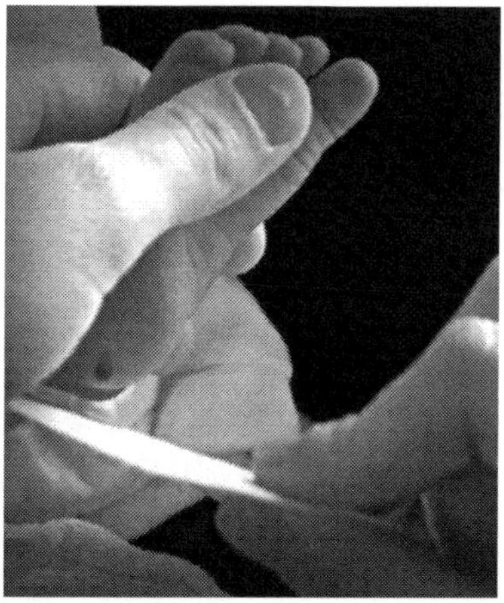

Prueba del talón

Fuente: http://www.maxibebe.es/la-prueba-del-talon.html

7. CRIBADO DE LA HIPOACUSIA

La hipoacusia se define como la disminución de la percepción auditiva, que es la vía habitual de adquisición del lenguaje, y representa un importante problema de salud, especialmente si aparece durante la infancia, ya que las deficiencias en la audición limitan las posibilidades de desarrollo psicológico e intelectual del niño, como consecuencia de las limitaciones en la adquisición del lenguaje hablado.

Desde un punto de vista social, el niño con hipoacusia tiene serios problemas de socialización, ya sea en la escuela o a la hora de su futura inserción laboral. Incluso en su vida diaria, la hipoacusia tiene graves consecuencias en el desarrollo de una vida normal, como la de los normoyentes.

La hipoacusia durante las etapas infantiles tiene un impacto adverso tanto para la persona que la padece, como para su familia y para la sociedad en general.

Un informe realizado por la Organización Mundial de la Salud establece la incidencia de la hipoacusia severa o profunda en un 1/1.000 recién nacidos, en un 3/1.000 las de tipo moderado y en un 5/1.000 los niños con algún tipo de deficiencia auditiva.

Se conoce que gran parte de las hipoacusias infantiles se presentan ya al nacimiento o en la etapa neonatal, llegando al 80% según algunos estudios.

En las hipoacusias, el momento en que se producen y la detección lo más temprana posible es fundamental, porque el pronóstico está en gran medida determinado por ellos.

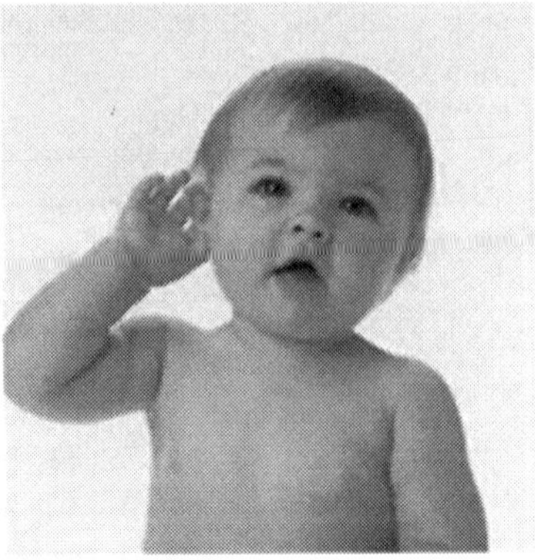

Fuente: http://keynerjose.blogspot.com.es/2012/06/actividades-preventivas-en-ninos-con.html

Una gran dificultad para la detección precoz, sobre todo en el primer año de vida, es que el déficit auditivo puede pasar desapercibido para los padres y cuidadores, ya que éste solo se manifiesta por la falta de respuesta a los sonidos.

Algunos informes revelan que, en los países de nuestro entorno, la edad media del diagnóstico es de alrededor de los 3 años, pese a que la mayor parte de las hipoacusias infantiles se presentan en el nacimiento o en la etapa neonatal. Ésta es una poderosa razón para la implantación de programas de detección precoz.

La estrategia de cribado auditivo en población con factores de riesgo ha sido la más utilizada tradicionalmente ya que supone un coste económico inferior a otras estrategias. Sin embargo los estudios realizados al respecto muestran que con esta metodología sólo se llegan a identificar hasta un 40-50 % de los casos de hipoacusia, debido en gran medida a errores a la hora de identificar los factores de riesgo.

Como alternativa a la estrategia basada en los factores de riesgo, en nuestro país, la Comisión para la Detección de la Hipoacusia recomienda la estrategia de detección universal en recién nacidos, que debe tener las siguientes características:

- Se deben estudiar ambos oídos, en al menos el 95 % de los recién nacidos.
- Detectar todos los casos de déficit auditivo bilateral superior a 40 dB HL.
- Tener una tasa de falsos positivos igual o inferior a 3% y de falsos negativos de 0.
- Tener una tasa de remisión para estudio audiológico y confirmación de diagnóstico inferior al 4 %.
- El diagnóstico definitivo y la intervención se deberán realizar antes de los 6 meses de edad.

Actualmente existe un importante número de pruebas objetivas para la detección de la hipoacusia. Las más recomendadas son la de Otoemisiones Acústicas (OEA) y los Potenciales Evocados de Tronco Cerebral (PEATC). Ambas técnicas se caracterizan por su eficacia en el diagnóstico, por la rapidez y sencillez en su utilización y están especialmente indicadas para el uso con niños pequeños, ya que no precisan de su colaboración.

Estas técnicas permiten identificar al menos al 80 % de las hipoacusias permanentes infantiles, con un porcentaje de falsos positivos del 2-3 % en niños con audición normal.

A) Otoemisiones Acústicas

Actualmente las otoemisiones utilizadas en el screening auditivo infantil son las evocadas mediante múltiples clics de banda ancha, que dan lugar a una multionda que desaparece en las hipoacusias.

Los equipos van simplificándose progresivamente y tienden a ser cada vez más pequeños y de fácil manejo.

Existen básicamente dos tipos de equipos:

- Básicos o de screening.
- Clínicos más complejos.

Los primeros llegan a alcanzar, como instrumento de cribado, una tasa del 80 al 90 % de especificidad y una sensibilidad del 80 al 86%.

En cuanto al procedimiento para su utilización es sencillo y rápido, ya que se requiere poco tiempo (el número total de exploraciones por hora es de aproximadamente cuatro, incluyendo la preparación del niño, tiempo para hablar con los padres, etc.).

Debe realizarse con el mínimo ruido ambiental posible, lo que permite mejorar la identificación de la respuesta. Se debe aprovechar el momento en el que el recién nacido está más relajado y con su madre presente durante toda la exploración.

Una ventaja adicional, desde el punto de vista económico, es que no precisa de material fungible.

Las limitaciones de las OEA en el diagnóstico de las hipoacusias se deben a que no son capaces de detectar todas aquellas que tienen su base en alteraciones en las vías o centros auditivos del sistema nervioso central, por lo que en niños con factores de riesgo se debe avisar a los padres para que sigan vigilando al niño y se debe volver a valorar en caso de sospecha de déficit auditivo.

Además, como consecuencia de la ocupación del canal auditivo externo por líquido amniótico u otros residuos, en ocasiones esta exploración puede dar resultados falsos de hipoacusia.

B) Potenciales evocados auditivos del tronco cerebral

Se basan en el registro de corrientes bioeléctricas de la vía auditiva, en concreto del tronco cerebral, tras la presentación de estímulos sonoros. El estímulo utilizado es un clic de banda ancha centrado en los 1.000 Hertzios.

Se realiza en cada uno de los oídos a un nivel de decibelios de entre 30 y 70.

Estos aparatos automáticos tienen una especificidad de un 96 % y una sensibilidad de un 98 %. La duración de la prueba es de 20 a 30 minutos.

Respecto a las Otoemisiones Acústicas, esta técnica presenta como ventaja su mayor sensibilidad y especificidad, además de que se puede realizar en cualquier momento. Sin embargo su coste es más elevado, debido al equipamiento utilizado y porque se precisa de un mayor espacio de tiempo para su realización.

Otro inconveniente es que, a diferencia de las Otoemisiones Acústicas es que requiere la sedación del niño.

Las hipoacusias que escapan a las pruebas pueden ser debidas a una incorrecta realización de la prueba, a que sean hipoacusias de aparición tardía, hipoacusias progresivas o adquiridas postneonatales, por lo que es imprescindible el papel de la Atención Primaria, en el Programa de Atención del Niño Sano y que los padres estén informados, para la recaptación de los casos.

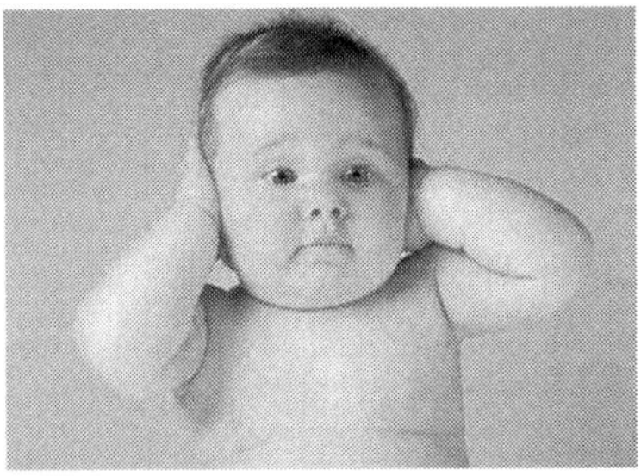

Fuente: http://revistafonoaudiologica.blogspot.com.es/2013/04/senales-de-alerta-para-detectar.html

Tema 52

Cuidados al recién nacido enfermo: recién nacido de bajo peso. Prematuro. Crisis convulsivas. Insuficiencia respiratoria aguda. Problemas gastrointestinales agudos. Deshidratación. Valoración integral. Identificación de problemas más prevalentes del niño y de la familia

eRodio ediciones

Índice esquemático

1. INTRODUCCIÓN: IDENTIFICACIÓN DEL RECIÉN NACIDO DE ALTO RIESGO O RECIÉN NACIDO ENFERMO

Llamamos RN enfermo o RN de alto riesgo, aquel recién nacido cuyo estado de salud lo hace propenso al aumento de la morbilidad o mortalidad por diversos factores de riesgo, tales como:

- Dismadurez.
- Inmadurez.
- Trastornos físicos.
- Complicaciones en el parto y/o periodo neonatal.

Estos factores de riesgo pueden ser predecibles como:

- Nivel socioeconómico bajo de la madre.
- Alteraciones maternas preexistentes como cardiopatías.
- Factores obstétricos como edad y paridad.
- Infecciones maternas.
- Complicaciones obstétricas como desprendimiento prematuro de placenta.

Estos factores de riesgo pueden ser identificados en las consultas prenatales, basándose en:

- Historia clínica.
- Datos de laboratorios:
  - ▹ Serológica.
  - ▹ Grupo sanguíneo.
  - ▹ Factor Rh (Padre y Madre).
  - ▹ Pruebas de anticuerpos séricos como rubéola y otras infecciones.
  - ▹ Amniocentesis para alteraciones cromosómicas o trastornos metabólicos.

Durante el parto será muy importante la vigilancia cardíaca fetal para identificar un posible sufrimiento fetal, otros factores que complican el periodo del parto son:

- Malpresentaciones.
- Prolapso de cordón.
- Liquido teñido de meconio.
- Desprendimiento prematuro de placenta.

El test de Apgar nos ayudará para identificar al recién nacido de alto riesgo inmediatamente después del nacimiento.

	0	1	2
Esfuerzo respiratorio	Ausente	Lento, irregular	Llanto energético
Respuesta a estímulos	Sin respuesta	Mueca	Tos, estornudo
Frecuencia cardíaca	Ausente	Menos de 100	Mas de 100
Tono muscular	Débil	Ligera flexión de extremidades	Movimientos activos
Coloración	Azul, pálido	Acrocianosis	Sonrosado

Otro instrumento a utilizar para identificar a este tipo de RN, es la carta de clasificación neonatal y de riesgo de mortalidad neonatal.

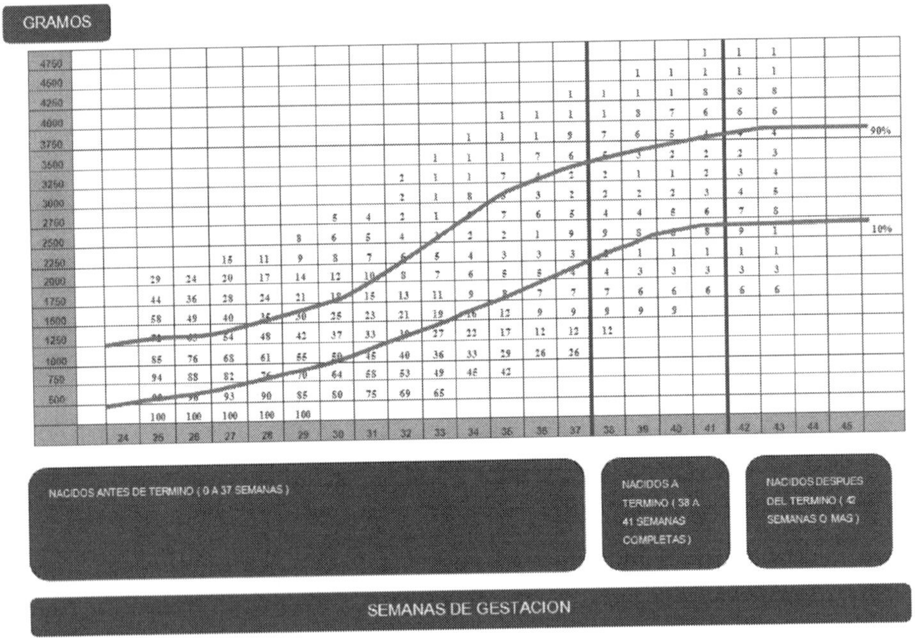

Según esta carta de clasificación y riesgo de mortalidad neonatal, la gestación se divide en:

- Antes del término (Pretérmino) ➢ 0 a 37 semanas completas.
- A término ➢ 38 a 41 semanas completas.
- Después del término (Postérmino) ➢ 42 semanas o más.

También es posible predecir la morbilidad neonatal, basándonos en el peso y la edad gestacional al nacer, a través de una tabla, en la vertical tendríamos el peso y en la horizontal la edad en semanas, identificándose en el cruce de ambas en la gráfica los problemas frecuentes para ese caso.

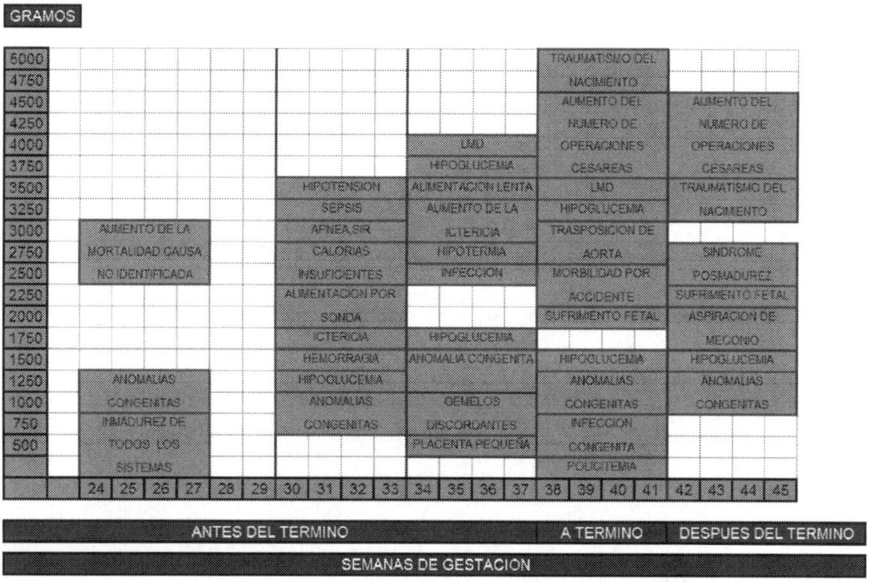

2. RECIÉN NACIDO DE BAJO PESO. CIR

2.1. Introducción

Es muy importante para la supervivencia del RN enfermo, que la asistencia de enfermería conozca los principios básicos que orientan a la identificación de estos RN.

La mayoría de los RN nacen tras una gestación normal entre 37 y 42 semanas, con un peso aproximado de 3.500 gr. y una longitud de 50 cm, con una maduración funcional adecuada, existe un 10% de neonatos, en los que el crecimiento y maduración durante la gestación no se han dado adecuadamente, siendo considerados RN de riesgo, llegando incluso a morir por los problemas referidos en el anterior apartado:

- Dismadurez.
- Inmadurez.
- Trastornos físicos.
- Complicaciones del parto y periodo neonatal.

En estos RN incluimos los RN de bajo peso y los RN con crecimiento intrauterino retardado (CIR).

La OMS en 1.961 diferencia estos RN de bajo peso en dos patologías diferentes:

1. Parto pretérmino: gestación más corta de lo normal, pero con curva normal de velocidad de crecimiento.

2. Retraso de crecimiento intrauterino: alteración de la velocidad de crecimiento por diferentes factores y peso del RN diferente del esperado.

2.2. Definición

El RN de bajo peso (BP) es aquel que presenta un peso inferior a 2.500 gr. en el momento del nacimiento.

El RN de bajo peso para su edad gestacional (BPEG), será aquel en que su peso al nacer se encuentra en el percentil 10 o inferior de las curvas de crecimiento intrauterino, basadas en la población donde se produce el nacimiento.

Los términos BPEG y CIR se utilizan de manera indistinta, describiendo CIR como la circunstancia en que la edad determinada de gestación del crecimiento fetal está disminuida.

2.3. Etiología

El bajo peso al nacer puede ser por causas maternas, placentarias o fetales, además de producirse sin causas manifiestas antes del nacimiento.

El crecimiento intrauterino es lineal desde las 28 a la 38 semana de la gestación aproximadamente, después de esta última el crecimiento es variable del estado del feto y del funcionamiento de la placenta.

Las causas más comunes son:

- **Factores maternos:**
  - ▷ Edad de la madre: muy jóvenes o mayores de 40 años.
  - ▷ Primiparidad o gran multiparidad.
  - ▷ Tabaquismo o consumo de sustancias estupefacientes y alcohol.
  - ▷ Nivel socioeconómico bajo:
    - ○ Malnutrición.
    - ○ Embarazo no controlado.
  - ▷ Enfermedades maternas preexistentes:
    - ○ Cardiopatías.
    - ○ Fenilcetonuria.
    - ○ Pielonefritis.
    - ○ Anemia de células falciformes.
  - ▷ Factores ambientales maternos:
    - ○ Consumo de fármacos como antimetabólicos, anticonvulsionantes y trimetadiona, con efectos teratógenos y la exposición a Rx.

- **Factores placentarios**
  - ▷ Infartos.
  - ▷ Inserciones anormales del cordón.
  - ▷ Arteria umbilical única.
  - ▷ Placenta previa.
  - ▷ Trombosis.
- **Factores fetales**
  - ▷ Infecciones.
  - ▷ Malformaciones congénitas.
  - ▷ Embarazo múltiple.
  - ▷ Síndrome cromosómicos.
  - ▷ Errores innatos del metabolismo.
  - ▷ Sexo (femenino).

2.4. Tipos de retraso del crecimiento intrauterino

El crecimiento puede producirse de dos maneras:

1. Por el incremento del número de células.
2. Por el aumento del tamaño de las células.

Si existe una lesión durante el periodo fundamental del desarrollo de los órganos habrá un menor número de células nuevas por lo que los órganos serán mas pequeños y su peso estará por debajo de lo normal.

Por el contrario, la deficiencia de crecimiento que se desarrolla en la parte mas tardía del embarazo, afecta al tamaño celular, en este caso los órganos son normales pero de menor tamaño.

Basándonos en estos fundamentos, existen dos tipos de CIR:

2.4.1. Tipo I. Simétrico (Proporcional o Armónico) a término

Todas las proporciones corporales, están por debajo de lo normal para la edad gestacional: órganos, peso, longitud, circunferencia cefálica.

Las causas pueden ser alteraciones maternas como hipertensión crónica, malnutrición, infecciones intrauterinas, anemias, consumo de sustancias tóxicos.

2.4.2. Tipo II. Asimétrico. (Desproporcional o Disarmónico) a término

Se produce por una alteración aguda del flujo placentario, no se suele manifestar antes del tercer trimestre.

La longitud y la circunferencia cefálica son normales para la edad gestacional, pero sin embargo disminuye el peso, son RN con un físico muy característico pues tienen poco tejido subcutáneo y muscular, ojos muy separados, piel seca y con descamaciones, cordón umbilical muy delgado y nacen generalmente teñidos con meconio.

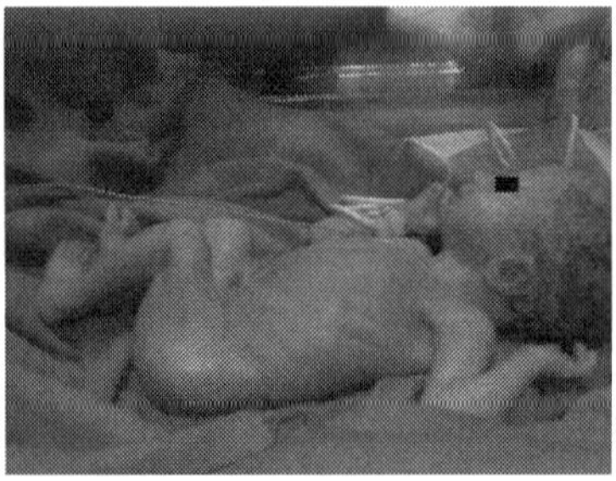

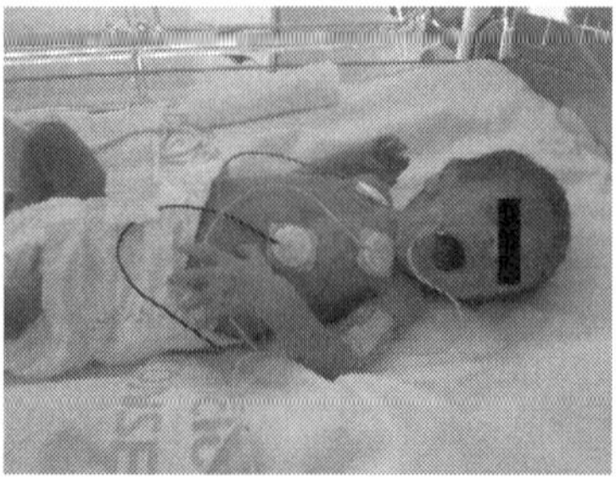

2.5. Complicaciones

2.5.1. Complicaciones en el periodo perinatal

Las complicaciones más frecuentes en un neonato en el periodo perinatal con CIR son:

- **Asfixia perinatal**: por hipoxia crónica intrauterina, lo que aumenta la hemorragia intracraneal.
- **Síndrome de aspiración**: secundaria a la asfixia perinatal, lo que va a producir expulsión de meconio por relajación de esfínteres.
- **Hipotermia**: por disminución de la grasa subcutánea, empobrecimiento de la grasa parda y mucha superficie cutánea.
- **Hipoglucemia**: por metabolismo acelerado y poca reservas de glucógeno.
- **Hipocalcemia**: debido a la asfixia en el nacimiento y a la inmadurez.
- **Policitemia**: debido a la hipoxia crónica intrauterina. Se presenta en el 12 a 50 % de este tipo de neonato.
- **Circulatorias**: Hipotensión y ductus persistente.

2.5.2. Complicaciones a largo plazo

Estos neonatos cuando nacen antes de las 37 semanas de gestación, su resultado en el largo plazo suelen llevar a:

- **Malformaciones congénitas**: Debido al trastorno de la actividad mitótica y a la hipoplasia celular de estos neonatos.
- **Riesgo del síndrome de muerte súbita.**
- **Infecciones intrauterinas.**

- **Crecimiento insuficiente**: el neonato con CIR será más delgado y más pequeño que neonatos de la misma edad gestacional.
- **Dificultad de aprendizaje**: por el pobre desarrollo cerebral, que irá acompañado de hiperactividad, escasa capacidad de atención y alteración en la coordinación motora. Pueden tener también pérdidas de audición y alteraciones en el lenguaje.
- **Complicaciones fisiológicas**: debido a la hipoglucemia, se van a producir:
  - ▹ Anomalías del SNC.
  - ▹ Retraso mental.

2.6. Cuidados de enfermería

Los cuidados a un RN de bajo peso serán iguales a los de un RN normal, pero además de estos cuidados se darán aquellos encaminados a intentar prolongar las condiciones óptimas que se daban dentro del útero materno en un ambiente lo mas parecido a éste.

2.6.1. Sala de partos

- Unidad de reanimación preparada.
- Evitar traumatismos térmicos, físicos y químicos, disminuyendo el uso de fórceps, ventosas, anestésicos y analgésicos, así como una calefacción óptima próxima a los 28 ºC.
- Administración de oxigeno a la madre.
- Cuidados de reanimación similares a los de un RN normal con manipulación suave, oxigeno humidificado y calentado, valorando la necesidad de éste con pulsímetro.
- Manejar al neonato con la máxima asepsia posible.
- Estabilización hemodinámica del niño.
- Incubadora de transporte para la posible necesidad de llevar al neonato a UCI.
- El trasporte a UCI se realizará cuando esta unidad este preparada para recibirlo, irá envuelto en manta térmica para evitar la hipotermia y con el soporte ventilatorio que requiera.

2.6.2. UCI Pediátrica de neonatos

2.6.2.1. A su ingreso en UCI

- Colocación en incubadora a 38 ºC posteriormente normotérmica, favorecer la termorregulación inicial con gorro y cobertores plásticos.
- Monitor de signos vitales y sensor de temperatura cutánea.
- Procurar intervenciones no superiores a 30 minutos.
- Humedad de la incubadora para evitar perdidas insensibles.

- Valoración primaria: ver antecedentes maternos y fetales, comprobando la pulsera y el test de Apgar.
- Valoración física: peso, talla, perímetro cefálico, temperatura, valoración de piel y mucosas.
- Valoración respiratoria y metabólica: signos de dificultad respiratoria y secreciones, realización de estudio de gases que nos indicara el PO_2 el CO_2 y detectar signos de hipoglucemia, hipocalcemia y de hiperbilirrubinemia.
- Valoración cardiovascular: frecuencia y ritmo cardíaco, presiones arteriales de los cuatro miembros y pulsos periféricos.
- Valoración neurología: escala de Glasgow modificada para lactantes, grado de alerta, movimientos espontáneos, respuesta a estímulos, perímetro cefálico.
- Valoración genito-urinaria: genitales normales para el sexo y detección de posible ano imperforado.
- Valoración psicosocial: a la visita de la familia y durante su estancia teniendo en cuenta:
  - ▷ Nivel socioeconómico de los padres
  - ▷ Consumo de drogas y sustancias tóxicas
  - ▷ Participación en sus cuidados

2.6.2.2. Durante su estancia en UCI Pediátrica de neonatos

Después de las primeras intervenciones a su ingreso realizaremos:

- Monitorización de la temperatura: con sensores de incubadora,cambiándolos periódicamente para evitar heridas. Incubadoras para normotermia.
- Monitorización de la humedad: para evitar pérdidas insensibles.
- Monitorización de las funciones cardiorrespiratoria:
  - ▷ Electrodos adecuados a su tamaño.
  - ▷ Saturador de Oxigeno, cambiándolo de localización cada dos horas para evitar quemaduras.
- Monitorización del hematocrito y bioquímicas.
- Manejos en las intervenciones:
  - ▷ Unificar cuidados e intervenciones.
  - ▷ El manejo debe ser en posición fetal y utilizando la contención.
  - ▷ Cambios de posición programados para prevenir úlceras por presión y uso de rollos tubulares para mantener posiciones anatómicas.
- Alimentación:
  - ▷ Instalación de sonda orogástrica (SOG) para iniciar la alimentación enteral después de 24 a 48 horas del nacimiento, dependiendo del RN, hasta que éste pueda succionar o deglutir (a las 34 o 35 semanas de edad gestacional corregida).
  - ▷ Utilizar preferentemente leche materna.

  - ▷ Evaluación de la tolerancia alimentaria: medición de residuos, deposiciones, características de ésta, etc.
- Accesos vasculares:
  - ▷ Instalación de catéteres umbilicales para disminuir las punciones periféricas ya sean venosas o arteriales, que producen en el RN estrés y dolor.
  - ▷ La vena umbilical es recomendable para la terapia endovenosa sobre todo para la perfusión de drogas vasoactivas.
  - ▷ La arteria umbilical nos servirá para monitorización de gases arteriales.
  - ▷ Los catéteres centrales por vía subcutánea: se instalarán una vez logrado la estabilización del niño (24 a 48 horas de vida).
- Infusiones parenterales y administración de medicamentos:
  - ▷ Utilización de bombas de infusión continuas que den la posibilidad de administración de desde 0.1 ml/h.
  - ▷ Control estricto de volúmenes infundidos.
  - ▷ Administración de medicamentos lentamente, evitando excesos de volumen.
- Protección de la piel: debido a las características peculiares de estos recién nacidos, con un PH de 6.3, durante los primeros cuatro días disminuyendo hasta el 4.9 que los protege frente a microorganismos, los cuidados de la piel son fundamentales:
  - ▷ Extremar medidas de asepsia: lavado de manos profundo por parte de todo el personal que lo atiende.
  - ▷ Aseo: limpiar con fricción suave y solamente con agua (no baños de inmersión) con especial cuidado en los pliegues.
  - ▷ Cremas hidratantes: evitando sequedad, fisuras y descamaciones. No utilizarlas en niños con fototerapia para evitar quemaduras.
  - ▷ Telas adhesivas y apósito: evitar utilizarlos y si fuese necesario, procurar disminuir el tamaño para abarcar la menor superficie de la piel posible. Humedecer en su retirada.
  - ▷ Prevención de ulceras por presión: cambios posturales programados, puntos de apoyo, evitar apósitos trasparentes, colchón antiescaras, etc.
- Sueño-vigilia:
  - ▷ Unificar cuidados coordinando las actividades, evitando estímulos innecesarios y no interrumpir el ciclo biológico.
  - ▷ Colocación de manta o paño sobre la incubadora para disminuir la intensidad de la luz.
  - ▷ Evitar cambios bruscos de posición, ruidos intensos, cierres fuertes de las puertas de acceso de la incubadora, tocándolo suavemente antes de iniciar alguna intervención.
- Apoyo a los padres:
  - ▷ Información adecuada del estado de evolución del RN por parte del estamento competente a cada cuestión que se les pudiera plantear, utilizando terminología asequible y sencilla para la fácil comprensión de los padres.

- Permitir el contacto para fomentar la relación padres e hijos previa instrucción de las medidas higiénicas.
- Favorecer lactancia materna indicando su importancia y técnicas de extracción de leche.
- Generar la tranquilidad necesaria.

Con todas estas medidas favoreceremos el desarrollo del niño y apoyaremos a la familia emocionalmente para prepararla, asegurando la continuidad de los cuidados al alta hospitalaria.

3. RECIÉN NACIDO PREMATURO

3.1. Definición

El RN prematuro es aquel que nace con menos de 37 semanas de gestación con un peso inferior a 2500 gramos.

La incidencia de prematuridad en España ha aumentado según el Instituto Nacional de Estadística INE, este aumento se debe, al parecer, al incremento de embarazos múltiples, técnicas de reproducción asistida y la inducción del parto por complicaciones prenatales.

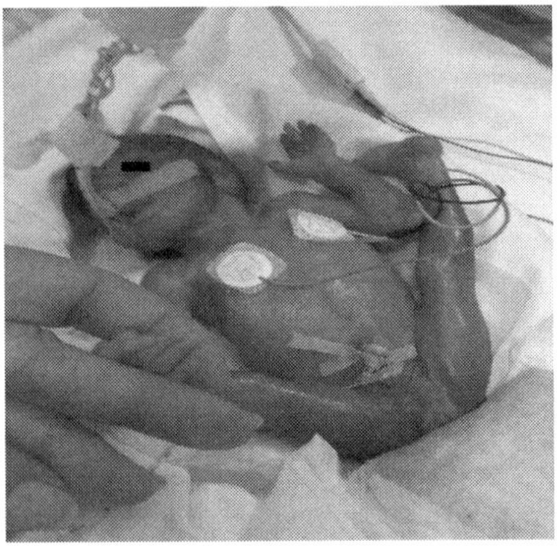

3.2. Clasificación

Según el peso en el nacimiento:

- RNPT de bajo peso: inferior a 2.500 gramos.
- RNPT de muy bajo peso: inferior a 1.500 gramos.
- RNTP de extremado bajo peso: inferior a 1.000 gramos.
- Micro Neonato: inferior a 750 – 800 gramos.

Según la duración de la gestación:

- **Gran prematuro**: inferior a 25 semanas de gestación.
- **Prematuro alto riesgo**: de 26 a 30 semanas de gestación.
- **Pretérmino moderado**: de 31 a 35 semanas de gestación
- **Pretérmino limite**: de 36 a 37 semanas de gestación.

Según el peso y la edad gestacional:

- **Recién nacido pretérmino adecuado para la edad gestacional**: peso entre el percentil 10 y 90 de la tabla de crecimiento de Lubchenco.
- **Recién nacido pretérmino de bajo peso para la edad gestacional**: por debajo del percentil 10.
- **Recién nacido pretérmino grande para la edad gestacional**: Si su peso esta por encima del percentil 90.

APENDICE D (Normativo)
(primera opción)

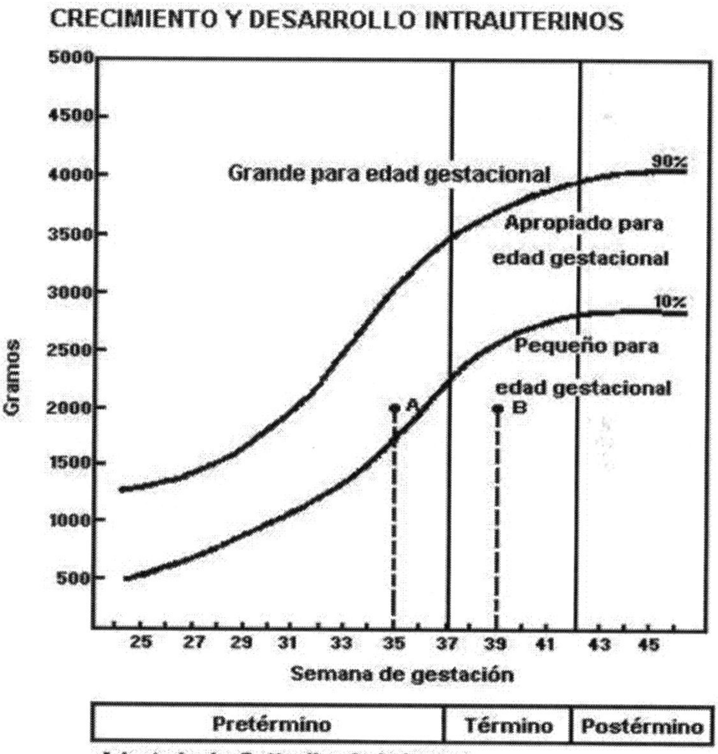

Adaptado de: Bettaglia y Lubchenco.

Para calcular la edad gestacional usaremos el método de Dubowitz y prueba cuantitativa de Ballard.

Que utiliza criterios neurológicos y criterios físicos.

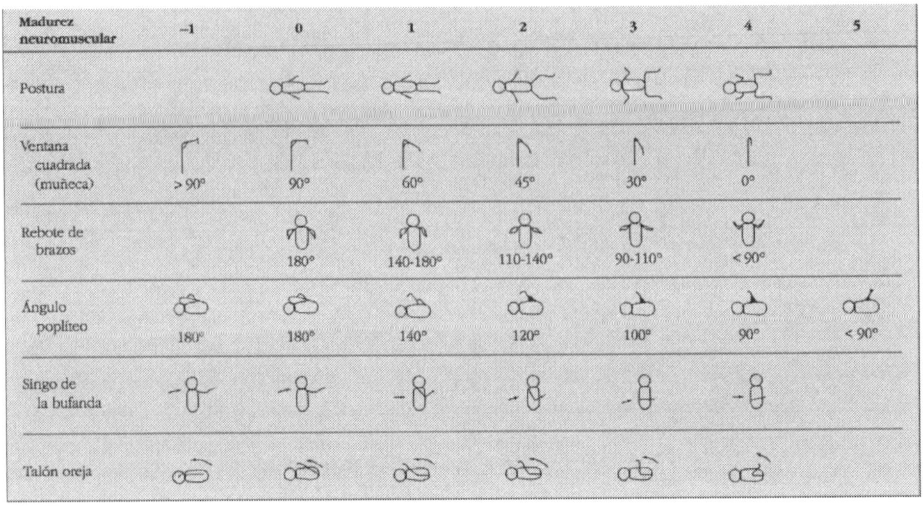

Madurez neuromuscular	–1	0	1	2	3	4	5
Postura							
Ventana cuadrada (muñeca)	> 90°	90°	60°	45°	30°	0°	
Rebote de brazos		180°	140-180°	110-140°	90-110°	< 90°	
Ángulo poplíteo	180°	180°	140°	120°	100°	90°	< 90°
Singo de la bufanda							
Talón oreja							

Madurez fisica	–1	0	1	2	3	4	5
Piel	Pegajosa, quebradiza, transparente	Gelatinosa, roja, translúcida	Rosa pálido, venas visibles	Descamación superficial y/o eritema, pocas venas	Áreas pálidas y agrietadas, venas raras	Engrosamiento, agrietado profundo, no venas	Dura, agrietada y arrugada
Lanugo	Ausente	Escaso	Abundante	Fino	Áreas libres	Casi no hay lanugo	
Superficie plantar	Talón-dedo gordo 40-50 mm: –1 < 40 mm: –2	> 50 mm no hay pliegues	Marcas rojas mortecinas	Sólo pliegues transversos anteriores	Pliegues en los 2/3 anteriores	Los pliegues cubren toda la planta	
Mamas	Imperceptibles	Apenas perceptibles	Areola plana, no hay glándula	Areola granulosa, glándula de 1-2 mm	Areola sobreelevada, glándula de 3-4 mm	Areola completa, glándula de 5-10 mm	
Ojo/oreja	Párpados fusionados levemente: –1 fuertemente: –2	Párpados abiertos, pabellón liso, permanece arrugada	Pabellón ligeramente incurvado, blando, despliegue lento	Pabellón bien incurvado, blando pero con despliegue rápido	Formado y firme, despliegue instantáneo	Cartílago grueso, oreja enhiesta	
Genitales masculinos	Escroto aplanado, liso	Escroto vacío, con vagas rugosidades	Testículos en la parte alta del conducto, pliegues muy escasos	Testículos en descenso, rugosidades escasas	Testículos descendidos, rugosidades abundantes	Testículos colgantes, rugosidades profundas	
Genitales femeninos	Clítoris prominente, labios aplanados	Clítoris prominente y labios menores pequeños	Clítoris prominente, labios menores de mayor tamaño	Labios mayores y menores igualmente prominentes	Labios mayores grandes, labios menores pequeños	Los labios mayores cubren el clítoris y los labios menores	

3.3. Etiología

Se desconoce en muchos casos la causalidad de los partos antes de término, siendo más aconsejable referirnos a posibles factores de riesgo más que a causas propiamente dichas.

Factores maternos:

- Edad materna (menos de 15 mas de 40 años).
- Baja talla.
- Enfermedades: diabetes, cardiopatías, anemias, desnutrición, epatopatías.
- Numero de partos: Primiparidad o multiparidad excesiva.
- Factores obstétricos ginecológicos: preeclampsia, toxemia, miomas ,desproporción pélvico-cefálica, desprendimiento precoz de la placenta, hemorragias e infertilidad previa.
- Factores del funículo placentario: Anomalía placentaria, arteria umbilical única, insuficiencia vascular placentaria y anomalías en la inserción del cordón.
- Infecciones prenatales: rubéola, toxoplasmosis, etc.

Factores fetales:

- Malformaciones congénitas del feto.
- Gemelaridad.
- Infecciones fetales.
- RH.
- Embarazo múltiple.

Factores sociales:

- Tipo de trabajo.
- Falta de control del embarazo.
- Bajo nivel socioeconómico.
- Hábitos tóxicos (Drogas, alcohol, tabaco, etc.).
- Mala alimentación.

Factores ambientales:

- Teratógenos.
- Irradiaciones.
- Altitud.

Lo ideal para prevenir un embarazo prematuro, seria actuar en la prevención de los factores de riesgo.

Actualmente existe un programa de asistencia perinatal adecuado para prevenir este problema y actuar sobre estos factores de riesgo, gracias a lo cual se ha alcanzado una notoria disminución en los últimos años así como una asistencia neonatal avanzada que encaminada a asegurar el parto teniendo en cuenta estos factores de riesgo.

3.4. Complicaciones

Las complicaciones más frecuentes son:

- Sufrimiento fetal.
- Aspiración meconial.
- Hipocalcemia.
- Persistencia de la circulación fetal.
- Anemias.
- Hiperbilirrubilenia.
- Hemorragias.

3.5. Valoración de enfermería

Ésta irá encaminada a la recogida de información:

- Historia del embarazo.
- Desarrollo del parto.
- Estado del RN al nacimiento.

3.5.1. Valoración del recién nacido prematuro

3.5.1.1. Valoración antropométrica

- Peso entre 500 a 2.500 gramos.
- Talla inferior a 47 centímetros.
- Perímetro CRANEAL inferior a 34 centímetros.
- Perímetro abdominal inferior a 32 centímetros.

3.5.1.2. Valoración morfología

- Disminución del tejido graso.
- Piel descamada y seca.
- Cara fina.
- Disminución de la musculatura del tronco y las extremidades.
- Huesos blandos.
- Macrocefalia (cabeza mas grande con respecto al cuerpo).
- Extremidades inferiores en extensión (Pocos pliegues plantares y panículo adiposo escaso).
- Genitales:
  - En el varón no han descendido los testículos.
  - En las niñas los genitales externos aparecen inflamados y prominentes y no están cubiertos por los labios mayores.

3.5.1.3. Valoración funcional

- Hipotonía muscular (postura del libro abierto).
- Nivel de alerta (disminuido).

3.5.1.4. Valoración del sistema respiratorio

- Cianosis, palidez y color gris de la piel.
- Irregularidad en la respiración:
  - ▹ Crisis de apnea y taquipnea.
  - ▹ Aleteo nasal.
  - ▹ Quejidos.
  - ▹ Retracción intercostal

Estos problemas son debidos:

- ▹ Inmadurez pulmonar.
- ▹ Inmadurez del centro respiratorio.

Cuanto más inmaduro es el neonato mayores serán las complicaciones respiratorias.

3.5.1.5. Valoración cardiovascular

- Frecuencia cardíaca (de 160 a 180 latidos por minuto).
- Pulsos periféricos (presencia o ausencia).
- Tensión arterial (tendente a hipotensión o a la hipertensión).
- Piel y mucosa (anemias y hemorragias subcutáneas).

Succión y reflejos de deglución débil o inexistente	Peligro de aspiración
Capacidad gástrica pequeña	Limitación de la cantidad de liquido para satisfacer necesidades calóricas
Esfínter esofágico inferior (cardias) insuficiente	Peligro de aspiración
Disminución de la absorción de nutrientes esenciales por inmadurez	Mala absorción y perdida nutricional acompañada de vómitos y diarrea
Fatiga causada por la succión disminuida	Aumento del metabolismo basal y necesidad de oxigeno por el esfuerzo en la succión
Disminución del riego sanguíneo del intestino	Intolerancia a los alimentos y enterocolitis necrosante por disminución del riego sanguíneo

Todo esto se produce por la persistencia de la circulación fetal que mantiene el ductus arteriovenoso abierto, manteniéndose una mezcla de sangre arterial y venosa que dificultad la irrigación normal de los tejidos.

3.5.1.6. Valoración sistema digestivo

El aparato digestivo del prematuro presenta una inmadurez importante.

Todo ello puede ir acompañado de complicaciones bioquímicas como:

- Hipoglucemia.
- Hiperbilirrubinemia.
- Hiperpotasemia.
- Hiperazoenia.

Por ello, una preocupación importante del equipo de salud es la alimentación del prematuro, esta puede ser:

- Con biberón: en lactantes de 32 a 34 semanas con reflejos de succión y deglución coordinados.
- Con sonda: esta puede ser:
- Orogástrica.
- Nasogástrica, cuando la ventilación respiratoria no se vea comprometida.
- Transpilórica, cuando la ventilación esta comprometida y en casos en que la tolerancia digestiva no se consiga.

La actividad de enfermería ira encaminada a vigilar la tolerancia con signos de:

- Distensión abdominal.
- Vómitos y diarreas.

Para añadir si fuese necesario nutrición parenteral para cubrir las necesidades del prematuro.

3.5.1.7. Valoración sistema renal

Las características de la inmadurez del prematuro serán:

- Filtracion glomerular insuficiente.
- Riñones con capacidad limitada.
- Riñón que excreta glucosa (glucosuria) en menor cantidad que el adulto.
- Acidosis metabólica por disminución de la capacidad amortiguadora del riñón con menor excreción de ácido.
- Disminución de la excreción de fármacos pudiéndose tornar tóxicos para el prematuro.

La actuación de enfermería irá encaminada a valorar:

- Estado de hidratación.
- Balance de líquidos.
- Presencia de edemas.
- Peso.
- Estado normoglucémico.
- Ph sanguíneo.
- Glucosa, albumina y sangre en la orina.

3.5.1.8. Valoración sistema hepático

La inmadurez hepática del prematuro se caracteriza por:

- Disminución de la reserva de glucógeno, puede llevar a hipoglucemia y sus secuelas.
- Disminución de las reservas de hierro, puede llevar a hemorragias y alteración de la conjugación hepática de la bilirrubina que puede llevar a hiperbilirrubilemia.

La actuación de enfermería ira encaminada a:

- Vigilancia de la glucemia.
- Presencia de signos y hemorragias.
- Color de la piel y conjuntiva.
- Niveles de bilirrubina y hematocritos.

3.5.1.9. Valoración sistema nervioso central

Tanto el cerebro como el sistema nervioso del prematuro son inmaduros con:

- Escasa mielinización.
- Casa especialización neuronal.
- Mayor permeabilidad de la barrera hematoencefálica y fragilidad de capilares.

Esto lleva a que el prematuro presente:

- Ausencia o debilidad de los reflejos.
- Hipotonía o atonía.
- Limitaciones para mantener la postura y realizar movimientos.
- Hemorragias intraventriculares.

La actuación de enfermería ira encaminada a valorar:

- Movimientos espontáneos respecto a estímulos.
- Tipo de llanto.
- Presencia de reflejos innatos.

- Grado de alerta y actividad.
- Tiempo de sueño y vigilia.
- Perímetro craneal.
- Fontanelas.
- Pupilas.

Enfermería debe actuar de forma que evitemos el llanto excesivo y episodios de hipoxia que agravan la posibilidad de padecer una hemorragia ventricular (HIV).

3.5.1.10. Valoración sistema inmunológico

El recién nacido antes de término está mayormente en peligro de infección por su edad gestacional baja, debido a:

- IgG: Anticuerpos maternos que cruzan la placenta durante la vida intrauterina y que dejan de hacerlo en el momento del nacimiento y que protegían contra la mayor parte de bacterias y virus.
- IgA: Presente en la leche materna que da inmunidad a las mucosas del tubo digestivo y protección contra las infecciones intestinales como la causada por E,Coli, Shigella y enterocolitis necrosante. Existen casos en los que el prematuro no se alimenta de esta leche por causas maternas.
- Superficie cutánea: alterada por escoriaciones, procedimientos invasores, apósitos, etc.

La actuación de enfermería irá encaminada a valorar:

- Posibilidad de alimentar con leche materna: favoreciendo el vínculo madre-hijo, informando a la madre de los beneficios de la lactancia materna.
- Vigilancia de la superficie cutánea: evitando daños en la piel con esparadrapos, apósitos, etc, así como disminuir punciones innecesarias y evitar úlceras por presión con cambios posturales programados.

3.5.1.11. Valoración metabólica

El metabolismo del prematuro presenta gran inmadurez de los centros nerviosos del control de la temperatura, encontraremos:

- Escasa producción de energía.
- Escasa actividad y reserva.
- Inmadurez dérmica.

Esto llevará a:

- Hipotermia.
- Hipoglucemia.
- Hipocalcemia.

La actuación de enfermería irá encaminada a valorar:

- Temperatura del niño; vigilando temperatura de la incubadora y colocando sensores de piel.
- Humedad: debe estar presente en la incubadora.
- Coloración de la piel.
- Alimentación e hidratación.
- Cambios posturales.
- Favorecer método canguro.

3.6. Cuidados de enfermería

Los cuidados del prematuro son similares a los anteriormente enumerados en el RN de bajo peso, complementándose con las actuaciones específicas de enfermería que se desprenden de las distintas Valoraciones en este tipo de RN y extremando las medidas por ser aún más dependientes de cuidados fruto de su inmadurez.

4. CRISIS CONVULSIVAS

4.1. Introducción

Las convulsiones son la urgencia neurológica que mas se dan en pediatría, la mayoría de las convulsiones ceden antes de llegar al servicio de urgencias, pero en ocasiones pueden persistir y alargarse en el tiempo.

Las convulsiones en la edad pediátrica es una emergencia médica con graves riesgos de mortalidad y de secuelas de índole neurológicas que van a estar condicionadas por las causas y la duración.

4.2. Definición

La convulsión es una alteración paroxística de la función neurológica, acompañada o no de perdida de conciencia, pudiendo ser:

- Motora.
- De la conducta.
- Autonómica.
- Una combinación de todas ellas.

Es producida por una descarga eléctrica hipersincrónica de un grupo de neuronas dentro del sistema nervioso central.

4.3. Clasificación

4.3.1. Crisis focales (parciales)

Parciales simples

No esta afectado el nivel de conciencia, pueden ser:

- Motoras.
- Sensoriales.
- Con sintomatología autonómica.
- Con síntomas psicológicos.

Parciales complejas

Tienen afectado el nivel de conciencia:

- De inicio parcial simple. Seguidas de alteración de la conciencia.
- Con alteración de la conciencia desde el inicio.

Parciales que evolucionan a generalizadas

4.3.2. Crisis generalizadas

- Ausencias.
  - ▷ Típicas.
  - ▷ Atípicas.
- Crisis mioclónicas simples o múltiples.
- Crisis clónicas.
- Crisis tónicas.
- Crisis tónico clónicas.
- Crisis atónicas.

4.3.3. Crisis sin clasificar

4.3.4. Status epiléptico

4.3.4.1. Status epiléptico convulsivo

- Parcial: tónico-clónico.
- Generalizado:
  - ▷ Mioclónico.
  - ▷ Tónico.
  - ▷ Clónico.

4.3.4.2. Status epiléptico no convulsivo

- Parcial:
  - ▹ Simple.
  - ▹ Complejo.
- Generalizado: ausencias.

NORMAL

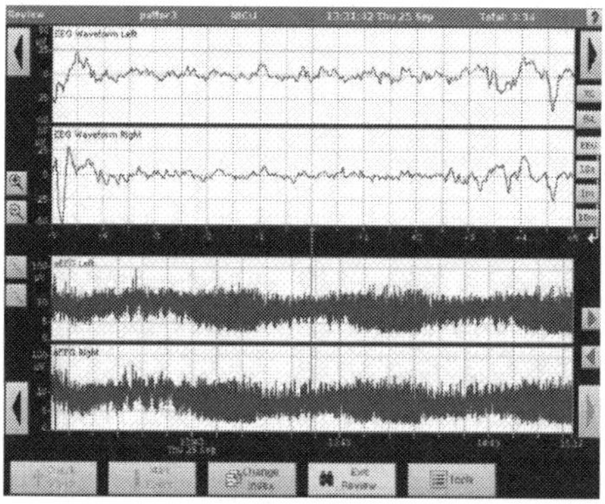

CONVULSIÓN

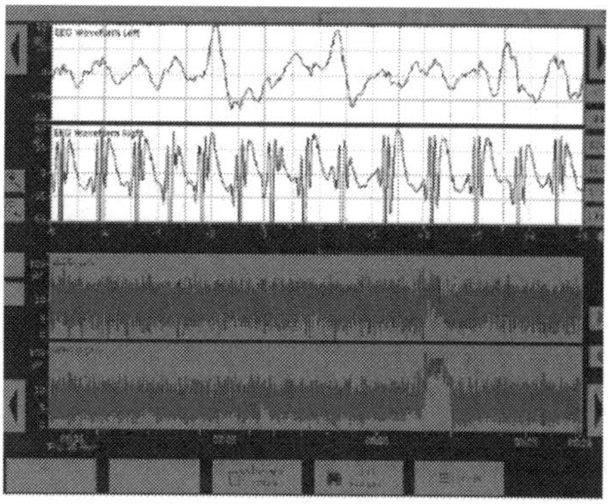

4.4. Etiología

Las causas mas frecuente de las convulsiones pediátricas según la edad pueden ser:

4.4.1. Neonatales

- Encelopatía hipóxico-isquémica (60% de los casos).
- Hemorragia cerebral (15% de los casos).
- Infecciones del sistema nervioso central y sistémicas (del 5 al 10% de los casos).
- Procesos metabólicos (6% de los casos):
  - ▹ Alteraciones hidroelectrolítica transitorias: hipoglucemia, hipocalcemia, hiponatremia...
  - ▹ Metabolopatías congénitas: déficit de piridoxina, errores innatos del metabolismo.
- Malformaciones del sistema nervioso central (5% de los casos).
- Síndrome epilépticos neonatales (1% de los casos).
- Síndrome de abstinencia a drogas (1% de los casos).
- Otras:
  - ▹ Traumatismo.
  - ▹ Hipertensión.
- Desconocidas (10% de los casos).

4.4.2. Lactantes y niños

- Convulsión febril.
- Intoxicaciones.
- Epilepsia.
- Alteraciones hidroelectrolítica.
- Infecciones del sistema nervioso central y sistémicas.

4.4.3. Adolescentes

- Omisión o niveles bajos de tratamiento con anticonvulsivantes en niños con epilepsia.
- Traumatismo craneoencefálico.
- Epilepsia.
- Tumores.
- Alcohol y drogas (intoxicaciones).

4.5. Crisis convulsivas neonatales

Durante el primer mes de vida, la incidencia de convulsiones es superior a cualquier otras edades y dentro de este primer mes se dan con mayor frecuencia durante la primera semana, disminuyendo semana a semana hasta cumplir el mes (3.5% de los RN vivos).

Suelen ser difícil de reconocer, por lo que va a ser crucial la experiencia clínica en su diagnóstico.

La clasificación según Volpe es:

- **Crisis sutiles**: son las mas frecuentes y no corresponden a una convulsión clónica, tónica o mioclónica y son desencadenadas por estimulación táctil y se detienen por restricción física:
  - ▹ Movimientos oculares.
  - ▹ Movimientos oro-buco-linguales.
  - ▹ Movimientos estereotipados:
    - ° Pedaleo.
    - ° Boxeo.
  - ▹ Cambios autonómicos:
  - ▹ Apneas.
  - ▹ Alteración de la tensión arterial.
  - ▹ Alteración de la frecuencia cardíaca.

- **Crisis clónicas**: son contracciones repetitivas rítmicas lentas (de 1 a 3 por sg) de grupos musculares de la cara, los miembros o el tronco, son fáciles de reconocer y no se producen por estimulación táctil. Pueden ser:
  - ▹ Focales: la respiración esta poco afectada.
  - ▹ Multifocales: la respiración es irregular.
- **Crisis tónicas**: es menos frecuente que las dos anteriores, caracterizándose por contracciones musculares sostenidas, pudiendo ser:
  - ▹ Focales: de una parte de cuerpo.
  - ▹ Generalizadas: por un aumento brusco del tono muscular de las extremidades, el tronco y el cuello, suele haber daño cerebral.
- **Crisis mioclónicas**: se expresan como sacudidas rápidas y súbitas de un miembro o del tronco, pueden ser:
  - ▹ Focales: generalmente una extremidad.
  - ▹ Multifocales: varias partes del cuerpo.
  - ▹ Generalizadas: flexión bilateral de los miembros superiores y a veces también inferiores.

4.5.1. Actuación de enfermería

Es importante para diagnosticar las causas y tratar las crisis convulsivas:

- Historia clínica detallada.
- Examen físico completo.
- Analítica.
- Estudio de tóxicos en orina.
- EEG.
- TAC.
- Estudios metabólicos.

4.5.2. Tratamiento

- Observación y característica de la convulsión.
- Estabilización de las funciones vitales. Monitorización tanto de las constantes vitales como monitorización cerebral.
- Corregir trastornos metabólicos transitorios con electrolitos correspondientes a la alteración: sodio, potasio, magnesio y glucemia.
- Evitar hipertermia.
- Fenobarbital: fármaco de elección.
- Piridoxina, biotina, ácido folinico: en convulsiones idiopáticas.

Y si las crisis no ceden:

- Ácido valproico.
- Fenitoina.
- Diazepam.
- Clonazepam.
- Carbamazepina.
- Midazolam.
- Lidocaina.
- Tiopental.

Después de esto, habrá una monitorización posterior para valorar la eficacia del tratamiento y estudios complementarios como: punción lumbar, TAC, RNM, para descartar infecciones.

Dado que el 60% de los casos se deben a una etiología hipóxico-isquémica, mencionaremos el tratamiento de esta alteración por neuroprotección mediante hipotermia moderada.

En los últimos años, diversos ensayos clínicos han demostrado que la reducción de la temperatura corporal en 3º - 4 ºC, mediante un enfriamiento corporal total o selectivo de la cabeza, iniciado antes de las seis horas de vida y mantenido durante 72 horas, es eficaz para reducir la mortalidad y la discapacidad mayor en los niños que sobreviven tras una agresión hipóxico-isquémica perinatal, disminuyéndose la incidencia de parálisis cerebral, déficit visual severo, retraso cognitivo y psicomotor.

Se desconoce con exactitud los mecanismos de efecto terapéutico de la hipotermia, pero el principal parece ser la disminución del metabolismo cerebral reduciendo la muerte cerebral.

4.6. Actuación de enfermería en la hipotermia

1. **Traslado del recién nacido con EHI**: se impone la necesidad de un traslado urgente asegurando la estabilidad del recién nacido a los centros de referencia iniciando una hipotermia pasiva, manteniendo apagada la incubadora y cualquier fuente externa de calor con monitorización continua de la temperatura rectal, manteniéndola en 33–34 ºC.
2. **Informar a los padres de las razones y necesidad del traslado**. Todo padre tiene derecho de ser informado sobre esta actuación terapéutica y decidir la aceptación del traslado de su hijo a un centro de referencia.
3. **Preparación del equipo de hipotermia**. Para evitar retrasos se preparará el equipo nada mas tener noticias de un posible paciente.
4. **Control de la temperatura central**. Una vez tengamos al paciente con el equipo de hipotermia conectado, monitorizaremos la temperatura con sonda rectal.
5. **Inicio de la monitorización continua de la función cerebral mediante encefalografía integrada por amplitud**.

6. **Información** a los padres sobre:
   - ▹ Ventajas y desventajas.
   - ▹ Mortalidad y morbilidad de la EHI CONO sin tratamiento hipotérmico.
   - ▹ Que la hipotermia es un tratamiento y no una investigación.
7. **Medidas generales de un niño en UCI**. Se aplicarán los cuidados necesarios de un recién nacido en UCI con ventilación asistida y con sedación, estas medidas generales se aplicarán en las tres fases de la hipotermia.
   - ▹ Fase de enfriamiento. En el que el objetivo es reducir la temperatura central en 34–35 ºC durante 30–40 minutos.
   - ▹ Fase de mantenimiento. La cual debe ser igual o superior a 72 horas, vigilando posibles signos de estrés térmico siendo necesaria la sedación en la mayoría de los casos. Durante esta fase debe mantenerse una estrecha monitorización de los signos vitales.
   - ▹ Fase de recalentamiento. El recalentamiento debe producirse lentamente en 6 – 12 horas a una velocidad 0.2–0.5 ºC por hora, en esta fase puede aparecer episodios de apnea, hipotensión o hipovolemia relativa por vasodilatación periférica, durante esta fase debe mantenerse al igual que en la anterior, una estrecha vigilancia de los signos vitales, hasta alcanzar los 36,5–37 ºC de temperatura central.
8. **Periodo de recuperación**. Esta recuperación puede ser lenta hasta alcanzar una neuroconducta normal, por la recuperación lenta del metabolismo cerebral o el tiempo necesario para que se elimine los efectos de los fármacos depresores que se han utilizado, como fenobarbital, morfina, Benzodiazepina.

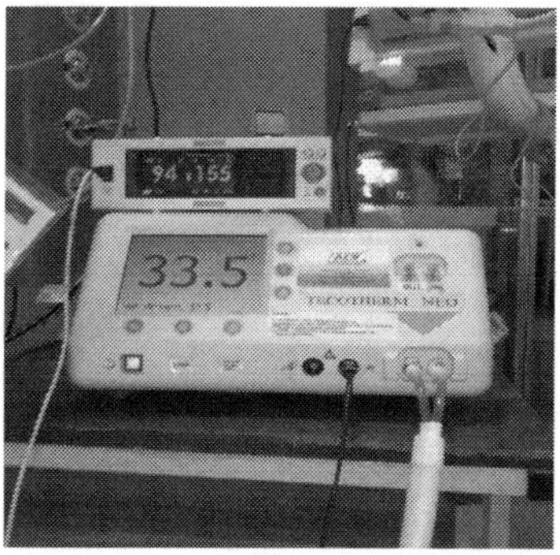

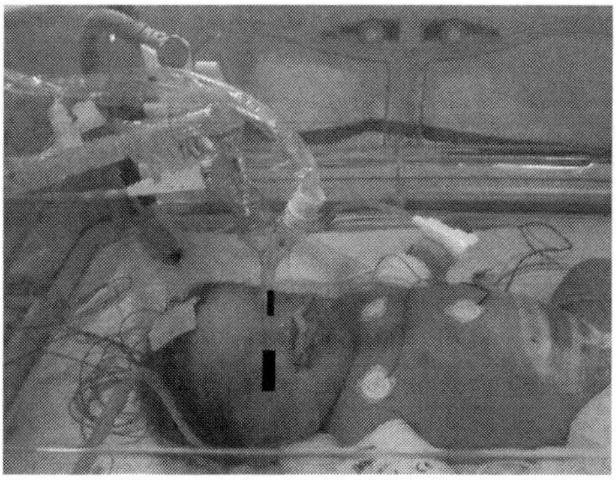

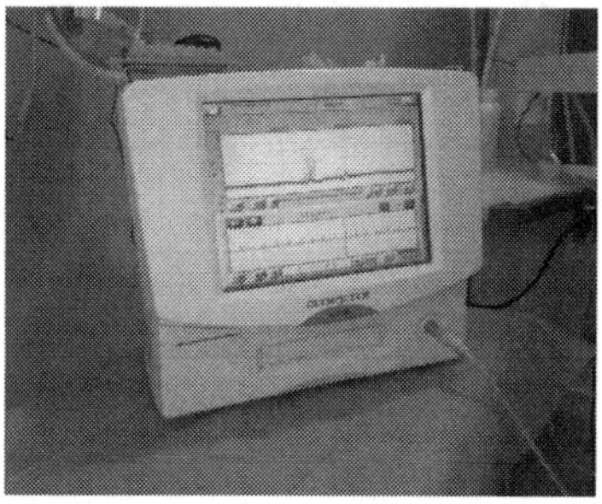

Tratamiento de hipotermia en un recién nacido con control de la temperatura rectal y EEG continuo

4.7. Crisis convulsivas en lactantes, niños y adolescentes

4.7.1. Actuación de enfermería

Es importante identificar si se trata verdaderamente de una crisis convulsiva, ya que existen cuadros clínicos que pueden ser confundidos con éstas:

- Sincope vasovagal.
- Sincope febril.
- Crisis de hiperventilación.
- Crisis histérica.
- Trastorno del sueño.
- Etc.

Cuando un niño llega a la consulta o al hospital con una crisis convulsiva, nuestro objetivo básico será:

- **Asegurar la vía aérea**: manualmente o con cánula orofaríngea manteniéndolo en decúbito lateral (si no existe un traumatismo previo).
- **Administración de oxigeno al 100%:**con sonda nasofaringea o mascarilla.
- **Vigilar signos vitales**.
- **Glucemia capilar**.
- **Analítica**: iones y PCR.
- **Evitar daños**: por caídas, autolesiones, etc.
- **Comprobar medicación tomada.**
- Administrar medicación si llega convulsionando y han pasado mas de 5 minutos de la ultima medicación.

4.7.2. Tratamiento

Tras la estabilización de las funciones vitales y de la determinación de la glucemia, administraremos:

- Si existe hipoglucemia: suero glucosado al 25%.
- Medicación anticonvulsiva: Teniendo en cuenta los efectos secundarios a estas medicaciones como: depresión respiratoria, hipotensión, arritmia, etc.
  - ▹ Diazepam.
  - ▹ Midazolam.
  - ▹ Fenitoina.
  - ▹ Fenobarbital.

Posteriormente descartaremos:

- Sepsis.
- Hipertensión intracraneal.
- Infecciones intracraneales.

- Alteraciones hidroelectrolíticas.

Con estudios complementarios tales como:

- Analíticas.
- Punciones lumbares.
- TAC.
- RM.
- Niveles sanguíneos anticonvulsivantes.
- Tóxicos en sangre.
- EEG.

5. INSUFICIENCIA RESPIRATORIA AGUDA

5.1. Introducción

La insuficiencia respiratoria aguda (IRA) es la causa mas frecuente de riesgo vital en pacientes pediátrico, al igual que es una de las primeras alteraciones en el neonato.

En este último, es una adaptación respiratoria inadecuada para la vida extrauterina, por lo que hay que comprender la fisiología pulmonar y circulatoria normal, lo mismo que la fisiopatología del proceso patológico, sus manifestaciones clínicas y las medidas terapéuticas de sostén y correctoras.

Al contrario que en el adulto que se expresa de manera verbal, los niños expresan sus necesidades con ciertas conductas por lo cual va a ser muy importante la observación y Valoraciones objetivas, para convertirlas en información.

5.2. Definición

La insuficiencia respiratoria aguda (IRA) se define como la incapacidad del aparato respiratorio para satisfacer las demandas metabólicas de oxigenación y eliminación de dióxido de carbono del organismo.

Existe IRA cuando la presión parcial de oxigeno en sangre arterial (PaO_2) es inferior a 60 mm Hg con o sin presión parcial de dióxido de carbono ($PaCO_2$) superior a 50 mm Hg, respirando aire ambiental y sin que exista enfermedad pulmonar previa.

Los niños son susceptibles especialmente al fracaso respiratorio por sus peculiaridades anatómicas y funcionales, siendo mas acentuadas cuanto más pequeño es.

Estas peculiaridades son:

- Disminución de la capacidad residual funcional.
- Menor numero de bronquiolos y alvéolos.
- Menor calibre de la vía aérea.

- Menor desarrollo de los músculos intercostales.
- Caja toráxica mas delgada.
- Inmadurez del centro respiratorio.
- Alto consumo de oxigeno.

Este ultimo esta dificultado por la existencia de hemoglobina fetal y por la anemia fisiológica del lactante.

5.3. Etiología

Las causas específicas según la edad, van a ser:

- Neonatos:
  - ▹ Patología de la vía aérea.
    - ○ Obstrucción de las vías respiratorias altas:
      - * Atresia de coanas.
      - * Quistes y tumores.
      - * Macroglosia.
      - * Glosoptosis.
    - ○ Patología de las vías aéreas medias y bajas:
      - * Atresia de esófago con fistulas.
      - * Quistes y tumores.
      - * Membranas y estenosis laríngeas
      - * Estenosis traqueal.
      - * Laringo traqueomalacia.
    - ○ Patología del parenquima pulmonar y pleura:
      - * Enfermedad de la membrana hialina.
      - * Síndrome de aspiración meconial.
      - * Taquipnea transitoria.
      - * Neumonia.
      - * Hemorragia pulmonar.
      - * Malformaciones congénitas.
      - * Síndrome de escape aéreo (neumotora, enfisemas, etc...).
  - ▹ Patología no pulmonar
    - ○ Cardiopatía.
    - ○ Hernia diafragmática.
    - ○ Alteraciones de la pared toráxica.
    - ○ Sepsis.

- Anemia y poliglobulia severa.
- Hipotermia.
- Alteraciones del centro respiratorio.

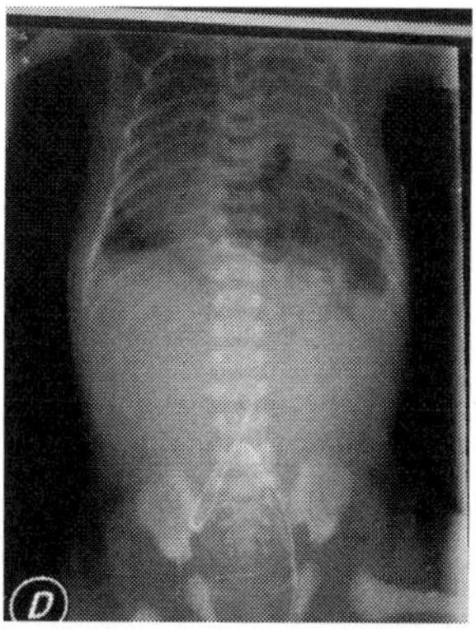
Rayos X hernia diafragmática

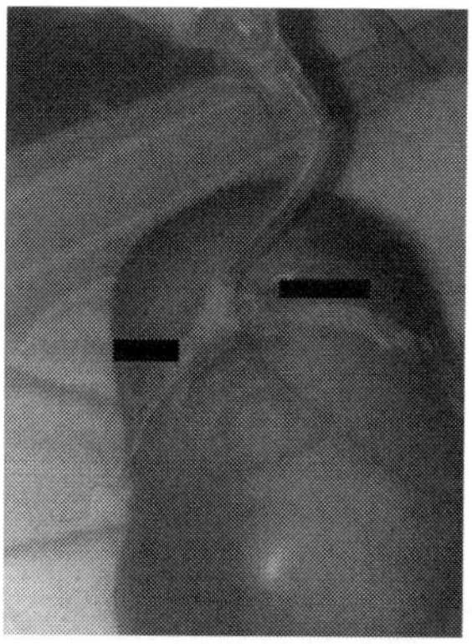
Tumor traqueal

- Lactante y hasta dos años de vida
  - ▷ Neumonias.
  - ▷ Cardiopatías congénitas.
  - ▷ Cuadros obstructivos:
  - ▷ Atragantamientos.
  - ▷ Cuerpos extraños en vía aérea.
- Niños mayores de dos años:
  - ▷ Neumonias.
  - ▷ Crisis asmáticas.

Todas estas causas pueden incluirse dentro de una serie de grupos:

- Sistema nervioso central:
  - ▷ Drogas.
  - ▷ Infecciones.
  - ▷ Malformaciones.
  - ▷ Traumatismo.
  - ▷ Alteraciones metabólicas.
- Enfermedades neuromusculares.
  - ▷ Alteraciones de la pared toráxica o de la pleura.
  - ▷ Alteraciones de las vías aéreas.
  - ▷ Alteraciones del parenquima pulmonar.
  - ▷ Malformaciones pulmonares congénitas.
  - ▷ Malformaciones vasculares pulmonares.

5.4. Valoración

La clínica del IRA puede estar relacionada con la enfermedad causal, con la hipercapnia y con la hipoxemia.

- Hipoxemia:
  - Fase inicial: los síntomas que van a aparecer son:
    - Taquipnea.
    - Taquicardia.
    - Hipertensión arterial.
    - Vasoconstricción periférica.
  - Posteriormente: los síntomas que aparecen son:
    - Bradicardia.
    - Hipotensión.
    - Cianosis.
    - Malestar.
    - Desorientación y confusión.
    - Convulsiones.
    - Coma.
- Hipoxemia grave: ($PaO_2 < 45$ mm Hg):
  - Hipertensión pulmonar.
  - Aumento del gasto cardíaco.
  - Alteraciones del miocardio.
  - Alteraciones de la función renal.
  - Alteraciones del sistema nervioso central.
  - Acidosis láctica.
- Hipercapnia:
  - Aumenta la hipertensión pulmonar.
  - Contribuye a la sintomatología neurológica.
  - Acidosis metabólica.
- Según la localización:
  - Origen neurológico y/o muscular: habrá periodos de apnea e hiperapnea (respiración de Cheyne-Stokes) con respiraciones superficiales.
  - Vías aéreas superiores: habrá estridor, afonía, ronquera, hiperextensión cervical y tiraje supraesternal e intercostal.
  - Vías aéreas inferiores: habrá expiración alargada, sibilancias, tiraje subcostal, intercostal y supraesternal.
  - Parenquima pulmonar: habrá crepitantes y disminución del murmullo vesicular.
  - Derrame pleural: matidez e hiperresonancia (neumotórax).

Realizaremos pruebas complementarias que nos ayuden a determinar las causas:

- Analíticas:
  - ▹ Hemograma.
  - ▹ Bioquímica.
- Saturación de oxigeno:
  - ▹ Pulsímetro.
  - ▹ Estudio de gases arterial y venoso.
- Rayos X:
  - ▹ Extracción de liquido pleural: si existe derrame.
- TAC.
- RNM.
- Ecografía.
- Broncoscopias.
- Biopsia.
- Estudio de secreciones broncopulmonares.

5.5. Tratamiento y actuación de enfermería

5.5.1. Tratamientos generales

1. Restaurar la respiración y mantener vía aérea permeable:
   - ▹ Intubación traqueal.
   - ▹ Tubos naso y orofaríngeos.
   - ▹ Aspiración de secreciones.
   - ▹ Fisioterapia respiratoria.
   - ▹ Fluidificar secreciones.
   - ▹ Prevenir deshidratación.
2. Oxigenación adecuada:
   - ▹ Cánula o gafas nasales.
   - ▹ Mascarilla.
   - ▹ Oxigeno en incubadora.
   - ▹ Ventilación mecánica no invasiva e invasiva en ira grave.
3. Corregir la acidosis:
   - ▹ La respiratoria con o sin ventilación mecánica.
   - ▹ La metabólica con administración de bicarbonato si el Ph es menor de 7.20.

	Neonato	Niño	Adulto
pH	7,32 – 7,42	7,37 – 7,41	7,35 – 7,45
$PaCO_2$	30 - 40	34 – 40	35 - 45
CO_3H	20 - 26	20 - 24	22 - 26
PaO_2	45 - 70	60 - 80	80 - 100
EB	-3,0 ± 3	-2,0 ± 2	0,0 ± 2

4. Evitar anemia.
5. Mantener gasto cardíaco favorable.
6. Satisfacer las necesidades emocionales del niño.
   - Tranquilizarlo: evaluar presencia de dolor.
   - No sobrestimularlo.
   - Posición de fowler o semi fowler si respira espontáneamente.
7. Medidas de sostén:
   - Temperatura del medio adecuada.
   - Administrar líquidos.
   - Administrar calorías suficientes para prevenir infecciones.
   - Administración de antibiótico en patologías infecciosas.
8. Atención a la familia:
   - Explicar la importancia del síndrome de insuficiencia respiratoria.
   - Explicar medidas terapéuticas y los motivos.
   - Explicar posibles complicaciones como displasia broncopulmonar (en neonatos) que darán lugar a hospitalizaciones posteriores.
   - Ofrecer a los padres grupos de apoyo disponibles.
   - Explicaciones sencillas, fáciles de comprender y posibilidad de plantear preguntas.
   - Al alta hospitalaria se dará información para realizar educación sanitaria a los padres disminuyendo el estrés en el hogar:
     - Alimentación.
     - Riesgo de infección.
     - Medicación.
     - Oxigenación.

5.5.2. Tratamientos en situaciones especificas más frecuentes en recién nacidos

Los problemas respiratorios inmediatos al nacimiento, son unos de los problemas más frecuentes en patologías neonatales. Debido a los cambios que se producen para adaptarse a la vida extrauterina en los recién nacidos a termino, esta adaptación se produce de forma rápida y eficaz pero en los prematuros y en los recién nacidos con patologías asociadas o asfixias perinatales, esta adaptación no se realiza adecuadamente.

1. Dificultad respiratoria por trastorno adaptativo, estos trastornos sólo persisten durante las primeras horas de vida, son las más frecuentes en la práctica clínica diaria y se presentan por un aumento de la frecuencia respiratoria con o sin disnea o la disminución de la frecuencia respiratoria por apneas, se da en:
   - Hijos de madres diabéticas.
   - Nacidos por cesárea.

   Se valorarán signos de dificultad respiratoria a través del test de Silvermam.

Signos	2	1	0
Quejido espiatorio	Audible sin fonendo	Audible con fonendo	Ausente
Respiración nasal	Aleteo	Dilatación	Ausente
Retacción costal	Marcada	Débil	Ausente
Retracción esternal	Hundimiento del cuerpo	Hundimiento de la punta	Ausente
Concordancia toraco-abdominal	Discordancia	Hundimiento del tórax y el abomen	Expansión de ambos en la inspiración

Interpretación del test de Silvermam (cada parámetro se valora de 0 a 2):

- Mínima puntuación 0: normal.
- Máxima puntuación 10: gravedad.
  1. Normal: 0.
  2. Distrés respiratorio moderado: entre 3 y 5.
  3. Distrés respiratorio importante: mas de 5.

2. Enfermedad de la membrana hialina (EMH), aparece principalmente en el prematuro, constituyendo una de las primeras causas de muerte en el recién nacido de bajo peso, es un trastorno que se relaciona con la inmadurez pulmonar.

   La causa principal es el déficit de surfactante pulmonar a nivel del epitelio alveolar, que provoca un colapso alveolar durante la respiración, dando lugar a atelectasias, disminución de la capacidad residual pulmonar, hipoxia arterial y dificultad respiratoria aguda.

   El tratamiento irá encaminado a la aplicación de surfactante tras intubación endotraqueal y administración de corticoides pre o postnatales.

3. Taquipnea transitoria del neonato, suele presentarse antes de las seis horas de vida, se va a producir una elevación de la secuencia respiratoria para eliminar el liquido amniótico contenido a nivel pulmonar.

   El tratamiento irá encaminado al control clínico adecuado, sabiendo que las manifestaciones que se producen son: taquipnea, aleteo nasal, quejidos espiratorios y cianosis, con la consecuente prevención de complicaciones.

4. Síndrome de aspiración meconial (SAM) Se da mayormente en recién nacidos a término y Postérminos, así como en los de bajo peso para la edad gestacional.

   Consiste en la inhalación por parte del recién nacido de liquido amniótico contaminado de meconio en el momento del nacimiento, se da por una relajación de esfínteres dentro del útero materno, por compresión del cordón umbilical, presentaciones de nalgas o por la maduración fisiológica del intestino en embarazos de mas de 42 semanas.

   El meconio va interferir en el intercambio de O_2 impidiendo la expulsión de CO_2, si el contenido de meconio es muy alto, existe gran riesgo de obstrucción bronquial, la atención de enfermería y el tratamiento ira encaminada a la aspiración traqueal y RCP si fuera necesario.

   En casos graves la medida terapéutica será la membrana extracorpórea (ECMO) que va a dejar descansar el sistema pulmonar y cardiovascular hasta su recuperación.

En general, el tratamiento irá encaminado a la administración de oxigenoterapia, aportando oxigeno suficiente a los tejidos evitando la acumulación de ácido láctico por hipoxia, los métodos serán:

- Presión continua positiva (CPAP).
- Ventilación de alta frecuencia.
- Ventilación con presión positiva intermitente.
- Ventilación con presión negativa intermitente.

Las complicaciones de la oxigenoterapia serán:

- Retinopatía.
- Hipercapnia.
- Enfisema pulmonar.
- Neumotórax.
- Otras.

5.5.3. Tratamientos en situaciones especificas mas frecuentes en lactantes y niños mayores de 2 años

1. Atragantamiento o cuerpo extraño en vía aérea:
   - ▹ Entrevista a los padres para investigar el episodio.
   - ▹ Localización del cuerpo extraño por Rx:
     - ◦ Obstrucción laringea: requiere actuación inmediata, el cuerpo extraño se puede expulsar con accesos de tos, degluciones o descender a la vía aérea.

- Obstrucción en traquea: se expulsa con la tos o se aloja en el bronquio principal.
- Obstrucción en bronquio: es la mas frecuente y puede producir atelectasia, si es completa o atrapamiento de aire, si es parcial.

▹ Maniobras: Irán en función de si existe conciencia o no. Si el cuerpo extraño es visible se intentará retirar con el dedo en forma de gancho.

- Lactante y niño pequeño: colocarlo sobre nuestro brazo en decúbito prono. Cinco golpes interescapulares y cinco compresiones torácicas, evitar la manipulación orofaríngea si existe dificultad respiratoria severa, evitando que pueda desencadenar el llanto para no movilizar el cuerpo extraño.
- Niño mayor: si esta consciente procurar que tosa y de pie realizar maniobra de Heimlich. Si esta inconsciente, colocar decúbito supino y realizar compresiones abdominales torácicas.
- Emergencia: si existe distrés, cianosis, estridor o imposibilidad para deglutir, no realizar maniobra de Heimlich, hasta realizar broncoscopia urgente.

2. Laringitis aguda: es el caso más frecuente de obstrucción de vías aéreas superiores, existe disfonía, estridor y tos perruna.

▹ Medidas generales.

▹ Casos leves:

- Administrar humedad con nebulizaciones con suero fisiológico templados.
- Administrar corticoides orales de manera opcional.

▹ Casos moderados:

- Budesonida nebulizada a bajo flujo.
- Desametazona oral.

▹ Casos moderados severos:

- Adrenalina nebulizada.
- Desametazona oral.

▹ Casos severos:

- Ingreso.
- Monitorización.
- Adrenalina y corticoides nebulizados.
- Valorar intubación en casos muy graves.

3. La epiglotitis: es poco frecuente pero muy grave. Se harán:

▹ Medidas generales.

▹ Corticoides.

▹ Adrenalina.

▹ Intubación si fuera necesario.

▹ Cefalosporina de amplio espectro.

6. PROBLEMAS GASTROINTESTINALES AGUDOS

6.1. Introducción

Existen gran variedad de problemas gastrointestinales en el niño. Podemos hacer una clasificación que nos indique aquellos problemas gastrointestinales agudos mas frecuentes, tanto en el recién nacido como en la edad pediátrica.

6.2. Clasificación

6.2.1. Problemas gastrointestinales agudos en el recién nacido

En el recién nacido los problemas con cuadros obstructivos de la vía digestiva, debido a malformaciones congénitas o problemas derivados de la inmadurez propia de recién nacidos pretérmino, originan la mayoría de las urgencias neonatales.

Estos son:

- Atresia esofágica y fistula traqueoesofágica.
- Hernia diafragmática.
- Onfalocele.
- Gastrosquisis.
- Megacolon aganglional.
- Atresias y estenosis intestinales.
- Enfermedad de hirschsprung.
- Malrotación y volvulo.
- Ileo meconial.
- Ano imperforado.
- Enterocolitis necrotizante.

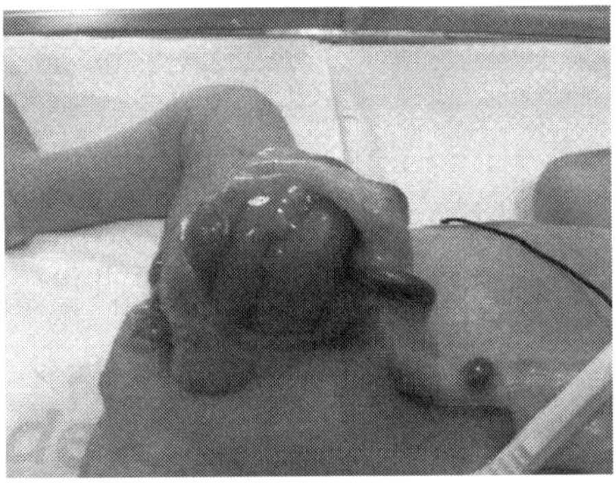

6.2.2. Problemas gastrointestinales agudos en la edad pediátrica

Existe gran cantidad de problemas gastrointestinales en los que su manifestación clínica principal es el dolor abdominal, pudiendo establecer la siguiente clasificación por edades:

- Entre 0 - 6 meses
  - ▹ Patologías anteriormente mencionadas en el apartado anterior relativas al recién nacido.
  - ▹ Patología testicular o herniaria.
  - ▹ Intolerancia alimentaria.

- Entre 6 - 24 meses
  - ▹ Invaginación intestinal.
  - ▹ Divertículo de meckel.
- Entre 2 - 5 años
  - ▹ Apendicitis.
  - ▹ Invaginación.
  - ▹ Adenitis mesenterica.
- Entre 6 - 14 años
  - ▹ Apendicitis.
  - ▹ Síndrome del intestino irritable.
  - ▹ Causas nefrológicas.
    - ° Urolitiasis.
    - ° Infección del tracto urinario.
  - ▹ Patologías ginecológicas:
    - ° Embarazo ectópico.
    - ° Torsión ovárica.
    - ° Himen imperforado.
- Otras menos frecuentes
  - ▹ Hepatitis.
  - ▹ Pancreatitis.
  - ▹ Peritonitis bacteriana.
  - ▹ Enfermedad inflamatoria intestinal.
  - ▹ Estenosis o adherencias por intervenciones quirúrgicas anteriores.
  - ▹ Etc.

6.3. Actuación de enfermería

6.3.1. Evaluación diagnóstica

- Historia clínica

  Haremos una Historia Clínica completa en la que la que añadiremos en el recién nacido: antecedentes maternos, ascitis neonatal, emisión de meconio, antecedentes familiares, etc.
- Exploración física
  - ▹ Vómitos.
  - ▹ Diarreas.
  - ▹ Estado nutricional y deshidratación.
  - ▹ Sialorrea.

    - ▷ Distensión abdominal.
    - ▷ Tacto rectal.
    - ▷ Valoración del dolor.
    - ▷ Aspecto séptico y situación de schok.
- Estudio analítico
    - ▷ Hemograma.
    - ▷ Bioquímica.
    - ▷ PCR.
    - ▷ Hemocultivo.

  Estos estudios nos van a ayudar a valorar signos de sepsis , alteraciones iónicas o metabólicas.
- Rayos X
    - ▷ De tórax : como en le hernia diafragmática, en la que visualizamos contenido abdominal alojado en el tórax).
    - ▷ De abdomen: para valorar nivel obstructivo, hidroaéreos, asas intestinales etc.
- Ecografía abdominal

  Se valorará posible estenosis hipertrófica de píloro, ascitis, malrotaciones, etc.
- Estudios baritados
    - ▷ Gastroduodenales.
    - ▷ Enemas.

6.3.2. Intervenciones de enfermería

Las intervenciones de enfermería irán encaminadas a la patología propia de cada alteración.

Generalmente a todas las patologías:

- Vigilaremos control de constantes vitales.
- Nivel de conciencia.
- Permeabilidad de la vía aérea.
- Control de diuresis y deposiciones.
- Aparición de signos acompañantes a los vómitos.
- Mantener un entorno seguro.
- Colaborar en pruebas complementarias.
- Administración de tratamiento medico.
- Cuidados post operatorios (en patologías que requieran cirugía).
- Información a los padres. Explicar las modalidades terapéuticas y sus motivos de forma clara y concisa, brindando oportunidades a los padres de plantear preguntas y preocupaciones.

6.4. Manifestaciones clínicas

Existen multitud de manifestaciones clínicas según la patología que provoque el problema agudo gastrointestinal, no obstante, las manifestaciones clínicas más comunes a todas estas patologías son:

- Dolor abdominal.
- Vómitos.
- Diarreas.

6.4.1. Dolor abdominal

El dolor abdominal es uno de los motivos más frecuentes de consultas en urgencias pediátricas. El principal objetivo en la valoración inicial es diferenciar aquellos casos que precisen cirugía urgente y/o tratamiento hospitalario.

El diagnóstico se basará en:

1. Anamnesis
   - ▷ Características del dolor: tiempo, curso, localización, irradiación, circunstancias que lo alivian o empeoran.
   - ▷ Síntomas acompañantes: vómitos, diarreas, rectorragias, fiebres, disuria, poliuria, tos, disnea, ictericia, acolia, coluria.
   - ▷ Antecedentes previos: diarreas de repetición, estreñimiento, anorexia, adelgazamiento, traumatismo abdominales.
   - ▷ Ingesta de fármacos: antibióticos, hierro, corticoides, etc.…
   - ▷ Historia ginecológica en niñas en edad puberal.
2. Exploración física:
   - ▷ Vómitos.
   - ▷ Diarreas.
   - ▷ Estado nutricional y deshidratación.
   - ▷ Sialorrea.
   - ▷ Distensión abdominal.
   - ▷ Tacto rectal.
   - ▷ Valoración del dolor: auscultación y palpación así como respuesta dolorosa a maniobras de distender y encoger abdomen, flexo-extensión de la cadera, etc.
   - ▷ Aspecto séptico y situación de schok.
3. Pruebas complementarias:
   - ▷ Analítica.
   - ▷ Ecografía.
   - ▷ Rayos X.
   - ▷ TAC.

- RNM.
- Endoscopia.
- Laparoscopia y laparotomía exploradora.
- Prueba de embarazo en adolescentes.

Cuidados de enfermería y tratamiento

Ante un dolor abdominal, es conveniente no recurrir a la analgesia inmediatamente hasta que no se conozcan las causas del dolor, manteniendo al niño en ayunas, puesto que la patología de base puede ser quirúrgica.

Una vez diagnosticado se tratará de forma sintomática según la etiología, refiriéndonos a las actuaciones generales de enfermería antes mencionadas.

6.4.2. Vómitos

6.4.2.1. Introducción

Es la expulsión por la boca del contenido gástrico y de las porciones altas del duodeno, provocada por un aumento de la actividad motora de la pared gastrointestinal y del abdomen.

El vómito es un síntoma inespecífico que se da en patologías de diversa gravedad, desde causas banales hasta causas que pueden comprometer la vida del paciente.

La edad del paciente nos sirve para hacer un diagnostico diferencial ya que muchas enfermedades ocurren preferentemente en determinadas edades, el niño es mas predispuesto al vómito tanto mas cuanto menor sea debido, a la inmadurez de su aparato digestivo, siendo los neonatos y los lactantes mas susceptibles de sufrir alteraciones hidroelectrolíticas por vómitos.

Los vómitos biliosos en el neonato constituyen una emergencia por ser secundarios a una obstrucción intestinal.

El diagnóstico se basará en:

1. Anamnesis:
   - Características del vómito. Color, olor, contenido, frecuencia.
   - Síntomas que le acompañan. Nauseas, alimentación, regurgitación.
2. Exploración física.
   - Exploración e inspección completa.
   - Patrón respiratorio.
   - Signos de deshidratación. Sed intensa, sequedad de piel y mucosa, fontanela deprimida, signo del pliegue deprimido.
   - Signos de shock.
3. Pruebas complementarias:
   - Analíticas: bioquímicas, glucemia, equilibrio ácido-base, sedimentos de orina, hemogramas.

- ▹ Rayos X: de tórax y abdomen.

4. Otros: ecografía, estudios baritados, TAC, punción lumbar.

6.4.2.2. Cuidados de enfermería y tratamiento

Ante un paciente pediátrico con vómitos, mantendremos una actitud expectante no utilizando de forma inmediata fármacos antieméticos, pues pueden enmascarar la patología de base.

Hemos de descartar vómitos por patologías neurológicas, así como si se han producido complicaciones como la deshidratación.

Si la patología de base no es quirúrgica y el estado general del niño es bueno se puede comenzar con tolerancia: pequeñas cantidades de líquidos espaciados si el niño lo tolera, comenzar con una dieta liquida de forma progresiva. Si esto es tolerado pasaremos a una dieta blanda hasta incorporar definitivamente una dieta normal.

6.4.3. Diarreas

6.4.3.1. Introducción

Es el aumento de la frecuencia, disminución de la consistencia o cambio en las características habituales de las heces. La diarrea liquida indica mayor afectación del intestino delgado y la presencia de moco o sangre suele indicar afectación cólica. Se considera diarrea:

- **En el lactante**. Si sobrepasa un volumen de 10 gr/Kg/día.
- **En el niño mayor**. Si sobrepasa un volumen de 200 gr/día.

Podemos considerar los siguientes tipos:

- **La diarrea aguda** tiene una duración inferior a 15 días y las causas principales son infecciones víricas, bacterianas por protozoos o por hongos.
- **La diarrea prolongada** entre dos semanas y un mes.
- **La diarrea crónica** se manifiesta al principio como aguda, dura más de un mes y las causas suelen ser intolerancia a la leche de vaca, colon irritable, mala absorción, etc.

6.4.3.2. Etiología de la diarrea aguda

1. Infecciones entera<les. Suponen el mayor numero de casos:
   - ▹ Virus. Suponen el 70 % de los casos en nuestro entorno:
     - ° Rotavirus (50%) productor de diarrea nosocomial.
     - ° Adenovirus entérico (8 al 12 %).
     - ° Otros virus (2 al 11%).

- ▷ Bacterias. Suponen el 30% de las diarreas:
  - E. Coli. (Entre el 6 y el 8 %) productora de toxinas Shiga o enterohemorrágica, enterotoxigénica, enteropatógena, enteroinvasiva, enteroadherente, enteroagregante.
  - Salmonella. (Del 3 al 7%)
  - Shigella. (Del 1 al 3%).
  - Aeromonas.
- ▷ Parásitos. (Del 5 al 10%).

2. Otras causas:
   - ▷ Procesos infecciosos no entéricos:
     - Del tracto urinario.
     - Otitis media.
     - Sepsis (sobre todo en lactantes).
     - Neumonias.
   - ▷ Alteraciones congénitas y patologías con tratamiento quirúrgico:
     - Enfermedad de Hirschsprung.
     - Volvulo.
     - Apendicitis agudas.
     - Invaginación intestinal.
   - ▷ Malabsorción:
     - Enfermedad celiaca.
     - Fibrosis quística.
     - Colestasis.
   - ▷ Endocrinopatía:
     - Diabetes.
     - Addison.
     - Tirotoxicosis.
     - Neoplasias.
     - Causas alimentarias:
     - Sobrealimentación.
     - Alergias e intoxicaciones.
   - ▷ Fármacos:
     - Laxantes.
     - Antibióticos.
     - Antiinflamatorios.
     - Antiarrítmicos.
   - ▷ Otros:
     - EICI.

- ° Inmunodeficiencia.
- ° Colon irritable.

6.4.3.3. Valoración

El diagnóstico se basará en:

1. Anamnesis
   - ▷ Características de las deposiciones: duración, numero, consistencia, etc.
   - ▷ Síntomas acompañantes: fiebre, vómitos, convulsiones, dolor abdominal.
   - ▷ Datos epidemiológicos: consumo de alimentos, asistencia a guardería, viajes recientes, uso de antibióticos.
   - ▷ Diuresis.
2. Exploración física:
   - ▷ Determinar el grado de deshidratación:
     - ° Peso antes de presentarse la diarrea.
     - ° Uso de escalas de deshidratación.
3. Pruebas complementarias:
   - ▷ Analíticas. (Sangre y orina).
   - ▷ Ph y sustancias reductoras en heces.
   - ▷ Antígenos en heces.
   - ▷ Coprocultivos.
4. En casos graves:
   - ▷ Monitorización de signos vitales.
   - ▷ Cuantificar diuresis.
   - ▷ Peso diario.

6.4.3.4. Cuidados de enfermería y tratamiento

El tratamiento irá encaminado a la rehidratación oral o intravenosa en casos mas graves como veremos con más detenimiento en el epígrafe referido a la deshidratación.

Reintroduciremos alimentación tras la fase de rehidratación, en lactantes ésta se reiniciará tan pronto como sea posible, pues esto disminuye la duración de la diarrea, manteniendo la misma fórmula que tomaban sin diluir, evitar alimentos ricos en grasas, con alto contenido en azúcar o con residuos.

Administrar agente antidiarreico como el Racecadrotilo, que acorta la duración de la diarrea y disminuye el volumen de las deposiciones.

Es discutida la eficacia de los probióticos que estimulan el crecimiento de las bacterias beneficiosas en el intestino.

No estando recomendado los antidiarreicos por sus posibles efectos secundarios, así como los antibióticos que se utilizarán en contadas excepciones.

6.4.4. La deshidratación

6.4.4.1. Introducción

La complicación mas frecuente tanto en vómitos como en diarreas es la deshidratación, ésta se define como el desequilibrio metabólico debido a la pérdida de agua y electrolito que comporta un compromiso más o menos grave de las principales funciones orgánicas, originando un balance hidrosalino negativo, ya sea por disminución del ingreso, aumento de las pérdidas o ambas a la vez.

6.4.4.2. Clasificación

Se pueden clasificar atendiendo al:

1. Grado de deshidratación.
2. Tipo de deshidratación.

Valoración del grado de deshidratación			
	Leve	Moderada	Grave
% Pérdida peso	<5%	5-10%	>10%
Estado mental	Normal	Normal a somnoliento	Normal a letrágico
Sed	Normal no sediento	Sediento, bebe ávidamente	Bebe poco o es incapaz de beber
Mucosas	Normales	Secas	Secas
Globos oculares	Normales	Hundidos	Muy hundidos
Turgencia cutánea	Normal	Pliegue positivo	Pliegue positivo
Fontanela anterior	Normal	Hundida	Hundida
Pulso	Normal	Normal o ligeramente disminuido	Moderadamente disminuido
Frecuencia cardíaca	Normal	Taquicardia	Taquicardia
Extremidades	Normal	Relleno capilar lento	Frías, acrocianosis
Presión arterial	Normal	Normal o disminuida	Disminuida
Diuresis	>1cc/Kg/h	<1cc/Kg/h	Oligo-anuria
Densidad urinaria	>1020	>1030	>1035
BUN	Normal	Elevado	Muy elevado
PH	7.30-7.40	7.10-7.30	<7.10

Tipos de deshidratación			
	Hipotónica	Isotónica	Hipertónica
Natremía	<130	130–150	>150
Osmolaridad	<280	280–310	>310
Compartimento afecto	Extracelular	Extracelular	Intracelular
Clínica	Hpotonía	Hipotonía	Irritabilidad, fiebre
Signo del pliegue	++	+	–

6.4.4.3. Manifestaciones clínicas y diagnóstico

Las manifestaciones clínicas van a depender del grado y del tipo deshidratación, el diagnóstico se basará en la historia clínica, que orientará a las perdidas excesivas y/o falta de aporte.

Las manifestaciones clínicas según el tipo de deshidratación:

1. Hipotónica e isotónica:
   - Decaimiento e hipotonía.
   - Sequedad de piel y mucosa.
   - Ojos hundidos.
   - Signos del pliege positivo.
   - Fontanela anterior hundida en el lactante.
   - En casos mas graves:
     - Oliguria o anuria.
     - Hipotensión.
     - Taquicardia.
     - Mala perfusión periférica.
     - Desorientación.
     - Obnubilación.
     - Coma.
2. Hipertónica:
   - Irritabilidad.
   - Hiperreflexia.
   - Convulsiones.
   - Alteración del nivel de conciencia.
   - Escasez de signos periférico.

6.4.4.4. Tratamiento y actuaciones de enfermería

Los objetivos del tratamiento van a ser:

1. Restituir la volemia.
2. Reponer el déficit de agua y electrolito.

3. Aportar las necesidades diarias de agua y electrolitos hasta que se pueda restituir la aportación enteral.

6.4.5. La rehidratación

6.4.5.1. Rehidratación oral

Se realizará en deshidrataciones leves y moderadas. La técnica incluye dos fases:

1. **Fase de rehidratación**. El déficit de líquido debe ser repuesto de forma rápida junto con el de pérdidas continuadas.
2. **Fase de mantenimiento**. Se administran las necesidades basales junto con las perdidas continuadas, en la deshidratación grave habrá hospitalización y rehidratación intravenosa, posteriormente oral y en alimentación una vez que el paciente este estabilizado.

6.4.5.2. Rehidratación intravenosa

Existen muchas soluciones ya preparadas para la reposición del déficit de líquidos, sin embargo, puede emplearse solución fisiológica como medida de emergencia inicial. Cuando existe pérdida de líquidos y electrolitos, esto puede ser corregido mediante soluciones cristaloides.

Sueros más utilizados:

1. **Suero fisiológico**. Tiene buena tolerancia a todas las edades, esta indicado siempre que el niño este en situación de shock.
2. **Suero glucosalino $^1/_3$ y $^1/_5$**
   - $^1/_5$ Indicado como suero único en lactantes menores de seis meses.
   - $^1/_3$ indicado a partir de los seis meses.
3. **Suero glucosado al 5%**. Utilizado como soporte de medicación o como base para añadir electrolitos.
4. **Suero salino hipertónico al 3%.** Como tratamiento de la hiponatremía severa en el shock hemorrágico y antiedema cerebral.
5. **Bicarbonato 1m**. Para corregir rápidamente la acidosis metabólica, diluido al menos al 50% preferentemente utilizarlo tras realizar un equilibrio ácido-base.

Los electrolitos más utilizados son:

1. Clna 20%.
2. Clk 2m.
3. Gluconato cálcico 10%.

Estos electrolitos no se pueden administrar de forma intravenosa directa, atendiendo principalmente al gluconato cálcico, vigilando estrechamente para evitar una posible extravasación que pudiera ocasionar lesiones en la piel, por ello, la vía de elección para este compuesto sería una vía central de acceso periférico.

La actuación de enfermería irá encaminada a:

- **La administración del tratamiento.** Tras canalización de la vía (casos que precisen rehidratación intravenosa) y tratamiento oral.
- **Balance hídrico.** Anotando pérdida por vómito, diarrea, orina y pérdidas insensibles, así como a la ingesta oral o intravenosa.
- **Signos y síntomas de deshidratación.**
- **Establecer dieta enteral.** Para volver gradualmente a la alimentación habitual.
- **Monitorización de los signos vitales.** Para prevenir posibles signos de shock hipovolémico en los casos graves.
- **Información a los padres.** Intentando satisfacer sus dudas sobre la evolución del niño e información detallada al alta de signos y síntomas que puedan persistir, así como de indicaciones para sus cuidados en el domicilio.

7. VALORACIÓN INTEGRAL DEL NIÑO

7.1. Introducción

La enfermera es el profesional capacitado para proporcionar cuidados de enfermería durante la infancia y adolescencia, en todos los niveles de atención, incluyendo la promoción de la salud, la prevención de la enfermedad y la asistencia al recién nacido, niño o adolescentes sanos o enfermos y su rehabilitación, dentro de un equipo multiprofesional.

Hay que valorar de forma integral y contextualizada al recién nacido, niño, adolescente y familia, detectando cualquier anomalía y posibles déficits en sus necesidades, elaborando juicios clínicos profesionales, planificando las intervenciones y resolviendo de forma autónoma los problemas identificados y/o derivándolos a otro profesional.

El profesional debe situarse frente al niño o adolescente como sujetos de derecho, donde se debe dar el derecho a opinar y ser escuchado, como así al ser debidamente informado.

El recién nacido, niño y adolescente, debe ser valorado en un ambiente físico, social y cultural en el que se desarrolla, para ello utilizaremos la historia clínica como un documento de apoyo a la entrevista.

7.2. La entrevista

Entrevistar es tener una conversación con una o varias personas con un fin determinado, en una buena comunicación clínica, son cualidades básicas para un buen entrevistador clínico: empatía, calidez, respeto, concreción y asertividad. Siendo recomendable identificarse como profesional al principio de la entrevista.

En la entrevista hay que considerar varios factores:

- Edad y desarrollo del niño.
- La familia que le acompaña (o no).
- Sus problemas de salud.
- Su autonomía.

El momento inmediatamente posterior a la llegada del niño y su familia a la unidad pediátrica no suele ser el más productivo para brindar extensas explicaciones o realizar largas entrevistas, debido al grado de ansiedad que esta situación desencadena, también debe considerarse que los padres puedan tener dificultad para atender las necesidades físicas, psicológicas y emocionales del niño enfermo en un ambiente, con reglas propias, percibiendo éste como altamente amenazante, creyendo que personas extrañas puedan cuidar mejor a su hijo que ellos.

Por ello, la comunicación nos va a permitir satisfacer las necesidades tanto del niño como de la familia, utilizaremos los elementos de la comunicación para hacer una valoración integral adecuada, en este ambiente de hospitalización, estos elementos son:

- Emisor: persona que emite un mensaje.
- Receptor: persona que recibe el mensaje.
- Mensaje: contenido de la información que se envía.
- Canal: medio por el cual se envía el mensaje, lenguaje verbal
- Código: signos y reglas empleadas para enviar el mensaje, lenguaje no verbal
- Contexto: situación en la que se produce la comunicación.

Las técnicas de comunicación eficaz son:

- **La escucha activa**: es el esfuerzo por entender al que habla:
  - Mostrar empatía.
  - Parafrasear.
  - Emitir palabras de refuerzo o cumplidos.
  - Resumir.
- Otros aspectos:
  - Ser específicos, concreto, preciso.
  - Evitar generalizar.
  - Ser breve.
  - Cuidar la comunicación no verbal.
  - Buscar momento y lugar adecuado.
  - No discutir.

Todo ello nos ayudara a valorar integralmente al niño y su entorno familiar.

7.3. Cuidados de enfermería centrados en el niño y su familia

La atención del niño hospitalizado con apoyo familiar se fundamenta en:

1. El niño es una persona integral en proceso de crecimiento y desarrollo con necesidades biológicas, psicológicas, sociales y emocionales.
2. La familia es la primera responsable de los cuidados de salud de sus miembros.
3. El niño y la familia están inmersos en un contexto físico, sociocultural y económico particular.
4. Las condiciones de salud físicas, mentales y sociales del niño están directamente relacionadas con las características de la comunidad donde viven.
5. El niño y la familia poseen potencialidades para atender de manera apropiada sus necesidades de salud y que pueden ser desarrolladas.
6. La hospitalización es una alteración del funcionamiento de la familia en sus interacciones y su contexto.

7.4. Valoración

Basándonos en el modelo de autocuidados de Orem, realizaremos una valoración integral del recién nacido, niño o adolescente.

La valoración del niño y su familia por enfermería debe incluir:

1. Información sobre el estado actual y anterior de salud del niño.
2. Realizar examen físico completo.
3. Determinar el desarrollo psicomotor del niño.
4. Identificar las características biopsicosociales y espirituales del niño.
5. Caracterizar los hábitos y costumbres de la familia.
6. Establecer los hábitos y costumbres del niño.
7. Establecer los hábitos creencias y valores sobre salud de la familia.
8. Composición y organización familiar.
9. Condiciones de salud de cada uno de sus miembros.
10. Características del contexto familiar.

Todos estos aspectos son los que Orem denomino factores condicionantes básicos, que además de la edad incluyen: el sexo, la etapa del desarrollo, el estado de salud, la orientación sociocultural, el tipo de asistencia de salud al que se recurre, la dinámica familiar y los factores ambientales, todos éstos intervienen en el desarrollo del niño.

Todo ellos nos ayudará a valorar de forma integral y contextualizada.

Valoraremos la repercusión de la hospitalización y de los procesos de enfermedad que implican una pérdida o cambio de vida el RN, niño, adolescente y familia, facilitando su adaptación a la unidad, un afrontamiento adecuado y una implicación progresiva en los cuidados.

Valoraremos al RN en función de la edad gestacional y peso, utilizando las curvas y tablas de crecimiento establecidas.

Se valorara al RN enfermo teniendo en cuenta las necesidades específicas de: termorregulación, nutrición, oxigenación, etc., identificando precozmente los síntomas de riesgo.

Se valorarán las repercusiones del proceso de hospitalización en el niño y el adolescente: físicas, psicológicas, separación de amigos y familia, movilidad reducida, dolor, ambiente desconocido, percepción de la enfermedad, cambio de la imagen corporal, etc.

Valorar también la repercusión de las enfermedades crónicas en su crecimiento y desarrollo, así como su efecto en la familia, identificando su grado de dependencia.

Todo ello, nos ayudará a planificar los cuidados al alta hospitalaria con los padres/tutores del RN y de forma conjunta con el niño/adolescente y su familia, realizando un informe de continuidad de cuidados.

8. IDENTIFICACIÓN DE LOS PROBLEMAS MAS PREVALENTES DEL NIÑO Y LA FAMILIA

8.1. Introducción

La enfermedad forma parte de la vida, es un acontecimiento común en la vida del ser humano. Desde el recién nacido a la vida adulta, el ser humano está expuesto a enfermar y ésto le produce: angustia, estrés, miedo, desconfianza, recelos, sentimientos de culpabilidad y pérdida de control, que hacen que la experiencia de hospitalización se convierta en una etapa traumática.

En el niño, esta experiencia es tratada por muchos autores y su influencia en la vida familiar.

Los profesionales de enfermería y todos aquellos profesionales que van a participar en sus cuidados en el hospital, deben hacer frente a estos problemas, para hacer posible poner todos los medios para que el niño sienta lo menos posible las causas de la enfermedad e implicar a la familia en sus cuidados.

Durante años se trataba al niño enfermo sin atender a su entorno, se prohibía a los padres estar con ellos, se les practicaban curas, punciones, etc.… sin la presencia de sus madres, sin tener en cuenta la repercusión psicológica que ello implicaba en el proceso de su enfermedad.

El niño carecía de auténticos derechos, la hospitalización implicaba una separación forzosa. Este llamado "síndrome de deprivación materna", causaba trastornos secuenciales del comportamiento en los niños, que si se prolongaban en el tiempo venían a ser irreversibles, aún restituyendo a los padres.

Posteriormente, varios autores estudian el desarrollo emocional del niño sometido a estrés emocional por separación de los padres, lo cual comenzó a difundir la OMS.

En los últimos años existen estudios que demuestran que por ejemplo las caricias y los arrullos en los recién nacidos es lo único que hace que muchos aumenten de peso.

Actualmente es aceptado unánimemente por la comunidad médica, la importancia de la prevención de los efectos de la hospitalización mediante programas de preparación psicológica, para ayudar al niño y la familia a afrontar la experiencia de la hospitalización.

8.2. La hospitalización y la enfermedad

No existe una respuesta universal a la hospitalización, existen determinadas variables que influyen en esta respuesta, (según Siegel y Hudson):

- Edad, sexo y desarrollo cognitivo.
- Diagnostico médico.
- Duración de la hospitalización.
- Experiencia previas hospitalarias con procedimientos médicos.
- Tipo de patología.
- Preparación para la hospitalización:
    - ▷ Ajuste psicológico prehospitalario.
    - ▷ Actitud de los padres y la familia.

Las reacciones más comunes de los niños a la hospitalización son, (según Zetterström):

- **Problemas de alimentación**: rechazo o hiperfagia.
- **Alteraciones del sueño**: insomnio, pesadillas o fobias a la oscuridad.
- **Eneuresis o encopresis**: diurnas o nocturnas.
- **Regresión**: vuelve a niveles de comportamiento más primitivo, perdiendo los niveles adquiridos del aprendizaje y la conducta social.
- **Movimiento espasmódicos involuntarios**: de la cara o los parpados, tics
- **Depresión, inquietud y ansiedad**: terror a los hospitales, médicos, enfermeras, agujas, medicamentos y sobre todo miedo a la muerte.
- **Mutismo**: incomunicación o retraimiento en el contacto interpersonal.
- **Hipocondría**: alucinaciones sobre funciones corporales.
- **Síntomas histéricos**.

8.3. Actuación de enfermería

El personal de enfermería va a prestar cuidados específicos al niño y a los padres colaborando con el personal de la unidad para prevenir los problemas que surjan durante la hospitalización. Esta intervención se hará a través del proceso de atención de enfermería, que irá encaminado a tres intervenciones fundamentales:

- Intervención con los niños.
- Intervención con los padres.
- Intervención con el entorno.

8.3.1. Intervención con los niños

La intervención con los niños para prepararlos de cara a la hospitalización, van a tener los siguientes objetivos:

- Reducir la vulnerabilidad del niño y los padres al estrés y la hospitalización.
- Potenciar la habilidad del niño y los padres para afrontar la ansiedad.
- Desarrollar o mantener el sentimiento de competencia que facilita el afrontamiento eficaz en padres e hijos.
- Promover la participación de los padres.
- Tener en cuenta la individualidad del niño según su funcionamiento cognitivo.

8.3.1.1. Primera infancia (0 a 3 años)

Los aspectos a trabajar serán:

- **Angustia de separación**: debe de haber varias figuras familiares de apego, para que unas compensen las ausencias temporales de las otras. Puede ayudar a calmarle y sentirse seguro el tener objetos, con los que estén familiarizados.
- **Sentimientos de autonomía y dependencia**: ayudar a que el niño realice algunas actividades cotidianas por si mismo, como comer, bañarse, caminar, etc.
- **Sentimientos de confianza básica hacia las personas**: los cuidadores han de ser figuras de apego y ser siempre los mismos. Hay que informarles del tratamiento con un lenguaje comprensible y claro que se adecue a su edad.
- **Estimulación psicomotora y sensorial**: proporcionar estímulos sensoriales, permitir que manipule objetos, que exprese sus sentimientos.
- **Habilidades sociales y cognitivas**: facilitar que establezca relaciones con los demás niños hospitalizados y cuidadores, realizando juegos relacionados con los conceptos básicos.

8.3.1.2. Infancia preescolar (3 a 6 años)

En esta etapa el niño comienza a tomar iniciativas y planifica actividades que le sirven para adaptarse al entorno.

- **Fomentar la iniciativa del niño sin que perjudique a otros**: que el niño haga elecciones y tome decisiones, sin que estas afecten a los objetivos de otras personas.
- **Angustia de separación y conductas regresivas**: debe disponer de figuras de apego y evitar la sobreprotección de los padres y familiares.
- **Verbalizar temores, necesidad de contacto y estar acompañado**: evitar el sentimiento de culpabilidad en relación a su familia, programas de apoyo.
- Su limitada comprensión sobre las perturbaciones corporales y la adquisición de ciertas habilidades para desplazarse, explorar y manipular, además de la manifestación de frecuentes negativas, le dificulta el cumplimiento de normas si no se siente mal.

8.3.1.3. Infancia escolar (7 a 11 años)

El principal objetivo evolutivo incluye el logro y las habilidades de trabajo. Debe desarrollar habilidades sociales y académicas que le hagan sentirse seguro de sí mismo. Si fracasa en el desarrollo de estas habilidades, probablemente tendrá sentimientos de inferioridad.

- **Ausencia de aceptación de los iguales**, que implica: aislamiento, rechazo, burlas, chivo expiatorio, depresión, abandono, soledad. Se deben tomar medidas alternativas para que el niño consiga, dentro de lo posible, amistad y una adecuada relación con sus iguales.
- **Dificultad para establecer una imagen positiva de sí mismo**, favorecido por el fracaso en la consolidación de habilidades académicas de las ausencias escolares. Es importante ayudar a desarrollar actividades de aprendizaje que le permitan continuar con algunas de las tareas educativas mientras permanece en el hospital. Se trata de evitar o disminuir el retraso escolar del niño, aliviar su ansiedad , combatir su aburrimiento y favorecer su reincorporación escolar
- **Excesiva dependencia de los padres y temor a estar bajo el control de otras personas**. Pierde el control de las habilidades de autocuidado adquiridas quedando a merced de otras personas. Se debe favorecer que el niño se sienta activo e independiente y, de este modo, pueda pensar que la enfermedad es algo relativo y que, aún posee facultades intactas.

8.3.1.4. Adolescencia (12 a 18 años)

Durante esta etapa el adolescente se debe enfrentar al conflicto de saber quién es o estar confuso sobre quién debe ser. Intenta formar una nueva identidad a partir de la consolidación de características de su personalidad infantil permaneciendo confuso sobre su nueva identidad y forma de comportarse si no tiene éxito en su intento.

- **Miedo a la pérdida de la integridad física**. Su relación con las implicaciones y pronóstico de la enfermedad en el estado de salud.
- **Desarrollo de una madurez sexual**. Que implique poder establecer una relación basada en el cuidado y el darse.
- **Miedo a no ser capaz de separarse con éxito de sus padres**. La enfermedad crónica puede interferir significativamente en el proceso de separación necesitando de forma continua el cuidado de los padres en distintas áreas. Puede reaccionar a esta situación con conductas de agresividad y pasividad hacia los padres o profesionales.
- **Miedo de pérdida de control**. Los sentimientos de pérdida de control se pueden producir cuando se pide al adolescente conformidad sin darle oportunidades de tomar decisiones y discutir alternativas. Puede reaccionar ante la pérdida de control con depresión, no conformidad,... Es importante incluirle en actividades relacionadas con su propio cuidado.

- **Miedo de ser diferente de sus iguales**. Los efectos de una enfermedad crónica o discapacidad pueden aumentar la incapacidad del adolescente e interrumpir el proceso de relación con los iguales, la formación de vínculos con parejas del otro sexo y el logro de una imagen realista y positiva de sí mismo.
- **Miedo a la muerte**. Resulta especialmente intenso en enfermedades fatales, degenerativas o en posibles episodios amenazantes de la vida.

Las necesidades del adolescente son demasiado especiales y específicas para tratarle como un niño o un adulto.

8.3.2. Intervención con los padres

Cuando un niño va a tener la experiencia de una enfermedad o de estar hospitalizado es muy importante la preparación y participación de los padres, o en su defecto otro familiar, por las siguientes razones:

- El cuidado de un hijo es una experiencia amenazante por lo que no debe estar solo en manos de los profesionales. Las relaciones de confianza con los profesionales disminuirán la ansiedad y las preocupaciones innecesarias y facilitaran la comunicación.
- Se trata de que la madre/padre o familiar en colaboración con los profesionales consigan minimizar los efectos perjudiciales y potenciar los efectos beneficiosos de la experiencia de hospitalización.
- Se ha comprobado que si la madre/padre tiene influencias positivas en las reacciones de su hijo, puede resultar beneficioso que forme parte del equipo que cuida al niño. Se puede facilitar establecimiento de lazos si se animan los padres a visitar a su hijo y a participar en su asistencia.
- Cuando el niño es muy pequeño su madre/padre es su principal fuente de confianza y seguridad y más en los momentos de gran vulnerabilidad como los que se producen en la hospitalización. La actitud de los profesionales comunica aceptación o rechazo a los padres, por lo que durante este periodo es esencial que las actitudes y las palabras señalen: "usted hace una contribución muy importante a la asistencia de su hijo", "es usted un buen padre o una buena madre".
- En el afrontamiento y aceptación de la enfermedad del niño los padres han de estar muy informados, ya sea por el personal sanitario o por otras fuentes y es bueno que se relacionen con otros padres en situaciones similares, que visionen vídeos relacionados con el tema, etc.
- En la angustia de separación los padres deben estar en todas las experiencias estresantes para el niño como curas y estar el máximo tiempo posible para lo que ahora existe la liberación de horarios de visita (24 horas).
- Los padres han de familiarizarse con el entorno hospitalario y han de familiarizar al niño también.
- Para trabajar la actitud de los padres hacia el niño hay que orientar a los padres para evitar las actitudes negativas delante de los niños y para que dejen al niño sólo ante actividades lúdicas.

- A la hora de tratar el concepto de muerte los padres han de opinar sobre qué ideas creen que tienen sus hijos sobre la muerte, no han de evitar este tema, también es bueno integrarse en programas de apoyo para familiares.
- Para tratar el estrés es fundamental la comunicación con los padres, es muy importante que reciban un apoyo emocional y fomentar su confianza en el hospital .
- Los padres y los familiares deben recibir información en conjunto. Esto ayuda a superar las falsas concepciones y las interpretaciones erróneas lo mismo que a fomentar la acción conjunta.

8.3.3. Intervención con el entorno

- Los espacios deben ser ricos y variados a nivel sensorial con elementos que estimulen el interés visual, auditivo, olfativo, táctil y cinestésico.
- Deben incluir letreros y rótulos con normas e indicaciones que permitan a los sujetos orientarse en lo que deben hacer o sobre el camino que deben seguir para llegar a determinados lugares del hospital.
- Promover interacciones sociales positivas entre los miembros de una familia, así como entre padres y pacientes que no pertenecen a la misma familia.
- El entorno físico del centro debe ser lo más semejante posible a otros contextos infantiles.

9. CUIDADOS AL ALTA

La planeación del alta se inicia una vez que el estado del niño se estabiliza mediante enseñanza adecuada, los padres se encontrarán en condiciones de transformar sus sentimientos de insuficiencia y competencia con la enfermera en sentimiento de seguridad en si mismo, satisfacción y fijación.

Se emplearán métodos de enseñanza y aprendizaje para valorar la actitud de los padres para aprender.

En niños que requieran procedimientos especiales en el domicilio como alimentación por sonda nasográstrica o gastrostomía, cuidados de la traqueostomía o la enterostomía o administración de medicamentos, antes del alta, los padres deberán encontrarse tan cómodos como se pueda con estas tareas y demostrar independencia para efectuarlas.

Son de utilidad las instrucciones escritas, para que los padres las consulten una vez que se encuentren en el hogar.

Comunicación con los servicios de salud de la comunidad, como serían las enfermeras visitadoras, las enfermeras en salud publica y los servicios sociales que pueden dar el apoyo necesario a los padres durante la transición desde el hospital al domicilio.

Tema 53

Cuidados en la infancia: controles y visitas en Atención Primaria. Etapas de desarrollo. Alimentación y nutrición. Plan de atención a la Obesidad Infantil (PIOBIN). Dieta equilibrada. Higiene. Programa de salud bucodental en Andalucía. Prevención de accidentes: hogar, escuela y tráfico. Detección y protocolo de malos tratos. Adquisición de hábitos saludables: el papel de la familia

eRodio ediciones

Índice esquemático

1. CONTROLES Y VISITAS EN ATENCIÓN PRIMARIA

Las acciones preventivas desarrolladas en la población infantil durante las últimas décadas han tenido una orientación basada en la detección precoz de enfermedades a través de la exploración física y la realización de cribados, la supervisión de la salud y las inmunizaciones.

Durante estos años se han producido mejoras en la salud infantil, un mayor conocimiento de los grupos de riesgo asociados a distintas enfermedades, y han ido emergiendo pruebas de que la intervención precoz en los primeros años de vida puede producir resultados positivos en la salud y mejorar los hábitos de vida con repercusión en la morbimortalidad de la edad adulta. Basándose en estos datos, las recomendaciones preventivas actuales como estrategia para la población general, en lugar de basarse en la exploración rutinaria buscando enfermedades, se han dirigido hacia la detección de los niños con mayor riesgo de presentarlas, la realización de una serie de cribados y a dar un papel más destacado a intervenciones de peso indiscutible dentro del ámbito de la prevención y promoción.

Para la elaboración del Programa de Salud Infantil (PSI) se han consensuado una serie de actividades por grupos de edad que de forma ideal se debería ofertar a toda la población. Las actividades propuestas están centradas en el niño/adolescente y en su familia, su ámbito de aplicación es la Atención Primaria. Están encargados de su desarrollo distintos profesionales de Enfermería, Pediatría y Medicina de Familia.

No se ha definido un número óptimo de revisiones relacionadas con las actividades preventivas en cuanto a su efectividad ni en función de las necesidades o preferencias expresadas por los padres/cuidadores, niños y adolescentes. Existe consenso en agrupar las actividades de salud en relación a las inmunizaciones.

Se propone el siguiente esquema de intervención:

- Evolución desde la última visita: valoración de preocupaciones o dudas de los padres, cuidadores o jóvenes.
- Evaluación de los cuidados familiares.
- Comprobación de actividades preventivas planificadas en controles anteriores.
- Evaluación del desarrollo físico y psicosocial. Técnicas de cribado. Descripción de indicadores de riesgo o signos de alerta en la población general.
- Inmunizaciones indicadas en las diferentes CCAA, valorar las recomendaciones del calendario de la Asociación Española de Pediatría (AEP).
- Información relativa al consejo, promoción y prevención.
- Valoración del riesgo individual.
- Información e intervención en caso de riesgo individual.
- Concertar el siguiente control y ampliación de estudio si se detectan anomalías.

La **salud escolar** es el conjunto de actividades dirigidas a mejorar la salud de la población escolarizada. Se desarrollan en el entorno escolar, y los objetivos son promover la adquisición de hábitos sanos y actitudes saludables en los alumnos, contribuir a la formación en educación para la salud de los profesores y controlar la salubridad de los locales donde estos desarrollan su actividad.

Las actividades se dirigen a niños y niñas de 6 a 14 años que se encuentren cursando:

- 1er Curso de Enseñanza Primaria (EP).
- 6º Curso de Enseñanza Primaria.
- 2º Curso de Enseñanza Secundaria Obligatoria (ESO).

En ellos se realizará:

- Examen de salud individual.
- Revisión del Calendario Vacunal y vacunación.
- Educación para la Salud en la Escuela –educación sexual, tabaco, alcohol, accidentes de tráfico, etc.–
- Cumplimentación de la Hoja de Examen de Salud Escolar y la Hoja de registro de Vacunaciones.
- Registro de las Actividades de Educación para la Salud en la Escuela.

2. ETAPAS DEL DESARROLLO

2.1. Recién nacido

Periodo de alta morbimortalidad comprendido en los primeros 28 días de vida. La primera semana es la más importante, debiendo vencer dificultades como: desarrollo prenatal anormal, alteraciones natales y/o agresiones.

2.2. Etapa lactante

Es el periodo comprendido entre 28 días y el primer año. Se produce un crecimiento y desarrollo psicomotor importante.

En los primeros 6 meses duplica su peso al nacer, y crece mensualmente 2.5 cm durante los primeros 6 meses y 1.25 cm a partir del sexto mes. A los 12 meses triplica su peso al nacer.

A los 7 meses aparecen los incisivos centrales inferiores, y posteriormente los incisivos centrales superiores. A los 12 meses ya suelen tener seis piezas (cuatro superiores y dos inferiores).

En esta etapa el incremento de la circunferencia cefálica es de 10 cm. La circunferencia del tórax sigue aumentando, y ésta y la cefálica son iguales entre los seis meses y el primer año de vida.

Durante este periodo el lactante va adquiriendo una serie de habilidades psicofísicas que le capacitan para andar, hablar y moverse:

- Primer mes: hace ruidos guturales breves.
- 2º mes: sonríe en respuesta a la voz materna, sigue el movimiento de la luz con los ojos.

- 4º mes: aparece la coordinación entre los ojos y los movimientos corporales. Gorjea y carcajea.
- 5º mes: se sienta con apoyo. Sostiene la cabeza. Sujeta los objetos que se le ofrecen. Se lleva todo a la boca. Juega con los dedos de los pies.
- 6º mes: balbucea y da chillidos. Se gira completamente.
- 7º mes: comienza a gatear. Muestra temor a los extraños.
- 8º mes: usa los dedos índice y pulgar a modo de pinza. Es reservado con los extraños.
- 9º mes: muestra preferencia por el uso de una mano. Intenta imitar sonidos.
- 10º mes: se impulsa hacia la posición vertical. Camina sosteniéndose de los muebles. Conoce su nombre.
- 12º mes: se mantiene de pie durante periodos cortos. Muestra emociones como temor, enojo y celos. Juega con la comida. Gusta de la música rítmica.

2.3. Primera infancia

Es el periodo comprendido entre el primer y tercer año de vida.

El aumento de peso se reduce y la talla se incrementa unos 12 cm durante este periodo. Cambian las proporciones del cuerpo; las piernas y los brazos se alargan por la osificación y el crecimiento de las áreas epifiseales de los huesos largos, en tanto que el tronco y la cabeza crecen con mayor lentitud. El crecimiento de cerebro se desacelera.

El niño en edad de caminar tiene más capacidad para mantener estable la temperatura corporal. La piel se torna más resistente por la estrecha unión entre epidermis y dermis, que protege al niño de pérdidas de líquidos, infecciones e irritaciones.

Siguen brotando los dientes deciduos y hacia los 3 años suelen estar completos los 20 dientes.

A los 2 años alcanzan, cogen, inspeccionan, huelen, prueban y analizan objetos con los ojos.

El niño de 2 años puede construir oraciones sencillas de sustantivo y verbo.

El control voluntario del esfínter anal y del uretral surge entre los 18 y 24 meses.

2.4. Etapa preescolar

Comprende de los 3 a 5 años. Este periodo se caracteriza por una desaceleración del proceso de crecimiento. A los 6 años suelen duplicar el peso del primer año. El niño de entre 3 y 5 años se "estira" y deja de ser "regordete", su talla se incrementa unos 6 a 7 cm por año, y el apetito es muy variable.

- 3 Años: monta en triciclo. Salta el último escalón. Sube las escaleras alternando ambos pies. Destreza para meter piedritas en una botella de cuello estrecho. Copia un círculo o una cruz. Tiene un vocabulario de alrededor de 900 palabras. Hace muchas preguntas. Utiliza frases completas de tres o cuatro sílabas. Se viste solo casi totalmente. Come solo. Puede mostrarse temeroso (de la oscuridad o de irse a la cama).

- 4 Años: salta y brinca en un pie. Alterna los pies al bajar escaleras. Utiliza adecuadamente las tijeras. Puede atarse los zapatos. Copia un cuadrado. Su vocabulario es de 1500 palabras. Utiliza oraciones de 4 o 5 palabras. Es muy preguntón. Nombra uno o más colores. Muy independiente. Tiende a ser egoísta e impaciente. Sigue con muchos temores. Agresivo física y verbalmente.
- 5 Años: salta la cuerda. Patina con buen equilibrio. Camina hacia atrás. Tiene un vocabulario de aproximadamente 2100 palabras. Utiliza oraciones de 6 a 8 palabras. Reconoce cuatro o más colores. Sabe los días de la semana, los meses y otras palabras relacionadas con el tiempo. Menos rebelde. Independiente pero confiable; más responsable. Tiene pocos temores.

2.5. Etapa escolar

Comprende de 6 a 12 años. El desarrollo es lento hasta el estirón previo a la pubertad. El peso aumenta con mayor rapidez que la talla, con un promedio de 2.5 a 3.2 kg por año. El incremento promedio anual de la talla es de 5.5 cm.

- 6 años: se cae el primer diente. Edad activa. La visión alcanza la madurez. Desarrollan el concepto de números. Saben si es de mañana o de tarde. Obedecen tres órdenes sucesivas. Distinguen la mano derecha de la izquierda. Utilizan el cuchillo para untar mantequilla. Se bañan sin supervisión. Leen de memoria. Ríen mucho. Les cuesta confesar sus errores. Comparten y cooperan adecuadamente. Necesitan a niños de su misma edad. Hacen trampa para ganar. Suelen tener celos del hermano menor. Copian lo que hacen los adultos. Aumenta la socialización.
- 7 años: la mandíbula empieza a crecer para adaptarse a los dientes permanentes. Repiten tres números al revés. Desarrollan el concepto de tiempo. Lectura más mecánica. Se cepillan y peinan el cabello sin ayuda. Son menos resistentes y testarudos. Participan en juegos de grupo. Prefieren acompañarse de amigos de su mismo sexo. Pasan mucho tiempo solos.
- 8-9 años: se visten solos. Les gusta exagerar. Más ágiles. De memoria enumeran las semejanzas y diferencias de dos cosas. Cuentan hacia atrás del 20 al 1. Sabe la fecha. Leen más. Usan utensilios del hogar y de costura. Ayudan con las tareas rutinarias del hogar. Hacen mandados útiles. Son más críticos de ellos mismos. Toman clases de música y deporte. Es fácil congeniar con ellos en casa. Dramatizan. Son más sociables. Les interesa la relación niño- niña pero no la admiten. Les gusta competir y jugar. Desarrollan el recato.
- 10-12 años: escriben relatos cortos. Utilizan el teléfono con fines prácticos. Cocinan y cosen cosas sencillas. Crían mascotas. Se lavan y secan el cabello. En ocasiones, se quedan en casa solos durante 1-2 horas. Les encanta tener amigos y son más selectivos con ellos. Empieza a desarrollarse el interés por el sexo opuesto. Disfrutan la familia. Demuestran su afecto. Respetan a sus padres.

2.6. Adolescencia

Se define como la etapa de la vida que se inicia con la aparición de las características sexuales secundarias y concluye con la detección del crecimiento y la madurez emocional. Esta etapa se divide en adolescencia temprana, media y tardía.

- Adolescencia temprana (11-14 años): el crecimiento alcanza la velocidad máxima. Comparación de lo "normal" con compañeros del mismo sexo. Preocupación por los cambios corporales. Deseo intenso de seguir dependiendo de los padres al mismo tiempo que se intenta separar de ellos. Luchas por encabezar el grupo de compañeros. Autoexploración y evaluación. Intimidad limitada. Cambios extremos de humor. Ensoñación intensa. Expresiones del enojo con mal humor, explosiones de cólera e insultos verbales.
- Adolescencia media (14-17 años): el crecimiento se desacelera en las mujeres. Las características sexuales secundarias son muy evidentes. Preocupación por problemas filosóficos, políticos y sociales. Modifica el lenguaje corporal. Muy centrado en sí mismo. Idealismo. Conflictos importantes respecto de la independencia y el control. Máxima urgencia de emancipación; separación. Desprendimiento definitivo e irreversible de los padres, duelo. Miedo al rechazo. Exploración de la capacidad para atraer al sexo opuesto. Sensación de "estar enamorado". Tentativa de establecer relaciones. Tendencia hacia experiencias interiores, mayor introspección. Son frecuentes las sensaciones de ineptitud; dificultad para pedir ayuda.
- Adolescencia tardía (17-20 años): madurez física. Crecimiento estructural y reproductivo casi total. Capaz de contemplar problemas desde varias perspectivas. Identidad sexual madura. Autoestima estable. Separación definitiva de los padres. Emancipación casi conseguida. Prueba de relaciones varón-mujer frente a la posibilidad de una alianza permanente. Relaciones caracterizadas por dar y compartir. La intimidad implica compromiso más que exploración y romanticismo. Mayor aptitud para disimular el enojo.

3. ALIMENTACIÓN Y NUTRICIÓN. DIETA EQUILIBRADA

Desde el momento del nacimiento de la niña o del niño y durante todo su ciclo vital la nutrición y la alimentación juegan un importante papel para el desarrollo equilibrado y el mantenimiento de la salud.

Cada etapa de la vida tiene sus peculiaridades y en cada momento la alimentación debe adaptarse a ellas. Durante la infancia las características que debe tener la dieta están condicionadas por el ritmo de crecimiento, la tolerancia a los diferentes alimentos, la capacidad digestiva, el grado de autonomía y las habilidades del niño o niña.

La infancia se caracteriza por ser la etapa de mayor crecimiento y desarrollo físicos. Esto significa que la alimentación no sólo debe proporcionar energía para el mantenimiento de las funciones vitales, sino que debe cubrir unas necesidades mayores relacionadas con el crecimiento y maduración.

Es además una etapa en la que se adquieren y consolidan hábitos que perdurarán de por vida.

Por tanto, es importante favorecer las condiciones que permitan que los hábitos de alimentación que se adquieran sean saludables.

Una dieta adecuada permite mantener el estado de salud y prevenir en la mayoría de la población estados de deficiencia y también juega un importante papel en la prevención de algunas enfermedades crónicas.

Existen orientaciones de carácter general sobre las necesidades de energía y nutrientes en estas etapas de la vida. Traducidas en frecuencia de consumo de alimentos y raciones, nos pueden ayudar a diseñar una dieta saludable, si bien se deberá tener en cuenta que las recomendaciones nutricionales deben adaptarse a las características individuales.

En la medida de lo posible, hay que respetar los gustos personales, porque hay muchas formas de alimentarse, aunque una sola forma de nutrirse.

Los alimentos son los "envases naturales" que contienen las diferentes sustancias nutritivas que el organismo necesita.

Cuando se ingieren los alimentos, el organismo humano utiliza funciones especializadas (digestión, absorción y metabolización) gracias a las cuales se obtienen:

- Sustancias nutritivas o nutrientes formadas por los principios inmediatos (carbohidratos, proteínas, grasas, vitaminas, minerales y agua).
- Residuos no absorbibles entre los cuales se encuentra la fibra dietética.

  En cada alimento predominan uno o varios principios inmediatos, por ello podemos agruparlos en:
- Leche y derivados, que contienen proteínas, hidratos de carbono, grasas y calcio.
- Carnes, huevo, y pescados, con la característica común de una elevada proporción de proteínas.
- Cereales, tubérculos y legumbres, son alimentos de origen vegetal ricos en carbohidratos complejos. Los cereales y legumbres también contienen cantidades importantes de proteínas, que mejoran su valor biológico si se complementan entre sí, mezclando cereales con legumbres en una misma comida o bien cualquiera de ellas con alimentos ricos en proteínas de alto valor biológico (carnes, pescados, leche, huevos). Las legumbres además son ricas en calcio y hierro.
- Frutas, verduras y hortalizas, tienen en común su procedencia vegetal, su riqueza en vitaminas y minerales, su contenido en carbohidratos, su pobreza en proteínas y grasas y su bajo valor energético. La mayor parte de su peso es agua.
- Alimentos grasos, en su mayoría están formados por lípidos, con un elevado valor energético. Son los aceites, manteca, mantequilla, margarinas, nata y grasas lácteas.
- Los frutos secos, son semillas desecadas. Aportan energía, por su alto contenido en lípidos. También contienen proteínas, calcio y hierro.
- Miscelánea que incluye azúcar, miel, pasteles, chocolate...
- El aporte calórico se debe distribuir en función del gasto de energía y de la edad del niño, niño de 1-3 años: 1300 calorías/día, niños de 4-6 años: 1800 calorías /día.

Las necesidades nutritivas del escolar se distribuyen a lo largo del día en la proporción siguiente:

- Desayuno más media mañana: 25%
- Almuerzo: 35%
- Merienda: 10%
- Cena: 30%.

También es importante la distribución en principios activos de los alimentos que ingiere el niño:

- Carbohidratos: 50-55%
- Grasas: 30-40%
- Proteínas: 10-15%

4. PLAN DE ATENCIÓN A LA OBESIDAD INFANTIL (PIOBIN)

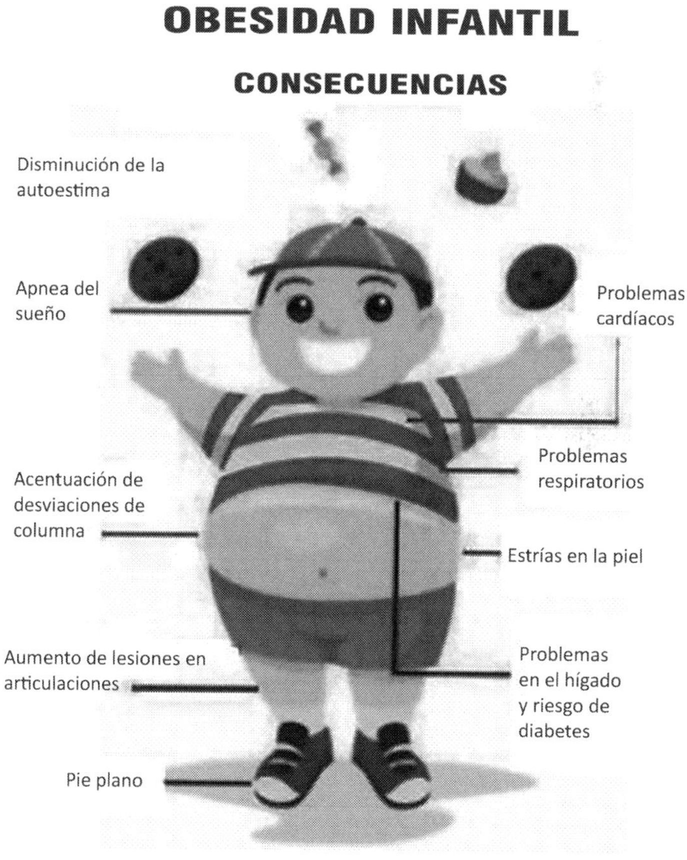

http://obesosnuestroshijos.blogspot.com.es/

La obesidad consiste en el acúmulo de tejido graso en el organismo en relación con otros componentes corporales y suele ser el resultado de un balance energético positivo, en que la entrada de energía excede al gasto.

Existen algunas situaciones en que este exceso de tejido graso es secundario a determinadas condiciones patológicas (enfermedades genéticas, endocrinometabólicas, consumo de fármacos y otras), las cuales deben ser abordadas de forma específica.

Para contribuir a la mejora de la salud y la calidad de vida de la población andaluza la Consejería de Salud ha impulsado el abordaje, mediante la estrategia de planes integrales, de aquellos problemas de salud -y sus determinantes- considerados prioritarios y más prevalentes.

Así aparece el Plan Integral de Obesidad Infantil de Andalucía 2007-2012, concebido como una herramienta estratégica que permita aunar los esfuerzos para dar respuesta a un problema de salud que ha cobrado importante protagonismo dentro de la salud pública, tanto por el aumento de su prevalencia, como por las consecuencias que, a medio y largo plazo, tiene para la salud.

De hecho, los estudios epidemiológicos de los últimos años ponen en evidencia un incremento alarmante de la prevalencia de sobrepeso y obesidad en la población general y en las edades infantiles y juveniles en particular, estando España y concretamente Andalucía, entre las regiones con cifras más elevadas de su entorno.

4.1. Objetivos del Plan Andaluz de obesidad infantil

1. Frenar la tendencia ascendente de las tasas de obesidad infantil de nuestra Comunidad a corto plazo e invertirla en un plazo intermedio.
2. Mejorar la atención sanitaria de los niños y niñas con obesidad y sus familias.
3. Disminuir la aparición de complicaciones y mejorar la calidad de vida de las personas con obesidad.

Para lograr dichos objetivos, el Plan considera conveniente desarrollar una serie **de condiciones favorecedoras**:

1. Sensibilizar a la población general sobre la necesidad de mantener un peso adecuado en todas las edades, mediante el equilibrio entre una alimentación saludable y la práctica de actividad física regular.
2. Promover en las familias andaluzas la adquisición de conocimientos adecuados para la adopción de hábitos saludables para el mantenimiento de un peso saludable, haciendo especial énfasis en los hijos e hijas.
3. Potenciar el desarrollo de condiciones socio-ambientales facilitadoras de dichos hábitos.
4. Involucrar activamente a las diferentes instituciones y agentes sociales para la prevención de la obesidad infantil.
5. Avanzar en el diagnóstico precoz y garantizar una atención sanitaria basada en la mejor evidencia científica disponible, asegurando la continuidad asistencial como elemento de calidad integral.

6. Promover proyectos de investigación relacionados.
7. Facilitar la formación profesional de todas las personas potencialmente implicadas en la prevención y atención a la obesidad infantil.
8. Reorientar los servicios actualmente existentes.

Y para lograrlo, se han elegido una serie de **líneas generales de actuación** en las áreas de:

4.1.1. Comunicación e información a la población

Con el objetivo de facilitar el intercambio de información, la mejora de los conocimientos y la toma de decisiones responsable a todos los sectores del entramado social de nuestra Comunidad, procurando la diversificación de los públicos objetivo y adaptando los mensajes a los distintos públicos identificados.

4.1.2. Promoción de la salud y prevención primaria

Se considera que la prevención de la obesidad infantil debe sustentarse en cuatro pilares:

- Promoción de la lactancia materna.
- Promoción de la alimentación saludable.
- Promoción de la actividad física.
- Intervención enfocada a la familia.

Y que las actividades de promoción y prevención deben llevarse a cabo desde diversos escenarios, entre los cuales parecen ser de importancia estratégica:

- Los centros de atención socioeducativa.
- Los centros escolares.
- Los servicios sanitarios.
- Los municipios y movimientos asociativos.
- El medio laboral y las empresas.
- Las zonas de transformación social (ZTS) y otros colectivos con necesidades especiales.
- Los medios de comunicación.

Todas estas estrategias se enmarcan, en la actualidad, en el Plan para la Promoción de la Actividad Física y la Alimentación Equilibrada, que ha logrado la plataforma de colaboración intersectorial y a nivel local necesaria para impulsarlas y hacerlas efectivas y que, por tanto, constituirá el soporte fundamental para su desarrollo.

4.1.3. Asistencia sanitaria integral

Basada en un modelo multidisciplinar, que garantice la continuidad en los cuidados y la mejor calidad de las actuaciones, en base a las mejores evidencias científicas disponibles. Se propone la elaboración e implantación de un Proceso Asistencial Integrado de Obesidad Infantil.

1. Para ello es necesario identificar adecuadamente la obesidad infantil por medio de parámetros atropométricos objetivos: peso y altura así como el cálculo del IMC.
2. Identificar precozmente los factores de riesgo de obesidad.

ETAPA	FACTOR DE RIESGO
Infancia temprana (hasta 2 años)	Bajo peso al nacer con catch-up rápido.(= incremento rápido de peso respecto a la Lg/talla). Peso elevado al nacer/ Diabetes gestacional materna. Obesidad de uno (x3) o ambos (x10) progenitores. Ausencia de lactancia materna o menor de 3 meses.
Infancia (entre 2 y 12 años)	Obesidad de uno (x3) o ambos (x10) progenitores. Rebrote adiposo precoz antes de los 6 años. A partir de los 8 años incremento anual ≥ 2 unidades de IMC. Más de 2 horas de TV al día. Ingesta frecuente (diaria) de zumos industriales, dulces y chucherías. Poca actividad física.
Adolescencia	Obesidad del sujeto. Obesidad de sus progenitores. Saltarse comidas, comer fuera de casa, atracones, consumo de bebidas y refrescos. Actividad física: nunca ha practicado, abandono. Horas de TV, videojuegos, ordenador…
Grupos de riesgo especial	Familias de bajo nivel cultural. Hijos de familias inmigrantes.

3. Investigar la existencia de posible morbilidad asociada al sobrepeso
4. Proporcionar recomendaciones básicas a las familias con hijos o hijas con sobrepeso. Acerca de los siguientes temas:
   - Promoción de la LM.
   - Promoción de la alimentación saludable.
   - Promoción de la actividad física.
   - Implicación de toda la familia en los cambios de hábitos y actividades propuestos.

   Si bien estas recomendaciones deben ser universales, se deben realizar esfuerzos suplementarios hacia las familias con factores de vulnerabilidad.
5. Tener en cuenta los riesgos asociados al diagnóstico.
   - En todo momento se debe evitar la estigmatización y culpabilización de pacientes y familias.
   - El énfasis del diagnóstico deberá enfocarse sobre el impacto en la salud que quedará claramente separado de aspectos estéticos. También se deberá evitar en todo momento el empleo de la expresión "peso ideal".

6. Tratamiento integral.
   - ▷ Dietético.
   - ▷ Actividad física.
   - ▷ Evitación del sedentarismo.
   - ▷ Tratamientos conductuales.
   - ▷ Fármacos.
   - ▷ Tratamiento quirúrgico.

4.1.4. Participación y acción social

Además de comprometerse a potenciar el desarrollo de iniciativas a nivel local, el Plan plantea la creación de una Comisión Asesora en la que se encuentren representados todos los sectores y agentes sociales, científicos y profesionales implicados en la prevención y el abordaje de este problema de salud.

4.1.5. Formación y desarrollo profesional

Con lo que se pretende facilitar la adquisición, no solo de conocimientos, sino también de habilidades y actitudes (capacitación, en suma), para abordar la obesidad infantil, tanto en las profesiones relacionadas con las Ciencias de la Salud (en las que se identifican 3 etapas: pregrado, postgrado y formación continuada), como en otras que puedan estar relacionadas con la ejecución de las líneas de acción de este Plan Integral.

4.1.6. Investigación e innovación

En el marco del Plan Estratégico de Investigación, Desarrollo e Innovación en Salud de que dispone la Consejería de Salud, se pretende impulsar la orientación de la investigación hacia objetivos de resultados en salud y disminución de desigualdades, procurando la mejora de la calidad y de la cultura investigadora en el SSPA, a la vez que promoviendo la investigación cooperativa y el desarrollo de redes de investigación. También se propiciará la constitución de alianzas interinstitucionales que permitan incrementar su rentabilidad.

4.1.7. Evaluación, calidad y sistemas de información

Se plantea como una necesidad establecer los criterios de evaluación continua, mediante la identificación de indicadores y sus correspondientes estándares de calidad que garanticen, desde el rigor y la independencia, el cumplimiento y mejora continua de las acciones planteadas por el Plan. Para ello se precisa de la creación de un sistema de información sobre la obesidad infantil en Andalucía, que habrá de incluir los elementos esenciales que permitan la monitorización y evaluación permanente de los objetivos definidos por el Plan, al tiempo que facilitará la valoración de sus resultados en términos de salud.

4.1.8. Desarrollo normativo

A pesar de las escasas competencias de la Comunidad Autónoma en materia de legislación de productos alimentarios, el Plan propone alianzas estratégicas para mejorar el cumplimiento de la legislación vigente, así como promover cambios que faciliten las opciones más saludables y la mejor información a la ciudadanía.

En definitiva, el Plan Integral de Obesidad Infantil de Andalucía pretende lograr objetivos de mejora de la calidad de vida a través de la promoción de estilos de vida saludables, prevención de la obesidad en edades tempranas y mejor tratamiento de este problema de salud, con perspectiva de género y buscando disminuir las desigualdades sociales en su incidencia. Para ello propone contar con todos los protagonistas sociales implicados, en la seguridad que solo con una estrategia intersectorial, con acciones planificadas en el nivel local, es posible alcanzar el éxito en esta tarea.

5. HIGIENE. PROGRAMA DE SALUD BUCODENTAL DE ANDALUCÍA

5.1. Dentición normal y permanente

Los dientes empiezan a desarrollarse antes del nacimiento del niño. A las 14 semanas de gestación comienza la calcificación de los dientes temporales o de leche. Mientras que entre los 0 y 6 meses comienza la calcificación de los dientes permanentes.

La dentición humana se compone de dos series de dientes:

- Una serie de 20 dientes primarios, también llamados de leche, temporales o deciduos, que se pierden en su totalidad.
- Y una serie de 32 dientes permanentes, incluidos los terceros molares, cordales o muelas de juicio.

5.2. Higiene y salud bucodental

Las principales enfermedades bucodentales en la infancia son:

- Caries dental: Enfermedad infecciosa crónica, que causa una cavidad por desmineralización del esmalte. Es una destrucción localizada de los tejidos dentales duros por los ácidos generados por las bacterias de la placa adherida a los dientes y encías al entrar en contacto durante un tiempo suficiente con alimentos y bebidas azucaradas.
- Enfermedad periodontal: Enfermedad producida por la placa bacteriana, localizada entre la encía y el diente, que provoca una inflamación de dicha encía (gingivitis), que se puede extender progresivamente hacia los demás tejidos del periodonto (periodontitis), y causar con el paso del tiempo, en personas susceptibles, movilidad y pérdida dentaria.

5.2.1. Salud bucodental en niños de 0-2 años

1. Exploración neonatal de la cavidad oral (dientes neonatales, malformaciones u otras alteraciones).
2. Seguimiento de la erupción de la dentición primaria. Se considerará anormal la falta de erupción de la primera pieza a los 15 meses y la erupción de dientes

malformados. Asimismo, se considerará anormal la falta de alguna pieza (20 en total) a los 30 meses.

3. Profilaxis de la caries:
   - Prevención de la caries rampante de los incisivos: Se desaconsejará firmemente endulzar el chupete y dejar dormir al niño con un biberón de leche o zumo en la boca.
   - Solamente si se pertenece a un grupo de riesgo de caries dental se darán suplementos de flúor por vía oral a partir de los 6 meses, según el contenido del agua de bebida, ya sea agua de consumo público o embotellada.
   - Inicio del cepillado dental. En niños menores de 2 años el cepillado deben realizarlo los padres con una pasta de dientes con 1000 ppm de flúor y una cantidad similar a un "raspado o mancha" sobre el cepillo dental.
4. Información a los padres sobre alimentos cariógenos. Se debe informar de que:
   - ▹ La sacarosa es el carbohidrato más cariógeno.
   - ▹ Los azúcares complejos, como los almidones y otras sustancias presentes en las legumbres y los cereales, son menos cariógenos, sobre todo en estado no refinado.
   - ▹ Es más importante la frecuencia de las tomas que la cantidad total ingerida.
   - ▹ Los azúcares con textura pegajosa o blanda son más cariógenos que los líquidos o duros.
5. Vigilar la aparición de:
   - ▹ Gingivitis (por falta de cepillado, maloclusiones, medicaciones).
   - ▹ Maloclusiones (mordida abierta) evitando hábitos perjudiciales (chupete, succión del pulgar).

5.2.2. Salud bucodental en niños de 2 a 6 años.

1. Exploración de la dentición primaria. Se derivarán al odontólogo aquellos niños con piezas cariadas, según la disponibilidad de los recursos sanitarios.
2. Profilaxis de la caries y de la enfermedad periodontal:
   - ▹ Información a los padres sobre alimentos cariógenos.
   - ▹ Inicio del cepillado dental. A partir de los 2 años se aconsejará a los padres que se cepillen los dientes por la noche en presencia del niño. Éste se "cepillará" también para ir adquiriendo el hábito y posteriormente alguno de los padres repasará el cepillado limpiando cuidadosamente los restos de comida. Entre los 2 y 6 años, el niño se cepillará con un dentífrico con entre 1000 y 1450 ppm de flúor en cantidad similar a un guisante. Deberá cepillarse al menos dos veces al día y de forma especial antes de acostarse.
   - ▹ Aplicación de flúor: suplementos orales SOLAMENTE si se pertenece a un grupo de riesgo de caries dental y en función del contenido de flúor en el agua de bebida, y flúor tópico (compatible con suplementos orales de flúor).

5.2.3. Salud bucodental en niños de 6 a 14 años

1. Exploración bucal: presencia de sarro, flemones, abscesos, gingivitis, caries, mordida cruzada, mordida anterior, diastemas y frenillos, maloclusiones y apiñamientos. Se derivará al niño al odontólogo cuando presente alguna caries en piezas definitivas, o 4 o más en dentición primaria. También se derivarán las hipoplasias de esmalte y las maloclusiones.
2. Profilaxis de la caries y la enfermedad periodontal:
   - ▹ Solamente si se pertenece a un grupo de riesgo de caries dental se darán suplementos de flúor por vía oral, según el contenido del flúor en el agua, ya sea agua de consumo público o embotellada.
   - ▹ Colutorios diarios (0,05 % fluoruro sódico) o semanales (0,2 %), recomendables para realizar en el colegio, estrategia que asegura su aplicación. Hay que comprobar que el niño hace bien el colutorio durante 1 minuto y que no se traga el líquido, (en general, a partir de los 6 años). En los siguientes 30 minutos no debe ingerir nada.
   - ▹ Geles y barnices de flúor: aplicados siempre por especialistas con periodicidad variable, en función del riesgo de caries.
   - ▹ Cepillado dental después de las comidas y al acostarse con una pasta dentífrica que contenga 1.450 ppm de flúor y la cantidad de 1 – 2 cm (sobre el cepillo).

6. PREVENCIÓN DE ACCIDENTES: HOGAR, ESCUELA Y TRÁFICO

Accidente es "todo suceso eventual, involuntario o anómalo, independiente de su gravedad, que conlleva un daño físico o psíquico como consecuencia de una falta de prevención o defecto de seguridad".

En España, los accidentes infantiles constituyen la primera causa de muerte en el grupo de edad de 1 a 18 años. Son también, la principal causa de años potenciales de vida perdidos y costes médicos, y origen de discapacidad y daño psíquico.

6.1. Consejos preventivos de accidentes según la edad

De 0 a 2 años

- Seguridad en el automóvil.
- Temperatura del agua del baño.
- Prevención de incendios en el hogar (cocina).
- Supervisión de superficies elevadas, ventanas, escaleras, protección alrededor de piscina.
- Elementos peligrosos del hogar (enchufes, esquinas, ventanas, ángulos de puertas).
- Prevención de la aspiración de cuerpo extraño. Desaconsejar la ingesta de frutos secos, golosinas o jugar con globos vacíos o inflados.

- Almacenamiento seguro de fármacos y sustancias tóxicas (a partir de los 9 meses).
- Adiestrar qué hacer en caso de atragantamiento.
- Desaconsejar el uso de andadores.
- Teléfono del Instituto de Toxicología.

De 2 a 6 años

- Seguridad en el automóvil y educación vial.
- Almacenamiento seguro de fármacos y sustancias tóxicas.
- Elementos peligrosos del hogar.
- Prevención de incendios del hogar.
- Seguridad en las piscinas.
- Prevención de la aspiración de cuerpo extraño.
- Seguridad en bicicleta.
- Teléfono del Instituto de Toxicología.

De 6 a 14 años

- Seguridad en el automóvil y educación vial.
- Seguridad en bicicleta, ciclomotor y monopatín.
- Consejo antialcohólico en adolescentes.
- Prevención de incendios en el hogar.
- Seguridad en las piscinas.
- Prevención de intoxicaciones.
- Prevención de la conducta violenta y el uso de armas en adolescentes.
- Teléfono del Instituto de Toxicología.

6.2. Consejos preventivos de accidentes según el entorno

6.2.1. Precauciones en el hogar

La cocina es el lugar más peligroso para los niños pequeños.

Los niños deben estar lejos de la cocina cuando se está cocinando, si no es posible:

- Procurar cocinar en los fuegos del fondo y evitar que sobresalgan los mangos de los utensilios.
- Especial precaución al trasladar alimentos calientes de un lugar a otro, por el riesgo de tropiezo con un menor.
- Todos los productos de limpieza deben guardarse en alto, y nunca mezclados con alimentos.
- No guardar nunca productos industriales y domésticos en envases de alimentos o bebidas.

- Procurar que los manteles no sobresalgan del borde de la mesa de la cocina.
- Nunca se debe dejar que manipulen las llaves de gas o los enchufes.
- Guardar bien los cuchillos, tijeras, cerillas y encendedores.

En el baño hay que tener cuidado:

- Nunca dejar solo a un niño en la bañera, incluso con poca agua.
- Evitar las caídas en el baño, intentando no tener el suelo húmedo, y en el caso de usar alfombras, deben disponer de rejillas de caucho adhesivas.
- Controlar la temperatura del agua del baño: se recomienda abrir primero el grifo de agua fría y después buscar la temperatura adecuada con el agua caliente.
- Desenchufar los electrodomésticos mientras se baña al niño.
- Guardar las cuchillas de afeitar inmediatamente después de su uso.

En el resto de la casa:

- Todos los domicilios deben disponer de interruptor diferencial y los enchufes, tener toma de tierra y estar protegidos. Las alargaderas deben estar protegidas para evitar la desconexión.
- No dejar al alcance de los niños juguetes inapropiados, tijeras, agujas, pilas de botón, medicamentos o productos tóxicos y recipientes de productos peligrosos (aunque estén vacíos).
- Los medicamentos y productos tóxicos deben guardarse en lugares inaccesibles para los niños; y a ser posible bajo llave.
- Las bolsas de plástico pueden ser peligrosas (los niños pequeños pueden ponérselas en la cabeza y asfixiarse).
- Las cunas deben cumplir los requisitos recomendables de seguridad y se deben poner protectores para evitar traumatismos o caídas desde la cama.
- Las escaleras y ventanas deben protegerse para evitar caídas.
- Revisar las calderas de gas. Riesgo de intoxicación por CO.
- Las casas con chimenea, brasero, estufa de leña o eléctrica tienen mayor riesgo de que se produzcan quemaduras o incendios, por lo que debe disponerse de extintores y extremar el cuidado con los niños.
- Si hay armas, deben estar ocultas, descargadas y fuera del alcance del niño.
- Los animales domésticos deben estar correctamente vacunados, domesticados y adiestrados para evitar ataques y mordeduras.

6.2.2. Precauciones en la escuela

Están reglamentadas las características de higiene y seguridad de los edificios escolares.

Otros aspectos preventivos importantes son: plan de autoprotección, instalación de botiquines, educación para la salud de los alumnos y sensibilización y formación previas del profesorado.

A pesar de las precauciones, es inevitable que los niños sufran traumatismos, habitualmente leves o moderados, sobre todo durante los primeros años de la escolaridad.

El personal debe conocer la dirección y teléfono del servicio médico y de urgencias más próximo.

6.2.3. Precauciones en la calle

La educación vial no es actualmente responsabilidad del sector sanitario; si bien, debemos reforzar los siguientes consejos:

- El uso del casco para montar en bicicleta, patines, monopatín, esqui, snowboard resulta muy eficaz (reducen en un 40-75% los traumatismos craneales); aunque el consejo es poco efectivo como medida de prevención, debemos recomendarlo siempre.
- Enseñar al niño a nadar lo antes posible para prevenir los ahogamientos por inmersión (los niños no están preparados para lecciones formales de natación hasta después de los 4 años, pero es recomendable intentar que se defiendan en el agua cuanto más pequeños mejor).

6.2.4. Precauciones en el automóvil

El uso correcto de los sistemas de retención infantil en el automóvil constituye una medida preventiva eficaz y efectiva que puede reducir en un 40% la mortalidad, y hasta en un 70% la cifra de lesiones graves en caso de accidente.

Los niños necesitan un sistema que se ajuste a su talla y peso para aumentar la protección.

De hecho, la nueva norma sobre circulación establece el uso obligatorio de un dispositivo de retención homologado adaptado a su talla y a su peso para todas las personas cuya estatura no alcance los 135 cm; y hasta los 150 cm se pueden utilizar indistintamente un dispositivo adaptado o el propio cinturón de seguridad. En cualquier caso, los niños menores de 3 años no podrán viajar en ningún vehículo que no esté provisto de dispositivo de seguridad; y los mayores de 3 años que no alcancen los 135 cm de estatura deberán ocupar siempre los asientos traseros.

Además, los niños no podrán utilizar sistemas de retención orientados hacia atrás instalados en un asiento del pasajero protegido con un airbag frontal, a menos que se haya desactivado.

Básicamente, existen 5 tipos de sistemas de retención diferentes, según el peso y la edad del niño. Los niños deben ir asegurados dentro del automóvil según las siguientes recomendaciones:

- De 0 a 13 kg de peso, hasta los 9 meses aproximadamente: se utilizará una silla homologada del Grupo 0 y 0+ en el asiento delantero y colocada en sentido inverso a la marcha del vehículo.

  Si el coche dispone de airbag para acompañante se debe desactivar; de lo contrario, la silla se colocaría en el asiento trasero y en sentido contrario a la marcha del vehículo.

  En los menores de 9 meses se puede utilizar el capazo del bebé en el asiento posterior del vehículo, en posición transversal y con la cabeza del niño hacia el interior, utilizando un arnés o cinturón de seguridad para sujetar el capazo.

- De 9 a 18 kg, entre 9 meses y 3-4 años: usar silla homologada del grupo 1, orientada en sentido de la marcha y preferentemente en el asiento trasero, con el niño sujeto a través de un arnés, y la silla sujeta al vehículo a través de los cinturones del propio vehículo u otros suplementarios.
- De 15 a 36 kg, de 3 a 12 años: utilizar cojines elevadores en asientos traseros (asiento o cojín con respaldo para menores de 6 años grupo 2; y entre 22-36 kg, cojín elevador grupo 3); que "elevan" al niño permitiéndole alcanzar la altura necesaria para utilizar el cinturón de seguridad del propio vehículo, y disponen de un mecanismo de ajuste que adapta el cinturón a la altura del hombro del niño. Estos dispositivos no disponen de correas de sujeción, sino que el propio cinturón del coche sujeta al niño y al elevador. No conviene utilizar el cinturón de seguridad para adultos hasta tener una talla superior a 135 cm.

7. DETECCIÓN Y PROTOCOLO DE MALOS TRATOS

Una de las definiciones más claras, de las hasta ahora publicadas, es la que considera el maltrato infantil como toda acción, omisión o trato negligente, no accidental, que priva al niño de sus derechos y su bienestar, que amenaza o interfiere en su desarrollo físico, psíquico o social y cuyos autores son personas del ámbito familiar.

En España la incidencia se ha calculado por estudios retrospectivos y se calcula en 1 de cada 4000 niños, sobre todo en menores de 2 años.

7.1. Tipos de maltrato

- Maltrato físico: toda acción voluntariamente realizada que provoque o pueda provocar lesiones.
- Negligencia: la omisión de una acción necesaria para atender el desarrollo y el bienestar físico y psicológico de un menor.
- Abuso sexual: cualquier comportamiento en el que un menor es utilizado por un adulto u otro menor como medio para obtener estimulación o gratificación sexual. Se incluyen el voyeurismo, exhibicionismo, tocamientos y penetración. También la inducción de un menor a la prostitución por parte un familiar aunque la relación sexual se mantenga con terceros.
- Maltrato emocional: acción, actitud o incapacidad de proporcionar un ambiente emocional propicio para el desarrollo psicológico, físico que permita lograr independencia y seguridad.

Además debemos incluir:

- Maltrato prenatal: conductas realizadas voluntariamente por la madre o personas del entorno familiar, o conductas negligentes que influyen negativamente en el embarazo y repercuten en el feto.
- Síndrome de Münchausen por poderes: los padres, frecuentemente la madre, provocan o inventan síntomas orgánicos o psicológicos en sus hijos que inducen a someterlos a exploraciones, tratamientos e ingresos hospitalarios innecesarios. En ocasiones pueden agravar enfermedades o síntomas preexistentes en el niño. El pro-

pósito de tales conductas es, entre otros, el de asumir el papel de paciente a través de otra persona. Se ha sugerido que uno de los incentivos de los padres al realizar este tipo de comportamientos es provocar atención y apoyo por parte del personal sanitario. El progenitor implicado busca establecer una relación estrecha con una figura respetable, con autoridad y de apoyo como la que puede representar el médico. Llega a utilizar al niño como un instrumento para establecer y mantener esta relación. La relación del padre/madre perpetrador y el niño afectado es patológica.

Modelo Integral de Maltrato Infantil

Niveles ecológicos	Indicadores potenciadores o de riesgo	Indicadores compensadores o protectores
Desarrollo individual de los padres	Historia familiar de abuso. Falta de afectividad en la infancia de los padres. Baja autoestima. Pobres habilidades personales.	Experiencia en los cuidados del niño. Habilidad interpersonal. Cociente Intelectual elevado. Reconocimiento de la experiencia de maltrato en la infancia.
Medio familiar a) Padres b) Hijos	Trastornos físicos/psíquicos (incluye ansiedad y depresión) Drogodependencias Padre/madre solo Madre joven Padre/madre no biológico Disarmonía familiar Enfermedades/lesiones Conflictos conyugales Violencia familiar Falta de control de impulsos Hijos no deseados Trastorno congénito Anomalías físicas o psíquicas Enfermedad crónica Nacimiento prematuro Bajo peso al nacer Ausencia de control prenatal Trastorno de la conducta del hijo Proximidad de edad entre hijos	Planificación familiar Satisfacción personal Escasos sucesos vitales estresantes Intervenciones terapéuticas en la familia Ambiente familiar sin exposición a violencia Armonía marital Apego materno / paterno al hijo Satisfacción en el desarrollo del niño
Ecosistema a) Sociolaboral b) Vecindario	Bajo nivel social/económico Desempleo Insatisfacción laboral Aislamiento social	Condición financiera Apoyo social Buena experiencia con iguales
Macrosistema a) Sociales b) Culturales	Alta criminalidad Baja cobertura servicios sociales Alta frecuencia desempleo Pobreza de grupo social Alta movilidad geográfica Aceptación castigo corporal	Programas de mejora, de redes de apoyo e integración social de familias vulnerables Programas sanitarios Actitud hacia la infancia, la mujer, la paternidad de la sociedad

Tomado y modificado de Morales et al. (1997).

Indicadores conductuales que presentan frecuentemente las víctimas de maltrato infantil (Físico, psíquico y/o sexual)

Indicador de sospecha	Criterios para valorarlo como indicador de maltrato
Miedo	Expresan miedo a volver a casa Miedo al contacto físico o afectivo con varones adultos Miedo a ir al colegio Miedo que empieza a sentir o expresar a partir de un momento concreto y supone un cambio con respecto a su trayectoria previa. Supone un cambio en su trayectoria. Se limita a un espacio concreto
Reacción de pánico	Reacción de pánico ante la exploración de genitales externos y, sin embargo, tolera la exploración del resto del cuerpo.
Rechazo al contacto afectivo	Relaciona las caricias con una forma de agresión Tiene dificultades para expresar afecto, sentimientos y emociones.
Falta sonrisa social	En lactantes de más de 2-3 meses de edad y se descarta enfermedad neurológica.
Tristeza	La expresión de tristeza es síntoma (grave) de impacto emocional grave
Apatía, cansancio	Continuado, sin causa aparente o desencadenante. A partir de una determinada fecha.
Aislamiento, inhibición en el juego	Supone un cambio en su conducta anterior.

Protocolo de intervención sanitaria en casos de maltrato infantil. (Consejeria de igualdad, salud y politicas sociales).

Indicadores de maltrato físico activo y de abandono físico

Tipo de maltrato	Indicadores físicos en la exploración del menor	Indicadores de conducta del menor	Indicadores del comportamiento de los familiares
Maltrato físico	Equimosis en antebrazos, crestas iliacas.... como mecanismos de sujeción. Heridas en diferentes fases de cicatrización o producidas por mecanismos de producción poco convincentes. Heridas en zonas protegidas o de difícil acceso. Quemaduras con marcas de objetos. Fracturas de huesos cortos o huesos de la cara. Fracturas en tallo verde o espiroideas. Hematomas múltiples. Alopecia. Placa de pelada en lactantes. Trastornos del nivel de conciencia.	Miedo a volver a casa, a la presencia de adultos... Conducta agresiva, antisocial... Trastornos psicosomáticos. Rechazo al contacto afectivo. Manifiesta que es objeto de agresiones o de otras formas de maltrato.	Métodos disciplinarios desproporcionados. Valoración reiteradamente negativa del menor. Explicación incoherente del mecanismo de producción de la lesiones. Alcoholismo o consumo de drogas. Nivel socioeconómico bajo, medio o alto.

.../...

.../...

Abandono físico	Higiene deficiente. Accidentes reiterados. Falta de vacunas y de cuidados Médicos. Poco estimulado nunca llora, se mueve poco... No está escolarizado o realiza tareas inapropiadas para su edad. Desnutrición, deshidratación.	Apatía y cansancio. Tristeza. Conducta y expresiones impropias de su edad. Escasos conocimientos y habilidades escolares. Participa en actividades delictivas. Lactantes que parecen muy buenos, no lloran. Falta sonrisa afectiva No tiene interés por ir a casa.	Enfermedad mental de la madre o del padre. Alcoholismo o drogas. Desinterés o escasa capacidad de valorar las necesidades del niño. Organización caótica de vida familiar. No transmite afectividad Negligencia reiterada.

Protocolo de intervención sanitaria en casos de maltrato infantil. (Consejeria de igualdad, salud y politicas sociales).

8. ADQUISICIÓN DE HÁBITOS SALUDABLES: EL PAPEL DE LA FAMILIA

Existe una fuerte relación entre estilo de vida y salud (higiene bucodental, tabaquismo, ejercicio físico...).

La educación sanitaria, mediante consejo breve tiene la intención de promover cambios para mejorar la salud individual y poblacional.

Hábitos saludables, son aquellos que instaurados de forma constante, van a mejorar la salud del paciente, y de la población general por extensión.

Consistirá en asesorar a padres, cuidadores y niños sobre hábitos y conductas saludables que favorezcan la salud física y psicoafectiva; y en una intervención preventiva con el objetivo de evitar prácticas y comportamientos perjudiciales para la salud.

Entre los consejos se incluirán.

- Consejos sobre el buen uso de la televisión.
- Consejos sobre el uso adecuado de los videojuegos.
- Consejos sobre el uso de Internet.
- Consejos sobre ejercicio físico, deporte y alimentación equilibrada.

Tema 54

Cuidados en la adolescencia: características de la adolescencia. Adquisición de hábitos saludables. Alimentación y dieta equilibrada. Trastornos de la conducta alimentaria en adolescentes. Prevención de hábitos tóxicos: alcohol, tabaco y drogas. Iniciación a la sexualidad. Programa Forma Joven

Rodio ediciones

Índice esquemático

1. Cuidados en la adolescencia: características de la adolescencia

1.1. Perspectivas históricas

1.2. Características físicas

1.3. Características sociales

1.4. Características psíquicas

2. Adquisición de hábitos saludables. Alimentación y dieta equilibrada

2.1. Alimentación y dieta equilibrada

3. Trastornos de la conducta alimentaria en adolescentes

3.1. Anorexia

3.2. Bulimia

3.3. Obesidad

4. Prevención de hábitos tóxicos: alcohol, tabaco y drogas

4.1. Prevención en la familia

4.2. Prevención en la escuela

4.3. El clima escolar

4.4. Factores de riesgo escolares

5. Iniciación a la sexualidad

5.1. Importancia de la salud sexual en la adolescencia. Iniciación a la sexualidad

5.2. Problemas de la sexualidad

5.3. Objetivos de la educación sexual

6. Programa forma joven

1. CUIDADOS EN LA ADOLESCENCIA: CARACTERÍSTICAS DE LA ADOLESCENCIA

1.1. Perspectivas históricas

En el pasado, la adolescencia era un periodo más breve que los diez o doce años que se consideran actualmente. Los niños y adolescentes contribuían a la economía familiar, generalmente rural, colaborando en las tareas de cosecha. Se esperaba que los adolescentes asumieran los roles con la mayor brevedad posible. Los requerimientos impuestos por la sociedad eran sencillos de discernir.

La transición de la niñez a la edad adulta era relativamente simple y directa. Bakan destaca que, a medida que la educación de los niños va haciéndose obligatoria, los trabajos van siendo suplidos por los avances tecnológicos y aumenta el cuidado de la salud y la longevidad; nuestra sociedad dedica un tiempo considerablemente mayor a la búsqueda de la identidad del adolescente. A pesar de su mayor duración, el proceso de convertirse en adulto se ha hecho más complejo y genera mayor ansiedad.

Coleman destaca que las dificultades adolescentes para asumir el papel de adultos se agravan por la falta de responsabilidades, la incapacidad de realizar un trabajo por la educación obligatoria y la dependencia económica de la familia durante un extenso período de tiempo. En otras etapas de nuestra historia estas condiciones no se presentaban.

Muchas autoridades ven la adolescencia de forma muy estereotipada. A menudo los adolescentes son vistos como una fuerza negativa, fuerza que ha de ser controlada y continuamente socializada, o bien como una poderosa fuerza positiva que es la base del cambio social. Ambas posiciones son extremadas y se alejan por igual de lo que realmente representa este período. Grandes sectores de nuestra sociedad tienden a considerar a las nuevas generaciones bajo uno de estos puntos de vista. Por ejemplo, en muchas ocasiones, los adolescentes han sido descritos como inconstantes, caprichosos e impredecibles. En otros casos se ha visto sólo su lado bueno, la frescura de sus opiniones sobre la vida.

Sin embargo, sobre los adolescentes predominan los juicios negativos. A menudo son calificados de hipercríticos, asociales y menospreciadores de los valores de la vida de sus padres. El interés de los adolescentes parece entrado en la novedad y el cambio y alejado de los papeles establecidos y valores paternos.

Pero al igual que los adultos, no todos los adolescentes siguen la misma orientación. Es raro que un joven se convierta en un adulto con seguridad, confianza y sentido de realización personal. Las idealizaciones de este periodo sólo sirven para limitar nuestro conocimiento de lo que realmente ocurre.

La magnitud de los conflictos y dificultades por la que atraviesan los adolescentes en su desarrollo es un tema que despierta opiniones contradictorias en los psicólogos. Algunos psicólogos ven a los adolescentes luchando por sobrevivir a un período de "tormentas y peligros"; otros piensan que esta fase de la vida transcurre con pocos problemas y preocupaciones. **Bandura,** basándose en entrevistas con adolescentes, concluye que la mayoría de los chicos atraviesa esta fase con un mínimo no un máximo de problemas. Aceptan los valores paternos sin signos de rebelión, represión o cataclismos emocionales.

Las conclusiones de Bandura se refieren a que los sucesos poco corrientes protagonizados por adolescentes, que ilustran la idea del período tormentoso, reciben mayor atención y publicidad que la transición normal experimentada por la mayoría de los adolescentes. También nos recuerdan que la mayor parte de las teorías sobre la adolescencia están basadas en el estudio de casos atípicos de adolescentes conflictivos sometidos a tratamiento.

La adolescencia como cualquier otra etapa de desarrollo, comporta una serie de conflictos y adaptaciones. Es un error que nuestra sociedad enfatice los problemas de esta edad. Muchos adolescentes viven experiencias satisfactorias y su desarrollo no aparece marcado por un gran número de problemas. Sin embargo, estas teorías proféticas sensibilizan a adultos y adolescentes frente a estos problemas magnificándolos. A fuerza de esperar encontrar esos conflictos, podemos terminar creándolos.

1.2. Características físicas

La primera indicación de que se ha alcanzado la adolescencia es un cambio corporal tal como el desarrollo de las mamas o la aparición del vello púbico. Estos cambios pueden vivirse como embarazosos o como agradables. Generalmente, los adolescentes comparten esos cambios corporales con su grupo de amigos y comparan su respectivo desarrollo físico.

El crecimiento del adolescente trae consigo cambios en el tamaño corporal, órganos sexuales y características sexuales secundarias. La mayoría de los investigadores opinan que el crecimiento físico adolescente es un proceso continuo.

La velocidad de desarrollo físico es una característica que varía de un individuo a otro, tanto por influencias genéticas como ambientales. Las interacciones entre ambas fuerzas son tan complejas que es muy difícil determinar el papel de cada una de ellas. No obstante, dado que el proceso se inicia por factores biológicos, consideramos la influencia genética en el crecimiento.

Antes de estudiar los factores biológicos, daremos una breve ojeada al papel de los factores ambientales en el desarrollo físico. La **nutrición** es seguramente la más importante de estas influencias ambientales. Numerosas investigaciones confirman la existencia de una correlación positiva entre la clase social y ciertos indicadores del desarrollo como la altura y la edad de la menarquía. La dieta de los jóvenes de las clases sociales elevadas contiene proteínas y calorías necesarias para el desarrollo, en mayor cantidad que en la dieta de los adolescentes menos privilegiados. Además, también los primeros cuentan con mejores cuidados médicos y facilidades para practicar deportes y descansar, factores todos ellos que permiten a un individuo desarrollar al máximo su potencial genético de crecimiento.

Los mismos factores (ambientales y sociales) influyen destacadamente en la edad de la menarquía. Las chicas alcanzan hoy día la menarquía cuatro o cinco años antes que en las generaciones anteriores. El aporte calórico de las dietas de los adolescentes de distintas clases sociales y grupos étnicos es distinta.

1.2.1 Cambios en el tamaño corporal

El crecimiento del tamaño corporal puede estudiarse determinando el promedio de incremento por edad, y también longitudinalmente determinando la tasa de crecimiento de un individuo de año en año, o en un intervalo de tiempo menor. Con el método de estudio longitudinal, puede calcularse el estirón que se produce en la adolescencia. Es decir, la rápida aceleración del desarrollo físico que tiene lugar en todos los adolescentes y que ocurre unos dos años antes en las chicas que en los chicos. El "estirón" comprende una seria de procesos. Hay un período de tasa máxima de crecimiento en altura llamado vértice de altura, que tiene lugar hacia los 12 años en las chicas y a los 14 en los chicos, desde el cual se domina el período completo de la pubertad. La duración total de la pubertad y el momento en el que se produce fluctúa ampliamente.

Faust ha establecido que las niñas que alcanzan antes la madurez presentan menor estatura y piernas más cortas, tienen también hombros y caderas más estrechos y pesan menos que las que tardan más en alcanzar la madurez. El período de crecimiento puberal es también más largo en el primer caso. A pesar de estas diferencias no existe relación entre la maduración temprana o tardía y la apariencia física adulta. Esta descripción general es aplicable también a los chicos. El momento de la maduración es importante para la autoevaluación del adolescente, sus habilidades y concepto de sí mismo. La maduración temprana es una ventaja para los chicos ya que favorece sus relaciones con los compañeros al hacerlos más competitivos, atléticos y fuertes. Para las chicas, sin embargo, la maduración temprana es mucho menos ventajosa. La maduración tardía impone mayores dificultades para desenvolverse con éxito a los chicos que a las chicas.

1.2.2. Pubertad y madurez sexual

Se producen numerosos cambios en los órganos reproductores asociados al estirón de la adolescencia. Estos cambios se entienden desde una perspectiva biológica. **Tanner** destaca que es el cerebro el órgano que indica estos cambios; el hipotálamo estimula la parte anterior de la glándula pituitaria que libera un gran número de hormonas. Estas hormonas cumplen funciones relacionadas con el crecimiento corporal general (somatotropina), metabolismo celular (adrenocorticotropas) y desarrollo de los órganos sexuales (hormona luteinizante y folículoestimulante). Las dos últimas hormonas tienen efectos diferentes en los varones y en las mujeres; en las chicas estimulan el crecimiento de los ovarios y la ovulación, también hacen aumentar los niveles de estrógenos (hormonas femeninas) en la sangre. En los chicos, las mismas hormonas son responsables de la producción de espermatozoides por los testículos, desarrollo de los tubos seminíferos y aumento de los niveles sanguíneos de andrógenos (hormonas sexuales masculinas).

1.2.3. Características sexuales secundarias

En la pubertad, chicos y chicas comienzan a desarrollar las características sexuales secundarias.

En los chicos, la testosterona, una de las hormonas producida en los testículos, influye en la aparición de las características sexuales secundarias. El primer signo de la pubertad en los chicos es el crecimiento de los testículos seguido por la aparición del vello púbico y el desarrollo del pene. Las características sexuales secundarias comprenden también la aparición de vello en la cara y axila.

En las chicas, los estrógenos influyen sobre el proceso. El primer signo de la pubertad es el aumento d tamaño de los senos, seguido rápidamente por la aparición del vello púbico. Estos cambios tienen lugar generalmente un año antes de la menarquía, que pone fin al proceso. Simultáneamente tiene lugar el desarrollo interno de útero y vagina, acompañado de la maduración de los ovarios.

1.3. Características sociales

Este período supone una transición social en la que el adolescente se enfrenta a la adopción de nuevos papeles y expectativas.

Según **Zárraga**, en la adolescencia y durante la juventud, los chicos y las chicas pasan a pertenecer a una categoría social que implica un conjunto de conductas diferenciadas tanto con respecto a la categoría social de niño como a la categoría social de adulto. De este modo, las personas que se encuentran en esta etapa han sobrepasado al niño en la esfera de la maduración física pero no han alcanzado al adulto desde el punto de vista psicológico y social. Por esta razón, nos encontramos con individuos capaces de realizar las funciones físicas de la existencia del adulto en la colectividad y, en contraste, no son competentes psicosocialmente para desempeñarlas en una forma social determinada.

Desde el punto de vista sociológico, sería el desequilibrio entre la madurez física del sujeto y su cualificación efectiva como agente social el rasgo más definitorio de la adolescencia-juventud. El proceso de vuelta al "equilibrio", de convertirse en una persona adulta social y psicológicamente competente, supone que el adolescente acometa una serie de tareas evolutivas que, de acuerdo con **Havighurst**, son las siguientes:

- Alcanzar nuevas y más maduras relaciones con los compañeros de edad de ambos sexos.
- Adquirir un papel social masculino o femenino.
- Aceptar el propio aspecto físico y utilizar el cuerpo eficientemente.
- Lograr una independencia emocional con respecto a los padres y otros adultos.
- Prepararse para el matrimonio y la vida familiar.
- Prepararse para una carrera económica.
- Adquirir un conjunto de valores y un sistema ético como guía de la conducta, desarrolla una ideología.
- Desear y lograr una conducta socialmente responsable.

El cumplimiento de estos objetivos puede dar lugar a problemas dado que, en general, la sociedad define las metas del adolescente pero no facilita los medios para alcanzarla. Esto se vuelve especialmente crítico en las sociedades industriales avanzadas, en las que el logro de la independencia económica y afectiva de los jóvenes está siendo artificialmente demorado. Sin embargo, no quisiéramos dejar de señalar que esta "moratoria" puede tener sus aspectos positivos, pues la dilatación del período adolescente podría obrar a favor de mayores oportunidades para adaptarse a la compleja vida adulta posterior. Durante esta etapa, el adolescente dispondría del tiempo suficiente para conocerse mejor a sí mismo y asimilar los importantes cambios que está experimentando, así como para conocer a los demás, la sociedad en la que vive, e ir ensayando los diferentes papeles que después ha de representar adecuadamente: individuo autónomo, pareja sexual, ciudadano con opciones políticas propias, etc.

Las interacciones sociales más relevantes en la adolescencia son: la familia y el grupo de amigos.

- Por lo que respecta a las **relaciones familiares**, el cambio de la infancia a la juventud es notable, y esto no podría ser de otra manera si se tiene en cuenta que una de las metas principales del joven es emanciparse de la tutela paterna. En efecto, lo que los padres representan para los niños es muy diferente de lo que pueden representar cuando éstos crecen y alcanzan su madurez. En un principio el niño ve a los padres como personajes sabios y omnipotentes, de cuya protección depende y que merecen su obediencia y respeto, aunque las acciones reales sean de otra naturaleza. En la adolescencia, esta visión cambia, sin duda, y el padre y la madre son juzgados tanto personalmente como por la función de autoridad que representan.

  En general, la trama de relaciones entre padres e hijos gira, en estas edades, sobre la cuestión de la independencia. El tipo de situaciones que puede crear el deseo de los jóvenes de alcanzar su autonomía dependerán tanto de lo que hagan los hijos como de lo que hagan los padres. Así, pueden existir padres que alienten la toma de responsabilidades por parte de sus hijos y se sientan orgullosos de haber educado a un ser que comienza a no necesitarlos, y padres que, por el contrario, exhiban una actitud sobreprotectora, motivada o bien por el miedo a los problemas que pueda encontrar el hijo, o bien por el temor a quedarse solos en determinados momentos de la vida. En correspondencia, pueden existir hijos que sean capaces de desarrollar conductas cada vez más responsables e hijos que prefieren mantener actitudes infantiles para no enfrentarse con las nuevas exigencias.

  En último lugar, en relación con las cuestiones familiares, mencionaremos el punto de los conflictos generacionales. En principio, resultaría lógico pensar que los adolescentes, en la búsqueda de su propia definición, creen valores diferentes a los de sus mayores y, a veces, rechacen totalmente los de estos últimos. Sin embargo este abismo generacional parece que adquiere diferentes dimensiones según el momento histórico.

- El paulatino debilitamiento de los lazos emocionales que les unen con los padres hace que cobre una intensa fuerza otro tipo de vínculos y, de este modo podamos afirmar que las relacione sociales prototípicas de este período se encarnan en el **grupo de amigos.**

El niño tiene como horizonte social privilegiado la familia; en el adolescente, la situación se modifica y su vida social pasa a centrarse en sus amigos o pandilla. En el mundo socioafectivo del adolescente prevalece su interés por hacer nuevas amistades, sentirse bien en su grupo de camaradas y, por supuesto, aprender a relacionarse con individuos del sexo opuesto.

En la adolescencia no sólo cambia la importancia asignada a las diversas relaciones sociales sino también el sentido de la amistad y la conformación de los grupos. En general, lo que los niños esperan de los demás, en concreto, de sus padres, es seguridad. En contraste, los adolescentes se mostrarán más preocupados por lograr relaciones basadas en la intimidad y la búsqueda de soluciones comunes a los problemas que encuentran en este período.

La relación con los amigos cumple una función importante de apoyo psicológico. Como afirma López, para los adolescentes, "el grupo de iguales es en numerosas ocasiones refugio frente a los conflictos familiares y sociales. La dependencia de este grupo suele ser grande entre los adolescentes y jóvenes, contrastando con su autoconciencia de libertad".

1.4. Características psíquicas

En la adolescencia se producen modificaciones cruciales en dos aspectos fundamentales del funcionamiento psicológico: los referidos al desarrollo cognitivos y los relacionados con el desarrollo de la personalidad.

1.4.1. El razonamiento en la adolescencia

El período adolescente se distingue por la aparición de cambios cualitativos en la estructura del pensamiento. **Piaget** denominó a este período operaciones formales y lo definió por su capacidad de pensar en lo imposible, de alejarse de la realidad concreta e inmediata. El adolescente, antes de actuar, planifica sus acciones, imagina todas las posibles relaciones causa-efecto, utiliza estas posibilidades como hipótesis, luego las contrasta con la realidad y, por último, elabora sus conclusiones través de la deducción lógica. Dotado de estos instrumentos de razonamiento, el adolescente se torna capaz de tomar distancia de la realidad que lo rodea y pone en marcha sus capacidades críticas. Por supuesto estos avances presentan en estas edades algunas limitaciones: lo que podríamos denominar "estirón cognitivo" lleva aparejado la aparición de una nueva forma de egocentrismo.

Este egocentrismo supone que el adolescente llega a creer en la omnipotencia de su pensamiento y a confiar en que las revoluciones se hagan realidad con sólo reflexionar sobre su posibilidad. Esta perspectiva egocéntrica implica, a su vez, la creación por el adolescente de una audiencia imaginaria y una fábula personal. La primera supone la obsesión del joven por la imagen que los demás poseen de él y la suposición de que todo el mundo le observa constantemente. La fábula personal es la tendencia de algunos adolescentes a considerar sus experiencias como únicas, totalmente nuevas e incomprensibles por otras personas.

1.4.2. El desarrollo de la personalidad

Uno de los aspectos psicológicos que ha merecido especial consideración en la adolescencia es el desarrollo de la personalidad o del concepto de sí mismo. Nuestra identidad, es decir, la noción de quiénes somos y en qué formas somos diferentes y parecidos a los demás, comienza a desarrollarse en la primera infancia, evoluciona en la niñez y sufre importantes cambios en la juventud.

Los adolescentes deben enfrentarse a sus propios cambios internos de tipo biológico y cognitivo, y compaginarlo con sus nuevas relaciones sociales y las demandas que reciben de la sociedad adulta. Todas estas transformaciones suelen ocurrir sin que se observen alteraciones psicológicas importantes en los adolescentes. Puede suceder que algunos adolescentes encuentren difícil esta tarea o no consigan formar un concepto de sí mismo que encaje de forma realista con sus características personales y con el medio en el que viven. En este caso, hará su aparición una crisis de identidad. Entre las consecuencias posibles de esta crisis podemos citar el aislamiento del joven, su incapacidad para planificar el futuro, una escasa concentración en el estudio o la adopción de papeles negativos por simple oposición a la autoridad.

2. ADQUISICIÓN DE HÁBITOS SALUDABLES. ALIMENTACIÓN Y DIETA EQUILIBRADA

2.1. Alimentación y dieta equilibrada

Como comentamos en el apartado anterior, en la adolescencia se producen multitud de cambios que originan importantes desequilibrios en los jóvenes; esta etapa se inicia con la aparición de los primeros caracteres sexuales secundarios y se prolonga hasta la finalización del crecimiento. La adquisición de autodominio, la capacidad de juicio y de la voluntad son características fundamentales de esta etapa.

La familia y la tradición suelen ser rechazados para dejar paso a una importante influencia de la sociedad y los amigos, que pueden alterar los buenos patrones que se le han enseñado al adolescente en etapas anteriores de la vida.

En esta etapa se produce el mayor pico de crecimiento y la buena alimentación es necesaria para que el desarrollo sea el adecuado. La mayor independencia origina que los hábitos que se tomen se mantengan hasta la edad adulta.

Los **objetivos** que debemos marcarnos para cumplir son:

- Educación nutricional adecuada que produzca una motivación eficaz a la hora de escoger una nutrición sana y mantenida en el tiempo hasta el período de adulto.
- Favorecer un desarrollo equilibrado eliminando alteraciones alimentarias.
- Disminuir los factores de riesgo responsables de enfermedades que pueden aparecer en adulto.

2.1.1. Necesidades nutricionales

Este es un período de crecimiento importante, las dietas deberán estar ajustadas a las características propias del individuo (edad, peso, altura, velocidad de crecimiento...) aunque deberán presentar un aporte energético medio de 2.300-2.500 kcal/día para las chicas y 2.500-3.000 kcal/día para los chicos. En la siguiente tabla se expresan las tablas de orientación ofrecidas por la OMS y el National Research Council.

Categoría	Edad (años)	Peso (kg)	Altura (cm)	GET (kcal/día)	Proteínas (g)
Hombres	11-14	45	157	2.500	45
	15-18	66	176	3.000	59
Mujeres	11-14	46	157	2.200	46
	15-18	55	163	2.200	44

Necesidades de energía y proteínas para la población infantil de los Estados Unidos (RDA)

Estas necesidades energéticas superiores que en cualquier otra fase del crecimiento deben ser distribuidas de forma equilibrada, teniendo en cuenta que el aporte de determinadas sustancias es fundamental en estas épocas por ser necesarias para el desarrollo normal del organismo, fundamentalmente:

- **Proteínas:** son fundamentales para la síntesis de nuevos tejidos, su aporte debe ser alto.
- **Vitaminas:** son fundamentales en procesos metabólicos imprescindibles en esta época.
  - Vitaminas hidrosolubres: tiamina, niacina, riboflabina, ácido fólico y vit. B 12.
  - Vitaminas liposolubles: vitamina A.
- **Minerales:** intervienen en los sistemas enzimáticos.
  - Calcio: fundamental para el correcto desarrollo del sistema esquelético.
  - Hierro: elemental por el incremento del volumen sanguíneo.
  - Zinc: ocupa un lugar fundamental en el proceso de maduración sexual.

En la siguiente tabla podemos observar las recomendaciones específicas de estos nutrientes ofrecidas por el Departamento de Nutrición de la Universidad Complutense de Madrid.

Categoría	Niños		Niñas	
	10-12	13-15	10-12	13-15
Vitamina A (µgER)	1.000	1.000	800	800
Vitamina D (µg)	5	5	5	5
Vitamina E (mgE)	10	11	10	11
Vitamina C (mg)	60	60	60	60
Tiamina (mg)	1	1,1	0,9	1
Niacina (mg)	16	18	15	17
Vitamina B6 (mg)	1,6	2,1	1,6	2,1
Folatos (µg)	100	200	100	200
Vitamina B12 (µg)	2	2	2	2
Calcio (mg)	1.000	1.000	1.000	1.000
Magnesio (mg)	350	400	300	330
Hierro (mg)	12	15	18	18
Zinc (mg)	15	15	15	15
Yodo (µg)	125	135	115	115

Ingesta recomendada de energía y nutrientes para la población infantil española, Departamento de Nutrición de la Universidad Complutense de Madrid.

2.1.2. Modificaciones alimentarias

En algunos casos las características propias del individuo hacen que las necesidades nutricionales deban ser alteradas en alguna forma, aunque no deberemos perder de vista las necesidades básicas. En otros puntos de este mismo temario hablamos de forma completa de algunas modificaciones como la obesidad o la anorexia que necesitan un tratamiento dietético diferente.

Otro caso específico son las adolescentes embarazadas que necesitan un aporte específico para asegurar el buen crecimiento del feto y el propio, así como ayuda psicológica para facilitar el cambio que se va a desarrollar en su organismo y en su vida.

Adolescente deportista

Aquellos adolescentes que realicen deporte de forma habitual, sobre todo si es un deporte de alta competición o que presenta un desgaste importante y sea practicado de forma periódica, necesitan un mayor aporte energético para compensarlo.

Las dietas de estos jóvenes deben incluir un aporte que pueda satisfacer las demandas propias de la edad y evitar problemas durante el ejercicio. Las necesidades energéticas pueden verse aumentadas hasta 900 kcal/día.

En estas dietas tenemos que tener en cuenta que:

- El aporte calórico debe ser aumentado de forma equilibrada.
- La hidratación es fundamental para evitar problemas debiendo iniciarse media hora antes de iniciar el ejercicio, mantenerse durante el mismo y finalizarse una vez acabado.
- Es fundamental el aporte de alimentos ricos en hidratos de carbono.
- Si el ejercicio es de larga duración es recomendable la ingesta de algún tipo de alimento durante el mismo.
- No se deberá comer durante las 2-3 horas previas al ejercicio y de forma anterior deberán tomarse alimentos de fácil digestión.
- Tras el ejercicio deberá esperarse 1-2 horas para la nueva ingestión de alimentos y deben ser igualmente de fácil digestión.

3. TRASTORNOS DE LA CONDUCTA ALIMENTARIA EN ADOLESCENTES

3.1. Anorexia

La anorexia nerviosa se define como aquel trastorno alimentario que afecta mayoritariamente a mujeres prepúberes o adolescentes, pero también, en menor medida a adultas y varones jóvenes. Se caracteriza por un fuerte deseo de pesar menos, cada vez menos; intenso miedo a la gordura-obesidad y un peculiar trastorno del esquema corporal, que les hace verse más gruesos de lo que en realidad están. El método para conseguir esta progresiva pérdida de peso está en la restricción alimentaria, en el ejercicio físico y en las conductas de purga.

Las causas de la anorexia nerviosa son complejas. Incluyen problemas de desarrollo, rasgos de personalidad, procesos mentales y modelos familiares:

Entre los **problemas de desarrollo** están los siguientes:

- Las primeras experiencias alimenticias fueron mecánicas, rígidas y normalmente no disfrutaba por la madre.
- Los horarios de la alimentación fueron impuestos de manera muy estricta por una madre dominante, sin una valoración de las necesidades de la niña para alimentarse, mantenerse o nutrirse.
- Puesto que este modelo continuo durante años, el control dominante de la madre provocó una incapacidad en la niña para reconocer sensaciones corporales tales como el hambre, fatiga, temperatura del cuerpo, placer táctil, ansiedad, sensaciones de intestino y vejiga, y sensaciones e impulsos sexuales.

- Durante años la iniciativa de la niña fue menospreciada por los padres y estuvo sujeta a rectificación y crítica. Por consiguiente, desarrolla un sentido muy pobre de la imagen corporal.

Entre los **rasgos de personalidad** en la infancia más frecuentes, se encuentran: sumisión, obediencia, pasividad, perfeccionismo, dependencia, limpieza obsesiva, alto nivel de inteligencia, necesidad de buenos resultados en la escuela, habilidad atlética por encima de lo normal, actitud seria (con poco o nulo sentido del humor), amistades superficiales (preferencia por amistad con una sola persona a un tiempo), gran necesidad de complacer (especialmente a los padres y maestros) y culpabilidad al expresar una falta.

Los **procesos mentales** pueden revelar lo siguiente:

- La niña sufre el desarrollo corporal como una extensión de su controladora y dominante madre.
- Su cuerpo empieza a presentar la imagen mala de la madre.
- La alimentación hace al cuerpo adquirir un mayor desarrollo y crecimiento, y por ello, volverse excesivamente vigoroso, tal y como la niña había percibido a la madre.
- Por lo tanto, la niña ha de mantener el control de su cuerpo. La intención no es autodestruirse, sino alcanzar y mantener el control.
- Cuando llega la adolescencia, la niña busca desesperadamente una identidad independiente y un control.
- Las conductas de comer y no comer representan una lucha por el control.

Los **modelos familiares** son los siguientes: los padres de los anoréxicos son a menudo divorciados, los anoréxicos provienen generalmente de familias de clase media o alta, las madres generalmente han estudiado una carrera y han dado a luz mediados los 30 años, el promedio de hijos suele ser de 2 o 3, normalmente niñas, la anoréxica es sobrevalorada por ambos padres...

3.1.1. Clínica

La anorexia nerviosa se caracteriza por pensamientos alterados relacionados con la comida, el peso y la figura. Las anoréxicas (la posibilidad de ser o llegar a ser obesas), creen que el éxito y la aceptación social están en el hecho de hallarse delgadas. Centran su interés en la figura y en el peso, modificando éste a través de la dieta; consideran que el cuerpo es susceptible de ser cambiado a voluntad más allá de los parámetros normales.

A veces esta situación puede deberse a factores educacionales: los padres tienen una excesiva preocupación por la alimentación, propician las dietas, primero hipercalóricas, después hipocalóricas. Rechazan la posibilidad de que sus hijos puedan ser obesos. Otras veces las pacientes han desarrollado desde la infancia un rechazo a la alimentación basado en la inapetencia y molestias digestivas vagas, síntomas poco precisos y nada objetivables, pudiendo desarrollarse el trastorno de forma larvada, que llega a manifestarse posteriormente con una clínica objetiva tras una enfermedad orgánica, episodios depresivos, ansiosos u otros acontecimientos vitales. Sin embargo, desafortunadamente son más las muchachas que llegan a ser anoréxicas por una excesiva receptividad y sumisión a los mensajes de los medios de comunicación, que preconizan un estereotipo femenino muy concreto y, por otra parte, poco asequible para la mayoría de ellas.

Alteraciones cognoscitivas

Creen que el proceso de ganancia de peso es indefinido, que los alimentos se convierten en grasa por sus características y no por la cantidad y su valor calórico. Manifiestan desde su adolescencia deseos de prevenir, de la forma más radical, las complicaciones de una dieta excesiva como por ejemplo la hipertensión arterial, hipercolesterolemias, obesidad, etc.

Ante el objetivo único de ser más delgada no establecen unos límites de peso, su peso ideal siempre está por debajo del conseguido, es una carrera con una meta que cada vez se aleja más. Al mismo tiempo, sus peculiares pensamientos relativos a la dieta y la figura van asociados a otros más complejos, de variada pero difícil interpretación; ser delgado indica perfección, autocontrol y virtud. La adiposidad indica lo contrario, es enfermizo, imperfecto, una pérdida de autocontrol e incluso una transgresión moral.

Desarrollan una sensibilidad diferente frente a estímulos procedentes del medio interno, no parecen sentir con la misma intensidad que el resto de las personas la sensación de hambre o fatiga, tienen una percepción extrema para detectar las menores variaciones en la mecánica digestiva; el llenado y el vaciado del estómago, el proceso de digestión, los movimientos intestinales y las variaciones de peso. Estas auto-observaciones del proceso de la digestión y metabolización son siempre interpretadas a la luz de las cogniciones erróneas y servirán para reelaborar pensamientos y conceptos cada vez más alejados de la realidad.

En la anorexia nerviosa se dan alteraciones en la valoración de la figura, evalúan erróneamente las dimensiones de su cuerpo, y en el caso de una gran pérdida de peso, no son capaces de objetivar su extrema delgadez.

Colocadas ante la disyuntiva de tener que objetivar su percepción, se observa que lo que prima no es la distorsión perceptiva, sino la alteración cognitiva y un alto contenido emocional.

En pacientes anoréxicas cronificadas y de larga evolución se da el hecho de que objetivan su delgadez, hacen crítica de sus pensamientos alterados con respecto a la alimentación, pero mantienen sus conductas alteradas ya que una alimentación normal genera en ellas intensos miedos, considerados irracionales por ellas mismas, a los que se añade una gran ansiedad.

Alteraciones conductuales

La perturbación de la conducta en la anorexia nerviosa, se inician en cuanto las pacientes comienzan con dietas restrictivas. En muchas ocasiones es difícil para los familiares delimitar el punto exacto en que la paciente pasa de una dieta moderadamente baja en calorías a otra francamente hipocalórica; estas enfermas comienzan a reducir los alimentos que ellas consideran que "engordan". Rechazan las grasas, y los hidratos de carbono para reducir el número de calorías.

La progresiva restricción alimentaria despierta la alarma de la familia, la paciente intenta mantener oculta la conducta de rechazo a la comida, utilizando diferentes subterfugios, dice no tener apetito, que ya ha comido a otras horas, etc. En realidad malcome a solas, tira la comida, la esconde o simplemente se enfrenta a la familia manteniendo tercamente su escasa dieta.

Se alteran las formas de comer; las anoréxicas, generalmente ordenadas, pulcras y educadas, parece que olvidan las normas sociales relativas a la mesa. Se puede observar cómo utilizan las manos, comen lentamente, sacan comida de la boca para depositarla en el plato, la escupen, la desmenuzan y terminan estropeando los alimentos. Al final del ágape la cantidad de la comida rechazada es superior a la ingerida, aunque nunca aceptará esta observación y para ella habrá sido una comida muy copiosa.

A veces la dieta restrictiva no es suficiente para conseguir el peso deseado, entonces la anoréxica descubre otras armas para lograr su objetivo, y al malcomer se suman los vómitos, los laxantes o diuréticos y el ejercicio exagerado.

Como la restricción de alimentos provoca estreñimiento, la anoréxica se hace habitual del uso de los laxantes. La exagerada sensibilidad para detectar sensaciones internas, como se ha comentado anteriormente, hace que no toleren sentirse o pensar que están con el aparato digestivo ocupado. El uso y el abuso de los laxantes cumple dos objetivos: por un lado combatir el estreñimiento, en realidad su uso potencia la constipación y por otro, vaciar lo antes posible el aparato digestivo para pesar cada vez menos y sentirse más ligera.

Otra conducta peligrosa por parte de las anoréxicas es la utilización de diuréticos; ya sea por las alteraciones de la dieta, por la hipoproteinemia o por los problemas circulatorios algunas anoréxicas pueden presentar edemas que combaten los diuréticos.

La mala utilización de estos fármacos provocan graves trastornos electrolíticos que agravan el cuadro clínico creándose un círculo vicioso. La paciente se ve hinchada, crece en ella la sensación de estar "más gorda" y aumentan progresivamente las dosis.

Una alteración conductual que se da en la mayoría de estas pacientes, al pretender bajar de peso, es la hiperactividad. Las anoréxicas dejan de utilizar los medios de transporte, van al lugar de estudio de trabajo a pie, no usan ascensores y pasan la mayor parte del día sin sentarse y así leen, ven la televisión, estudian o escuchan música. Acuden con frecuencia, dedicación y entusiasmo a escuelas de danza o a gimnasios y se multiplican en diferentes tareas, ya en su domicilio, ya fuera de casa. Frecuentemente, sin embargo, la razón para permanecer en pie se debe no al deseo de consumir más calorías sino al hecho de que al sentarse ven sus muslos y caderas más anchos.

La hiperactividad es uno de los mayores obstáculos, una vez iniciado el tratamiento, las pacientes se resisten a dejar de hacer ejercicio, especialmente cuando se ven asaltadas por los pensamientos referidos a su ganancia de peso. Un punto fundamental del tratamiento está no solo en tratar aquellas cogniciones referidas al ejercicio físico, sino también controlar y reconducir la hiperactividad de la paciente.

Aspectos psicopatológicos

En la anorexia nerviosa se dan trastornos de la esfera afectiva; es difícil concebir a una paciente anoréxica severa con un estado de ánimo eutímico. La depresión suele manifestarse asociada a la anorexia; la tristeza, el aislamiento, el llanto, anhedonia, los sentimientos de minusvaloración, el insomnio, sentimientos de culpa y desesperanza son un cortejo de síntomas que éstas pacientes suelen presentar.

Estos síntomas suelen ser secundarios, bien a la pérdida ponderal, bien a la situación de estrés permanente en que viven éstas pacientes. La lucha consigo mismas y con el ambiente para mantener unas determinadas conductas restrictivas, que pueden criticar en los momentos de mayor racionalidad, conllevan sentimientos de fracaso, inutilidad y minusvaloración.

Los síntomas depresivos se presentan en la mayoría de las pacientes a lo largo de la enfermedad y en algunas ya se aprecia al inicio del trastorno este dato, unido al hecho de que tales pacientes presenten antecedentes familiares de trastornos afectivos, lo que ha hecho pensar que anorexia y bulimia nerviosa puede que sean variedades de un mismo trastorno afectivo.

La ansiedad está presente desde el principio en la anorexia, la relación que establece la paciente con su enfermedad se la provoca. El miedo a engordad, la valoración crítica de su cuerpo y la pérdida de la autoestima generan ansiedad. Cuando la enfermedad está establecida, la presión de la familia, es aislamiento y los temores referidos a las complicaciones físicas y a las intervenciones médicas y psicológicas aumentan aún más ésta, si cabe. Se puede manifestar de forma generalizada, la paciente está tensa, atemorizada, insegura, inquieta, presenta vivencias de extrañezas con una expectación aprensiva y actitud vigilante.

Esta ansiedad generalizada se puede focalizar para determinadas cuestiones. La principal, y desde el punto de vista estrictamente psicopatológico, es el miedo, en ocasiones poco racional, a engordar. Este miedo se manifiesta como una auténtica fobia; rápidamente se presenta un proceso de generalización, apareciendo en la paciente actitudes fóbicas con respecto a la alimentación: miedo a comer, a deglutir y a ciertos alimentos; fobias relativas al cuerpo: aversión a sus mulsos, caderas, o a mirarse en el espejo; temor a situaciones o personas vinculadas con su enfermedad: la cocina, el comedor, los padre, etc. Por último, algunos pensamiento o palabras tales como: kilos, engordar, grasa, comer, etc, les provocan también una gran ansiedad.

Así mismo, pueden presentar dudas y ser indecisas. Estos pensamientos de características obsesivas, que la paciente no controla, pueden condicionar la aparición de rituales que reducen la ansiedad. Estos rituales, generalmente observados y descritos por la familia, son actos iterativos y conductas estereotipadas relacionadas con la pulcritud, el orden y las maniobras frente a los alimentos, la báscula y la ropa de vestir.

La paciente puede sentirse mejor si todo se hace de una manera determinada. El proceso de la alimentación puede estar precedido o seguido por maniobras ritualizadas que tranquilizan a la paciente, y sus objetos siempre colocados de una forma precisa. Hay también otro tipos de conductas más complejas que implican una lucha interna y el grado de libertad de la paciente para resistirse está limitado, son las compulsiones; muchas pacientes, de forma compulsiva, no pueden resistirse al deseo de hacer ejercicio después de comer y otras verifican repetidamente el peso o contenido calórico de los alimentos.

Aspectos fisiológicos

Son pocas las anoréxicas que, en las primeras fases del trastorno no se manifiesten con una gran actividad y energía en todas sus tareas, son buenas estudiantes y responsables trabajadoras, nada hace sospechar que más adelante claudicarán físicamente. Si en estas primeras fases se les hiciera una exploración, sólo se apreciaría una sintomatología poco específica: bradicardia, hipotensión, piel seca e inicios de deshidratación.

Los síntomas y signos clínicos más frecuentes son:

- **Digestivos**: bolo esofágico, dispepsias, náuseas, vómitos, espasmos, vaciado gástrico lento y disminución de lipasa y lactasa.
- **Cardiovasculares:** edema periférico, disminución del tamaño del corazón, adelgazamiento de las paredes ventriculares, derrame pericárdico, opresión precordial, palidez, hipotensión y bradicardia.
- **Vegetativos**: sequedad de la boca, sudoración y lipotimias.
- **Urinarios**: enuresis y polaquiuria.
- **Neuromusculares:** temblor y hormigueos.
- **Respiratorios**: opresión torácica, disnea, sensación de ahogo y cefalea.
- **Metabólicas**: hipercolesterolemia, hipercarotinemia, hipoglicemia y aumento de las enzimas hepáticas.
- **Endocrinas:** disminución de hormonas luteinizante y disminución de estrógenos. Amenorrea. Hirsutismo
- **Hematológicas:** anemia, leucopenia e hipofunción medular.

3.1.2 Diagnóstico

Es un cuadro relativamente fácil de diagnosticar, ya que la sintomatología es explícita y no precisa pruebas especiales; sin embargo, su inicio es insidioso, asociado a la pretensión de adelgazar (tan común en nuestra sociedad actual), lo que hace que, cuando se detecta el problema ha pasado bastante tiempo y algunas estructuras familiares, tan necesarias para la recuperación, ya están dañadas.

Cada vez es más frecuente que el diagnóstico proceda de la inquietud despertada en la familia por los medios de comunicación, más que por la apreciación objetiva de la peculiar forma de alimentarse una paciente. La tolerancia social al bajo peso ha aumentado e incluso la amenorrea de las anoréxicas no parece despertar, en ocasiones, recelo en las madres.

Existen numerosas clasificaciones sobre los criterios para el diagnóstico de la anorexia nerviosa. Según la OMS, el diagnóstico debe hacerse de modo que han de estar presentes todas las alteraciones siguientes:

- Pérdida significativa de peso (índice de masa corporal de menos de 17,5), ante la ganancia de peso propia del período de crecimiento.
- La pérdida de peso está originada por el propio enfermo a través de: evitación del consumo de alimentos que creen que "engordan" y, por uno o más de los

siguientes: vómitos provocados, purgas intestinales, ejercicio excesivo y consumo de fármacos anorexígenos o diuréticos.

- Distorsión de la imagen corporal: se caracteriza por la persistencia, con el carácter de idea sobrevalorada intrusa, de pavor ante la gordura o flacidez de las formas corporales, de modo que el enfermo se impone a sí mismo el permanecer por debajo de un límite máximo de peso corporal.
- Trastorno endocrino generalizado que afecta al eje hipotálamo hipofisario-gonadal, manifestándose en la mujer con amenorrea; no se considera menstruación si se utilizan sustitutorias, y en el varón como una pérdida de interés y de la potencia sexuales.

También pueden presentarse concentraciones altas de hormona del crecimiento y de cortisol, alteraciones del metabolismo periférico de la hormona tiroidea y anomalías en la secreción de insulina.

- Si el inicio es anterior a la pubertad, se retrasa la secuencia de las manifestaciones de la pubertad, o incluso ésta se detiene (cesa el crecimiento; en las mujeres no se desarrolla más mamas y hay amenorrea primaria, en los varones persisten genitales infantiles).
- Las dietas bajas en calorías sin que el peso de la paciente lo justifique o aconseje, cuando la dieta, el peso o la figura sean las primeras preocupaciones de la vida de un adolescente o cuando el temor y rechazo al sobrepeso sean exagerados, nos obligaran a pensar que pertenece al grupo de riesgo de la anorexia.

No aceptarse como es, tomar el cuerpo como algo que se puede moldear a voluntad y pensar en los alimentos únicamente por su papel en relación con la ganancia de peso. Creer que estos alimentos tienen cualidades o defectos diferentes a los científicamente reconocidos y tener una excesiva sumisión a estereotipos de la moda y una notable credibilidad a los medios de comunicación con sus mensajes relacionados con la belleza, el peso y la figura, sin pensamientos y actitudes peligrosas, que deben ser motivo de alarma, y un precoz control de la situación para evitar la aparición de la enfermedad en toda su sintomatología.

3.1.3. Tratamiento

Un programa de tratamiento de anorexia nerviosa tiene como objetivo prioritario la recuperación ponderal; muchos de los pensamientos alterados con respecto a la comida, peso o figura están sustentados por la malnutrición.

La normalización de la dieta y los hábitos alimentarios son un paso fundamental en el proceso terapéutico. En segundo lugar está resolver los problemas psicológicos, familiares o sociales concurrentes en la anorexia nerviosa.

El tratamiento de la anorexia nerviosa se puede dividir en tres aspectos fundamentales: tratamiento dietético y nutricional, tratamiento de las cogniciones alteradas, de la imagen corporal y de las relaciones personales.

Recuperación ponderal

La rehabilitación nutricional y la normalización dietética corrigen las secuelas físicas y psicológicas que la malnutrición perpetúa; éstas secuelas psicológicas tardan bastante tiempo en normalizarse después de haber conseguido la recuperación ponderal. Este debe ser el objetivo inicial del tratamiento de la anorexia nerviosa, llamamos peso normal a aquel peso óptimo determinado de forma individual para cada paciente de acuerdo con las tablas estandarizadas. Es un peso saludable que permite la recuperación de la función ovárica y detiene el proceso de desmineralización.

La recuperación del equilibrio biológico mejora el estado de ánimo, los trastornos conductuales y los pensamientos alterados, relacionados con la comida, el peso o la silueta.

Se puede considerar que en la mujer la aparición de la menstruación y la inversión del proceso de desmineralización ósea son indicativos de que se ha alcanzado un peso normal. La aparición de la menstruación puede demorarse unos meses después de que a la paciente se la considere dentro del peso normal.

Tratamiento dietético

Es muy variada la opinión de si la realimentación debe partir de unos contenidos calóricos normales o bien reiniciarla a partir de dietas bajas en calorías. Los diferentes autores no se ponen de acuerdo; sin embargo, aún reconociendo el peligro de una excesiva retención hídrica o el riesgo de una insuficiencia cardíaca ante una realimentación de valor calórico normal, no ocurre así en la práctica, sobre todo si la paciente ha sido evaluada previamente.

No ocurre lo mismo con la alimentación nasogástrica y parenteral, con las que se deberá ser extraordinariamente prudente. La alimentación parenteral, que presenta importantes dificultades técnicas, no estará indicada más que en casos muy extremos y no lo será nunca en una hospitalización en área psiquiátrica. Sin tantos riesgos, la alimentación por sondas nasogástrica puede estar indicada en ocasiones en que la paciente mantiene una actitud totalmente refractaria a la alimentación.

En estas ocasiones se puede iniciar el tratamiento dietético mediante alimentación por sonda, pero este método no debe ser nunca el recurso frente a la falta del personal, o como solución excesivamente médica ante una paciente que esconde la comida, la tira o pone dificultades a la alimentación.

Bien distinto es que el programa de tratamiento dietético se incluya la alimentación por sonda como refuerzo negativo frente a unas actitudes puntuales de rechazo de la alimentación; en esos casos puede estar aconsejada la sonda pero sólo si se aplica de una manera puntual, en un programa concertado o nunca dejarla permanentemente que no sea una comodidad y si un recurso terapéutico.

Tratamiento psicológico

El tratamiento psicológico es la piedra angular de un buen programa terapéutico en la anorexia nerviosa. Las intervenciones psicoterápicas son poco efectivas en las fases más graves de la enfermedad; las pacientes malnutridas y en bajo peso se muestran extremadamente refractarias a la psicoterapia y difícilmente se observan cambios cognitivos hasta que no se ha recuperado determinado peso. Es necesario comenzar un programa formal de psicoterapia, especialmente durante la hospitalización, inicial tempranamente la ayuda psicológica, y, aunque al principio los resultados sean escasos, habrá servido para que la paciente no se sienta tan aislada y separada de su ambiente. También puede servir para facilitar el programa de la modificación de la conducta; en este sentido, la psicoterapia de apoyo, las técnicas de relajación y las sesiones psicoeducativas facilitarán en que la paciente no vea el programa conductual como excesivamente coercitivo, dándole la visión de que únicamente está ingresada para ganar peso.

En la anorexia nerviosa se han utilizado todo tipo de técnicas psicológicas, siendo las de orientación dinámicas la más ampliamente usadas en el pasado; actualmente se está de acuerdo en que la psicoterapia psicoanalítica es ineficaz en los periodos más graves de la enfermedad. Se la puede considerar útil en el proceso de maduración de la paciente o cuando los trastornos de la personalidad contribuyen al proceso de la enfermedad o interfieren en el programa de modificación de conducta.

Los diferentes abordaje psicoterápicos, las cualidades del terapeuta y el momento de iniciación de la terapia son aspectos que deben ser considerados antes de inicia el tratamiento.

La terapia cognitivo-conductual se ha revelado, en los últimos 10 años como la más efectiva en el tratamiento de la anorexia nerviosa.

Para el modelo conductual, la anorexia nerviosa sería un conjunto de conductas reforzadas por factores ambientales, que gratifican la delgadez, y por estímulos aversivos, provocadores de ansiedad. La anoréxica no comería para evitar la ansiedad que le provoca pensar en el aumento de peso.

Se está de acuerdo en que, tras la recuperación clínica, persisten cogniciones alteradas en la relación con el peso, la figura o la dieta que, al igual que los factores medioambientales, actuarán como estímulos aversivos favoreciendo la recaída, por lo que los tratamientos y el seguimiento debe ser a largo plazo.

Tratamiento farmacológico

El tratamiento farmacológico en la anorexia nerviosa está indicado como coadyuvantes de las técnicas de modificación de conducta y como tratamiento de la psicopatología asociada, especialmente la depresión.

El primer fármaco utilizado fue la clorpromazina, un clásico antipsicótico con acción sobre la conducta y con capacidad para estimular el apetito y potenciar la ganancia de peso. Con una acción más específica sobre el apetito se utiliza la ciproheptadina, un antihistamínico orexígeno especialmente indicado en la anorexia restrictiva, pero mucho menos en la purgativa.

De más amplia difusión han sido los antidepresivos; tanto la amitriptilina como la clomipramina se han mostrado efectivas, especialmente cuando se ha constatado la existencia de depresión asociada. Los efectos secundarios de los antidepresivos tricíclicos son los inconvenientes más importantes, excepto la ganancia de peso que conlleva su utilización.

Los modernos inhibidores selectivos de la recaptación de serotinina se han utilizado en el tratamiento de la anorexia, tanto para compartir la depresión asociada como por las similitudes del trastorno alimentario con el obsesivo-compulsivo.

3.1.4. Terapia familiar

Aunque al principio se mantenía a la familia alejada del tratamiento de las pacientes anoréxicas, progresivamente se fue implicando a la familia a los programas de tratamiento, tanto a nivel ambulatorio como en régimen de hospitalización. Se establecieron diferentes niveles de actuación y se sistematizó la actuación del terapeuta en función de las diferentes situaciones y fases del tratamiento.

3.1.5. Régimen de tratamiento

Para la elección de régimen de tratamiento, ingreso hospitalario, hospital de día o tratamiento ambulatorio, no se debe guiar únicamente por el peso y la salud física de la paciente; hay otros índices que ayudarán a tomar una decisión clínica, muchas veces trascendental. Tanto para las familias como para muchos de los facultativos que remiten a estas pacientes a los equipos terapéuticos, el régimen de ingreso es considerado como el más rápido y eficaz. Sin embargo, una hospitalización precipitada o en un centro o adecuado, puede complicar o prolongar el proceso y, consecuentemente el tratamiento. Los criterios de hospitalización son los siguientes:

- Pérdida de peso de un 25% a un 30%, del que corresponde en aquel momento por edad y estatura.
- Enfermedades físicas, secundarias o no a la anorexia que requieran hospitalización por ellas mismas o porque asociadas a la anorexia le imprimen mayor gravedad.
- Trastornos psiquiátricos graves: ansiedad, depresión y riesgo de suicidio.
- Grave conflicto familiar generado por el trastorno alimentario.
- Fracaso confirmado y reiterado del tratamiento ambulatorio o de hospital de día.

3.2. Bulimia

La bulimia nerviosa es un trastorno caracterizado por una voracidad de comer, acompañada por una conciencia clara de que este modelo de alimentación es normal. Esta voracidad en el comer puede ser planificada. Acaba generalmente por dolor abdominal, sueño o inducción del vómito.

3.2.1. Clínica

La bulimia nerviosa se caracteriza esencialmente por la pérdida de control sobre la conducta alimentaria de la que se derivan los episodios de ingesta voraz, con el consumo de una gran cantidad de comida en corto período de tiempo, seguidos por las conductas compensatorias para evitar el aumento de peso: el ayuno, el vómito autoinducido, el abuso de laxantes, uso de diuréticos y ejercicio físico exagerado.

Estas pacientes, al igual que las anoréxicas presentan una gran preocupación por la figura y el peso, siendo este síntoma nuclear común en ambas entidades.

La vinculación de la bulimia con la depresión, los trastornos de la conducta y la pérdida del control de los impulsos son aspectos clínicos no desdeñables de esta patología.

Las características esenciales de esta enfermedad son: episodio de ingesta voraz, vómitos autoinducidos (abuso de laxantes y /o diuréticos) y preocupación por la figura y el peso.

Los aspectos nucleares del trastorno son: sentimientos de pérdida de control sobre la ingesta, preocupación por la figura y miedo a engordar y control del peso a través de vómitos autoinducidos, ejercicios, ayunos periódicos y abusos de laxantes y diuréticos.

Los **síntomas** más característicos de esta patología son los siguientes: sensación de hinchazón/plenitud, dolor abdominal, náuseas, dolor de cabeza, cansancio, vómitos provocados, uso de laxantes, uso de diuréticos, diarreas, trastornos electrolíticos, peso corporal bastante estable e irregularidades menstruales.

3.2.1.1. Alteraciones conductuales

La paciente bulímica presenta en general una conducta desordenada, al principio de la alimentación, más adelante también en otros aspectos de su vida. El patrón de conducta relativo a la alimentación es desordenado he imprevisible, al contrario que la anoréxica, cuyo patrón y conducta alimentaria es ordenado y previsible.

Los atracones varían de frecuencia en función del estado de ánimo, y la disponibilidad; los alimentos ingeridos durante la crisis bulímica no obedecen a preferencias específicas y sí más a condiciones circunstanciales; las conductas de purga no son regulares y los temores a ganar peso, o la percepción alterada de la figura, se supeditan al estado de ánimo u otras circunstancias ambientales.

Ingesta voraz

Los episodios de ingesta voraz, mayoritariamente llamados "atracones", se refieren a la ingestión de una gran cantidad de alimentos en un tiempo considerablemente corto. La paciente bulímica refiere que, de forma episódica, y generalmente oculta, come con voracidad gran cantidad de comida; esta conducta no cede hasta que no acaba con los alimentos o bien, su estado físico o psíquicos se lo impiden. Comienzan con pequeños atracones en la comida de casa, o llevándose de forma oculta la comida a su habitación. Estos ágapes no coinciden con las horas de las comidas, durante las cuales mantienen generalmente una dieta restrictiva. Suelen presentarlos en momentos en los que no les ve nadie, a media mañana, media tarde o por la noche. En ocasiones es a continuación de las comidas cuando la paciente continúa comiendo abundante y desordenadamente. Incluido a veces por la noche, cuando todos descansan suelen ser del asalto a la despensa familiar.

Pero esta conducta bulímica también se da fuera de casa. Compra comida y en ocasiones roba en tiendas y en supermercados, lo come por la calle, y lo vomita cuando tiene ocasión. Otras veces el atracón es la suma y cúmulo de pequeñas ingestas continuadas.

Conductas de purga

Tras las comilonas, las bulímicas son conscientes, más si cabe que el resto del día, que aquella comida les hará ganar peso. Esta posibilidad es inaceptable, les provoca ansiedad y temor que solventan rápidamente por el método de eliminar lo ingerido a través del vómito, el abuso de laxantes, los diuréticos o el ejercicio físico excesivo.

La conducta más frecuente es la del vómito, y menos el uso de diuréticos. Se suelen asociar los vómitos con los laxantes y/o el ejercicio físico. Sin embargo, para la mayoría de las bulímicas este método no suele ser una medida muy efectiva por la propia inconsciencia de estas pacientes, que no mantienen, en general, unas conductas regulares, no son capaces de dedicar mucho tiempo al ejercicio y abandonan rápidamente.

Los laxantes son utilizados de forma anárquica y a grandes dosis. En algunos casos la razón inicial de ello, como en las anoréxicas, está en el estreñimiento; posteriormente se busca la pérdida ponderal.

Personalidad

Es frecuente, y ha sido repetidamente estudiada, la asociación de la bulimia nerviosa con los trastornos de personalidad. Los perfiles de personalidad se caracterizan por un ascenso en las escalas de: depresión, desviación psicopática, psicastenia y esquizofrenia, indicando personalidades depresivas y ansiosas, impulsivas y hostiles, rebeldes y aisladas socialmente. Las pacientes bulímicas tienen más problemas con el alcohol que las anoréxicas y presentan conductas potencialmente adictivas: tabaco, alcohol, fármacos y drogas.

3.2.1.2. Alteraciones cognitivas

La paciente bulímica, al igual que la anoréxica, presenta pensamientos erróneos en relación con la comida, peso y figura. El rechazo a la posibilidad de ser obesas es una actitud común en ambas patologías. Algunas pacientes proceden de la anorexia nerviosa al cronificarse el trastorno y evolucionar hacia la bulimia, pasan de un control estricto de la dieta a un control intermitente, aparecen atracones y conducta de purga, los atracones al principio pueden contar con el beneplácito de la familia, que por fin las ven comer; más tarde se confirma que los nuevos síntomas son tanto o más alarmantes que la anorexia nerviosa. Este tipo de pacientes presentan todas y cada una de las cogniciones erróneas que caracterizan a las anoréxicas, cogniciones que, por otro lado, no las previenen de futuros atracones. Sin embargo, cuando están en sobrepeso a causa de las ingestas excesivas, que la conducta de purga no pueden reducir, el temor a llegar a ser obesas y la percepción de su cuerpo no es freno suficiente para reducir los atracones. La solución la encuentran en los periodos intermitentes de dieta restrictiva; incluso pueden dejar de comer una dieta normal y persistir en la anómala de atracones y conducta purgativa.

También, como las anoréxicas, las bulímicas desean estar más delgadas, y también distorsionan la percepción de su cuerpo, aunque en muchas ocasiones, cuando manifiestan estar por encima del peso normal, tienen razón pero, al contrario que las anoréxicas, las bulímicas parece que tienen mayor conciencia de enfermedad y, aunque mantengan los síntomas ocultos por vergüenza y se nieguen a ser tratadas, en el fondo piensan que sus conductas no pueden ser consideradas como normales.

Tienen conocimientos erróneos en relación con la dietética, reelaboran estos conocimientos a la luz de sus temores y deseos, pero lo dramático es que, mientras que la anoréxica es consecuente con estos errores dietéticos, la bulímica no lo es, se atraca con aquellos alimentos que más teme y rechaza; sus pensamientos, alterados con respecto a la fisiología, se contradicen de una forma más radical e incongruente que en la anorexia.

3.2.1.3. Psicopatología asociada

Aquellas pacientes que desarrollan un trastorno de la alimentación de tipo bulímico presentan en la mayoría de los casos una rica psicopatología asociada. La depresión es el trastorno que más se ha relacionado con la bulimia; sin embargo las pacientes bulímicas puntúan alto en las escalas de ansiedad.

- **Depresión:** la psicopatología asociada más documentada en la bulimia nerviosa es la depresión. Los estudios psicopatológicos en pacientes bulímicos, los marcadores biológicos y los estudios familiares ponen de manifiesto la relación entre trastornos afectivos y bulimia nerviosa. Se discute si esta depresión es primaria, relacionada directamente con la bulimia, incluso si la bulimia es la manifestación de un trastorno afectivo subyacente o si tan sólo se trata de una depresión secundaria al trastorno de la alimentación y a todo su cortejo sintomático.
- **Ansiedad:** podemos considerar que la conducta bulímica cursa en forma de crisis. Estos episodios agudos de ingesta y vómitos están siempre acompañados de un estado emocional de tipo ansioso. Antes de la crisis de pérdida de autocontrol y en el preludio del atracón la paciente bulímica puede notar un sentimiento de excitación, tensión, angustia y un deseo irrefrenable por comer; estas pacientes reconocen e insisten en considerar a la ansiedad como la emoción que acompaña a la conducta de descontrol. En otras ocasiones refieren que es la ansiedad las que las lleva al atracón.

La ansiedad puede ceder durante el atracón, al tiempo que comienzan los sentimientos de culpa y minusvaloración, pero sin embargo, acabado este, cuando la paciente se siente llena, con temor a engordar, se genera una ansiedad insoportable que sólo el vómito puede reducir.

3.2.2. Diagnóstico

Según la OMS, para diagnosticar a una paciente bulímica deberá cumplir los siguientes criterios:

- Preocupación permanente por la comida, con deseos irresistibles de comer, y la enferma termina por sucumbir a ellos, presentándose episodios de polifagia durante los cuales consume grandes cantidades de comida en cortos períodos de tiempo.
- La enferma intenta contrarrestar el aumento de peso mediante uno o más de los siguientes métodos: vómitos autoprovocados, abuso de laxantes, períodos de ayuno y consumo de fármacos tales como los supresores del apetito, extractos tiroideos o diuréticos.

- La psicopatología consiste en un miedo morboso a engordar, y la enferma se fija de forma estricta un dintel de peso muy inferior al que tenía antes de la enfermedad, o al de su peso óptimo o sano. Con frecuencia, pero no siempre existen antecedentes previos de anorexia nerviosa con un intervalo entre ambos trastornos de varios meses o años. Este episodio precoz puede manifestarse de una forma florida o, por el contrario, adoptar una forma menor o larvada, con una moderada pérdida de peso o una fase transitoria de amenorrea.

3.2.3. Tratamiento

Lo más acertado es un abordaje terapéutico multidimencional, donde se conjuguen la psicoterapia individual y familiar, las medidas dietéticas y la farmacoterapia.

Actualmente las **formas de terapia** más comúnmente aplicadas son: psicoterapia individual, grupos de autoayuda, internamiento hospitalario, tratamiento farmacológico y tratamiento grupal.

Los **procedimientos** más utilizados son: tratamiento psicológico, tratamiento bajo internamiento hospitalario, tratamiento farmacológico, combinación de los tres anteriores.

Lo más aconsejable sería un tratamiento ambulatorio o, en casos difíciles, un tratamiento en hospital de día. El internamiento hospitalario solamente estaría iniciado en los siguientes cuatro casos o situaciones: si la gravedad del trastorno hace que un tratamiento de tipo ambulatorio resulte insuficiente, dependencia grave de medicamentos, alcohol y/o drogas, dificultades extremas para romper el círculo vicioso de episodios bulímicos-vómitos y fracaso repetido del tratamiento ambulatorio.

3.2.3.1. Psicoterapia

Dentro de las diferentes terapias psicológicas son de destacar el modelo cognitivo y conductual. Dentro de ellos, aparecen los siguientes modelos etiopatológicos o explicativos de esta enfermedad:

a) Exposición con prevención de respuesta

Consiste en exponer al paciente ante estímulos discriminativos, o elicitadores de la conducta problema, atracones o vómitos, como puede ser: alimentos "prohibidos", o altamente calóricos, ir de compras al supermercado, quedarse sola en casa, observar su propia figura corporal, etc; esta es la denominada fase de exposición. A continuación se trata de impedir que suceda la conducta problema o reacciones usuales como serían los vómitos o episodios bulímicos; esta es la fase de prevención de respuesta. Esta técnica de modificación de conducta se desarrolla bajo el modelo explicativo de la reducción de la ansiedad, el vómito adquiere un papel principal, y posee consecuencias positivas para el paciente, como son la reducción del miedo ante el previsible aumento de peso. Por tanto, el vómito no será tan sólo entendido como una consecuencia secundaria que aparece tras el episodio bulímico, sino como un reforzador primario del trastorno.

b) Terapia cognitivo-conductual

Esta terapia considera que la presión social por obtener un ideal de belleza y delgadez, y los correspondientes pensamientos y cogniciones irracionales respecto a la propia imagen y alimentación, conducirán al paciente a unos hábitos alimentarios restrictivos, que desembocarán en episodios bulímicos y, en la mayoría de los casos, en vómitos. Por eso, tanto la conducta alimentaria como los siguientes episodios bulímicos y su conducta compensatoria, serán vistos como consecuencias negativas de estas cogniciones irracionales respecto a la propia imagen y el peso. En un tratamiento cognitivo-conductual de la bulimia nerviosa se utiliza una combinación de técnicas cognitivas y conductuales para cambiar la conducta de los pacientes, sus actitudes hacia la imagen y el peso, e incluso otras distorsiones cognitivas como son baja autoestima y perfeccionismo.

c) Terapia interpersonal

Con esta técnica los problemas interpersonales son vistos como factores desencadenantes y causas de este trastorno. Las técnicas aplicadas a este procedimiento se derivan de otras terapias psicodinámicas pero, a diferencia de psicoanálisis los procesos transferenciales-contratransferenciales en la relación paciente-terapeuta no tienen un papel principal. En esta modalidad de tratamiento se trabajarán, de una forma semidirectiva, las diferencias en las relaciones interpersonales de los pacientes, y se concretarán soluciones a las mismas. Por tanto, esta intervención terapéutica no estará centrada en los síntomas, sino en el trabajo y solución de los problemas de fondo que existen en las pacientes.

3.2.3.2. Farmacoterapia

De todos los modelos de tratamiento farmacológico, los que se han mostrado más efectivos han sido incuestionablemente los antidepresivos. Tales sustancias reducen la conducta bulímica por la activación de los receptores serotoninérgicos postsinápticos a nivel central y periférico. La estimulación central favorece la sensación de saciedad al activar el núcleo paraventricular del hipotálamo medial, además de reducir la apetencia a la ingestión de carbohidratos. A otro nivel, el gastrointestinal, también se estimula el sistema de saciedad periférico.

Antidepresivos tricíclicos

Se observa que a corto plazo los antidepresivos tricíclicos se muestran afectivos en la reducción de atracones y vómitos.

Hay que dejar constancia de que la farmacoterapia por sí sola no es capaz de reducir totalmente la clínica bulímica, es posible que la medicación sea un factor determinante en la evolución a corto o medio plazo y, a pesar de que no hay dudas de esta efectividad, se ha confirmado que la tasa de recaídas a largo plazo es alta a pesar de mantener el tratamiento.

Otro problema que presentan estos fármacos es la frecuente presencia de efectos secundarios, especialmente anticolinérgicos, la hipotensión, la sedación y el aumento de peso si se utilizan de forma prolongada. Esta es la causa de la mayoría de los abandonos del tratamiento con antidepresivos tricíclicos en la bulimia nerviosa.

Antidepresivos del grupo IMAO

El verdadero problema de estos medicamentos radica no sólo en los efectos secundarios: inquietud, insomnio, hipotensión o aumento ponderal, sino en las interacciones de estos medicamentos con ciertos alimentos y fármacos. Entre las bulímicas no son infrecuentes las conductas de descontrol dietético y de abuso de sustancias, por lo que no se sabe descartar la posibilidad de interacciones, en unos casos con productos simpaticomiméticos, y en otros con alimentos ricos en tiramina, provocando grandes crisis hipertensivas.

Inhibidores selectivos de la recaptación de serotonina

Son los psicofármacos de nueva generación con los que se han obtenido los mejores resultados, especialmente si se hace una valoración de la efectividad, de los efectos secundarios y de la calidad de vida. Han demostrado ser eficaces en la reducción de conductas y cogniciones relacionadas con la bulimia incluida la apetencia por los hidratos de carbono. Su acción no está relacionada con la presencia de depresión y la reducción de las conductas patológicas es posible que se deba a una acción específica sobre las cogniciones.

Se puede concluir diciendo que el papel de la farmacoterapia, en el tratamiento de la bulimia nerviosa, ocupa un importante lugar; sin embargo, no es correcto suponer que la sola utilización de los fármacos puede resolver el problema. El tratamiento correcto está en la asociación de psicoterapia y farmacoterapia en un programa formal de modificación de conducta. Está demostrada la efectividad de la psicoterapia cognitivo-conductual mediante la cual se observan significativas y persistentes mejorías en pacientes bulímicas.

3.3. Obesidad

En 1985 tuvo lugar la primera conferencia de consenso sobre "Implicaciones de la Obesidad en la Salud", apoyada por el Instituto Nacional de la Salud (EE UU). A partir de entonces en diferentes países se desarrollan conferencias de consenso sobre la aplicación, en su propio ámbito, de las conclusiones de los mismos.

En estas conferencias se hace hincapié en la trascendencia médica de la obesidad desde el punto de vista de la morbimortalidad cardiovascular. Se destaca asimismo, la importancia que tiene la distribución del tejido adiposo, demostrándose, en el momento de valorar el factor de riesgo, que no basta con considerar solamente la cantidad de grasa del cuerpo sino también la distribución corporal del tejido adiposo. En este sentido, u predominio de la grasa corporal central se ha relacionado de forma significativa con una serie de entidades patológicas entre las que destaca la hipertensión arterial, diabetes mellitus tipo II, accidentes cerebrales vasculares (AVC), litiasis biliar, cardiopatía isquémica, esteatosis hepática, síndrome de las apneas del sueño (SAS) y algunos tipos de cáncer (mama, ovario y endometrio).

Además, la obesidad, independientemente de la distribución de la grasa corporal, puede dar lugar a repercusiones clínicas ampliamente conocidas, entre las que cabe citar la hernia de hiato, insuficiencia venosa periférica y gonastrosis con afectación del comportamiento femorotibial interno. Además de las mencionadas complicaciones médicas, tiene también notorias implicaciones sociales, económicas y psicológicas, sobre todo cuando su aparición es precoz. Existe un estudio sobre "**obesidad en adolescentes**" donde se examinan en 10,039 adolescentes u adultos jóvenes la relación entre el sobrepeso y sus características sociales, económicas y de autoestimación siete años más tarde. Se comparan estos resultados con una muestra de jóvenes con otras enfermedades crónicas (asma, diabetes mellitus, artritis reumatoide, epilepsia, parálisis cerebral, cardiopatías congénitas, distrofias musculares, etc). Este trabajo demuestra que la obesidad en la adolescencia tiene importantes consecuencias psicológicas, sociales y económicas que son incluso mayores que en las otras enfermedades crónicas. Especialmente en las mujeres se observa menor tiempo de escolaridad, menores posibilidades de relaciones de pareja, menores ingresos y mayor índice de pobreza en sus familias, todo ello independientemente de su nivel económico y de sus puntuaciones en las pruebas de aptitudes al inicio del estudio.

Por lo tanto, la obesidad debe valorarse en función de la auténtica importancia que tiene, y no catalogarse como el resultado de la "glotonería y la falta de fuerza de voluntad", ya que esta forma de percibirla por parte de la profesión médica, la población en general e incluso los responsables de la salud pública supone una importante barrera que dificulta el tratamiento. Asimismo, sería aconsejable comenzar a catalogarla como "**obesidad esencial**", tal y como proponen Ravussin y Sinburn y otros autores. La obesidad debería considerarse de forma semejante a la hipertensión arterial, que es percibida como una anomalía importante a la que se dedican grandes esfuerzos científicos y económicos. Y, de esta manera, conseguir que se estimule la aparición de tratamientos más serios, y se asegure una buena calidad asistencial basada en los conocimientos científicos contrastados y no en la publicidad engañosa, la mala praxis y terapéuticas de dudosa utilidad o potencialmente peligrosas para los pacientes con un trasfondo puramente lucrativo.

3.3.1. Concepto de Obesidad

La palabra obesidad proviene del latín *obesitas* que significa "a causa de lo que como". La definición de obesidad más ampliamente aceptada es la que la conceptúa como un aumento de la cantidad de grasa corporal. Este aumento se traduce en un incremento del peso y, aunque no todo incremento del peso corporal es debido a un aumente del tejido adiposo, en la práctica médica el concepto de obesidad está relacionado con el peso corporal. Así, clásicamente, se ha considerado obesa la persona cuyo peso excedería del 20% del peso considerado normal.

La obesidad se diagnostica basándose en múltiples parámetros, dentro de los cuales el más utilizado mundialmente es el índice de masa corporal (IMC) o Índice de Quetelet definido como:

IMC = Peso (kg) / Talla (metros 2)

Luego de tener este valor podemos clasificar a los sujetos en grados (según **Garrow**) y así precisar el diagnóstico de obesidad:

GRADO IMC	
GRADO 0	Normopeso 20-24,9
GRADO I	Sobrepeso 25- 29,9
GRADO II	Obesidad 30- 39,9
GRADO III	Obesidad mórbida >40

3.3.2. Causas de obesidad

- **Factores genéticos**: se cree que hay factores genéticos predisponentes pero es muy discutible. En una familia donde hay muchos obesos, normalmente suelen tener los mismos hábitos de vida o parecidos, por lo que podría ser que el factor genético y el factor malos hábitos se potenciaran.
- **Excesivo aporte calórico**: excesivas calorías en la ingesta se acumulan en forma de triglicéridos, aumentando los adipositos, que son las células almacenadoras de grasa.
- **Trastornos endocrinos:** alteraciones hopifisarias y gonadales: síndrome de Cushing, hipotiroidismo... afectan al 5% de los obesos.
- **Problemas emocionales:** compensación, satisfacción.
- **Uso de determinados medicamentos**: algunos fármacos como los antidepresivos tricíclicos se asocian a un aumento de peso.
- **Cambios fisiológicos:** en mujeres en edad menopáusicas hay un aumento de peso por la falta de estrógenos.
- **Factores socioculturales y económicos**: las clases sociales más bajas consumen alimentos con mayor contenido en glúcidos y grasas por su precio más económico, apareciendo por ello mayor número de obesos.
- **Malos hábitos alimenticios y disminución de la actividad física**.

3.3.3. Patologías relacionadas con la obesidad

- **Cáncer:** de endometrio y mama por aumento de estrógenos.
- **Problemas óseos y de articulaciones:** artrosis, fractura del cuello de fémur...
- **Enfermedades cardiovasculares:** HTA, cardiopatías.
- **Enfermedades metabólicas:** hiperlipemias, diabetes mellitus.
- **Hepatobiliares:** litiasis biliar.
- **Problemas respiratorios:** apnea del sueño.

- **Problemas psicológicos.**
- **Riesgo quirúrgico aumentado.** Insuficiencia respiratoria, mala cicatrización, infección.

3.3.4. Tipos de Obesidad

Se distinguen diferentes tipos de obesidad en función del criterio de clasificación que sigamos:

Según la etiología

- *Obesidad endógena o secundaria:* supone un1 5% de las obesidades, está relacionada con otros problemas de salud, como el hipotiroidismo, enfermedades de Cushing, insulinoma,etc.
- *Obesidad exógena o primaria:* supone el 90-95% de las obesidades. Está relacionada con el modo de vida, en especial con la alimentación.

Según la morfología del tejido adiposo

- *Obesidad hiperplásica:* obesidad generalmente infantil. En ella se produce un aumento del número de células adiposas (adipocitos), así como un aumento del tamaño de dichas células. Un niño obeso predispone a un adulto más obeso.
- *Obesidad hipertrófica:* es propia de los adultos. Se produce un aumento del volumen de adipocitos.
- *Obesidad mixta:* cuando es una asociación de obesidad hiperplásica e hipertrófica.

Más interés práctico tiene la división entre **obesidad dinámica y estática.**

- *Dinámica:* obesidad formativa, reciente, en la que la respuesta del tejido adiposo a una dieta restrictiva produce una fácil movilización de grasa y disminución de peso. Se produce por un aumento en la ingesta o una disminución de la actividad física.
- *Estática:* etapa más avanzada de la enfermedad. Resulta difícil movilizar la grasa del tejido adiposo al hacer dieta. Tienen un bajo metabolismo y un bajo requerimiento energético.

Según Mayer

- *Reguladora:* se encuentra alterado el mecanismo que regula el ingreso de alimentos.
- *Metabólica:* existe un error metabólico de base enzimática que altera el equilibrio entre lipogénesis y lipólisis.

Según la distribución de la grasa corporal

- *Obesidad androide* (obesidad abdominal): se caracteriza por una excesiva acumulación de grasa en la región abdominal. Desde un punto de vista antropométrico consideramos que una obesidad es de tipo androide cuando el cociente cintura/cadera es superior a 1 en el varón y a 0,90 en la mujer. Hay que distinguir dos subgrupos: Obesidad subcutánea (el exceso de tejido adiposo se localiza en la zona subcutánea abdominal) y obesidad visceral (existe un exceso de grasa abdominal perivisceral).

La obesidad androide es más frecuente en el hombre. Una de las características de esta obesidad es la hiperingesta, consecuencia de una polifagia más o menos importante. Las complicaciones suelen ser metabólicas. A partir de los 40 años vemos obesos de estas características afectos de diabetes, arteriosclerosis, hiperuricemias o hiperlipemias, factores todos ellos de riesgo coronario.

- *Obesidad ginoide* (obesidad gluteofemoral): habitual sobre todo en las mujeres en actividad ovárica. Existe un exceso de grasa subcutánea gluteofemoral. La relación cintura/cadera es inferior a 1 en el varón y 0,90 en la mujer. Un índice inferior a 1,6 en el varón o a 1,4 en la mujer, refuerza el diagnóstico de obesidad gluteofemoral en los casos dudosos. Presentan riesgo de varices, arterioesclerosis, etc.

3.3.5. Concepto de peso ideal y fórmula

Todo organismo tiene su propio peso ideal, que se obtendría teniendo en cuenta la edad, talla, sexo y complexión.

Hay varios métodos para determinar si una persona tiene exceso de peso o si es obesa. Existen fórmulas matemáticas que, aplicándolas, nos dan un resultado que es, en teoría, el peso ideal de cada persona. Ninguna de ellas tiene en cuenta la complexión del individuo, por ello los resultados son fiables tan sólo en personas de complexión mediana.

Fórmulas de peso ideal

- **MILC** Peso ideal = 50 + 075 (talla cm – 150)
- **LORETZ:**

  Peso ideal = (talla cm – 100) - (talla cm – 150) /4 (hombre)

  Peso ideal = (talla cm – 100) - (talla cm – 150) /2 (mujer)
- **Índice de Quetelet o de Masa Corporal o BMI**

  BMI o IMC = Peso (kg) / Talla (metros 2)
- **Clasificación de Garrow**:

  Si IMC 20-24,9: No obesidad (Grado 0 o normopeso)

  Si IMC 25- 29,9: Obesidad leve (Grado I o sobrepeso)

  Si IMC 30- 39,9: Obesidad moderada (Grado II u obesidad)

  Si IMC >40: Obesidad grave (Grado III u obesidad mórbida)
- **Clasificación de la obesidad según el IMC (Sociedad Española para el Estudio de la Obesidad -SEEDO-)**

  Peso insuficiente: < 18,5

  Normopeso: 18,5 -24,9

  Sobrepeso grado I: 25- 26,9

Sobrepeso grado II (preobesidad): 27-29,9

Obesidad de tipo I: 30-34,9

Obesidad de tipo II: 35- 39,9

Obesidad de tipo III (mórbida):40- 49,9

Obesidad de tipo VI (extrema): > 50

- **Medida del pliegue cutáneo**: valora las reservas de grasa corporales. El más usado es la medida del pliegue tricipital del brazo.
  - ▹ En el hombre: si es mayor de 23 mm = Obesidad.
  - ▹ En la mujer: si es mayor de 30 mm = Obesidad.
- **Medida del perímetro abdominal** para valorar la presencia de obesidad central. Para obtenerlo la persona debe estar de pie, y después de haber expulsado el aire, rodear su abdomen con la cinta métrica a la altura del ombligo:
  - ▹ En la mujer el perímetro abdominal debe ser inferior a 88 cm (en caso de que no haya embarazo).
  - ▹ En el hombre el perímetro abdominal no debe sobrepasar los 102 cm.

3.3.6. Tratamiento

La decisión de iniciar y seguir un tratamiento debe ser por iniciativa del paciente y es conveniente negociar y pactar un objetivo alcanzable a largo plazo. Es necesario realizar una valoración nutricional adecuada y detectar aquellos errores dietéticos para su corrección. Debe evaluarse, de forma rutinaria, el riesgo cardiovascular global pues se ha demostrado que la reducción de peso también reduce los factores de riesgo cardiovasculares, pulmonares y cancerígenos asociados a la obesidad:

1º Dieta

Es insustituible en el tratamiento. De 800-1.500 kcal/día baja en grasas y consensuada con el paciente. El rango de reducción calórica es de 500- 1000 kcal menos de lo que se considera apropiado para su dieta normal. Esto conllevaría la pérdida de 500g - 1kg/semana. En general, se aconseja lograr una reducción del 10% del peso en 4-6 meses. Las dietas hipocalóricas < 800kcal/día no han demostrado mayor efectividad en tratamientos prolongados.

2º Actividad física

Lo ideal sería combinado con la pérdida de peso mantenida y adaptarla a cada individuo. Inicialmente puede recomendarse 30-45' de actividad física moderada, 3-5 días a la semana.

3º Terapia conductual

Modificar los hábitos de vida para la realización de la dieta y el ejercicio, corrigiendo las creencias y hábitos perjudiciales. Lo más efectivo sería un seguimiento semanal.

4º Terapia farmacológica si existe una dieta + ejercicio físico

- Fármacos que modifican el metabolismo: Inhibidores de las lipasas intestinales: Orlistat. Efectivo, teniendo en cuenta que la inhibición de la lipasa pancreática es responsable del bloqueo en la absorción de aprox. El 30% de la ingesta de ácidos grasos de la dieta. Su uso está limitado principalmente por los efectos secundarios y que originan un abandono importante, principalmente están limitados al aparato gastrointestinal como flatulencia, esteatorrea, urgencia e incontinencia fecal.

  Las generaciones más antiguas (mazindol, phentermina) están aprobadas para el tratamiento de la obesidad pero no parecen apropiados dado la mejora con los nuevos anorexígenos.

  Los tratamientos de herbolarios, como Garcinia cambogia (muy frecuente en los productos comerciales) han sido encontrados inútiles (no han demostrado efectividad en ensayos controlados).

5º Cirugía bariátrica

Indicada para personas con obesidad mórbida refractada a otros tratamientos. En general se dividen en dos categorías y en los dos casos se crea un saco gástrico superior que reduce la luz de la capacidad gástrica y origina saciedad precoz:

- Bypass gástrico: antrectomía y gastroyeyunostomía con bypass bilio-pancreático.
- Gastroplastia: resección gástrica parcial con anastomosis del segmento proximal gástrico con el asa yeyunal.

6º Balón intragástrico

Novedosa técnica sin cirugía que consiste en introducir un globo de silicona en el estómago por vía endoscópica, posteriormente el globo se llena de suero fisiológico hasta alcanzar el volumen suficiente para que produzca un estado de saciedad permanente. Se retira a los 6-7 meses.

Diagnóstico NANDA en la obesidad	
Nutricional por exceso, desequilibrio: "Aporte de nutrientes que excede las necesidades metabólicas".	
Factores relacionados:	– Ingesta excesiva en relación con las necesidades metabólicas.
Características:	– Peso un 20% superior al ideal para la altura y constitución. – Pliege de tríceps: mayor de 25 mm en mujeres y mayor de 15 en los hombres. – Nivel de actividad sedentario. – Patrones de comida disfuncionales (comer haciendo otras actividades). – Concentra la cantidad del alimento en una comida (toma de alimentos al final del día) – Comer en respuestas a claves externas (hora del día o situación social) – Comer en respuestas a claves internas distintas al hambre (ansiedad).
Intervenciones:	– Asesoramiento nutricional. – Modificación de la conducta. – Fomento del ejercicio.

.../...

.../...

Nutricional por exceso, riesgo de desequilibrio: "Riesgo de aporte de nutrientes que exceda de necesidades metabólicas".		
Factores de riesgo:	– Informes de uso de los alimentos sólidos como principal fuente de alimentación antes de los 5 meses de edad. – Concentrar la toma de alimentos al final del día. – Información u observación de obesidad en uno o en ambos progenitores. – Información u observación de un peso de referencia cada vez más alto al inicio de cada embarazo. – Transición rápida a través de los percentiles de crecimiento en los lactantes o niños. – Emparejar la comida con otras actividades. – Observaciones del uso de alimentos como medida de recompensa o de bienestar. – Comer en respuesta a claves externas (como la hora). – Comer en respuesta a claves internas (como la ansiedad) distinta al hambre. – Patrones alimentarios disfuncionales.	
Intervenciones	– Asesoramiento nutricional. – Fomento del ejercicio. – Manejo del peso. – Manejo de la nutrición.	
Autoestima situacional baja: "Desarrollo de una percepción negativa de la propia valía en respuesta de una situación actual".		
Factores relacionados:	– Alteración de la imagen corporal. – Falta de reconocimientos o recompensas. – Fallo, rechazo. – Cambio del Rol social.	
Características:	– Informes verbales de que la situación actual desafía su valía personal. – Verbalizaciones autonegativas. – Expresiones de desesperanza o inutilidad.	
Imagen corporal, trastorno de la: (00118) "Confusión en la imagen mental del Yo físico".		
Factores relacionados:	– Biofísicos. – Cognitivos-percentuales. – Psicosociales. – Culturales.	
Características:	– Objetivas:	Pérdida de una parte corporal. No mirar la parte corporal, no tocarla, ocultarla. Traumatismo de una parte no funcionante. Cambio en la implicación social. Cambio real en la estructura o funcionamiento.
	– Subjetivas:	Rechazo a verificar un cambio real. Preocupación con el cambio o pérdida. Sentimientos negativos sobre el cuerpo (sentimiento de desesperación, desesperanza, impotencia). Miedo al rechazo o a la reacción de los otros.
Otros diagnósticos: Afrontamiento inefectivo, riesgo de lesión, deterioro de la integridad cutánea,etc.		

Principales diagnósticos de enfermería en la obesidad

3.3.7. Componentes de una dieta equilibrada

Una dieta equilibrada consiste en satisfacer las necesidades nutritivas de nuestro organismo. Las dietas pueden ser variadas en su composición de alimentos pero deben cumplir dos requisitos fundamentales: que la cantidad de energía sea suficiente pero no excesiva para mantener un peso corporal constante y que la dieta sea variada y que estén presentes en ella todos los grupos de alimentos.

3.3.7.1. Componentes de los alimentos

Desde el **punto de vista nutricional** los alimentos tienen dos grandes grupos de componentes:

- Componentes nutritivos:
  a) Principios nutritivos básicos: glúcidos (55-60% del aporte energético de una dieta), lípidos (30-35% del aporte energético de una dieta), proteínas 15% de la energía total) y agua.
  b) Sustancias reguladoras: vitaminas y minerales.
- Componentes no nutritivos:
  a) Propios: sustancias secundarias que afectan al carácter sensorial de los alimentos como carotenoides, polifenoles, peptinas, coloides, aceites esenciales...
  b) Extraños: aditivos y contaminantes.

3.3.7.2. Alimentos permitidos y desaconsejados

- *Permitidos:* pescado blanco (el pescado azul con moderación), carnes poco grasas como ternera, pollo, pavo, conejo, buey... huevos (controlados), cereales (preferiblemente integrales) y legumbres (con moderación), frutas (evitando las que son muy dulces como el plátano, uvas, higos) verduras, lácteos y derivados lácteos desnatados, café, té, infusiones, condimentos, aceite y agua mineral.
- *Desaconsejados*: conservas de pescado en escabeche, carnes demasiado grasas como cerdo, cordero..., chacinas, quesos demasiado curados, lácteos enteros, frutas en almíbar, aguacates y aceitunas, chocolates, cacao, helados y bollería, comida precocinada y preparados como sopas, purés..., azúcar, miel, mermelada, bebidas azucaradas y alcohol y frutos secos.

3.3.8. Hábitos de nutrición

La conciencia alimentaria es la base de una dieta equilibrada. Una alimentación apropiada conduce a un excelente estado nutritivo y a un óptimo estado de salud. Por el contrario una alimentación defectuosa que deteriore el equilibrio nutritivo provoca problemas físicos y psicológicos que pueden dar lugar a la aparición de enfermedades.

Normas higiénicas-dietéticas

- Aportar las calorías necesarias a los requerimientos individuales de cada persona.
- Se debe guardar un equilibrio adecuado entre los distintos principios inmediatos.
- Suprimir alimentos cuya finalidad es suministrar energía como dulces, pan, bebidas carbonatadas y alcohol.
- Consumir abundantes frutas y verduras que completen la ración vitamínico-mineral.
- Tomar el aporte hidrocarbonado en forma de almidones fundamentalmente, incluyendo productos con residuos fibrosos no absorbibles.
- El aporte graso se repartirá entre grasas animales y vegetales, restringiendo el consumo de grasas saturadas y alimentos con alto contenido en colesterol.
- El aporte proteico se repartirá entre proteínas vegetales y animales.
- Tener una dieta mixta y variable, no recibiendo más del 20% de las calorías de un mismo alimento.
- Conocer los gustos y costumbres alimentarias adaptando la dieta a cada individuo, teniendo en cuenta su condicionamiento social y económico.
- Repartir las calorías diarias en cinco comidas al día.
- Masticar lentamente los alimentos para una mejor digestión.
- Beber al menos un litro y medio de agua al día.
- Acostumbrar al organismo a un hábito de evacuación diaria, con un horario semejante todos los días, para evitar el estreñimiento.
- Incluir alimentos ricos en fibra (legumbres, cereales integrales, frutas y verduras).
- Evitar el consumo de fritos, precocinados, salsas y comidas rápidas (pizza, hamburguesa...).
- Limitar el consumo de sal.

3.3.9. Hábitos de vida

- La actividad física es el pilar esencial en el tratamiento de la obesidad; además, en casos de resistencia metabólica severa, el ejercicio es probable que suponga la diferencia entre el éxito y el fracaso. Se debe practicar algún deporte de forma regular, y que sea adecuado a cada individuo. El tipo de costumbres vitales y sociales cada día nos empuja más a llevar una vida sedentaria. Por ello el ejercicio es muy importante en la vida diaria. Equilibra el exceso de consumo calórico, baja los niveles de colesterol, mejora los niveles de glucemia en diabéticos, ayuda a compensar la tensión arterial...
- Evitar el estrés y descansar un número de horas adecuadas (8h).
- No consumir alcohol, tabaco, estimulantes y cualquier tipo de drogas.
- Mantener una buena higiene dental.
- Los extremos patológicos, tanto la obesidad como la delgadez, a menudo van a la par y pueden seguirse el uno al otro; por ello es importante que cada persona conserve su peso natural y no trate de buscar ningún extremo.

3.3.10. El paciente obeso en su entorno familiar y social

La obesidad es un fenómeno social. El exceso de peso es más evidente en sociedades evolucionadas. Antiguamente la gordura era una virtud, asociándose con la buena salud. Pero en la actualidad las mentalidades han evolucionado y han cambiado los cánones de belleza, tomando conciencia la sociedad de los peligros del exceso de peso.

Actualmente la preocupación por mantener la línea ocupa gran parte de nuestras vidas. Los modelos estéticos actuales nos incitan a mantener la línea eliminando el exceso de grasa, pero nuestros hábitos culturales y sociales nos llevan alimentarnos de manera copiosa. Aunque cada vez más la población va tomando conciencia de la importancia que tiene en la salud una buena alimentación y los riesgos que conlleva el exceso de peso.

El aumento de peso se produce a los largo de los años apareciendo en numerosas ocasiones en la infancia o la pubertad por una sobrealimentación.

Los familiares de un obeso a menudo han tenido problemas de sobrepeso por tener hábitos alimenticios con excesiva ingesta calórica. Por ello, la educación del enfermo y a la familia es la base para un buen tratamiento, siendo este aspecto más importante que la rápida pérdida de peso.

La familia debe apoyar al obeso, evitando burlarse o minimizar el problema y animarle a luchar contra su enfermedad, ayudándole a no caer en la apatía y el pesimismo, promoviendo con la ayuda de los profesionales la alegría y el éxito.

4. PREVENCIÓN DE HÁBITOS TÓXICOS: ALCOHOL, TABACO Y DROGAS

4.1. Prevención en la familia

Está demostrada la relevancia que tiene la familia en la prevención de las drogodependencias: la adquisición de lo que se refiere a los hábitos de salud y el desarrollo de estilos de vida saludables, los modelos educativos adecuados y la transmisión de valores son factores de protección que deben ser desarrollados desde la familia. Sensibilizar a los padres sobre la importancia de su papel es importante ya que en muchos casos se suele relegar a la escuela el mayor peso en la educación de los niños. Es preciso también, profundizando en las intervenciones desde la familia, impulsar las intervenciones dirigidas a familias de alto riesgo, poner a disposición de los padres una herramienta preventiva sencilla y útil para facilitar su labor y potenciar la calidad de las intervenciones dirigidas a los padres. Orientarlos mediante charlas, cursos, folletos y con profesionales especializados para:

- Concienciar a los padres de la importancia de su papel como colaboradores de los agentes de salud.
- Mejorar el funcionamiento familiar y el desarrollo adecuado de cada uno de los miembros.

- Aumentar los conocimientos de los padres sobre drogas.
- Dar a los padres la información necesaria para que sean capaces de intervenir precozmente en el consumo de drogas de sus hijos.

En varios seminarios realizados sobre familia y drogas se ha llegado a las siguientes conclusiones:

1. Se considera prioritaria la intervención preventiva con familia de alto riesgo, como son las familias con problemas de drogodependencias o alcoholismo en los padres, con fuertes conflictos familiares y con graves cargas económicas. En estas familias de alto riesgo los procesos de interacción y los estilos educativos se encuentran alterados y provocan dificultades en el desarrollo de los hijos. Estas familias estás muchas veces más ocupadas en resolver sus problemáticas personales que en la atención a sus propios hijos.
2. Se ha constatado que los hijos de padres drogodependientes, alcohólicos o de familias altamente conflictivas desarrollan un conjunto de problemas entre los que podemos destacar: déficit cognitivos y de aprendizajes que interfieren con el rendimiento escolar; dificultades en las relaciones personales y sociales y un escaso autocontrol emocional. Todos estos factores se potencian entre si y redundan en una deficiente integración escolar y social.
3. Se ha observado que en la familia de los niños y jóvenes con problemas de inadaptación, fracaso escolar y consumo de drogas, los patrones de interacción son también inadecuados. Existen relaciones recíprocas entre variables de funcionamiento familiar y estilos educativos y los problemas de conducta de los adolescentes.
4. Se ha insistido en la necesidad de intervenir tempranamente con estas familias de alto riesgo para poder obtener resultados más satisfactorios. Esta intervención ha de realizarse sobre diferentes factores de riesgo y protección al mismo tiempo y hacerlo desde diferentes ámbitos: familiar, escolar y comunitario.
5. También se coincide en la necesidad de evitar la ubicación de las intervenciones en espacios que provoquen la segregación de estas poblaciones de alto riesgo. Por el contrario, los espacios normalizados facilitan la participación de estos jóvenes y sus familias así como su integración.
6. Se ha destacado la relevancia de la escuela en la prevención con adolescentes de alto riesgo y sus familias. Este papel es cada vez más importante ya que la escuela permite la detección de niños con problemas, ofrece un medio en el que estos niños se encuentran cómodos y facilita el contacto con sus familias.
7. Debido a la escasa participación de los padres en los programas de intervención familiar, se considera necesario desarrollar mecanismos de acercamiento y motivación. No obstante, dada la gravedad de algunas situaciones, se plantea la posibilidad de garantizar la intervención a través de estos mecanismos impositivos, siempre que se aseguren unos beneficios mayores que los perjuicios derivados de su aplicación. Independientemente del procedimiento utilizado, hay que destacar la necesidad de que este contacto sea siempre directo y personalizado.
8. De igual modo, se ha revelado un procedimiento válido el implicar a los padres a través de los programas educativos que se desarrollan con sus hijos.

Sin embargo, en aquellas circunstancias en las que el acceso a la familia de jóvenes en riesgo resulte inviable, es recomendable la intervención directa exclusivamente con los jóvenes ya que también pueden obtenerse buenos resultados, tales como mejorías en el rendimiento escolar, en su autocontrol y en sus relaciones con el entorno y con la propia familia.

9. En cuanto a las estrategias de intervención con jóvenes de alto riesgo, se constata la existencia de múltiples programas rigurosamente diseñados y evaluados que pueden ser tomados como referencia a la hora de implementar este tipo de actuaciones. La mayoría de ellos incorporan determinados componentes básicos como la toma de decisiones, las habilidades sociales, el autocontrol personal y la autoestima.
10. También el trabajo grupal es básico con jóvenes de riesgo porque permite generar un sentimiento de pertenencia que les hace menos vulnerable a las presiones externas negativas y les ayuda a romper la dependencia con grupos de riesgo en los que normalmente están involucrados desde muy temprana edad.
11. Se ha destacado que la intervención preventiva con las familias debe adaptarse a sus propias características y necesidades y debe ser continuada en el tiempo ya que los factores de protección funcionan a largo plazo mientras que los factores de riesgo son de carácter más inmediato.
12. Aunque hay que continuar trabajando en la diseminación de estrategias preventivas dirigidas a las familias en general, es prioritario concentrar las intervenciones en los colectivas más necesitados y vulnerables. De aquí la necesidad de seguir investigando, interviniendo y difundiendo las actuaciones en este campo.

4.2. Prevención en la escuela

La escuela no es sólo un lugar donde se adquiere aprendizajes conceptuales, sino que sirve también para adquirir aprendizajes relacionados con la conducta social, aprendizajes afectivos y actitudinales que son necesarios para enfrentarse, entre otras cosas, al consumo de drogas.

La meta final de la educación es el desarrollo integral de la persona. Por eso debemos prestar especial interés a aquellos síntomas, entre los que se encuentran los problemas con drogas, que indiquen que dicho desarrollo no se está produciendo correctamente.

Un clima escolar sano es el soporte adecuado para poder llevar a cabo la prevención sobre drogas. Difícilmente se conseguirá abordar correctamente la prevención del abuso de drogas si la escuela no cumple los objetivos educativos que se propone y que coinciden con los de la prevención. Existen ciertas características de los Centros Educativos en los que no solo no favorecen la prevención si no que con su estilo educativo facilitan la posibilidad del consumo.

Educar es prevenir. En la medida en que la escuela funciona adecuadamente como una institución educativa ya está actuando preventivamente.

La prevención en el ámbito escolar sirve para:

- Proporcionar a los alumnos los recursos y habilidades necesaria para enfrentarse de forma adecuada a las situaciones relacionadas con el consumo de drogas, tanto en el inicio como, de producirse éste, posteriormente; así favorecemos la toma de decisiones informada, responsable y saludable con respecto al uso/abuso de drogas.
- Promocionar la salud formando actitudes positivas hacia su mantenimiento porque los estilos de vida saludables no son compatibles con el abuso de drogas.
- Fomentar actitudes favorables al no consumo o al abandono de éste. No basta con resaltar los aspectos negativos del consumo: hay que hacer mayor hincapié en los aspectos positivos de no consumir.
- Retrasar la edad de inicio en el consumo de drogas: cuanto más tarde se produzca ese contacto, si llega a producirse, más recursos tendrá el individuo al ser más maduro, por lo que cabrá esperar que su relación con las drogas o nada problemática.
- Favorecer la capacidad crítica de los alumnos, hay que capacitarlos para enfrentarse de forma madura, autónoma y responsable al consumo de drogas y a resistir la influencia de los determinantes sociales y ambientales.
- Educar a los alumnos para la utilización positiva del tiempo de ocio ofreciéndoles alternativas satisfactorias, así tendrán un repertorio variado de actividades diferentes del consumo de drogas con las que poder ocupar su tiempo libre.

Objetivos de la Prevención
Conseguir que el proceso de toma de decisiones con respecto al consumo de drogas sea responsable y saludable.
Potenciar valores acordes con la salud.
Promover los cauces de participación en la sociedad y fomentar el espíritu crítico.
Fomentar una cultura de rechazo al uso/abuso de drogas.
Favorecer el desarrollo de la autoestima del alumno.
Proporcionar a los alumnos las habilidades necesarias para mantener relaciones interpersonales adecuadas.

La Educación para la Salud es uno de los temas transversales sobre los que un centro educativo ha de trabajar proporcionando el marco apropiado para incorporar la prevención del abuso de drogas, ya que las conductas de consumo de drogas formas parte de una serie de posibles estilos de vida no saludables.

Educar para la salud supone informar y responsabilizar al individuo para adquiera los conocimientos, procedimientos, actitudes y hábitos básicos para la defensa y formación de la salud individual y colectiva.

La Educación para la Salud supone educar a los individuos ayudándoles a configurar estilos de vida lo más sanos posibles que sean incompatibles con el uso nocivo de drogas. Esto requiere actuaciones y situaciones de aprendizaje continuadas en el tiempo: no consiste en acciones puntuales, sino que ha de abordarse de una manera globalizada e interdisciplinar. Sería conveniente, como ya se viene demandando desde diversos ámbitos, la presencia de un enfermero, como ocurre en otros países, con un amplio campo de actuación en la escuela, uno de ellos sería sin duda la educación para la salud en el uso de drogas.

No debemos identificar la Educación para la Salud con la prevención del consumo problemático de drogas. Hacer prevención del consumo problemático de drogas supone, además de trabajar hábitos de alimentación, higiene, etc, tratar otros factores tales como autoestima, presión de grupo, etc; y en algunas ocasiones, dependiendo de la edad de los alumnos y su relación con las drogas, requerirá de intervenciones más específicamente centradas en el uso de drogas.

4.3. El clima escolar

Educar es más que informar o instruir: los profesores y profesoras además de "transmisores de conocimientos" son agentes socializadores.

Las interacciones que se producen en el medio escolar, los códigos de disciplina, los valores implícitos en la acción educativa, las pautas prevalentes de conducta, es decir, el ambiente que se vive y se respira son importantes en el desarrollo de la educación y en la prevención de los problemas con drogas, ya que el clima escolar no sólo afecta a los resultados académicos del alumno sino también a lo afectivo, a sus valores, a su desarrollo persona...

El estilo educativo del Centro es, pues, el primer elemento que debe considerarse en la prevención escolar, ya que puede funcionar tanto como factor de riesgo como de protección.

Es necesario, pues, que el profesorado reflexione conjuntamente acerca de los aspectos fundamentales que atribuyen a crear en el centro un ambiente satisfactorio, es decir, un clima escolar saludable.

Centros educativos con ambiente desfavorable	Centros educativos con ambiente saludable
Se establecen relaciones en clave de dominio (disciplina autoritaria), se fomenta el control y la carencia de iniciativa, incrementándose la tensión que se produce en las relaciones personales.	Los profesores se relacionan de manera integradora y no dominante, favoreciendo así la autonomía del otro, la iniciativa, la participación y el afán de buscar nuevas soluciones a los problemas.
Se fomenta el individualismo y la competitividad lo que puede generar un clima social agresivo e insolidario, que separa a los alumnos y crea entre ellos recelo e inseguridad.	Se fomenta la cooperación y la solidaridad con los demás, preparando al alumno para actuar con responsabilidad tanto en la clase como en el centro o en la realidad exterior.

.../...

.../...

Se fomenta la pasividad y la dependencia.	Se potencia la autonomía personal y la responsabilidad de sus miembros.
Se establecen relaciones desequilibradas y discriminatorias contribuyendo a crear un clima de desconfianza, recelo y hostilidad.	Se trata de manera igualitaria a todos, evitando marginaciones y discriminaciones, dentro de un clima de respeto mutuo.
Se enfatiza la relación vertical profesor-alumno.	La comunicación entre los distintos miembros es fluida y bidireccional, con una retroalimentación explícita.
Se emplean metodologías pasivas basadas en la mera transmisión de contenidos conceptuales, priorizando la transmisión verbal y académica de conocimientos.	Se promueve la participación del alumnado en el proceso de enseñanza-aprendizaje, en el aula y en el centro, priorizando aprendizajes activos y significativos.
Se da preferencia a los programas en vez de al alumnado, minimizando la dimensión socioafectiva y emocional.	Los profesores son accesibles y cercanos a los alumnos y alumnas atendiendo no sólo a las dimensiones intelectuales, sino también a la socioafectiva y la emocional.
Se ignoran las características peculiares del alumnado.	Los profesores reconocen, explicitan y respetan los intereses de los alumnos.
Se favorece la producción de individuos dirigidos y fácilmente manipulables, reduciendo la interacción entre los iguales.	Se procura un clima social empático, promoviendo el desarrollo de aprendizajes significativos y al adquisición o fortalecimiento de actitudes de confianza, seguridad y apertura.
Se dan relaciones de enfrentamiento dentro del equipo docente o malas relaciones con el APA o los padres en general.	Se potencia la coordinación y el trabajo en equipo por parte del profesorado y los distintos miembros de la Comunidad Educativa (profesor, tutor, padre psicólogo, personal no docente)
Existe una falta de apertura de la institución educativa a los demás sistemas sociales.	Se establecen vínculos positivos entre la escuela, la familia y la comunidad.

4.4. Factores de riesgo escolares

Mala adaptación escolar o escasa integración

Actuación desde el ámbito escolar.

- Lograr un ambiente adaptado a las necesidades de los alumnos. En situaciones de inadaptación extrema deberemos contar con la intervención del tutor y el apoyo del Departamento de Orientación para valorar las causas que la produce, tales como la sensación de incapacidad, el temor al fracaso, la tensión emocional, la dificultad para establecer relaciones con los compañeros o con los profesores, etc

Insatisfacción

Posibles actuaciones:

- Procurar hacer más atractiva la vida escolar.
- Despertar el interés de los alumnos favoreciendo su incorporación activa en las actividades fuera y dentro del aula.
- Crear en el aula un ambiente grato, motivador y no frustrante.
- Proponer aprendizajes que sean significativos para los alumnos.
- Promover aprendizajes funcionales que contribuyan a una mejor adaptación en integración en el medio escolar y social, instruyendo al alumno en su modo diario de vida, en su relación con los otros y en la resolución de situaciones conflictivas.

Ausencia de motivación y falta de expectativas

Posibles actuaciones:

- No utilizar motivaciones extrínsecas (como premio o castigos) ya que se ha comprobado que éstas sólo son efectivas mientras están presentes. Suelen provocar tensiones entre los alumnos y efectos contrarios a los deseados.
- En lugar de reprender, ayudar a los alumnos a pensar con claridad acerca e las consecuencias de su acción para lograr que se automotiven para realizar cambios. Sin embargo, no debemos excluir, en los casos en que estas estrategias no den resultados, la utilización de medidas disciplinares apropiadas para conseguir la integración del alumno o la corrección de su actitud.
- Aprobar y reforzar el trabajo bien hecho y el comportamiento adaptado (que no sumiso).
- Proponer a los alumnos metas adecuadas a su edad y a sus capacidades: que no sean tan elevadas que sea imposible alcanzarlas ni tan bajas que no requieran ningún esfuerzo por parte del alumno.
- Dar siempre más importancia a lo que son capaces de conseguir que a los errores que hayan cometido.
- Reconvertir las preguntas o comentarios poco acertados de modo que el alumno sienta que son provechoso para el grupo.

5. INICIACIÓN A LA SEXUALIDAD

5.1. Importancia de la salud sexual en la adolescencia. Iniciación a la sexualidad

El término "Adolescencia" implica un proceso y no un estado, donde aparecen cuadros clínicos específicos y diferentes respecto a otros grupos de edades.

En estas edades se va a producir una evolución sexual en el más amplio sentido de la palabra donde, físicamente, los acontecimientos pueden producirse antes de que se esté preparado psicológicamente para ello. El adolescente desprecia el riesgo, exponiéndose a veces intencionadamente simplemente para impresionar. Igualmente presenta un gran componente de curiosidad, lo cual le conduce a la necesidad de experimentar por sí mismo los efectos de tal o cual situación.

El profesional sanitario debe acostumbrarse a esta despreocupación del adolescente para prevenir las enfermedades y los problemas de salud, aunque éstos sean serios, tales como la ETS o el embarazo.

Como consecuencia de este desarrollo sexual, de los cambios morales de la población y el hecho de considerar el contacto sexual como equivalente a comunicación se ha incrementado mucho el número de embarazos en la adolescencia. Si a ello sumamos el que éstos suelen tratarse además de embarazos de alto riesgo por su mayor frecuencia de gestosis, partos prematuros, etc, queda justificado el que se haya convertido en un problema prioritario de salud.

5.2. Problemas de la sexualidad

En España no contamos con estadísticas fiables pero aproximadamente, hay unos 3.500.000 adolescentes de las que 2.300.000 están en edad de procrear. Tanto es así que el INE (Instituto Nacional de Estadística) considera a este grupo etario (el comprendido entre los 15 a 24 años) como el más numeroso, suponiendo más de un 25% de la población adulta.

Entro otros datos estadísticos que nos dan una idea de la magnitud del problema destaca el que la tercera parte de los varones y el 20% de la mujeres inician sus relaciones antes de los 25 años y, además, el 75% de los que iniciaban las relaciones antes de los 18 años señalaban que habían tenido dos o más compañeros sexuales, y el 45% señalaban a 4 o mas parejas.

Datos estos que justifican el que el Departamento de Sanidad del los EEUU haya llegado a la conclusión de que el 25% de los adolescentes sexualmente activos han sido contagiados de alguna ETS.

En nuestro país, según el informe Juventud en España, en 1992, un 34% de los jóvenes menores de 18 años había sostenido relaciones coitales. En el año 2004 los datos del mismo informe indicaban un porcentaje superior al 50%.

En nuestro medio, en una encuesta realizada, se confirmaba que el porcentaje de jóvenes que habían practicado coito aumentaba conforme al tamaño de la población en la que residían; en los que no estaba escolarizados el porcentaje era del casi el doble, más frecuentemente en varones y en hijos de padres con niveles de estudios bajos.

El aumento del número de embarazos en estas edades es consecuencia de la mayor libertad sexual, que no ha ido acompañada de un incremento en la educación, siendo éstos además en edades cada vez más precoces y destaca el hecho significativo de que muchas de ellas repiten con un segundo embarazo.

El embarazo de la adolescente, además de los múltiples problemas médicos que lleva asociados, va a suponer un gran obstáculo para la futura madre, ya que a veces pierde el apoyo familiar, debe comenzar a trabajar para contribuir con los gastos o mantener la nueva familia, abandonar los estudios, etc; se llega a recurrir a un gran abanico de posibilidades, entre las cuales frecuentemente se encuentra la prostitución.

Además, estos problemas son diferentes si el embarazo se produce en mayores de 17-19 años que están casadas o piensas casarse o las menores de esta edad, en las que biológica y psicológicamente están inmaduras para la maternidad y a las que el embarazo les supone una sorpresa difícilmente encajable.

5.3. Objetivos de la educación sexual

Con respecto a la Atención y Educación sexual a jóvenes, los datos a recoger en el SIGAP, por ser éstos los indicadores de interés para la Administración (para la confección de estadísticas comunes todas las Áreas de Salud), son:

- Población de 15 a 20 años de ambos sexos de la ABS.
- Número total de primeras visitas, donde supongan un primer contacto del joven con el programa independientemente del motivo por el cual se incorporan; igualmente se contarán como número de primeras consultas cada joven que vaya, independientemente si ha acudido en grupo o de forma individualizada.
- Número total de consulta de jóvenes: donde se incluirán las primeras más las sucesivas, por cualquier motivo.

Los sanitarios que tratan a los adolescentes deben conocer estas estadísticas, puesto que se confía en ellos para reducir el número de embarazos en esta etapa de la vida, así como sus consecuencias desfavorables, proporcionando información y asesorando a los jóvenes sobre los métodos anticonceptivos.

A veces, el lenguaje empleado con los jóvenes debe ser coloquial para evitar que ciertos términos sean mal interpretados. Por encima de todo, hay que evitar hacer indagaciones y enjuiciar los hechos. Los adolescentes que consultan por un problema ginecológico suelen valorar la franqueza y el valor de una historia muy completa, en cambio las que consultan por otras razones suelen ser más vacilantes al indagar, por lo que se recomienda continuar parte de la entrevista en otro momento. Es frecuente que una consulta de reocupación por un posible embarazo sea enmascarada con un problema urinario o ginecológico, por lo que siempre hay que estar alerta hacia esta posibilidad.

Los **objetivos** a tener en cuenta en la asistencia al adolescente son: conocimiento del crecimiento y desarrollo de éste, mostrar interés personal por la relación enfermero-paciente, respetar la confidencialidad de las conversaciones a menos que el problema pueda ser una amenaza para él u otras personas, honestidad, ser pragmáticos en todos los aspectos de comportamiento y conversación, evitar la actitud moralista y autoritaria, no ser ni muy entremetido ni muy distante.

El primer paso consiste en fraguar una profunda relación enfermero/paciente necesario para fomentar la confianza y la franqueza debiendo tener en cuenta las inquietudes especiales de los adolescentes.

Los adolescentes necesitan un ambiente seguro donde puedan hacer preguntas y comentar los asuntos que ellas consideran íntimos, y darse cuenta de que lo que se busca es conseguir su consentimiento para seguir un tratamiento haciéndoles ver que se van a mantener el secreto profesional sobre sus visitas.

La exploración física de las adolescentes debe acomodarse a su edad y a su grado de desarrollo, pues muchas están inseguras acerca de su propio aspecto físico y de la normalidad de su desarrollo, por lo que comentarios tranquilizadores durante toda la exploración ayudan a crear un clima de simpatía.

La American Medical Association publicó sus Guidelines for Adolescent Preventives Services, donde se consignan 24 recomendaciones para los Equipos de Atención Primaria que presentan servicios a la población adolescentes, destacando su comportamiento sexual.

Para poder realizar algún tipo de intervención de carácter preventivo sobre las adolescentes debemos tener en cuenta una serie de puntos:

- Aprovechar el momento oportuno de la consulta puesto que en ese instante es más eficaz.
- Personalizar los riesgos/beneficios de una opción o cambio de conducta.
- Utilizar la relación sanitario/paciente para defender al paciente.
- Procurar ampliar las opciones de comportamiento.
- Proporcionar una información limitada y exacta.
- Dejar hablar al joven antes o después.
- Anticiparse a las dificultades que van a surgir.
- Establecer pactos de colaboración. Los jóvenes deben evaluar sus propios riesgos y crear su propio plan para modificar cualquier comportamiento. El asesoramiento sobre la salud debe tener la finalidad de ayudar a que los adolescentes asuman paulatinamente la responsabilidad de tomar decisiones relacionadas con la edad.

La asistencia sanitaria del adolescente no se debe hacer junto a niños de otras edades, se les debe programar en un horario especial y deberán encontrarse en un ambiente adecuado.

6. PROGRAMA FORMA JOVEN

Forma Joven es una estrategia de salud dirigida a promover entornos y conductas saludables entre la gente joven de Andalucía. Basado en la acción intersectorial, en su desarrollo cooperan varias Consejerías de la Junta de Andalucía así como otras instituciones y agentes sociales como ayuntamientos, asociaciones de madres y padres. En esencia, la estrategia consiste en acercar las actividades de promoción de la salud y de prevención de los riesgos asociados a la salud, a los entornos donde conviven jóvenes y adolescentes y otorgarles, además, un papel activo y central en dichas actividades.

Se desarrolla en los **Puntos Forma Joven**, ubicados en los diversos espacios frecuentados por la población adolescente y juvenil como son institutos de enseñanza secundaria, escuelas taller, universidades, espacios de ocio, comunitarios, etc. Allí coinciden los actores fundamentales de Forma Joven: chicos y chicas, profesionales de educación, profesionales de salud y mediadores y mediadoras. Dependiendo del espacio de que se trate, adquieren protagonismo profesionales de otros sectores, instituciones y organizaciones, pero siempre se mantiene el protagonismo de la propia población joven, con la que se desarrollan y se realizan actividades individuales y grupales sobre los temas más importantes relativos a la salud de la juventud.

Los objetivos del Área de estilos de vida saludable son:

- La promoción de la alimentación equilibrada y la actividad física.
- La prevención de consumos adictivos (tabaco alcohol, adicciones sin sustancia, etc.)
- La seguridad en la conducción y el ocio.

Los objetivos del Área Sexualidad y relaciones afectivas son:

- La promoción de relaciones sanas, seguras y satisfactorias.
- La igualdad entre hombres y mujeres.
- La eliminación de comportamientos sexistas.
- La prevención de sida, ETS y embarazos no deseados.

Los objetivos del Área **de Convivencia son:**

- Favorecer la convivencia pacífica.
- La ayuda mutua y solidaridad.
- La prevención de la violencia entre iguales.
- La prevención de la violencia de género.
- Propiciar espacios de negociación de los conflictos.

Los objetivos del Área de **Salud Mental**, contempla el desarrollo de competencias para favorecer el ajuste psicosocial a través del abordaje de temas como:

- Autoestima.
- Autoeficacia.
- Habilidades sociales.
- La resolución de conflictos.
- Conocimiento y manejo de emociones.
- La prevención de trastornos de salud mental.

Tema 55

Perspectiva de género en las formas de enfermar y morir. Morbilidad diferencial: biología, medio ambiente, pobreza, violencia, condiciones de trabajo y Salud ocupacional. Protocolo andaluz para la actuación sanitaria ante violencia de género

eRodio ediciones

Índice esquemático

9.4. Reforzar la acción comunitaria

9.5. Reorientar los servicios de salud

10. Propuestas para la acción

10.1. Formación e investigación

10.2. Programas de salud

10.3. Equidad en salud y reformas del sector de la salud (RSS)

11. Integración de la perspectiva de género en las actuaciones de promoción de la salud con las personas mayores

12. La perspectiva de la maternidad contemplada en el marco de los derechos sexuales y reproductivos de las mujeres

13. Protocolo andaluz para la actuación sanitaria ante la violencia de género

13.1. Conceptos Generales

13.2. Causas

13.3. Mitos y falsas creencias

13.4. El proceso de la violencia

13.5. Consecuencias en la salud

13.6. Importancia de los servicios sanitarios

13.7. Dificultades para identificar la violencia de género

13.8. Actuación en atención primaria y especializada

14. Actuación en urgencias

14.1. Actuación de detección de violencia

14.2. Actuación asistencial

14.3. Valoración de la seguridad

14.4. Información y derivación

14.5. Actuación legal

15. Actuación con el maltratador

15.1. Parte judicial

15.2. Guía de recursos

1. INTRODUCCIÓN

El término género se utiliza para describir y analizar las características de hombres y mujeres basadas en factores sociales, mientras que sexo se refiere a características que vienen determinadas biológicamente (por el genotipo y el fenotipo)

Durante mucho tiempo las élites han sido masculinas y gran parte de las definiciones sociales son androcéntricas.

Para romper los sesgos androcéntricos se debe plantear que la investigación y la práctica clínica analicen los problemas de salud producidos por el estrés laboral, el acoso sexual, el acoso moral, el techo de cristal que sufren las mujeres y hacer visible la violencia oculta tras la privacidad doméstica y reconocer que las quejas de la mujer son la punta del "iceberg" de un proceso patológico familiar.

La escuela actúa como agente socializador en el auto-reconocimiento que cada sujeto realiza de su propia categoría de género. Ambas instituciones, familia y escuela, contribuyen a la adquisición, entre otros, de los patrones de valentía y protección en los niños, y de atracción y bondad en las niñas.

Se plantea el estudio de las relaciones entre varones y mujeres, en una dimensión multicultural y multisocial y se reconoce una gran diversidad en las desigualdades de género

Los modelos de socialización, los roles familiares, las obligaciones, las posibilidades de expectativa laboral, etc., producen situaciones de sobrecarga física y emocional que causan malestar en las mujeres y acaban siendo factores de riesgo para la salud.

El cuerpo, desde la unidad que caracteriza a la especie humana, aporta una de las oposiciones conceptuales básicas: la diferencia de los sexos y su función específica en la reproducción. Los estereotipos van a producir modelos de comportamiento excluyentes, y se reducen a una construcción definida por dualismos: masculino/ femenino, actividad / pasividad, asertividad / expresividad, igualdad / desigualdad que llevan a los individuos a desarrollar habilidades y actitudes consideradas propias de su sexo, etnia y/o clase.

2. DELIMITACIÓN CONCEPTUAL

El problema no es la biología o la existencia de la familia, como a menudo se ha mantenido, sino las formas particulares de organización social de la biología, el parentesco y la crianza. En el análisis de las diferencias entre los sexos, el género introduce la distinción relativa a la cultura, por lo que puede definirse como un 'deber ser' social, una categoría basada en las definiciones socio-culturales relativas a las formas en que deben ser diferentes varones y mujeres y a las distintas esferas sociales que deben ocupar.

No existe una definición exclusiva acerca de qué son y qué contenidos tienen la masculinidad y la feminidad. Más bien, se tratará de constructos sociales dinámicos que variarán en función de las culturas, los grupos étnicos y las clases y la posición de las personas, básicamente las mujeres, en tales grupos.

Desde una perspectiva cognitiva se comparte la idea de que las mujeres son más tiernas, dependientes y están más preocupadas por el cuidado de los demás, y que los varones son más agresivos, competitivos e independientes.

En los humanos el sexo no sólo es genital, sino que fundamentalmente remite a lo cerebral y cultural. Por ello, los bebés únicamente podrán llevar a cabo la construcción subjetiva de su condición sexuada desarrollando experiencias en contextos sociales y familiares, ya que sólo en ellos las vivencias infantiles, cargadas de deseos y fantasías, podrán vehicularse. Según esta concepción el sujeto actúa por la herencia impuesta por su código genético y por el saber aprendido y transmitido en la cultura.

3. MODELOS, IDENTIDADES, SUBJETIVIDAD Y GÉNERO

3.1. Modelos de género

Se identifican 4 modelos de género vigentes en la sociedad occidental contemporánea.

Modelo tradicional, apoyado en el sistema de relaciones de género patriarcal (jerarquizado). En España el 67,3% de las mujeres de 50 a 64 años son amas de casa. El núcleo social básico es la familia. La relación de la mujer respecto al hombre es de subordinación, lo que origina carencias debido a esta relación asimétrica con falta de comunicación íntima, reclusión doméstica y ausencia de cuidados y falta de apoyo social. Existe una sobrecarga física y emocional en la cuidadora ("ideal de buena madre").

Modelo de transición, el acceso a la educación, trabajo y ámbito público se produce un cambio inacabado al modificarse el modelo social conservando los valores tradicionales en la vida íntima. En los derechos y poder resulta igualitario, pero en la intimidad es dicotómico (sostén afectivo y cuidado en la mujer). Sufre en soledad la carga al acumular roles antiguos y nuevos con doble jornada laboral ("supermujer") con dificultad de responder a este rol.

Modelo Contemporáneo, el núcleo social mínimo es el individuo. Las relaciones no son jerarquizadas y la relación es sujeto a sujeto compitiendo entre ambos. Hay empuje al consumo, restricción dietética (ideal de feminidad). Sufren períodos de soledad y búsqueda y problemas de reajuste de ka identidad con falta de realización de maternidad y sobreexigencia.

Modelo Igualitario, es el modelo protector de género. Es el modelo a alcanzar al que se acercan más los jóvenes que los adultos. Se trata de relaciones comprometidas entre los sexos en pie de igualdad social e íntima. Pueden estar expuestos a la soledad, las pérdidas, desarraigo, exclusión social y factores socioeconómicos, nivel de estudios, situación laboral, etnia y cultura de origen, todos ellos factores psicosociales de riesgo para la salud

3.2. La identidad

Es un proceso por el cual cada sujeto establece diferencias con el resto, donde la diferencia sexual es fundamental. Influyen en su creación los intercambios con los demás y el entorno o relevancia social de los grupos con los que nos relacionamos. Este concepto permite tomar conciencia de "sí mismo", de nuestro lugar en el mundo y en relación a los demás.

La identidad personal y social sufre transformaciones vinculadas a las diversas circunstancias vitales que producen experiencias subjetivas para construir el 'yo'. En este sentido, ante la diversidad humana, la identidad genérica, étnica, social, sexual será un concepto unificador.

En los estereotipos (prejuicio y discriminación en sentido negativo, o simplificar características en sentido positivo) subyacen dos ideas:

a) su concepto incluye creencias, expectativas por lo que los pensamientos estereotipados no suelen coincidir con la realidad.
b) un estereotipo suele estar compuesto por un conjunto organizado de ideas.

3.3. Subjetividad

Las relaciones entre los sexos, y por tanto las posibilidades de vida, sobre todo, de las mujeres, han cambiado en íntima relación con las trasformaciones socio-culturales, sin alcanzar la igualdad real entre los sexos.

En el mundo doméstico, ellas "deben preocuparse" y satisfacer las necesidades de los demás, mantener el bienestar familiar, ocuparse de la salud de todos y para hacerlo la vida de las mujeres esta sometida a sobrecargas que exigen cumplir con su "destino" maternal de amor y abnegación.

Frente a estas exigencias conciliar vida familiar y laboral o continuar vinculada a posiciones de género fuertemente devaluadas produce sentimientos de culpabilidad ante las dificultades para responder al mito de la maternidad y aunar ambos ámbitos de interés para las mujeres. Los conflictos que estas realidades crean muchas veces y la sensación de vacío ocultan las somatizaciones que aparecen en muchos síndromes clínicos.

Los roles familiares, la situación laboral y la clase social, en gran medida, contribuyen a explicar el porqué de estas diferencias y desigualdades (Rohlfs, 2003), lo que supone admitir que éstas no pueden ser explicadas apelando únicamente a las diferencias biológicas sino que para estudiar los determinantes que pueden justificar esas diferencias y desigualdades se deben considerar factores sociales y psicológicos que afectan desigualmente a mujeres y varones.

3.4. Género

Las ideas, representaciones, prácticas y prescripciones sociales, actúan como modelos que simbolizan y construyen el "deber ser" social de los hombres (lo masculino) y de las mujeres (lo femenino).El género actúa para establecer relaciones asimétricas de poder que definen las posibilidades de vida de cada grupo sexual y, en consecuencia, produce efectos psico-sociales y de salud y va a condicionar nuestras estrategias de afrontamiento.

En los seres humanos la diferencia anatómica se convierte en inferioridad, ya que las construcciones imaginarias que sostienen los papeles de género fundamentan conductas discriminatorias. La distinción patriarcal entre lógica de reproducción y lógica de producción -sus lógicas de la complementariedad y de la división sexual del trabajo-, ha contribuido significativamente a "naturalizar" las características adscritas socialmente a las diferencias sexuales, a fin de legitimar la discriminación.

El género incide en todas las esferas de la vida social y los estereotipos objetualizan al sujeto, y en el ámbito de la salud, actúan bien haciendo invisibles las diferencias al extrapolar técnicas diagnóstica androcéntricas, bien construyendo las diferencias al utilizar etiquetas unificadoras, por ejemplo "Unidad de atención a la mujer".

La perspectiva de género y la palabra género identifican cómo los estereotipos llegan a condicionar las conductas en las familias, las escuelas y la sociedad. La perspectiva de género va a hacer más visibles a las mujeres en todos los ámbitos de la sociedad desde las mujeres y con las mujeres.

A veces la palabra género dentro de términos como la violencia doméstica o de género encubre la violencia contra las mujeres. No suele profundizarse en las causas que han originado la opresión y exclusión de las mujeres para no plantearse promover cambios genéricos en los hombres. Existen diferencias según el sexo biológico y las interacciones con la fase del ciclo menstrual en la forma de enfermar, de manifestarse los síntomas, en las causas del dolor, en las prevalencias de ciertos diagnósticos y en el metabolismo de fármacos.

Las relaciones de poder-subordinación y la división del trabajo son causa de la desigualdad entre los sexos en el ejercicio al derecho a la salud. Por ello es necesario facultar a las mujeres para la promoción, protección y autocuidado de la salud por medio del diálogo, conversación y negociación entre las instituciones de salud y las mujeres organizadas. Es una nueva perspectiva de género para las actividades comunitarias en AP y en las nuevas formas de cooperación en salud.

Edad.

Estado Civil:

- Casada/o.
- Separación/divorcio.
- Viudedad.
- Soltera/o.

.../...

.../...

Nivel de estudios.
Ingresos familiares, especificando los ingresos de cada miembro de la pareja.
Situación laboral (empleo/desempleo)
Ocupación remunerada:
Tipo de trabajo.
Puesto de trabajo.
Tipo de contrato.
Tipo de jornada laboral.
Nº de horas trabajadas por semana.
Ayuda externa en las actividades propias del ámbito doméstico:
Trabajo doméstico remunerado.
Ayuda familiar.
Ayuda externa en el cuidado de las personas dependientes:
Cuidadora/or con remuneración.
Apoyo familiar para el cuidado.
Estructura familiar:
Personas que conviven (nº, edad, sexo y parentesco).
Disponibilidad del tiempo:
Nº de horas a la semana dedicadas a sí misma/o.
Nº de horas de sueño.
Tipo de actividades de tiempo libre.
Relaciones sociales de apoyo:
Redes de apoyo social: pertenencia a asociaciones, grupos organizados de ocio y tiempo libre, etc.
Disponibilidad de apoyo por parte de amistades y familiares.

Tabla 1. Variables socioeconómicas que posibilitan el análisis desde una perspectiva de género.

En el análisis de género también se usan las variables sociodemográficas y económicas, todo ello para alcanzar una lectura más fiel de las diferencias que pueden conducir a las desigualdades de género en la salud (tablas 2 y 3). Los ensayos clínicos introdujeron las mujeres en la década de los 90 (Verbrugge) con rigor científico aplicado a estudiar los problemas más prevalentes entre las mujeres, siendo estudiadas como personas, además de seres reproductores, y haciéndose visibles.

Mortalidad general.
Mortalidad materna.
Esperanza de vida.
Estado de salud percibido.
Discapacidades crónicas y agudas.
Trastornos crónicos/patologías prevalentes (dolor crónico, procesos autoinmunes, anemias, incontinencia urinaria, estrés, ansiedad, depresión, diabetes, hipertensión, hipercolesterolemia, asma, bronquitis crónica, etc.)
Trastornos de la esfera sexual y reproductiva (disfunción sexual, trastornos menstruales, enfermedades de transmisión sexual, etc.)
Nivel de bienestar.
Satisfacción personal.
Calidad de vida.
Conductas relacionadas con la salud: actividad física, dietas saludables, utilización del tiempo de ocio, horas de sueño, medidas de protección en las relaciones sexuales de riesgo, utilización de dispositivos de seguridad en la conducción; medidas de autocuidado, consumo de tabaco, alcohol y otras drogas, automedicación.

Tabla 2. Variables relativas al proceso de salud-enfermedad.

Prescripción de medicamentos:
Nº de medicamentos.
Tipos de medicamentos.
Frecuencia en el uso de los servicios sanitarios:
Nº de visitas a los servicios sanitarios.
Tipo de servicio frecuentado.
Motivo de la consulta a los servicios sanitarios.
Servicio sanitario al que se realiza la consulta (atención primaria, salud mental, obstetricia, ginecología...).
Tipo de Servicio: público/privado..
Accesibilidad al servicio sanitario:
Tiempo medio que se tarda en llegar al servicio sanitario.
Tiempo medio de espera en la consulta.
Tiempo medio de espera ante una cirugía.
Tiempo medio para el diagnóstico de una patología.
Satisfacción de las personas usuarias con los servicios sanitarios.

.../...

.../...

Hospitalización:
Motivo de hospitalización.
Estancia media.
Formación de las y los profesionales de la salud en la atención de nuevos problemas de salud (violencia).
Investigación de los problemas sanitarios.

Tabla 3. Variables relacionadas con la atención a la salud desde los servicios sanitarios

El Mainstreaming de Género y la Igualdad de Oportunidades entre hombres y mujeres ha pasado a ser una de las prioridades de la agenda europea. La programación de los Fondos Estructurales 2000-2006 con atención especial a la dimensión de género ha puesto de manifiesto una mayor sensibilidad hacia este tema. Tras ello se produce un cambio de modelo en las políticas de Igualdad de Oportunidades enfocadas a la gestión y a la actuación con inclusión de políticas generales en las medidas específicas destinadas a las mujeres.

La creación de la unidad de Igualdad de Género (Decreto 275/2010, de 27 de abril) de la Junta de Andalucía ha dado a la administración un apoyo estable para iniciar y consolidar el proceso de implantación de Mainstreaming de género en Andalucía. Con él se dota de conocimientos y herramientas para favorecer la integración de la dimensión de género en sus decisiones y actividades que responden eficazmente a las recomendaciones de la Comunidad Europea.

La falta de investigación sobre la morbilidad diferencial ha perjudicado a la mujer, y la visión androcéntrica ha sesgado la atención cotidiana, el diagnóstico, en los métodos de exploración, en la valoración de los parámetros de normalidad en los análisis clínicos y en la aplicación de terapias sin diferenciar los sexos, ni en dosis ni en vía de administración.

4. GÉNERO Y SALUD

4.1. Enfoque de género en salud

Usar un enfoque de género en salud es tener en cuenta que: las personas son siempre mujer u hombre y puede haber diferencias por sexos en el estado de salud y en la atención en los servicios sanitarios.

Existe una construcción cultural y social distinta para cada sexo -construcción de género-, y puede haber diferencias debidas a estas construcciones de género en el estado de salud y en la atención sanitaria. En la sociedad existe jerarquía entre los sexos, siendo aún a veces minusvalorado o discriminado lo femenino y existiendo relaciones de poder entre hombres y mujeres. Son las relaciones de género.

"Todo síntoma es, en lo esencial, un compendio de la diferentes dimensiones de la vida humana: historia infantil, sufrimiento psíquico, conflictos con la pareja o familia, fracaso social, situaciones de desamparo, ruptura con la realidad, y se presentan como las manifestaciones de un malestar que no puede reducirse a un determinismo absoluto, ya sea biológico, mental o socio-cultural. Los estudios epidemiológicos revelan un exceso de morbilidad, general y mental, femenina en la edad adulta (Tubert, 2001).

Las posibles diferencias de salud, tanto debidas al sexo, como motivadas por factores y relaciones de género, pueden resultar discriminatorias y ser injustas y evitables. Es decir, pueden ser desigualdades e inequidades de género en el estado de salud y en la atención sanitaria.

Cada vez es más evidente la necesidad de introducir nuevas perspectivas de estudio que permitan constatar los efectos que las relaciones asimétricas de poder producen en la salud, en el caso que nos ocupa, las diferencias entre los sexos. Desagregar los datos, según el sexo, en los estudios epistemológicos; visibilizar a las mujeres al detectar la morbilidad diferencial, más allá de la salud reproductiva; y analizar las prácticas clínicas desde una perspectiva no androcéntrica, aportará herramientas a fin de implementar una aproximación más justa y equitativa de la salud. Actualmente, gracias a la desagregación según el sexo, los estudios epidemiológicos aportan datos que, además de constatar una mayor morbilidad física y mental en las mujeres, desvelan la relación existente entre síntomas y roles de género y manifiestan los sesgos que subyacen a modelos teóricos y prácticas clínicas androcéntricos.

Según Carme Valls-Llobet (2003) las condiciones de vida y de trabajo, las discriminaciones sociales y laborales, y la violencia contra las mujeres inciden, de manera relevante, en las diferentes formas de vivir y enfermar mujeres y varones.

CATEGORÍAS PARA EL ANÁLISIS INTEGRADO DE GÉNERO EN SALUD

Diferencias por sexos en el estado de salud y en la atención sanitaria. Necesidades específicas de las mujeres/Necesidades específicas de los hombres. Necesidades en procesos del ciclo vital para cada sexo. Morbilidad diferencial por sexos.
Desigualdades de género en el estado de salud. Sesgos de género en la atención. Desigualdades e inequidad de género en el sistema sanitario.
Análisis de factores de riesgo diferenciales y procesos determinantes biopsicosociales de género: Modelos sociales y roles de género: tradicional, transición, contemporáneo, igualitario. Contenidos ideales de identidades masculina y femenina.

4.2. Conflictos de Rol de Género y Salud: las propuestas de la OMS

Muchas mujeres se hacen cómplices con los modelos de género y pretenden ser perfectas madres y esposas; fustigan sus cuerpos para mantenerse siempre sexys, jóvenes, delgadas; sobrecargan su existencia pretendiendo ser capaces de todo y poder aguantarlo todo. Desempeños incompatibles e inalcanzables que, demasiado a menudo, producen contradicciones e insatisfacciones que se manifiestan con malestares inscritos en el cuerpo, por lo que para eludirlos bien se toman analgésicos, bien ansiolíticos.

Las asimetrías de género deben ser consideradas una de las fuentes explicativas de la diferente prevalencia de sintomatología clínica que muestran los informes de salud.

La OMS viene informando de la relación existente entre condiciones de vida y salud, pues existe evidencia de que los déficits en el desarrollo personal inciden en la percepción subjetiva de malestares que, a menudo, se somatizan. Tomar en consideración las condiciones de vida de mujeres y varones nos permite abordar una perspectiva rica en matices al analizar los indicadores epidemiológicos. Actualmente los estudios manifiestan una peor auto-percepción de salud en las mujeres.

La OMS (1988) en el documento "Función de las mujeres en la asistencia sanitaria" plantea que el estereotipo femenino, construcción social caracterizada por la sumisión, pasividad, dependencia y emotividad está íntimamente relacionado no solo con la capacidad de las mujeres para cuidar a los demás, sino también con una mayor vulnerabilidad a la somatización. Los síntomas somáticos funcionales no definen ningún cuadro patológico concreto aunque están presentes en muchos trastornos orgánicos, es decir, como se afirma en el DSM-IV, los factores psicológicos afectan a la condición física y son relevantes tanto en la génesis como en el decurso del trastorno.

La Carta de Ottawa (1986) para la Promoción de la Salud define ésta como el proceso político y social global que incluye las acciones dirigidas directamente a fortalecer las habilidades y capacidades de las personas y las dirigidas a modificar las condiciones sociales, ambientales y económicas para mitigar su impacto en la salud pública e individual.

La Declaración de Yakarta añade el concepto de empoderamiento de las personas y las comunidades, y el de participación como parte esencial para sostener los esfuerzos. Las personas han de ser el centro de la acción de la promoción de la salud y de los procesos de la toma de decisiones para que aquéllos sean eficaces. La OMS considera el empoderamiento de las mujeres como uno de los recursos a incluir en las inversiones de salud, educación , vivienda, desarrollo de la infancia y de los propios servicios sanitarios.

La OMS en la Declaración Mundial de Salud, de 1998, al abordar las estrategias a seguir para implementar programas de salud propuso incorporar los conceptos de equidad, solidaridad y justicia social y la perspectiva de género.

Propuesta que implica una concepción de salud integral y compleja. Además, fue en marzo de 2002 cuando, finalmente, se formalizó la política de la OMS en materia de género. Como indica Isabel Yordi (2003:24) "el mainstreaming, el enfoque transversal de género, es una herramienta desarrollada por la OMS en el marco del Programa Europeo de Género y Salud que permite diseñar, implantar y realizar un seguimiento y evaluación de las políticas y programas para alcanzar la igualdad y la equidad de género".

Las instituciones públicas españolas aún no han incorporado el enfoque de género en la promoción de la salud sin afrontar la prevención específica e inespecífica.

Reconocer la lógica que sostiene la relación entre somatización y género supone, entre otras cosas, desmontar esta condición doliente atribuida desde siempre a las mujeres. La violencia contra las mujeres, en sus múltiples manifestaciones, está en la base de las somatizaciones y problemáticas psicológicas, por ejemplo trastornos cardiovasculares, gastrointestinales, fibromialgia, depresiones, trastornos disociativos, etc.

Izabella Rohlfs, Carme Borrell y M.C Fonseca (2000) mantienen que la salud de varones y mujeres es diferente y desigual. Diferente, ya que hay factores biológicos que se manifiestan de forma distinta en la salud y en los riesgos de enfermedad y, además, se muestran invisibles para los patrones androcéntricos de las ciencias de la salud. Desigual, porque hay factores sociales que influyen en la salud de las personas.

La actual tesis de la "transición de la salud" postula una causalidad compleja que manifiesta el peso cambiante de los muchos factores de diversa índole que inciden en las condiciones de salud (Gil y Cabré, 1997). Supone implementar prácticas de salud que, con una mirada integral y compleja de nuestra condición de sujetos sexuados, contemplen los bienestares y malestares subjetivos.

Al hablar de malestar psicológico hacemos alusión a la autopercepción de pensamientos, sentimientos y comportamientos que informan del estrés percibido, de sentimientos de desánimo y miedo Se trata de una categoría que toma en consideración los sufrimientos psíquicos y emocionales producto de la experiencia vital.

Una investigación coordinada por M. Ángeles Durán (1999 constata que la enfermedad produce en las cuidadoras no remuneradas: pobreza, dependencia y, a menudo, riesgos de contagio y exclusión social, en definitiva lleva a muchas mujeres a pagar un alto precio personal.

A los interrogantes que plantean las diferencias y desigualdades entre los sexos en morbilidad y mortandad no se puede responder apelando únicamente a la distribución azarosa de los problemas de salud sino que necesariamente debemos contemplar la multicausalidad de los malestares. Asimismo, debemos tener en cuenta los sesgos de género que subyacen a extrapolar a la población general, a las mujeres, los resultados de la investigación exclusiva en hombres.

Este hecho implica asumir que los factores de riesgo y los protectores de la salud son los mismos para todos, sin embargo, partir de esta hipótesis comporta invisibilizar la morbilidad y mortalidad diferencial (Bennett, 1993; Burin et al, 1990; González de Chavez, 2001.

La ausencia de diagnósticos específicos para muchos problemas de salud hace que muchas mujeres se agrupen en el diagnóstico "síntomas y signos no específicos (Harlow et al, 1999; Mingote, 2001, Valls, 2000). Se constata un trato diferencial al cumplimentar los protocolos clínicos y proponer tratamientos. Muchos estudios evidencian que a pesar de ser la enfermedad coronaria la primera causa de muerte en las mujeres, por encima del cáncer de mama (Valls, 2000), a menudo no es detectada pues los factores de riesgo son diferentes a los de los varones, cambian a lo largo del ciclo vital y cursan con distinta sintomatología (Burke et al, 1998; Manson et al, 1990; Marrugat et al, 1998; Ray, 1998).

4.3. Enfoque clínico, bioquímico y farmacológico

Todo malestar debe formar parte de un diagnóstico clínico, de ahí que la queja se hace patología.

La menopausia, aunque no es una enfermedad sino un cambio fisiológico ligado a un proceso biológico de envejecimiento, donde algunas mujeres sienten malestar, y como resultado de los intereses de la industria farmacéutica se medicaliza a muchas. Bernis (2001) afirma que la investigación recientemente ha supuesto una considerable mejora en el conocimiento del proceso 'normal' de este envejecimiento reproductor, y contribuido a cambiar su comprensión y a distanciar la terapia hormonal. Algunos malestares asociados al síndrome menopáusico son debidos a otras causas, concretamente muchos síntomas depresivos y de comportamiento se deben a sucesos vitales y atribuciones sociales. Además, la falta de un espacio de escucha, en el que se pueda significar la queja, implica ejercer violencia institucional.

Respecto a la salud mental, el DSM-IV recoge los síntomas dependientes de la cultura, la edad y el sexo, se aporta una radiografía acerca de la salud mental de las mujeres. Una lectura desde la perspectiva de género de la información, permite poner de manifiesto la relación que existe entre rol de género y sintomatología.

En los trastornos relacionados con la 'ingesta de sustancias', la dependencia y el abuso de bebidas alcohólicas, de los alucinógenos y de los opiáceos, es mayor en varones que en mujeres, mientras que la relación es inversa en el consumo de sedantes y ansiolíticos. Las conductas asociadas con el consumo de los estupefacientes son: accidentes, violencia, apatía y deterioro de la actividad laboral y social, en tanto que el consumo abusivo de ansiolíticos puede asociarse con depresión, labilidad emocional, sentimientos de tristeza y soledad, atribución de incapacidad, etc. El mayor consumo de psicofármacos por las mujeres puede ser una fuente de autorregulación de los elementos exógenos con la finalidad de reducir el malestar (Burin et al, 1990). Dado que las conductas de trasgresión están proscritas en las mujeres, el consumo de fármacos, que actúa como estrategia de afrontamiento de evitación, no las estigmatiza socialmente creándoles sentimientos de vergüenza, culpabilidad y degradación personal.

Al analizar los 'trastornos del estado de ánimo' se observa que la depresión aparece con doble frecuencia en mujeres que en varones y es un problema de salud pública porque, frecuentemente, presenta co-morbilidad con trastornos somatoformes, básicamente: cardiacos, gastrointestinales, fibromialgia. Como es sabido, los componentes de inferioridad social: desamparo legal o económico, dependencia emocional, autoestima devaluada, obediencia, dulzura y complacencia, están a la base de los síntomas depresivos (Beck, 1972; Dio Bleichmar, 1991; Mingote, 2000; Seligman, 1975), y las características descritas forman parte de la estereotipia femenina. La educación sentimental de las mujeres (el amor es lo más importante en la vida) construida en torno al mito del "ángel del hogar" genera miedos, angustias, inseguridades ante la posibilidad de su pérdida. La feminidad estereotipada otorga un valor vicario a las mujeres: se tiene valor en la medida que lo tienen los otros, fundamentalmente el marido. Este hecho coloca a las mujeres en una posición de subordinación que genera una baja autoestima y falta de reconocimiento. Las dificultades e incapacidad de alcanzar los mandatos de género: "ideal maternal" e "ideal de belleza y eterna juventud" se vive como un déficit personal que genera insatisfacciones y, en consecuencia, produce negativos efectos subjetivos.

La prevalencia de los 'trastornos de ansiedad' también es mayor en las mujeres. Los trastornos de angustia, de ansiedad generalizada y la agorafobia, así como los distintos tipos de fobia -excepto la social-, se manifiestan significativamente en mujeres y se asocian tanto con los trastornos somatoformes como con la violencia contra las mujeres. Asimismo, también se manifiestan con más frecuencia los 'trastornos de la conducta alimentaria- tanto la anorexia como la bulimia nerviosa-.

La prevalencia diferencial de los trastornos psicológicos nos lleva a investigar diagnósticos diferenciales más rigurosos que tomen en consideración el peso de la cultura en la construcción de la subjetividad. Defender la necesidad de trabajar con diagnósticos diferenciales no implica naturalizar la diferencia y defender un enfermar desigual, más bien supone tomar en consideración las condiciones de vida y los factores de riesgo diferentes que afectan a varones y mujeres. Son necesarias aproximaciones que consideren el abanico de discriminaciones que sufren muchos sujetos, fundamentalmente las mujeres, e incorporen al análisis los efectos que producen: la pobreza, la falta de recursos culturales, la violencia, la devaluación social, etc.

Respecto a los trastornos alimentarios, los criterios estéticos de belleza, al alcanzar estatuto de propuesta cultural idealizada, se trasforman en valores éticos –controlar el propio cuerpo informa de un alto autocontrol- y alteran tanto la percepción como el reconocimiento del propio cuerpo. (Martínez Benlloch et al, 2001).

Se observa, pues, una persistente relación entre los modelos de género y los síntomas asociados a ciertos trastornos mentales. Síntomas relacionados con miedo, angustia, inseguridad, falta de asertividad, dependencia, estrés, vinculados con la feminidad, muestran una mayor prevalencia en las mujeres, y lamentablemente en las mujeres que sufren violencia de género. Por el contrario, el miedo al fracaso social, más acorde con la socialización masculina, es prevalente en los hombres.

En las últimas décadas, las ciencias de la salud han evolucionado en la dirección de visibilizar algunos problemas de salud de las mujeres. Esto ha permitido evidenciar no sólo la prevalencia de determinadas enfermedades en las mujeres, sino su etiología, manifestaciones y decurso, y aún queda mucho por hacer. Disponer de información rigurosa desagregada permite poner las bases para la construcción de indicadores de género en salud, pues varones y mujeres no siempre comparten ni los factores de riesgo ni los factores protectores para la salud (Prior, 1997). Además, otro campo de futuro trabajo, a fin de obtener indicadores, es el de la conducta que los profesionales de la salud tienen en la detección y diagnóstico de la enfermedad y en su tratamiento. A menudo, los chequeos que se realizan en medicina preventiva están sesgados porque detectan sólo la morbilidad prevalente en el sexo masculino, ya que es éste el parámetro al uso.

La mayor prevalencia entre las mujeres de dolencias cardíacas, osteomusculares, gastrointestinales, somatoformes, depresivas, trastornos alimentarios: anorexia, bulimia y las nuevas formas de disciplinamiento del cuerpo, fibromialgia, hace necesario implementar políticas que aborden la salud y la enfermedad superando los sesgos de género que actualmente se dan en este campo.

Debemos postular nuevas hipótesis de trabajo que tomen en consideración, entre otras, las relaciones entre terapia estrogénica y enfermedad cardiovascular, los efectos de la terapia sustitutiva, las consecuencias de la medicalización de los malestares (uso de analgésicos, ansiolíticos y antidepresivos), las implicaciones de los ideales culturales en la valoración del propio cuerpo, el enigma de la fibromialgia, las huellas físicas y psíquicas del acoso y la violencia de género. También es imprescindible investigar la iatrogenia producida por los sistemas de salud y, fundamentalmente, la conducta del personal sanitario (McKinlay, 1996).

Además, para contribuir a la ruptura de sesgos androcéntricos en este ámbito de estudio, la profesora Valls (2000), siguiendo las recomendaciones de Ruiz y Verbrugge (1997), propone:

1) Democratizar la producción del conocimiento. La investigación en salud debe considerar sujetos experimentales tanto a los varones como a las mujeres.
2) Los diseños de investigación además de las diferencias biológicas entre los sexos, deben considerar también las posiciones y funciones sociales que desempeñan cada uno de los sexos.
3) Para alcanzar mejores diagnósticos se deben considerar las condiciones de vida familiar y laboral. La capacidad de escucha de las demandas, en la práctica clínica, además de permitir indagar los condicionantes vitales que inciden en el malestar de las mujeres, permitiría detectar las formas específicas de manifestarse las dolencias y las variables comunes para ambos sexos.
4) El sexo es una variable demográfica, de control, y el género debe considerarse una variable relacional analítica.
5) Deben implementarse diseños innovadores que permitan detectar las actitudes del personal sanitario a fin de evitar desigualdades en la práctica clínica

5. LÍNEA DE SALUD DE LAS MUJERES

Se fundamenta en que las mujeres tienen problemas específicos que requieren atención específica. Permite visibilizar sus necesidades por ser mujeres. Esta línea suele centrarse en los procesos del ciclo vital de los que proceden las necesidades de atención y la morbilidad femenina diferencial debida a las diferencias biológicas con los hombres: visibilizar y atender los procesos de salud-enfermedad relacionados con menstruación, reproducción, maternidad, sexualidad, anticoncepción, climaterio... por ello las mujeres y los hombres enferman de manera diferente.

Se dirige a las necesidades de las mujeres y la finalidad es proporcionarles mayor autonomía y capacidad de elección. Se materializa en medidas positivas y recursos que no tienen por qué ser paralelamente proporcionadas a los hombres. El producto ha sido desde la década de los 70 los Programas de Salud de la Mujer.

Ejemplo:

- Acción: programar la disponibilidad de métodos de anticoncepción de emergencia.
- Finalidad: proporcionar a las mujeres mayor autonomía y posibilidades de realizarse libremente.
- Objetivos generales: disminuir los abortos voluntarios y los nacimientos de hijos/as no deseados/as y la maternidad impositiva no elegida.
- Objetivo específico: disminuir los embarazos no deseados.
- Método: programar la disponibilidad y accesibilidad de las mujeres a la píldora postcoital.
- Población diana: las mujeres. Es una intervención en línea de salud de la mujer porque subyace la intención de atender una necesidad específica de las mujeres, proporcionando recursos para la libre elección de la maternidad y ejercicio libre de la sexualidad separada de la reproducción. De momento no se cuenta con factores de género que puedan intervenir en el proceso.

La salud de las mujeres se focaliza en la salud reproductiva. El peso de esta creencia es tan grande que un considerable número de 'problemas de las mujeres' se derivan de AP o desde las especialidades médicas a las 'unidades de atención a la mujer' (Valls, 2000). Otro tipo de síntomas no es tomado en consideración, por lo que, ante las reiteradas demandas de atención médica, se prescriben analgésicos o ansiolíticos. Existe evidencia de la prescripción de altas dosis de tranquilizantes como práctica habitual, incluso sin haber realizado ninguna exploración previa (Ashton, 1991).

Se dirige a las necesidades de las mujeres y la finalidad es proporcionarles mayor autonomía y capacidad de elección. Se materializa en medidas positivas y recursos que no tienen por qué ser paralelamente proporcionadas a los hombres. El producto ha sido desde la década de los 70 los Programas de Salud de la Mujer.

No hay una causalidad biológica que explique suficientemente este hecho, pero se sabe que la forma de presentación clínica del IAM en las mujeres es distinta a la de los hombres, se conoce y es poco tenida en cuenta, tanto por la población como por los sanitarios. Es un aspecto de la morbilidad diferencial, la presentación de enfermedades comunes de forma diferente en ambos sexos y que tiende a permanecer invisible. Esto es debido, en parte, a la insuficiente presencia de mujeres en los ensayos clínicos (entre el 20% y el 30%). Se trata de un sesgo de género en la investigación que ha estudiado la enfermedad sólo bajo el patrón masculino.

Por otra parte, influye en la infravaloración de la sintomatología cardiaca en las mujeres el estereotipo de género que considera que esta enfermedad es de hombres y que las quejas y dolores de las mujeres son malestares menos graves. Todo esto puede estar contribuyendo a posibles retrasos en el diagnóstico, infradiagnóstico e incluso diagnósticos erróneos en los IAM de las mujeres con un menor esfuerzo diagnóstico y terapéutico en las mujeres. Es decir, se está produciendo un sesgo de género en la atención, que conduce a inequidad en la atención.

Además, se ha evidenciado una demora en recibir tratamiento, porque las mujeres llegan un promedio de una hora más tarde que los hombres a los servicios sanitarios, lo cual es determinante para la supervivencia tras un IAM. Así, finalmente vemos que la mayor letalidad es una desigualdad de género (injusta, evitable y debida a factores sociales de género, no al sexo), a la que están contribuyendo la invisibilidad de la morbilidad diferencial por sexos, el sesgo de género en la investigación, el sesgo de género en la atención y la inequidad de género en la prestación de servicios, todo ello influido por los estereotipos sociales de género.

Por todo ello, para reducir la mayor letalidad en las mujeres, y tras aplicar el enfoque de género en el análisis del problema, habría que promover estrategias de cambio de los factores de género detectados, que incluya desde el enfoque de género el estudio de las actitudes, vivencias y formas de enfermar, consultar y morir que están influidas por los factores psicosociales en general y, entre ellos, los determinantes psicosociales de género.

Así, en esta tercera línea del enfoque de género, que progresa en España a partir del año 2000, el objetivo se centra en los hombres, las mujeres y sus relaciones. El objeto de estudio e intervención son los modelos sociales de género, que se reproducen a través de los roles de género y los contenidos de las identidades masculina y femenina. Son determinantes psicosociales para la salud. Son factores de riesgo diferenciales, aquellos que deberían prevenirse o abordarse de forma diferente en mujeres y hombres. Puede utilizarse para analizar cualquier proceso de salud y la intervención sobre los determinantes de género encontrados tiene como objetivo transformar las relaciones de género de poder-subordinación y las posiciones subjetivas de mujeres y hombres. Necesariamente se trata de influir en los modelos sociales de género. En el IAM hay un mayor tiempo de llegada de las mujeres al hospital. Además del factor social de género (las mujeres están influidas por el estereotipo de que el infarto es una enfermedad masculina), y no pueden interpretar sus síntomas como cardíacos. Y las mujeres, además se preocupan primero de cuidar de la salud de su familia (factor psicosocial de género) cuidándoles antes aún teniendo síntomas y luego acudir al hospital. Para reducir la letalidad habría que cambiar el estereotipo social de género sobre el IAM no interpretándolo como enfermedad exclusivamente masculina; y modificar las actitudes de las mujeres sujetas al rol tradicional de género. Serían intervenciones socio-sanitarias sobre determinantes de género, comunitarias y en la clínica.

Línea de análisis de determinantes de género

Ejemplo: Intervención encaminada a disminuir los embarazos no deseados, sobre línea de salud de las mujeres. Al añadir un enfoque de género de análisis de determinantes, habría que analizar las actitudes de mujeres y hombres a la hora de mantener relaciones sexuales con o sin protección y si estas actitudes están motivadas por la sujeción a roles de género tradicional o contemporáneo.

La dificultad de una mujer para decir "no" a una práctica de riesgo por temor a perder al hombre, o por no querer proponer el uso del preservativo para no ser tomada por "una cualquiera"; o por parte de él, la necesidad de una sexualidad demostrativa de fortaleza que impide el uso del preservativo, o usar a la mujer como objeto de satisfacción sin tenerla en cuenta. Estos son ejemplos de factores psicosociales determinados por el rol tradicional de género.

En cuanto al factor psicosocial de género sobre la identidad femenina y masculina, también se puede analizar si interviene en los embarazos no deseados. Si la mujer intenta responder al ideal de feminidad, como si esta quedara definida por la realización de la maternidad, sus actos se verán impulsados por un deseo no consciente de ser madre. A menudo, hay momentos del ciclo vital en que una mujer trata de validarse como tal siendo madre, aunque la realidad no sea favorable, comete fallos en el control de la anticoncepción que proceden de este deseo o

Para hacer una descripción por sexos primero hay que tener datos desagregados por sexos, siendo el sujeto observado un hombre o mujer

Después hay que identificar todas las diferencias por sexos que se puedan evidenciar. El sexo es una variable para caracterizar el problema y el género será la categoría no variable que permitirá explicar las diferencias entre sexos.

La prevalencia-año de cualquier trastorno mental en España es 8,48, siendo el doble en mujeres (11,44 en mujeres y 5,25 en hombres). Los trastornos del estado del ánimo, 11,47% en población general, son también más del doble en mujeres (15,85% en mujeres, 6,71% en hombres). La ansiedad es también el doble en mujeres. Sin embargo la esquizofrenia más severa es algo más frecuente en hombres, aunque en los grupos de edad más jóvenes el riesgo es mayor en hombres y a partir de los 40 años el riesgo es superior en mujeres. El consumo excesivo de alcohol es un 2,4% en población (4,3% en hombres y 0,5% en mujeres). En los trastornos de la alimentación, la prevalencia de la anorexia nerviosa es de 1-3% en población general y el 90% de los casos son mujeres.

Una exhaustiva caracterización del problema, siempre por la variable sexo, permitirá después analizar el significado de estas diferencias y las potenciales explicaciones de género.

Para identificar necesidades específicas de mujeres y hombres se les reconoce como unidad mínima, y poder visibilizar que pueden tener formas de enfermar propias de las que derivan necesidades específicas sin ocultarse bajo un patrón unificado para ambos sexos, normalmente por un patrón masculino.

La morbilidad diferencial se refiere a que distintas enfermedades se deben a diferencias biológicas del aparato reproductor o caracteres sexuales secundarios.

El cáncer de mama es una enfermedad casi exclusiva de las mujeres, diferencia debida a las biología y no es injusta y evitable y no se sabe si su creciente frecuencia depende de las formas de vida de las mujeres en nuestra cultura. Al visibilizar la diferencia y el aspecto de la morbilidad diferencial femenina permite identificar necesidades específicas de las mujeres, aunque no se trate de desigualdades injustas y evitables. Debe hacerse un mayor esfuerzo de detección precoz, atender a los aspectos psicosociales del impacto del diagnóstico y tratamiento o sobre la autoestima y reconstrucción de la imagen corporal, etc

El cáncer de próstata afecta a los hombres y es otra diferencia para valorar necesidades por sexos.

También puede tratarse de distinta vulnerabilidad biológica por sexos a los mismos factores ambientales y tóxicos. Las mujeres son más vulnerables a los factores químicos ambientales. Biológicamente el organismo de las mujeres, aunque se exponga en igualdad de condiciones que los hombres, es más vulnerable por diferencias biológicas de absorción, metabolismo y excreción de tóxicos solubles en las grasas. Esto produce una morbilidad diferencial por sexos. Determinadas enfermedades endocrinas o la fibromialgia, puede tener un componente de esta mayor sensibilidad femenina a los tóxicos ambientales o la emergente lipodistrofia semicircular, asociada al trabajo en "edificios inteligentes", casi exclusiva de mujeres.

Se deducen necesidades específicas de atención, visibilizar esta morbilidad, desarrollar instrumentos clínicos sensibles a esta especificidad, o medidas socio.

Línea de desigualdades de género

Parte de la idea de que la situación social de hombres y mujeres es diferente y discriminatoria y conlleva desigualdad e inequidad para alcanzar igualdad y equidad entre los sexos; añade a la línea de salud de las mujeres una visión en la que el problema no son sólo sus necesidades específicas, sino la relación jerarquizada entre ambos sexos y discriminatoria de lo femenino. El problema no son las mujeres, sino las mujeres, los hombres y la discriminación. Utiliza la observación y descripción por sexos para identificar las diferencias y desigualdades de género injustas y evitables para identificar las desigualdades en el estado de salud. El fin es detectar la invisibilidad de la morbilidad diferencial por sexos para ver si se omite la diferente prevalencia y presentación clínica de enfermedades comunes en las mujeres (se produce especialmente en enfermedades autoinmunes, endocrinológicas, músculo-esqueléticas, mentales comunes y dolor crónico). Y luego identificar sesgos de género en la atención, diferente y errónea a cada sexo, con igual sintomatología y diagnóstico y que resulta discriminatoria para un sexo respecto al otro, y que generalmente perjudica a las mujeres. Puede aparecer en la recepción de las demandas en los servicios sanitarios, en el esfuerzo diagnóstico, en el esfuerzo terapéutico y en la investigación. Es obligado hablar de factores sociales y de vulnerabilidad psicosocial y cómo esta interviene en la salud. Al mismo tiempo, es necesario tener en cuenta cómo esos factores afectan de forma diferente a hombres y mujeres y, a menudo, generan discriminación, desigualdades e inequidad que repercute directamente sobre el proceso de salud. Estos son los contenidos ineludibles del enfoque de género en salud. Se trata de trabajar por la disminución de la discriminación por sexos, de las desigualdades e inequidades y de los impactos desfavorables en la salud de los modelos sociales de género. as posibles diferencias de salud, tanto debidas al sexo, como motivadas por factores y relaciones de género, pueden resultar discriminatorias y ser injustas y evitables. Es decir, pueden ser desigualdades e inequidades de género en el estado de salud y en la atención sanitaria.

Un proceso de salud como ejemplo de morbilidad diferencial es el síndrome funcional fibromialgia cuya prevalencia estimada oscila entre el 2-3% en población general en España y es el 20% de los diagnósticos en las consultas de reumatología. Tiene una relevancia muy diferente para ambos sexos; hasta el 84% de los casos son mujeres. Su gravedad estriba en que merma mucho la calidad de vida de las mujeres que la padecen para las que llega a ser incapacitante y no se conocen terapias curativas. La relevancia es mucho mayor para las mujeres y mínima para los hombres. Priorizar intervención en este problema es priorizar un problema de salud de importancia selectiva para las mujeres. Usar un enfoque de género en salud es tener en cuenta que: Las personas son siempre mujer u hombre y puede haber diferencias por sexos en el estado de salud y en la atención en los servicios sanitarios. La línea de salud en las mujeres se basa en los problema específicos de las mujeres para visibilizar sus necesidades para proporcionar mayor autonomía y capacidad de elección. Se materializa en medidas positivas y recursos y como resultado surgen los Programas de Salud de la Mujer.

Para ello surgen una serie de recomendaciones:

Recomendación 1. Mientras que existan necesidades propias de las mujeres, diferentes a las de los hombres, -como atención al parto, o accesibilidad al aborto voluntario, o métodos anticonceptivos, a la salud reproductiva, climaterio o atención a los malos tratos de la pareja, entre otros-, en que las mujeres tienen necesidad de atención específica para promover su salud, autonomía y capacidad de elección, seguirá siendo necesario tomar medidas positivas en la línea de salud de las mujeres.

Recomendación 2. Aplicar la línea de desigualdades en salud proponiendo medidas políticas, sociales y sanitarias para visibilizar y reducir las desigualdades e inequidades de género.

Recomendación 3. Considerar y analizar los factores determinantes de género, tanto los debidos a roles de género como los debidos a las identidades masculina y femenina.

Recomendación 4. Incorporar un enfoque integral de género, que incluya todas las categorías del enfoque: morbilidad diferencial, necesidades específicas de salud de las mujeres y hombres, atención a las desigualdades e inequidades de género y análisis de los factores determinantes psicosociales de género.

Recomendación 5. Utilizar recursos lingüísticos para nombrar igualitariamente a las mujeres y los hombres, evitando un lenguaje androcéntrico o sexista.

6. ENFOQUE DE GÉNERO

6.1. La construcción sociocultural de la salud de las mujeres. La mirada androcéntrica y sus consecuencias para la salud

El conocimiento del estado de salud de la población y de su modo de enfermar, la identificación de sus necesidades y demandas y la atención a la salud, son objetivos que deben estar presentes en el diseño de las políticas, de los programas y de los servicios sanitarios. Pero las formas de enfermar adolecen de un análisis crítico que permita ver los problemas de salud que afectan a mujeres y hombres de forma diferenciada que identifique las diferencias en los modos de enfermar de cada uno de los sexos, como las diferencias que debido a la pertenencia a uno u otro género. Esto significa incorporar el género al análisis de los problemas de salud, lo importante es la relación entre ellos.

Este análisis permitirá obtener información sobre el impacto en salud de las mujeres, tratando de reconocer las situaciones potenciales de desigualdad y de discriminación. Las distintas concepciones de salud, que se organizan a partir de estos elementos socioculturales, tendrán una especificidad diferente al tener en cuenta la diversidad que aporta la edad, la etnia, la clase social, el hábitat, pero de forma determinante el género.

Así serán distintas las acciones planificadas para las mujeres jóvenes o para los varones adultos, para las ancianas o los ancianos, aunque todas y todos vivan en un país desarrollado de la sociedad occidental actual. A modo de ejemplo, las chicas adolescentes y las mujeres jóvenes, tienen una noción de la salud diferente a la concepción organizada que tienen los jóvenes varones. Las chicas adolescentes y mujeres jóvenes expresan salud en términos de bienestar y de equilibrio con el entorno, sin embargo los varones jóvenes lo hacen con relación a la fuerza y potencialidad física de su propio cuerpo. Por ello las actividades de prevención y promoción serán singularmente distintas. Al profundizar en las concepciones de salud facilitará orientar las estrategias.

Las instituciones sanitarias deben acompañar y apoyar a las mujeres. Los planificadores de la salud han de incluir la perspectiva del análisis de género a su campo de acción, de tal modo que, cuando se afronte la atención a la salud de las mujeres, se incorporen a la práctica profesional estos elementos de carácter subjetivo que subyacen en el estado de su salud. En muchas ocasiones, las mujeres acuden de forma reiterada a las consultas de Atención Primaria presentado malestares inespecíficos; tras la prescripción de fármacos y pruebas por parte de la o del profesional no se obtienen resultados positivos, y las mujeres continúan presentando este malestar. Si la o el profesional es capaz de profundizar en una relación terapéutica en aquellos elementos que tienen que ver con su forma y estilo de vida, con sus problemas, su situación familiar, podría obtener un diagnóstico más acertado.

Deben hacerse visibles cómo las actividades y roles cotidianos de las mujeres están asociados con el estado de salud percibido, para ver su impacto en la salud física y psíquica. La dedicación exclusiva al trabajo en el hogar ha generado carencias en sus vidas, limitando sus posibilidades de desarrollo personal con falta de motivación, ansiedad o autoestima delimitada.

La falta de valor social y de reconocimiento del trabajo de las mujeres, ha generado durante años un sentimiento colectivo de falta de valoración personal que ha supuesto un importante coste para la salud de las mujeres (soledad, aislamiento, depresión, ...)

Por esto hay que plantear alternativas a este modelo androcéntrico con alternativas a procesos de salud-enfermedad sin olvidar la poderosa influencia del género como elemento constitutivo y generador de desigualdad.

Al reconocer los elementos socioculturales se comprenden mejor los comportamientos asociados a los procesos de salud-enfermedad y mejoran los servicios de atención a la salud, todo ello acompañado de una transformación que permita que las y los profesionales que definen los problemas y las estrategias de intervención las desarrollen desde un enfoque integrado de género.

6.2. El enfoque integrado de género como instrumento para reducir las desigualdades sociales de la salud

El colectivo de mujeres no es homogéneo sino que expresa una gran variabilidad tanto en la forma como en el fondo, albergando en su seno diferencias que cuando se niegan o se desconocen pueden agravar las desigualdades. Es necesario considerar en el enfoque integrado de género ciertas categorías responsables de la heterogeneidad de este colectivo.

Entre ellas se puede citar la etnia, la clase social, el medio rural o urbano, la convivencia conyugal, tener o no tener descendencia o las orientaciones sexuales.

Silvia Tubert (2000) señala que el modelo de funcionamiento psíquico femenino muestra diferencias internas que han de ser consideradas al analizar el hecho diferencial de "ser mujer". Al hablar de mujer o mujeres nos referimos a aquellos aspectos comunes a todas ellas que la sociedad les atribuye por el hecho de serlo.

Cuando las diferencias en salud son producto de unas relaciones de poder desigual entre mujeres y hombres establecidas en un contexto sociocultural jerarquizado donde lo masculino tiene mayor valor, hablaremos de desigualdades. Tales desigualdades corresponden a lo que la OMS denomina inequidades atribuyéndoles una dimensión moral y ética puesto que son innecesarias, evitables e injustas y por ello no deben ser toleradas.

Las desigualdades de género en salud son una parte integrante de las desigualdades sociales que requieren mayor atención. La equidad en salud implica eliminar esas desigualdades socialmente construidas que son evitables y suprimir también los factores que las determinan.

6.2.1. El proceso de análisis de la salud construido con un enfoque integrado de género

Este análisis permite responder a las preguntas que surgen al analizar el proceso de salud /enfermedad, quién, cómo, cuándo, dónde y por qué enferma la población.

Para responder a estas preguntas se necesita una perspectiva de análisis amplia que permita la incorporación de nuevos elementos que provienen de otras disciplinas (economía, sociología, psicología,...). Esto implica la construcción de nuevos indicadores que faciliten la obtención de una imagen más próxima a la realidad y supone cuestionar las creencias y concepciones que tiene la y el profesional de la salud (gestora/or, epidemióloga/o, clínica/o investigadora/or, etc.) que interviene en la toma de decisiones, lo que hace necesario además, cuestionar los instrumentos y las herramientas que se utilizan habitualmente, pero también la interpretación de los resultados que con ellos se obtienen. Esto unido al análisis exhaustivo de la información existente puede conducirnos a identificar las principales desigualdades en el ámbito de la salud.

Hay una serie de fases que sistematizan el análisis de la salud con un enfoque integrado de género y las aplicaciones en la planificación de servicios de salud:

6.2.2. Identificar las diferencias en las formas de enfermar y morir de las poblaciones

Las mujeres y los hombres enferman y mueren por causas diferentes. En los países industrializados, las mujeres viven más años que los hombres pero con peor calidad de vida ya que presentan con mayor frecuencia morbilidad de carácter crónico debilitante, como por ejemplo la diabetes y la artrosis.

Las principales causas de muerte en los hombres mayores de cincuenta años son, las enfermedades cardiovasculares, el cáncer, y las causas externas (accidentes y suicidios) por este orden. En las mujeres de la misma edad se están produciendo cambios en las causas de muerte en los últimos años, observándose un incremento proporcional de las muertes por enfermedades cardiovasculares y una reducción de las producidas por cáncer de mama.

La inclusión de la perspectiva de género en cuestiones epidemiológicas estándares como quien, cuándo, cómo, y dónde se enferma, permite obtener modelos de salud-enfermedad sensibles al género. Para ello, es preciso examinar la información existente acerca de la morbilidad y la mortalidad.

6.2.3. Los determinantes de la salud desde la perspectiva de género: el análisis de la morbilidad diferencial

Las desigualdades de género en la salud sólo pueden ser comprendidas en el contexto histórico, social y cultural en el que se desarrollan y es preciso tener presente ese contexto para llegar a descubrirlas. Se propone utilizar el modelo descrito por los canadienses (Lalonde Marc, 1996) cuyos componentes (biología, medio ambiente3, estilos de vida y organización de la atención de salud) constituyen un poderoso instrumento de análisis de la salud.

Uno de los aspectos más importantes de este modelo es que equipara la importancia de los determinantes biológicos, medioambientales y de estilos de vida con la organización de la atención a la salud, y permite prestar mayor atención a los determinantes con más peso, ya que cualquier problema de salud esta causado por la combinación en mayor o menor medida de estos componentes.

Entre las personas y los determinantes, y entre los propios determinantes se establecen relaciones dinámicas que se manifiestan por interacciones bidireccionales que tienen efectos sobre la salud. Permite explorar y reconocer elementos ignorados hasta el momento, como ocurre con los que integran el concepto de "género".

Los determinantes de salud interactúan entre sí resultando difícil establecer con claridad sus límites y dilucidar con exactitud en qué medida contribuye cada uno de ellos a determinar el estado de salud.

Por ejemplo, en relación con las enfermedades cardiovasculares, existe la creencia de que las mujeres tienen menor probabilidad de morir prematuramente que los hombres, pero la letalidad es más alta en mujeres que en hombres. Hay una diferente susceptibilidad biológica, pero influyen también los hábitos de vida (fumar o no fumar) y exposición a riesgos ambientales y sociales fundamentalmente relacionados con la ocupación.

7. DETERMINANTES DE SALUD

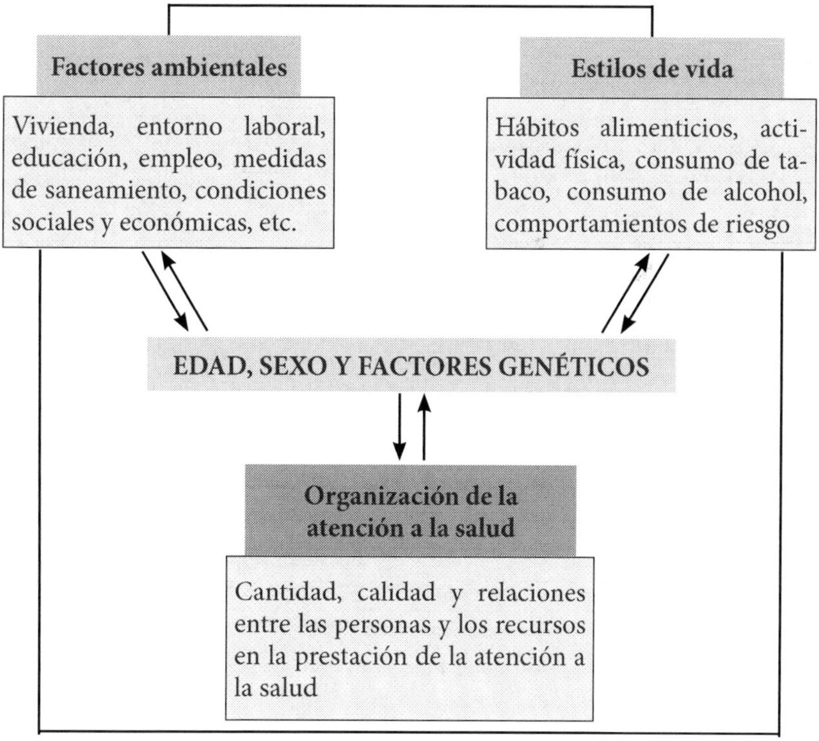

Figura: Determinantes de salud

7.1. Biología humana

Este componente comprende todos los hechos relacionados con la salud física y mental que se manifiestan en la mujer y el hombre como consecuencia de la constitución orgánica de la persona.

Las diferencias morfológicas y de funcionamiento orgánico que existen entre mujeres y hombres produce lógicas variaciones en el estado de salud y en el modo de enfermar y morir de unas y otros.

La mirada androcéntrica de la salud ha hecho que la mayoría de los problemas que afectan a la salud de las mujeres no se hayan estudiado suficientemente originando desigualdades en la salud con graves consecuencias para las mujeres.

Desde la perspectiva androcéntrica las mujeres han sido excluidas de estudios sobre las causas y las consecuencias de enfermedad, en toxicología o el estudio de las enfermedades cardiovasculaes con el fin de evitar la variabilidad en los resultados por cambios hormonales.

Hay preocupación por los posibles errores en los tratamientos en las mujeres, porque los factores bioquímicos no llegan a explicar ciertas discrepancias entre mujeres y hombres. Por ejemplo, en el IAM las mujeres deberían beneficiarse, al igual que los hombres, de tratamiento fibrinolítico en las primeras horas postinfarto para reducir la mortalidad.

Las únicas diferencias reconocidas entre la salud de ambos géneros son las relativas a la salud reproductiva, y en ocasiones, son los aspectos relacionados con el sistema reproductor los que se consideran más relevantes al valorar la salud de las mujeres, y muchos programas tanto preventivos como asistenciales únicamente contienen aspectos relacionados con el embarazo, la anticoncepción, , la menopausia y la detección precoz del cáncer en diferentes órganos del sistema reproductor, fundamentalmente útero y mama. Esta visión parcial de la salud de las mujeres impide realizar una atención integral. El mantenimiento de unidades o programas de atención a la mujer obstaculiza la introducción de una mirada de género no sesgada en la atención sanitaria.

Entre los elementos biológicos que diferencian a las mujeres de los hombres está la menstruación, reflejo de los cambios cíclicos hormonales. Todavía hoy, muchas mujeres no buscan cuidados médicos en base a la creencia generalizada, incluso por las mismas/os profesionales, de que el dolor durante la menstruación es algo "natural", se sabe sin embargo, que la dismenorrea puede ser una manifestación de desequilibrios hormonales cuya causa debe investigarse y resolverse (Valls-Llobet Carme, 2002).

También es un efecto derivado de las diferencias biológicas entre mujeres y hombres la pérdida de hierro que se produce durante la menstruación y durante el embarazo.

Consecuencia de tal pérdida es la mayor deficiencia de este mineral y la mayor prevalencia de anemia ferropénica que se detecta en las mujeres frente a los hombres que genera debilidad, cansancio, reducción del rendimiento en las tareas habituales o somnolencia que se combinan con síntomas y signos localizados en otros muchos órganos y sistemas del organismo (diversas afecciones de la piel, debilidad de pelo y uñas, atrofia de mucosas, alteraciones del sistema nervioso, alteraciones de la inmunidad, etc.). Por lo tanto, la presencia de niveles bajos de hierro en las mujeres debe ser detectada y tratada, haya o no anemia manifiesta, en lugar de pasarla por alto aduciendo que es "normal en las mujeres en edad reproductiva".

Otro efecto asociado al fenómeno biológico de ser mujer es la maternidad. Un indicador del estado de salud de las mujeres durante el embarazo parto y puerperio es la morbi-mortalidad materna que debe recibir una vigilancia permanente,

La mayor vulnerabilidad de las mujeres a las enfermedades de transmisión sexual, cuyo máximo exponente es el SIDA, puede explicarse por distintos grupos de factores entre los que se encuentran los determinantes biológicos. La superficie mucosa que queda expuesta a los gérmenes en las relaciones sexuales es mucho mayor en las mujeres (vulva, vagina y cérvix) que en los hombres. Esta superficie es muy frágil y frecuentemente presenta pequeñas abrasiones que actúan como puerta de entrada de los microorganismos infecciosos. En el SIDA confluyen la mayor capacidad infectiva del semen frente al flujo vaginal, con la mayor superficie mucosa expuesta de las mujeres para explicar que la direccionalidad de la transmisión hombre mujer es mucho más elevada que la inversa. Si en el momento de la exposición existen alteraciones de las mucosas producidas por la presencia de otras enfermedades de transmisión sexual, el riesgo de infección por VIH de las mujeres se incrementa en una proporción muy elevada (Velasco Sara, 1999).

Hay que analizar en profundidad los determinantes y sus consecuencias para la salud para aproximarse a la realidad.

7.2. Medio Ambiente (MA)

Para Lalonde el MA en relación con la salud engloba "todos aquellos factores relacionados con la salud que son externos al cuerpo humano y sobre los cuales las personas tienen poco o ningún control y en 2002 Sims y Butter lo amplían a "la salud ambiental es considerada como un segmento de la salud pública que evalúa, entiende y controla el impacto ejercido por las personas sobre su ambiente y el impacto de éste sobre ellas" .

Muchas características medioambientales (físicas, culturales, económicas o sociales) son modificables y es posible emprender acciones dirigidas a conseguir cambios efectivos desde diferentes instancias. En este sentido el enfoque integrado de género es un concepto dinámico cuyo objetivo es modificar las condiciones sociales como medio de corregir desigualdades.

El principal obstáculo para resolver un problema es no conocerlo y en materia de medioambiente la integración de las dimensiones de salud y género es todavía escasa.

En el sector de la salud no se ha reconocido que muchos problemas ambientales repercuten de diferente modo en la salud de mujeres y hombres y existe acuerdo en que la mala salud derivada de los riesgos ambientales está subestimada, no solo por la dificultad que entraña medir la exposición a riesgos ambientales, sino también porque con frecuencia las investigaciones se olvidan de evaluar aquellos que derivan de aspectos sociales (estructurales) relacionados con la discriminación de las mujeres por razón de género, entre cuyos paradigmas figuran la pobreza y la violencia

Los estudios realizados en ciencias medioambientales señalan que numerosos compuestos químicos producen alteraciones en el organismo humano, el efecto diferencial en la morbilidad entre mujeres y hombres es en parte debido a la diferente exposición, pero otra parte puede explicarse por las diferencias biológicas. Por ejemplo, algunos compuestos que simulan la acción de los estrógenos endógenos pueden alterar el sistema inmunitario, siendo más propensas las mujeres. Otras sustancias son más afines a receptores del tejido adiposo, que es más abundante en las mujeres. Especial preocupación ha despertado la transmisión de tóxicos al feto a través de la placenta y a las/los lactantes a través de la leche materna.

7.3. La pobreza

En cualquiera de sus dimensiones la pobreza (estado socioeconómico, condiciones de vida, nivel de ingresos o nivel educativo) es el mayor determinante individual de mala salud (Organización Mundial de la Salud,1999).

Las personas pobres mueren más jóvenes y sufren mayores discapacidades, están expuestas a riesgos más elevados como consecuencia de unas condiciones de vida poco saludables tanto en los hogares como en los lugares de trabajo; adicionalmente, cuando enferman tienen una recuperación más lenta, especialmente si su acceso a los servicios de atención a la salud es limitado, lo que ocurre frecuentemente (Banco Mundial, 1993).

Las mujeres en general y algunos grupos de ellas en particular (inmigrantes, ancianas, niñas, pertenecientes a determinadas etnias) son especialmente vulnerables a la pobreza, debido a los patrones de dominio- sumisión que presiden las relaciones personales y sociales entre mujeres y hombres (Campbell Jaqueline, 2002).

Los riesgos para la salud derivados de la pobreza son mayores para las mujeres que para los hombres, ya que a las consecuencias de ser pobres se unen los efectos derivados de las inequidades de género. Esta mayor susceptibilidad de las mujeres ha llevado a acuñar los términos "feminización de la pobreza" para hacer referencia al número creciente de mujeres entre la población pobre y "empobrecimiento de las mujeres" para expresar el empeoramiento de los estándares de vida de las mismas.

En relación con las causas de la pobreza de las mujeres podemos enumerar la falta de equidad en el reparto de recursos (económicos, alimenticios, de tiempo, etc.,) y de acceso a los servicios públicos (educación, servicios sanitarios o a un puesto de trabajo digno), lo que deja a las mujeres en franca desventaja y con pocas probabilidades de superar la pobreza (incluso en los países en los que la equidad de género ha alcanzado los mejores niveles en el mundo desarrollado. Por ejemplo, las mujeres suecas ganan de un 10 a un 20% menos que los hombres con el mismo nivel ocupacional y de educación, modelo que no ha cambiado en los 20 últimos años (Wamala & Agren, 2002).

En ese país los ingresos de las mujeres son menores que los de los hombres en todos los niveles socioeconómicos, ocupan los puestos de trabajo menos valorados socialmente, caracterizados por condiciones laborales desfavorables, con altas exigencias y bajo control. De este modo, la mayor parte del empleo temporal, y a tiempo parcial con políticas para compatibilizar vida laboral y familiar, está ocupado por mujeres, ya que con frecuencia se ven obligadas a aceptar trabajos precarios y mal remunerados.

Una de las repercusiones de la situación de pobreza que padecen las mujeres es la pérdida de influencia en la toma de decisiones y en la asignación de los recursos, incrementando la ya alta probabilidad de ser excluidas social y políticamente. En las familias generalmente el hombre aporta los mayores ingresos, hecho que unido a la estructura jerárquica de esta institución contribuye a mantener la subordinación de las mujeres y reducen la capacidad productiva de la comunidad, dando lugar a rentas familiares menores. También hay un incremento de la población de ancianas, muchas con pocos recursos para sobrevivir con independencia (pensiones de viudedad y otras no contributivas) y los cambios de la estructura familiar por separaciones o divorcios que con frecuencia dejan a las mujeres en condiciones económicas precarias (crecimiento de familias monoparentales que tienen a su frente una mujer).

7.4. Violencia contra las mujeres

El otro gran problema relacionado con la discriminación social por razones de género con un enorme impacto sobre la salud es la violencia contra las mujeres. Este fenómeno del que se conoce sólo una pequeña parte, está presente en todo el mundo independientemente del grado de desarrollo que hayan alcanzado, afecta a todas las razas, todas las clases sociales, todos los colectivos sean laicos o religiosos y constituye una causa importante de morbilidad y mortalidad femeninas. En muchas sociedades la violencia contra las mujeres forma parte del orden establecido y con frecuencia es el único método conocido para la resolución de conflictos.

Algunas formas de violencia (tortura sexual, las violaciones) son usadas sistemáticamente como armas en los conflictos bélicos, la violencia contra las mujeres, pero en el seno de la familia es la forma más frecuente y destaca la perpetrada por la pareja, hechos éstos últimos por los que se ha ubicado en el ámbito de lo privado, frenando el interés social y la denuncia pública.

Las estadísticas obtenidas en distintas partes del mundo muestran que entre el 16% y el 52% de las mujeres experimentan violencia física por parte de sus compañeros y por lo menos el 20% son objeto de violación o intento de violación en el transcurso de su vida.

Fruto de las relaciones de dominio a que están sometidas, las mujeres sufren violencia en todas las etapas de la vida, desde la fase prenatal hasta la vejez (OMS, 1998).

La que se ejerce antes del nacimiento se articula en forma de abortos selectivos de los fetos femeninos. En los países en los que una tecnología tan avanzada no está disponible, el infanticidio femenino es la forma de seleccionar el sexo de la descendencia.

El matrimonio infantil es otra forma de abuso común en muchas culturas, donde los compromisos adquiridos por la familia en función de distintos intereses limitan, sobre todo, la libertad de las mujeres para decidir sobre su vida.

Todos los años millones de niñas sufren mutilación genital en el mundo (clitoridectomía y/o infibulación), práctica muy extendida en algunas culturas africanas, amerindias y asiáticas, que además de ser una forma de represión contra las mujeres que lesiona sus derechos más elementales, tiene otras repercusiones graves sobre su salud, dando lugar a hemorragias e infecciones que pueden conducir a la muerte.

Según fuentes de la Federación de Planificación Familiar de España (FPFE), muchas niñas inmigrantes residentes en diversas comunidades autónomas, cuando van de vacaciones a sus países de origen, vuelven mutiladas, y además los casos realizados en nuestro territorio son cada vez más frecuentes y clandestinas y sin ninguna garantía sanitaria.

En relación con las agresiones sexuales, el incesto y el abuso sexual que padecen las niñas y adolescentes, provienen con mayor frecuencia de un hombre de la familia o próximo a ella. De forma similar, las agresiones sexuales y las violaciones de mujeres adultas proceden con mayor frecuencia de sus parejas. En ambos casos el agresor utiliza el afecto que le profesa la víctima y su situación de poder respecto a ella, para asegurar el secreto de su acción. Si bien cualquier abuso tiene consecuencias negativas para la salud de la niña o la mujer. La violación por parte de la pareja o del progenitor es probablemente la agresión que tiene efectos más destructivos en la salud de las mujeres y sobre todo para la salud mental.

Con frecuencia los episodios de malos tratos que forman parte del proceso violento se desencadenan durante el embarazo dando lugar a problemas de salud tanto en la madre como en las hijas e hijos. En Estados el riesgo de necesitar tratamiento psiquiátrico es entre cuatro y cinco veces mayor en las mujeres maltratadas que en las que no lo son. El suicidio es con frecuencia la única salida que ven las mujeres a la situación de sufrimiento en la que se encuentran, siendo la probabilidad de suicidarse cinco veces más alta en las mujeres víctimas de la violencia. El riesgo de homicidio se incrementa cuando la mujer decide poner fin a su relación con su maltratador, y se observa con demasiada frecuencia que estos procesos de violencia finalizan con el asesinato de la mujer a manos de la pareja actual o anterior.

La explotación sexual de las mujeres es otra forma en la que se plasman los abusos de poder de los hombres, cuyas acciones en esta área son poco o nada cuestionadas en nuestra sociedad, que abiertamente critica a las mujeres que comercian con su cuerpo, sin mencionar a los proxenetas que las controlan ni a los usuarios de sus servicios.

Finalmente las mujeres durante la vejez tienen peor salud que cuando son más jóvenes y sus capacidades físicas están más limitadas, lo que las hace especialmente vulnerables a la violencia.

La violencia que se ejerce contra las mujeres, sobre todo si tiene carácter de proceso, afecta a su integridad produciendo efectos nocivos tanto en la esfera física como psicológica y social.

7.5. Condiciones de trabajo y salud ocupacional

La vida laboral está estrechamente vinculada con las desigualdades sociales entre mujeres y hombres, porque está regida por una jerarquía por y para los hombres y donde las mujeres quedan excluidas de los puestos de poder y de prestigio social que gobiernan la capacidad de decidir y la gestión de la riqueza.

Esta exclusión de las mujeres ha dado lugar a una taxativa división (segregación) del trabajo por razón de género, que sitúa a las mujeres en una posición de desventaja social que determina las oportunidades de crecimiento personal, las libertades y las condiciones de vida, aspectos todos ellos con gran influencia en la salud.

Existe una segregación horizontal que hace referencia a la concentración de mujeres y hombres en ocupaciones desproporcionadamente femeninas o masculinas. La segregación vertical, se refiere a la división jerárquica del poder por razón de género dentro de las ocupaciones, de modo que los hombres ocupan los cargos de mayor responsabilidad y prestigio y las mujeres las posiciones subordinadas, independientemente de que la ocupación sea de predominio masculino o femenino.

La segregación laboral lleva consigo exposición a riesgos diferentes para mujeres y hombres. Las inequidades pueden surgir de la existencia de unas condiciones de trabajo más precarias e insalubres para las mujeres y del mantenimiento de tales condiciones en los puestos de trabajo, que son invisibles y por ello no han recibido atención de sindicatos, empresariado, investigadores ni los que deciden en materia de políticas saludables.

Los conocimientos actuales sobre los riesgos en materia de salud ocupacional están basados fundamentalmente en estudios llevados a cabo en trabajos con predominio masculino en países ricos del hemisferio norte. Los hombres ocupan con más frecuencia que las mujeres puestos de trabajo asociados a una mayor fuerza muscular, que requieren mayor dinamismo, como la manipulación de cargas pesadas, los trabajos en la construcción o el transporte, y por ello están más expuestos a riesgos ambientales físicos (ruidos y vibraciones) y químicos (manipulación de disolventes orgánicos).

En cambio, las mujeres realizan trabajos en fábricas formando parte de las cadenas de producción en serie, sometidas a jornadas de trabajo estáticas con poca autonomía, con turnos rotatorios, desarrollando tareas monótonas que exigen posturas inadecuadas y movimientos repetitivos de pequeñas articulaciones. Como resultado frecuentemente desarrollan fatiga, estrés, dolores de grandes grupos musculares, debido a las posturas anómalas y de pequeñas articulaciones de las manos y muñecas, producido por los microtraumatismos articulares derivados de los movimientos repetidos mantenidos en el tiempo.

Los trabajos de limpieza son con mayor frecuencia desempeñados por mujeres, motivo por el que tienen contacto con determinados compuestos químicos sobre los que se ha investigado muy poco y cuyos efectos se dejan sentir en la piel de las trabajadoras.

Un detalle interesante es que la ley de prevención de riesgos laborales actualmente vigente en nuestro país, excluye expresamente el colectivo de empleadas del servicio doméstico (Comisiones Obreras, 2002).

El acoso moral y el acoso sexual en el medio laboral, al que están expuestas frecuentemente las mujeres no están reconocidos en España como riesgo para la salud, y este tipo de agresiones se encuentra entre las más destructivas para la integridad de las mujeres.

La incorporación de las mujeres al mercado laboral ha supuesto un incremento de la carga de trabajo que ha dado en "llamarse doble jornada" debido a que no ha sido sustituida en los trabajos propios del ámbito doméstico. Incluso en los casos en que las mujeres reciben ayuda en el trabajo del hogar, la responsabilidad de las tareas domésticas continúa siendo suya, de modo que además de duplicar la jornada la mujer duplica la responsabilidad (fenómeno que recibe el nombre de "doble presencia").

Las mujeres que desarrollan actividades laborales remuneradas fuera del hogar están expuestas a riesgos psicosociales mayores que los hombres y una mayor proporción de mujeres que de hombres perciben su salud como mala o regular cuando se realizan estudios en la población ocupada.

7.6. Trabajo doméstico y salud de las mujeres

Las exigencias del trabajo doméstico tienen un impacto negativo en la salud de las mujeres, pero no en la de los hombres. Así, se ha detectado peor estado de salud percibido entre las mujeres que conviven en hogares con más de cuatro personas.

También parece que es mayor la probabilidad de sufrir estrés y ansiedad cuando tienen a su cuidado personas mayores o personas enfermas. Esta última asociación es más frecuente en trabajadoras poco cualificadas, puesto que compatibilizar trabajo reproductivo con un empleo de éxito no plantea problemas para muchas mujeres

Cada vez hay más mujeres en el mercado laboral y realizan con una frecuencia mucho mayor que los hombres trabajos no remunerados en el ámbito doméstico bien como amas de casa, bien desempeñando trabajos de carácter informal como productoras (ej: agricultura de subsistencia) o como cuidadoras (de personas enfermas, de niñas y niños, etc). Estos hechos las mantienen fuera de la esfera pública de la sociedad desarrollando trabajos que han dado en llamarse "reproductivos" para diferenciarlos de los trabajos remunerados que se conocen como "productivos". Son trabajos que tienen poco valor y las mujeres que los realizan no adquieren la categoría de trabajadoras, ni el hogar es considerado un lugar de trabajo (Östlin Piroska, 2001),

El informe sobre el Desarrollo del Banco Mundial de 1995 señala que, el trabajo no remunerado de mujeres y hombres y el pago insuficiente del que realizan las mujeres integradas en el mercado laboral equivale a 16 billones de dólares anuales y de ellos 11 corresponden a la "contribución invisible de las mujeres". Estos datos demuestran que las mujeres contribuyen de forma importante a la economía, aunque esta disciplina por centrarse fundamentalmente en el trabajo remunerado no lo tenga en cuenta.

En los países pobres las mujeres vinculan los problemas de salud a sus funciones de trabajo, a su inseguridad económica y a la asunción de sus responsabilidades con respecto a sus hijas e hijos. Las tareas que tienen asignadas son la obtención de agua y leña que les exige largos desplazamiento con cargas pesadas. Así mismo, se han detectado trastornos respiratorios, altos niveles de carboxihemoglobina en sangre e incluso ceguera en relación con los combustibles utilizados en distintas regiones.

En los países ricos, los riesgos para la salud de las mujeres que trabajan exclusivamente en el hogar, están asociados a la utilización de productos tóxicos utilizados en las tareas de limpieza, a los accidentes en la cocina y al aislamiento.

7.7. Estilos de vida

En palabras de la Organización Mundial de la Salud "estilo de vida es una forma de vida que se basa en patrones de comportamiento identificables, determinados por la interacción entre las características personales individuales, las interacciones sociales y las condiciones de vida socioeconómicas y ambientales" (OMS, 1999). Por tanto los estilos de vida están sujetos a la influencia de las condiciones sociales y culturales y por ello impregnados por el género. En otras palabras, la adopción de estilos de vida diferentes por mujeres y hombres está influida por las normas y roles establecidos socialmente y pueden dar lugar a desigualdades en salud.

La realización de un trabajo remunerado más su papel de cuidadoras absorben casi todo el tiempo de las mujeres, que dedican a su ocio y a su cuidado personal mucho menos tiempo del que dedican los hombres.

Hoy en día hay familias donde la socialización de niñas y niños es diferente, de modo que comportamientos que son incentivados en los niños se penalizan o reprimen en las niñas y viceversa (Rolfh Isabella, 1998). Estas actitudes son avaladas por el contexto social y reflejadas en la forma en que la actividad física se imparte en los colegios. Las niñas, las adolescentes y las adultas, practican menos actividad física que sus homónimos masculinos a lo largo de su vida (Lasheras Luisa y otros/as, 2001) con el consiguiente riesgo para la salud.

A través de la publicidad algunas conductas de riesgo se presentan de diferente modo a mujeres y hombres. Así por ejemplo, la industria tabaquera focaliza su esfuerzo en las mujeres, sobre todo en las más jóvenes, indicando que el consumo de tabaco es una forma de conseguir mayor grado de libertad, cuando parece que los hombres comienzan a abandonar el hábito. Por otra parte, es a los hombres a quienes se dirige principalmente la publicidad de los automóviles transmitiendo el mensaje de que el éxito social o el poder de seducción depende del coche que se posea y es proporcional a la potencia. Probablemente estos hechos están relacionados con la tendencia creciente que muestra la mortalidad de las mujeres por cáncer de pulmón y la elevada mortalidad de los varones, sobre todo jóvenes, en accidentes de tráfico.

Otros comportamientos que inciden en la salud y muestran patrones diferentes asociados al constructo de género, son las conductas alimenticias, el consumo de alcohol o los hábitos sexuales. Todos ellos deben ser tenidos en cuenta conjuntamente cuando se trata de corregir desigualdades entre las mujeres y los hombres, y los cambios individuales deben de ser facilitados por cambios en las condiciones sociales de vida que sustentan los patrones del comportamiento humano. Por ejemplo, las recomendaciones de consumir varias piezas de fruta al día serán más efectivas si se acompañan de medidas para abaratar el precio de la fruta.

7.8. Sistemas de atención a la salud

La aceptación de la salud como un concepto dinámico y positivo conduce a modificar la concepción de los servicios de salud, y los cambios que se producen en el modo de enfermar de las poblaciones a medida que se desarrollan y la transformación de los patrones de enfermedad y muerte hacia una vida más larga con predominio de las patologías crónicas, crean la necesidad de trascender el reduccionista enfoque curativo de los sistemas sanitarios y sustituirlo por el enfoque más amplio de cuidados desde la salud pública y la promoción de la salud con el objetivo de atender a la salud de la ciudadanía y no sólo a la enfermedad.

La organización de los sistemas sanitarios puede contribuir a acentuar las desigualdades en la salud sexual y reproductiva. La definición de la salud reproductiva como un estado de bienestar general físico, mental y social al que tienen igual derecho mujeres y hombres (Declaración de Beijing, 1996) implica "la capacidad de disfrutar de una vida sexual satisfactoria y sin riesgos, la capacidad de reproducirse, y la libertad para decidir hacerlo o no, cuando y con qué frecuencia".

Sin embargo son muchas las mujeres en todo el mundo que no tienen acceso a una atención sanitaria mínima en materia de salud reproductiva, incluso en los países donde la cobertura es universal la asistencia es parcial e incorrecta.

Así por ejemplo en nuestro medio, el sistema sanitario separa la atención en materia de planificación familiar a mujeres y hombres, crea consultas específicas para éstas últimas y asume sin problemas la administración universal de asistencia médica especializada a los procesos reproductivos fisiológicos (embarazo y parto), al diagnóstico y tratamiento de las patologías del aparato reproductor a cualquier edad (enfermedades de transmisión sexual, cáncer genital o mamario), pero contempla sólo parcialmente la atención a la salud reproductiva desde la planificación familiar que atiendan conjuntamente a mujeres y hombres de todas las edades, hecho que permitiría disfrutar realmente de una sexualidad plena y gozosa.

La "medicalización de los procesos fisiológicos normales" de las mujeres con el uso generalizado de la ecografía prenatal, el tratamiento de una amenaza de aborto mediante el reposo, el cribaje de la diabetes gestacional mediante una prueba de tolerancia a la glucosa, la práctica de episiotomía de forma rutinaria en todos los partos vaginales, la aplicación universal y sistemática de la anestesia epidural o la práctica indiscriminada de cesáreas en mujeres de clases sociales altas. Asimismo, éste y otros artículos critican el cribaje de cáncer de mama y de cuello uterino, en circunstancias en que tales patologías no cumplen los criterios de aplicación de un test de diagnóstico precoz y recomiendan valorar las circunstancias en las que el test va a ser aplicado para obtener la mayor efectividad. (Mandelblatt & Yabroff, 2000; Russel, 2000).

Otro ejemplo con consecuencias negativas para la salud de las mujeres es el uso generalizado, durante largo tiempo, de la terapia hormonal sustitutiva en mujeres tras la menopausia sin evidencias suficientes sobre los riesgos y los beneficios que podían obtenerse del tratamiento. Las investigaciones realizadas en los últimos años muestran que los estrógenos no protegen de las enfermedades coronarias como se creyó en un principio y pueden incrementan el riesgo de padecerlas cuando se utilizan como prevención secundaria en mujeres con enfermedad coronaria establecida (Hulley y otros/as, 1998).

Si bien es cierto que los estrógenos protegen a estas mujeres de las fracturas osteoporóticas y del cáncer colorectal, son factor de riesgo para las enfermedades cardiovasculares, los accidentes cerebrovasculares y los episodios tromboembólicos (que fueron más frecuentes durante el primer año de uso), el cáncer de mama (cuando se han tomado durante 5 o más años) y la colecistitis que está igualmente relacionada con la duración del tratamiento (Nelson Heidi y otras/os, 2002).

Esto conllevaría su aplicación en una planificación sanitaria sensible al género y servirá para establecer las prioridades en salud a partir de las cuales se definen los objetivos, se diseñan y ponen en marcha las estrategias de intervención y de evaluación dirigidas a afrontar las prioridades determinadas.

Las acciones derivadas de este ciclo de análisis pueden ser aplicadas a diferentes niveles de intervención (local regional y nacional), a problemas de salud específicos (VIH/ SIDA, violencia, etc.), a programas de salud determinados (población anciana, adolescentes, prevención de enfermedades cardiovasculares,...).

Algunas propuestas de acción encaminadas a integrar el enfoque de género en la salud pública están basadas en las cinco estrategias de promoción de la salud definidas en la primera Conferencia internacional de Promoción de la Salud celebrada en Ottawa en 1986 (desarrollar políticas de salud, crear entornos saludables, desarrollar habilidades personales, reforzar la acción comunitaria y reorientar los servicios sanitarios). Desde entonces se han celebrado otras cuatro conferencias en las que de forma explícita se contempla la necesidad de promocionar la salud de las mujeres.

8. ESTRATEGIAS DE INTERVENCIÓN DESDE LA PERSPECTIVA DE GÉNERO PARA EVITAR LAS DESIGUALDADES EN SALUD: HACIA UNA PROMOCIÓN DE LA SALUD CON ENFOQUE DE GÉNERO

La Promoción de la Salud (PS) es esencialmente una respuesta a la crisis en la dimensión social de los modelos de intervención sobre los procesos de salud y enfermedad.

En epidemiología la morbimortalidad más prevalente (enfermedades de la civilización, cáncer y enfermedades crónicas) indica una crisis de la eficiencia que nos enfrenta a la reaparición de problemas en teoría ya resueltos (polio, sarampión..) y en la crisis de la inefectividad de los servicios preventivos que, en algunos casos, han incrementado la inequidad en salud, ya que se benefician de ellos las personas que menos necesidades tienen.

Durante los últimos 20 años la promoción de la salud ha sido una estrategia que se ha utilizado para abordar las consecuencias de las desigualdades que dichos determinantes producen. En la Conferencia de Ottawa (Organización Mundial de la Salud,1987) se definió Promoción de la Salud (PS) como "el proceso para capacitar a la población para que aumente el control sobre su propia salud y la mejore".

La Promoción de la Salud (PS) se sustenta sobre cuatro principios:

- Implicación de la población en su vida cotidiana y participación en la definición de los problemas y en las decisiones que afecten a su salud.
- Orientación de las actividades hacia los determinantes de salud (trabajo, vivienda, protección social, alimentación...).
- Combinación de medidas diversas (educativas, legislativas, fiscales, de desarrollo comunitario...) para el logro de sus objetivos.
- Reconocimiento de su carácter intersectorial.

Los instrumentos necesarios para desarrollar la Promoción de la Salud son: la educación para la salud, la información y uso de los medios de comunicación, la acción social, las medidas políticas y la reorientación de los servicios. Estos instrumentos deben llevar lógicamente, integrada la perspectiva de género para que su impacto sea positivo en la igualdad entre mujeres y hombres.

La invisibilidad de los problemas de salud (un ejemplo sería los efectos de la violencia contra las mujeres en su salud). Determina una definición limitada de la salud de las mujeres, al ser ésta concebida como un estado modestamente negativo, caracterizado por la salud física más que por la mental y social y con unos indicadores inadecuados (los más frecuentemente utilizados son los de mortalidad y fertilidad, lo que refleja de nuevo la limitación en la definición de la salud de las mujeres).

Además las fuentes de información son muy limitadas. Los datos hospitalarios son los únicos disponibles y la única base a la hora de establecer prioridades para las acciones sanitarias, sin tener en cuenta que en muchas zonas del mundo las mujeres utilizan muy poco estos servicios por falta de acceso a ellos.

Para problemas de salud importantes como la violencia contra las mujeres, el estrés y el cansancio por la doble jornada y los impedimentos para acceder a mejores trabajos y una remuneración económica igualitaria, existen técnicas de medición limitadas.

La inadecuación de los recursos sanitarios a las necesidades de las mujeres, como ocurre con la medicalización de ciertos aspectos de la vida de las mujeres (parto, embarazo, climaterio) y la accesibilidad para las mujeres inmigrantes.

La falta de canales de participación para tomar decisiones tanto personales como colectivas.

Las conferencias de Promoción de la Salud formulan acciones concretas para abordar los factores mencionados en los párrafos anteriores, que se pueden resumir en estos cuatro puntos:

- Concienciación de las mujeres sobre su derecho a decidir en la salud.
- Participación de las mujeres en la toma de decisiones sobre las prácticas que son favorables a la salud de la población general y a la suya propia.
- Necesidad de invertir en recursos e infraestructuras adecuados a las necesidades y percepciones de las mujeres.
- Necesidad de compartir equitativamente con los hombres las tareas del cuidado de la salud en la familia.

9. LÍNEAS ESTRATÉGICAS DE INTERVENCIÓN SOBRE LA SALUD DE LAS MUJERES CON ENFOQUE DE GÉNERO

9.1. Desarrollar políticas saludables desde el sector público

A diferencia de la política sanitaria, la política saludable se refiere a las decisiones políticas generales de cualquier sector del gobierno y a cualquier nivel, caracterizadas por su interés explícito por la salud y la equidad y por tener en cuenta su impacto potencial en este campo.

Las mujeres son las principales afectadas por la pobreza, la exclusión social y la violencia. Es sabido también que la violencia contra las mujeres es un problema grave de salud pública. Sólo en el estado español han muerto 69 mujeres a causa de la violencia de género en el año 2003.

La plataforma de Beijing recoge el compromiso por parte de los gobiernos de garantizar que todas sus políticas y programas reflejen la perspectiva de género e instan a la ONU, a las instituciones financieras regionales e internacionales y a las organizaciones no gubernamentales para que se comprometan con la aplicación de esta plataforma de acción.

Desde estos presupuestos, son imprescindibles para erradicar la pobreza y la violencia contra las mujeres y para garantizar un desarrollo social equitativo y sostenible, las distintas políticas públicas que:

- Promuevan el enfoque integrado de género con acciones positivas concretas dirigidas a potenciar el papel de las mujeres en estos ámbitos.
- Garanticen el acceso de las mujeres en condiciones de igualdad a los recursos.
- Adopten las medidas necesarias para eliminar todas las formas de discriminación contra las mujeres y las niñas.
- Erradiquen las distintas formas en que se manifiesta la violencia contra las mujeres.

Para ello son necesarias medidas con un enfoque multisectorial y orientadas hacia las cinco estrategias de Ottawa. Por lo tanto se debe potenciar:

- El empoderamiento de las mujeres como medida de desarrollo de las habilidades personales.
- La participación de las asociaciones de mujeres y la puesta en marcha de las sugerencias que aportan.
- La reorientación de los servicios sanitarios que genere cambios.
- La creación de un medio ambiente saludable.
- La creación de políticas de salud que fomenten el desarrollo de una cultura y una sociedad con tolerancia cero a la violencia contra las mujeres.
- Alienten a la clase política (mujeres y hombres) a que participen e impulsen las acciones de estas políticas encaminadas a garantizar la igualdad.
- Coordinen sus esfuerzos.

9.2. Crear entornos saludables

Se entiende el entorno saludable no sólo en su dimensión física (saneamiento, ausencia de contaminación, etc.) sino también en sus dimensiones social, política y económica.

Al definir los determinantes de salud referidos al medio ambiente se contemplan las circunstancias más importantes que inciden en la salud de las mujeres.

Como ya se ha reseñado en el apartado anterior son imprescindibles los programas multidisciplinares dirigidos a erradicar la feminización de la pobreza y la violencia contra las mujeres; a generar condiciones de trabajo y salud ocupacional adecuadas y controlar los factores medioambientales que más repercutan en la salud de las mujeres.

Respecto a la salud ocupacional hay que promover leyes que contemplen la prevención de accidentes laborales de consecuencias fatales, la prevención de accidentes laborales que suceden en el ámbito doméstico, la regulación de la exposición a tóxicos (incluido el periodo del embarazo) y la adecuación ergonómica del puesto de trabajo.

Promover ambientes saludables también implica la realización de medidas, entre otras, dirigidas a un urbanismo con enfoque de género, a unos medios de comunicación sensibles al género, a medidas educativas que contemplen la coeducación, a leyes que regulen la publicidad y persigan los casos de sexismo por utilización como reclamo publicitario del cuerpo de las mujeres y como no, asegurar la paz y trabajar por un mundo sin guerras.

9.3. Desarrollar habilidades personales

Se utiliza como herramienta, entre otras, la educación para la salud. Ésta se dirige a la comunidad para mejorar la autoestima, para incrementar los conocimientos y para abrir el campo de posibilidades de la persona dejando a ésta libre para decidir cómo comportarse.

En este punto se hace especial hincapié en el empoderamiento de las mujeres, en la pedagogía de los grupos de mujeres (como ejemplo se cita al Colectivo de Mujeres de Boston) y en la metodología de trabajo con mujeres:

Empoderamiento.

Como define Marcela Lagarde (2001): "El empoderamiento se crea en procesos en los cuales cada mujer fortalece y desarrolla la capacidad política que le permite defenderse, enfrentar la opresión y dejar de estar sujeta a dominio. Este es el profundo sentido del empoderamiento individual que sólo se da si es sustentado socialmente."

"Hablamos también de empoderamiento colectivo de género, de la capacidad colectiva de las mujeres de enfrentar con conciencia y en alianza política el desmontaje del viejo orden y la construcción cotidiana de formas renovadas de convivencia social, de economía, política y cultura."

Los elementos necesarios para el empoderamiento son la autonomía, la equidad, la autoestima.

La pedagogía de los grupos de mujeres

Compartir en pequeños grupos la experiencia y la conciencia ha sido fundamental para las mujeres, les permite oír su propia voz y la de las demás, pensar por sí mismas y para sí, dudar, aprender e identificarse genéricamente (Lagarde Marcela, 2001) y "pretende incidir en lo público desde un espacio que se construía como semiprivado" 9 (Valcárcel Amelia, 2000). Estos pequeños grupos han dado origen a grandes avances de las mujeres y del mundo contemporáneo.

La pedagogía participativa en las organizaciones y grupos de mujeres busca que tengan voz quienes no la han tenido y que todas las personas puedan enunciar su visión del mundo.

Un paso más allá, es la pedagogía feminista. Su meta es "difundir la cultura feminista, los avances de las mujeres y los obstáculos de género vigentes" (Lagarde Marcela, 2001) con talleres conducidos por una o varias mujeres con conocimientos de distintos temas desde la perspectiva feminista.

El Colectivo de Mujeres de Boston escribió y editó el libro "Nuestros cuerpos, nuestras vidas". El proceso de elaboración y los contenidos de este libro ilustran muchas de las ideas desarrolladas en este punto. En 1969, tras una conferencia acerca de "las mujeres y sus cuerpos", redactaron un libro que versa fundamentalmente sobre el cuerpo de las mujeres, la maternidad, las relaciones sexuales, la salud y las enfermedades más comunes. El último capítulo trata de la mujer y la salud pública. Desde su saber y su experiencia estas mujeres escriben y difunden un pensamiento crítico con la conceptualización de las mujeres y, sobre todo, de sus cuerpos, por parte, entre otros, de la sanidad y las/los profesionales de la sanidad y proponen información y estrategias concretas a las mujeres de a pie para hacer frente y resolver los problemas que se encuentran. Además, se interesan especialmente por seguir recogiendo testimonios, experiencias y reflexiones que van incorporando a las nuevas ediciones del libro.

Metodología para trabajar con mujeres en Promoción de la Salud.

Debe posibilitar el desarrollo de las capacidades y habilidades tanto para el cambio personal como para la participación en los procesos sociales y en los lugares donde se toman las decisiones políticas que tienen repercusiones en la salud.

Necesita una educación para la salud basada en la construcción de un contenido temático que parta de las experiencias de las mujeres y de sus conocimientos y expectativas y que, junto a las aportaciones científicas de las y los profesionales, permita un crecimiento simultáneo y la búsqueda de soluciones conjuntas ajustadas a la realidad cambiante.

Los métodos más adecuados son aquellos que permiten la escucha, el desarrollo de la capacidad crítica, el aprendizaje significativo, el desarrollo de habilidades y el afianzamiento de la autoestima.

Esta metodología implica también un cambio personal como profesionales en el papel que se desarrolla en el punto de reorientación de los servicios sanitarios.

9.4. Reforzar la acción comunitaria

En la Promoción de la Salud la comunidad es considerada como una fuente de información, como un nivel de decisión o como un recurso para la ejecución de acciones, por ello la participación debe darse en todos los ámbitos. Estos incluyen la definición de los problemas de salud, la toma de decisiones, la evaluación y la investigación.

La articulación de la participación comunitaria se establece de manera informal a través de los grupos de autoayuda, de ayuda mutua y de las asociaciones de mujeres, mientras que la participación formal en el Sistema Nacional de Salud se regula en la Ley General de Sanidad de 1986 (Art. 5º, Cap.1, título 1º).

El Sistema Nacional de Salud del estado español prevé la participación ciudadana sobre todo en la Atención Primaria de Salud (APS). La atención primaria ha asignado un papel importante a la participación comunitaria basándose no sólo en las recomendaciones de Ottawa, sino también en la Declaración de Alma Ata (Conferencia celebrada en la ciudad de Alma Ata en 1978 donde se sientan las bases de la atención primaria de salud).

Los mecanismos más importantes de participación son: los Consejos de Salud, contactos con asociaciones, relaciones con otros sectores sociales, contactos con redes sociales y líderes comunitarios, creación de grupos de apoyo y agentes comunitarios en salud (por ejemplo el programa PAJES).

Otros mecanismos de participación más relacionados con la garantía de calidad orientada a mejorar la atención a la usuaria/o, serían las encuestas de satisfacción, los sistemas de reclamaciones y sugerencias, los estudios de mercados y los protocolos de las relaciones públicas.

Las propuestas de acción sugeridas en relación con el enfoque de género y el difícil acceso de las mujeres a los ámbitos de toma de decisiones:

- Caminar hacia la paridad en los consejos de salud.
- Garantizar que las asociaciones de mujeres de ámbito local estén representadas en las mismas.

Las asociaciones de mujeres participan en la mejora de su salud y reclaman medidas:

- A los distintos organismos públicos. La implantación de medidas encaminadas a evitar el estrés y la fatiga de las mujeres por sus cargas familiares (guarderías, centros de día para personas mayores...) y la presión para eliminar de los lugares públicos los carteles o pósters que sean vejatorios para la mujer.
- A nivel social y comunitario. El impulso de políticas de acción positivas favoreciendo la reorganización del trabajo en el ámbito público y privado y la presión para la creación de una cultura de tolerancia cero a la violencia.

9.5. Reorientar los servicios de salud

Una de las nuevas responsabilidades de los servicios sanitarios será el actuar como estimuladores de otros sectores sociales para intervenir en la salud pública.

Nos referiremos en este apartado a los cambios en el rol de las y los profesionales de la salud, a la capacidad de las instituciones para introducir cambios y a la garantía de la equidad en la reforma del sector de la salud.

9.5.1. En relación con los cambios en el rol de las y de los profesionales

Estos deben hacerse conocer desde el enfoque de género y necesitan del desarrollo y aprendizaje de una serie de aspectos que les permitan el desarrollo de relaciones simétricas con las y los usuarios. Para ello, es necesario:

- Despojarse de actitudes paternalistas.
- Desprenderse de los estereotipos de género.
- Estimular a las mujeres para que definan y persigan sus propios fines.
- Aprender a escuchar y desarrollar actitud empática.
- Combatir el sexismo y la discriminación de ciertos colectivos de mujeres como las mujeres gitanas, lesbianas o inmigrantes.
- Evitar la medicalización de aspectos cotidianos de la vida de las mujeres.
- Valorar y ayudar en la puesta en marcha de las sugerencias de las asociaciones de mujeres relacionadas con la salud.

9.5.2. En cuanto a la capacidad de las instituciones para introducir cambios

Por lo general la capacidad de cambio de las instituciones está en manos fundamentalmente de las y los directivos de la gestión de los servicios.

Si se quieren reorientar los servicios sanitarios es necesario definir un plan que permita conocer una serie de puntos (Mazarrasa Lucía, 2001):

Se debe considerar cómo se distribuye el poder para la toma de decisiones en la organización y la presencia y posición de mujeres y hombres (oportunidad de acceso a los puestos de poder) y conocer cuáles son las fuentes de poder y su sensibilidad al género. De ahí surgen una serie de conceptos:

- Sensibilidad de género: Promovida activamente por políticas de igualdad de oportunidades.
- Insensibilidad de género: La desigualdad entre hombres y mujeres se atribuye al dinero o a las habilidades personales sin considerar el género.
- Invisibilidad de género: Se trata a hombres y mujeres igual sin tener en cuenta la situación de partida desigual de las mujeres.

Se deben establecer alianzas con las personas de la institución más sensibles al género. Tras analizar la situación con respecto a la sensibilidad de género se harán propuestas concretas encaminadas a ir superando los obstáculos de género identificados.

9.5.3. En cuanto a garantizar la equidad en el sector de la salud

No es posible hablar de reorientación de los servicios sanitarios sin contemplar la garantía de la equidad en la salud. La equidad constituye un imperativo de carácter ético asociado con principios de justicia social y derechos humanos. Comprende la eliminación de las disparidades evitables en la salud y sus determinantes entre grupos humanos con distintos grados de privilegio social.

La equidad de género en la salud debe entenderse como la eliminación de disparidades innecesarias, evitables e injustas entre mujeres y hombres que se asocian con desventajas sistemáticas en el contexto socioeconómico.

Dichas desventajas generan inequidad en la salud, cuyas principales dimensiones se destacan a continuación (Gómez Elsa, 2002):

9.5.3.1. El estado de salud

La desventaja de supervivencia no equivale necesariamente a una mejor salud (las mujeres tienen mayor morbilidad, mayor prevalencia de enfermedades crónicas e incidencia de trastornos agudos y niveles más altos de discapacidad).

Las causas evitables de enfermedad y muerte son distintas entre mujeres y hombres.

La pobreza afecta desproporcionadamente a la salud y supervivencia de las mujeres.

9.5.3.2. El acceso a la atención en salud, el mito de la hiperdemanda

La pobreza restringe desproporcionadamente el acceso de las mujeres a los servicios de salud.

Las mujeres tienen mayor necesidad de servicios de salud que los hombres debido a su rol biológico de reproducción, pero también debido a su más alta morbilidad y mayor longevidad.

9.5.3.3. Financiación de la atención

Menor independencia económica de las mujeres en todos los países.

9.5.3.4. Distribución desigual de las responsabilidades y del poder en la toma de decisiones en relación con la salud

Las mujeres representan una porción mayoritaria de la fuerza laboral en el sector salud (80% del total) pero se encuentran en una posición de desventaja sistemática dentro del sistema de salud (en los niveles más bajos de remuneración y prestigio dentro del sector formal de la salud).

Las mujeres son las principales gestoras y proveedoras de atención dentro de la familia y la comunidad, y desempeñan sin remuneración los trabajos informales de promoción y atención de la salud en la familia y la comunidad, pero están subrepresentadas en las estructuras de poder locales y nacionales que definen las prioridades y asignan recursos para la salud.

El trabajo doméstico no reconocido ni compartido constituye una carga de trabajo adicional para las mujeres y una exposición a riesgos laborales específicos dentro del hogar. Por ejemplo, los accidentes domésticos (quemaduras, caídas...) y actualmente en estudio, la influencia de los xenoestrógenos (algunos productos químicos como los insecticidas y limpiadores) en el cáncer de mama.

No se puede obviar, aunque sea de manera somera, las consecuencias de la Reforma del Sector Salud (RSS) que ya se está llevando a cabo en países de África, América Latina y El Caribe.

Las Reformas del Sector de la Salud contemplan la reestructuración de la gestión de recursos y la ampliación de las opciones de financiación de la salud con la participación del sector privado. La Organización de Promoción de la Salud ha alertado de las consecuencias que estas medidas están teniendo y pueden tener en un futuro.

Como indica Elsa Gómez en su artículo "Equidad, género y reforma de las políticas de salud en América Latina y el Caribe" del año 2000, la reestructuración de la gestión de recursos supone una reducción en los mismos. Esta reducción afecta a la carga informal en atención que recae de nuevo sobre las mujeres (por ejemplo, la reducción de las estancias hospitalarias de las intervenciones quirúrgicas aumenta el tiempo que las mujeres tienen que dedicar al cuidado de las personas enfermas convalecientes).

Respecto a la participación del sector privado, no existen normas claras que fijen la provisión de servicios por parte del mismo, ni en el tema de la salud reproductiva, ni en el tema de los servicios preventivos. Tampoco refieren dichos servicios privados cómo van a contribuir a la consecución de los objetivos fundamentales de la salud pública. También es importante apuntar que la capacidad real de pago y acceso a los servicios es menor entre las mujeres por sus mayores índices de pobreza y por su menor accesibilidad al mercado laboral (por ejemplo, el embarazo interrumpe la historia laboral y dificulta la acumulación del tiempo requerido para asegurar la salud en la jubilación).

10. PROPUESTAS PARA LA ACCIÓN

Dentro de las líneas estratégicas de intervención sobre la salud de las mujeres con enfoque de género, se deben contemplan al menos estos tres aspectos fundamentales para los que se aportan estas propuestas de acción.

10.1. Formación e investigación

Para incorporar e impulsar el cambio en el rol de las y los profesionales de la salud es imprescindible que la perspectiva de género impregne el campo de la formación, desarrollando con acciones positivas y progresivas que contribuyan a generar debate crítico sobre la enseñanza actual de las ciencias de la salud

Dado el peso que la formación pregrado tiene en el ejercicio posterior de las y los profesionales, se propone la incorporación del análisis de género en las materias propias de las ciencias de la salud. Adicionalmente en lo que respecta a la formación postgrado y formación continuada se debe actuar del mismo modo. En este sentido existen iniciativas en diferentes universidades españolas que desde determinados organismos potencian la profundización en el conocimiento de género en relación con las diferentes disciplinas impartidas. Como ejemplo podemos citar los Institutos Universitarios de estudios feministas o la cátedra de género de algunas universidades.

Los lugares de gestión de los servicios de salud deben asumir las actividades de formación e impartir cursos con contenidos de género y salud, de corta duración o para formación postgrado y formación continuada .

En cuanto a la investigación no existen suficientes fuentes fiables de datos tanto cuantitativos como cualitativos que permitan analizar la influencia del género en la salud. Es necesario por lo tanto avanzar en una nueva metodología y epidemiología que permita aportar nuevos datos y más fiables en torno a los sesgos de género en la salud.

La epidemiología con enfoque feminista (Inhorn Marcia & Whittle Lisa, 2001) propone la superación de los prejuicios en: la producción de conocimientos por parte de las mujeres (considerados por parte de muchos grupos de epidemiólogos como menos "científicos" que los producidos por los varones).

La reducción biologicista de las mujeres a su papel exclusivo de reproductoras. La descontextualización y despolitización de los riesgos en la salud de las mujeres.

Y la propuesta de:

Trabajar con los grupos de mujeres con proyectos amplios de investigación - participación-acción que superen el exclusivo enfoque biomédico de muchos estudios referidos a la salud de las mujeres.

La generación de nuevos indicadores y variables de género y la difusión y aplicación en los estudios de salud de las mujeres. La revisión e identificación en los estudios clásicos de los sesgos de género y la realización de nuevos estudios si estos quedan invalidados.

La necesidad de promover y financiar, a través de fondos públicos, este tipo de estudios por parte de la administración.

10.2. Programas de salud

El nivel de profundización en la identificación de los problemas desde la perspectiva de género ha permitido reorientar los programas e identificar sesgos.

Aunque algunos programas tienen un enfoque de género en mayor o menor medida se apuntan algunas reflexiones en relación a ellos.

Se observa, que aunque es positivo que los contenidos de los programas dirigidos a las mujeres recojan una concepción holística de la salud, centrándose en múltiples aspectos de la vida (autoestima, sexualidad, tiempo libre...), sin embargo, en muchos grupos de mujeres se suele hacer hincapié casi exclusivamente en los conflictos familiares y el papel de las mujeres en los mismos, pero no siempre enfatizando lo suficiente en la necesidad de cuestionar ese papel. Se puede volver a caer en la reducción de las mujeres a su rol de cuidadoras descuidando otras facetas de su vida (trabajo e ingresos propios, problemas emocionales no relacionados con la familia...).

Por otra parte, se pone de manifiesto que los programas se dirigen fundamentalmente a mujeres en edad media y que trabajan en casa, y pueden quedar descuidadas otras edades, por ejemplo las adolescentes o las mujeres ancianas. También, en ocasiones, se cae en la excesiva "psicologización" de las condiciones de salud de las mujeres y quedan en un segundo plano lecturas más sociales.

Por lo tanto, como propuesta de acción se plantea (Esteban Mari Luz, 2001) la necesidad de programas más generales, que contemplen el efecto sobre la salud de la integración de las mujeres en el trabajo asalariado y su participación como iguales en todos los niveles de la sociedad.

Con relación a la planificación de las intervenciones se deben tener en cuenta las siguientes cuestiones.

- Definir mejor los colectivos y objetivos dirigidos al trabajo con las mujeres.
- No centrarse exclusivamente en el trabajo con mujeres.

- Reflexionar sobre cómo implicar a los hombres y ensayar iniciativas completas.
- Priorizar el trabajo con sanitarias/os frente al dirigido a usuarias.
- Coordinarse con otros sectores de la sociedad y de la administración.

10.3. Equidad en salud y reformas del sector de la salud (RSS)

Con el fin de buscar la incorporación de la equidad de género en los procesos de RSS, se propuso una estrategia pluralista por parte de la Organización Panamericana de la Salud (Gómez Elsa, 2000) que puede ser válida también para la Unión Europea y que incluye los siguientes componentes básicos.

Mejora de la disponibilidad y calidad de la información rutinaria sobre salud y sus determinantes y desagregación de esta información por sexo, edad y clase social.

Análisis de las desigualdades existentes entre mujeres y hombres en la producción y el consumo de salud, enfatizando las diferencias en materia de necesidades, riesgos, contribuciones, acceso y poder sobre los recursos para la salud.

Transmisión focalizada de esta información con miras a orientar la formulación de políticas en los niveles de decisión y planificación y a "empoderar" los grupos implicados de la sociedad civil.

Fomento de la participación activa (voz y capacidad de decisión) de los grupos más desfavorecidos y particularmente de las mujeres.

Estímulo y apoyo a un trabajo intersectorial que responda a los determinantes sociales de la equidad en salud y que involucre a los distintos sectores del gobierno y los grupos de las sociedades civiles que defienden la equidad de género.

Así mismo se propone los siguientes tres puntos para la acción enfocados a distintos niveles de intervención:

A gran escala:

- Evaluación del equilibrio de género en el personal que ocupa los puestos clave de poder estratégico y económico.
- Valoración de la capacidad institucional para la planificación desde la perspectiva de género.

A mediana escala:

- Valoración del equilibrio entre hombres y mujeres en el empleo dentro del sector de la salud.
- Identificación de los grupos involucrados en la negociación garantizando que la voz de las mujeres esté representada.
- Valoración con perspectiva de género de las diferencias de acceso a los servicios según género.

A pequeña escala:

- Análisis del acceso a los recursos y a la toma de decisiones en el seno de las familias, valorando si en ellas el acceso a los recursos se encuentra limitado por razones de género.

Los programas de salud que contemplan el enfoque de género tienen una relación coste /efectividad mayor que los que no la consideran. Las inequidades sólo pueden ser transformadas cuando se hacen visibles y se actúa para eliminarlas.

Incorporar la perspectiva de género en los procesos de reforma es un reto ético y político impostergable que nos asegurará tener sociedades más justas y saludables.

11. INTEGRACIÓN DE LA PERSPECTIVA DE GÉNERO EN LAS ACTUACIONES DE PROMOCIÓN DE LA SALUD CON LAS PERSONAS MAYORES

Para las mujeres la promoción de su salud pasa por hacerles llegar herramientas de autoconocimiento, información y participación respecto a su salud y la de la comunidad. Supone restituir a las mujeres su derecho a la salud articulado a través de unos derechos que han sido progresivamente alineados por los poderes religiosos, políticos y médicos:

- Derecho a decidir sobre su cuerpo.
- Derecho a su sexualidad y sensualidad.
- Derecho al propio deseo.
- Derecho a ser o no ser madre.
- Derecho a participar en las decisiones relacionadas con su salud.
- Derecho a participar en la organización de los servicios de salud.
- Derecho a acceder a los recursos de salud.

Se pretende con este caso identificar las claves que desde la perspectiva de género es preciso considerar para la elaboración de programas y/o intervenciones que persigan mejorar la salud de las personas mayores.

El envejecimiento de la población en nuestra sociedad hace que un número cada vez más amplio de personas mayores pueda vivir de forma independiente y activa. El aumento de los años de vida lleva consigo la necesidad de reducir las discapacidades y mejorar la calidad de vida de las personas que componen este colectivo.

A pesar de que los modelos culturales para comprender la vejez están cambiando, en base a esta expectativa de vida, todavía se mantienen imágenes estereotipadas y peyorativas, como por ejemplo que son improductivos y que tienen mala salud.

Esta imagen social negativa y el desproporcionado valor que se atribuye al hecho de ser joven, contrasta con la vivencia positiva de muchas personas mayores que manifiestan ganas de vivir, autonomía y gran capacidad para disfrutar y seguir participando activamente en la sociedad. Estos contrastes se reflejan en la divergencia entre la concepción de salud que posee el sistema sanitario respecto a las personas mayores y la que poseen ellas mismas, hecho que en ocasiones contribuye a una intervención excesivamente medicalizada.

Al analizar los problemas de salud de las personas mayores desde la perspectiva de género se puede observar que se reproducen los estereotipos patriarcales que les asignan a las mujeres los roles vinculados al espacio privado y a los hombres el espacio público.

Los datos indican que el colectivo de personas mayores es económicamente frágil y vulnerable, especialmente las mujeres, ya que se agudizan las desigualdades debido fundamentalmente a que han realizado un trabajo no asalariado en el hogar que no les permitió disponer de una remuneración previa ni les permite actualmente disfrutar de una pensión digna. Este fenómeno de la "feminización de la pobreza" se manifiesta más, si cabe, en las mujeres ancianas y sobre todo en las viudas.

Enfoque

Es necesario comprender que la concepción de la salud en las personas mayores difiere de la que predomina socialmente que corresponde más a la concepción de la población joven.

Considerar que también en estas edades existen estereotipos que mantienen los roles de género, del que están impregnados la sociedad, las y los profesionales y el propio colectivo.

La situación de desigualdad histórica de las mujeres se manifiesta en la discriminación económica que sufren y que es especialmente visible en las mujeres de edad avanzada.

Problemas

El sistema sanitario sigue contemplando a las mujeres en relación con su función reproductora, olvidándose de las patologías predominantes en esta etapa de la vida (enfermedades cardiovasculares, fracturas, demencias...).

Las mujeres mayores han sido "cuidadoras" sin contrapartida y sin reconocimiento social. Pocas de ellas tienen una pensión propia, hecho éste que puede limitar su independencia y su ocio. Además, su rol de "cuidadoras" ha supuesto una disminución de su estado de bienestar.

Debido al envejecimiento de la población y al aumento de la esperanza de vida, de nuevo las mujeres más jóvenes entre las mayores (65 a 75 años) están ejerciendo funciones de cuidado a otras personas ancianas, familiares con enfermedades y/o a sus nietas y nietos.

Meta

Disminuir las discapacidades e incrementar la calidad de vida mediante la reducción de las desigualdades entre mujeres y hombres respecto a la salud, y el apoyo de los procesos sociales que revaloricen la vejez, en especial de las mujeres.

Objetivos

Favorecer una construcción positiva del proceso de envejecimiento de las mujeres y de los hombres.

Promover estilos de vida saludables en las personas mayores, fundamentalmente las mujeres, basándose en los que este colectivo reconoce como tales.

Dotar a las personas mayores de habilidades para el autocuidado.

Mejorar la calidad de la atención sanitaria a las ancianas y ancianos teniendo en cuenta sus características peculiares.

Soluciones

Promover la visibilización y revalorización de las personas mayores como personas activas y útiles, especialmente de las mujeres.

Favorecer en las y los profesionales sanitarios el desarrollo de actitudes positivas y respetuosas con las mujeres mayores.

Evitar la focalización de la atención en relación a los problemas con el aparato reproductor, contemplando también otros aspectos de la morbilidad propia de estas edades.

Evitar la medicalización de los cambios "esperables" en las funciones físicas y mentales del proceso de envejecimiento y concentrar los esfuerzos en el aumento en la calidad de vida.

Eliminar el encarnizamiento diagnóstico y terapéutico en las etapas finales de las personas mayores y en el proceso de morir.

Desarrollar estrategias que superen la asignación de roles de género en las personas mayores, favoreciendo la implicación de los hombres en las tareas del ámbito doméstico y la participación de las mujeres en actividades del espacio público.

Estrategias

Sobre el desarrollo de políticas saludables:

- Establecimiento de un sistema de pensiones que reconozca el trabajo no remunerado que desempeñan las mujeres en el hogar.
- Asignación de una dotación presupuestaria que contemple el pago de pensiones igualitarias a hombres y mujeres.
- Políticas sociales que permitan a las personas mayores disfrutar de una calidad de vida óptima y que articulen el cuidado de las más ancianas (> 80 años).

Para el desarrollo de habilidades:

- Desarrollar acciones que permitan asumir y aceptar de manera positiva los cambios físicos, psíquicos y acontecimientos vitales, potenciando una disposición activa ante el proceso de envejecimiento.

- Apoyar el aprendizaje de habilidades para cuidarse emocionalmente y para establecer relaciones sociales.
- Facilitar el aprendizaje de estrategias personales para disfrutar del ocio y del tiempo libre.
- Apoyar también la adquisición de conocimientos relacionados con estilos de vida saludables y de autocuidados (dieta saludable, práctica de actividad física adecuada a sus necesidades, control de la incontinencia urinaria en las mujeres, ...).

Para la reorientación de los servicios sanitarios:

- Llevar a cabo programas de formación con enfoque de género para las y los profesionales de la salud que contemple este grupo de edad.
- Promover la realización de estudios de investigación que incluyan a mujeres que experimentan un envejecimiento fisiológico y que valoren los efectos de los estereotipos de las y los profesionales en los cuidados de la salud.
- Realizar estudios cualitativos que reflejen la experiencia y la subjetividad en torno al proceso de envejecimiento.
- Diseño de programas de promoción de la salud para aumentar el empoderamiento de las personas mayores (en especial de las mujeres) y la calidad de vida.
- Coordinación multisectorial, especialmente con los servicios sociales, dado que muchos de los problemas de salud en este grupo de población están íntimamente ligados a las condiciones socioeconómicas en las que vive.

Para la participación comunitaria:

- Favorecer la participación de las mujeres mayores en el proceso de definición de los problemas, toma de decisiones y evaluación.
- Promover el asociacionismo de las personas mayores en su entorno inmediato como forma de potenciar su sociabilidad.
- Impulsar y/o apoyar a las asociaciones de personas mayores en ámbitos locales.

Para el desarrollo de entornos saludables:

- Favorecer una visión positiva y enriquecedora de la vejez y el proceso de envejecimiento de mujeres y hombres desde la educación en las escuelas hasta los medios de comunicación social.
- Promover la creación de espacios en los barrios para la comunicación entre las personas mayores y para la participación de las mismas en las tareas comunitarias.
- Eliminación en los lugares públicos de barreras arquitectónicas que impiden la realización de actividades y desplazamientos de las personas mayores.

12. LA PERSPECTIVA DE LA MATERNIDAD CONTEMPLADA EN EL MARCO DE LOS DERECHOS SEXUALES Y REPRODUCTIVOS DE LAS MUJERES

"Los derechos humanos de las mujeres incluyen su derecho a ejercer el control y decidir libre y responsablemente sobre las cuestiones relativas a su sexualidad, incluida su salud sexual y su salud reproductiva libres de coacción, discriminación y violencia"11. Si no se recogen estos derechos en el diseño y aplicación de las políticas, programas y servicios públicos, la concepción social de la maternidad seguirá respondiendo al modelo androcéntrico que supone una gran opresión para muchas mujeres.

Puesto que en esta concepción la maternidad es el paradigma de la feminidad, es una de las circunstancias de la vida de las mujeres donde se pueden concentrar las mayores desigualdades y por ello uno de los ejemplos en los que se puede visibilizar fácilmente la importancia de aplicar un enfoque integrado de género.

Como recoge Alexandra Bocchetti en su libro "Lo que quiere una mujer", "a las mujeres el orden simbólico dado nos presenta los sentimientos de amor materno como naturales. Una consecuencia de ello son las dudas y los sufrimientos que asaltan a toda mujer que no consigue verse a sí misma dentro de ese modelo. Pero peor que eso es lo que nuestra cultura ignora de la maternidad y que sólo las mujeres pueden decir, interrogando su propia experiencia".

Así pues, el análisis de la maternidad desde la Perspectiva de Género va a permitir desvelar que muchos de los malestares que sienten algunas mujeres están asociados con la divergencia entre lo que ellas piensan o sienten y el ideal de madre socialmente aceptado.

En la cultura occidental la maternidad se concibe como la función esencial de las mujeres, quienes tendrían una "predisposición especial" (genéticamente determinada) para la maternidad y para todo lo que de ello se deriva, es decir la crianza de las hijas y los hijos y por extensión de los "otros" (personas ancianas o enfermas, y otras personas que lo necesiten). La antropología social viene a desmentir tales afirmaciones, mostrando que la maternidad no es un proceso natural, sino una construcción cultural con un papel preponderante en la perpetuación de las relaciones de desigualdad entre los sexos. Por ejemplo, la maternidad hace que las mujeres se dediquen a cuidar de las hijas y los hijos renunciando a otros proyectos personales y profesionales en sus vidas.

Enfoque

La maternidad debe ser abordada en el marco de los derechos sexuales y reproductivos de las mujeres. Es decir, facilitando que las mujeres disfruten de "una vida sexual satisfactoria y sin riesgos, de la capacidad de reproducirse y de la libertad para decidir hacerlo o no, cuándo y con qué frecuencia".

Es preciso enfatizar que el hecho de tener una hija/o no convierte a la mujer en la madre que condensa los valores de la sociedad patriarcal (abnegación, entrega sin límites, capacidad de sufrimiento y sacrificio, etc.); que existen diversas expresiones de la maternidad responsable, todas ellas igualmente válidas, y que la circunstancia de ser madre sólo expresa una faceta de la vida de las mujeres.

Tradicionalmente sólo se presentan los aspectos más "amables" de la maternidad, silenciando las repercusiones negativas que tiene para las mujeres en los ámbitos físico, psicológico y social. Lo que hace necesario una aproximación crítica que evidencie la problemática que la maternidad genera a las mujeres jóvenes en la sociedad actual.

Problemas

Falta de reconocimiento de los derechos de las mujeres a una salud sexual y a una salud reproductiva, que se traduce en una falta de accesibilidad a determinadas prestaciones y servicios (anticoncepción incluida la de emergencia, interrupción voluntaria del embarazo, atención medicalizada de procesos fisiológicos).

La asimilación de la condición de ser madre con la de realizarse como mujer genera diferentes conflictos internos en aquellas mujeres que por uno u otro motivo no acceden a la maternidad.

Mitificación de la maternidad por parte de la sociedad.

Existencia de estereotipos en torno al embarazo, las mujeres embarazadas y sus parejas (instinto maternal, entrega absoluta a la hija/o, felicidad plena).

No reconocer la dificultad que tienen las mujeres para decidir sobre la futura maternidad (renuncia a la vida laboral, trabajos precarios, dificultad de compatibilizar los diferentes roles).

Programas y servicios sanitarios paternalistas que trabajan principalmente con la dimensión física del cuerpo de la mujer, no considerando la subjetividad, lo que sitúa a la mujer en un sujeto pasivo de su embarazo.

Maternidad prematura, que además de los riesgos físicos y psicológicos que entraña, limita las oportunidades educativas y laborales.

Meta

Crear las condiciones que permitan decidir y desarrollar de forma autónoma una maternidad responsable, saludable y segura.

Objetivos

Desarrollar modelos sociales que permitan elegir diferentes opciones de maternidad.

Dotar de nuevos significados al proceso de la maternidad.

Crear las condiciones para que las personas puedan decidir sobre su salud sexual y su salud reproductiva (anticoncepción, maternidad/paternidad, etc.).

Soluciones

Reconocer el derecho a decidir de las mujeres y aceptar los derechos legales de las mismas, garantizando la equidad y accesibilidad a servicios sanitarios que atiendan las necesidades de las mujeres evitando actitudes discriminatorias.

Cambiar la mirada androcéntrica en lo que respecta a la maternidad y a la concepción del cuerpo de la mujer, trasladando al debate social la disyuntiva a la que se enfrenta cada mujer en el ámbito privado cuando tiene que elegir entre dos opciones excluyentes, ser madre o ser "persona".

Considerar la maternidad como situación de riesgo en os colectivos vulnerables como por ejemplo, las mujeres jóvenes, las mujeres de otras etnias y culturas, las mujeres en situación de violencia y las mujeres excluidas socialmente.

Autovigilancia de las y los profesionales para no transmitir estereotipos (responsabilidad femenina en los cuidados, asunción de las "capacidades naturales" de la mujer para ejercer el papel de madre,...).

Visibilizar la corresponsabilidad y subjetividad masculina en el reconocimiento de los derechos sexuales de las mujeres.

Proporcionar servicios y prestaciones que promuevan la salud sexual y la salud reproductiva orientados a prevenir los embarazos no deseados y los abortos.

Estrategias

Sobre el desarrollo de políticas saludables:

- Desarrollo de una política pública de salud sexual y salud reproductiva que permita la equidad en el acceso a la información y la educación sexual, así como a una contracepción libre y segura que preserve el derecho de la mujer a decidir sobre su propia maternidad Implementación, seguimiento y evaluación de políticas públicas que garanticen la equidad en el medio laboral entre mujeres y hombres.
- Desarrollo de políticas públicas que proporcionen el apoyo social necesario para que las mujeres que opten por la maternidad no se vean obligadas a renunciar a otros proyectos vitales igualmente importantes.
- Avanzar en el desarrollo y aplicación de una legislación que favorezca la corresponsabilidad en las actividades derivadas de la crianza de las hijas e hijos.
- Implementar en el marco de los programas educativos medidas activas de coeducación que reconozcan la salud afectivo-sexual y la salud reproductiva como un derecho de mujeres y hombres.

Para el desarrollo de habilidades personales:

- Facilitar espacios para la reflexión acerca del cumplimiento del mandato de género y de las expectativas sociales que se depositan en la maternidad y que, en ocasiones pueden ser causa de ansiedad y depresión. Muchas mujeres se sienten culpables por experimentar sentimientos negativos y/o contradictorios con relación a lo que se espera de ellas.
- Implementar programas de educación sexual que permitan a las y los jóvenes desarrollar y mantener relaciones personales basadas en el respeto y la corresponsabilidad, desmontando los estereotipos de género sobre sexualidad (amor romántico por parte de las mujeres frente al interés por el sexo de los varones, etc.).

- Estas habilidades cobran especial relevancia cuando la maternidad se produce en situaciones de mayor vulnerabilidad (recursos personales limitados, escasez de recursos económicos, dificultad de acceso a los servicios), como ocurre con las mujeres adolescentes y jóvenes pertenecientes a otras etnias y culturas, en riesgo de exclusión social o víctimas de la violencia.

Para la reorientación de los servicios sanitarios:

- Generar una cultura profesional que promueva la atención a las mujeres desde el enfoque integrado de género, lo que implica identificar y asumir las necesidades psicosociales y sanitarias de las mujeres embarazadas o no, más allá de su responsabilidad para preservar la salud de la futura hija o hijo.
- Formación de las y los profesionales para abordar los retos que plantea la atención a la salud sexual y salud reproductiva efectiva y de calidad, tendente a transformar las actitudes y prácticas sexistas y discriminatorias, favoreciendo actitudes de respeto y no sancionadoras con las decisiones que adopten las mujeres, como por ejemplo, la utilización o no de anticonceptivos, la decisión de interrumpir el embarazo en los supuestos que contempla la ley, o la elección de lactancia artificial frente a la natural.
- Profundizar en el conocimiento a través de los sistemas de información incorporando nuevos indicadores que permitan orientar la toma de decisiones en materia de salud sexual y salud reproductiva. Para ello se deben utilizar diferentes metodologías que permitan investigar también la dimensión subjetiva a ellas vinculada, por ejemplo: la vivencia de la sexualidad, las relaciones de poder existentes en los diferentes patrones reproductivos, los significados de la maternidad y paternidad, etc.
- Garantizar el "derecho a una información objetiva y de calidad, el acceso a métodos de planificación familiar que sean seguros, eficaces, asequibles y aceptables, y el derecho a recibir servicios adecuados de atención a la salud que faciliten a las mujeres embarazos y partos sin riesgos" 12, priorizando a los colectivos que más lo necesitan. Por ejemplo, los programas de prevención de embarazos con frecuencia no captan a los colectivos de mayor riesgo, como sucede con las mujeres inmigrantes y con pocos recursos que de forma reiterada solicitan interrumpir su embarazo.

De participación comunitaria:

- Integrar a las mujeres jóvenes en la planificación de los servicios y sus prestaciones a través de los cauces institucionales de participación (consejos de salud, asociaciones de mujeres, grupos organizados específicos de esta materia, ...).
- Integrar a las y los adolescentes en la planificación de consultas jóvenes para facilitar una mayor aceptación de estos servicios.

Para el desarrollo de entornos saludables:

- Disponer de recursos sociales accesibles y equitativos para el cuidado de las hijas y los hijos (guarderías, casas de infancia, escuelas infantiles, etc.).
- Trabajar con la comunidad para eliminar las actitudes intolerantes hacia las mujeres que rompen los esquemas mayoritariamente aceptados por la sociedad.

Hay diversos cursos de formación de los profesionales sociosanitarios con perspectiva de género:

- Curso "La salud y el género" en la CC.AA. Asturias.
- Curso de formación de formadoras en salud y género (Cataluña).
- La experiencia de América Latina.
- La experiencia de grupos psicosociales en Andalucía, un grupo de mujeres de Granada en centros de AP "hiperfrecuentadoras" con síntomas diversos que expresaban libremente sus conflictos en relación con la salud. Disminuyeron las consultas médicas.

Dar voz a las mujeres:

- Programa "Tiempo propio" en Asturias.
- "Abuelas, madres e hijas", proyecto de comunicación intergeneracional y empoderamiento de las mujeres (Córdoba) para reflexionar sobre temas amplios como salud, trabajo, amor, maternidad o visibilidad social.
- Interacción entre asociaciones de mujeres e instituciones para detectar las necesidades y diseminar las campañas públicas.
- Redes de mujeres y salud:

  Impulsada por el CAPS (Red de Mujeres Profesionales de la Salud) de ámbito estatal multidisciplinar para facilitar el conocimiento mutuo, intercambiar experiencias y formar equipos de trabajo. Funciona a través de correo electrónico, con una jornada / seminario de autoformación anual y conectadas en un foro.

  Hay diversas asociaciones de mujeres (pro-lactancia, salud laboral, mujer y Sida…) en distintas comunidades que establecen enlaces entre las ciudadanas y las instituciones públicas estatales, autonómicas o locales.
- La revista MyS (Mujeres y Salus):

  Los grupos de promotoras de salud

  La revista es editada por el CAPS en la que se exponen conocimientos y experiencias de los diversos grupos. También existen complicidades de asociaciones y grupos de mujeres que comentan artículos como método de formación y debate y las publican en la misma revista o revistas locales de los municipios, las radios o televisiones locales.

Coordinar la educación sanitaria y la promoción de la salud desde el municipio. Los consejos de salud y la participación ciudadana

Desde el año 2000 se han establecido planes locales de cooperación en los centros de AP de muchos municipios con las áreas de bienestar y con los responsables de salud pública. La participación ciudadana es un proyecto en construcción que recogerán mejor las necesidades de la población.

Se han constituido consejos de salud donde participan profesionales, gestores, representantes de los municipios y de la ciudadanía.

Debe realizarse una restructuración de la organización sanitaria con una mirada de género para evitar los sesgos y potenciar que sean visibles las diferencias y realizar un correcto diagnóstico diferencial de las enfermedades y carencias, estableciendo nuevos canales de participación para la ciudadanía en los consejos ciudadanos de salud y en una nueva relación terapéutica.

Según el libro Hipatia si la relación terapéutica es eficaz hay un conocimiento nuevo percibido así por ambas partes. Con mayor protagonismo de la ciudadanía en su propia salud se pueden crear nuevas formas de enfocar los tratamientos, de evaluar los resultados y nuevas formas de participación para acelerar los cambios necesarios en la salud comunitaria.

El infarto agudo de miocardio (IAM) es más frecuente en hombres a todas las edades. Pero la letalidad (muerte entre los casos diagnosticados) es el doble en las mujeres (a los 28 sanitarias de control de los riesgos específicos.

Morbilidad, procesos o necesidades asociadas al ciclo vital

Las necesidades de los sexos son diferentes en cada momento del ciclo vital. Así, adolescencia, juventud y adultez sexualmente activa, maternidad /paternidad, madurez y menopausia… requieren enfoque diferencial de procesos y necesidades. El embarazo, parto y puerperio, son procesos del ciclo vital de las mujeres. Pueden ser fuente de malestar y enfermedad o pueden ser vivencias ricas para el crecimiento personal. La atención socio-sanitaria a estos procesos debe contemplar las necesidades para que el resultado sea saludable y aumente la calidad de vida de las mujeres e hijos/as. Los procesos depresivos en las mujeres pueden estar asociados a las exigencias de este momento del ciclo vital y desaparecer más adelante. Paralelamente, el proceso de paternidad, también del ciclo vital de los hombres, requiere atenciones específicas y diferentes a las de las mujeres. Son diferentes necesidades ligadas inicialmente al sexo y no al género.

Identificar desigualdades de género en el estado de salud

Las diferencias encontradas por sexos pueden también deberse a circunstancias sociales discriminatorias para uno u otro sexo, -como situaciones discriminatorias para las mujeres en el trabajo, en el reparto del trabajo fuera y dentro de casa; en los roles de género desempeñados por hombres y mujeres (los tradicionales, por ejemplo, que imponen a las mujeres la reclusión en el espacio doméstico, con el aislamiento y dependencia que conlleva; o para los hombres, la demostración de logro y fortaleza con el empuje a los riesgos. Son factores sociales de vulnerabilidad de género.

Si existen este tipo de factores discriminatorios por sexos, que son situaciones injustas y evitables, las diferencias encontradas serán desigualdades de género en el estado de salud.

Los trastornos mentales comunes, -depresión, ansiedad y somatizaciones-, son el doble de frecuentes en mujeres que en hombres donde influyen factores psicosociales relacionados, en parte, con el papel de género tradicional, que expone a las mujeres a mayores tensiones (el cuidado, aislamiento, dependencia, situaciones de subordinación, falta de proyecto y tiempo propios...) al tiempo que les resta capacidad de acción y autonomía para modificar su entorno estresante, además de la exposición a violencia de género. Y en parte, debidos a los modelos de transición de género, por acumulación de roles antiguos y nuevos, con la consecuente sobrecarga psicosocial.

Esta diferencia es injusta y evitable produciendo cambios de género-. Es una desigualdad en la forma de enfermar causada por factores psicosociales de vulnerabilidad de género.

La salud percibida es siempre peor para las mujeres a todas las edades y en todos los estratos sociales. No existe justificación biológica para ello, se debe a las condiciones sociales de género en que viven las mujeres y a la percepción y manifestación de sus padecimientos, lo cual está mediatizado por la forma en que están socializadas Es innecesario, injusto y evitable, y desaparecería si se cambiaran esas sujeciones de género, luego es una desigualdad de género en el estado de salud.

Sesgos, desigualdades e inequidades de género en la atención sanitaria

Identificar variabilidad en la demanda a los servicios sanitarios, si los hombres y mujeres consultan de forma diferente por el mismo problema en los distintos escalones de los servicios sanitarios. Y si estas diferencias son debidas a actitudes de las mujeres o de los hombres relacionadas con los modelos de comportamiento de género.

Se sabe que las mujeres acuden más a los servicios de atención primaria y los hombres más a los servicios hospitalarios. Ello es debido, en parte, a actitudes y valoración de las quejas, síntomas y gravedad. Se debe a la socialización que legitima la tendencia a quejarse y pedir ayuda de las mujeres y, sin embargo, no es propio de los hombres la aparente debilidad hasta que no hay enfermedad grave evidente.

Identificar variabilidad en la atención por el sexo de pacientes y sanitarios/as

Identificar si se aprecian diferencias por sexos en la forma en que sanitarios y sanitarias atienden a los y las pacientes, tanto en el esfuerzo diagnóstico como el terapéutico. O si se realizan distintos diagnósticos, a igualdad de síntomas, debidos a estigmatización o desvalorización de uno de los sexos. Todo ello es sesgo de género en la atención.

En las enfermedades cardiovasculares se ha demostrado que se realiza un menor esfuerzo diagnóstico y terapéutico con las mujeres. Son sesgos diagnósticos y terapéuticos de género. Probablemente se deben a estereotipos de género subyacentes que minusvaloran la veracidad y gravedad de las quejas de las mujeres.

Las mujeres padecen anemia ferropénica con mucha mayor frecuencia que los hombres. El hecho se invisibiliza mediante un cambio en el parámetro de normalidad en la analítica, informalmente establecido, descendiendo los valores normales para las mujeres a valores que, sin embargo, son sintomáticos para ellas (fatiga, dolor y cortejo sintomático de la anemia). Se invisibiliza así un factor de morbilidad diferencial y sesga el diagnóstico. El estereotipo activo debe ser el mismo que el anterior, minusvaloración de la queja de las mujeres, minimizar sus dolores y síntomas.

Sugerir estereotipos sociales de género

Tratar de identificar qué estereotipos, sobre todo los que desvalorizan las quejas o la gravedad de las mujeres y las oportunidades de cambio o curación, de género son los que subyacen en agentes de salud y en usuarios/as y que motivan las actitudes que desembocan en sesgos diagnósticos y terapéuticos.

Ante síntomas de fatiga se encuentra que las mujeres se quejan más de fatiga que los varones, pero su posibilidad de ser diagnosticadas de depresión es mucho mayor, que son más frecuentemente diagnosticados de fatiga crónica o ninguna patología; y a igualdad de síntomas anímicos se prescriben más psicofármacos a las mujeres y se les medicaliza más. Este sesgo se interpreta como una manifestación de estereotipos de género que cree más en la queja masculina y menos en las quejas somáticas femeninas, y tiende a diagnosticar a los hombres de un síndrome de apariencia fisiopatológica mejor valorado socialmente, o no considerarlos enfermos, y estigmatiza con más facilidad a las mujeres. Estos sesgos generan inequidades y no prestan los mismos servicios o la misma calidad según el sexo, lo que genera desigualdades en los resultados de salud.

Ejemplo:

El empuje al riesgo y accidentes o el mayor consumo de tóxicos por los varones, por el modelo de masculinidad tradicional basado en la demostración de fortaleza; o la depresión y dolores musculoesqueléticos sin causa orgánica, asociados en muchos casos a la pasividad, aislamiento y falta de autonomía de las mujeres, basada en el rol subordinado tradicional. Hay factores psicosociales que favorecen o predisponen la forma de enfermar o el problema de salud concreto e influyen estereotipos procedentes de modelos sociales de género y en el problema de salud los roles de género, las actitudes de los hombres por valores de identidades y son intercambiables.

Ejemplo: El cáncer de pulmón presenta una fuerte diferencia de incidencia por sexos, es mayor en hombres, quizás debida a condiciones biológicas del sexo en muy pequeña proporción. Pero la mayor prevalencia de consumo de tabaco en hombres es el factor biológico de riesgo principal que explica la diferencia por sexos. Al ver por qué fuman los hombres y por qué fuman más que las mujeres, vemos que los hombres socializados en un modelo de género tradicional, se han movido en el espacio público en el que el consumo de tabaco, junto con el alcohol, ha sido un acompañante de las relaciones entre hombres y de la toma de decisiones; un signo de masculinidad, casi un atributo asociable al poder. Ha sido un signo de los valores tradicionales de la masculinidad. Por ello han fumado y más que las mujeres, para las que sin embargo, el tabaco estaba proscrito en los signos de feminidad tradicional y no se usaba en el espacio doméstico. Estos son factores determinantes de género que sustentan el hábito de fumar en unos y no en otras; por eso la diferencia en prevalencia de tabaquismo también es una diferencia de género; y es una desigualdad de género porque es evitable e injusta. Actualmente, la disminución de fumadores coincide, entre otros factores, con la transición a modelos de masculinidad que ya no valorizan este hábito, sino que empiezan a incorporar el cuidado del cuerpo, además de no estar ya tan vigente la necesidad de signos de poder social. Por los mismos cambios en el modelo social de género, aumentan las fumadoras. Las mujeres empiezan a fumar más, sobre todo a mayor edad y clase social privilegiada, debido a la incorporación al ámbito público y a la asunción de signos de independencia y poder que eran privativos de los hombres. Este análisis de determinantes de género, permite identificar los modelos que potencian las actitudes y conductas de las personas, para diseñar medidas preventivas sensibles a ello.

Estudio Delphi realizado por el CAPS en médicas y psicólogas de Atención Primaria:

1. Se han identificado 151 demandas, motivos de consulta o diagnósticos de mujeres en Atención Primaria, lo que plantea una alta sobrecarga de trabajo en AP.
2. Para médicas y psicólogas existen diagnósticos de origen biológico, psicológico y social, lo que obligará a una atención, detección y tratamiento multidisciplinar.
3. Los tres primeros diagnósticos en los que coinciden todas son: dolor, ansiedad y depresión.
4. El número total de patologías o motivos de consulta agrupados son 87 diferentes en AP, mucho más elevados, diferentes y abigarrados que en la medicina especializada.
5. La alta prevalencia de los diagnósticos de ansiedad en AP no se acompaña de matices ni precisiones en sus diagnósticos pero sí por profesionales de la psicología, que presentan como problemas más prevalentes la dificultad de relación con los demás, los problemas de ámbito social y las dificultades con la sexualidad.
6. Los problemas psicosomáticos son el principal motivo de consulta en cuarto lugar, tanto para médicas como para psicólogas.
7. Se deberá hacer una reflexión para replantear la metodología de atención a la morbilidad en las mujeres en Atención Primaria y los recursos necesarios.

La mayoría de profesionales consultadas señalan la necesidad de recursos para el abordaje de las siguientes patologías o motivos de consulta:

a) Dolores osteomusculares y de articulaciones y dolor muscular generalizado y crónico (por ejemplo, fibromialgia).
b) Conflictos familiares (con la pareja, padres y hermanos, dudas en la educación de los hijos).
c) Falta de apoyo como cuidadoras (de hijos, enfermos, mayores, y especial situación de mujeres emigrantes).
d) Quejas de soledad e «inutilidad», pobreza (mujeres mayores de 70 años).
e) Violencia física y psicológica de la pareja.
f) Trastornos psicosomáticos.
g) Deterioro cognitivo por senilidad.
h) Osteoporosis.
i) Gonartrosis y poliartrosis.
j) Dolor de manos (síndrome del túnel carpiano, tendinitis y quistes sinoviales).
k) Estrés físico y mental.

l) Malestar psicológico, ansiedad y depresión.
m) Cáncer de mama en el seguimiento posterior al tratamiento.

Los recursos necesarios en la mayoría de las patologías señaladas se refieren a:

a) Tiempo para hacer consultas en profundidad.
b) Formación adecuada sobre las patologías señaladas y sus posibilidades diagnósticas.
c) Habilidades de comunicación.
d) Posibilidades de derivación rápida y eficaz para la realización de pruebas diagnósticas (radiografías, ecografías o analíticas), o bien para ser atendidas por equipos de salud mental, trabajadoras sociales o asociaciones y grupos de ayuda mutua.
e) Recibir recursos y soporte del equipo de enfermería.
f) Derivación a gimnasia y rehabilitación.

Según todas las profesionales consultadas, la formación y el tiempo de consulta han sido los dos recursos más solicitados, y dada la gran cantidad de patologías a las que deben dar respuesta en las que se entrecruzan los problemas biológicos, psicológicos y sociales, creemos que se debería adecuar el programa de formación continuada en Atención Primaria con perspectiva de género. La actual formación que se centra tan sólo en determinados factores de riesgo (hiperlipidemias, etc.) no da respuesta a los problemas reales con los que se deben enfrentar los profesionales de Atención Primaria.

Relevancia del problema para las mujeres y los hombres

En función de la magnitud y gravedad la relevancia puede ser diferente para cada uno de los sexos, lo que puede ser relevante para las mujeres, puede no serlo para los hombres.

El cáncer de colon muestra pequeñas diferencias de prevalencia por sexos, no se encuentran sesgos de género apreciables en la atención y no parece que existan desigualdades e inequidades de género apreciables. Un análisis de determinantes psicosociales, tampoco encuentra factores de género que puedan influir en el curso de la enfermedad, más allá de ciertos factores relacionados con la dieta. Aunque el análisis de género debe hacerse siempre, y su estudio no está tan avanzado como para asegurar que no se encuentren aspectos de género relevantes que no se conozcan aún, este proceso de salud sería de baja sensibilidad al enfoque de género.

La depresión presenta gran diferencia por sexos con prevalencia doble en mujeres y se producen sesgos de género en la atención, tanto por diferentes diagnósticos entre hombres y mujeres con igualdad de síntomas, como sobre-diagnóstico de depresión en mujeres en detrimento de algunas enfermedades orgánicas posibles, así como de patologización de procesos psicosociales que no necesariamente son una depresión. Además se da sobre-prescripción de psicofármacos en mujeres. Todo ello lleva a desigualdad de género en la calidad de los servicios e inequidad. Por último, la depresión está fuertemente determinada por factores psicosociales de género. Por todo ello, la sensibilidad de la depresión al enfoque de género es muy alta. Vulnerabilidad del problema a los condicionantes de género El haber hecho previamente una aproximación a los factores bio-psico-sociales que intervienen en la enfermedad permite valorar si el proceso de salud puede ser vulnerable a intervenciones sobre los determinantes de género.

Ejemplo: Seguimos con el ejemplo de la fibromialgia.. Ciertas evidencias de mayor vulnerabilidad diferencial biológica a los tóxicos apuntan que intervenciones que visibilicen esta especificidad tendrían efectos. Hay también evidencia de que las formas de vida de las mujeres contemporáneas están influyendo en esta forma de enfermar. La transición en los roles de género, con acumulación de cargas físicas y afectivas (doble jornada, cuidado y trabajo...) y de transición de ideales de feminidad focalizados en el modelo ideal contemporáneo sobre el cuerpo, son factores psicosociales de género que intervienen en la producción y mantenimiento de la fibromialgia. Luego este proceso es potencialmente vulnerable a intervenciones sobre determinantes de género.

13. PROTOCOLO ANDALUZ PARA LA ACTUACIÓN SANITARIA ANTE LA VIOLENCIA DE GÉNERO

Es el primer modelo sobre esta materia que se propone para su aplicación en el conjunto del Sistema Nacional de Salud (SNS), elaborado por la Comisión contra la Violencia de Género del Consejo Interterritorial del Sistema Nacional de Salud (CIS-NS), de la que forman parte representantes de todas las Comunidades Autónomas, y presentado en el 2007.

Su objetivo es proporcionar a las y los profesionales sanitarios, sobre todo de Atención Primaria, unas pautas de actuación homogéneas en los casos de violencia contra las mujeres, tanto en la atención y seguimiento, como en la prevención y diagnóstico precoz.

Esta necesidad se contempla en la Ley Orgánica 1/2004, de Medidas de Protección Integral contra la Violencia de Género (BOE nº 313, de 29 de diciembre de 2004. Comprende todo acto de violencia física y psicológica, incluidas las agresiones a la libertad sexual, las amenazas, las coacciones o la privación arbitraria de libertad.

El diagnóstico y la atención a la violencia de género, tanto en el ámbito de la asistencia primaria como en el de la especializada, están incluidos en el Real Decreto 1030/2006, de 15 de septiembre, por el que se establece la cartera de servicios comunes del SNS y el procedimiento para su actualización.

El Estatuto de Autonomía para Andalucía (Ley orgánica 2/2007, de 19 de marzo, de reforma del Estatuto de Autonomía para Andalucía, BOJA nº2, de 20 de marzo de 2007), reconoce que las mujeres tienen derecho a una protección integral contra la violencia de género (Capítulo II, Derechos y deberes, Art. 16)

Este derecho se desarrolla en la Ley 13/2007, de 26 de noviembre, de medidas de prevención y protección integral contra la violencia de género (BOJA nº 247, de 18 de diciembre de 2007), establece como objeto de la Ley, actuar contra la violencia que, como manifestación de la discriminación, la situación de desigualdad y las relaciones de poder de los hombres sobre las mujeres, se ejerce sobre éstas por el solo hecho de serlo. Asimismo será objeto de esta Ley la adopción de medidas para la erradicación de la violencia de género mediante actuaciones de prevención y de protección integral a las mujeres que se encuentren en esa situación, incluidas las acciones de detección, atención y recuperación (Art. 1).

Comprende cualquier acto de violencia basada en género que tenga como consecuencia, o que tenga posibilidades de tener como consecuencia, perjuicio o sufrimiento en la salud física, sexual o psicológica de la mujer, incluyendo amenazas de dichos actos, coerción o privaciones arbitrarias de su libertad, tanto si se producen en la vida pública como privada.

A tal fin, la Consejería establecerá los programas y actividades más adecuados para lograr la mayor eficacia en la detección de estas situaciones, y se considerará de forma especial la situación de las mujeres que puedan tener mayor riesgo de sufrir la violencia de género o mayores dificultades para acceder a los servicios previstos en esta Ley, tales como las pertenecientes a minorías, las inmigrantes, las que se encuentran en situación de exclusión social, explotación sexual o las mujeres con discapacidad. Estas disposiciones afectarán a todos los centros sanitarios autorizados en el ámbito de Andalucía. (Art. 33).

El o**bjetivo** del protocolo es normalizar la pauta de actuación en el Sistema Sanitario Público de Andalucía (SSPA) para la detección precoz, la valoración y actuación ante los casos detectados y su seguimiento, en centros tanto públicos como privados. Su fin es orientar al personal para la atención integral – física, psicológica, emocional y social – de la mujer que sufre violencia de género y acude a un centro sanitario.

Sirve para cualquier forma de violencia ejercida contra las mujeres mayores de 14 años, independientemente de quién sea el hombre agresor, pero se centra más en la violencia ejercida por la pareja o expareja, por ser la forma de violencia más común en España.

En las agresiones sexuales la atención y actuación sanitaria es específica por las medidas e implicaciones médico-forenses y legales que conlleva.

Como objetivos secundarios trata de sensibilizar a los profesionales, promover la capacitación de las mujeres víctimas de maltrato para reconocer su situación y buscar soluciones y sensibilizar a la población desde el sector salud. Este documento de está suscrito como documento de consenso del Grupo de Trabajo y Guías de Actuación formado por representantes de las CC.AA., la Delegación Especial del Gobierno Contra la Violencia sobre la Mujer, el Instituto d e la Mujer (MTAS) y La Dirección General de Salud Pública del MSC. La Escuela Andaluza de Salud Pública y la SEMFyC han prestado apoyo técnico. En la edición para Andalucía se ha incorporado información sobre los recursos sociosanitarios de la Comunidad y aspectos sobre el Parte Judicial.

13.1. Conceptos Generales

13.1.1. Violencia contra las mujeres

«Todo acto de violencia basado en la pertenencia al sexo femenino que tenga o pueda tener como resultado un daño o sufrimiento físico, sexual o psicológico para la mujer, así como las amenazas de tales actos, la coacción o la privación arbitraria de la libertad, tanto si se producen en la vida pública como en la vida privada».

(Resolución de la Asamblea General de Naciones Unidas de 1993)

En la actualidad se definen diferentes formas de violencia contra las mujeres:

13.1.2. Violencia física

Comprende cualquier acto no accidental que implique el uso deliberado de la fuerza, como bofetadas, golpes, palizas, empujones, heridas, fracturas o quemaduras, que provoquen o puedan provocar una lesión, daño o dolor en el cuerpo de la mujer.

13.1.3. Violencia sexual

Ocurre siempre que se impone a la mujer un comportamiento sexual contra su voluntad, se produzca por parte de su pareja o de otras personas. Las Agresiones sexuales.

Implican cualquier atentado contra la libertad sexual de otro con violencia o intimidación. Incluye la violación (penetración con el órgano sexual por vía vaginal, anal o bucal o la introducción de cualquier clase de objeto o miembros corporales por vía vaginal o anal. Pero también existe agresión sexual cuando se atenta contra la libertad sexual de la mujer, aunque ello no implique contacto físico entre ésta y el agresor (obligarla a masturbarse o a mantener relaciones sexuales con terceros).

Los abusos sexuales comprenden cualquier atentado contra la libertad sexual de otra persona, pero realizado sin violencia ni intimidación, aunque siempre sin que medie el consentimiento de dicha persona. Se consideran abusos sexuales no consentidos (además de los que se ejecutan sobre menores de 13 años) aquellos en los que el consentimiento se obtiene prevaliéndose el responsable de una situación de superioridad manifiesta que coarte la libertad de la mujer.

En el ámbito laboral, el *acoso sexual* es también una forma de violencia contra la mujer. Existe cuando se solicita a la mujer (para sí, o para un tercero) favores de naturaleza sexual, provocando con ello en la mujer una situación objetiva y gravemente intimidatoria, hostil o humillante.

Otras formas de violencia sexual se relacionan con otros modelos culturales, el tráfico de niñas y mujeres o el turismo sexual, entre otras. Estas formas de violencia también son violencia de género.

13.1.4. Violencia psicológica

Conducta intencionada y prolongada en el tiempo, que atenta contra la integridad psíquica y emocional de la mujer y contra su dignidad como persona, y que tiene como objetivo imponer las pautas de comportamiento que el hombre considera que debe tener su pareja. Sus manifestaciones son las amenazas, insultos, humillaciones o vejaciones, la exigencia de obediencia, el aislamiento social, la culpabilización, la privación de libertad, el control económico, el chantaje emocional, el rechazo o el abandono. Este tipo de violencia no es tan visible como la física o la sexual, es más difícil de demostrar, y en muchas ocasiones no es identificada por la mujer como tal sino como manifestaciones propias del carácter del maltratador.

En la ejercida por la pareja o expareja hay que tener en cuenta la reiteración de los actos violentos y el sometimiento y control de la mujer ante la situación de dominio del maltratador.

La legislación actual no exige la reiteración de los actos violentos para entender cometido un delito independientemente de que la reiteración pueda agravar la responsabilidad penal.

Algunas mujeres precisan una atención específica para responder a sus necesidades: mujeres con discapacidad física, psíquica o sensorial, inmigrantes, de entornos rurales aislados o en riesgo de exclusión social. Su vulnerabilidad obliga a una atención especial.

13.2. Causas

Los principales factores determinantes de la violencia de género son la relación desigual entre hombres y mujeres y la existencia de la «cultura de la violencia» como medio para resolver conflictos.

La violencia contra las mujeres es estructural. La violencia tiene rasgos estructurales en una sociedad donde se perpetúa la superioridad de los hombres sobre las mujeres y asigna diferentes atributos, roles y espacios en función del sexo. Esto sucede en todas las clases sociales, religiones y niveles educativos. En definitiva, el factor principal de riesgo para la violencia contra las mujeres es, precisamente, el hecho de ser mujer.

La violencia contra las mujeres es además instrumental. La violencia de género es un instrumento de dominación y control social. Los hombres maltratadores han aprendido que la violencia es la mejor forma de conseguir el control y dominar a la mujer.

13.3. Mitos y falsas creencias

El consumo de alcohol y otras sustancias se asocia con frecuencia a situaciones de violencia, pero los comportamientos violentos y las agresiones no se relacionan con su consumo.

En la actualidad existe suficiente conocimiento documentado que demuestra que no existen características psíquicas diferentes antes del inicio del maltrato entre las mujeres que lo sufren y las que no, sino que los trastornos y problemas psicológicos de las mujeres maltratadas son una consecuencia del maltrato y no la causa.

13.4. El proceso de la violencia

En la violencia de pareja, lo más frecuente es el comienzo del maltrato con conductas de abuso psicológico en el inicio de la relación, que suelen ser atribuidas a los celos del hombre o a su afán de protección de la mujer. Suelen ser conductas restrictivas y controladoras que van minimizando la capacidad de decisión y autonomía de la mujer, produciendo dependencia, aislamiento y temor, como por ejemplo el control sobre la ropa, las amistades o las actividades. El aumento progresivo de la violencia puede extenderse durante un largo periodo de tiempo, y suele ser difícil para la víctima darse cuenta del proceso en el que está inmersa.

La **Teoría del Ciclo de la Violencia** de Leonor Walker plantea que este fenómeno comprende tres fases:

- **Acumulación de tensión: existe una** escalada gradual de la tensión, la hostilidad del hombre va en aumento sin motivo comprensible y aparente para la mujer. Se intensifica la violencia verbal y pueden aparecer los primeros indicios de violencia física.
- **Explosión o agresión:** Estalla la violencia y se producen las agresiones físicas, psicológicas y sexuales. Es en esta fase donde la mujer suele denunciar o pedir ayuda.
- **Calma o reconciliación o luna de miel:** el maltratador manifiesta que se arrepiente y pide perdón a la mujer. Utiliza estrategias de manipulación afectiva (regalos, caricias, disculpas, promesas) para evitar que la relación se rompa. La mujer a menudo piensa que todo cambiará. En la medida que los comportamientos violentos se van afianzando y ganando terreno, la fase de reconciliación tiende a desaparecer y los episodios violentos se aproximan en el tiempo.

Otra forma de relación violenta es la **situación continua de amenaza y frustración** con agresión física ocasional. Es una "forma moderada de violencia" y más difícil de detectar. La mujer sufre una progresiva pérdida de autoestima y pierde las esperanzas de cambio con aumento de la sumisión y el miedo hacia el maltratador que se ve ratificado en su estrategia haciendo difícil la ruptura. Si una mujer pide ayuda debe recibir siempre apoyos concretos para revertirlo.

13.5. Consecuencias en la salud

Consecuencias fatales

- Muerte (por homicidio, suicidio, etc.)

Consecuencias en la salud física

- Lesiones diversas: contusiones, traumatismos, heridas, quemaduras,... que pueden producir discapacidad. Deterioro funcional. Síntomas físicos inespecíficos (por ejemplo cefaleas). Peor salud.

Consecuencias en condiciones crónicas de salud

- Dolor crónico. Síndrome del intestino irritable. Otros trastornos gastrointestinales.
- Quejas somáticas.

Consecuencias en salud sexual y reproductiva

- Por relaciones sexuales forzadas: pérdida de deseo sexual, trastornos menstruales, enfermedades de transmisión sexual incluido el VIH/SIDA, sangrado y fibrosis vaginal, dispa reunia, dolor pélvico crónico, infección urinaria, embarazo no deseado...
- Por maltrato durante el embarazo: hemorragia vaginal, amenaza de aborto, muerte fetal, parto prematuro, bajo peso al nacer...

Consecuencias en la salud psíquica

- Depresión, Ansiedad. Trastornos del sueño. Trastorno por estrés postraumático.
- Trastornos de la conducta alimentaria. Intento de suicidio.
- Abuso de alcohol, drogas y psicofármacos.

Consecuencias en la salud social

- Aislamiento social. Pérdida de empleo. Absentismo laboral.
- Disminución del número de días de vida saludable.

Consecuencias en la salud de hijas, hijos y convivientes

- Riesgo de alteración de su desarrollo integral. Sentimientos de amenaza.
- Dificultades de aprendizaje y socialización.
- Adopción de comportamientos de sumisión o violencia con sus compañeros y compañeras. Mayor frecuencia de enfermedades psicosomáticas.
- Con frecuencia son víctimas de maltrato por parte del padre o la pareja de la madre. Violencia transgeneracional con alta tolerancia a situaciones de violencia. La violencia puede también afectar a otras personas dependientes de la mujer y que convivan con ella..

13.6. Importancia de los servicios sanitarios

El papel de los servicios sanitarios en la ayuda a las mujeres que sufren violencia es crucial, porque la mayoría entran en contacto con ellos en algún momento de su vida (embarazo, parto, cuidado de hijos o hijas, cuidado de personas mayores, etc.).

Además, los malos tratos afectan a la salud de las mujeres por lo que éstas acuden más a los servicios sanitarios, en particular a Atención Primaria, Urgencias, Obstetricia y Ginecología y Salud Mental.

Las características de este tipo de violencia precisan de la implicación activa de todo el personal de los servicios sanitarios que deberá ser consciente de que el abordaje y la resolución de las consecuencias de la violencia deben comenzar con la detección precoz del problema, pero que las mujeres maltratadas no suelen manifestar ni hablar de su situación espontáneamente. A menudo sienten miedo, vergüenza, minimizan la gravedad y peligrosidad de su situación, se resisten a reconocerlo y pueden llegar a autoculparse o justificar la conducta del maltratador.

Es precisa la coordinación entre todas las instituciones por la necesidad, en muchos casos, de intervenciones interdisciplinares para responder de forma integral e integrada a esta situación.

En casos de inexistencia de lesión física es difícil identificar el maltrato, por ello el personal sanitario ha de profundizar con una relación terapéutica sobre los factores psicosociales y de género que se relacionan con la forma de vida y el estilo de vida de quien los padece y así predisponer a romper el silencio, que supone el primer paso para comprender y visualizar el problema. El no reconocimiento puede contribuir a la cronificación del maltrato y medicalización del problema .

Como señala la Organización Mundial de la Salud (OMS) en su informe «Violencia contra las mujeres. Un tema de salud prioritario», dirigiéndose al personal sanitario: *«No tenga miedo de preguntar. Contrariamente a la creencia popular, la mayoría de las mujeres están dispuestas a revelar el maltrato cuando se les pregunta en forma directa y no valorativa. En realidad, muchas están esperando silenciosamente que alguien les pregunte».*

La OMS define que las **funciones mínimas a desarrollar** en este tema **desde el sistema sanitario** son las siguientes:

- Preguntar con regularidad, cuando sea factible, a todas las mujeres sobre la existencia de violencia doméstica, como tarea habitual dentro de las actividades preventivas.
- Estar alerta a posibles signos y síntomas de maltrato y hacer su seguimiento.
- Ofrecer atención sanitaria y registrarla en la historia de salud o historia clínica.
- Ayudar a entender su malestar y sus problemas de salud como una consecuencia de la violencia y el miedo.
- Informar y remitir a las pacientes a los recursos disponibles de la comunidad.
- Mantener la privacidad y la confidencialidad de la información obtenida.
- Estimular y apoyar a la mujer a lo largo de todo el proceso, respetando su propia evolución.
- Evitar actitudes insolidarias o culpabilizadoras ya que pueden reforzar el aislamiento, minar la confianza en ellas mismas y restar la probabilidad de que busquen ayuda.

- Establecer una coordinación con otros y otras profesionales e instituciones.
- Colaborar en dimensionar e investigar el problema mediante el registro de casos.

«No hacer» es permitir que la violencia continúe y que la salud de las mujeres empeore.

Actuar contribuye, además de a poder resolver el caso, a hacer desaparecer los mitos y creencias que acompañan a la violencia de género. Frecuentemente no se interviene por miedo a no saber qué hacer, a hacer más daño..., pero es importante señalar que el sólo hecho de escuchar con respeto es un acto terapéutico. Con frecuencia la consulta es el único espacio que la mujer tiene para hablar de lo que le pasa. Al hablar con la mujer se puede ir descubriendo en qué se la puede ayudar y cómo

13.7. Dificultades para identificar la violencia de género

Por parte de la mujer

- Miedos (a la respuesta de su pareja, a no ser entendida y ser culpabilizada, a que no se respete la confidencialidad, a no ser capaz de iniciar una nueva vida, a las dificultades económicas, judiciales, sociales, a lo que ocurra con sus hijos o hijas...)
- Baja autoestima, culpabilización.
- Padecer alguna discapacidad, ser inmigrante, vivir en el mundo rural o en situación de exclusión social.
- Dependencia económica. Estar fuera del mercado laboral.
- Vergüenza y humillación.
- Deseo de proteger a la pareja.
- Resistencia a reconocer lo que le está pasando.
- Desconfianza en el sistema sanitario.
- Minimización de lo que le ocurre (a veces no son conscientes de su situación y les cuesta identificar el peligro y su deterioro).
- Aislamiento y falta de apoyo social y familiar.
- Valores y creencias culturales (si la sociedad lo tolera, ellas también).
- Están acostumbradas a ocultarlo.
- El trauma físico y psíquico las mantiene inmovilizadas, desconcertadas, alienadas.

Por parte del personal sanitario

- Estar inmerso en el mismo proceso de socialización que el resto de la sociedad.
- No considerar la violencia como un problema de salud.

- Experiencias personales respecto a la violencia.
- Creencia de que la violencia no es tan frecuente.
- Intento de racionalización de la conducta del maltratador.
- Doble victimización de la mujer (la mujer maltratada culpada de su situación de maltrato).
- Miedo a ofenderla, a empeorar la situación, por su seguridad o por la propia integridad.
- Desconocimiento de las estrategias para el manejo de estas situaciones.
- Formación fundamentalmente biologicista (no abordaje de problemas psicosociales).
- Frecuentes actitudes paternalistas.

En el contexto de la consulta

- Falta de privacidad e intimidad.
- Dificultad en la comunicación (idioma, discapacidad, etc.).
- La mujer viene acompañada del maltratador.
- Sobrecarga asistencial.
- Escasa formación en habilidades de comunicación en la entrevista clínica.

En el ámbito sanitario

- Falta de conocimiento y coordinación entre los distintos recursos.
- Ausencia de trabajo en equipo.
- Deficiente formación en temas de violencia contra las mujeres y perspectiva de género.

Recomendaciones para la Prevención de la Violencia de Género en el Sistema Sanitario

La prevención de la violencia de género se agrupa en tres áreas:

Profesional

- Inclusión en la formación continuada del personal sanitario, de aspectos sobre prevención, detección precoz y atención integral.
- Realización de sesiones clínicas multidisciplinares sobre casos reales que hayan sido abordados en el centro o servicio.
- Realización de sesiones con otros y otras profesionales y con otras instituciones.

En la atención a la salud integral de las mujeres

- Informar colocando carteles y folletos en lugares visibles que indiquen a las mujeres que la violencia de género es un tema objeto de atención sanitaria y en el que se puede ofrecer ayuda.

- Fomentar, a través de la relación del personal sanitario con la paciente, actitudes, valores y actividades que favorezcan la autonomía personal de la mujer y el ejercicio de sus derechos personales, sexuales y de relaciones sociales.
- Incluir, en las actividades de Educación para la Salud y en los grupos de Educación Maternal, contenidos de sensibilización y prevención de la violencia contra las mujeres.

En el ámbito comunitario

- Colaborar con asociaciones de mujeres y asociaciones ciudadanas a través de talleres, jornadas y charlas sobre dicha violencia explicando el papel del personal sanitario.
- Proponer y participar en acciones, campañas, jornadas relacionadas con el tema que estén realizando las instituciones y organizaciones sociales.

13.8. Actuación en atención primaria y especializada

Los equipos de AP, por su accesibilidad, contacto directo y continuado y por contar con equipos interdisciplinares, pueden actuar en la prevención precoz y atención integral a las mujeres en situación de violencia de género.

El personal sanitario debe tener una actitud de alerta ante conductas, síntomas o signos de sospecha para realizar una detección precoz y se recomienda realizar preguntas de abordaje psicosocial en la primera visita de la mujer.

En la atención a las mujeres que sufren maltrato hay que atender, hacer seguimiento y comprobar si hay hijos u otra personas dependientes de la mujer, y así coordinarse con otros servicios. Las mujeres embarazadas, las que tienen una discapacidad física, psíquica o sensorial, las mujeres inmigrantes, las que se encuentran en riesgo de exclusión social o las que viven en entornos rurales, son más vulnerables al maltrato, por lo que es necesario prestarles una atención especial.

El protocolo de actuación se estructura en las siguientes fases:

1. Detección y valoración:
   - ▷ Indicadores de sospecha.
   - ▷ Identificación.
   - ▷ Valoración:
     - ◦ Biopsicosocial.
     - ◦ De la situación de violencia.
     - ◦ Del riesgo.
2. Intervención:
   - ▷ Información acerca del problema.
   - ▷ Trabajo en la consulta-seguimiento.
   - ▷ Derivación.

- ▷ Registro en la historia clínica, de la sospecha o la confirmación de los malos tratos, como «motivo de consulta» y en «listado de problemas»:
  - ○ Indicador de Sospecha de Malos Tratos (ISMT).
  - ○ Confirmación de Malos Tratos (CMT).
- ▷ Actuación con los hijos e hijas (si procede) y otras personas dependientes si las hubiera.
- ▷ Emitir cuando proceda el parte judicial.

Detección y valoración

Primera visita

Apertura de historia clínica.

Preguntas de abordaje psicosocial: ¿Cómo van las cosas en casa? ¿Está usted contenta en la relación con su pareja y con sus familiares?.

Indicador de Sospecha de Malos Tratos (ISMT). Registrar en la historia clínica, la sospecha de los malos tratos, como «motivo de consulta» y en «listado de problemas».

Confirmación de Malos Tratos (CMT). Registrar en la historia clínica, la confirmación de los malos tratos, como «motivo de consulta» y en «listado de problemas.

Indicadores de sospecha

Hay signos y síntomas que pueden hacer pensar en la violencia de género, por lo que el personal sanitario debe conocerlos y mantener una actitud de alerta en la consulta para identificar los casos.

Antecedentes de haber sufrido o presenciado malos tratos en la infancia

Antecedentes personales y de hábitos de vida

- Lesiones frecuentes.
- Abuso de alcohol u otras drogas.
- Abuso de medicamentos, sobre todo psicofármacos.

Problemas gineco-obstétricos

- Ausencia de control de la fecundidad (muchos embarazos, embarazos no deseados o no aceptados).
- Presencia de lesiones en genitales, abdomen o mamas durante los embarazos.

- Dispareunia, dolor pélvico, infecciones ginecológicas de repetición, anorgasmia, dismenorrea. Historia de abortos repetidos.
- Bebés con bajo peso al nacer. Retraso en la solicitud de atención prenatal.

Síntomas psicológicos frecuentes

- Insomnio, Depresión, Ansiedad, Trastorno de estrés postraumático.
- Intentos de suicidio, Baja autoestima, Agotamiento psíquico, Irritabilidad.
- Trastornos de la conducta alimentaria, Labilidad emocional.

Síntomas físicos frecuentes

- Cefalea. Cervicalgia. Dolor crónico en general. Mareo.
- Molestias gastrointestinales (diarrea, estreñimiento, dispepsia, vómitos, dolor abdominal). Molestias pélvicas. Dificultades respiratorias.

Utilización de servicios sanitarios

- Existencia de periodos de hiperfrecuentación y otros de abandono (largas ausencias). Incumplimiento de citas o tratamientos.
- Uso repetitivo de los servicios de urgencias. Frecuentes hospitalizaciones.
- Acudir con la pareja cuando antes no lo hacía.

Situaciones de mayor vulnerabilidad y dependencia de la mujer

- Situaciones de cambio vital:
  - Noviazgo, Embarazo y puerperio, Separación, Jubilación propia o de la pareja.
- Situaciones que aumentan la dependencia:
  - Aislamiento tanto familiar como social, Migración, tanto interna o nacional como extranjera, Enfermedad discapacitante, Dependencia económica, dificultades laborales y desempleo, Dificultades de formación y de ascenso en el trabajo, Ausencia de habilidades sociales, Situaciones de exclusión social.

Información de familiares, amistades, profesionales e instituciones de que la mujer está siendo víctima de malos tratos

Características de las lesiones y problemas de salud

- Retraso en la demanda de asistencia por lesiones físicas.
- Incongruencia entre el tipo de lesión y la explicación de la causa.
- Hematomas o contusiones en: cara/cabeza, cara interna de los brazos o muslos.
- Lesiones por defensa (cara interna del antebrazo).
- Lesiones en diferentes estadios de curación que indican violencia de largo tiempo de evolución.
- Lesiones en genitales.
- Lesiones durante el embarazo en genitales, abdomen y mamas.
- Lesión típica: rotura de tímpano.

Actitud de la mujer

- Temerosa, evasiva, incómoda, nerviosa, se altera por ejemplo al abrirse la puerta...
- Rasgos depresivos: triste, desmotivada, desilusionada, sin esperanza.
- Autoestima baja.
- Sentimientos de culpa.
- Estado de ansiedad o angustia, irritabilidad.
- Sentimientos de vergüenza: retraimiento, comunicación difícil, evitar mirar a la cara.
- Vestimenta que puede indicar la intención de ocultar lesiones.
- Falta de cuidado personal.
- Justifica sus lesiones o quita importancia a las mismas.
- Si está presente su pareja:
- Temerosa en las respuestas.
- Busca constantemente su aprobación.

Actitud de la pareja

- Solicita estar presente en toda la visita.
- Muy controlador, siempre contesta él o, por el contrario, despreocupado, despectivo o intentando banalizar los hechos.
- Excesivamente preocupado o solícito con ella.
- A veces colérico u hostil con ella o con el personal sanitario.

«No tenga miedo de preguntar. Contrariamente a la creencia popular, la mayoría de las mujeres están dispuestas a revelar el maltrato cuando se les pregunta en forma directa y no valorativa. En realidad, muchas están esperando silenciosamente que alguien les pregunte».

Identificación

Si el personal sanitario sospecha que una mujer puede ser víctima de maltrato, debe confirmar o descartar la situación realizando una **entrevista clínica específica.** Para crear un clima de confianza:

- Ver a la mujer sola, asegurando la confidencialidad.
- Observar las actitudes y estado emocional (a través del lenguaje verbal y no verbal).
- Facilitar la expresión de sentimientos.
- Mantener una actitud empática, que facilite la comunicación, con una escucha activa.
- Seguir una secuencia lógica de preguntas más generales e indirectas a otras más concretas y directas.

- Abordar directamente el tema de la violencia.
- Expresar claramente que nunca está justificada la violencia en las relaciones humanas.

En el caso de que lo reconozca

- Hacer sentir a la mujer que no es culpable de la violencia que sufre.
- Creer a la mujer, sin poner en duda la interpretación de los hechos, sin emitir juicios, intentando quitar miedo a la revelación del abuso.
- Ayudarle a pensar, a ordenar sus ideas y a tomar decisiones.
- Alertar a la mujer de los riesgos y aceptar su elección.
- NO dar la impresión de que todo se va a arreglar fácilmente.
- NO dar falsas esperanzas.
- NO criticar la actitud o ausencia de respuesta de la mujer con frases como: «¿Por qué sigue con él?; Si usted quisiera acabar, se iría...».
- NO infravalorar la sensación de peligro expresada por la mujer.
- NO recomendar terapia de pareja ni mediación familiar.
- NO prescribir fármacos que disminuyan la capacidad de reacción de la mujer.
- NO utilizar una actitud paternalista.
- NO imponer criterios o decisiones.

En el caso de sospecha por información obtenida de los antecedentes y características de la paciente

- He repasado su historial y encuentro algunas cosas que me gustaría comentar con usted. Veo que... (relatar los hallazgos). ¿A qué cree que se debe su malestar o problema de salud?. La encuentro algo intranquila ¿qué le preocupa?, ¿está viviendo alguna situación problemática que le haga sentirse así?, ¿qué me puede decir a esto?, ¿cree que todo está relacionado?
- En muchos casos las mujeres que tienen problemas como los suyos, como... (relatar algunos de los identificados, los más significativos), suelen ser a causa de que están recibiendo algún tipo de maltrato por parte de alguien, por ejemplo su pareja, ¿es éste su caso?
- En caso de sospecha por antecedentes como dispareunia, dolor pélvico..., preguntar acerca de si sus relaciones afectivas y sexuales son satisfactorias o no.

En el caso de sospecha por las lesiones físicas que presenta

- Esta lesión suele aparecer cuando se recibe un empujón, golpe, corte, puñetazo... ¿es eso lo que le ha ocurrido?
- ¿Su pareja o alguna otra persona utiliza la fuerza contra usted?, ¿cómo?, ¿desde cuándo?
- ¿Alguna vez la han agredido más gravemente? (palizas, uso de armas, agresión sexual).

En el caso de sospecha por los síntomas o problemas psíquicos encontrados

- Me gustaría conocer su opinión sobre esos síntomas que me ha contado (ansiedad, nerviosismo, tristeza, apatía...): ¿Desde cuándo se siente usted así?, ¿A qué cree usted que se deben?, ¿Los relaciona con algo?
- ¿Ha sucedido últimamente algo en su vida que le tenga preocupada o triste? ¿Tiene algún problema quizás con su pareja? ¿O con sus hijas o hijos? ¿Con alguien de su familia? ¿En el trabajo?
- Parece como si se encontrara alerta, asustada, ¿Qué teme?
- ¿Tiene alguna dificultad para ver a sus amistades o familiares? ¿Qué le impide hacerlo?

Violencia física

- ¿Su pareja le empuja o agarra?
- ¿Su pareja le golpea, le da bofetadas o cualquier otra agresión?

Violencia sexual

- ¿Su pareja le obliga a tener relaciones sexuales contra su voluntad?
- ¿Le fuerza a llevar a cabo alguna práctica sexual que usted no desea?

Violencia psicológica

- ¿Le grita a menudo o le habla de manera autoritaria?
- ¿Amenaza con hacerle daño a usted, a las hijas o hijos, a otras personas o a los animales domésticos?
- ¿La insulta, ridiculiza o menosprecia, a solas o delante de otras personas?
- ¿Se pone celoso?
- ¿Le impide o dificulta ver a su familia o a sus amistades?
- ¿La culpa de todo lo que sucede?
- ¿Le controla el dinero?
- ¿Le obliga a rendir cuenta de los gastos?
- ¿Le impide trabajar fuera de casa o estudiar?
- ¿La amenaza con quitarle a los hijos o hijas si le abandona?
- ¿Ignora sus sentimientos, su presencia, etc.?

Valoraciones

Cuando la mujer reconoce el maltrato se deber realizar una valoración psicosocial (de las lesiones, de sus situación social, del estado emocional…), de la situación de violencia (tipo, antecedentes, mecanismos de adaptación de la mujer, etc) y de la seguridad y evaluación del riesgo (valorar si está en peligro).

Biopsicosocial

- Lesiones y síntomas físicos, informando a la mujer de las exploraciones que se realizan y la finalidad.
- Situación familiar.
- Situación económica, laboral y ocupacional.
- Red de apoyo social de la mujer.
- Situación emocional.

De la situación de violencia

- Tipo de violencia.
- Desde cuándo sufre malos tratos.
- Frecuencia e intensidad de los malos tratos.
- Comportamientos del maltratador a nivel familiar y social; si ha habido agresiones a otras personas o familiares.
- Mecanismo de adaptación desarrollado por la mujer.
- Fase del proceso de violencia en la que se encuentra.

De la seguridad y evaluación del riesgo

- Determinar si la mujer se encuentra o no en peligro extremo (*). Esta valoración se hará conjuntamente con la mujer. Indicadores de peligro extremo:
    - Amenazas con armas o uso de las mismas.
    - Amenazas o intentos de homicidio a ella y sus hijos o hijas.
    - Amenazas o intentos de suicidio de la paciente.
    - Malos tratos a hijos o hijas u otros miembros de la familia.
    - Lesiones graves, requiriendo incluso hospitalización.
    - Amenazas o acoso a pesar de estar separados.
    - Aumento de la intensidad y frecuencia de la violencia.
    - Agresiones durante el embarazo.
    - Abusos sexuales repetidos.
    - Comportamiento violento fuera del hogar.
    - Manifestación de celos extremos, control obsesivo de sus actividades diarias, adónde va, con quién está o cuánto dinero tiene.
    - Aislamiento creciente.
    - Consumo de alcohol o drogas por parte del cónyuge o pareja.
    - Disminución o ausencia de remordimiento expresado por el maltratador.
- Considerar la percepción de peligro por parte de la mujer, tanto para ella como para otros miembros del entorno familiar. Ante la presencia de este indicador, la situación queda definida directamente como de peligro extremo.

- Criterio profesional tras la valoración conjunta (fundamentada en la entrevista y la valoración biopsicosocial realizada).
- Si se detecta una situación de peligro preguntar:
  - ▹ ¿Se siente segura en su casa?
  - ▹ ¿Puede ir a casa ahora?
  - ▹ ¿Están sus hijos/as seguros/as?
  - ▹ ¿Dónde está ahora el maltratador?
  - ▹ ¿Lo saben sus amistades o familiares?
  - ▹ ¿Le ayudarían?

(*) Entendiendo por peligro extremo la situación actual de sufrir un evento inminente con riesgo cierto para la vida de la mujer o la de sus hijos o hijas.

Las mujeres pueden presentar Trastornos mentales comunes y graves que están directamente relacionados con la violencia que sufren por parte de sus parejas. En estos casos, las agresiones son un factor de riesgo para padecer un trastorno mental. Si es así derivar a las Unidades de Salud Mental Comunitarias cuando dicha situación de violencia facilita o desencadena la aparición de dichos trastornos, donde recibirán atención específica, según se contempla en el Protocolo «Mejorando la Salud Mental de las Mujeres: Protocolo de detección e intervención de la violencia contra las mujeres en la pareja».

Actuación

Si se confirma una sospecha el personal sanitario debe actuar y luego desarrollar una importante labor de información a la mujer, de atención y trabajo en la consulta y derivación si precisa.

La actuación del personal sanitario será distinta si la mujer reconoce o no el maltrato y según la situación de peligro en la que se encuentre. Así, se presentan las 3 situaciones posibles para las cuales habrá que plantear pautas de actuación diferentes:

- Mujer que sospechamos que sufre malos tratos.
- Mujer que reconoce sufrir malos tratos pero no se encuentra en peligro extremo.
- Mujer que reconoce sufrir malos tratos y se encuentra en peligro extremo.

1. Plan de atención a la mujer que presenta indicadores de sospecha pero no reconoce sufrir malos tratos

- Registrar en la historia clínica la sospecha y la actuación realizada:

  Se registrará en la historia clínica, la presencia de indicadores de sospecha de malos tratos (ISMT), como «motivo de consulta» y en «listado de problemas»
- Informar a la mujer de la situación en que se encuentra
- Trabajo en la consulta-seguimiento:
  - ▹ Atención integral/interdisciplinar.
  - ▹ Atención de los problemas físicos/psíquicos/sociales encontrados.

- ▹ Ofertar visitas de seguimiento: acompañar a la mujer en el reconocimiento de la situación de violencia y en la toma de decisiones, de manera empática.
- ▹ Ofertar, si es posible, la participación en intervenciones grupales (grupos de mujeres en el centro o en otros recursos municipales o sociales de la zona). Consultar guía de recursos

2. Plan de atención a la mujer que reconoce sufrir malos tratos pero no se encuentra en peligro extremo

- Registrar en la historia clínica.

  Se registrará en la historia clínica, la confirmación de malos tratos (CMT), como «motivo de consulta» y en «listado de problemas». Este registro puede servir como prueba en un proceso judicial.
- Informar a la mujer de la situación en que se encuentra.
- Trabajo en la consulta-seguimiento:
  - ▹ Atención integral/interdisciplinar.
  - ▹ Atención de los problemas físicos/psíquicos/sociales encontrados.
  - ▹ Plantear la elaboración de una estrategia de seguridad ante una posible situación extrema.
  - ▹ Establecer un plan de consultas de seguimiento para:
  - ▹ Plantear y favorecer la **toma de decisiones para iniciar cambios en la situación.**
  - ▹ Acompañar a la mujer en el afrontamiento de su situación.
  - ▹ Prevenir nuevas situaciones de violencia.
  - ▹ Ofertar, si es posible, la participación en intervenciones grupales (grupos de mujeres en el centro ú otros recursos municipales o sociales de la zona). Consultar guía de recursos.
- **Derivar** (si se estima necesario y previo consentimiento de la mujer):
  - ▹ A profesionales de trabajo social del propio centro.
  - ▹ A los recursos adecuados a la situación en la que se encuentra la mujer. Consultar guía de recursos.
- Emitir parte judicial cuando proceda (*).
- Actuación con los hijos e hijas y otras personas dependientes si las hubiera.
- Si la mujer se niega a denunciar y el personal sanitario tiene fundadas sospecha de malos tratos físicos o psíquicos se recomienda comunicar a la Fiscalía.

3. Plan de atención a la mujer que reconoce sufrir malos tratos y se encuentra en peligro extremo

- Informarla de la situación de peligro en que se encuentra y plantearle las posibles estrategias a seguir. Transmitirle que no está sola.

- Derivar con carácter urgente a trabajo social o a los servicios de apoyo de 24 horas de emergencias sociales para mujeres maltratadas.
- Registrar en la historia clínica el episodio y las actuaciones realizadas.

  Se registrará en la historia clínica, la confirmación de malos tratos (CMT), como «motivo de consulta» y en «listado de problemas». **Este registro puede servir como prueba en un proceso judicial.**
- Emitir el parte judicial, entregando una copia a la mujer e informándole de sus implicaciones.
- Conocer la situación familiar, personas dependientes y los recursos con que cuenta.
- Llamar al:
  - ▷ 112 (Servicio de Emergencias).
  - ▷ 016 (Delegación Especial del Gobierno contra la Violencia sobre la Mujer).
  - ▷ 900 200 999 (Teléfono de atención e información a la mujer 24 horas del IAM).
  - ▷ O al servicio específico que se considere más adecuado (Consultar guía de recursos).

Valoración fases de cambio del comportamiento de la mujer

El modelo propuesto se basa en el modelo teórico de cambio de Prochaska y Di Clemente. Intenta analizar el comportamiento y categorizarlo en las fases que establece el modelo para establecer una línea de actuación y elegir los recursos, técnicas e instrumentos necesarios en cada caso. Es fundamental identificar en qué fase del proceso está la mujer:

Fase precontermplativa

La mujer no reconoce la violencia como un problema.

Las características son las siguientes:

- La mujer no tiene conciencia del problema:
  - ▷ No reconoce la conducta del maltratador como abusiva.
  - ▷ Puede ver su relación de pareja como normal.
  - ▷ No tiene intención de hacer cambios en su relación.

Formas de reaccionar de la mujer:

- Negar la relación de maltrato.
- Defender al maltratador (ej.: *«es un buen padre»*).
- Autoculpabilizarse (ej.: *«si la cena hubiese estado a tiempo, no me hubiera pegado»*).
- Culpabilizar a los demás (ej.: *«si mis amigas no vinieran tan frecuentemente, si los niños no hicieran tanto ruido...»*).

- Minimizar el problema (ej.: *«esto ocurre en todas las parejas; no es para tanto...»*).
- – Mostrar desesperanza (ej.: *«no es necesario hablar de ello ya que no va a cambiar nada»*).
- Abandonar la relación con quien le presta atención.

Fase contemplativa

Sus características son:

- **Empieza a tomar conciencia** de que existe una relación abusiva y/o problemática.
- Análisis de **pros y contras** respecto del posible cambio que aún no está dispuesta a realizar.

Pueden establecerse dos etapas:

- **Ocultación:** No quiere o no puede revelar a otras personas lo que le ocurre.
- **Revelación:** Se dispone a comunicar a otras personas lo que le ocurre.

Fase de preparación

La mujer va realizando **pequeños cambios**, por ejemplo, puede empezar a desarrollar actividades de ocio, ampliar la red social, etc.

Pueden aparecer sentimientos de ambivalencia respecto de su relación y de la decisión de separarse de su pareja.

Fase de acción

Hace cambios manifiestos para mejorar su situación respecto de la violencia, por ejemplo, empezar a buscar trabajo (si no lo tenía) para tener independencia económica, participar en algún grupo de apoyo o buscar asesoramiento legal para el proceso de separación.

Los cambios que tienen lugar han podido ser iniciados y solaparse con la fase de preparación.

Fase de mantenimiento

Pueden reaparecer sentimientos de ambivalencia hacia el maltratador y su situación anterior. La mujer mantiene los cambios.

Fase de Recaída

La mujer vuelve a vivir una situación de violencia. Se debe realizar una revaloración en una o varias visitas concertadas. Es un proceso abierto y la situación cambiante. Las primeras entrevistas son fundamentales para definir y enmarcar las actuaciones.

Intervención de acuerdo a las fases de cambio del comportamiento de la mujer.

El modelo de fases de cambio es conocido como herramienta que permite clasificar a la mujer en diferentes fases y, por tanto, ofrecer la intervención adecuada en función de la situación en la que se encuentre. Se emplea este modelo por la **familiaridad** y su mayor aplicabilidad en el ámbito de la Atención Primaria.

Consideraciones previas a la intervención:

- El hombre que maltrata es el responsable de la violencia ejercida y de las consecuencias sobre el comportamiento y salud de la mujer.
- La relación que establece la mujer con su pareja es una **relación afectiva** y su conducta a lo largo de todo el proceso puede estar determinada por el **miedo**.
- **Las fases de cambio no necesariamente son equiparables con las fases del ciclo de la violencia**. Por ejemplo, la fase de explosión (fase del ciclo de la violencia) es el momento más propicio para replantearse la situación de violencia y tomar una decisión al respecto. Si bien, la mujer puede encontrarse en *«fase precontemplativa»* (fase de cambio) cuando esto ocurra.
- El maltrato es un **proceso dinámico y reversible**, y nuestra actuación ha de adaptarse a las distintas fases, favoreciendo una toma progresiva de conciencia y facilitando la toma de decisiones autónomas y el empoderamiento de la mujer.

Intervenciones a realizar en cada una de las fases de cambio en que se puede encontrar la mujer:

(*) **Indicador de Sospecha de Malos Tratos (ISMT).** Registrar en la historia clínica, la sospecha de los malos tratos, como «motivo de consulta» y en «listado de problemas».

(*) **Confirmación de Malos Tratos (CMT).** Registrar en la historia clínica, la confirmación de los malos tratos, como «motivo de consulta» y en «listado de problemas».

Fase precontemplativa (pre-intención)

La mujer no reconoce la violencia como un problema:

Objetivo (qué)

- Fomentar **la duda** de la mujer respecto a su situación.
- Aumentar **la percepción de riesgo** al que está sometida por su situación de maltrato.
- Fomentar la creencia de que es capaz de cambiar la situación (autoeficacia).

Intervención (cómo):

- **Entrevista muy breve,** aproximadamente 5 minutos, ya que es posible encontrar un alto nivel de resistencia, rechazo, nerviosismo o incluso llanto que no permiten una intervención larga y detallada.
- Hacer una devolución a la mujer sobre su estado de salud relacionando el motivo de consulta con su situación de maltrato.
- Mantener una actitud **empática**.
- Insistir en que **la violencia nunca está justificada** (ante excusas o minimizaciones de la violencia).
- Fomentar la auto-eficacia.

A tener en cuenta...

- La **confidencialidad** es imprescindible.
- La derivación no es la primera medida de actuación en respuesta a la confidencia de la mujer (salvo grave peligro para la mujer).
- Proponer una nueva cita para retomar el tema en un futuro.
- La elaboración de un plan de seguridad según las circunstancias (ejemplo: *agresión física grave, riesgo de suicidio*) puede servir como excusa para aumentar la toma de conciencia.
- Proporcionar información acerca del derecho al buen trato (vinculada a información general de salud).
- **Evitar:** ordenar, sermonear, desaprobar, interrogar, ironizar e interpretar.

Fase contemplativa (intención)

Empieza a tomar conciencia de que existe una relación abusiva y/o problemática:

Objetivo (qué)

- Favorecer la inclinación de la balanza hacia el cambio de situación.
- Aumentar la toma de conciencia de la existencia real de un proceso de maltrato.

Intervención (cómo)

Los siguientes aspectos se abordarán en sucesivas citas concertadas de 15 a 30 minutos, utilizando la escucha reflexiva:

- Iniciar la entrevista **recalcando nuestro respeto a las decisiones** que tome a lo largo de su proceso.
- **Visibilizar y nombrar lo que está ocurriendo** en su relación de abuso, sin culparla, relacionándolo con los hallazgos de la valoración.

  Ejemplo: «*Alguna vez me ha comentado que su pareja le pone en evidencia delante de su familia. ¿A qué situaciones en concreto se refiere?... ¿Me podría explicar lo que ocurre con más detalles?...*
- Analizar con ella el ciclo de la violencia. Reflexionar sobre 3 episodios de violencia: el primero, el más grave y el último.
- Se le propone a la mujer que sitúe estos episodios en un gráfico y los valore de 0 (no tensión ni peligro) a 10 (máxima tensión y peligro).
- Prestar especial atención al reconocimiento de la tensión y la agresión.
- Señalar la importancia de reconocer la fase de arrepentimiento del maltratador como estrategia para continuar con la relación.
- Enfatizar la importancia del propio bienestar y el autocuidado, frente a mantener una relación nociva.

  Ejemplo: «*Todo lo que me ha contado influye directamente en su salud y dificulta que se pueda cuidar*».

- Demostrar la existencia real de una situación de maltrato.

  Ejemplo: «*El hecho de que la ponga en evidencia continuamente, como hemos estado hablando, se corresponde con violencia psicológica según los estudios existentes*».
- **Indagar acerca de los recursos** personales y sociales: apoyo familiar, de amistades y laboral.
- Identificar razones para seguir o no en esa relación. Puede ser un trabajo que ella traiga por escrito en la siguiente cita concertada.
- Analizar los miedos a un posible cambio.
- Elaborar un plan de seguridad según las circunstancias (Ejemplo: agresión física grave, riesgo de suicidio).
- Apoyar y dar valor a su decisión.
- Advertir sobre la importancia del riesgo que supone compartir esta información con su pareja.

A tener en cuenta...

- Para la entrevista es preciso utilizar la información obtenida en la/s visitas de valoración de la situación de violencia.
- **Fijar los objetivos** sabiendo qué se va a hacer en cada entrevista, respetando el proceso de cada mujer. NO precipitarse, lo más probable es que sean necesarias varias entrevistas
- Enfatizar lo contraproducente de intentar convencer a su pareja o de negociar con él, ya que no es útil y puede ser peligroso.
- Es conveniente tener previsto un plan de seguridad por si surge una contingencia.
- En esta fase la pregunta que se debe hacer el personal de salud es **¿Por qué no puede dejarle?** O **¿Por qué el hombre que la maltrata no le permite dejarle?**

Fase de preparación (decisión)

Las mujeres van realizando pequeños cambios

Objetivo (qué)

- Apoyar y ayudar a la mujer a determinar el mejor plan a seguir para conseguir el cambio

Intervención (cómo)

Entrevista motivacional en citas concertadas de 15 a 30 minutos, utilizando la escucha reflexiva:

- Escuchar los planes de la mujer y expresar la importancia de los esfuerzos que está realizando.
- Analizar objetivamente con ella la situación actual y, si en el pasado intentó hacer cambios y qué ocurrió).
- Valorar qué problemas anticipa para hacer un cambio en la actualidad.

Es relevante insistir en que esta fase y la siguiente (acción) son de un riesgo especial, ya que el maltratador, cuando observa que la situación empieza a escapar a su control, puede aumentar la intensidad y frecuencia del maltrato. Por lo tanto, es conveniente **revisar el plan de seguridad con ella.**

Negociando el plan de cambio

- Es imprescindible en esta etapa valorar y consensuar con la mujer la derivación y/o coordinación con trabajo social o con recursos disponibles de la zona (municipales, de igualdad...).

A tener en cuenta...

La ambivalencia es un estado de conflicto en el que la persona tiene sentimientos contrarios de forma simultánea. En el caso de la mujer maltratada se puede dar la ambivalencia «querer y no querer dejar a la pareja que la maltrata». Comprender que la ambivalencia **es algo habitual, aceptable y comprensible en un proceso de cambio**, facilitará que no se produzcan resistencias a la escucha por parte de la mujer. Trabajar la ambivalencia supone:

- **Evitar «ponerse persuasivo/a»**.

  Ejemplo: *«Creo que lo mejor que puedes hacer sería dejarle porque ya sabes lo que pasa con estas relaciones y si no le dejas todo va a ir a peor, piénsalo»*.
- **Evitar explicar demasiado pronto los riesgos de la relación de maltrato**.

  Ejemplo: *«Si sigues en esta situación puedes llegar a ser una de las mujeres que salen en la televisión porque las han matado»*.
- **Manifestar a la mujer la conveniencia de tomar una decisión**.

  Ejemplo: *«Nos hemos visto varias veces ahora creo que es conveniente ir perfilando las decisiones que quieres tomar, el camino a seguir, cómo lo vas a hacer...»*.
- **Considerar que los valores y las expectativas** sobre los cambios, pueden ser radicalmente diferentes para cada mujer. Es muy relevante comprender los valores, sentimientos y creencias de la mujer.
- **Considerar el contexto** familiar, social, de la comunidad a la que pertenece la mujer ya que éste puede contribuir de forma positiva al cambio o interferir en él.

A partir de esta fase es imprescindible priorizar la seguridad y protección de la mujer.

Fase de acción (acción interna y externa de la mujer)

La acción consiste en aumentar la seguridad de la mujer respecto a la situación de violencia

Objetivo (qué)

- Acompañar a la mujer para que no se sienta sola y reafirmar su proceso.
- Garantizar y extremar la seguridad.

Intervención (cómo)

- Aprovechar la entrevista motivacional para generar afirmaciones automotivadoras que, partiendo del proceso de reflexión de la mujer, están relacionadas con:
  - ▹ El reconocimiento del problema. Ejemplo: «*Me está diciendo que la ansiedad que sufre puede tener que ver con los problemas en casa*».
  - ▹ Expresión de preocupación.
  - ▹ Intención de cambiar.
  - ▹ Optimismo sobre el cambio.
  - ▹ El balance de pros y contras de la decisión a tomar.
- Para ayudar a la generación de estas afirmaciones, podemos:
  - ▹ Preguntar por un episodio concreto para recoger información.

    Ejemplo: «*¿Cómo fue el día que le insultó?*».
  - ▹ Utilizar situaciones extremas.

    Ejemplos:«*¿Cuáles son los peores miedos o consecuencias si no cambia la situación? O ¿Qué cosas peores podrían ocurrir si sigue la escalada de violencia?*».
  - ▹ Mirar hacia atrás.

    Ejemplo: «*Antes me decía que no salía apenas de casa*».
  - ▹ Mirar hacia delante.

  Ejemplo: «*Si toda la situación cambiara ¿cómo se sentiría?*».
  - ▹ Replantear los objetivos.

    Ejemplo: «*En las primeras entrevistas me decía que quería estar mejor, que no podía más y lo que quería hacer. Ahora ¿cómo lo ve?*».
  - ▹ Utilización de la paradoja.

    Ejemplo: «*Por lo que me dice sigue dejándola en ridículo ¿eso es bueno para usted?*».
- Seguir la coordinación con los otros recursos dentro y fuera del equipo.
- Establecer que la mujer nos llame periódicamente para valorar su seguridad.
- Revisar el plan de seguridad con ella.

A tener en cuenta...

- Es importante recordar a la mujer que existe un riesgo especial y preparar los recursos necesarios para salir de la situación en que se encuentra.

Fase de mantenimiento

La mujer mantiene los cambios que ha hecho

Objetivo (qué)

- Ayudar a identificar y utilizar estrategias para prevenir recaídas.
- Mantener la vigilancia del riesgo.

Intervención (cómo)

- Animar a la mujer a participar en algún grupo de mujeres.
- Preparar con la mujer una posible derivación.

A tener en cuenta...

- Analizar de nuevo con ella el ciclo de la violencia. Se incidirá en que la fase de «luna de miel» o reconciliación es un momento especialmente vulnerable para volver a la situación anterior.
- Mantener la seguridad y protección de la mujer. No debemos olvidar repasar el plan de seguridad y el escenario de protección para ella y sus hijos e hijas.
- Revalorizar todas las facetas de la vida saludable.
- Los grupos de educación para la salud en los que participan mujeres son recursos a utilizar para evitar el aislamiento y favorecer el empoderamiento. Es importante que se incluya la perspectiva de género en dichos grupos.

Fase recaída* / ruptura evolutiva

Los cambios no se estabilizan y la mujer vuelve con su pareja, reinstaurándose el maltrato

Objetivo (qué)

- Ayudar a la mujer a renovar el proceso de contemplación, determinación y acción sin que aparezcan bloqueos o desmoralización por la recaída.

Intervención (cómo)

- Volver a mostrar nuestra empatía y cercanía.
- Evitar caer en desánimo o en sentimientos de fracaso.

  Ejemplos: «*Usted no es la única. Esto le ocurre a muchas mujeres*». «*Usted no tiene la culpa*».
- En la entrevista motivacional se trabajará con la mujer:
  - ▹ Su historia de maltrato y se hará una devolución.

    Ejemplo: «*¿se acuerda cuando me decía que no le dejaba salir?*».
  - ▹ El sentimiento de culpa que aparece en la mujer.

    Ejemplo: «¿Le culpa de todo lo que sucede?».

A tener en cuenta...

- Recordar el ciclo de la violencia: «fase de luna de miel».
- Revalorizar todas las facetas de la vida saludable.
- Tener presente que **el maltrato es un proceso en el que se produce desvalorización y baja autoestima de las mujeres** que lo sufren.
- Identificar nuestra frustración e incomprensión para evitar dirigir nuestra agresividad hacia ellas.
- Las mujeres maltratadas hacen una media de 7 a 8 intentos antes de conseguir separarse completamente del maltratador.

- A pesar de que vuelva con la pareja y se reinstaure el maltrato, es posible que la crisis personal de la mujer y la intervención profesional, le hayan ayudado a progresar y no vuelva exactamente al punto de partida.

* Recordamos que se trata de una Fase incluida en un proceso de cambio vital, lo que no supone la vuelta al mismo punto de inicio, sino una vuelta «atrás» en alguno de los factores de las etapas anteriores.

14. ACTUACIÓN EN URGENCIAS

Las mujeres que sufren violencia de género pueden acudir también a los servicios de urgencias, tanto del ámbito de la atención primaria como especializada.

La mayoría de las actuaciones planteadas en el capítulo anterior podrían ser también recomendadas para urgencias, a excepción de las actuaciones referidas al seguimiento en la consulta. En los servicios de urgencias es frecuente que las lesiones y síntomas de las pacientes sean más graves. Las mujeres que acuden a urgencias por este problema, pueden reconocer haber sufrido malos tratos o no.

14.1. Actuación de detección de violencia

- Mantener una actitud de alerta y prestar atención a los signos y síntomas que pueden hacer pensar que la paciente sufre malos tratos (Indicadores de sospecha).
- En los casos en que se sospeche que es así, realizar una entrevista clínica específica para detectar los malos tratos (Identificación).
- Atender a la mujer en un clima de confianza adecuado (Identificación).

14.2. Actuación asistencial

Primero debe atenderse el estado de salud de la mujer, tanto físico como psicológico, y establecer un diagnóstico y atención adecuados.

La atención a la paciente estará en función de las lesiones y síntomas presentados y, en el caso de que no precise ingreso hospitalario, se deberá valorar la necesidad de una actuación urgente por Salud Mental y trabajo social.

Igualmente, se ha de indagar acerca de la existencia de menores o personas dependientes que también puedan estar padeciendo la violencia, por si hubiera que tomar medidas inmediatas.

El informe de alta que se facilite a la mujer debe detallar las lesiones que ésta presenta y su estado psicológico. Se le debe entregar a la mujer siempre que no comprometa su seguridad (puede venir acompañada por el presunto maltratador o puede que al llegar a casa él esté y descubra la copia del alta). En tal caso, se le puede indicar que si teme llevar la copia consigo, se le puede entregar a algún familiar o persona de su confianza. Otra copia con el fin de colaborar a su seguimiento y a completar las actuaciones que sean precisas, se remitirá al centro de Atención Primaria de referencia de la paciente.

14.3. Valoración de la seguridad

Siempre que se atienda un caso de violencia de género en urgencias es necesario realizar una valoración de la seguridad y el riesgo en que se encuentra la mujer (Valoraciones), prestando especial atención a facilitar un entorno de seguridad y de confidencialidad. Solicitando la colaboración de los cuerpos y fuerzas de seguridad cuando sea necesario.

14.4. Información y derivación

Una vez proporcionada la atención y cuidados asistenciales, se realizarán las actuaciones de información y derivación oportunas en función del caso, asegurando el acompañamiento necesario.

14.5. Actuación legal

En España existe la obligación legal de poner en conocimiento de la autoridad judicial la existencia de lesiones ante la constatación de malos tratos, obligación que se cumple mediante la notificación al juzgado del parte judicial, informando previamente a la mujer afectada de la remisión del mismo y sus implicaciones y registrándolo en la historia clínica.

Actuación ante agresiones sexuales

Las pautas de actuación ante agresiones sexuales tienen determinadas particularidades que justifican sean descritas en un apartado independiente.

La violencia sexual contra las mujeres puede ser ejercida por su pareja o por otros hombres. En general las mujeres consultan cuando el agresor no es la pareja, siendo poco frecuente que lo hagan por agresión sexual dentro de la pareja., permanece oculta y es difícil de detectar.

El equipo de Atención Primaria o de otro dispositivo sanitario no hospitalario que atienda una agresión sexual, y salvo en supuestos de gravedad y riesgo vital que obliguen a tratamiento médico inmediato, remitirá a la mujer lo más rápidamente posible y en ambulancia al hospital más cercano, sin que medien lavados ni cambios de ropa. En caso de felación es importante, en la medida de lo posible, evitar la toma de líquidos o alimentos antes del reconocimiento de la mujer en el hospital.

Es necesario propiciar un trato comprensivo hacia la mujer, facilitando un ambiente que propicie la comunicación, la confidencialidad así como la mayor intimidad posible. Si la mujer lo desea, puede estar presente alguien de su confianza. No deben realizarse preguntas comprometidas, debiendo recoger los datos que la mujer quiera dar. Es preciso informar a la mujer de todas las exploraciones que se le van a hacer y la finalidad de las mismas, comentando en todo momento lo que se está haciendo, y recabando el consentimiento cuando sea necesario.

En esta cuestión resulta evidente que deben reducirse al menor número posible los impactos psíquicos que va a sufrir la mujer tras la agresión. Por eso no sólo está justificado, sino que es recomendable, que la evaluación ginecológica y la médico forense se realicen en un solo acto, con independencia entre las actuaciones sanitarias y las periciales, pero procurando que no se precisen nuevos reconocimientos. Por ello, y por no existir impedimento legal ni ético –más bien al contrario– para que los reconocimientos en casos de agresiones sexuales se realicen de manera simultánea y coordinada, es necesaria la comunicación inmediata a través del teléfono con el Juzgado de Guardia, que acordará la asistencia médica forense o encomendará al equipo facultativo de guardia la recogida de muestras de interés legal4.

A continuación se reflejan las actuaciones generales dependientes de cada profesional en estos casos:

Actuaciones desde la medicina clínica

- Realizar la anamnesis y el examen clínico.
- Solicitar la actuación de la medicina forense, a través del juzgado de guardia, y colaborar en su trabajo.
- Toma de muestras del aparato genital para infecciones de transmisión sexual.
- Petición de analítica sanguínea.
- Tratamiento inmediato de las posibles lesiones físicas.
- Tratamiento de las infecciones de transmisión sexual.
- Profilaxis del embarazo.
- Emisión del parte judicial.

Actuaciones desde la medicina forense

- Toma de muestras de interés legal.
- Señalar la localización e importancia de las lesiones (fotografiar lesiones).
- Realización del Informe Médico Forense para el Juzgado.

Para proceder penalmente por los delitos de agresiones sexuales será precisa la denuncia de la persona agraviada, de su representante legal o querella del Ministerio Fiscal (cuando la víctima sea menor de edad, incapaz o una persona desvalida, bastará la denuncia del Ministerio Fiscal).Aunque la mujer manifieste su deseo de no presentar denuncia en ese momento, deben comunicarse los hechos al Juzgado de Guardia, a fin de que pueda incoar el oportuno procedimiento judicial en el que disponer de medidas de investigación y aseguramiento necesarias por si el resto de los legitimados, o la propia mujer en el futuro, quisieran ejercer la acción penal.

El Instituto Nacional de Toxicología y Ciencias Forenses y el Instituto de la Mujer, en colaboración con el Centro de Estudios Jurídicos del Ministerio de Justicia, han presentado en varias provincias y Comunidades Autónomas un «Kit» de recogida de muestras para casos de agresión sexual. Contiene todo el instrumental necesario para una correcta toma de muestras (hisopos, cortaúñas, peine, bolsas, etiquetas...). Además de este instrumental, contiene también una serie de elementos que contribuyen a mejorar el entorno en el que se ha de practicar el reconocimiento, dotándolo de una intimidad y dignidad que en estos casos es muy necesaria para tratar de reducir el riesgo de victimización secundaria.

Actuaciones a realizar en los casos de agresiones sexuales desde los **Servicios de Urgencias:**

Registro en la historia clínica

- Puede servir como prueba importante en el proceso judicial.
- Transcribir los hechos referidos por la paciente en relación con la agresión (fecha, lugar, hora, tipo de agresión sexual) y los actos realizados después de la agresión y antes de la exploración (aseo personal, toma de alimentos o medicación, etc.).
- Antecedentes de enfermedades, intervenciones, medicaciones, consumo asociado de alcohol y otras drogas, etc.
- Antecedentes de violencia, si los hubiera.
- Historia ginecológica: menarquia, ciclo menstrual, fecha de última regla, método anticonceptivo, última relación sexual.

Exploración (general y ginecológica)

Examen de la superficie corporal:

- Detallar localización e importancia de lesiones (heridas, contusiones, erosiones, laceraciones), consignando en su caso la no existencia de las mismas. En caso de haberlas es conveniente la realización de fotografías, *previo consentimiento de la mujer*.

Muestras de interés legal:

- Tomar muestras de semen, sangre u otros fluidos en superficie corporal, mediante hisopo estéril ligeramente humedecido con agua destilada, colocando las muestras en tubo para sellar, rotular y mantenerlo refrigerado (4-8 °C).

Exploración ginecológica:

- Inspección vulvo-vaginal: detallar heridas, hematomas, contusiones, consignando en su caso la no existencia de las mismas. En los casos de agresiones sexuales en mujeres que no han tenido previamente relaciones, resulta de interés hacer constar la posible existencia y localización de los desgarros himeneales, que ponen de manifiesto la existencia de penetración.

- Tacto bimanual: para determinar tamaño, forma, consistencia y movilidad uterina, así como la posible existencia de masas o dolor anexial. Eventualmente puede precisarse una ecografía.

Muestras de interés legal:

- Tomas vaginales (o anal o bucal) con hisopos secos y estériles para investigación de esperma. Se guardarán en sus fundas sin incluirlos en ningún conservante, se mantendrán refrigerado (4-8 °C), y se rotularán. Se recomienda hacer la toma con, al menos, dos hisopos.
- Lavado vaginal (o anal o bucal) con 10cc de suero fisiológico estéril para la recogida de posibles restos de semen. El lavado se recogerá en un tubo estéril apropiado que pueda cerrarse herméticamente y se rotulará. Se mantendrá refrigerado (4-8 °C). El lavado vaginal será posterior a la toma de muestras para el cribado de infecciones de transmisión sexual. Ropas de la paciente relacionadas con la supuesta agresión, colocando cada prenda en bolsa independiente y rotulada.
- Tomas de hisopo humedecidas en suero fisiológico en los casos de agresión anal ú oral, de las correspondientes cavidades colocando en tubo el hisopo, para sellar y rotular.
- Recortes de limpieza de uñas (posible piel del agresor).
- Peinado púbico de la mujer agredida (posible vello del agresor).

La rotulación de las muestras se hará con nombre de la paciente, fecha y firma del profesional. Las distintas muestras se introducirán en sobre con nombre de la mujer dirigido a medicina forense del Juzgado de Guardia.

De no ser realizada la toma por profesionales de Medicina Forense, asegurar la **cadena de custodia** para que las muestras obtenidas tengan valor jurídico, esto es, la persona responsable de la toma y la del transporte de la muestra hasta el Juzgado de Guardia, deben plasmar documentalmente su identidad, la relación exacta de las muestras obtenidas y remitidas, quedando constancia de la persona a la que se realiza la entrega en las dependencias judiciales.

Analítica

- Determinar grupo sanguíneo y Rh de la paciente.
- Prueba de tóxicos.
- Prueba de embarazo.
- Infecciones de transmisión sexual:
  - ▹ Cultivo despistaje gonorrea y Clamidias: inicial y a los 7 días.
  - ▹ Sífilis: inicial y a las seis semanas.
  - ▹ VIH: inicial, a las seis semanas, y a los 3 y 6 meses.
  - ▹ Hepatitis B: inicial y a las seis semanas.
- Frotis citológico, útil asimismo para monilias y tricomonas.

Atención y seguimiento

- Tratamiento de las lesiones físicas y secuelas psicológicas:
  - ▷ Traumatismos físicos: tratar las heridas y efectuar prevención de infección de las mismas y, si precisa, hacer profilaxis del tétanos.
  - ▷ Traumatismos psicológicos: en general es derivar con carácter preferente a la mujer a una consulta de psiquiatría o psicología. En general, las mujeres que han sufrido una agresión sexual tienen sentimientos de ansiedad, culpa, humillación, vergüenza, que requieren ayuda.

Prevención de infecciones de transmisión sexual:

- Debe utilizarse tratamiento preventivo para la gonococia, clamidia y sífilis en posible incubación.
- La necesidad de profilaxis contra el VIH: El riesgo de transmisión del VIH puede ser elevado si el agresor es VIH+, padece otras infecciones de transmisión sexual y hubo eyaculación. Considerar la profilaxis siguiendo las recomendaciones sobre profilaxis postexposición no ocupacional.
- La necesidad de profilaxis frente al virus de la Hepatitis B se valorará individualmente.

Profilaxis del embarazo:

- En el caso en que la mujer esté utilizando un método anticonceptivo efectivo no será necesaria la profilaxis.
- Contracepción postcoital hormonal, si han transcurrido menos de 72 h. desde la agresión.
- Si han transcurrido entre 72 h. y menos de 5 días de la agresión el procedimiento anterior no se considera eficaz y se debe proceder a la colocación de un DIU.
- Confirmar la próxima regla o realizar una prueba de embarazo a las 2-3 semanas.
- Informar a la mujer que en el caso de embarazo puede optar a su interrupción según los supuestos legales.

Información y derivación

Informar a la mujer sobre:

- La agresión sexual es un delito y la mujer tiene derecho a denunciarlo.
- Analizar con ella las repercusiones en salud física y emocional.
- Informarle de que la legislación protege sus derechos e integridad y de que si desea puede solicitar una Orden de Protección.

- Informarle de la red de recursos y dispositivos sociales (preferiblemente por escrito) para la atención a las mujeres que sufren violencia de género. Consultar guía de recursos.

Derivación:

- Importancia de la derivación a/ y coordinación con atención primaria y trabajo social, asegurando la atención psicológica, social y jurídica de la mujer.

Recomendaciones

- No mantener relaciones sexuales hasta siguiente valoración.
- Seguimiento adecuado a todo el proceso de atención integral a su salud.

Notificación al juzgado

- Emitir el parte judicial y remitirlo al juzgado de guardia.

Aspectos éticos y legales

En la toma de decisiones ante una situación de maltrato en la consulta, el personal sanitario tiene que tener en cuenta que entre sus tareas se encuentran ofrecer escucha y apoyo y respetar las decisiones de la mujer. Muchas de las mujeres, a pesar de presentar lesiones importantes, no acuden a los servicios sanitarios por vergüenza, amenazas del maltratador o por temor a que se comunique al juzgado el origen de sus lesiones y se puedan tomar medidas que puedan afectar a la familia.

En el proceso de atención a la mujer que puede estar sufriendo violencia de género es importante respetar la autonomía de la paciente y el compromiso de confidencialidad respecto a la información conocida en virtud del ejercicio profesional. También lo es el velar por la vida y el beneficio de la salud de las pacientes (principio de beneficencia) y evitar perjuicios para su salud (principio de no maleficencia).

En el caso de confirmar la situación de maltrato, se comunicará al juzgado de guardia mediante el parte judicial, informando previamente a la mujer.

La información del hecho a las autoridades judiciales permite poner en marcha las medidas legales dirigidas a la protección de la mujer y evitar que el delito quede impune. La emisión del parte judicial plantea a veces al personal sanitario preocupación sobre los posibles efectos negativos derivados de dicha actuación, especialmente en aquellos casos en que la mujer manifieste no estar de acuerdo con ella. Estos efectos estarían relacionados con el rechazo y pérdida de confianza de la mujer por no haber respetado sus deseos, con posibilidad de la ruptura de la relación profesional-paciente, y con el potencial incremento del riesgo para la salud o la vida de la mujer por represalia del maltratador.

Teniendo en cuenta que cada caso es particular y que se debe realizar un análisis y valoración individual de la situación en que se encuentra cada mujer, se recomienda seguir las actuaciones que se han expuesto en los capítulos correspondientes.

15. ACTUACIÓN CON EL MALTRATADOR

Las competencias de intervención y tratamiento de los maltratadores para su posible recuperación y reinserción corresponden al Ministerio de Interior y a las correspondientes instituciones y organismos a éste vinculados.

Respecto al maltratador, las únicas competencias de actuación sanitaria son las que tienen que ver con las necesidades de atención, como usuario, derivadas de su estado de salud.

En aquellos casos en los que él mismo –como paciente– solicitara ayuda a los servicios sanitarios para modificar su conducta violenta, se le ofrecería información de los recursos disponibles para casos como el suyo.

En el caso en el que la mujer que sufre maltrato solicitara del personal sanitario la ayuda para su pareja o expareja, se actuaría como en el caso anterior ofreciéndole información sobre los recursos disponibles al respecto.

No hay que olvidar que, como cita la Ley Orgánica 1/2004, la violencia de género no es un problema que afecte al ámbito privado. Al contrario, se manifiesta como el símbolo más brutal de la desigualdad existente en nuestra sociedad. Se trata de una violencia que se dirige sobre las mujeres por el hecho mismo de serlo, por ser consideradas, por sus agresores, carentes de los derechos mínimos de libertad, respeto y capacidad de decisión.

15.1. Parte judicial

La Ley Orgánica 1/2004 de 28 de diciembre, de Medidas de Protección Integral contra la Violencia de Género establece en su Título III, sobre Tutela Institucional, en su artículo 32, sobre Planes de Colaboración que:

> «Los protocolos, además de referirse a los procedimientos a seguir, harán referencia expresa a las relaciones con la Administración de Justicia, en aquellos casos en que exista constatación o sospecha fundada de daños físicos o psíquicos ocasionados por estas agresiones o abusos».

Por otra parte, el artículo 262 de la Ley de Enjuiciamiento Criminal señala que:

> «Los que por razón de sus cargos, profesiones u oficios tuvieren noticia de algún delito público, estarán obligados a denunciarlo inmediatamente al Ministerio Fiscal, al Tribunal competente, al Juez de instrucción y, en su defecto, al municipal o al funcionario de policía más próximo al sitio, si se tratare de un delito flagrante».

La obligación se entiende cumplida con la remisión del parte judicial.

Según establece la Ley de Enjuiciamiento criminal, la Fiscalía podrá, con carácter previo a la acción judicial –antes de que llegue al Juez o Jueza correspondiente la denuncia del delito y emita su veredicto– ordenar la realización de prediligencias de investigación, para recabar más datos e información acerca de los hechos denunciados.

El envío del parte de judicial, en general, a la autoridad judicial supone su registro de entrada y remisión al Decanato de los Juzgados6. Una vez tiene lugar el registro de entrada del parte de judicial en la correspondiente oficina judicial, la tramitación de la causa va a ser igual que si se hubiera presentado denuncia por la mujer o por personas cercanas a la misma (vecindad, amistad).

En el Decanato se determinará cual será el Juzgado que conocerá del asunto teniendo en cuenta, en primer lugar, la clase de Juzgado competente de acuerdo con la legislación vigente. En segundo lugar, y si en ese partido judicial existe más de uno de la misma clase, conocerá aquél al que le corresponda de acuerdo con la aplicación de unas normas de reparto que son previamente aprobadas por el Decanato.

Decanato: Órgano, dentro de la oficina del partido judicial correspondiente que, entre otras cosas, se encarga del reparto de los asuntos entre los distintos Juzgados a él adscritos.

Recibido el parte judicial, el Juez o Jueza ordenará la incoación del procedimiento penal (o lo unirá, si tuvo conocimiento previo de los hechos, al procedimiento penal ya incoado) y acordará la práctica de diligencias de investigación y, en su caso, la adopción de medidas de protección de la víctima.

Es muy importante identificar los casos de violencia de género como tal, para que en Decanato se tenga conocimiento de que ha de tramitar la causa un juzgado con competencias en materia de violencia de género, y se remita en consecuencia.

De otro modo, se podría remitir a un Juzgado de Instrucción sin competencias que se tendría que inhibir una vez descubriera que se trata de un caso de violencia de género, retrasando la tramitación en perjuicio de la mujer.

El parte de judicial deberá ser cumplimentado por el personal facultativo responsable de la asistencia, siguiendo las recomendaciones que se señalan más adelante y con remisión obligatoria al Juzgado de Guardia. Se debe cumplimentar con letra clara, legible y sin tachaduras (pueden interpretarse como manipulación). Es recomendable la informatización del parte judicial, ya que ello evitaría los inconvenientes de las letras ilegibles, la mala cumplimentación, las casillas vacías, etc. En ocasiones, la ilegibilidad de los partes impide conocer el alcance exacto de las lesiones, de las exploraciones complementarias y otros datos de interés, y en consecuencia, de la gravedad de la agresión. Ello dificulta la posterior evaluación pericial forense, y en consecuencia también la valoración por parte del juez o jueza.

El parte judicial estará disponible en todos los centros sanitarios. Dispondrá de 4 ejemplares, que se entregarán:

- Al Juzgado de Guardia, a la mayor brevedad posible y en todo caso, en el plazo máximo de 24 horas.

- A la mujer siempre que no perjudique su situación, indicándole en tal caso que si teme llevarlo consigo, se puede facilitar a algún familiar o persona de su confianza o ser guardada en el centro asistencial hasta su solicitud.
- Al Centro Sanitario que haya emitido el parte judicial y, siempre que sea posible, se archivará una copia en la historia clínica y en todo caso se anotará el episodio que dio lugar a su emisión, haciendo constar que el parte se remitió a la autoridad competente.
- La última copia será remitida a la Delegación Provincial de Salud con fines estadísticos excepto en los casos en que sea cumplimentada en Diraya.

Es importante resaltar que, el parte judicial debe leerse a la mujer y ser informada de las implicaciones.

El parte judicial incluirá:

- Datos del personal facultativo.
- Datos de filiación de la mujer.
- Identificación del tipo de violencia (Lesiones presumiblemente producidas por).
- Lesiones que presenta (*Describir el tipo de lesiones, descripción, localización y posible fecha de las mismas*): Es importante que las lesiones (cutáneas, musculoesqueléticas, oculares, auditivas, genitales, internas, etc.) se describan de manera detallada en cuanto a tipo, forma, dimensión, color y localización, con lo cual se facilitará su data o posible fecha de producción. Con esta finalidad se prestará especial atención a las lesiones más antiguas o en distinto estadio evolutivo, como prueba de habitualidad o reiteración. Se recomienda hacer fotografías *(preferiblemente en color)* de las zonas con lesión, previo consentimiento de la mujer. Cuando exista la posibilidad de alguna lesión interna tras la valoración clínica (abdominal, torácica y/o cerebral), dicha información se recogerá como sospecha, pues sólo tras la realización de pruebas diagnósticas, a nivel hospitalario, se confirmarán las mismas.
- Estado psíquico y emocional (*Describir los síntomas emocionales y la actitud de la mujer)*. El maltrato psicológico puede reflejarse en síntomas de depresión, ansiedad, tendencias suicidas, somatizaciones, síndrome de estrés postraumático). El estado emocional de cualquier persona que presente una lesión se encuentra alterado, pero su actitud difiere. Ésta puede ser un gran indicador de lo sucedido, por ejemplo: una mujer maltratada puede sentirse confusa, huidiza, inquieta, temerosa, agresiva, hipervigilante, apática, inexpresiva... Esta información es necesaria para aproximarnos al estado psíquico de la paciente.
- Pruebas complementarias realizadas.
- Medidas terapéuticas: medidas profilácticas, tratamiento farmacológico, curas locales, tratamiento quirúrgico, etc.
- Pronóstico clínico.
- Plan de actuación: En su caso, incluir el alta o la derivación a otras especialidades y recursos, el ingreso hospitalario si ha sido necesario, y el seguimiento requerido.

- Datos relacionados con los hechos que motivan la asistencia: cómo han ocurrido los hechos (utilizando y entrecomillando, cuando sea posible las mismas palabras de la mujer); lugar, fecha y hora; si el maltratador ha usado objetos o le ha amenazado con hacerlo; si ha habido otras víctimas o hay testigos; si viene acompañada; si se sospecha que la causa de las lesiones es diferente a la que refiere la mujer...).
- Antecedentes de interés: Si es la primera vez o reiteración de malos tratos; si el maltrato se viene sufriendo desde hace tiempo, indicar desde cuando y describir las características, el tipo, la frecuencia (a diario, semanal, mensual...); si la intensidad de la violencia es cada vez mayor; si se ha realizado previamente alguna denuncia; si en esas ocasiones anteriores otras personas sufrieron también los malos tratos y si hubo testigos...
- Observaciones: se recogerán aquellos datos que no han sido descritos anteriormente y que se consideren oportunos con el objeto de ofrecer al órgano judicial información sobre las circunstancias en las que se encuentra la mujer, que podrían ser de utilidad para el abordaje del caso concreto, como si tiene menores o personas dependientes a su cargo; otros datos de interés para el órgano judicial (no quiere presentar denuncia, tiene miedo al maltratador, a perder la custodia de menores...); si se ha contactado con otros recursos y si se ha puesto en conocimiento de la autoridad judicial.
- **Violencia de género:** todo acto de violencia basado en la pertenencia al sexo femenino que tenga o pueda tener como resultado un daño o sufrimiento físico, sexual o psicológico para la mujer, así como las amenazas de tales actos, la coacción o la privación arbitraria de la libertad, tanto si se producen en la vida pública como en la vida privada. La violencia de género se produce como consecuencia de la relación desigual entre hombres y mujeres y la existencia de la «cultura de la violencia» como medio para resolver conflictos.

15.2. Guía de recursos

La coordinación y colaboración intersectorial (con recursos sociales, jurídicos, policiales, etc.) es esencial en la atención a las mujeres que sufren malos tratos.

Es importante que cada profesional conozca los recursos específicos que hay disponibles a nivel nacional, autonómico, provincial y municipal, y sus características con el fin de facilitar su utilización adecuada. En este sentido, el personal de trabajo social representa una figura de enlace esencial en el proceso de derivación de las mujeres. Es importante tener en cuenta también que la derivación a un recurso no debe ser considerada como el fin de la actuación, y que el seguimiento de las mujeres en la consulta es esencial.

Recursos a nivel nacional

- Teléfono de la Delegación Especial del Gobierno contra la Violencia sobre la Mujer -24 horas: **016.**

  900 116 016 (para personas con discapacidad auditiva).

- Teléfonos de información 24 horas del Instituto de la Mujer: **900 191 010.**

  900 152 152 (para personas con discapacidad auditiva).
- Servicio de Atención de Urgencias y Emergencias: **112.**
- Policía Nacional: **091.**
- Guardia Civil: **062.**

Todos los teléfonos que se presentan son gratuitos.

Recursos en la Comunidad Autónoma de Andalucía

- Teléfono de la Delegación Especial del Gobierno contra la Violencia sobre la Mujer - 24 horas: **016.**

  900 116 016 (para personas con discapacidad auditiva).
- Teléfono de atención e información a la mujer 24 horas del IAM: **900 200 999**
- Servicio de Emergencias Andalucía **112.**
- Salud Responde **902 505 060.**
- Servicios de Atención a la Familia del Cuerpo Nacional de Policía (SAF) en cada provincia.
- Equipos de Mujer y Menor de la Guardia Civil (EMUME) en cada provincia.

El mapa de recursos y servicios para la prevención e intervención especializada en situaciones de violencia de género y la atención y recuperación integral de las víctimas, de los distintos ámbitos responsables de la atención:

Recursos y servicios de la Consejería para la Igualdad y Bienestar Social

- Teléfono de información 24 horas del IAM.
- Asesoramiento jurídico on-line, a través de la web del IAM.
- Centros Provinciales del Instituto Andaluz de la Mujer (IAM).
- Centros Municipales de Información a la Mujer (CIM).

Recursos y servicios del ámbito de la Seguridad

- Servicios de Emergencia 112 Andalucía.
- Unidades de Violencia sobre la Mujer de la Delegación del Gobierno y Subdelegaciones del Gobierno en Andalucía.
- Servicios de Atención a la Familia del Cuerpo Nacional de Policía. (SAF).
- Unidad de Policía adscrita a la Comunidad Autónoma.
- Equipos de Mujer y Menor de la Guardia Civil (EMUNE).
- Policía Local Unidades Especializadas en Violencia de Género.

Recursos y servicios del ámbito de la Administración de Justicia

- Juzgados y Tribunales / juzgados de Violencia sobre la Mujer.
- Fiscalías de las Secciones contra la Violencia sobre la Mujer.

- Turnos de Oficio especializados en Violencia de Género y Servicios de Orientación Jurídica.
- Unidades de Valoración Integral de la Violencia.
- Oficinas de Asistencia a las Víctimas.

Recursos y servicios del ámbito de la Atención Social

- Servicios Sociales Comunitarios.
- Servicio de Teleasistencia móvil a mujeres víctimas de violencia.

Recursos y servicios de la Consejería para la Igualdad y Bienestar Social

El IAM viene desarrollando y coordinando medidas y programas contra la violencia de género que han dado lugar a consolidar una amplia Red de recursos y servicios de carácter gratuito, para la información, asesoramiento, acogida y recuperación integral.

Se accede a dichos servicios a través de:

- Teléfono de información 24 horas del IAM.
- Asesoramiento jurídico on-line, a través de la web del IAM.
- Centros Provinciales del Instituto Andaluz de la Mujer (IAM).
- Centros Municipales de Información a la Mujer (CIM).

Servicios de información y asesoramiento

Teléfono gratuito de atención e información a la mujer - 24 horas

900-200-999

- Informa de los recursos existentes y del acceso a los mismos, en materia de violencia de género y de agresión sexual.
- Deriva la consulta, en su caso, al Servicio de Asesoramiento Jurídico Telefónico del Instituto Andaluz de la Mujer.
- Recaba atención policial, en caso de que exista riesgo para la seguridad o integridad de la mujer.
- Gestiona la atención y acogida de urgencia de la mujer víctima.

Asesoramiento jurídico telefónico, a través del teléfono 900 200 999

- Acceso por derivación del teléfono de atención a la mujer de:
  - ▹ 9.00 a 21.00 horas, de lunes a viernes.
  - ▹ 11.00 a 19.00 horas los sábados, domingos y festivos.
- Asesoramiento jurídico sobre los derechos que asisten a la mujer afectada por la violencia de género y de los procedimientos judiciales establecidos para garantizar estos derechos.

Asesoramiento jurídico on-line, a través de la página web del IAM

www.juntadeandalucia.es/institutodelamujer

- Asesoramiento jurídico personalizado, a través de la WEB, en cuestiones de violencia de género, tanto a la mujer afectada como a cualquier otra persona que desee ayudarla.

- En esta página WEB también se puede consultar la **Guía** jurídica sobre la violencia de género, que recoge y desarrolla orientaciones jurídicasgenerales y básicas en cuestiones de violencia de género.

Centros Provinciales del Instituto Andaluz de la Mujer (IAM)

Ofrecen información sobre los derechos y oportunidades de las mujeres.

Y proporcionan atención y asesoramiento integral, especializado y multidisciplinar, facilitando la información necesaria a la mujer para que pueda tomar la decisión más adecuada, según sus circunstancias.

Además, realizan actuaciones de sensibilización para la ciudadanía en general y el resto de instituciones involucradas en el itinerario que recorre la mujer víctima de violencia de género.

En todas las capitales de provincia.

Los Centros Municipales de Información a la Mujer (CIM).

Es un servicio específico de ámbito local, fruto de la colaboración del IAM con la Administración Local, que articula una intervención global a través de la información y el asesoramiento a la mujer y de actividades de sensibilización para la comunidad en políticas de igualdad y específicamente en la problemática de la violencia de género.

Servicio integral de atención y acogida a mujeres víctimas de violencia de género y a sus hijas e hijos

Se accede a través de dos vías:

- Centros Provinciales del Instituto Andaluz de la Mujer.
- Llamada al teléfono 900-200-999.

  Garantiza la atención y acogida inmediata y urgente, ofreciéndole protección y seguridad.

  Facilita a la mujer y menores a su cargo todo lo necesario para cubrir sus necesidades básicas.

  Ofrece información, asesoramiento y atención integral, a través de un equipo multidisciplinar, en tres niveles de atención:

- **Centros de Emergencia:** que prestan protección a las mujeres y a los menores que las acompañen, para garantizar su seguridad personal, garantizándoles una acogida inmediata y temporal, de corta duración, mientras se valora el recurso social más adecuado a sus circunstancias personales. Asimismo, deben facilitar recursos personales y sociales que permitan una resolución de la situación de crisis.
- **Casas de Acogida:** que ofrecen una acogida temporal a las mujeres y menores que las acompañen, garantizándoles una atención integral multidisciplinar, para que las mujeres sean capaces de recuperarse de los efectos de la violencia padecida.
- **Pisos tutelados**: que son viviendas cedidas para uso familiar, con carácter temporal, a aquellas mujeres que puedan vivir de forma independiente.

Otros servicios de asistencia legal y psicológica a mujeres víctimas de violencia de género

Se accede a través de:

Centros Provinciales del Instituto Andaluz de la Mujer.

Son servicios especializados para la inte**rvención profesional jurídica y psicológica en situaciones de violencia de género y sus distintas manifestaciones: violencia física, psicoló**gica, sexual y económica. Se ofrece gratuitamente, a través del IAM en colaboración con las Organizaciones e Instituciones siguientes:

Servicio de asistencia legal para mujeres que no perciben la pensión de alimentos y/o compensatoria (en colaboración con la Asociación de Mujeres Juristas Themis).

Servicio que presta asesoramiento legal, intervención letrada y representación por medio de procurador/a en los procesos judiciales que se tramiten ante una situación de impago de pensiones compensatorias y/o alimenticias fijadas en Resolución Judicial por parte del obligado al pago, tanto en vía civil (ejecución) como en vía penal (denuncia/querella).

Servicio de apoyo legal para mujeres inmigrantes víctimas de violencia de género (En colaboración con el Centro de Ayuda al Refugiado CEAR Andalucía).

Asesoramiento jurídico a la mujer extranjera víctima de violencia de género. En la provincia de Sevilla también se ofrece, como servicio innovador y pionero, acompañamiento y apoyo psicológico a mujeres extranjeras víctimas de violencia de género.

Servicio de asistencia jurídica y psicológica a mujeres víctimas de agresiones sexuales (En colaboración con la Asociación de Mujeres Víctimas de Agresiones Sexuales AMUVI).

Información, asesoramiento legal, intervención letrada y apoyo psicológico a las víctimas de agresiones y abusos sexuales en Andalucía.

Atención psicológica grupal a mujeres víctimas de violencia de género (En colaboración con los Colegios Oficiales de Psicología en Andalucía).

Intervención psicológica grupal con mujeres víctimas de violencia de género, a través de grupos y talleres en cada provincia andaluza.

Recuperación integral Programa de formación y acompañamiento al empleo "Cualifica"

Es un Programa dirigido a Mujeres Víctimas de Violencia de Género que, por su situación de riesgo, se encuentran en Centros de Acogida.

Programa de ayudas económicas del IAM para mujeres víctimas de violencia de género (Orden de 7 de julio de 2005 (Boja nº 141, de 21 de julio), se regula el procedimiento de concesión de ayudas económicas por el IAM para mujeres víctimas de violencia de género.

Estas ayudas se complementan con otras de carácter de emergencia, destinadas a sufragar pequeños gastos (personales, de transporte, alojamiento o manutención) a mujeres que habiendo sido víctimas de violencia física o psíquica en la relación de pareja están siendo atendidas en los Centros Provinciales del IAM.

La L.O. 1/2004 de medidas de protección integral contra la violencia de género establece ayudas económicas para mujeres que acrediten insuficiencia de recursos (menos del 75% del Salario Mínimo) y especiales dificultades para obtener un empleo; y la orden de 5 de setiembre de 2006 regula cómo conceder las ayudas económicas por el IAM a mujeres víctimas de violencia de género que lo acrediten para facilitar su integración social.

Recursos y servicios del ámbito de seguridad Servicio de Emergencias 112 Andalucía

Sistema de actuación multisectorial ante cualquier tipo de urgencia y emergencia, resulta ser en muchas ocasiones el dispositivo que tiene el primer contacto con la víctima y desde el que se pone en marcha el mecanismo de atención y protección a la misma, sirviendo de enlace con las Fuerzas y Cuerpos de Seguridad, por lo que su función, en esta materia, es la de facilitar la activación del dispositivo de protección y atención ante una situación de violencia de género, de acuerdo con los procedimientos y protocolos que establecidos con los organismos competentes en la prestación de la asistencia requerida.

Unidades de violencia sobre la mujer de la Delegación del Gobierno y Subdelegaciones del Gobierno en Andalucía

Entre cuyas funciones se encuentran: el apoyo a la protección integral de las víctimas de violencia de género; identificar necesidades de recursos destinados a la protección integral; identificar perfiles de mayor vulnerabilidad previa valoración del riesgo; realizar el seguimiento individualizado de algunos casos de violencia de género.

Directorio Unidades de Violencia sobre la Mujer

Delegación del Gobierno en Andalucía Unidad de Coordinación Subdelegaciones del Gobierno en Andalucía (provinciales)

- Detectar y prevenir las situaciones de violencia de género.
- Actuar inmediatamente protegiendo la integridad física y la privacidad e intimidad de la víctima.
- Valorar los hechos de forma urgente adoptando las medidas necesarias en cada caso.
- Establecer un conducto de comunicación permanente entre los diferentes estamentos e instituciones con competencia en la prevención y protección contra estos delitos y muy especialmente el/la fiscal de la Sección contra la Violencia sobre la Mujer y con las Unidades de Valoración Forense, para conocer las lesiones causadas a las víctimas, diagnóstico y pronóstico.
- Mantener contacto con la judicatura para que ésta ponga en conocimiento de la policía especializada el momento procesal en que se encuentran las diligencias, autos y sentencias que se produzcan.
- Comparecer con la víctima en las dependencias de los servicios policiales.

Servicio de Atención a la Familia de la Policía (SAF)

Hay una por provincia y sus funciones son:

- Proteger a la víctima y acompañarla en sus desplazamientos.
- Prevención y persecución de cualquier tipo de maltrato o violencia hacia la mujer, de acuerdo con las funciones de las Fuerzas y Cuerpos de Seguridad.

Unidad de policía adscrita a la CC.AA (una por provincia).

Equipos de Mujer y Menor de la Guardia Civil (EMUME) en cada provincia

- Hacerse cargo de todos los aspectos relacionados con la investigación criminal, siguiendo el caso hasta su completo esclarecimiento, realizando todas las gestiones y diligencias necesarias, y asistiendo personalmente a las víctimas.
- Propiciar y mantener contacto con las Instituciones competentes al objeto de favorecer actuaciones de carácter preventivo y asistencial.
- Vigilar el cumplimiento de las órdenes de protección.
- Realizar un seguimiento del estado de las denuncias presentadas ante sus instancias.

Policía Local (Unidad de Atención a la Mujer en Córdoba y Grupo Diana en Sevilla)

Recursos y servicios del ámbito de la Administración de Justicia Juzgados y Tribunales/ Juzgados de violencia sobre la mujer

Pronunciarse sobre la adopción de medidas cautelares a instancia de la víctima, de sus hijos e hijas, de las personas que convivan con ella o se encuentren sujetas a su guarda y custodia o a instancia del Ministerio Fiscal, o de la Administración de la que dependan los servicios de atención o acogida de la víctima.

Acordar de oficio o a instancia de parte, la celebración de la vista a puerta cerrada y garantizar el carácter reservado de las actuaciones.

Adoptar, en su caso, medidas de salida del inculpado del domicilio, de alejamiento, de prohibición de contactar con la víctima, y determinar el uso de medios electrónicos para garantizar la protección de la misma en caso de incumplimiento de dichas medidas; de suspensión del régimen de visitas entre el presunto agresor y los hijos/as menores de edad de forma provisional en tanto se valore la conveniencia de tales contactos.

Los jueces y juezas de vigilancia penitenciaria en aras a garantizar la protección de las víctimas, deben informar de cualquier cambio en las circunstancias del condenado por violencia de género.

Conocer de las causas civiles y penales en materia de violencia sobre la mujer, así como, acordar la adopción de medidas judiciales de protección y seguridad de la víctima.

Derivar a las Unidades de Valoración Forense el grupo familiar para valorar, entre otras circunstancias, el riesgo objetivo para la víctima, los hijos e hijas y otras personas relacionadas con la misma.

Fiscalías de las Secciones contra la violencia sobre la mujer

- Intervenir en los procedimientos penales por hechos constitutivos de delitos o faltas de los que sean competentes los Juzgados de Violencia sobre la Mujer.
- Intervenir en los procesos civiles de nulidad, separación, divorcio y de guarda y custodia de menores en los que se alegue violencia de género
- Emitir informes sobre la acreditación de las situaciones de violencia de género en tanto se otorgue orden de protección.
- Coordinarse con otras instituciones en materia de violencia de género.

Turnos de oficio especializados en violencia de género y servicios de orientación jurídica

- Los Turnos de Oficio Especializados, garantizan que cada mujer será atendida por un único y mismo letrado/a y representada por un solo Procurador/a en todos los procesos y procedimientos que tengan causa directa o indirecta en la violencia de género padecida.
- Los Servicios de Orientación Jurídica, facilitan información y apoyo a las mujeres víctimas de la violencia de género en el acceso al derecho a la asistencia jurídica gratuita.

Unidades de valoración Integral de la Mujer

Ofrecen una valoración integral de la situación en que se encuentra la víctima de la violencia de género y sus hijos e hijas u otras personas dependientes de la misma, así como del agresor:

- Respecto de la primera, para garantizar la recuperación integral de la misma y ofrecer datos de relevancia en los procesos judiciales que se celebren.
- Respecto de los segundos, para evaluar y garantizar el mejor tratamiento como consecuencia de la exposición a la violencia y en algunos casos la recuperación integral como consecuencia de las agresiones.
- Respecto del agresor, para evaluar el riesgo de reincidencia del mismo y la peligrosidad para la víctima, hijos/as y otras personas de ella dependientes.

Sava (Oficinas de asistencia a las víctimas)

Ofrecen asesoramiento jurídico, una primera intervención psicológica e información de los recursos sociales y de las instituciones que trabajan para garantizar la atención y protección de las víctimas de la violencia de género.

Recursos y servicios del ámbito de atención social Servicios Sociales Comunitarios

Son los servicios más cercanos a la ciudadanía que tienen entre sus objetivos el de promover el desarrollo pleno de las personas, así como establecer vías de coordinación entre organizaciones y profesionales que actúan dentro del ámbito territorial, tienen un papel importante a la hora de prevenir, detectar y atender a las mujeres víctimas de violencia de género, y derivar a estas, cuando proceda, a los servicios especializados, así como para realizar los seguimientos oportunos para la consecución de una atención adecuada.

Servicio de Teleasistencia Móvil a mujeres víctimas de violencia

Este servicio posibilita una atención inmediata y a distancia, proporcionando una respuesta adecuada bien a través de los centros de atención o movilizando a los recursos humanos y materiales, con tan solo accionar el dispositivo electrónico. Y atiende a las demandas ocasionales que puedan plantear las víctimas, así como las actuaciones programadas con carácter preventivo, con lo que de forma periódica permite hacer un seguimiento, mantener los datos actualizados y comprobar el adecuado funcionamiento del sistema e intervenir, si las circunstancias lo aconsejan.

Tema 56

Cuidados a la mujer gestante: Cuidados generales de la mujer gestante. Cambios fisiológicos. Alimentación. Higiene. Problemas más frecuentes en la gestación. Educación maternal. Puerperio. Cambios fisiológicos y psicológicos. Lactancia. Programa y Plan de cuidados Embarazo – Parto – Puerperio. Proceso asistencial integrado Embarazo parto y puerperio

eRodio ediciones

Índice esquemático

1. Cuidados de la mujer gestante

2. Cambios fisiológicos y psicológicos
- 2.1. Modificaciones endocrinas
- 2.2. Modificaciones genitales y mamarias
- 2.3. Modificaciones cardíacas y vasculares
- 2.4. Modificaciones hematológicas
- 2.5. Modificaciones respiratorias
- 2.6. Modificaciones digestivas
- 2.7. Modificaciones metabólicas
- 2.8. Modificaciones renales
- 2.9. Sistema tegumentario (piel, cabellos y uñas)
- 2.10. Modificaciones musculoesqueléticas
- 2.11. Modificaciones psicológicas

3. Problemas mas frecuentes
- 3.1. Náuseas y vómitos
- 3.2. Pirosis y acidez
- 3.3. Estreñimiento
- 3.4. Hemorroides
- 3.5. Edemas
- 3.6. Varices
- 3.7. Dolor lumbar
- 3.8. Calambres en las piernas
- 3.9. Manchas en la piel o melasmas
- 3.10. Mareos
- 3.11. Dolor abdominal
- 3.12. Dolor pélvico
- 3.13. Estrías
- 3.14. Encías sensibles
- 3.15. Micciones más frecuentes

4. Proceso integrado embarazo parto y puerperio. Plan de cuidados. Plan de parto. Educación maternal y recomendaciones
- 4.1. Educación maternal
- 4.2. Lactancia materna

5. Cambios fisiológicos y psicológicos en el puerperio
- 5.1. Cambios genitales
- 5.2. Cambios generales
- 5.3. Cambios en la glándula mamaria
- 5.4. Asistencia y cuidado de la mujer en el puerperio inmediato y precoz

1. CUIDADOS DE LA MUJER GESTANTE

El embarazo es una etapa que marca la vida de una mujer y su pareja, representa una experiencia vital y en cierta medida su realización plena como tal. Aunque se trata de un proceso fisiológico hay una serie de cambios debidos esencialmente a acciones hormonales, bioquímicas y mecánicas que debemos conocer ya que tanto para la mujer como para su pareja le comienzan un camino de expectativas, dudas y un sinfín de emociones, por las que deberán atravesar, siendo los cambios fisiológicos y psicológicos los que despertarán mayor inquietud. Para sobrellevarlos con la mayor fortaleza, lo mejor es conocerlos, para esperarlos con la seguridad del que sabe bien que todo lo que le ocurre es un proceso normal.

Es necesario que nosotros estemos formados e informados de los síntomas y molestias más frecuentes para con ello evitar preocupaciones innecesarias y así poder dotar a las madres de herramientas y consejos para llevar a cabo una prevención eficaz de los problemas más normales que aparecen a lo largo de la gestación.

Es fundamental ofrecer a las madres embarazadas un apoyo, que ayude a resolver inquietudes que se presentan a lo largo del embarazo y a cambiar conceptos errados que puedan existir respecto al manejo de éste, además de ofrecer una información útil acerca de todos los controles que deben de realizarse para llevar a buen puerto el nacimiento de su hijo/a.

2. CAMBIOS FISIOLÓGICOS Y PSICOLÓGICOS

2.1. Modificaciones endocrinas

2.1.1. Formación de la unidad fetoplacentaria

El principal papel de control hormonal lo ejerce la placenta, que se considera una glándula endocrina incompleta al colaborar la madre con el feto para su funcionalidad. De ahí la denominación de unidad fetoplacentaria.

Tras la ovulación se forma el cuerpo lúteo, que se encarga de la secreción de estrógenos y progesterona. Una vez implantado el trofoblasto se segrega una luteotropina, la gonadotropina coriónica humana (HCG), que es la encargada de mantener el cuerpo lúteo hasta que su función la pueda llevar a cabo la placenta (semana 8-10).

A) Hormonas placentarias proteicas

- Gonadotropina coriónica humana (HCG). Esta hormona consta de dos subunidades: la α, que es inespecífica y se parece en su estructura a la TSH, LH y FSH; y la β, específica y base para el diagnóstico de embarazo. Podemos encontrarla en sangre materna 9 días postconcepción; aumenta rápidamente alcanzando su nivel máximo en la semana 8-10, para disminuir lentamente a partir de la semana 10-12. Sus funciones son:
  - ▷ Mantener el cuerpo lúteo.
  - ▷ Inducir la síntesis de esteroides en la unidad fetoplacentaria.
  - ▷ Estimular los testículos fetales y la función tiroidea.

- Lactógeno placentario (HPL). También llamada somatotropina coriónica humana (HCS) u hormona del crecimiento placentario coriónica (HCGP). Sus funciones son:
  - Diabetógena. Con el objetivo de asegurar niveles altos de glucosa disponibles para el feto.
  - Lactogénica. Prepara la mama para la lactancia.
- Corticotropina coriónica humana (HCC). ACTH placentario. Parece ser la responsable de la secreción de cortisol.

B) Hormonas placentarias esteroideas

- Estrógeno. Interviene, solo o en colaboración con otras hormonas, en:
  - Síntesis proteica materna (principalmente mamas y genitales) y fetal.
  - Aumento del flujo uteroplacentario.
  - Contribuye a la situación diabetógena de la mujer.
  - Cambios en la pigmentación de la piel.
  - Cambios en el pH vaginal.
- Progesterona. Funciones:
  - Inhibe la motilidad uterina.
  - Disminución del tono del músculo liso, resistencia pulmonar y tono del sistema geniturinario; vasodilatación.
  - Disminución de la motilidad gastrointestinal.
  - Contribuye a la preparación de la mama para la lactancia.
  - Participa en el efecto diabetogénico.
  - En un ciclo sin gestación la temperatura basal aumenta durante la segunda mitad para después disminuir nuevamente. En la gestación la progesterona es responsable de que este descenso no se produzca.

2.1.2. Hipófisis

Aumenta su tamaño un 35% aproximadamente por hiperplasia e hipertrofia, pero sin correlacionarse con un aumento de producción o liberación de todas sus hormonas.

- FSH y LH. Estas gonadodropinas están disminuidas. Se produce un mecanismo de retroalimentación negativo por los niveles elevados de estrógenos y progesterona, los altos niveles de prolactina que interviene en los mecanismos de su síntesis, y la acción competitiva de la HCG.
- Prolactina (PRL). Se inicia su elevación desde las primeras semanas del embarazo y su principal función es preparar la glándula mamaria para la lactancia.
- Oxitocina. Aumenta durante la gestación, alcanzando su nivel máximo durante el parto.

2.1.3. Tiroides

Ligero aumento del tamaño por hiperplasia del tejido glandular e hiperemia. Tanto la tiroxina (T4) como la triyodotironina (T3) están incrementadas, principalmente debido al aumento de las globulinas transportadoras, permaneciendo su fracción libre similar o ligeramente aumentada durante el primer trimestre.

Este aumento de hormonas tiroideas es fundamental, principalmente en el primer trimestre, momento en que se desarrolla la neurogénesis. Su déficit, principalmente de T4, puede afectar irreversiblemente al cerebro.

Los requerimientos de yodo están aumentados por distintos motivos (de ahí la importancia de un buen aporte, incluso preconcepcional, de yodo):

- Estimulación tiroidea por parte de la HCG, con aumento de síntesis hormonal.
- Aumento de la excreción urinaria de yoduros.
- Aporte a la unidad fetoplacentaria.

2.1.4. Páncreas

Se produce una hiperactividad pancreática por hiperplasia, hipertrofia e hipersecreción de las células β de los islotes de Langerhans, con aumento de la secreción de insulina, sobre todo en el segundo trimestre. Esto es debido principalmente a la acción de los estrógenos, progesterona y lactógeno placentario. Se observa una mayor descarga de insulina tras la ingesta de hidratos de carbono, así como una mayor glucemia postpandrial.

2.2. Modificaciones genitales y mamarias

En los genitales externos se produce un aumento en la vascularización lo que hace que la vulva y la zona perineal presenten un aspecto edematoso y una coloración algo cianótica. Su consistencia se vuelve más blanda y elástica.

En la vagina los cambios son parecidos a los de la vulva por el aumento de vascularización lo que le confiere una coloración violácea (signo de Chadwick). Se vuelve más elástica y por la acción hormonal aumenta su secreción. Esta secreción será de color blanco y ligeramente espesa con abundantes bacilos de Döderlein que estimulan para la disminución del PH con lo que se consigue mayor protección frente a las infecciones, exceptuando los hongos que si pueden proliferar más.

El útero es el órgano que va a sufrir más modificaciones para poder albergar al feto, la placenta y el líquido amniótico, además de ser el gran motor del parto. Previo a la gestación es un órgano que pesa unos 60gr y acaba al término de la gestación pesando un kilo.

Conforme avanza la gestación cambia su forma a esférica y posteriormente a ovoidea; deja de ser un órgano intrapélvico ocupando la cavidad abdominal. Como consecuencia, aumenta la tensión de los ligamentos anchos y redondos.

Durante el primer trimestre el aumento es debido fundamentalmente a la acción de los estrógenos que producen hiperplasia de las células musculares, acumulación de tejido fibroso, aumento de tejido elástico, vascularización y drenaje linfático. A las 12 semanas el fondo uterino es palpable justo por encima de la sínfisis del pubis.

En el segundo trimestre, la progesterona es responsable de la hipertrofia de las fibras musculares. A partir de la semana 22-24 el crecimiento se debe al efecto mecánico de la distensión del contenido uterino por el tamaño fetal.

Se produce también un aumento de vascularización, principalmente en la zona de inserción de la placenta. Los vasos arteriales y venosos se disponen entre los fascículos musculares garantizando así una hemostasia firme en el postparto.

Las fibras musculares se distribuyen en tres capas:

1. Externa. Se inicia en las trompas y se extiende hasta los ligamentos uterinos en forma de capuchón, para descender superficial y longitudinalmente.
2. Interna. Son fibras similares a esfínteres que se extienden desde las trompas al OCI (orificio cervical interno) en forma de espiral y entrelazándose las de un lado y otro.
3. Media o plexiforme. Constituye una capa densa de fibras musculares dispuestas en múltiples direcciones y perforadas por vasos sanguíneos. Son las responsables de las ligaduras vivientes de Pinard, que garantizan la hemostasia postparto.

Esta disposición de las fibras musculares es la responsable de que la dirección de la fuerza de la contracción durante el parto sea siempre en sentido caudal.

En el Cuello del útero hay un aumento de la vascularización con hipertrofia e hiperplasia tanto de las fibras elásticas, que le dan una consistencia más blanda y elástica y una coloración violácea (signo de Chadwick), como de las glándulas endocervicales, lo que provoca un aumento de secreción mucosa densa, no filante y no cristalizable que da lugar al tapón mucoso (desde el primer trimestre), lo que confiere protección al contenido uterino frente a infecciones.

En los ovarios se dejan de producir óvulos. Temporalmente se desarrollan muchos folículos que no llegan a madurar pero las células de teca que los recubren producen hormonas por lo que son llamadas glándulas intersticiales del embarazo. El cuerpo lúteo persiste y produce hormonas hasta la semana 12. La secreción de progesterona conserva así el lecho endometrial hasta que la placenta produce suficiente como para conservar el embarazo.

En las mamas por la acción de la progesterona y de los estrógenos se produce una hipertrofia e hiperplasia por lo que aumentan considerablemente de tamaños. Existe una gran vascularización subcutánea que constituyen la red venosa de Haller, visible desde la semana 12, hay también un aumento de la pigmentación de la areola y una hipertrofia de los folículos de Montgomery. Los pezones se vuelven más sensibles y eréctiles.

2.3. Modificaciones cardíacas y vasculares

Es necesario un mayor volumen de sangre para poder suministrar un flujo adicional al útero por lo que el volumen cardíaco aumenta entre un 40-50% desde el inicio hasta el final de la gestación. Por todo esto el corazón aumenta su tamaño un 10-12% por hipertrofia del músculo cardíaco, por el aumento del llenado. Debido a la elevación del diafragma se desplaza hacia la izquierda, hacia arriba y hacia delante, rotando su eje longitudinal. Como consecuencia los focos de auscultación cardíaca están desplazados, puede aparecer un soplo sistólico funcional (60-90% de las gestantes) y hay una desviación del eje eléctrico hacia la izquierda.

La frecuencia cardíaca puede estar aumentada 15-20 lat/min, alcanzando la frecuencia máxima a la 23-30 semana, para luego disminuir lentamente y normalizarse al final de la gestación o en los primeros días postparto.

El aumento del gasto cardíaco no está distribuido uniformemente: el flujo del cerebro materno, los órganos gastrointestinales y las estructuras musculo esqueléticas permanecen sin cambios; la perfusión renal y el flujo pulmonar se elevan un 40%; el flujo útero-placentario aumenta hasta 15 veces; y la circulación de la piel y las mamas también se ve incrementada.

La Tensión arterial suele encontrarse disminuida durante el primer y segundo trimestre de sus valores. Durante el tercer trimestre tiende a normalizarse hasta alcanzar a término valores pregravídicos. Cuando la mujer se encuentra en decúbito supino, el útero obstruye la vena cava a nivel del promontorio, provocando una disminución del flujo de retorno cardíaco y comprometiendo el gasto, con la consiguiente hipotensión sistémica: síndrome supino hipotensivo. Cursa con hipotensión, mareo, palidez, frialdad... y como prevención y tratamiento debemos indicar a la mujer que adopte la postura de decúbito lateral izquierdo.

La Presión venosa va a estar por encima del útero con unos valores normales, mientras que en la pelvis y en las piernas están aumentados por la presión mecánica que ejerce el útero gravídico y la cabeza fetal sobre las venas ilíacas y cava. Esto lleva consigo el estancamiento de sangre en los miembros inferiores, y por tanto aumenta la probabilidad de edema en bipedestación, venas varicosas en piernas y vulva, hemorroides y predisposición a trombosis venosa profunda.

2.4. Modificaciones hematológicas

- Volumen plasmático. Aumenta desde el inicio de la gestación en un 45- 50%.
- Volumen globular. El volumen globular aumenta durante el embarazo pero no lo hace proporcionalmente al volumen plasmático (del 12 al 25%).

Debido a esto podemos encontrar una hemodilución que se considera un fenómeno de adaptación. Las cifras de hemoglobina, hematocrito y eritrocitos aparecen disminuidas, lo que se ha denominado anemia fisiológica del embarazo.

La eritropoyesis está aumentada, sin embargo los valores están disminuidos, influido también este hecho por las necesidades de hierro, que están aumentadas por encima de la capacidad de absorción.

Actualmente, con el aporte de hierro y ácido fólico, los valores aumentan y se aproximan a la normalidad.

Factores de coagulación. La mayoría de los factores están aumentados, principalmente el fibrinógeno, con un incremento que puede llegar hasta el 50%. Este aumento de la coagulación, junto a la inhibición de la fibrinolisis, justifica el estado de hipercoagulabilidad del embarazo, de gran utilidad postparto para garantizar una hemostasia rápida y eficaz en la zona del desprendimiento placentario.

2.5. Modificaciones respiratorias

La presión ejercida por el útero en crecimiento provoca un desplazamiento de las vísceras abdominales lo que comprime el diafragma y evita la expansión pulmonar. Por esto el patrón respiratorio cambia de abdominal a torácico. El diafragma se eleva 4 cm, pero existe un ensanchamiento compensador de las costillas debido a la relajación de los ligamentos intercostales. La circunferencia torácica se ve aumentada en unos 6 cm, y el diámetro transversal 2 cm, con lo que se eleva el ángulo costodiafragmático. Como consecuencia de todo esto disminuye el volumen residual, pero no varía el volumen intratorácico.

Al igual que ocurre en todas las mucosas, y de forma precoz se encuentran edematosas e hiperémicas debido al estímulo estrogénico. Como consecuencia, el 30% de las gestantes presentan congestión nasal y rinitis que retornan a la normalidad después del parto. Por ello no es infrecuente la aparición de epistaxis.

2.6. Modificaciones digestivas

El aparato digestivo es muy sensible a los cambios en el embarazo sobre todo por la acción de la hCG. Los síntomas más comunes son la variedad en cuanto al apetito, pudiendo darse situaciones tanto de anorexia como de aumento del apetito, nauseas, vómitos; puede modificarse la percepción del gusto y del olfato, lo que influye en la preferencia de determinados alimentos.

Por acción de la HCG y los estrógenos las encías están hiperémicas y reblandecidas, con cierto grado de tumefacción. Esto hace que las encías sean friables y sangren ante cualquier mínimo traumatismo, incluido el cepillado dental (gingivitis gravídica).

Puede aparecer épulis del embarazo que es una tumefacción gingival focal y muy vascularizada que desaparece después del parto.

La mayoría de los autores describen un aumento de salivación o sialorrea fisiológica, que aparece precozmente y lleva consigo cambios en el pH (saliva más ácida) y en la flora bacteriana. Tradicionalmente se ha atribuido a este hecho la aparición de caries en la embarazada, sin embargo actualmente se considera que el embarazo no favorece el deterioro dental, sino que el problema parece estar más relacionado con una higiene deficitaria, ocasionada en parte por la mayor facilidad de sangrado gingival.

El crecimiento uterino lleva consigo un desplazamiento de los órganos. De esta forma el estómago asciende, modifica su contorno y se horizontaliza, al tiempo que aumenta la presión. Esto, unido a la disminución de la motilidad y a la relajación gástrica y del cardias por efecto de la progesterona, favorece la aparición de pirosis y de un enlentecimiento en las digestiones.

Hay una disminución del tono y la motilidad intestinal. Como consecuencia la absorción de nutrientes está favorecida, pero también la aparición de estreñimiento. El estreñimiento, junto a la laxitud de los vasos inducida por la progesterona, y la acción mecánica del útero sobre la vena cava que dificulta el retorno venoso, favorece la aparición de hemorroides.

Por acción de la progesterona la vesícula se encuentra átona y distendida, hay una disminución de sus contracciones, por lo que la mujer puede tener la sensación de hinchazón. El vaciamiento también está disminuido, lo que unido al estasis y a un mayor grosor de la bilis, al tener mayor contenido en colesterol, hace que sean más frecuentes los cálculos biliares y la colestasis intrahepática, junto con el prurito gravídico.

2.7. Modificaciones metabólicas

La adaptación metabólica se produce desde las primeras semanas del embarazo. Desde el punto de vista metabólico podemos dividir el embarazo en dos etapas:

1. Primera mitad de la gestación. Es un período anabólico, donde las necesidades de la unidad fetoplacentaria son pequeñas. La energía es destinada principalmente a cubrir las modificaciones del organismo materno y las reservas de tejido adiposo para responder a las exigencias de la segunda mitad de la gestación.
2. Segunda mitad de la gestación. Este período es catabólico, se emplea menor energía en los depósitos grasos y aumenta la destinada al crecimiento fetal y a las necesidades oxidativas de la unidad fetoplacentaria.

El control del peso, fundamental en el control del embarazo, es muy cuestionado al haber una gran variación personal. El incremento ponderal de peso está relacionado con el índice de masa corporal IMC previo: mayor incremento en mujeres delgadas que en obesas.

De forma general se acepta como adecuado un incremento medio de 12.5 kg (9.5-13), de los cuales durante el primer trimestre se debe alcanzar en torno a 1 kg para aumentar aproximadamente 400-450 gramos a la semana en los dos trimestres restantes. Sin embargo, la recomendación debe ser individualizada en relación al peso previo al embarazo y al estado nutricional.

El metabolismo basal está aumentado entre un 10 y un 15%, pudiendo llegar al 20% al final de la gestación según los distintos autores.

La principal fuente de energía fetal es la glucosa materna por lo que los cambios maternos están dirigidos a conseguir niveles de glucosa en el torrente circulatorio materno en cantidad suficiente, y durante suficiente tiempo, como para que el feto pueda satisfacer sus necesidades.

- *Situación diabetogénica.* Las necesidades energéticas para la madre son considerables, y su organismo responde de dos maneras: disminuyendo la utilización periférica de glucosa (con un aumento de la resistencia de la insulina y de sus niveles plasmáticos) y empleando las grasas.

Esto determina que en la mujer se dé una *situación diabetogénica*, con sobrecarga de las células β pancreáticas (hipertrofia, hiperplasia, hipersecreción) debido al incremento de estrógeno y progesterona, pero principalmente al lactógeno placentario.

Se considera al lactógeno placentario como uno de los responsables primarios de la resistencia a la insulina. Actúa sobre el metabolismo graso, favoreciendo la lipólisis y aumentando los NEFA (ácidos grasos libres no esterificados), asegurando así niveles altos de glucosa disponibles para el feto.

Hay un aumento de los lípidos totales, ya que las grasas se movilizan como fuente energética, dejando la glucosa libre para su uso por el feto. El principal responsable es el lactógeno placentario.

- El colesterol es necesario para la renovación o creación celular y para mantener la cascada de las lipoproteínas. El colesterol total aumenta del 25 al 50%;
- También se elevan los fosfolípidos, ácidos grasos libres, triglicéridos y proteínas transportadoras.
- Las proteínas son esenciales para el crecimiento fetal y la síntesis de nuevos tejidos, tanto maternos (1ª mitad del embarazo) como fetales (2ª mitad). Por tanto el balance nitrogenado es positivo y se ve favorecido por el aumento de insulina que facilita el paso de los aminoácidos a la célula.
- Se produce un incremento importante de agua (7 l) durante la gestación para responder a las necesidades de crecimiento y desarrollo del feto, la placenta, el líquido amniótico, útero, mamas y volemia.
- *Sodio.* Las necesidades son mayores por el incremento del volumen extracelular, el líquido amniótico y el consumo fetal. Se retienen de 800 a 1000 mEq. Sin embargo no son necesarios suplementos al tomar con la dieta una cantidad que fácilmente excede de la necesaria.
- *Calcio.* Las necesidades están aumentadas en un 33% (800 mg diarios fuera del embarazo; 1000-1200 durante la gestación), principalmente en el tercer trimestre para la formación del esqueleto fetal.
- La excreción renal está aumentada, pero también lo está su absorción intestinal en un 50%. La vitamina D contribuye a aumentar los niveles séricos de calcio al regular su absorción.
- *Hierro.* Las necesidades se ven incrementadas por el aumento del volumen sanguíneo, el consumo fetal y placentario y la compensación de las pérdidas postparto. El hierro sérico y la ferritina (depósito) están disminuidos, mientras que la transferrina (transporte) está aumentada.

2.8. Modificaciones renales

Las modificaciones anatómicas y funcionales del sistema urinario pueden explicar gran parte de los síntomas que refiere la mujer durante el embarazo.

La acción de la progesterona sobre el sistema urinario provoca una dilatación de pelvis renales, uréteres y vejiga. Esto conlleva un retraso en el vaciamiento urinario y por tanto un mayor riesgo de padecer infecciones del tracto urinario. Además del efecto hormonal, la dilatación es debida también al efecto del útero gravídico que comprime. Esto se manifiesta desde las primeras semanas de gestación y es más acusada en el tercer trimestre.

El acúmulo de líquidos durante el día en bipedestación es el responsable de la nicturia de la mujer gestante.

La polaquiuria es consecuencia durante el primer trimestre de la presión del útero intrapélvico; mejora durante el segundo trimestre, y en el tercero vuelve a aparecer por la presencia del útero grávido, que disminuye su capacidad.

El *Flujo plasmático renal* se incrementa en un 40% debido a la disminución de la resistencia vascular renal, aumento del gasto cardíaco, acción del lactógeno placentario o efecto mecánico del útero según los distintos autores. El *Filtrado glomerular* se incrementa por tanto en un 40%.

El *Sistema renina-angiotensina-aldosterona* se encuentra activado al estar disminuida la resistencia vascular sistémica, que origina aumento de la secreción de aldosterona. Como consecuencia se retiene agua y sodio, de forma más acusada en el tercer trimestre.

Todo esto tiene una r*epercusión en los distintos valores.*

- Sodio. Hay una mayor absorción.
- Ácido úrico y creatinina. Aumento de excreción por disminución de su reabsorción por el túbulo proximal.
- Glucosa. Aumento de su eliminación por disminución de la capacidad de reabsorción tubular. Casi el 50% de las mujeres gestantes presentan glucosuria al final de la gestación que no se relaciona con hiperglucemia.
- Aminoácidos. Aumenta su excreción sin aumentar la proteinuria en mujeres que no la presentaban de forma previa al embarazo.

2.9. Sistema tegumentario (piel, cabellos y uñas)

El aumento de la concentración de estrógenos y progesterona conducen a menudo a estimular a los melanocitos, las glándulas sudoríparas y sebáceas. Los cambios son muy variables y suelen desaparecer en el puerperio al disminuir los niveles estrogénicos.

- **Estrías gravídicas**. Se originan tanto por causas mecánicas como hormonales: el aumento de esteroides adrenales conlleva una alteración de la relación colágeno/sustancia fundamental. Como consecuencia la piel se adelgaza y disminuye la intensidad de las fibras elásticas, que por efecto mecánico se desgarran y elongan. La localización más frecuente es en abdomen, mamas, nalgas, parte interna de los muslos y caderas. Aparecen hacia la mitad del embarazo en un 90% de las mujeres blancas. Durante el embarazo tienen un color rosado y posteriormente adquieren un color blanco plateado. No existen medidas preventivas.

- **Cambios glandulares**. Hay un aumento de las glándulas de sudor ecrinas, con lo que aumenta la transpiración (*hiperhidrosis fisiológica* del embarazo), y una disminución de las apocrinas, situadas en axila y periné. Esto hace que las *erupciones* sean frecuentes por acción estrogénica sobre todo en climas de mucho calor en abdomen, glúteos, piernas y brazos.

  Aumentan de forma importante las glándulas sebáceas, con lo que puede haber exacerbación del *acné* resistente.
- **Cambios en el crecimiento piloso**. Hay variación individual, de tal forma que en unas mujeres se produce aumento del crecimiento piloso y en otras, disminución. De forma general después del parto se pierde pelo. Puede haber casos leves de hirsutismo por la acción de los glucocorticoides y de andrógenos placentarios. Afecta sobre todo a la cara y extremidades y suele desaparecer después del parto.
- **Angiomas o arañas vasculares**. Son pequeñas tumoraciones vasculares constituidas por una arteriola que se ramifica en la epidermis. Son más frecuentes en la raza blanca, y su localización más habitual es brazos, cara, tórax y cuello.
- **Eritema palmar**. Suele localizarse en eminencias tenar e hipotenar de la mano sin afectar a los dedos. Aparece en 2/3 de las mujeres embarazadas en el primer trimestre. Al igual que los angiomas es más frecuente en la raza blanca.
- **Varices**. Aparecen en un 40% de las gestantes por dilatación del sistema vascular venoso superficial de las piernas. También pueden localizarse en la vulva, principalmente en multíparas. Estas últimas desaparecen después del parto, mientras que las de las piernas mejoran.
- **Prurito**. Es frecuente en senos y abdomen por el estiramiento de la piel.
- Las uñas crecen más rápidamente pero se vuelven más quebradizas.
- **Papilomas cutáneos (acrocordón)** son fibromas blandos o pólipos fibroepiteliales, son benignos de color carne o ligeramente hiperpigmentados, que salen de la piel. Llamadas vulgarmente verrugas dérmicas.
- **Los Cambios en la pigmentación** por efecto de la progesterona está aumentada la *MSH*. Como consecuencia hay un aumento de pigmentación de la línea alba abdominal , vulva, areola y pezones. Las areolas se agrandan y aparecen los tubérculos de Montgomery para lubrificarla y preparlas para la lactancia.

  También puede oscurecerse la cara, es el denominado *cloasma o melasma*, más frecuente en el segundo trimestre en mujeres de pelo oscuro y piel pálida , y que afecta principalmente a la zona alrededor de los ojos, mejillas, frente y mentón, pudiendo aparecer también en nariz y cuello. La intensidad de esta pigmentación aumenta con el sol, y normalmente desaparece después del parto, aunque puede tardar en hacerlo incluso un año. Se pueden prevenir con filtros solares.

  Se cree que por idéntico mecanismo aumenta el tamaño de nevus y manchas pigmentadas, pero sin aumentar la incidencia o progresión de melanomas.

  En mujeres que viven en climas fríos la mayor producción de hormonas puede provocar decoloración temporal de la piel sobretodo en las piernas. Se denominan *manchas azuladas en piernas.*

2.10. Modificaciones musculoesqueléticas

La progesterona y la relaxina provocan una relajación de las articulaciones y de la musculatura lo que favorece las lesiones y las caídas en las gestantes.

La articulación de la pelvis está laxas. Esto lleva consigo un aumento de la movilidad de la articulación sacroilíaca, de la articulación sacrocoxígea y de la pubiana. La finalidad de estos cambios es facilitar el paso del feto en el momento del parto.

Estas modificaciones se inician al principio de la gestación y están claramente establecidas en el tercer trimestre sin que por ello el parto tenga lugar. Como consecuencia la mujer adopta una *marcha contoneante* o de pato para aumentar la base de apoyo y puede presentar dificultades para permanecer de pie por períodos prolongados y ser causa también de lumbalgias. Todo esto se ve además agravado por la compensación que sufre la columna por la modificación del centro de gravedad.

2.11. Modificaciones psicológicas

Durante la gestación la mujer no sólo experimenta cambios en su cuerpo, sino que psicológicamente también va a tener variaciones que influyen tanto en su vida familiar como social. Esto conlleva un cierto grado de estrés ante los múltiples cambios a los que se enfrenta la pareja. Es interesante que se conozcan estas variaciones psicológicas, ya que tanto la mujer como la familia podrán adaptarse mejor a ellas.

A principio del embarazo es normal que experimente cambios frecuentes en sus sentimientos y en su estado de ánimo, es una reacción frecuente debida a las transformaciones que van a producirse en su vida con el nacimiento de su nuevo hijo/a. Puede sentirse irritada y sufrir cambios frecuentes de humor, además pueden aparecer temores respecto al nuevo hijo/a.

No todas las mujeres se sienten de la misma forma, depende de su carácter, de las circunstancias que le rodean y del apoyo que disponga en cada momento.

Se producen sentimientos de A***mbivalencia***, alegría, tristeza, ilusión, rechazo, inquietud, preocupación, etc. Puede que se sienta más necesitada de compañía y muestras de cariño de su pareja, familia y amistades. Aparece un sentimiento de sorpresa que se acompaña de la sensación de no estar preparada para tener un hijo. Es frecuente al principio del embarazo, y puede relacionarse con la necesidad de realizar muchos cambios: planes de trabajo, relaciones personales; incertidumbre ante el nuevo rol que va a desempeñar, conflictos emocionales no resueltos con la madre, y temores respecto al embarazo y parto. No son infrecuentes las fantasías acerca de un aborto espontáneo

En el segundo trimestre es normal que se sienta más tranquila. Hay una ***Aceptación***. La mujer centra su atención en los cambios que experimenta su cuerpo, y cómo éstos afectan su vida, ya que el futuro hijo no parece real. Las náuseas y los vómitos pueden ofrecer una mayor confirmación, pero ésta se realiza más marcadamente con la *vivificación* (percepción de los movimientos fetales) que ocurre en el segundo trimestre y que ayuda a la mujer a aceptar su embarazo como algo real.

Actualmente este momento se adelanta por el empleo del doppler, donde pueden ser escuchados los latidos fetales. La mujer puede hacer exhibición de su embarazo o lo contrario por pensar que no está preparada; comienzan las fantasías sobre el futuro hijo, al que se percibe como "real" y separado de sí misma.

En el tercer trimestre se realizan los preparativos finales para el nacimiento y se prepara el "nido". Es ***la Introversión***. Este proceso permite a la mujer hacer planes y adaptarse a su nueva situación, pero también puede desequilibrar y causar tensión en el entorno familiar, por lo que es importante saber que puede aparecer.

La experiencia de sentir a su hijo/a le ayudará a olvidar sus temores.

Al acercarse el momento del parto pueden aparecer las inquietudes, estará impaciente y a la vez preocupada por cómo será el parto, si su hijo/a nacerá sano y si será capaz de cuidarlo adecuadamente y sobre todo deseando conocer y tocar a su bebé.

El embarazo también va a provocar cambios en su entorno familiar y social. La relación con su pareja puede verse alterada ya que él también puede experimentar sentimientos contradictorios con respecto al embarazo y al futuro hijo/a, desde temores y preocupaciones hasta alegrías, satisfacción y orgullo. Es posible que en algunos momentos se sienta en un segundo plano, incluso puede tener sentimientos de celos al pensar que no le presta la misma atención. Por todo esto es fundamental que mantengan una buena comunicación, que preparen juntos la llegada de su hijo; compartir las emociones y decisiones será beneficioso ya que ser padres es cosa de dos.

Conviene buscar ayuda en otras personas de su ámbito familiar y en sus amigos, los abuelos pueden constituir una importante ayuda durante su embarazo y sobre todo después del parto.

En caso de que no sea su primer hijo, los hermanos/as pueden vivir con cierta dificultad la llegada del nuevo bebé, ya que van a recibir menos atención por su parte. Para ayudarlos a adaptarse a la nueva situación, es importante que se sientan partícipes del embarazo y cuidados del nuevo miembro de la familia, procuren contestar a sus preguntas y dudas, consúltenles las decisiones y sobre todo no haga coincidir el nacimiento con cambios bruscos para ellos (guarderías, sacarlos de su habitación, etc.). Deben tener paciencia y ser comprensivos con las reacciones y comportamientos inadecuados, pues lo único que pretenden es recuperar la atención perdida y recuerden que todo proceso de adaptación lleva su tiempo.

La ***Labilidad emocional*** es importante saber que estará presente durante todo el embarazo y al igual que la introversión, puede llevar a planteamientos erróneos respecto a la relación de pareja, y es necesario saber que es normal para afrontarla con mayor eficacia. Al igual que hay que estar pendiente de la aceptación de los cambios en la ***Imagen corporal***. Los cambios en el cuerpo de la mujer son importantes, y esto da lugar a que la imagen corporal que tiene de sí misma cambie. El grado de este cambio dependerá de factores de la personalidad y de las actitudes hacia el embarazo. Empiezan a ser más marcados durante el segundo trimestre, y en el tercero están completamente instaurados y pueden llegar a hacer sentir ambivalencia respecto a lo que ha ocurrido con la figura.

3. PROBLEMAS MAS FRECUENTES

3.1. Náuseas y vómitos

Son los síntomas más frecuentes durante el primer trimestre. Las nauseas afectan al 70-85 % de las embarazadas y los vómitos al 50 %. Suelen aparecer con más frecuencia por la mañana. Las náuseas y vómitos suelen desaparecer a partir de las 20 semanas y se asocian a un menor riesgo de abortos.

Para aliviar estos síntomas existen medidas dietéticas:

1. Hacer comidas más frecuentes con menos cantidad.
2. Tomar un alimento rico en hidratos de carbono (pan, patata, cereales, etc.) al inicio de las comidas, por ejemplo una rebanada de pan.
3. Tomar los alimentos a temperatura ambiente, porque así desprende menos aroma.
4. Evitar alimentos no apetecibles.
5. Aumentar la ingesta de líquidos.
6. Evitar comidas pesadas tipo frituras, especias, grasa, etc.
7. Evitar bebidas con gas.
8. Después de las comidas evitar acostarse, procurar descansar sentada con los pies elevados.
9. Está recomendada la toma de jengibre, en té o en galletas.
10. Sé recomienda también el poner algún alimento en la mesilla de noche y tomarlo antes de levantarse por la mañana.

3.2. Pirosis y acidez

Aparecen en el 70 % de las embarazadas y se producen por la disminución del tono del esfínter esofágico y por el aumento de presión debido al crecimiento del útero.

Puede aliviar estos síntomas las siguientes recomendaciones:

1. Hacer pequeñas comidas cada 2-3 horas.
2. Evitar acostarte después de las comidas.
3. Evitar comidas y bebidas muy calientes y condimentadas.
4. Evitar las frutas en ayunas.
5. Incorporar la cama y dormir con la cabeza incorporada.
6. Evitar los alimentos que empeoran los síntomas como grasas, café, chocolate, alcohol, té, tabaco.
7. Los productos lácteos son buenos calmantes de la acidez.

3.3. Estreñimiento

Es muy frecuente sobre todo al final de la gestación, debido a la disminución de la motilidad gastrointestinal y al retraso del vaciado intestinal que produce la presión del útero.

Formas de aliviarlo:

1. Tomar al menos 1,5 litros de agua al día.
2. Incluir en la dieta diaria frutas con su piel y verduras.
3. Tomar legumbres, frutos secos, pan y cereales integrales. Los frutos secos y las pasas ablandan las heces y activan los intestinos.
4. Usar más agua de la cuenta para cocinar.
5. Las ciruelas y albaricoques estimulan a los intestinos. Pero antes de tomarlos, dejarlos en remojo para que absorban suficiente agua.
6. Las pipas de girasol y las semillas de sésamo con piel aparte de condimentar la comida también tienen un efecto favorable para el estreñimiento.
7. Realizar ejercicio adecuado a su situación: natación, caminar, bicicleta...
8. Se debe de evitar: los plátanos, biscotes, arroz blanco, chocolate y te negro normal.
9. Se puede realizar un masaje abdominal antes de levantarse por las mañanas: de derecha a izquierda en sentido de las agujas del reloj comenzando de forma ascendente de abajo arriba. Es una buena forma de activar los intestinos.
10. Recuerda que hay que tener tiempo para ir al baño e ir siempre que el cuerpo lo pida nunca dejarlo para más tarde.

3.4. Hemorroides

Son debidas al aumento de la presión venosa por la compresión del útero.

Medidas para aliviarlas:

1. Evitar el estreñimiento.
2. Evitar periodos prolongados de pie o sentada. Si tiene que estar sentada colocar las piernas elevadas.
3. Cuando esté evacuando no aprieta de una forma exagerada, eso solo empeora las hemorroides.
4. No es aconsejable limpiarse con papel porque pueden abrirse. Limpiarse mejor con agua fría que de esta forma hace que la hemorroide se encoja de forma permanente o por un tiempo y disminuye el dolor.
5. Evitar los baños de agua caliente. Son más recomendables las duchas y después lavar el ano con agua fría.
6. Para evitar tener que tomar hierro acostúmbrese a tomar alimentos ricos en hierro: verduras de hoja verde, albaricoques, tomates, pasas, carnes y pescados.
7. Para aliviar el dolor puede hacer baños de asiento en agua tibia 2 ó 3 veces al día. Si el dolor es muy intenso aliviarlo con hielo o compresas frías, no puesto nunca directamente sobre la zona.

3.5. Edemas

Se producen por la presión que ejerce el útero sobre la vena cava, dificultando el retorno venoso y también por la retención de líquido que se produce durante el embarazo.

Aparece principalmente al final del día y desaparece con el reposo (piernas elevadas).

Para aliviarse:

1. Si se hinchan las manos y los dedos levantar los brazos de vez en cuando.
2. Hacer ejercicios con los brazos y las manos para activar la circulación.
3. Acabar la ducha siempre mojándose las piernas y los brazos con agua fría.
4. Si se hinchan los pies cuando hace mucho calor siéntese con las pantorrillas metidas en un cubo de agua fría con hielo.
5. Usar medias elásticas.
6. Si esta mucho tiempo de pie sentarse de vez en cuando con las piernas elevadas.
7. Cuidado con los alimentos ricos en sal.
8. Quitarse los anillos y prendas que le aprieten.
9. Es recomendable realizar ejercicio físico de forma regular y también es beneficioso hacer ejercicios circulatorios con los tobillos primero hacia un lado y después al otro.

3.6. Varices

Son venas dilatadas que aparecen sobre todo en las piernas. Se producen por la compresión del útero sobre la vena cava y por las alteraciones de las paredes de las venas producidas por la acción de las hormonas y el aumento del volumen de sangre.

Pueden producir síntomas como dolor, pesadez, calambres nocturnos, hormigueo, etc.

Consejos para prevenirlas:

1. Caminar diariamente o hacer algún ejercicio de forma regular: nadar, bicicleta...
2. Evitar estar demasiado tiempo de pie o sentada.
3. Evitar las prendas ajustadas tipo calcetín, media, fajas…
4. No usar ropa interior ni pantalones ajustados.
5. Llevar calzado cómodo y de tacón bajo que facilita la circulación al caminar.
6. Después de ducharse mojarse las corvas y las pantorrillas con agua fría.
7. Alivia también la sensación de pesadez en las piernas el darse un masaje en las piernas de forma ascendente desde los tobillos a los muslos.
8. No sentarse con las piernas cruzadas que dificulta el retorno venoso.
9. Elevar las piernas cuando esté en reposo por encima de las caderas.
10. Utilizar medias elásticas, consultando antes con su médico.
11. Si las tiene en la vulva, usar una compresa maxi con unas braguitas elásticas. Esta la protegerá de la presión externa al tomar asiento.

3.7. Dolor lumbar

Muchas mujeres van a padecer dolores de espalda sobre todo al final del embarazo. Son debidos al aumento de la curvatura de la columna vertebral por el aumento de peso del abdomen. Estos dolores se pueden aliviar manteniendo una buena higiene postural:

1. Colocar la espalda y nuca en línea recta.
2. El punto de apoyo del abdomen debe ser las nalgas.
3. El peso debe llevarse repartido por todo el pie y no sólo en los talones.
4. Descansar cuando pueda.
5. Cuidar la postura en todas las actividades que realice.
6. Realizar ejercicios para corregir las posturas y de estiramiento de forma regular.
7. Usar el cinturón maternal que le da sujeción en la región lumbar. Mejor que las fajas abdominales.
8. Puede encontrar alivio también con una ducha o baño de agua caliente o una manta eléctrica en la zona dolorosa.
9. Cuidado al levantarse de la cama. Nunca incorporarse de forma brusca, póngase siempre de lado y una vez que está de lado entonces echar primero las piernas al suelo y después incorporarse.

3.8. Calambres en las piernas

Son sobre todo nocturnos, se producen por contracciones involuntarias y dolorosas de los músculos de la pantorrilla, debido a la compresión de los nervios de las piernas por el útero aumentado de tamaño.

Se pueden aliviar:

1. Con masajes suaves de la musculatura.
2. Estirando la pierna y flexionando el pie hacia arriba.
3. Aplicando bolsa de agua caliente o paños calientes.

3.9. Manchas en la piel o cloasma gravídico

El melasma se debe a una hiperpigmentación muy común en las embarazadas. Aparece sobre todo en las zonas expuestas al sol (cara, cuello), suele desaparecer después del embarazo. Para prevenirlas:

1. Evitar la exposición al sol usando gafas de sol y sombrero.
2. Utilizar protección solar.

3.10. Mareos

Puede notar mareos cuando esté mucho tiempo de pie, cuando haga un cambio brusco de posición (esté agachada o tumbada y se levante). Este tipo de mareo es debido a que la tensión arterial está más baja de lo habitual durante el embarazo y estos tipos de movimiento hacen que baje algo más la tensión.

Algunos consejos:

1. Realizar ejercicio moderado.
2. Evitar cambios bruscos de posición.
3. Evitar lugares excesivamente concurridos y calurosos.
4. Aumentar la ingesta de líquidos fríos en situaciones de mucho calor.
5. Si nota mareo ponerse de rodillas o sentarse con la cabeza entre las piernas. Así se evitar caer y se recupera antes. Lo ideal sería tumbarse de lado izquierdo.

3.11. Dolor abdominal

A partir de la segunda mitad del embarazo se puede notar como el abdomen se pone duro y se recoge, esto es porque el útero se contrae y se prepara para el momento del parto. Estas contracciones no son dolorosas y son normales a partir de la semana 32. Suelen ceder con el reposo.

3.12. Dolor pélvico

En las últimas semanas de embarazo se puede sentir un pinchazo o tirón encima del pubis cuando camina o cambia de posición, es debido al estiramiento de los ligamentos como consecuencia del aumento de tamaño del útero. Suelen ceder:

1. Con el descanso.
2. Evitando los movimientos bruscos.
3. Se mejora usando el cinturón maternal que le da estabilidad a la pelvis.

3.13. Estrías

De color rojo-vinoso son muy frecuentes, suelen aparecer a lo largo del tercer trimestre; después del parto no desaparecen pero se vuelven blancas-plateadas. No existe ninguna medida de prevención, excepto:

1. Evitar un excesivo aumento de peso durante el embarazo.
2. Mantener hidratada la piel sobre todo abdomen, muslos y pecho y aprovechar ese momento para darse un masaje.
3. Es recomendable el uso de braguitas especiales para embarazadas, medias elásticas y sostenes reforzados sin tiras elásticas para que la piel no tenga que soportar tanta tensión.

3.14. Boca: encías sensibles y dientes

Puede que aumente la sensibilidad de sus encías y que sangren con facilidad.

1. Procurar extremar la higiene bucal.
2. Cepillarse los dientes después de cada comida con un cepillo suave y usar hilo dental.
3. Visitar al dentista o higienista dental al menos una vez durante el embarazo y si tenía problemas previos en el primer trimestre.

3.15. Micciones más frecuentes

Son debidas a la presión del útero sobre la vejiga. Esto va a provocar polaquiuria y nicturia. Se recomienda que disminuya la ingesta de líquidos en la noche para que disminuya la cantidad de orina nocturna.

4. PROCESO INTEGRADO EMBARAZO PARTO Y PUERPERIO. PLAN DE CUIDADOS. PLAN DE PARTO. EDUCACIÓN MATERNAL Y RECOMENDACIONES

El embarazo es un proceso natural en la vida de la mujer que normalmente transcurre sin complicaciones. Es muy importante para su salud y la del bebe que se cuide desde el principio del embarazo. El objetivo en la atención gestacional es conseguir que el embarazo sea una vivencia positiva y gratificante para la mujer, la pareja y la familia.

La realización de un buen control gestacional supone una garantía sanitaria y supone un buen pronostico tanto para la madre como el bebe, además de mejorar una buena calidad durante la gestación y el parto. Es fundamental fomentar desde los centros de salud una buena visita pregestacional para que la pareja pueda recibir información acerca del proceso y dar un apoyo adecuado a la futura familia.

El seguimiento del embarazo debe de ser un proceso multidisciplinar donde participan según el proceso de embarazo, parto y puerperio de la Junta de Andalucía las matronas, las enfermeras ,el obstetra, el médico de cabecera, el odontólogo y el ecografista.

La dinámica de las visitas es la siguiente:

1. En la pregestacional es donde se dan las recomendaciones de hábitos saludables y la ingesta de iodo y folatos.
2. En la primera visita se realiza la anamnesis y la exploración física y se abrirá el documento de salud de la embarazada. La matrona debe de hacer las peticiones analíticas necesarias en el primer trimestre, ver si es necesario el O`Sullivan y explicar el cribado del 1º trimestre. Se darán consejos higiénicos y dietéticos y se derivara al tocólogo para la ecografía de las 12 semanas. Se ofrecerá la visita al odontólogo.
3. Las exploraciones del obstetra serán a las 12 semanas, a las 20 y entre 32-34 semanas y se intercalaran con la de la matrona a no ser que sea necesaria otro tipo de derivación.

4. En todas las visitas se realizara una valoración de las necesidades básicas, la valoración física completa que permita conocer el estado de salud materno y fetal detectando problemas reales o potenciales que puedan crear en la embarazada cualquier riesgo y se precise la derivación al tocólogo.
5. La frecuencia de las visitas suele ser cada 4 semanas hasta la semana 36 y ya hasta la 40 cada dos semanas. Pero variara en función del centro.
6. Se derivaran a la gestante a las clases de educación maternal.
7. Se les explicara a la gestante todas sus dudas, se le informara sobre la epidural y el plan de partos y se les ira asesorando acerca de las distintas pruebas y cribados que se realizan y su por qué.
8. Se le recuerda a la gestante la visita puerperal recomendada a la semana del parto.
9. Se le informara sobre la planificación familiar y el programa del niño sano.

4.1. Educación maternal

La educación maternal engloba una serie técnicas o medidas dirigidas no solo a la faceta física de la mujer sino también a su faceta psicológica durante el embarazo, parto y puerperio con la finalidad de conseguir que sea una vivencia positiva y gratificante tanto para ella como para su pareja.

Las sesiones de educación maternal suelen ser grupales y la matrona en ellas realiza una valoración del estado físico, psíquico y social de la embarazada. Proporcionara conocimientos y preparación para el embarazo, parto y cuidados del recién nacido y fomentara cambio de actitudes y comportamientos que disminuyan la morbimortalidad materna, fetal e infantil. Se detectaran a gestantes vulnerables como son las adolescentes, culturalmente diferentes o problemas sociales.

Los objetivos de las sesiones serán:

1. Disminuir las complicaciones obstétricas.
2. Evitar ideas erróneas y fomentar conductas saludables.
3. Integrar a la pareja en todo el proceso para facilitar su participación.
4. Enseñar técnicas de relajación para el parto.
5. Valorar con la mujer que es lo que espera ella de su parto y ayudarla a preparar su plan de partos.
6. Fomentar la lactancia materna.

En la educación maternal para un embarazo saludable las recomendaciones que se les da a las gestantes son:

4.1.1. Alimentación

Durante el embarazo las necesidades nutricionales serán ligeramente mayores, pero esto no significa que tenga que comer por dos.

La alimentación debe ser completa y variada, nunca abundante. A lo largo del embarazo su peso debe aumentar de 9-13 kilos.

Debe aumentar en su dieta:

- Los alimentos ricos en hierro (hígado, carnes rojas, frutos secos, huevos, lentejas, espinacas, soja).
- Los alimentos ricos en ácido fólico (espárragos, espinacas, aguacates, tomates, fresas, plátanos), ricos en yodo (sobre todo pescados) y ricos en calcio (lácteos), todos necesarios para el buen desarrollo del bebe.
- Los alimentos proteínicos como carne y pescado. Tómelos a la plancha, al horno, hervidos o al vapor, sobre todo en caso de sobrepeso.
- El consumo de frutas, verduras, pan integral, arroz, pastas y legumbres.
- El pescado azul, aceite de oliva, girasol o maíz aportan ácidos grasos esenciales, debe tomarlos regularmente.
- El consumo de leche. Debe tomar de ½ a 1 litro de leche al día a ser posible desnatada (1 vaso de leche equivale a 1 yogur y medio).
- Beba de 1 a 1 ½ litros de agua al día, ya que además de muchos otros beneficios, va a favorecer el tránsito intestinal, evitando el estreñimiento.

Debe reducir en su dieta:

- El consumo de los alimentos con excesivas grasas de origen animal, como tocino, mantequilla, embutidos, etc.
- El consumo de comidas con mucho azúcar, como pasteles, dulces y sobre todo la bollería industrial.
- Evite comer carne cruda o curada como el jamón.
- Evite tomar bebidas estimulantes como café, té, alcohol y bebidas con gas.

Su dieta debe ser:

- Variada.
- Equilibrada.
- Fraccionada (al menos 5 comidas al día).
- Horarios regulares.
- Desayunos abundantes.
- Pobre en grasas saturadas y rica en ácidos grasos esenciales.
- Preferiblemente consuma alimentos frescos y de elaboración sencilla, limitando los precocinados y enlatados.
- Modere el consumo de rebozados y frituras.
- Aumente la ingesta de fibra.
- Asegurar una adecuada ingesta de lácteos pobre en grasas (desnatados y semidesnatados).
- Utilizar sal yodada y con un **suplemento de iodo** desde el comienzo de la gestación hasta finalizar la lactancia (200 microg/día) y de **acido fólico** hasta la semana 12.

Toxoplasmosis

Es una enfermedad infecciosa que si se contrae durante el embarazo puede afectar gravemente al bebe.

Al inicio del embarazo, mediante una analítica de sangre, verá su matrona si ha pasado o no la enfermedad, a veces puede cursar sin síntomas o como un cuadro gripal, de esta forma va a saber si está o no inmunizada y protegida.

En caso de que no la haya pasado deberá tomar algunas medidas preventivas para evitar contraerla, como evitar comer carne cruda o poco cocinada, jamón serrano, embutidos, etc., y en caso de comer este tipo de alimentos debe congelarlos previamente.

Además debe lavarse bien las manos después de manipular carne cruda, lavar bien la fruta y verduras que vaya a comer crudas y evitar el contacto con gatos, sobre todo con sus excrementos.

Si va a trabajar en un jardín, use guantes y lávese bien las manos al terminar.

4.1.2. Recomendaciones para una buena digestión

El embarazo le va a provocar un desplazamiento del estómago e intestino que puede ocasionarle molestias.

Para evitar las molestias:

- Evite comidas pesadas tipo frituras, especias, grasa, etc.
- Tome menos cantidad pero más veces.
- Evite bebidas con gas.
- Después de las comidas evite acostarse, procure descansar sentada con los pies elevados.

4.1.3. Higiene y belleza

Durante el embarazo aumenta la sudoración y el flujo vaginal, por eso debe cuidar su higiene personal, es recomendable la ducha diaria con jabones suaves y neutros y posteriormente el uso de una crema hidratante para el cuerpo sobre todo en las zonas que van a sufrir mayor estiramiento (abdomen, pecho y muslos).

La higiene íntima; lo mejor es que se lave los genitales externos durante la ducha, si necesita hacerlo más de una vez, hágalo sólo con agua, además los lavados vaginales no son recomendables ya que pueden alterar el Ph y favorecer las infecciones.

Utilice ropa interior de algodón cambiándose siempre que lo necesite, no es recomendable el uso de salva-slip ya que no deja transpirar la piel con normalidad

Evitar los tintes con amoniaco.

En las piernas para prevenir las varices puede alternar agua fría con caliente, termine siempre con agua fría.

Es muy importante que se cepille los dientes y la lengua después de cada comida con un cepillo suave para evitar el sangrado de las encías.

Evite la depilación con cera caliente que favorece la aparición de varices, utilice cera fría, pinzas o aparatos eléctricos.

El sol se debe tomar con moderación y siempre usando cremas con factor de protección. En caso de tener manchas no se aconseja la exposición al sol ni cremas despigmentantes.

4.1.4. Ropa y calzado

Hasta después de los tres meses apenas va a notar cambios externos, salvo el aumento del tamaño del pecho, después si va a necesitar cambiar su ropa habitual.

Utilice vestidos cómodos y holgados de tejidos naturales. Evite todo lo que le oprima la cintura y las piernas (ligas, cinturones) que pueden favorecer la aparición de varices. Puede usar un sujetador apropiado para proteger las mamas y que proporcione una buena sujeción, con tirantes anchos y refuerzo en la parte inferior. Se sentirá más cómoda y evitará la aparición de estrías. Utilice un calzado cómodo con poco tacón y base ancha para facilitar la estabilidad y el equilibrio.

4.1.5.Cuidados posturales

A medida que avanza el embarazo aumenta el peso de su abdomen, lo que hace que se desplace su centro de gravedad y provoque una alteración del equilibrio de su cuerpo. Para compensarla se suelen adoptar posturas incorrectas, como el arqueo excesivo de la zona lumbar que provoca dolor en la zona, cansancio y molestias. Es importante una postura adecuada en todas las actividades diarias y entre otras cosas:

1. No permanezca de pie y quieta durante mucho tiempo.
2. Cuando camine y esté erguida mantenga recta la espalda.
3. Cuando se siente apóyese en el respaldo, utilice cojines si fuera necesario.
4. Al agacharse hágalo doblando las rodillas, nunca inclinando la espalda.

4.1.6. Sueño y descanso

El descanso y el sueño son fundamentales durante la gestación. Debe dormir al menos 8 horas diarias, además es conveniente que realice pequeños descansos durante el día a ser posible en un sillón con respaldo y las piernas en alto.

Es recomendable que duerma de lado con las rodillas dobladas y una almohada entre las piernas, preferiblemente sobre el lado izquierdo. Evite la posición boca arriba cuando el útero esté muy grande, ya que puede provocarle mareos incluso disminuir la oxigenación de su hijo/a debido a la compresión que ejerce su útero sobre los grandes vasos. Conforme avanza el embarazo resulta difícil encontrar una postura cómoda, utilice cojines para estar más incorporada, quizás se encuentre más cómoda y resulte beneficioso para el bebe.

4.1.7. Ejercicio

Durante el embarazo va a tener menor tolerancia al ejercicio físico, por eso es conveniente que realice ejercicio moderado de forma regular que le va a proporcionar bienestar físico, mejora en el sueño, en la circulación, en el tono muscular y además evita el excesivo aumento de peso. Los ejercicios más recomendables son los paseos al aire libre, bicicleta estática, natación, yoga y baile.

Nunca deportes violentos de saltos, competición o que causen fatiga; en las clases de educación maternal enseñarán ejercicios específicos que le ayudarán a la hora del parto.

Es recomendable realizar los ejercicios de Kegel para fortalecer los músculos del suelo pélvico que se debilitan por el embarazo y el parto, pudiendo causar pérdidas de orina. Estos ejercicios se deben practicar antes, durante y después del embarazo varias veces al día ya que no necesita ninguna preparación ni lugar especial, pudiendo realizarlo en cualquier momento del día. Consiste en contraer los músculos del periné durante unos segundos y relajarlos (es algo parecido a lo que hacemos cuando interrumpimos la eliminación de orina).

4.1.8. Viajes

Salvo que exista contraindicación médica puede viajar realizando períodos de descanso. No es aconsejable viajar a lugares con escasos servicios sanitarios.

Hacia el final del embarazo deben evitarse los viajes muy largos. Es conveniente que lleve consigo su cartilla maternal, donde se recogen los datos más significativos respecto a la evolución del embarazo y es de gran utilidad para el personal sanitario en caso de que surja cualquier problema.

Si viaja en coche no olvide abrocharse el cinturón correctamente (a la altura de la cadera y nunca sobre el abdomen), parando para descansar cada dos horas para estimular la circulación sanguínea, dando pequeños paseos.

Viajar en avión no está contraindicado.

4.1.9. Relaciones sexuales

El deseo sexual puede cambiar durante el embarazo dependiendo de la etapa y el trimestre de gestación, no obstante no existe una regla fija ya que en algunas mujeres aumenta y en otras disminuye.

Primer trimestre: durante este período puede influir en el deseo sexual el miedo al aborto,la excesiva sensibilidad de las mamas (ya que pueden resultar molestas ciertas caricias), el cansancio, el sueño y la labilidad emocional, pueden hacer disminuir su deseo sexual.

Segundo trimestre: ya se siente más tranquila, su embarazo evoluciona favorablemente y esto hace que sea la etapa de mayor deseo sexual.

Tercer trimestre: el aumento del tamaño del útero puede hacer más dificultosas las relaciones que junto con el miedo a lastimar al bebé suelen disminuir el deseo sexual. Ante cualquier duda o temor al respecto debe consultar a su médico o matrona.

Si su embarazo cursa con normalidad no existe contraindicación para no mantener relaciones sexuales con penetración durante todo el embarazo. Cuando el útero, avanzado el embarazo, comienza a crecer tendrá que ir adaptándose junto a su pareja a la nueva situación modificando algunas posturas que les resulten más cómodas a los dos. Lo importante es disfrutar de su sexualidad plenamente.

Se debe evitar el coito cuando existe hemorragia genital, amenaza de aborto, parto prematuro, sangrado tras el coito o rotura de la bolsa y cuando así se lo indique el médico.

4.1.10. Trabajo

1. El embarazo es compatible con la vida laboral siempre que el puesto de trabajo esté libre de riesgos.
2. Necesita pequeños períodos de descanso a lo largo de su jornada para poder cambiar de postura. En situaciones especiales si su trabajo exige un esfuerzo excesivo o está expuesta a riesgos ambientales, debe consultar con su médico. Le informará de si existe o no un verdadero riesgo para su salud o la de su hijo/a y le informará sobre sus derechos laborales, ya que la mujer embarazada y lactante tiene derecho a evitar la exposición a riesgos (radiaciones, tóxicos, agentes infecciosos, nocturnidad, etc.) debiendo adaptar las condiciones del trabajo a su situación.

4.2. Lactancia materna

La composición de la leche de cada especie es diferente y está adaptada a las necesidades de sus crías. Así por ejemplo la leche de los mamíferos de crecimiento rápido es más rica en proteínas y la de animales de zonas frías más rica en grasas, que la humana. Sin embargo, esta tiene mayor contenido en hidratos de carbono, necesarios para su desarrollo cerebral superior. Es decir, la leche materna es específica de la especie humana y el alimento más completo y seguro para el lactante.

La OMS, apoyándose en la evidencia científica actual, recomienda la lactancia materna exclusiva durante 6 meses, seguida de la introducción de alimentos complementarios y la continuación de la lactancia materna hasta los dos años o más.

La leche humana no es sólo un alimento, es un fluido vivo y cambiante, capaz de adaptarse a los diferentes requerimientos del niño a lo largo del tiempo (modificando su composición y volumen) y que facilita su adaptación a la vida extrauterina.

Tiene una gran complejidad biológica, ya que está compuesta por nutrientes, substancias inmunológicas, hormonas, enzimas, factores de crecimiento, etc. Es capaz también de adaptarse a las diferentes circunstancias de la madre.

La leche materna aporta todos los elementos nutritivos que necesita el niño en los 6 primeros meses de vida y sigue siendo un alimento esencial hasta los dos años, complementada con otros alimentos no lácteos.

4.2.1. Diferentes tipos de leche

Los diferentes tipos de leche que se producen en la glándula mamaria son calostro, leche de transición y leche madura.

Calostro. Durante el último trimestre de la gestación, la glándula mamaria acumula en el lumen de los alvéolos una substancia llamada precalostro, formada principalmente por exudado de plasma, células, inmunoglobulinas, lactoferrina, seroalbúmina, sodio, cloro y una pequeña cantidad de lactosa.

Durante los primeros 4 días después del parto se produce el calostro, fluidoamarillento y espeso de alta densidad y escaso volumen. En estos primeros días se produce un volumen de 2-20 ml por toma, suficiente para satisfacer las necesidades del recién nacido.

El calostro tiene menos contenido energético, lactosa, lípidos, glucosa, urea, vitaminas hidrosolubles, PTH y nucleótidos que la leche madura. Sin embargo, contiene más proteínas, ácido siálico, vitaminas liposolubles E, A, K y carotenos que la leche madura. El contenido en minerales como sodio, zinc, hierro, azufre, selenio, manganeso y potasio también es superior en el calostro. El contenido en calcio y fósforo varía según los diferentes autores.

La proporción proteínas del suero/ caseína es de 80/20 en el calostro, mientras que en la leche madura de 60/40, e incluso 50/50 en la lactancia tardía. La concentración de los aminoácidos libres varía entre el calostro, la leche de transición y la leche madura. La cantidad de proteínas disminuye rápidamente durante el primer mes y se estabiliza un tiempo, para disminuir después muy lentamente a lo largo de la lactancia.

El calostro tiene un contenido muy elevado en inmunoglobulinas especialmente IgA, lactoferrina, células (linfocitos y macrófagos), oligosacáridos, citoquinas y otros factores defensivos, que protegen a los recién nacidos de los gérmenes ambientales y favorecen la maduración de su sistema defensivo.

Leche de transición. Es la leche que se produce entre el 4 y 15 día postparto. Entre el 4-6 día se produce un aumento brusco en la producción de leche (subida de la leche), que sigue posteriormente aumentando hasta alcanzar un volumen de 600- 700 ml día entre los 15 y 30 días postparto.

Esta leche es de composición intermedia y va variando día a día hasta alcanzar la composición de la leche madura **Leche madura.** La leche madura tiene una gran variedad de componentes nutritivos y no nutritivos. El volumen promedio de leche madura producida por una mujer es de 700-900 ml/día durante los 6 primeros meses postparto. Si la madre tiene gemelos se producirá un volumen suficiente para cada uno de ellos.

4.2.2. Ventajas para el bebé

Hay evidencia científica de disminución de la incidencia y gravedad de gran número de enfermedades agudas y crónicas de los niños amamantados, pero la mayoría de los estudios epidemiológicos que demuestran las ventajas de la lactancia materna tanto para los lactantes, las madres, las familias y la sociedad en general, se basan en comparaciones entre lactancia materna exclusiva durante 4 o 6 meses, o incluso menor duración, y la artificial.

Dichas ventajas hacen referencia al estado de salud, crecimiento y desarrollo nutricional, inmunológico, psicológico, social, económico y ambiental. La composición de la leche materna cambia de acuerdo con las necesidades del niño conforme éste madura. Además, teniendo en cuenta que el sistema inmunológico tarda entre dos y seis años en madurar, la leche materna continúa complementando y ayudando al sistema inmune mientras el niño la siga tomando. Por ello, es posible que el hecho del destete precoz, especialmente en los países occidentales, esté privando a los lactantes del efecto protector que supondría una lactancia materna prolongada.

En países en desarrollo, la ventaja potencial más importante de la lactancia materna prolongada está relacionada con la morbilidad y mortalidad de enfermedades infecciosas, especialmente las gastrointestinales.

Además, la lactancia materna prolongada resulta positiva para el crecimiento lineal, sobre todo en lugares con mal medio sanitario e inadecuado suministro de agua. Se ha demostrado que a mayor duración de la lactancia, mayor ganancia en longitud y en peso, en los niños de estos países. Esto podría hacerse extensivo a algunos bebés de nivel económico muy bajo (el denominado 4º mundo) que vive en los países industrializados, pero carece de agua corriente.

La morbilidad por enfermedades de vías respiratorias bajas es significativamente menor en aquellos que no interrumpen la lactancia antes de los 12 meses.

Los niños amamantados ganan menos peso y son más delgados al final del primer año de vida. Investigaciones recientes muestran que el crecimiento de los lactantes sanos alimentados al pecho difiere significativamente del actual patrón internacional.

Estudios de seguimiento a largo plazo demuestran que la lactancia materna prolongada podría contribuir a reducir la prevalencia de enfermedades cardiovasculares en la edad adulta y otras relacionadas con la obesidad, un grave problema de salud en el mundo occidental.

También en esto existe un efecto dosis-respuesta: a mayor duración de la lactancia, menor riesgo de obesidad y sobrepeso. Así, se ha demostrado una prevalencia de obesidad a los 5-6 años de edad de 4,5% en los no amamantados, de 3,8% los amamantados durante dos meses, 2,3% los de 3 a 5 meses, de 1,7% los amamantados entre 6 y 12 meses, frente a un 0,8% en aquellos con lactancias más allá del año de edad.

Además, la lactancia materna, mediante la transferencia de anticuerpos antiidiotipo y linfocitos aumenta la respuesta inmunitaria tras la vacunación y estimula activamente el sistema inmunitario del lactante, lo que explicaría por qué la lactancia materna disminuye el riesgo de desarrollar enfermedad celíaca, enfermedades autoinmunitarias o la enfermedad de Crohn, diabetes mellitus o cáncer.

La protección frente a la diabetes mellitus es otra razón importante para apoyar la lactancia materna prolongada. Diversos estudios sugieren la relación entre diabetes tipo 1 y la introducción antes del primer año de vida de productos que contienen proteínas de leche de vaca intactas.

La similitud estructural entre las proteínas de leche de vaca y las células beta pancreáticas ocasionaría una reactividad cruzada inmunológica. También hay datos que asocian la lactancia materna exclusiva con una menor prevalencia de diabetes no insulin-dependiente en algunas poblaciones.

Diversos estudios describen los beneficios psicológicos de la lactancia materna prolongada, si bien sin duda el entorno y las características de las madres que amamantan contribuyen a ello. La lactancia prolongada proporciona no sólo alimento sino consuelo, ternura, comunicación entre madre e hijo. A pesar de muchos prejuicios populares en relación con la lactancia prolongada, no hay evidencia de asociación con problemas de desajuste emocional o social sino más bien al contrario. Existe relación entre la duración de la lactancia materna y el desarrollo cognitivo, de tal modo que a mayor tiempo de amamantamiento, se observa mejor desarrollo. Las habilidades motoras y el desarrollo temprano del lenguaje mejoran con el amamantamiento, correlacionándose con la duración de la lactancia.

4.2.3. Ventajas para las madres

La lactancia prolongada también beneficia a las madres. El amamantamiento prolongado disminuye el tiempo de hemorragia menstrual (a lo largo de la vida de la mujer), reduce el riesgo y la gravedad de diversas infecciones, mejora el vínculo entre la madre y el hijo, y la autoestima como mujer y como madre. Además, reduce el riesgo de fractura espinal y de cadera posmenopáusicas; incluso en aquellos casos de restricción de la dieta por atopia asociada, se ha visto que no afecta a la mineralización ósea. También disminuye el riesgo de cáncer de ovario. Asimismo, se observa un riesgo menor, de hasta un 4,6%, de cáncer de mama que aparece antes de la menopausia por cada 12 meses de lactancia, según un metaanálisis reciente. Las madres que amamantan se sienten muy íntimamente ligada a su bebé. Tal vez sea por el intercambio de miradas y por la secreción de oxitocina. Pero es que el bebé encuentra en el pecho el amor de su madre, recibe su calor, se siente protegido y se refugia en él.

4.2.4. Técnica correcta de amamantamiento

La madre debe saber que la lactancia materna es la forma natural de alimentar al bebé, confiar en su capacidad de amamantar y sentirse apoyada por los profesionales sanitarios.

La posición de amamantamiento debe ser correcta, con una buena colocación del niño y un acoplamiento adecuado de la boca del bebé al pecho de la madre. El éxito de la lactancia depende mucho de que la técnica de amamantamiento sea correcta, ya que un elevado porcentaje de problemas precoces se producen por errores al poner al bebé al pecho. Cuando la postura es incorrecta se forman grietas dolorosas, maceración del pezón y la mandíbula y la lengua del bebé pueden ser incapaces de extraer leche de forma efectiva.

Con el tiempo, la mayoría de las madres aprenden y se hacen verdaderas expertas en amamantamiento, de manera que los niños pueden mamar en diferentes posturas y circunstancias. Sin embargo, la primera toma es más difícil, a veces simplemente por qué la madre está dolorida o tiene dificultades para moverse.

Muchas madres pueden necesitar ayuda del personal sanitario en la primera toma. Una vez que se ha conseguido una toma adecuada, las siguientes tomas irán mejor. Se puede dar el pecho en cualquier circunstancia aunque será más cómodo para la madre un lugar tranquilo, sin mucho ruido y no excesivamente iluminado.

Conviene que la madre esté en una postura confortable ya que pasará muchas horas al día amamantando a su bebé. Hay que poner al niño al pecho cuando esté tranquilo y no esperar a que esté llorando de hambre.

El niño debe tomar el pecho de frente, sin torcer la cara, de forma que los labios superior e inferior estén evertidos alrededor de la aréola, permitiendo que introduzca pezón y gran parte de la aréola dentro de su boca. Tanto el labio superior como el inferior deben estar abiertos para acoplarse en todo el contorno de la aréola formando un cinturón muscular, que haga micromasaje en la zona de los senos lactilíferos. Para succionar, la lengua se proyecta por delante de la encía inferior. La porción anterior de la lengua envuelve pezón y parte de la aréola y los presiona suavemente contra la encía superior y el paladar. Este movimiento de descenso y adelantamiento de lengua y mandíbula hace un efecto de émbolo, que permite el flujo de la leche extraída hasta el fondo de la boca, para ser deglutida de forma refleja.

El niño nunca debe chupar solo el pezón. Este debe formar con la aréola un cono, que haga llegar la punta del pezón hasta el final del paladar duro. Si el niño chupa solo del pezón no hará una extracción eficiente y provocará dolorosas grietas y fisuras en la madre.

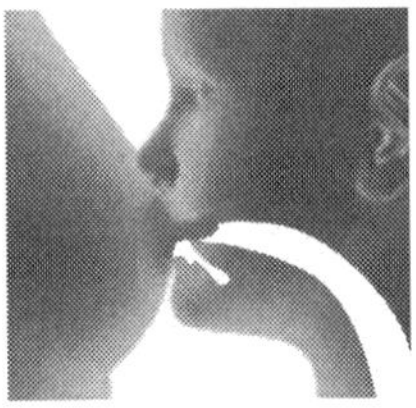

La punta de la lengua se estira un poco más allá de las encías y el medio de la lengua se eleva para sostener el pezón.

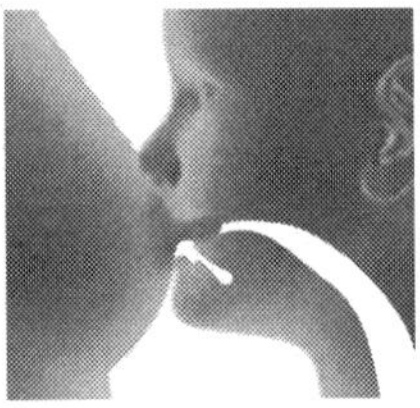

La punta de la lengua se eleva y la onda se mueve hacia la parte de atrás de la lengua

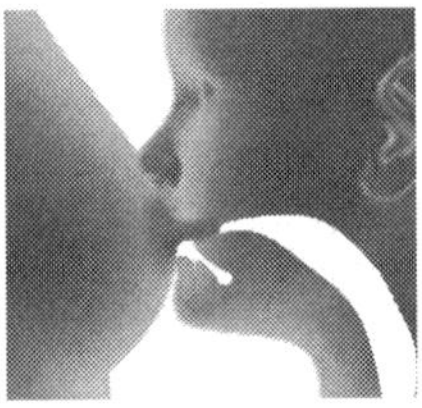

La onda se mueve aún más atrás, hasta que la base de la lengua se eleva

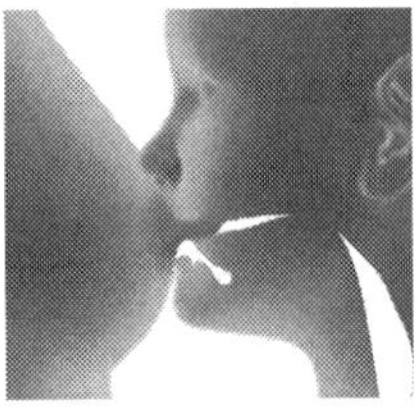

Mientras la base de la lengua baja, la presión en la parte de atrás de la lengua y la garganta se reduce. En ese momento la leche es extraída

Todas las acciones sucesivas descritas anteriormente se repiten cada 0,7 segundos aproximadamente.

Es importante recordar que es el niño el que debe colocarse frente al pecho con su boca a la altura del pezón y la madre no debe torcer su espalda o forzar la postura, ya que le provocaría dolor de espalda o grietas. "La boca del niño se acerca al pecho y no el pecho al niño".

El cuerpo del niño debe estar muy próximo al de la madre, su tripa tocando la de la madre, con la cabeza y los hombros orientados mirando de frente al pecho. Su nariz debe estar a la misma altura que el pezón. Se debe dirigir hacia el pecho, evitando flexiones o extensiones bruscas de la cabeza.

El tercio inferior de la boca del bebé está ocupado por la lengua. El pezón debe dirigirse a la parte superior de la boca, hacia el paladar, esto ayuda a colocar el labio inferior y la mandíbula por debajo del pezón.

Las madres se deben sujetar el pecho desde la base, es decir, apoyando sus dedos sobre las costillas. También puede sujetar el pecho en forma de copa o C, poniendo su pulgar encima del pecho, lejos del pezón y los cuatro dedos restantes abajo.

AMAMANTAR

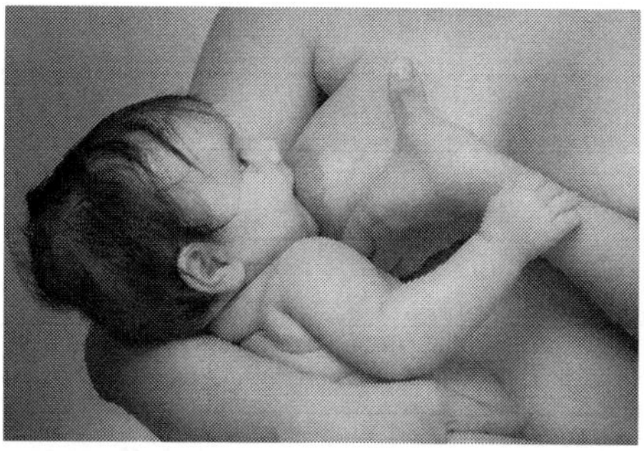

1. Agarre el seno con cuatro dedos por debajo y el pulgar por arriba. Coloque los dedos los suficientemente lejos del área oscura alrededor del pezón (aureola) para que no toquen la boca del bebé cuando se enganche.

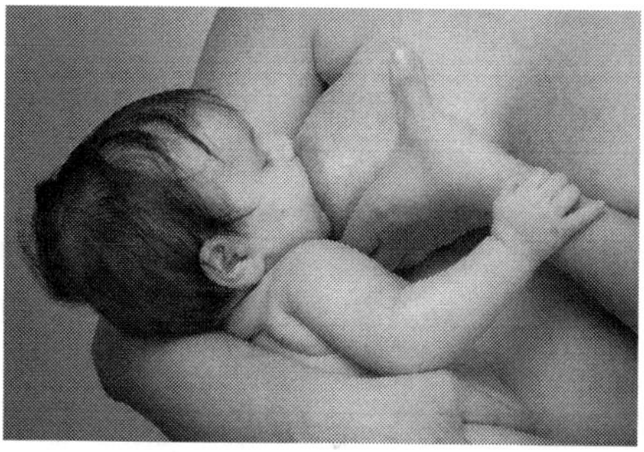

2. Cuando el bebé abra bien la boca, acérquelo rápidamente para que agarre tanto el pezón como la mayor parte posible de la aureola.

Es importante decir a la madre que no ponga los dedos en forma de tijera, ya que dificultan la extracción de leche de los senos lactilíferos, e incluso impiden que el niño introduzca el pecho en su boca.

Si el niño está bien enganchado, su boca quedará abierta y el labio inferior abarcará mas pecho que el superior. Es decir, la boca estará colocada de forma asimétrica. El niño tiene que tener bastante pecho en su boca, debe incluir el pezón, gran parte de la aréola y el tejido mamario subyacente. No hay que empeñarse en meter toda la aréola en la boca del niño, ya que hay mucha variabilidad en su tamaño.

Cuando el niño esté mamando, se producirá el movimiento típico: se verá a la mandíbula moverse rítmicamente, acompañada de las sienes y las orejas. Si por el contrario las mejillas se succionan hacia adentro, el niño no estará bien enganchado.

Después de una tanda de succiones rápidas, el ritmo se hará más lento con movimientos profundos de la mandíbula. Las pausas son raras al principio de la toma, pero se hacen más frecuentes al progresar la lactancia.

Los niños cuando terminan la toma se sueltan espontáneamente por qué son capaces de mostrar tanto la saciedad como el hambre. No se debe retirar al niño bruscamente del pecho ya que se puede dañar el pezón. Hay que romper antes el vacío de la succión, introduciendo entre las comisuras de la boca el dedo meñique hasta las encías, así en ese momento ya se puede retirar.

4.2.5. Comportamiento durante las primeras horas

Los bebés presentan dos fases de comportamiento en el postparto inmediato: unas primeras horas (2-4 horas) de alerta y actividad, seguidas de un período más largo (24-36 horas) de somnolencia, escaso interés por comer y por el entorno, con algunos despertares.

Es importante aprovechar las primeras horas de actividad para conseguir que el bebé se agarre al pecho unas cuantas veces consecutivas. En la fase siguiente, de somnolencia, hay que instruir a los padres para que aprovechen los momentos de alerta para ponerlo al pecho, sin necesidad de esperar a que llore. Tener el bebé a su lado (alojamiento conjunto) desde el momento del parto le permitirá a la madre aprovechar estos momentos y detectar los signos iniciales (movimientos de la cabeza, de la lengua, de las extremidades, sonidos) de que puede querer cogerse al pecho, y que preceden al llanto. Si en este período el bebé duerme muchas horas seguidas (más de 3 o 4) sin manifestar ningún interés por cogerse al pecho, hay que aconsejar a los padres que intenten despertarlo con suavidad.

Hay que explicar a la madre para que ella misma sea capaz de descubrir y conocer las peculiaridades de su bebé en este aspecto ya que cada bebe tiene un patrón distinto de amamantamiento.

4.2.6. Recomendaciones para los primeros días

Se debe recomendar horario a demanda desde el principio. Sin embargo, si el bebé duerme durante más de 3 o 4 horas seguidas (cosa frecuente el primer día o día y medio), es conveniente aconsejar a los padres que intenten despertarlo estimulándolo con suavidad para ponerlo al pecho.

A partir de las 24 horas es muy importante intentar que haga 8-10 tomas al día. No debe limitarse la duración de las tomas. Se ha comprobado que el dolor o la irritación del pezón depende, sobre todo, de la forma de coger el pecho. La mayoría de bebés hacen tomas cortas y frecuentes el primer día o día y medio que son perfectamente efectivas para estimular la subida de la leche. Es frecuente los primeros días que el bebé quede dormido con el pecho en la boca, haciendo movimientos para vaciar el pecho muy esporádicos y distanciados. Probablemente este comportamiento es poco efectivo para estimular el pecho y es preferible separar al bebé, siempre introduciendo el dedo en la boca para no estirar el pezón. A medida que aumentan las horas de vida, aumenta también la sensación de hambre del bebé y, consecuentemente, la duración de las tomas. El progresivo aumento de producción de leche de la madre favorece la saciedad del bebé que, de nuevo, limitará espontáneamente la duración de la toma. En caso de que esto no sea así, los profesionales que asisten a la madre y al bebé deberán valorar la situación y la estrategia a seguir.

Es fundamental proporcionar ayuda e información por los profesionales a la mujer en el hospital acerca de la lactancia. Varios estudios han demostrado cómo la educación y el apoyo postnatal mejoran el éxito de la lactancia durante los primeros días y alargan la duración de la misma, sobre todo en primíparas.

5. CAMBIOS FISIOLÓGICOS Y PSICOLÓGICOS EN EL PUERPERIO

Tras el momento del parto comienza el período puerperal, etimológicamente del latín puer= niño y peri= alrededor evoca el momento fisiológico que sucede tras el nacimiento, un período en el cual la mujer va a tener una serie de transformaciones en su cuerpo para retornar, casi, al estado previo que tenía antes de su embarazo. En líneas generales este período viene a durar unas 6-8 semanas.

En la mujer se habían producido muchos cambios no sólo a nivel fisiológico. Además ahora la mujer tendrá que establecer nuevos roles parentales o reelaborar los que tenía y tendrá cambios psicológicos y sociales.

Se puede decir que en el puerperio se pueden distinguir tres etapas, un puerperio **inmediato** que contendría las primeras 24 horas después del parto, donde las dos primeras horas son de una vigilancia especial por el riesgo de complicaciones (hemorragias), un segundo periodo denominado puerperio **clínico** o precoz que llegaría hasta el 7º día, durante este período se producen los cambios involutivos más importantes, cambios involutivos del aparato genital y de todo el organismo, y se inicia la lactancia materna. Además debe producirse la adaptación de la madre y en recién nacido a las nuevas circunstancias del entorno familiar, y un último período llamado puerperio **tardío** que va desde el octavo día hasta la aparición de la primera menstruación. Hay autores que incluirían incluso una cuarta etapa que llegaría hasta el día 364. Estas tres etapas de diferencian entre sí tanto en los acontecimientos fisiológicos y psicológicos que albergan, como por los riesgos de salud que pueden aparecer en ellos. En consecuencia los cuidados de salud que precisan también van a ser diferentes.

Pero toda esta involución tiene unos riesgos potenciales que podrán aparecer fuera del ámbito hospitalario, parece por esto lógico pensar que la atención debe planificarse desde la promoción y la prevención de la salud.

5.1. Cambios genitales

5.1.1. Cuerpo uterino. Involución uterina

Se denomina a la reducción rápida en el tamaño uterino y su regreso a una situación similar al estado previo al embarazo.

Inmediatamente después del alumbramiento el útero es un órgano abdominal que llega a la mitad de la distancia entre el ombligo y la sínfisis del pubis, pero en las horas sucesivas, y seguramente por la presencia de coágulos intracavitarios, así como por los cambios en el sistema de sostén, el fondo uterino asciende y alcanza el nivel del ombligo, aproximadamente como una gestación de 20 semanas, en estos momentos el útero pesa 1 kg. Es un órgano firme aplanado, en forma de pera y fácilmente móvil, con sus paredes en estrecha oposición. La firmeza se debe a un estado constante de contractura de sus fibras musculares lisas, entrelazadas en una forma arquitectónica única, las llamadas ligaduras vivientes de Pinard, que comprimen y eventualmente trombosan los numerosos vasos sanguíneos que las atraviesan. Mediante éste hecho se consigue un mecanismo hemostático eficaz y se evita la hemorragia desde los senos vasculares abiertos en el lugar de la inserción placentaria. Progresivamente se consigue la reducción de tamaño uterino.

Al final de la primera semana del puerperio, el útero tiene el tamaño de una gestación de 12 semanas, y su fondo se palpa inmediatamente por encima del pubis, su peso es de alrededor de 500 gramos.

Al final de la segunda semana es un órgano totalmente intrapélvico, su peso es de unos 350 gramos.

Al final de sexta semana su tamaño es casi igual que el del útero no gestante, siendo su peso de unos 80-100 gramos.

Durante los primeros días después del parto, se perciben como episodios intermitentes del dolor en hipogastrio, denominados **entuertos**. Aparecen normalmente durante los 2-3 primeros días del puerperio, son más comunes en multíparas, y se acentúan con lactancia por la secreción de oxitocina provocada por la succión del pezón.

5.1.2. Regeneración del endometrio

Entre el 2º y 3º día después del parto, la decidua se divide en dos capas:

- Una capa superficial, necrótica, que se descama progresivamente, formando parte de los loquios.
- Una capa profunda, situada en contacto con el miometrio, que contiene esbozos de glándulas endometriales, cuya proliferación dará lugar a la proliferación de un nuevo endometrio.

La regeneración endometrial es sumamente rápida, excepto en el lugar de la implantación placentaria, de forma que, salvo en esta zona, está totalmente desarrollado alrededor de la tercera semana después del parto. Histológicamente el endometrio presenta una reacción leucocitaria que no se debe confundir con una endometritis franca, sino que es parte de un proceso reparador fisiológico.

5.1.3. Loquios (Cuadro)

Con este término nos referimos a la secreción postparto uterovaginal. Están compuestos por decidua necrótica, sangre, restos de tejido de granulación y exudado de la superficie desnuda de la cavidad uterina. Se estima que son 500 c.c. las pérdidas normales durante todo el puerperio, pero que de éstas unos 375 c.c. se pierden en la primera semana. Se suelen mantener entre 15 días a un mes. Estos loquios van a mostrar unas características dependiendo del tiempo que haga del parto. Los **loquios rojos** (lochia rubra) , que duran de 2 a 3 días, contienen sangre exclusivamente, con pequeños fragmentos de membranas y restos fetales, como lanugo, vérmix y meconio.

Durante el resto de la 1ª semana y durante la 2ª, aparecen los **loquios rosados** (lochia serosa), que contienen menos sangre y más exudado, leucocitos y decidua en estado de degeneración grasa. A medida que aumenta el número de leucocitos junto con el moco y microorganismos, los loquios se convierten en cremosos y se denominan **loquios blancos** (lochia alba). Alrededor de la 5ª semana después del parto cesa la expulsión de loquios. Los loquios tienen un olor peculiar, cuya intensidad variará en cada mujer, dependiendo del tipo de flora bacteriana, un olor fétido puede indicar endometritis. Aunque los loquios son un buen medio de cultivo para el crecimiento de microorganismos, la amplia vascularización uterina y las propiedades bactericidas del tejido de granulación uterino aseguran una cavidad uterina virtualmente estéril siempre que exista un buen drenaje.

5.1.3. Cuello uterino

El cuello uterino después del parto aparece, blando, dilatado y edematoso, con múltiples laceraciones, caben fácilmente a su través 2 dedos, y tiene 1 cm de espesor. En las primeras 24 horas después del parto, se acorta con rapidez y se hace más firme y grueso. Al final de la 1ª semana está dilatado aproximadamente 1 cm, el examen colposcópico reflejará un cérvix con equimosis, ectopia y laceraciones que cicatrizarán completamente entre el primer mes y el tercer mes postparto. El orificio cervical interno se forma hacia la 2ª semana y el externo alrededor de la cuarta y se vuelve a formar el canal endocervical. El orificio cervical externo se convierte en una fisura transversal y no puntiforme como antes del primer parto.

5.1.4. Vagina y Vulva

Inmediatamente después del parto la vagina es blanda, flexible y fácilmente distensible. La mucosa es edematosa y suele estar equimótica.. El introito vaginal es laxo y está abierto, con poco tono muscular, y pequeños y múltiples desgarros himeneales. La vagina y la vulva , durante la primera parte del puerperio, forman un espaciosos conducto de paredes lisas que disminuye de tamaño aunque nunca vuelve a la condición de la nulípara. A las tres semanas disminuye la hiperemia, con lo que se reduce el edema y reaparecen las arrugas y los pliegues, características de la vagina. El epitelio permanece atrófico durante las primeras 6 semanas (lactancia) y a partir de ese momento se restablece la totalidad de sus capas, recuperándose la ecología vaginal normal, el ph ácido y en consecuencia la acción antiinfecciosa propia de este órgano. La recuperación total de la vagina se produce en seis semanas.

El grado de trofismo de la mucosa vaginal en las mujeres que lactan no alcanza la normalidad hasta la 6ª semana o más tarde, por la falta de estímulo estrogénico lo que contribuye a un déficit de lubricación vaginal que a veces ocasiona molestias en las relaciones sexuales.

La vulva y el periné se muestran flácidos e hipotónicos a causa de la distensión formada por la compresión producida por el transcurso fetal. La involución de la región vulvoperineal estará condicionada por la ausencia o presencia de heridas perineales, episiorrafía, desgarros, hematomas. Las lesiones en el canal blando (cuello, vagina) suelen cicatrizar de modo rápido, siendo el término medio 2 semanas. El himen rasgado cicatrizará formando nódulos fibrosos de mucosa (carúnculas mirtiformes).

5.1.5. Musculatura Pélvica

Los músculos de la pelvis y abdomen vuelven gradualmente a su tono inicial, aunque a veces la sobredistensión y los desgarros musculares imposibilitan una total recuperación, favoreciendo las hernias y prolapsos uterinos posteriores. La involución de la musculatura abdominal y su tonicidad se recuperan de forma lenta tras el parto (6-7 semanas). Se logrará antes si se ponen en práctica los ejercicios físicos adecuados. En algunas ocasiones se producen diástasis de rectos.

5.2. Cambios generales

5.2.1. Sistema urinario

En el postparto inmediato, la mucosa vesical presenta un grado variable de edema e hiperemia como consecuencia del traumatismo de parto. El tono de la vejiga está disminuido, especialmente después de un parto prolongado, instrumentado o por los efectos de la anestesia o analgesia. Como consecuencia puede existir una menor sensibilidad ante una mayor presión, mayor capacidad vesical, sobredistensión de la vejiga con incontinencia por rebosamiento y vaciamiento incompleto de la vejiga y acumulo de orina residual. Todos estos factores pueden hacer que la mujer presente una retención de hasta 1500 c.c. Esta situación debe vigilarse de cerca porque podría interferir en la correcta contracción de útero.

Los uréteres y la pelvis renales están dilatados e hipotónicos, normalizándose en el plazo de 3-6 semanas, aunque en un pequeño porcentaje de mujeres dicha dilatación persiste hasta la 8-12 semana después del parto.

La tasa de filtración glomerular persiste alta durante la 1° semana y esto, junto el mayor volumen de sangre circulante, explica el incremento de diuresis, de hasta tres litros día, durante los primeros 4-5 días tras el parto. Después, la función glomerular vuelve a la normalidad con rapidez, descendiendo el flujo sanguíneo renal, la filtración glomerular y la aclaración de creatinina. La glucosuria fisiológica del embarazo se encuentra en el 20% de los casos en la primera semana después del parto, para desaparecer después. Casi el 50% de las mujeres tendrán una proteinuria residual durante 1 ó 2 días tras el parto.

5.2.2. Cambios en el peso, balance hídrico y electrolitico

La gestante pierde aproximadamente una media de 5 kg tras el parto (recién nacido, placenta y liquido amniótico), y de 4 kg en el puerperio. La pérdida de peso en el período puerperal se debe principalmente a la excreción del líquido acumulado a lo largo del embarazo mediante la diuresis y la sudoración (diaforesis puerperal). Durante la primera semana después del parto se eliminan unos 2 litros de agua, y en las cinco semanas siguientes alrededor de 1,5 litros, en su mayoría procedente del espacio extracelular, lo que causa un balance hídrico negativo.

Al cabo de seis meses del parto, la mujer tiende a aproximar su peso corporal al que tenía antes de comenzar el embarazo, pero la mayoría ganan como media 1,4 kg tras la gestación y el parto. La mujeres que incrementan su peso en más de 9 kg durante el embarazo son las que van a presentar una mayor diferencia entre su peso de antes y después de la gestación.

5.2.3. Cambios metabólicos

El metabolismo basal que se encuentra aumentado el puerperio, vuelve lentamente a la normalidad en seis semanas.

Los niveles séricos de colesterol y triglicéridos descienden significativamente en las primeras 24 horas del puerperio, y esto ocurre en todas las fracciones de lipoproteínas, alcanzando concentraciones similares a las que existían antes del embarazo a la 7ª u 8ª semana del parto. La lactancia no influye en los niveles del lípidos, pero la dieta si controla las hiperlipemias postparto, al contrario que en las del embarazo.

El metabolismo de los H.de C. se normaliza pronto. La glucemia basal y postprandial disminuyen en el postparto, principalmente en los tres primeros días del puerperio, hecho que disminuye los requerimientos de insulina de las diabéticas.

5.2.4. Cambios cardiovasculares y hematológicos

5.2.4.1. Hematológicos

- Coagulación. Después del parto se producen cambios muy rápidos en los sistemas de coagulación y fibrinolíticos:
  - ▹ Inmediatamente tras el alumbramiento se produce un descenso brusco del número de plaquetas en sangre, para aumentar días después junto con un incremento de la adherencia plaquetaria.
  - ▹ El fibrinógeno, el factor VIII y el plasminógeno descienden rápidamente tras el parto, pero entre el cuarto y el sexto día del puerperio se produce un aumento hasta alcanzar los niveles del preparto, protegiendo a la puérpera frente a la hemorragia, para descender posteriormente a los niveles previos a la gestación entre el 9º y 14º día del postparto.
  - ▹ El sistema fibrinolítico se activa inmediatamente después del parto, aumentando los productos de degradación de la fibrina y el activador del plasminógeno.

  De acuerdo con los conceptos actuales, el sistema fibrinolítico está en equilibrio dinámico con los factores que promueven la coagulación, el aumento de la actividad fibrinolítica junto con el consumo de numeroso factores de coagulación, sugiere un gran depósito de fibrina en el lecho placentario, los productos de degradación del fibrinógeno continúan aumentando, incluso después de que la actividad fibrinolítica del plasma retorna a la normalidad. El aumento de la concentración de los factores de coagulación durante el embarazo, proporciona una reserva que permite compensar el rápido consumo que ocurre durante el parto. Sin embargo, la excesiva activación de los factores de coagulación, junto con la inmovilización, sepsis o traumatismos del parto pueden aumentar el riesgo de complicaciones tromboembólicas, que también es favorecido por el aumento secundario del fibrinógeno, factor VIII, y plaquetas. El rápido retorno a la normalidad del sistema fibrinolítico puede disminuir el riesgo.

- Volumen sanguíneo.

  El volumen sanguíneo se normaliza alrededor de la tercera semana después del parto. Durante la gestación el volumen de sangre aumenta hasta alcanzar los 5-6 litros, en relación con los 4 litros que existían antes del embarazo. La hipervolemia del embarazo se puede considerar como un mecanismo protector para que la mayoría de las mujeres puedan tolerar la pérdida de sangre que se produce durante el alumbramiento. La volemia desciende durante el periodo puerperal, principalmente en los primeros días, ya que un tercio de la disminución ocurre durante el parto y el puerperio inmediato, y otro tercio en la primera semana. La cantidad de sangre que se pierde durante el parto, determina la volemia y el hematocrito durante el puerperio. La cuantía normal de la hemorragia en parto vaginal normal es de 500 c.c. mientras que en la cesárea aumenta a 1000c.c. Los cambios vasculares maternos después del parto, hacen que la respuesta a la pérdida de sangre durante el puerperio precoz sea diferente a que existe fuera del embarazo. El parto se asocia con la desaparición de la circulación útero-placentaria de baja resistencia, lo que conduce a una reducción del 10-15% en el tamaño de la red vascular materna, con una mejor adaptación del continente (red vascular) al contenido (sangre).

  Alrededor de 3º-7º día después del parto se observa un descenso del volumen plasmático con un aumento del hematocrito. Se produce una hemoconcentración si la pérdida de hematíes es menor que la reducción de la capacidad vascular. Ocurre una hemodilucíon en las mujeres en que la cuantía de la hemorragia es de 20% o más del volumen de sangre circulante. En pacientes con preclampsia, la desaparición de la vasoconstricción periférica y la movilización del líquido extravascular, causa un volumen de sangre circulante, alrededor del 3º día después del parto. Este fenómeno también se observa en las mujeres con una pérdida mínima de sangre durante el parto.

- Hematopoyesis.

  La pérdida de sangre durante el parto, causa en el puerperio una reticulocitosis por aumento de la formación de formas jóvenes de eritrocitos que tiene su pico en el cuarto día postparto. El estrés del parto produce una leucocitosis importante en el puerperio, que se añade a la leucocitosis relativa del embarazo y que puede alcanzar los 25.000 leucocitos por ml.

  Los niveles de hierro sérico descienden en el puerperio por la eritropoyesis. La gestante normal que ha tomado hierro en el embarazo, y que tiene una eritrocitosis relativa fisiológica, tiene una reserva férrica aumentada y si sus niveles de hemoglobina y hematocrito postparto son similares a los pregestacionales, no necesitará suplementos de hierro.

5.2.4.2. Cambios hemodinámicos

Los cambios hemodinámicos que ocurren durante el puerperio dependen en gran medida de las modificaciones que ocurren en el volumen de sangre. Durante el puerperio la mujer vuelve a su estado hemodinámico pregestacional. La bradicardia es un hallazgo frecuente en los primeros días después del parto. Se produce un ligero aumento de la tensión arterial en los primeros cuatro días postparto, como consecuencia de la pérdida del territorio de baja resistencia que suponía el útero y la placenta. El gasto cardíaco disminuye un 30% en las dos semanas posteriores al parto y el volumen sistólico disminuye un 20%.

5.2.5. Aparato digestivo

El estómago, intestino delgado e intestino grueso vuelven a ocupar su ubicación normal.

El tono y la motilidad gastrointestinal se normalizan en 2 semanas. Durante los 2-3 primeros días, la mujer suele estar sedienta, por la redistribución circulatoria y el incremento de la diuresis. El estreñimiento es frecuente favorecido por la dieta absoluta durante el parto, la analgesia o anestesia, la posición en decúbito supino, la inmovilidad, fármacos administrados, el dolor hemorroidal o de la episiotomía. La rapidez con que la mujer pueda volver a su patrón normal de deposición dependerá de su rutina diaria, la dieta, el trabajo y el horario. Puede asegurarse la normalización de la función intestinal por medio de laxantes suaves sin absorción intestinal.

5.2.6. Aparato respiratorio

Al disminuir la presión en la cavidad abdominal y desaparecer la acción de la progesterona, el diafragma puede realizar de nuevo sus movimientos habituales y se establece una respiración abdomino-costal. Los cambios en la función pulmonar durante el puerperio son muy rápidos, al modificarse el contenido abdominal y la capacidad del tórax.

5.2.7.Equilibrio ácido-base.

Los cambios en el EAB evolucionan simultáneamente con los cambios respiratorios. Durante el parto existe una hipocapnia, un aumento del lactato y un descenso del ph en sangre materna, que se prolonga durante el puerperio inmediato. En los días siguientes se produce un aumento de pCO2 , del exceso de bases y del ph. Alrededor de la 3ª semana postparto que consiguen los valores normales.

5.2.8. Cambios endocrinos

Los niveles séricos de las hormonas placentarias descienden rápidamente después del alumbramiento. El Lactógeno placentario es ya indetectable al finalizar el primer día del puerperio y la hormona coriogonadotropa (HCG) se negativiza entre el 11º y 16º día postparto.

Tras el alumbramiento el 17beta-estradiol se reducen al 12% en tres horas y alcanza su nivel más bajo entre el 6º y el 8º día. Los cambios en los niveles de estrógenos en plasma dependen de la lactancia natural. Si la mujer no amamanta el recién nacido, los niveles de estrógenos no alcanzan niveles foliculares (> 50pg/ml) hasta tres semanas después del parto. En cambio, si la mujer alimenta a su hijo al pecho, y está en amenorrea, es eminentemente hipoestrogénica. Pero si se restablecen sus menstruaciones espontáneamente alcanzará valores foliculares de estradiol entre 2 y 3 meses después del parto. Los niveles de progesterona descienden muy rápidamente después del parto y alcanzan niveles menores que en la fase lútea al cuarto día del puerperio.

Los niveles séricos de FSH y LH están muy disminuidos durante los 10-12 primeros días del postparto en todas las mujeres, mantengan o no lactancia natural. Durante los días siguientes si la mujer no da lactancia natural los niveles ascienden hasta alcanzar los propios de la fase folicular en la tercera semana postparto. Durante ese tiempo de produce una secreción pulsátil de LH durante el sueño, parecida a la que produce en la pubertad cuando la niña empieza a menstruar. De hecho, el paso desde la amenorrea postparto a los ciclos ovuladotes es parecida a ésta. En la mujer que lacta las gonadotropinas se encuentran en niveles muy disminuidos por la inhibición de la secreción GnRH.

En el destete desciende la concentración de prolactina y el estímulo de la succión, y aumentan los niveles de LH y estradiol. La función ovárica se restablece y la ovulación se produce entre 15 a 30 días después del destete. En el 10-15% de las mujeres que no lactan, se produce la ovulación antes de las seis semanas postparto, y aproximadamente el 30% ovularán dentro de los tres primeros meses del puerperio.

La menstruación se establece generalmente antes que la ovulación. La mayoría de los primeros ciclos después de la amenorrea postparto son anovulatorios.

5.2.9. Sistema musculoesquelético

Tras finalizar el parto es frecuente que la mujer experimente cansancio intenso o incluso fatiga muscular por el importante esfuerzo realizado. Inicialmente, la mujer puede referir dolores musculares en la región lumbar, abdominal y perineal, por las posturas forzadas durante la dilatación y el expulsivo, pero estos irán cediendo con la recuperación. También se suelen presentar con relativa frecuencia calambres en miembro inferiores que no se deben confundir con los síntomas dolorosos de una tromboflebitis.

5.2.10. Piel

Hay un primer grupo de alteraciones cutáneas a destacar que son las que pueden aparecer durante el expulsivo como consecuencia de una mala técnica de pujo o de un expulsivo muy prolongado, como son : las petequias, hematomas conjuntivales, hemorragias capilares etc. Que van a desaparecer con prontitud en los primero días. Y luego tenemos las hiperpigmentaciones melánicas de origen hormonal acaecidas durante la gestación, como la linea alba, el cloasma, la areola mamaria etc., que involucionan en el período puerperal de forma más lenta.

Con respecto a las estrías gravídicas abdominales, de coloración rojo-azulada, cambian de color y se tornan brillantes y nacaradas, y generalmente persisten a lo largo del tiempo.

5.3. Cambios en la glándula mamaria

La ingurgitación mamaria sucede normalmente entre el tercer y cuarto día postparto y provoca en ocasiones un aumento fisiológico de la temperatura, de carácter transitorio, cuya duración habitual es de 4-16 horas y nunca superior a 24 horas. La primera secreción de la glándula mamaria en el puerperio es el calostro, que se produce aproximadamente durante los cinco primeros días del postparto, transformándose progresivamente en leche materna. El calostro contiene más minerales y proteínas (la mayoría inmunoglobulinas), pero menos azúcares y ácidos grasos que la leche. La abundancia de inmuglobulinas en el calostro, especialmente IgA, protege el R.N. de las infecciones.

La leche materna contiene básicamente, proteínas, lactosa, ácidos grasos y agua. La leche es isotónica con el plasma. La mayoría de las proteínas de la leche son exclusivas de ésta, y se producen en el retículo endoplásmico rugoso de la célula secretora alveolar. Los aminoácidos esenciales se extraen de la sangre o bien se producen en la glándula mamaria. Los cambios más importantes en la composición de la leche materna se producen en las primeras 48 horas después del parto, intervalo en el cual se produce un aumento brusco de la concentración de lactosa en la leche, que es sintetizada por células alveolares. Los ácidos grasos se sintetizan a partir de la glucosa por las mismas células. El hierro también está presente en la leche materna, y aunque se encuentra en menor cantidad que en la leche de vaca, su absorción por el R.N. es mayor. Las reservas de hierro materno no influyen significativamente en la cantidad de hierro de la leche materna. Excepto la vitamina K, el resto de las vitaminas aparecen en la leche materna, así como muchos oligoelementos que la glándula mamaria concentra y secreta, tales como el yodo. La composición de la leche cambia cuando la mujer comienza los ciclos ovuladores. Además cuando la mujer queda embarazada mientras lacta, la leche sufre cambios progresivos en su composición que sugieren una pérdida de función secretora y metabólica de la glándula mamaria.

Los niveles de prolactina en sangre aumentan a lo largo del embarazo para descender irregularmente después del parto durante 2 semanas si la mujer no lacta. En las mujeres que lactan la concentración basal de prolactina permanece por encima del rango normal y asciende en respuesta a la estimulación del pezón durante la succión. Si la lactancia continúa, la secreción de prolactina tras la succión disminuye progresivamente y recupera su ritmo diario normal. Si la lactancia se produce sólo de una a tres veces al día, los niveles séricos de prolactina disminuirán y alcanzarán valores basales normales en seis meses, pero si se produce la lactancia más de seis veces al día se mantienen niveles basales elevados más de una año.

La succión del pezón produce un estímulo nervioso que llega al hipotálamo donde se libera beta-endorfina. Esta sustancia provoca un descenso de la gnRH y la supresión de su secreción pulsátil inhibiendo así la secreción de gonadotropinas e impidiendo la ovulación y la menstruación. Cuanto más frecuente es el estímulo de la succión, más beta-endorfina se libera y más leche se produce. Las concentraciones elevadas de prolactina actúan a nivel ovárico y central e inhiben la ovulación por mecanismos que aún no están del todo claros, aunque la supresión de la secreción pulsátil de GnRH es uno de ellos.

La succión del pezón estimula la secreción de oxitocina de manera pulsátil por estímulo reflejo sobre la neurohipófisis, y la oxitocina actúa sobre las células mioepiteliales del alveólo provocando su contracción y la salida de la leche. El reflejo neuroendocrino de la secreción de oxitocina puede ser provocado incluso por el llanto del niño e inhibido por el miedo o la ansiedad.

5.4. Asistencia y cuidado de la mujer en el puerperio inmediato y precoz

El puerperio inmediato incluye, como ya hemos dicho, las primeras 24 horas tras el nacimiento. Dentro de este lapso de tiempo, las dos horas iniciales son las de mayor riesgo de complicaciones, sobre todo hemorrágicas, ya que durante este período de instauran los mecanismos de hemostasia correctos.

Los cuidados de la mujer en el puerperio inmediato deben cubrir todas las necesidades de salud de la puérpera y abarcan:

- Las medidas que previenen la hemorragia, la infección, la enfermedad tromboembólica y la hipertensión.
- Las medidas que aseguren el bienestar de la madre, como son las que proporcionan alivio en las molestias producidas por la episiotomía y/o desgarro, hemorroides, entuertos, ingurgitación mamaria y cansancio muscular.
- La información sobre la evolución del puerperio, sobre la lactancia, y sobre los cuidados del recién nacido.
- Un asesoramiento que conduzca a su autocuidado y que favorezca la interacción padres-hijo.

5.4.1. Cuidados Físicos

En este período se debe controlar exhaustivamente el útero y valorar la pérdida hemática. Observamos el estado general, valoraremos los signos vitales y el estado de vejiga.

Durante la primera hora en los partos eutócicos, y en las dos primeras horas en los partos distócicos cada 15 minutos debe valorarse:

- Nivel de conciencia.
- Color de piel y mucosas.

- Pulso y TA.
- Altura y consistencia del útero.
- Pérdida hemática.
- Vejiga urinaria.
- Estado del periné.

Durante las horas siguientes, los controles postparto se realizarán cada dos horas hasta las primeras 8 horas. Después de llevar a cabo una correcta evaluación del estado de salud de la madre, los controles podrán ser cada 8 horas durante el resto del Primer día.

Los procedimientos de observación deben efectuarse de manera cuidadosa y se intentará realizarlos simultáneamente con otras actividades, con el fin de minimizar lo que se pueda el número de interrrupciones a la mujer para favorecer así su descanso.

Tras el parto la mujer generalmente se encuentra cansada por el esfuerzo físico realizado, aunque su aspecto sea de bienestar y relajación. Una vez que la madre haya estado con el bebé y la familia se debe favorecer el sueño reparador.

Con frecuencia la mujer presenta escalofríos con temblores justo después del parto, lo cual se relaciona con una respuesta neurológica o con cambios vasomotores más que con la frialdad de la sala de partos o habitación de recuperación. Algunos autores lo atribuyen a una insuficiente irrigación periférica, porque la brusca descompresión abdominal provoca un aflujo sanguíneo masivo hacia los órganos abdominales. En este sentido, el escalofrío tendería a provocar calor como defensa. Otros autores opinan que es debido a la penetración de fragmentos microscópicos de restos de membranas, vernix y toxinas bacterianas que actúan como microembolias, y que producirían el escalofrío y el ascenso térmico. Generalmente no requiere tratamiento, sin embargo, en los casos de larga duración es preciso recurrir a las bolsas de agua caliente, bebidas calientes y abrigar bien a la puérpera. La presencia de escalofríos y fiebre después de las primeras 24 horas sugieren infección y requiere una valoración posterior.

En el puerperio inmediato y durante los primeros días, el pulso de la mujer presenta una tendencia a la bradicardia (50-70 lat/mn). Puede relacionarse con el menor esfuerzo cardíaco, la disminución de volumen sanguíneo después de la separación placentaria. Es poco frecuente que exista taquicardia y ésta se relacionaría con un aumento de la pérdida sanguínea y un trabajo de parto y parto difícil.

No existen modificaciones específicas de tensión arterial en las mujeres que no presentan patologías, por ello las lecturas de la TA deben permanecer estables y dentro de la normalidad después del parto. Un descenso puede relacionarse con hemorragia uterina, y una elevación considerable, sobre todo si se acompaña de cefalea, sugiere una hipertensión inducida por el embarazo y requiere una valoración más estricta.

La temperatura de la madre durante las 24 horas posteriores al alumbramiento podría aumentar hasta 38ºC, debido a la fatiga muscular y a la reabsorción de sustancias, pero después de dicho periodo no debe aparecer fiebre.

Al valorar el útero, éste debe mostrar una constricción correcta. Sí el útero se halla atónico o reblandecido, se realizará sobre él un suave masaje hasta que alcance un grado suficiente de firmeza y lo mantenga.

El globo de seguridad se manifiesta en la región del hipogastrio a dos traveses de dedo por debajo del ombligo, lo cual indica un correcto desarrollo del proceso involutivo uterino. En determinadas circunstancias, la formación del globo de seguridad debe ser vigilada más estrechamente, como en los casos de parto prolongado, hidramnios, embarazo gemelar, atonía tras alumbramiento.

La cantidad de loquios varía según las mujeres, pero suele ser más abundante en las multíparas, y es previsible que haya un aumento importante de la cantidad de secreción cuando una puérpera se levanta por primera vez. Es necesario revisar su consistencia, color y olor, durante todo el puerperio.

Se estimulará la micción espontánea lo más pronto posible tras el parto. Es importante que la mujer evacue la vejiga en las 6-8 horas posteriores al parto para prevenir una sobredistensión vesical, que impide la contracción del útero, ocasiona una elevación de la altura uterina e incrementa el riesgo de hemorragia. Hay que utilizar todos los recursos disponibles para estimular la micción, abrir un grifo cerca de la mujer para que oiga como gotea, echar agua caliente a chorro sobre el periné etc. Ya que los cateterismos vesicales favorecen las infecciones. Pero si hay distensión vesical y la mujer no puede orinar espontáneamente será necesario realizar un sondaje vesical.

Hay que animar a la mujer a levantarse de la cama, la primera vez, con la ayuda de enfermería o un familiar, para protegerla si sufre un mareo o desvanecimiento, siendo recomendable hacerlo lo más pronto posible transcurridas las dos primeras horas del parto.

La deambulación temprana y frecuente disminuye la incidencia de tromboflebitis y de embolismo pulmonar. Por otra parte disminuye la posibilidad de que aparezcan problemas respiratorios y circulatorios, así como de estreñimiento y complicaciones urinarias.

En los primeros días del puerperio deben explorarse los miembros inferiores para descartar la existencia de signos clínicos de trombosis venosa profunda: enrojecimiento, tumefacción o calor en las piernas. También es importante la exploración del "signo de Homan", éste es positivo cuando la madre experimenta molestias detrás de la rodilla al hacer una dorsiflexión aguda del pie, y además se valorarán factores que puedan predisponer a procesos tromboembólicas, como la presencia de síndrome varicoso, y antecedentes al respecto.

La ingestión de alimentos y líquidos se puede iniciar a las dos horas del parto, siempre y cuando éste haya sido normal y no exista contraindicación anestésica.

En la valoración del periné, se revisará la episiotomía valorando la posible aparición de signos inflamatorios o de problemas en la sutura (edemas, serosas o hematomas), así como la presencia de hemorroides. En cuanto al lavado de la vulva y el periné, se aconseja el lavado de la zona dos veces al día con agua y jabón. Es preciso que la zona se mantenga lo más seca posible.

Las mujeres deben ducharse en cuanto lo deseen tras el parto. La ducha les proporciona un efecto estimulante muy favorable. Deben hacerlo acompañadas de un familiar o del personal, para prevenir posibles accidentes.

La presencia de dolor en el postparto influye mucho en la sensación de bienestar de la puérpera y en su estado general, y puede ser el reflejo de la evolución fisiológica de todo el proceso o la consecuencia de la aparición de patologías. Son normales las siguientes molestias postparto: dolor en el periné, entuertos y hemorroides, pero otras localizaciones de dolor o una intensidad anómala, debe hacer pensar en la presencia de cuadros patológicos. Para el dolor en el postparto se utilizan habitualmente analgésicos como el paracetamol y AINES, que se pueden compatibilizar con la lactancia materna sin problemas.

En las primeras horas del puerperio inmediato se debe preguntar a la mujer sobre el tipo de lactancia elegida para su hijo, ya que se recomienda el inicio de la lactancia materna lo más pronto posible tras el nacimiento. Si es posible y la mujer lo desea, es recomendable poner al bebé al pecho en la misma sala de partos o inmediatamente después al pasar a la sala de recuperación. Los estudios demuestran un alto índice de éxito de la lactancia materna cuando ésta se inicia en las dos primeras horas de vida del bebé, en el llamado período de alerta del recién nacido como ya se ha visto antes. En el caso de tener de tener que inhibir la lactancia materna, los mejores resultados se consiguen cuando el tratamiento se comienza en el postparto inmediato.

Se aconseja realizar una exploración de las mamas durante el primer día, y anotar su estado inicial, ya que estos datos nos servirán después para comparar el estado de las mamas en los días siguientes.

Se debe comprobar el grupo sanguíneo y factor Rh materno, y averiguar el grupo y Rh del recién nacido, por si fuera necesario realizar en la primeras 72 horas tras el parto la profilaxis de la isoinmunización Rh mediante la administración de gammaglobulina anti D.

Las actividades de valoración a realizar en el puerperio precoz se pueden agrupar en :

- Valoración del estado general.
- Valoración de la involución uterina.
- Valoración de la eliminación.
- Valoración del periné.
- Valoración de las mamas.
- Valoración emocional.

Los cuidados físicos de la mujer en el puerperio precoz se asemejan en gran medida a los ya descritos en el puerperio inmediato.

En el momento del alta hospitalaria la mujer debe tener información sobre:

- Tratamiento y cuidados específicos si procede.
- Equipo sanitario de referencia.
- Controles y revisiones a realizar: visita puerperal, control del niño sano y planificación familiar si precisa.
- Modificaciones psicológicas en el puerperio.

Conceptos básicos de educación sanitaria sobre:

- Alimentación.
- Higiene.
- Vestimenta.
- Gimnasia paulatina.
- Entorno familiar. Problemas.
- Sexualidad.
- Planificación familiar.
- Lactancia materna.
- Cuidados del neonato.

5.4.2. Adaptaciones psicológicas puerperales

El puerperio es un periodo de readaptación y ajuste para toda la familia, pero sobre todo para la madre. La mujer experimenta varias respuestas conforme se adapta al nuevo miembro de la familia, molestias puerperales, cambios en su imagen corporal y la realidad de que ya no está embarazada.

Durante el primer día después del parto la mujer tiende a permanecer pasiva y un poco dependiente. La nueva madre sigue sugerencias. Duda sobre la toma de decisiones y aún se preocupa por sus necesidades. Es posible que tenga una gran necesidad de hablar sobre sus percepciones del trabajo de parto y parto. Esto le ayuda a atravesar el proceso, establecer la diferencia entre la realidad y su experiencia ideal y aclarar cualquier cosa que no comprendiera.

Para el segundo o tercer día después del parto la nueva madre ya tuvo tiempo para externar sus experiencias, adaptarse a su nueva vida. Si amamanta a su hijo puede preocuparse por la calidad de su leche y su capacidad para alimentar al lactante. Requiere que se le confirme que realiza bien el papel de madre.

Después del parto la mujer debe adaptarse a una imagen corporal diferente. A menudo las mujeres, sobre todo las primíparas, se sorprenden y se decepcionan cuando descubren que no regresan a su peso y forma previos al embarazo tan pronto como nace el lactante, y expresan su preocupación sobre el regreso a su peso y figura normales. Las multíparas tienden a ser más positivas sobre su apariencia, debido a sus experiencias previas que las preparan para el hecho de que el cuerpo no regresa de inmediato al estado previo al embarazo.

En la mayoría de los casos el logro del papel materno se presenta en tres a diez meses después del parto. El apoyo social, la edad y rasgos de la personalidad de la mujer, el temperamento de su hijo y el estado socioeconómico de la familia influyen en el éxito de la paciente en el logro del papel materno.

La puérpera enfrenta cierto número de retos conforme se adapta a su nuevo papel. Para muchas mujeres uno de sus mayores retos es encontrar tiempo para sí mismas. A menudo es difícil que la nueva madre encuentre tiempo para leer, hablar con su compañero o, incluso para terminar una comida sin interrupción. Las mujeres también refieren sentimientos de incompetencia porque aún no dominan todos los aspectos del papel materno. Otro gran reto se refiere a la fatiga por la falta de sueño. Las demandas de atención durante la noche son extenuantes, sobre todo si ya tiene otros niños. Un reto que enfrentan las nuevas madres incluye el sentimiento de responsabilidad que acarrea tener un hijo. Las mujeres experimentan una sensación de libertad perdida, una conciencia de que nunca estarán libres de cuidados como lo eran antes.

Tema 57

Cuidados a mujeres en el climaterio: Cambios. Fomento de hábitos saludables. Prevención y control de riesgos. Educación para la salud individual y grupal

Rodio ediciones

Índice esquemático

1. INTRODUCCIÓN

El climaterio es un fenómeno natural de la vida que comienza aproximadamente 7 años antes de la menopausia y continua hasta 15 años después de finalizada la misma. Durante este periodo se producen una serie de cambios físicos y psíquicos de los que son responsables el cese de la producción de estrógenos (principalmente estradiol), de progestágenos (progesterona) y el aumento en la producción de testosterona.

2. CAMBIOS FISIOLÓGICOS

Las modificaciones corporales que se producen en la mujer climatérica son motivados mayormente por el agotamiento estrogénico y afectan a todo el cuerpo, si bien se pueden manifestar de forma más llamativa en algunas zonas como: aparato genital, aparato urinario, piel, mamas, hueso, aparato cardiovascular y a nivel psíquico.

Cambios Genitales: a nivel del **ovario** se produce una atrofia del mismo, un cese en la producción de estrógenos y la producción de andrógenos.

Trompas de Falopio: adelgazamiento de la pared y atrofia mucosa.

Útero: atrofia y disminución de tamaño, disminución de las glándulas endometriales, disminución del moco cervical.

Vagina: atrofia de la misma con la consecuente disminución de los pliegues vaginales, pérdida de elasticidad de la pared y sequedad de la mucosa con un pH ácido.

Vulva: se atrofia, pierde el vello púbico y elasticidad; los labios se hacen menos gruesos y pierden elasticidad.

El **suelo pélvico** pierde tono muscular por la falta de estrógenos.

Cambios Urinarios: la **vejiga** de la orina pierde elasticidad, disminuye de tamaño y se atrofia el epitelio vesical. **Meato uretral** queda expuesto debido a la atrofia de los labios.

La **piel** se hace más delgada y más seca y se cae el vello corporal.

Cambios de las **glándulas mamarias**: Pierden elasticidad, se atrofian los acinos mamarios; los pezones resaltan menos.

Sistema osteoarticular: se pierde masa ósea por una mayor actividad ostoeclástica, apareciendo la osteoporosis.

Cambios cardiovasculares: al existir una deprivación de estrógenos, la HDL disminuye existiendo un mayor riesgo de enfermedad coronaria.

Cambios psíquicos: el más frecuente es la aparición de **trastornos del sueño** en cualquiera de sus variantes (dificultad para inducirlo, mantenerlo o despertar precoz, o incluso el insomnio completo). **Cambios de humor** (irritabilidad, aplanamiento afectivo), **ansiedad** definida por la mujer como inquietud y trastorno **cognitivo benigno** (fallos de memoria y concentración).

3. FOMENTO DE HÁBITOS SALUDABLES

Una de las responsabilidades del personal de enfermería durante el climaterio es la educación para la salud y el fomento de hábitos saludables.

Se adoptarán **medidas preventivas** para la **enfermedad cardiovascular**, que irán encaminadas a:

- Mantener una alimentación equilibrada (dieta rica en verduras, frutas y fibra, consumir preferentemente ácidos grasos poliinsaturados, evitar carne de cerdo, leche entera y bollería industrial; aumentar la ingesta de calcio a 1gr/día, disminuir el consumo de sodio).
- Realizar ejercicio físico de manera moderada (por ejemplo caminar a paso acelerado 30 minutos/día) para prevenir la obesidad, favorecer el movimiento articular y la calcificación del hueso.
- Evitar el alcohol y el tabaco.

Las **medidas preventivas** no farmacológicas para prevenir la **osteoporosis** son:

- Ejercicio físico.
- Alimentación adecuada.
- El calcio de la dieta o suplementado.
- La exposición a la luz solar para favorecer la fabricación de vitamina D.
- Evitar los tóxicos que interfieren con la absorción de calcio como alcohol, tabaco y cafeína.

Las **medidas preventivas** para prevenir el malestar **psíquico** incluyen la lectura, realizar crucigramas, mantener las relaciones sociales, etc.

4. PREVENCIÓN Y CONTROL DE RIESGOS

Van encaminados a evitar enfermedades como el cáncer genital y mamario, enfermedades ginecológicas, cardiovasculares y óseas.

Hay que realizar una **exahustiva historia clínica** donde se recojan los antecedentes personales, actividades de riesgo pasadas, tratamientos farmacológicos y presencia o no de síntomas climatéricos así como su intensidad.

Se continua con una **exploración física** estato-ponderal, toma de tensión arterial, exploración mamaria, citología y ecografía transvaginal.

Unas **pruebas analíticas de sangre y orina** también son necesarias, con especial atención al hemograma, perfil lipídico, transaminasas y estudio de coagulación. Se completa con el estudio sistemático de orina.

Por último se harán **otros estudios complementarios** como la histeroscópica con biopsia endometrial si fuere necesario, mamografía (anual o bianual) y densitometría (si hay riesgo de osteoporosis).

5. EDUCACIÓN PARA LA SALUD INDIVIDUAL Y GRUPAL

Se hará educación individual a mujeres perimenopáusicas que consideren que la etapa que están pasando es natural y la vivan positivamente.

La educación grupal se hará con aquellas mujeres tengan mucha sintomatología, no tengan un vivencia positiva del climaterio, se adapten mal al mismo o hayan tenido una menopausia precoz (quirúrgica o no).

Se formarán grupos de no más de 12 personas y se realizarán no más de 10 sesiones. Previamente a entrar en el grupo tienen que haber sido entrevistadas por el profesional de la salud en busca de la existencia de síntomas climatéricos, intensidad de los mismos, incontinencia urinaria, sexualidad y estudio de los factores de riesgo.

Una vez esto, se realiza un plan de cuidados y se seguirá una metodología participativa con clases teóricas (información adaptada a las necesidades del grupo) y prácticas (realización de ejercicios, relajación, etc.) de duración no superior a 2 horas.

Al finalizar el programa se pasará un cuestionario de evaluación, que permitirá al profesional mejorar el programa.

Tema 58

La sexualidad como interacción biopsicosocial. Salud sexual, normalidad y diversidad. Conflictos de pareja prevención y abordaje. Tratamiento de los problemas sexuales. Dinámica corporal y sexualidad

Rodio ediciones

Índice esquemático

1. LA SEXUALIDAD COMO INTERACCIÓN BIOPSICOSOCIAL

John Money definió el término **"género"**, concluyendo que sus roles están configurados por la sociedad tras el estudio del caso de un joven varón de corta edad que fue castrado tras complicarse una circuncisión y que supuestamente se adaptó al "nuevo género que le asignaron". Años después M.Diamond y K.Sigmundson localizaron al chico, casado con una mujer y con hijos adoptados.

Estos hechos son una muestra de que el proceso de sexuación viene determinado por múltiples factores, desde genéticos por herencia de nuestros padres pasando por el desarrollo fetal y por supuesto influenciado por los estímulos externos del medio que nos rodea.

El estudio del proceso de sexuación ha recorrido varios senderos:

- **Teoría del gen egoísta:** Tras la explosión de la ingeniería genética todo es atribuible a los **genes**. Hubo discusiones sobre el gen de la homosexualidad, el gen del alcoholismo, el gen del divorcio, el gen de la muerte...

  "Somos máquinas de supervivencia, autómatas programados a ciegas con el fin de perpetuar la existencia de los egoístas genes que albergamos en nuestras células." R. Dawkins.
- ***El conductismo:*** esta corriente sostiene que todo el proceso estará determinado por las influencias del medio.
- ***La teoría hormonal***: atribuye todas las consecuencias a la acción de las hormonas.

Si bien el sexo del embrión queda determinado en el momento de la unión del óvulo materno con el espermatozoide paterno, existe un período de aproximadamente 5 semanas desde la concepción durante el cual el embrión femenino y masculino poseen las mismas características anatómicas o histológicas. Esta etapa se denomina *período indiferenciado del desarrollo sexual.*

Diferenciación de los genitales internos masculinos: En el feto se produce en las células de Leyding la testosterona que hace que se desarrollen los Canales de Wolf, que necesitan un estímulo para crecer. De estos canales se originan el epidídimo, el canal deferente, la vesícula seminal y el canal eyaculador. En las células de sertoli se produce la hormona antimulleriana, que actúa inhibiendo los canales de Müller (inhibición de lo femenino).

Diferenciación de los genitales internos femeninos: Los Canales de Müller se desarrollan solos, no necesitan estímulo, hay una predisposición femenina espontánea. Originan las trompas de Falopio, el útero y el tercio superior de la vagina.

Lo cierto es que la sexuación es un continuo y complicado proceso multifactorial en el que intervienen claves filogenéticas, antropológicas, culturales y ontogenéticas a nivel genéticos, gonadal, genital, fenotípico y neuropsicológico.

Numerosos autores Ellis 1906, Kinsey 1953, M.YJ en 1966 y Kaplan en 1979 intententaron explicar la evolución fisiológica de la respuesta sexual.

Todos ellos enunciaron modelos para dar explicación a la respuesta sexual humana pero ciertamente que no podemos dar un modelo universal; la respuesta sexual humana es multifactorial, individual y cambiante dentro de una misma persona.

Con la evolución del ser humano la respuesta sexual se diferenció de la de nuestros ancestros haciéndose mucho más compleja, de forma que paso a ser condicionada por factores no solo biológicos sino también biográficos.

La sexualidad para Katchadourian, descansa en dos pilares esenciales: "todo lo relacionado con el dimorfismo sexual original, que el proceso de culturización transforma en el amplio concepto de identidad sexual, de género y todas sus derivaciones; y todo lo relacionado con la motivación sexual que, en términos humanos, se traduce en el deseo erótico y sus implicaciones".

La **sexualidad** es el conjunto de condiciones anatómicas, fisiológicas y psicológico-afectivas que caracterizan el sexo de cada individuo. Desde el punto de vista histórico y cultural, siempre se consideró como el conjunto de fenómenos emocionales, de conducta y de prácticas asociadas a la búsqueda del placer sexual, que marcaban de manera decisiva al ser humano en todas y cada una de sus fases de desarrollo.

Durante siglos se consideró que la sexualidad en los animales y en los hombres era básicamente de tipo instintivo, por lo que todas las teorías de la época justificaban así las formas no naturales de la sexualidad, entre las que se incluían todas aquellas prácticas no dirigidas a la procreación.

La sexualidad humana la OMS la define como: un aspecto central del ser humano a lo largo de toda su vida que engloba al sexo, las identidades y los papeles de género, el erotismo, el placer, la intimidad, la reproducción y la orientación sexual. Esta se vive y se expresa a través de pensamientos, fantasías, deseos, creencias, actitudes, valores, conductas, prácticas, papeles y relaciones interpersonales.

Proponen que la sexualidad se compone de cuatro pilares fundamentales que dan forma a una misma realidad. Estas características interactúan entre sí y a su vez con otras en todos los niveles: biológico, psicológico y social.

Estas son: el erotismo, la vinculación afectiva, la reproductividad y el sexo genético (genotipo) y físico (fenotipo).

El **erotismo** sería considerado como la capacidad de sentir placer a través de la respuesta sexual, es decir a través del deseo sexual, la excitación sexual y el orgasmo.

El deseo erótico es una emoción multifactorial con bases biogenéticas y modulada por la interacción sociocultural. La respuesta sexual es un acontecimiento fundamentalmente encefálico. El procesamiento de los estímulos susceptibles de tener un significado erótico y su respuesta se lleva a cabo en estructuras de la base del encéfalo y tronco encefálico, particularmente en la corteza límbica frontoorbital.

Numerosos estudios realzan la importancia de la corteza cerebral en la sexualidad, llegando a la conclusión de que es la que determina las repercusiones que los estímulos psíquicos y ambientales tienen en la respuesta sexual.

Cuando estos centros se activan transmiten sus señales eléctricas a través del sistema autónomo. Durante la respuesta sexual es el único momento en el que los dos SNA van al compás: Hiperventilación, midriasis, taquicardia, ↑ presión sanguínea, sudoración, "Rubor sexual" y extra sensibilidad dérmica, ↑ de los niveles de vasopresina, Vasocongestión genital (erección del pene y tumescencia vulvar y clitoriana y exudado lubricante vaginal).

La vinculación afectiva sería la capacidad de desarrollar y establecer relaciones interpersonales significativas.

La **reproductividad** es más que la capacidad de tener hijos y criarlos, incluye efectivamente los sentimientos de maternidad y paternidad y las actitudes que favorecen el desarrollo y la educación de otros seres.

Por tanto si todo esto es así podemos pensar que la sexualidad no solo está influida por factores biológicos, sino también por la interacción de éstos con otros factores: psicológicos, sociales, económicos, políticos, culturales, éticos, legales, históricos, religiosos y espirituales.

2. SALUD SEXUALIDAD NORMALIDAD Y DIVERSIDAD

Ya hemos visto que la respuesta sexual humana es multifactorial, individual y cambiante dentro de una misma persona.

Es importante saber que la sexualidad se desarrolla y se expresa de diferentes maneras a lo largo de la vida.

2.1. En la infancia

Cada etapa de la vida necesita conocimientos y experiencias específicas para su óptimo desarrollo. Durante la infancia la sexualidad está poco definida si se compara con la del adulto. Las sensaciones en los primeros años de vida no tienen una connotación estrictamente sexual y genital, todo se percibe de una forma más ambigua y dispersa.

La sexualidad en los primeros meses de vida destaca por tratarse de una percepción sensomotora, en la que a través de los sentidos: del olor, del tacto, del sabor... el bebe, da respuestas a su placer y se manifiesta con su risa o su llanto, garantizando así su supervivencia.

Otra fuente que garantiza su supervivencia es la aparición de la figura de apego, los padres y/o personas con las que mantiene un mayor contacto, y que serán parte imprescindible para su salud física y psíquica. Los científicos consideran que el factor más importante en la creación del apego, es el contacto físico positivo (abrazar, besar, mecer, etc.), ya que estas actividades provocan respuestas neuroquímicas específicas en el cerebro que llevan a la organización normal de los sistemas cerebrales. El cerebro desarrolla así las estructuras que serán las responsables de todo el funcionamiento emocional, conductual, social y fisiológico para el resto de la vida. Por esto podemos pensar que estas primeras experiencias de vinculación determinaran el "molde" biológico y emocional para todas las relaciones futuras.

El apoyo incondicional de la o las figuras de apego, será determinante en el desarrollo de la afectividad del niño a lo largo de su vida. El niño recibirá la estimulación necesaria para el aprendizaje, recibirá el afecto necesario para adquirir la confianza de ser querido y valorado, además de poder explorar su entorno sin demasiados riesgos.

De esta manera se dará su desarrollo social, bajo la influencia de unas bases sólidas y sanas, a través de las cuales adquirirá las herramientas para establecer una comunicación con los demás, primero de forma íntima, en la relación con sus padres, con un contacto más corporal y gestual, tocando, acariciando, siendo abrazado..., y posteriormente con un lenguaje, a través del cual empezará a conocer y asumir las normas sociales de una forma más directa.

Los déficits en estas primeras relaciones afectivas traerán consigo déficits en la sexualidad durante la vida adulta.

A partir de los dos años comienza la segregación de género. Se empiezan a tener las primeras nociones sobre lo masculino y lo femenino y el papel de cada uno.

A partir de este momento hay un perfeccionamiento de las distintas habilidades mentales y motoras, también se adquiere una mayor integración del cuerpo propio, dándose ya, el comienzo del esquema sensorial susceptible de configurarse como excitación sexual: el tipo de caricia táctil, estímulos olfativos y visuales, sensibilidad genital.

A partir de los 5 años ya comienzan a preguntarse de donde vienen los bebes y empiezan a mostrar interés por las relaciones de pareja. A partir de aquí tendrán sus primeros encuentros lúdicos sexuales y a conocer las distintas connotaciones de sexo y de género.

En esta etapa los resultados son muy variables según la educación recibida. Algunos niños tienen inhibida la exploración sexual porque de muy pequeños han aprendido a descartar este tipo de sensaciones. Algunos padres son muy pudorosos y reprimen las conductas de sus hijos, con lo que el niño deja de investigar en ese sentido como podría suceder con la exploración de llevarse cosas a la boca, o el aprendizaje de lo peligroso o de lo que no se hace.

Por todo esto tenemos que pensar que para que el niño exprese y desarrolle toda su sexualidad en libertad es necesario que no los condicionemos con patrones de conductas y pensamientos estereotipados.

2.2. En la adolescencia

A los 11-13 años, comienza la adolescencia. Es un proceso de desarrollo corporal, endocrino, psicológico y social.

Estos cambios producen una gran inestabilidad e incertidumbre, por lo que la redefinición de la identidad sexual, como parte de la personalidad será imprescindible.

2.2.1. Desarrollo corporal durante la adolescencia

En esta etapa aparecen los caracteres sexuales secundarios y la maduración de los órganos genitales.

El inicio de la pubertad en las chicas se establece en torno a los 10 años y medio, mientras que en los chicos, un poco más tardía se ubica hacia los 11 años y medio.

Las hormonas favorecerán la maduración de las gónadas masculinas y femeninas, testículos y ovarios respectivamente, regulándolas para la fabricación de las hormonas sexuales: testosterona en el caso de los chicos y estrógenos en el caso de las chicas.

Son estos aumentos hormonales los que darán lugar a la aparición de los caracteres secundarios:

- En la mujer: aparición de vello en el pubis y las axilas, aumento de los pechos y ensanchamiento de las caderas.
- En el hombre: desarrollo de la musculatura, vello en cara y cuerpo, cambio en la voz, que pasará a ser más grave.

Por otro lado estas hormonas sexuales también van a ser causantes del crecimiento corporal y de los genitales, además de la aparición de los ciclos reproductores, dándose la primera menstruación o regla (menarquia) en las chicas, y la primera eyaculación en los chicos.

2.2.2. Desarrollo psicológico durante la adolescencia

Este cambio psicológico se hace más notable en el desarrollo intelectual. El adolescente adquiere una forma de pensamiento más profundo, el hipotético deductivo, mediante el cual será capaz de formular hipótesis y extraer conclusiones. Este asombroso desarrollo del pensamiento le confiará la capacidad para cuestionar lo que le rodea, reflexionar y lanzar críticas, siendo posiblemente este aspecto el que provoque la aparición de esa "rebeldía" tan conocida en la adolescencia.

Los roles masculinos y femeninos que hemos aprendidos en la infancia se interiorizan y se aprenderá que no responden a una norma rígida y que se pueden moldear.

Aún así es un momento en el que el adolescente se cierra más en su grupo "de su propio sexo", lo que fácilmente pudiera ser una reacción normal ante la necesidad de reafirmar su identidad sexual en un momento de cambios, inseguridades e incertidumbre.

A lo largo del tiempo esta actitud se irá flexibilizando, dando lugar a los grupos mixtos.

2.2.3. Desarrollo social durante la adolescencia

Los padres dejan de tener la importancia que tenían durante la infancia. Es ahora la pandilla o grupo de amigos el entorno en el que el adolescente va a buscar desenvolverse, como un paso más de esa construcción autónoma de su personalidad.

En este momento hay que tener cuidado con la formación y la información del grupo. En muchas ocasiones no tienen una información adecuada, sino más bien pobre y distorsionada, de manera que las relaciones sexuales además de ser más precoces conllevan un mayor riesgo de embarazos no deseados y enfermedades de transmisión sexual.

Los adolescentes comienzan a tener actividad sexual a edades muy diferentes. La mayoría de ellos comienzan con la masturbación, los besos y las caricias antes de llegar al coito y al sexo oral. En los estudios más recientes se estima que hasta los 15-18 años el 50% de los adolescentes no han tenido relaciones sexuales, mientras que el otro 50% si las ha tenido.

Existen múltiples factores que influyen en la decisión de mantener relaciones sexuales o no hacerlo. Entre otros, destacamos: factores culturales, tipo de familia, creencias y prácticas religiosas, influencia del grupo de iguales, estilo de vida, la escuela, los medios de comunicación, los profesionales sanitarios, consumo de drogas, grado de conformismo de los adolescentes, etc.

Según estos estudios se ha observado que las actitudes son más liberales, ya que además de comenzar antes a mantener relaciones sexuales coitales también lo hacen con un mayor número de parejas. Las chicas han dejado de cumplir el rol pasivo que se les había asignado culturalmente. También se ha observado otra actitud preocupante y es que entre el 25 y el 50% de los adolescentes, tienen su primera relación en condiciones de riesgo, ya que no usan ningún método anticonceptivo o recurren a la "marcha atrás".

Asumir riesgos en la conducta sexual es propio de esta etapa. Se sienten sanos, son atrevidos y no tienen percepción de riesgo a largo plazo. Sin embargo, la satisfacción por mantener relaciones sexuales es un placer a corto plazo. A esto hay que añadirle las drogas, el alcohol o circunstancias nuevas no esperadas que los incitan a tomar decisiones que pueden tener consecuencias importantes, tales como enfermedades de transmisión sexual (ETS) o embarazos no deseados.

Los jóvenes por sus características fisiológicas tienen una mayor predisposición a padecer ETS por lo que se hacen más frecuentes a estas edades. La incidencia de mujeres jóvenes con displasias en el cuello uterino está aumentando y esto se relaciona con una edad de inicio de relaciones sexuales coitales más temprana, un mayor número de parejas y un menor uso de preservativo en las primeras relaciones. Estas enfermedades tienen consecuencias graves como el cáncer de cuello uterino, la infección por el virus del VIH o el de la Hepatitis B.

Otro punto a tener en cuenta es el de la orientación del deseo. No se sabe con claridad cuáles son las variables que llevan a una persona a orientar su sexualidad como heterosexual o como homosexual.

El adolescente se plantea su orientación sexual con cierto temor por los prejuicios que todavía existen sobre la homosexualidad. Es una época la adolescencia en la que el deseo sexual se está descubriendo y además parece estar en su punto álgido o de mayor deseo. Al estar confinándose la identidad sexual, es fácil en esta etapa confundir deseo con afectividad y viceversa.

También sobre todo las chicas, empiezan a establecer una relación de pareja en la que el resto del entorno se da de lado, como los amigos, hobbies, tiempo de ocio, privacidad... Al surgir el enamoramiento, a menudo, la otra persona se convierte en lo único y se olvida lo que tiempo antes constituyó la vida de la persona.

Esto suele acarrear en el momento en que la relación de pareja termina, depresiones y problemas de autoestima más o menos importantes.

Es importante que caigan en la cuenta de la importancia del respeto, del espacio del otro como ser independiente a uno mismo, de manera que la pareja se constituya de una forma más rica y menos susceptible a la rutina y los celos.

Por todo esto, podemos concluir que es importante desarrollar una educación sexual familiar, escolar y profesional que englobe las siguientes informaciones:

- Anatomía sexual, fisiología sexual y respuesta sexual humana.
- Transmitir todos los aspectos positivos de la sexualidad como la ternura, el placer, la comunicación, la vinculación afectiva con el otro, los estímulos y las fantasías sexuales, etc.
- Responder a todas las dudas que planteen incluyendo aquellas sobre prácticas sexuales y anticoncepción. Hacerles entender que los embarazos no deseados, si ocurren a una edad muy temprana supone una interferencia importante en el desarrollo físico aún por terminar y psicológico. Además existe un mayor riesgo de complicaciones durante el embarazo y el parto e interfiere en el rendimiento de los estudios limitando el crecimiento social y personal.
- Ofrecerles ayuda si sufriesen alguna disfunción sexual o dificultades concretas y derivarlos al especialista adecuado.
- Prevención de los abusos sexuales. Aproximadamente el 20% de las chicas y el 10% de los chicos, sufren algún tipo de abuso sexual antes de los 17 años. Aunque ocurre en niños y niñas de todas las edades, se dan con más frecuencia en torno a la pubertad y casi a la mitad de las personas que sufren abusos, les ocurre más de una vez.
- Disipar todas las preocupaciones relacionadas con la sexualidad tales como, la variabilidad de la pubertad precoz y la retrasada, las preocupaciones relacionadas con la figura corporal, los posibles problemas de identidad en la infancia así como los de transexualismo en la adolescencia y las diversas orientaciones del deseo. Debemos prestar mayor atención a la homosexualidad por el sufrimiento que produce el rechazo de la sociedad.

Por tanto, debemos hablarles de esta opción y ayudarlos a conocerse a sí mismos analizando las numerosas formas en que puede expresarse la orientación del deseo (fantasías, conductas, roles, preferencias sexuales y sociales, etc.).

2.3. En la adultez

La adultez es la etapa en que se ha llegado al mayor crecimiento o desarrollo, tanto físico como psicológico y está comprendida entre los 25 y los 60 años aproximadamente. Es muy difícil determinar cuando comienza y cuando concluye de forma precisa.

En las sociedades industrializadas occidentales se ha producido un paulatino retroceso en la edad en que los jóvenes finalizan sus estudios, dejan el hogar parental, se integran al mercado laboral, se independizan económicamente y consideran conformar una familia.

Esto ha generado la definición de un nuevo periodo evolutivo comprendido entre los 18 y 25 años, denominado **adultez emergente**.

En este periodo, la exploración individual de las posibilidades que la vida proporciona es mayor que en ningún otro periodo del ciclo vital.

El establecimiento de una relación de pareja estable y perdurable en el tiempo es una de las tareas más importantes que los jóvenes deben realizar en la edad adulta. Las relaciones se caracterizan por ser más largas y sobre todo se dan unas connotaciones que no se daban antes: la atracción sexual y la intimidad se integran con otros elementos, como la capacidad de proporcionar cuidados al otro.

A lo largo de esta etapa se dan cambios importantes, que se van a concretar mayormente en el ámbito social. Hombre y mujer, dentro de esta etapa acentúan sus roles y la vida se llena de actividades profesionales.

La relación de pareja se estabiliza y como consecuencia, suele desarrollarse un nuevo sentimiento de responsabilidad sobre el comportamiento sexual. La satisfacción de las necesidades sexuales durante este periodo suele basarse en la definición individual de la sexualidad adulta y en un tipo de comportamiento definido internamente y formado durante la adolescencia.

Construir una pareja exige el establecimiento de un compromiso con el otro, una construcción de la identidad de pareja que pasa por el proyecto común. Se establece una fusión de identidades para lograr una identidad común. La escala de valores es compartida por ambos, asumiendo la responsabilidad ética del compromiso que se establece con el otro.

Se fortalece el vínculo amoroso, se reconoce y se respeta al otro conjuntamente y se busca la felicidad en la sexualidad. Se construye entre ambos, un espacio psicológico común.

Esta etapa implica la posibilidad de ser padres. Para la mujer, llevar a un hijo en su interior, parirlo y cuidarlo, supone una de las experiencias más intensas que pueda vivir. Cuando un niño o una niña nacen, también nace una madre, un padre y una familia. Los cambios psicológicos inherentes a esta etapa, darán lugar a emociones y estados como la alegría, la euforia, los miedos, la confianza, la inseguridad, las dudas, el cansancio,….

Los profesionales debemos explorar sus miedos e inseguridades y transformarlos en confianza y seguridad en la pareja. Debemos favorecer el vinculo madre-hijo que tantos beneficios psicológicos reportaran a largo plazo y proporcionarles un espacio seguro donde se sientan escuchados sin juicios y donde puedan expresar sin tabús todo lo que les sucede.

A medida que esta etapa avanza, asistimos a un declive físico que afecta a todas las áreas de la vida.

Aunque muchas personas encuentran más satisfactorias sus relaciones sexuales al estar liberados de las preocupaciones del embarazo y disponer de más tiempo libre, suele haber una disminución de la actividad sexual en estas edades. Las causas podrían deberse a la monotonía en la relación, la fatiga mental o física, la depresión, el temor a no tener una erección, padecer alguna enfermedad, tomar medicamentos, comer demasiado, ingerir alcohol, etc. También es cierto, que la disminución de la producción hormonal puede dar lugar a cambios en el deseo y en la respuesta sexual. Tanto hombres como mujeres pueden descubrir que necesitan mayor estimulación para alcanzar el orgasmo y que la excitación sexual puede ser menos intensa. Los cambios físicos externos también pueden provocar temores sobre el atractivo sexual.

En la mujer ocurre la **menopausia**. Es un hecho biológico en el que deja de ovular y termina su periodo fértil. A esta etapa se la conoce como climaterio y van a ocurrir una serie de cambios físicos que pueden influir en las relaciones sexuales.

En los hombres también se produce el climaterio pero unos 10 años después del femenino. Algunos experimentan una reducción de la fertilidad y un aumento de la impotencia.

2.4. En la vejez

Existe la idea equivocada de que la sexualidad en los mayores es irrelevante o innecesaria. Los estudios epidemiológicos se limitan a determinar la frecuencia, intensidad o duración, valorando la cantidad en mayor grado que la calidad. Por los resultados encontrados podemos decir que hay un descenso de la actividad sexual con la edad, que disminuye el número de relaciones sexuales, que el porcentaje de hombres sexualmente activos es mayor que el de mujeres, que tener pareja es un factor importante para mantener la actividad sexual y que con la edad la preocupación por la función sexual aumenta. Si lo dividimos por sexos:

- **En hombres**: el 75% de los mayores de 70 años mantienen algún tipo de actividad sexual. En un estudio realizado en Dinamarca con varones entre 51 y 95 años, se observa una disminución del interés sexual y del número de erecciones matutinas con la edad, además de una disminución importante en la frecuencia de coitos manteniéndose la masturbación como la practica más extendida.
- **En mujeres**: en estudios realizados en Suecia el 59% de las mujeres mayores de 65 años se manifiestan sexualmente activas y un 25% de las mayores de 80 tenían una pareja con la que mantenían relaciones sexuales de forma regular.

En cuanto a la calidad de las relaciones sexuales, la disminución del número de coitos no lleva aparejada una disminución en caricias, contacto corporal, tocamientos, masturbaciones, comunicación y seguridad emocional.

La sexualidad en los ancianos es una contribución importante a su calidad de vida que se ve influenciada por factores clínicos, psicológicos, mentales, funcionales, sociales, culturales o religiosos.

Con el envejecimiento fisiológico van apareciendo cambios en los órganos sexuales tanto desde el punto de vista anatómico como funcional. Los principales cambios acontecen de forma progresiva en el varón, mientras que en la mujer suelen aparecer de forma más brusca tras la menopausia asociándose al envejecimiento.

2.4.1. Cambios en la mujer

- Disminuye el tamaño de los ovarios, las trompas y el útero.
- Disminuye la longitud y elasticidad de la vagina.
- Atrofia de los labios mayores, de la mucosa del endometrio, del cuello uterino y de la vagina.

- Disminuye la grasa pubiana y el vello sobre genitales.
- Disminución de las hormonas sexuales.
- Descenso en la velocidad y grado de lubricación vaginal.
- Menor elevación uterina en el orgasmo, menor frecuencia e intensidad de las contracciones orgásmicas.
- Menor respuesta a estímulos y menor intumescencia del clítoris.
- Rápido descenso tras el orgasmo.

2.4.2. Cambios en el hombre

- Aumenta el ángulo peneano-abdominal.
- Disminuye el tamaño testicular y aumenta el prostático.
- Excitación más lenta, menor respuesta a estímulos visuales y táctiles.
- Menor producción de esperma y testosterona.
- Erección más lenta y menos completa.
- Menor elevación testicular en el orgasmo y rápido descenso de la erección tras la eyaculación.
- Aumento del periodo refractario tras la eyaculación.
- Desaparición de la sensación de inevitabilidad previa a la eyaculación.

Todos estos cambios pueden proporcionar una serie de ventajas que dan como resultado una vivencia sexual más satisfactoria, entre las que encontramos:

- La menor necesidad de eyacular y el mayor control sobre ese momento, permite que el hombre se centre mas en el placer de la mujer.
- Mas lentitud en los procesos de excitación que posibilita un disfrute con mayor tranquilidad.
- El mayor interés del hombre con el contacto, el afecto y la comunicación, focalizándose menos en el coito.
- Flexibilización de los roles de género y un acercamiento de los mismos facilitando intereses comunes.
- Disponer de mejores condiciones ambientales para las relaciones sexuales.
- No es necesario usar métodos anticonceptivos.

La evolución hacia una vivencia más natural de la sexualidad, hace que nuestros mayores que han sido testigos de una liberación sexual, puedan vivir su sexualidad como no han podido hacerlo antes.

Después de lo que hemos estado viendo como última reflexión deberíamos de plantearnos que la sexualidad humana es inherente a la persona, su construcción es compleja, cambiante y multifactorial, producto de un proceso evolutivo ecológico, fisiológico, psicológico, sociológico y cultural, por lo que las disfunciones de la respuesta sexual obedecen también a diversos agentes causales, y habrá que estar preparados para la diversidad y valorar al sujeto de forma holística para no incurrir en reduccionismos.

3. TRATAMIENTO DE LOS PROBLEMAS SEXUALES

Existen varios problemas que pueden afectar el comportamiento sexual de las personas. Existe mucha controversia a la hora de clasificar los trastornos sexuales.

En Europa se utiliza el sistema de codificación de la Clasificación Internacional de Enfermedades (10ª revisión) ó CIE-10, de la Organización Mundial de la Salud (OMS). En EEUU la American Psychriatric Association (APA) realizó su propia clasificación que funciona por criterios y surgió como reflejo de la insatisfacción con el sistema CIE. Es mucho más completa y precisa y se realizó incorporando desarrollos de la experiencia clínica, así como avances de la investigación.

El ***Manual diagnóstico y estadístico de los trastornos mentales 5 edición*** (DSM-5) de la APA (Asociación Psiquiátrica Americana) y la CIE-10 establece la clasificación siguiente:

3.1. Trastornos sexuales y de la identidad sexual

Trastornos sexuales: las llamadas disfunciones sexuales, entendidas como alteraciones del deseo, cambios psicofisiológicos en la respuesta sexual normal, malestar o problemas interpersonales relacionados con el tema:

- Trastornos del deseo sexual (**deseo sexual** hipoactivo y trastorno por aversión al sexo).
- Trastornos de la excitación sexual (**en la mujer y de la erección en el varón).**
- Trastornos orgásmicos (**femenino y masculino**, y eyaculación precoz).
- Trastornos sexuales por dolor (dispareunia y vaginismo).
- Trastorno sexual debido a una enfermedad médica, inducido por sustancias, o no especificado.

Parafilias: son impulsos sexuales, fantasías, o comportamientos recurrentes e intensos que implican objetos no humanos, el sufrimiento o la humillación de uno mismo o de la pareja, o que implican niños u otras personas que no consienten. Estos impulsos deterioran la vida del sujeto:

- Exhibicionismo.
- Fetichismo.
- Frotismo.
- Pedofilia.
- Masoquismo sexual.
- Sadismo sexual.
- Fetichismo transvestista.
- Voyeurismo.
- Parafilia no especificada (escatología telefónica, clismafilia, zoofilia, necrofilia, coprofilia, urofilia y parcialismo).

- **Trastornos de la identidad sexual** (disforia de género).
- **Trastorno sexual no especificado.**

La homosexualidad **fue eliminada en 1973 del DSM-IV y la OMS la eliminó como trastorno mental el 17 de mayo de 1990, fecha considerada como** Día Internacional contra la Homofobia y la Transfobia.

3.2. Disfunciones Sexuales

Nosotros aquí vamos a hablar de las disfunciones sexuales y más extensamente sobre su clasificación y como tratarlas.

3.2.1. Disfunciones en el deseo sexual

3.2.1.1. Deseo sexual inhibido

Se refiere al bajo nivel de apetencia e interés sexual, que se manifiesta en la dificultad para iniciar o responder a la iniciativa de la actividad sexual en la pareja. Dicha condición puede ser *primaria*, en la cual la persona nunca ha sentido mucho interés o deseo sexual, o *secundaria*, en la cual la persona solía tener deseo sexual pero ya no lo tiene. Éste trastorno puede ser *situacional* con relación a la pareja: él o ella tiene interés hacia otras personas pero no hacia la pareja. También puede ser *general*: él o ella carece de interés sexual hacia cualquier persona.

Causas más comunes:

- Falta de intimidad emocional en la pareja, por problemas de comunicación, falta de afecto (no está asociada a la continuidad en la relación sexual), pugnas y conflictos fuertes, falta de tiempo para que la pareja pueda estar a solas.
- Experiencias sexuales traumáticas (violación, incesto o abuso sexual).
- Educación sexual restringida o actitudes negativas hacia el sexo.
- Enfermedades físicas y algunos medicamentos que produzcan fatiga, dolor o sensación de malestar general.
- Condiciones psicológicas como depresión y estrés excesivo.
- Insomnio o periodos inadecuados de sueño que ocasionen fatiga.

Esta disfunción también puede estar asociada con otras disfunciones sexuales y algunas veces puede ser causada por éstas. Por ejemplo la mujer que no puede tener orgasmo o presenta dolor en el acto sexual o el hombre que tiene problemas de erección o eyaculación retardada, puede perder interés en el sexo por miedo al fracaso o una actividad sexual no placentera.

3.2.1.2. Trastorno de aversión sexual

Se refiere a la evitación de cualquier actividad sexual con la pareja. Este trastorno provoca ansiedad, miedo o disgusto en relación con las situaciones sexuales. Se da ocasionalmente en hombres y con mucha frecuencia en mujeres.

El trastorno de aversión sexual puede ser *primario* cuando se padece de toda la vida o *secundario* cuando es adquirido después de un periodo de funcionamiento normal. Además puede ser *situacional* cuando se produce con una pareja específica y *general* cuando se produce con cualquier persona.

La aversión sexual, en la mayoría de las situaciones, es consecuencia de un trauma emocional, que puede tener diversos orígenes: abuso físico o sexual durante la infancia o adolescencia, estrupto u otros traumas.

3.2.2. Disfunciones en la Excitación Sexual

Estos trastornos aparecen cuando no hay suficiente excitación sexual y puede ocurrir en el hombre como en la mujer. Una persona sufre estos trastornos aún cuando hay una estimulación sexual adecuada y esta impide el placer sexual e incluso provoca molestias y dolor.

Cuando existen estas dificultades hay una interrupción en el proceso físico de la excitación; se interrumpe el flujo de sangre que va hacia los genitales y también se inhibe la tensión muscular (como la erección en el hombre y la lubricación en la mujer).

3.2.2.1. Trastornos de la excitación sexual en la mujer

También llamado frigidez. Es la ausencia de lubricación vaginal, pues no se llega a la excitación en condiciones normales, hay una excitación mínima.

- **El Vaginismo**: son contracciones involuntarias en las paredes de la vagina que la estrechan demasiado, impidiendo la penetración del pene no pudiendo producirse el coito.
- **La Dispareunia**: en esta disfunción sexual, la mujer siente dolor durante el coito.

Todas estas perturbaciones están asociadas con experiencias físicas de la excitación. La mayoría de las mujeres sufren de estos trastornos en alguna etapa de su vida, pero si estas persisten aún en condiciones favorables, se habla de una disfunción sexual, la que puede desaparecer normalmente con ayuda profesional.

3.2.2.2. Trastornos de la excitación en el hombre

Es un estado en el que no se produce la excitación del varón en circunstancias normales y se reflejan directamente en la respuesta sexual.

Disfunción eréctil: También llamada impotencia. Es cuando a pesar de estar muy estimulado sexualmente, no se produce una erección suficiente para la penetración sexual.

Este problema puede producirse en algún momento de la vida pero solo es considerado una disfunción sexual en los casos en que a pesar de un ambiente perfecto, siga la ausencia de placer sexual.

Todos estos trastornos en la sexualidad, sea femenino o masculino comienzan por lo siguiente: la ansiedad, el miedo, la incapacidad para la atención o concentración, la fatiga, problemas en las relaciones, la depresión y el abuso de ciertas sustancias. Por esto las terapias sexuales se tratan en los consultorios.

Hoy en día existen diversas técnicas para cada una de las disfunciones sexuales, por ejemplo, es posible enseñar a una pareja a prestar la mayor atención posible a sus sensaciones mientras tiene lugar el contacto sexual, con el fin de hacerlo una experiencia más placentera.

3.2.3. Disfunciones del orgasmo

Es un trastorno en el ciclo de la respuesta sexual, pues aunque haya una excitación y deseos suficientes para el coito, no se llega hasta el fin de éste (orgasmo).

a) ***Orgasmo femenino inhibido*** que es la ausencia persistente o la dilatación prolongada del orgasmo, a pesar de una estimulación y excitación suficientes.

   Causas del orgasmo inhibido: ansiedad por alcanzar el orgasmo, dificultades en la relación de pareja, miedo a ser abandonada y depresión, que pueden haber sido causadas por algún hecho traumático anterior, aunque con frecuencia es consecuencia de la falta de una adecuada estimulación del clítoris. Este caso puede ser curado por medio de alguna terapia.

b) ***Eyaculación precoz.*** En el caso del hombre la eyaculación se produce incluso con un mínimo de estímulo sexual e incluso antes de dar lugar a la penetración.

   Causas de la eyaculación precoz: falta de experiencia, ansiedad para tener un buen desempeño en el acto sexual, miedos diversos y malas experiencias de aprendizaje en el pasado.

   Tratamiento: Existen variados tratamientos para alargar el tiempo antes de la eyaculación.

   Técnicas de Presión: Consiste en que la misma persona o su pareja aprieta con cuidado pero firmemente el pene (justo debajo de su cabeza o en la base) para impedir el orgasmo inmediato. La presión hace que al apretar se retrasa la eyaculación si se realiza varias veces antes que tenga lugar el coito.

c) ***Eyaculación tardía***: Es el caso en que el hombre raras veces consigue tener un orgasmo a pesar de tener una buena estimulación sexual, o bien, necesita de mucho tiempo de constante estimulación para que se produzca el orgasmo.

Todas las disfunciones sexuales tienen algo en común, lo principal es que están relacionadas con la conducta sexual.

Con frecuencia a las parejas les da vergüenza hablar del tema y sienten que son los únicos que padecen estos trastornos, también está la falta de información con respecto a los tratamientos y donde se pueden tratar estas disfunciones, también la sociedad juega un papel muy importante de comunicación pues no se ve con buenos ojos que las personas hablen de esto y se les puede catalogar de enfermos psicológicos, además las expectativas sociales sobre el desempeño sexual del hombre y de la mujer son poco realistas y muy exigentes.

Como buscar Ayuda: en primer lugar hay que buscar ayuda profesional siendo un médico lo más adecuado para analizar si él o la afectada pueda tener algún padecimiento físico que le impidan un buen desempeño sexual, y si así fuera, éste le recomendará la ayuda de un psicólogo especializado en terapia sexual.

Deseo sexual hipoactivo	
Orgánico	
Enfermedad crónica	**Tratamiento**
Alteraciones hormonales Insuficiencia renal Neurológicas (Esclerosis múltiple, etc.) Diabetes etc.	**Específico enfermedad crónica** Terapia sexual: Trabajar fantasías eróticas Autoestimulación Focalización sensorial Mejorar comunicación Seducción Tratamiento farmacológico
Medicación	**Tratamiento**
Hipolipemiantes Antihistamínicos Antihipertensivos ISRS Neurolépticos Antiheméticos Antiepilépticos Litio Etc.	**Sustitución del fármaco** Terapia sexual: Trabajar fantasías eróticas Autoestimulación Focalización sensorial Mejorar comunicación Seducción Tratamiento farmacológico
Insuficiencia Androgénica	**Tratamiento**
Menopausia Ooforectomía Mujeres con fallo ovárico prematuro (FOP) Causas yatrogénicas como la utilización de antagonistas de la hormona liberadora de gonadotropinas (GnRH), quimioterapia o radioterapia. Enfermedades crónicas. Etc.	Terapia sexual: Trabajar fantasías eróticas Autoestimulación Focalización sensorial Mejorar comunicación Seducción Tratamiento médico: Andrógenos: gel o parches Estrógenos + Andrógenos
Psicógeno	
Inductores Externos (pareja)	**Tratamiento**
Problemas de pareja, especialmente alteraciones de la intimidad	Información sexual Potenciar inductores externos: La utilización de lecturas, películas Cambiar su apariencia. Trabajar fantasías sexuales Recondicionamientos orgásmicos Terapia Pareja: Trabajo con los aspectos relacionales conflictivos Resolución de los conflictos y manejo de la ira Terapia de grupo

.../...

.../...

Inductores internos (fantasías)	Tratamiento
Educación moral y religiosa restrictiva. Relaciones entre padres deterioradas. Inadecuada información sexual. Experiencias sexuales traumáticas durante la infancia. Inseguridad en el rol psicosexual durante los primeros años.	Terapia sexual: Trabajar fantasías eróticas Autoestimulación (imagen corporal: Kegel, etc) Autoestimulación con orgasmo Focalización sensorial I, II, III Mejorar comunicación, lucha de poder, miedo intimidad, etc. Tratamiento médico: Ansiolíticos, bupropión, testosterona Terapia Grupo Tratamiento farmacológico
Asociado a una disfunción previa	**Tratamiento**
Ansiedad anticipatorio Educación moral y religiosa restrictiva. Relaciones entre padres deterioradas. Inadecuada información sexual. Experiencias sexuales traumáticas durante la infancia. Inseguridad en el rol psicosexual durante los primeros años. Problemas pareja. Alteraciones orgánicas. Etc.	Información Sexual Terapia sexual y/o de pareja Específico de la causa orgánica Tratamiento farmacológico
Asociado a Aversión o T. Excitabilidad	**Terapia sexual**
Educación moral y religiosa restrictiva. Relaciones entre padres deterioradas. Inadecuada información sexual. Experiencias sexuales traumáticas durante la infancia. Inseguridad en el rol psicosexual durante los primeros años. Problemas pareja. Ansiedad anticipatorio Causas orgánicas (raro)	Información Sexual Manejo de la ansiedad Terapia sexual y/o de pareja Específico de la causa orgánica Tto. Farmacológico: Ansiólíticos, bupropión, testosterona, fármacos vasocongestionantes. Terapia de grupo
Mixto	
Etiología Combinada	Terapia combinada

Tabla 1. Algoritmo del Instituto Andaluz de Sexología y Psicología para el tratamiento del **deseo sexual hipoactivo**

3.3. Psicoterapia

El objetivo de la terapia es ayudar a las personas a encontrar y a resolver las causas del trastorno, para que pueda tener una vida sexual satisfactoria.

Según el modelo integrador de terapia sexual, existen cuatro factores que explican el origen de la disfunción sexual:

1. **La historia del aprendizaje**: abarca las experiencias que ha tenido la persona en su niñez y en su adolescencia, por ejemplo una conducta sexual negativa en su entorno, experiencias sexuales tempranas o una orientación sexual inadecuada.
2. **Los factores físicos**: se refiere a la presencia de enfermedades orgánicas, adicciones o uso de ciertos medicamentos.
3. **El factor relacional**: explica el papel que juega el síntoma en la relación global de la persona. Con frecuencia el síntoma es visto solo como un elemento perturbador, pero también suele tener un propósito funcional para el mantenimiento o el equilibrio de la relación de pareja.
4. **El factor cognitivo:** son las construcciones mentales que tiene el individuo, es decir, sus esquemas, actitudes, paradigmas, creencias, pensamientos y supuestos acerca de la sexualidad.

Estos cuatro factores se evalúan en las sesiones terapeúticas. Para hacerlo, se usan diversos métodos que van desde la entrevista clínica hasta la aplicación de pruebas psicológicas tipo test.

En términos generales estas son las bases con que se abordan los trastornos sexuales. Las técnicas a utilizar varían en cada caso. Puede ser que la terapeuta dirija el tratamiento a una sola persona, o bien a una pareja.

El procedimiento puede apuntar al entrenamiento de nuevas habilidades sexuales, a la atención de otros problemas psicológicos asociados, a la desensibilización de la ansiedad o a la toma de conciencia de los pensamientos automáticos.

4. CONFLICTOS DE PAREJA PREVENCIÓN Y ABORDAJE

La pareja es una unidad social que actúa como un ente único en la sociedad en muchos aspectos. La base reside en que las decisiones que se toman afectan al conjunto y que tiene que se toman en función de la relación existente entre dos personas. Los elementos fundamentales que unen a la pareja es la exclusividad que se da en el hecho de compartir determinados elementos, como el cuerpo, y bienes materiales, sobre todo aquellos que les defienden de problemas y ataques exteriores. La influencia de los elementos citados en la estructura interna de la pareja es evidente. La toma de decisiones implica una estructura de poder interna, la exclusividad implica un compromiso y el apego una relación de apoyo y defensa mutua y de la relación.

Actualmente la base sobre la que se forman casi todas las parejas es el enamoramiento. El enamoramiento es una emoción y tiene un fuerte componente de pasión, afecto, ternura, sexo. Por eso uno de los principales objetivos de la pareja hoy es hacerse la vida agradable. Pero una emoción es pasajera, porque está sometida a la ley de la habituación. Sin embargo, el **amor apasionado** de los comienzos es una vía inmejorable para conseguir mantener la pareja.

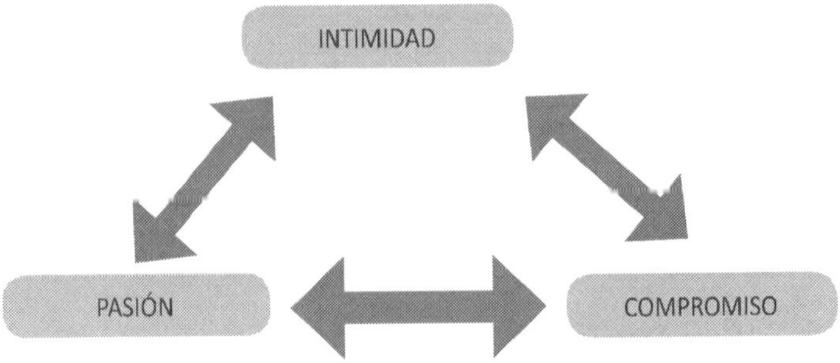

Para ello es preciso desarrollar la intimidad y la validación. **Intimidad** supone abrirse y contar cosas que, en otras circunstancias, podrían usarse en contra nuestra y recibir aceptación por parte del otro. Cuando estamos enamorados nos ponemos completamente en manos de nuestra pareja y de esta forma construimos la intimidad.

También decidimos compartir más cosas con el otro y vamos comprometiéndonos ante la sociedad, se guarda fidelidad, se comparte el tiempo, se entrega el cuerpo, se comparten bienes materiales como un piso, etc. finalmente se adquiere un **compromiso de vida** en común, que puede estar o no refrendado socialmente. Se construye así el compromiso que es la decisión de permanecer en la relación pese a los problemas que vayan surgiendo, luchando con todas las fuerzas posibles para resolverlos.

Según se van compartiendo más elementos se va construyendo un método para tomar decisiones y se establece una estructura de poder, que puede ser más o menos democrática, pero siempre aceptada por los dos. La toma de decisiones es una de las fuentes de conflicto importantes en la pareja.

Para tener intimidad, para tomar decisiones, y para convivir es preciso saber comunicarse, escucharse y respetarse. Para resolver los problemas también. La capacidad de comunicarse y de resolver los conflictos es fundamental para la continuidad de la pareja.

Otro aspecto muy importante es el apoyo mutuo. Se plasma en la fórmula de estar juntos en la salud y la enfermedad, en las alegrías y en las tristezas. El otro es el principal sostén ante las dificultades y amenazas de la vida y el apoyo en el desarrollo personal y social.

Nuestro aprendizaje de cómo es en la pareja ese apoyo mutuo se da dentro de la familia en la que nacimos. Una de las primeras conductas que desarrollamos en ella es la de apego. Definida como ya hemos visto como la búsqueda de protección ante amenazas externas y, en el niño, se concreta de forma principal en buscar la protección de la madre.

Hoy día los medios de comunicación la realidad que nos trasmiten es otra bien distinta. Los medios de comunicación nos transmiten un mensaje que parece indicar que la forma de vivir mejor no es la pareja y de hecho así se va plasmando en la sociedad. Mientras que en los años 70 el 70% de los hogares americanos los ocupaba un matrimonio actualmente solamente son el 50%.

Podríamos estar tentados de atribuir estos procesos exclusivamente a la falta de preparación psicológica para afrontar los problemas y conflictos que son inherentes a vivir en pareja en el momento actual. Pero seguramente fenómenos sociales tienen explicaciones y orígenes sociales.

La sociedad marca la pareja que quiere o que necesita. Hasta mediados del siglo XX la posición social de la mujer impregnaba la pareja, considerándola como menor de edad. Hay que recordar anécdotas muy significativas, por ejemplo, en España, para que una mujer casada abriese una cuenta bancaria tenía que tener permiso escrito del marido. Hay que recordar que cuando uno se casaba era para toda la vida, porque no existía el divorcio. La dependencia económica de la mujer, que no trabajaba, hacía muy costoso socialmente plantearse la separación y en algunos casos imposible.

Desde principios de siglo se fue dando una incorporación de la mujer al trabajo. En Europa fue muy evidente, sobre todo a raíz de la segunda guerra mundial. Si los ingresos son también de la mujer, está en mejor situación para reivindicar la participación en plano de igualdad de la toma de decisiones. La influencia que tiene esto en la estructura de poder de la pareja, es evidente. La aparición de los métodos anticonceptivos ha separado sexualidad de maternidad, permitiendo a la mujer plantearse las relaciones en un plano de igualdad total con el hombre.

No tenemos más que considerar la influencia de factores positivos como los avances de la mujer hacia la igualdad social con el hombre y su integración en el proceso productivo; y otros no tan positivos como la ideología hedonista, establecida para mantener un gran nivel de consumo, o la falta de apoyo social al desarrollo de la familia, que pone grandes dificultades laborales para el cuidado de los hijos, y que llevan a considerar tener descendencia como una carga insoportable, junto con otros elementos como las condiciones precarias de trabajo, que por una parte disuaden de establecer compromisos a largo plazo, como tener hijos o comprar un piso, y por otra establecen jornadas interminables que contribuyen de forma determinante a incrementar las barreras de comunicación en la pareja. Son todos factores sociales que configuran la forma de la pareja que se puede dar en nuestra sociedad.

Se puede afirmar que si a mediados del siglo XX había una presión social que potenciaba el compromiso dejando en segundo plano la pasión y la intimidad, actualmente la presión social hacia el compromiso en las relaciones de pareja es cada vez menor. Este hecho nos enfrenta a situaciones que se generalizan como el divorcio o las relaciones de noviazgo largas y sin compromiso, que implican problemas psicológicos importantes, aunque estemos asistiendo a una trivialización de las separaciones en los medios de comunicación.

Los conflictos en la pareja aparecen cuando en los 2 miembros existen dos motivaciones de carácter opuesto pero de igual intensidad. Son la base de los malos entendidos de la relación de pareja y son con mucho, los causantes de la insatisfacción, frustración y debilitamiento y hasta perdida de la pareja si no están bien resueltos.

Las áreas de conflicto afectan a todos los componentes de la estructura de la pareja.

4.1. El poder

Teniendo en cuenta las responsabilidades: quien se encarga de hacer las cosas y quien decide lo que hay que hacer. Estas decisiones abarcan aspectos tan fundamentales como: las finanzas, el cuidado de los hijos, las relaciones sociales, etc.

4.2. La intimidad

La intimidad se construye con una separación de la familia de origen, dando prioridad al otro en la autorrevelación y en la toma de decisiones.

4.3. La pasión, el afecto, la sexualidad

El amor va sustituyendo al enamoramiento, la pasión inicial va dando paso a la intimidad y al cariño, pero no por eso se puede perder la atracción que se siente por el otro como objeto y sujeto sexual.

4.4. Comunicación

Cuando se producen los conflictos y se enquistan se producen patrones de comunicación que perpetúan el problema y conducen finalmente a la separación.

4.5. Los desencadenantes de los conflictos

En circunstancias normales las parejas, aunque no sean felices, se amoldan y no surgen los conflictos, estos aparecen cuando se dan circunstancias importantes de cambio, es decir, situaciones estresantes como:

Cambios laborales tanto negativos como positivos: paro, ascensos;

- La jubilación.
- Enfermedades.
- Problemas económicos.
- La paternidad/ maternidad.

Cuando los hijos se van de casa o simplemente se hacen mayores y dejan más tiempo libre a la pareja.

Todos, positivos y negativos, son fuentes de estrés que exigen a la pareja poner en marcha sus habilidades de comunicación y de resolución de conflictos, además de la motivación para mantenerse juntos y la capacidad de reconocer las debilidades delante del otro y que el otro las reciba sin castigarlas.

En los conflictos se establecen **formas de conductas para comunicarse** que se hacen crónicas y agravan los problemas, algunos de ellos son:

4.5.1. Reciprocidad negativa

El más problemático es cuando a una comunicación negativa se responde generalmente con otra comunicación negativa por parte del otro estableciéndose una reciprocidad en la negatividad que puede acabar en una escalada de violencia. Es la justicia del ojo por ojo.

4.5.2. Se discute acerca de la propia relación

Uno de los métodos que se utilizan para resolver los problemas de comunicación es el empleo de la metacomunicación, es decir, reflexionar sobre la forma en que se está dando la comunicación. Por ejemplo, se dice "no me estás escuchando" para intentar que haya una escucha, pero el mensaje no verbal agresivo va acompañado, en general, por un componente no verbal agresivo, y el que responde lo hace al componente agresivo, lo que lleva a más discusiones, metiéndose en un círculo vicioso. En los matrimonios sin problemas contestan a la metacomunicación y no al componente emocional.

4.5.3. La mujer ataca y el hombre evita o calla

Este patrón se da cuando la mujer da respuestas hostiles mientras que el hombre se retira o no contesta, ante lo que la mujer incrementa su hostilidad porque no se solucionan los problemas.

4.5.4. Los cuatro jinetes del Apocalipsis

La crítica, que lleva al Desprecio que ocasiona una Actitud Defensiva Constante son tres de los cuatro jinetes del Apocalipsis de la pareja. El cuarto es la habilidad para no escuchar al otro, o se le deja hablar sin hacerle caso o se habla tanto que no se le deja meter baza.

No siempre los conflictos llevan a la ruptura. Se ha reportado un tipo de conflictos en los que el marido se enfada e inicia la discusión con ánimo de resolver el problema. Cuando se tiene éxito, la relación puede salir fortalecida, en estos casos el conflicto vivido por los hijos no es negativo para ellos, incluso puede ser una ocasión para aprender a ser asertivos.

4.6. Otras formas de los conflictos en función a los pensamientos

4.6.1. Atención selectiva

Las parejas en conflicto solamente se fijan en las conductas negativas del otro y tienden a no ver o a disminuir la importancia de las conductas positivas.

4.6.2. Atribuciones

La atribución del problema a determinadas causas se ve como un elemento necesario para su solución, pero si no se hacen las atribuciones correctas se asegura el conflicto. Por ejemplo cuando se echa buscan culpables o se achacan los problemas a malas intenciones que nunca se pueden probar o a elementos que no se pueden cambiar como la propia personalidad.

4.6.3. Expectativas

Si aparece una discrepancia entre lo que creen los esposos que debería ser el matrimonio y lo que perciben que es, tanto en cualidad como en cantidad, los problemas están asegurados.

4.6.4. Ideas irracionales

Algunas ideas aparentemente normales pueden ser un foco de conflictos solamente por no ser conscientes de que lo que se piensa no es racional. Algunas de estas ideas son: Estar en desacuerdo es destructivo de la relación, los miembros de la pareja deben ser capaces de averiguar los deseos, pensamientos y emociones del otro...

4.7. Solución de los conflictos

Cuando la pareja se encuentra en un período de crisis o conflicto lo primero que se pregunta es si hay salida. Habrá salida de un conflicto de pareja siempre que los dos miembros que constituyen la pareja deseen y estén plenamente dispuestos a esforzarse para salir del espiral de conflictos que degrada la relación.

En primer lugar, es importante relajarse para poder ver las cosas con más claridad puesto que cuando estamos alterados vemos los problemas muy magnificados e imposibles de abordar. Una vez relajados, hay que hacer un análisis de la situación con completa sinceridad y tomando en cuenta la posibilidad de resolver el problema a través del diálogo lo que precisa un esfuerzo significativo para escucharse sin imponer las ideas propias y cediendo un poco por parte de ambos.

Métodos

- Decidirse aceptar en forma adulta y madura que se tiene un conflicto o que "algo" no anda bien en la relación, y que es necesario enfrentar ese hecho para buscar las soluciones.
- Decidirse a comenzar un diálogo sobre el "asunto".
- Aclarar cada miembro de la pareja por separado, previo a sentarse a conversar en pleno los asuntos, que es lo que a su juicio le parece que es el/los problema(s).

- Escoger el momento y lugar propicios para el diálogo.
- Establecer el punto de vista de cada uno sobre el/los problema(s).
- Llegar a un punto de convergencia sobre cual (es) (son) el/los problema(s).
- Evitar los insultos y focalizar No en la persona, sino en la búsqueda de solución del dilema (respetarse).
- Cada miembro de la pareja propone sus alternativas de solución y lo que esperan se debe dar como resultado de las mismas.
- Escoger la combinación de alternativas de solución más realista, razonable y práctica (evadiendo la búsqueda perfeccionista de soluciones).
- Implementar las alternativas de solución.
- Dar un tiempo razonable para que funcionen las soluciones.
- Evaluar de tiempo en tiempo los resultados.
- Hacer ajustes necesarios a las soluciones conforme se progresa (esperanzadamente en forma positiva).
- Respetar y cumplir los acuerdos.

Si después de muchos intentos de solucionar los conflictos, la pareja no llega a ningún acuerdo o incumple lo acordado, puede que la pareja se sienta frustrada y herida y puede convertirse en un problema más. Entonces es la hora de plantearse buscar ayuda en una terapia.

La propuesta de la terapia de pareja cognitivo conductual para resolver los conflictos pasa por:

- Aumentar el intercambio de conductas positivas.
- Entrenamiento en habilidades de comunicación y resolución de problemas.
- Cambiar el patrón de reciprocidad negativa introduciendo conductas positivas frente a la negatividad.
- Cambios en las Atribuciones, expectativas e ideas irracionales cuando es necesario.

Estos componentes constituyen la terapia de pareja cognitivo conductual clásica, que está clasificada como una terapia con evidencia de probada eficacia. Revisando la literatura sobre la eficacia, llega a la conclusión de que, siendo estrictos, menos del 50% de las parejas que acuden a terapia cambian de un estado de estrés a un estado de armonía. Otro aspecto oscuro es la cantidad de recaídas que se contabilizan, entre el 30% y 50% de los que mejoran.

- Aumento de la intimidad. Para lo que se potencia la aceptación, por medio de la cual el miembro de la pareja que quiere que se realice un cambio acepte desde un nuevo punto de vista que el otro no lo realice y, sin embargo, aquello que era inaceptable e intolerable se convierta en algo no deseable, pero entendible y tolerable.
- La compresión de las motivaciones inconscientes del otro.
- Incremento de la pasión: sexo y afecto. Para lo que se emplea la terapia sexual dirigida no tanto a resolver problemas como a incrementar la satisfacción dentro de la normalidad.

- El apego como motivo en la pareja. El compromiso de ayudarse en todo instante es uno de los más importantes motivos que existen para mantener la pareja. En ello están implicadas emociones muy básicas que se insertan en la debilidad más íntima del ser humano, hacerlo explícito y potenciarlo es una forma de motivar la permanencia de la pareja y la resolución de conflictos.

5. DINÁMICA CORPORAL Y SEXUALIDAD

A pesar de que hay quienes afirman que siempre ha existido algún tipo de educación sexual en nuestro medios, podríamos pensar que se confunden los términos y, en realidad, de lo que se está hablando es de la socialización sexual, entendida como una manera de transmitir a los niños, jóvenes y adultos un determinado modelo de sexualidad: valores, juicios, prejuicios, mitos, sin ningún tipo de intencionalidad de cambio. Cuando de sexo no se hablaba, ni estaba permitido o, más claramente, se lo prohibía o reprimía, eso también era una manera de socializar pero no con el concepto actual de educar. Tal vez el silencio y el silenciar son una manera de comunicar algo: el concepto de "eso no se mira, eso no se dice, eso no se toca" era ciertamente, y lo sigue siendo, una ideología pero sin finalidad educativa, ya que ésta implicaría una estrategia y un desarrollo particular.

Los padres son los primeros educadores como ya hemos visto antes, pero no lo son exclusivamente por explicar detalladas cuestiones anatómicas y fisiológicas sino por ser modelo de actitudes (si, p.ej., los padres de un niño no se muestran como una pareja afectuosa con manifestaciones de cariño, es en vano que le expliquen al pequeño que debe ser afectuoso cuando grande). Sería algo limitado centrar todo el tema de la educación sexual exclusivamente en los padres sino que los docentes, los religiosos que están en contacto con la sociedad, los medios de comunicación masiva, los profesionales, participan de una u otra manera en el proceso de formación sexual y no sexual en los niños y adolescentes.

La educación sexual no es sólo una explicación de cómo son los genitales o el funcionamiento mecánico de los mismos, ni de las prevenciones ante las enfermedades de transmisión sexual o las maneras de evitar un embarazo ni de indicar a la gente ciertas y determinadas prescripciones, sino también en que, y quizás esto parecerá obvio, el sexo va ligado al goce y al placer. Es compenetrarnos en el afecto en sí mismo y en las relaciones humanas, enfatizando la relación como un estabilizador de la ternura y del calor humano para el desarrollo emocional del niño, de la niña y de los jóvenes teniendo en cuenta que la eterna expresión de la sexualidad es el amor.

El objetivo es generar prácticas pedagógicas que propicien el desarrollo de competencias en los niños para que puedan incorporar en su cotidianeidad el ejercicio de los derechos sexuales y reproductivos y de esa manera pueda tomar decisiones para vivir una sexualidad plena y responsable y que enriquezca su proyecto de vida, su núcleo familiar y social y los haga crecer como seres humanos.

Orientar a los niños en las cuatros dimensiones planteadas: afectiva, erótica, reproductiva y comunicativa enfatizándoles en la reconciliación, solidaridad, responsabilidad y la tolerancia.

Es importante trabajar con los niños el conocimiento y prevención de los abusos sexuales para que se puedan desenvolver en los distintos contextos y afrontar los distintos retos. Además de interiorizar los derechos y deberes sexuales de sí mismo y de los demás que permita una comunicación entre géneros.

Los educadores deben buscar la forma de **desarrollar nuevas acciones educativas** sistemáticas y continuas acerca de la sexualidad, proporcionando información adecuada acerca de la promoción, prevención y educación respecto de la salud sexual de todos los miembros de la sociedad.

La **educación sexual** debería complementarse con el rol educativo de los padres en el seno familiar. Dedicar tiempo y espacio en estos ámbitos para que los chicos puedan sentirse en plena confianza para que puedan informarse, aprender a cuidar su propio cuerpo, compartir los temas que les interesan y preocupan.

La propuesta es entonces desarrollar una **educación sexual basada en la verdad y no en los prejuicios**; que explique todo lo que tiene que explicar; que las acciones sean lo suficientemente profundas para ayudar a aprender, a adoptar o cambiar actitudes, valores y comportamientos.

Una educación sexual sana y coherente que pueda neutralizar una concepción denigrada de la vida amorosa y erótica, previniendo **disfunciones sexuales** y sufrimientos innecesarios; ayudando, entre otras cosas, para el logro de una existencia más digna y sin temores, miedos, tabúes ni culpas por el hecho, tan simple y primario, de que siendo sexuados hemos nacido con la posibilidad y necesidad de amar y disfrutar de nuestro cuerpo tanto como de nuestra sexualidad.

Tema 59

Reproducción. Planificación familiar. Métodos anticonceptivos. Interrupción voluntaria del embarazo. Embarazos no deseados. Prevención de infecciones de transmisión sexual. Valoración e intervenciones enfermeras

eRodio
ediciones

Índice esquemático

1. REPRODUCCIÓN

1.1. Introducción

El proceso reproductivo es uno de los eventos más complejos, pero al mismo tiempo más fascinantes de la naturaleza, pues representa para cada individuo la posibilidad de perpetuarse a través de sus descendientes. El proceso requiere, también, la participación del ovocito, el gameto femenino que procede del evento de maduración folicular efectuado en el ovario, además de la participación de otras estructuras del sistema nervioso central, que constituyen el eje hipotálamo-hipófisis-ovario. Por su parte, el semen depositado en el fondo de saco vaginal y en el conducto endocervical durante el coito, contiene como elemento principal al espermatozoide, el gameto masculino que deberá iniciar una difícil tránsito a partir de este momento, que incluye un largo recorrido a través del aparato genital femenino hasta la porción ampular de la trompa u oviducto, lugar donde normalmente ocurre la fertilización en el humano y donde en una fase periovulatoria podrá unirse con el óvulo y completará su jornada al fusionarse con él, dando lugar a la fertilización, que representa el triunfo para el espermatozoide más capacitado de entre 200 y 500 millones que han participado en esa difícil travesía.

De manera resumida, el proceso contempla el acercamiento físico entre una mujer y un hombre como punto de partida; el amor tiene un lenguaje olfativo propio en el reino animal, incluido el hombre, y aunque en general nuestro sentido del olfato es inferior al de la mayor parte de los animales, se sabe que los seres humanos segregamos sustancias químicas que participan en la atracción entre sexos opuestos denominadas "feromonas", las cuales incrementan su concentración en situaciones de acercamiento físico (por ejemplo, durante el beso).

Cuando ocurre la fertilización del ovocito, se forma un precigoto que iniciará un recorrido desde el ámpula de la trompa hasta la cavidad uterina, donde en un momento muy específico del ciclo será recibido por el endometrio; bajo el efecto de las hormonas esteroides ováricas se prepara para establecer comunicación bioquímica con el embrión, con la finalidad de permitir la implantación del embrión y la subsiguiente placentación, que le proporcionará sostén hormonal y nutrición durante el resto de su desarrollo.

La fisiología de la reproducción constituye un capítulo bastante amplio, que podemos dividir en tres periodos fundamentales: el embarazo, el parto y el puerperio.

El embarazo es quizás el periodo más trascendental de la reproducción, que da como resultado los otros dos periodos evolutivos, es decir, el parto y el puerperio. En este tema vamos a centrarnos en este primer periodo de la reproducción. (el resto de periodos están desarrollados en otros temas de este curso).

1.2. El embarazo

Podemos iniciar este tema conociendo el momento en el cual se inicia un embarazo y el cálculo de su duración. El embarazo se inicia cuando tiene lugar la **fecunda-**

ción del óvulo por parte de un espermatozoide, evento que ocurre normalmente en la trompa uterina. Previamente a este hecho, es lógico que debe suceder una **cohabitación o coito** para el depósito del semen en el interior vaginal, excepto en los casos de inseminación artificial.

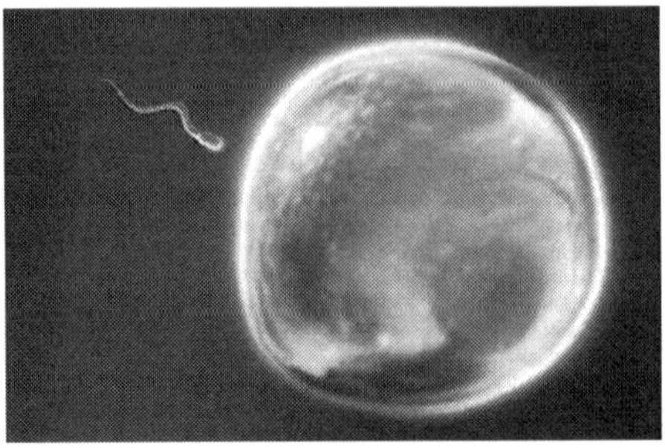

El comienzo de la última menstruación, es el único momento que, por regla general, se puede determinar con exactitud para hacer el cálculo aproximado del momento de la fecundación, conocer la duración del embarazo y el momento aproximado del parto.

La duración del embarazo se calcula a partir de conocer el comienzo de la última menstruación y por término medio es de 282 días, es decir unas 40 semanas o un equivalente a diez ciclos menstruales de 28 días y 268 días después de la fecundación.

También es útil usar la llamada **regla de Naegele** para el cálculo de la **fecha probable de parto,** y consiste en sumar siete días a la fecha de comienzo de la última menstruación y restándole tres meses. Es un cálculo aproximado, sometido a diversas variaciones. Hay que calcular un margen de unas dos semanas (268-296 días o 38-42 semanas).

Ejemplo de cálculo:

- Comienzo de última menstruación: 10 de diciembre.
- 10 + 7 = día 17; 12 – 3 meses: 17 de septiembre del siguiente año.

1.2.1. Desarrollo prenatal

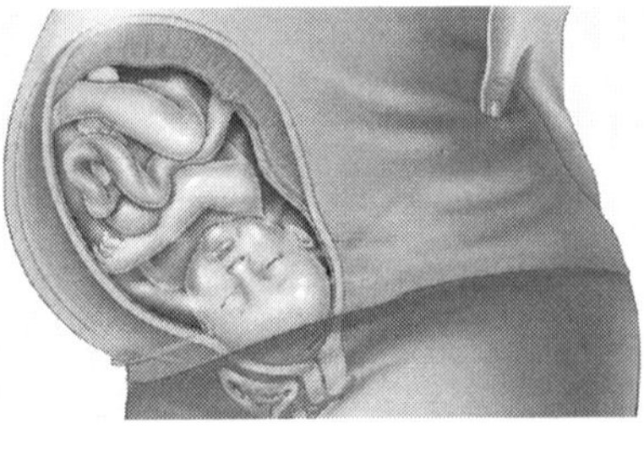

El desarrollo prenatal lo vamos a dividir en **tres periodos cronológicos:**

- **Periodo preembrionario**: desde la fecundación hasta la formación del disco embrionario en tres hojas: ectodermo, mesodermo y endodermo. Va desde la 1ª a la 3ª semana de desarrollo.

- **Periodo embrionario**: es el periodo donde se desarrollan todos los órganos fundamentales. Va desde la 4ª a la 8ª semana de desarrollo.
- **Periodo fetal:** se caracteriza principalmente por procesos de crecimiento. Va desde la 9ª a la 38ª semana de desarrollo.

1.2.1.1. El periodo preembrionario

Se considera al periodo que transcurre desde el comienzo del embarazo, es decir, desde la **fecundación** hasta la formación del **disco embrionario** en **tres hojas** (ectodermo, mesodermo y endodermo) Va desde la **primera** a la **tercera** semana de desarrollo prenatal.

El líquido seminal emitido en la vagina, entra en parte directamente en la cavidad uterina. Esto ocurre por un descenso del útero y por su activa contractilidad, que se manifiesta en el momento del orgasmo femenino. En esta fase de la **relación sexual**, el orificio cervical externo se abre y cierra con movimientos rítmicos debido a la actividad de la musculatura uterina que también hace contraer todo el cuerpo uterino, con un sincronismo que ejerce un efecto de aspiración del semen hacia el interior de sí mismo.

Por otro lado el óvulo expulsado del ovario durante la **ovulación** es recogido por el pabellón tubárico, atraviesa la ampolla de la trompa y permanece en el límite con el istmo hasta su degeneración. Normalmente en este recorrido tiene lugar la fecundación y si esto no se produce el óvulo durará activo un total de 72 horas (desde la ovulación).

Primera semana del desarrollo: estadio de preimplantación

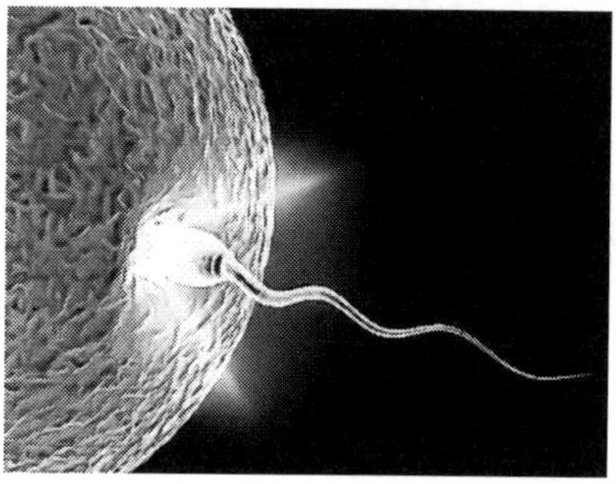

Este estadio comienza con el momento de la **fecundación**, en virtud del cual se fusionan los gametos masculino y femenino, dando lugar a un **huevo o cigoto.** A partir de este momento los cromosomas maternos y paternos, determinan la individualidad del nuevo ser. Este tendrá la combinación genética que se ha determinado en el momento de la fecundación.

Los espermatozoides nadan al encuentro del óvulo, rodean la corona radiada y van liberando enzimas que disuelve esta capa celular. Cuando un espermatozoide entra en contacto con el óvulo, se produce una extroflexión o **cono de entrada** en éste último, lugar por donde penetrará el espermatozoide.

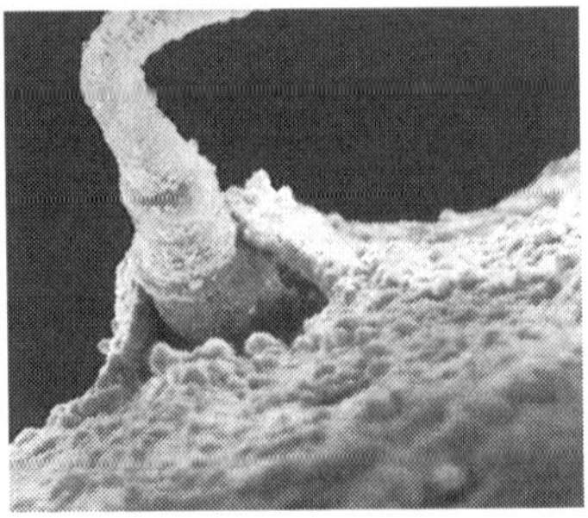

A continuación, se produce una **reacción acrosómica,** por la que la membrana del capuchón de la cabeza del espermatozoide se disuelve, pasando a través de la membrana pelúcida del óvulo. Cuando esto sucede, se produce **el "bloqueo de la polispermia"**, espesándose la membrana del óvulo, lo que impide la penetración de más espermatozoides, que mueren al cabo de poco tiempo. Se ha formado el **huevo o cigoto**.

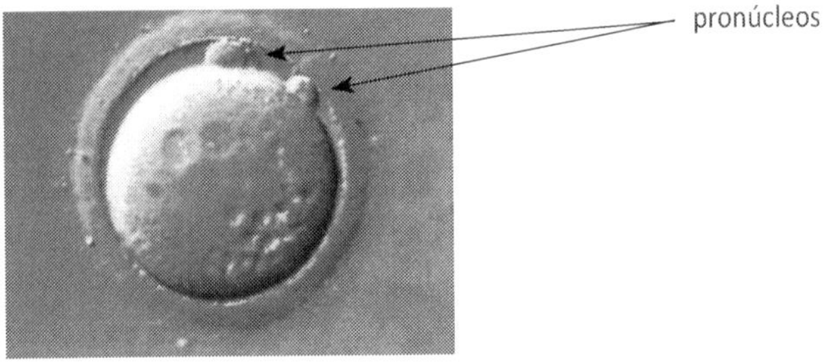

Huevo o cigoto

La cabeza del espermatozoide se transforma en el **pronúcleo masculino**, que se acerca al **pronúcleo femenino** (núcleo del óvulo) A la vez, en el óvulo se forma un huso mitótico para la primera división celular o segmentación. Ambos pronúcleos se fusionan en un núcleo común de segmentación que posee ya los 46 cromosomas (mitad de cada uno).

El periodo de receptividad del útero es corto, sólo de unas horas. Si el embrión no llega al útero durante ese periodo, no podrá implantarse y por lo tanto no progresará la gestación.

- El **embrioblasto**: es el grupo de células central que origina los tejidos del embrión o futuro ser humano y algunos anejos fetales.
- El **trofoblasto**: es el grupo de células externas, encargadas de fijar el embrión a la pared uterina y de nutrirlo. Por este se desarrollarán el cordón umbilical y la placenta.

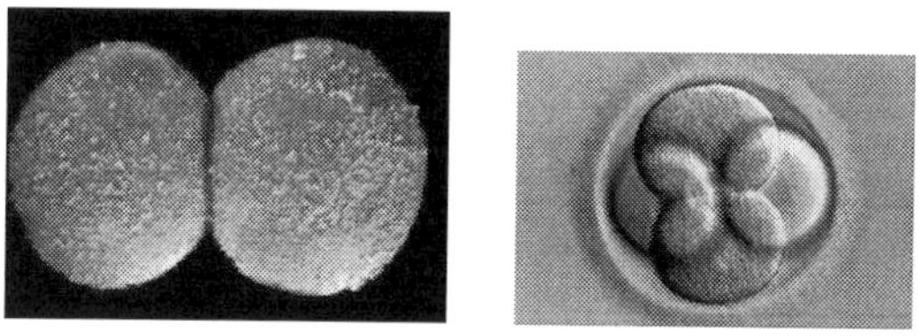

Primeras divisiones

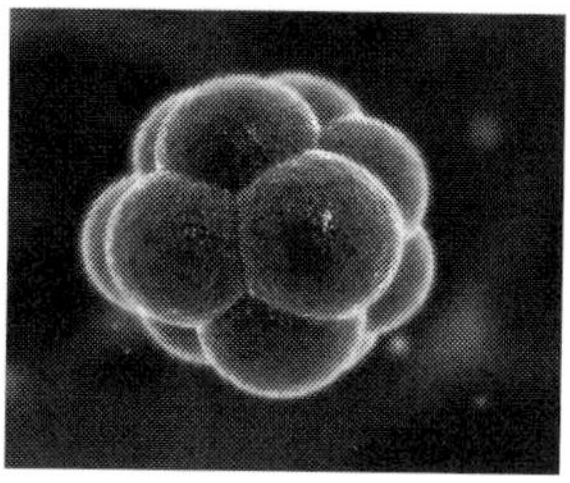

Mórula

Las células centrales segregan líquido que va formando una cavidad central entre los espacios intercelulares, llamada **blástula o blastocito**, que se encuentra libre en la cavidad uterina. Han pasado siete días desde la fecundación. El trofoblasto comienza la secreción de las gonadotropinas coriónicas (HCG) para el mantenimiento del cuerpo lúteo en el ovario.

Segunda semana del desarrollo: estadio de anidación

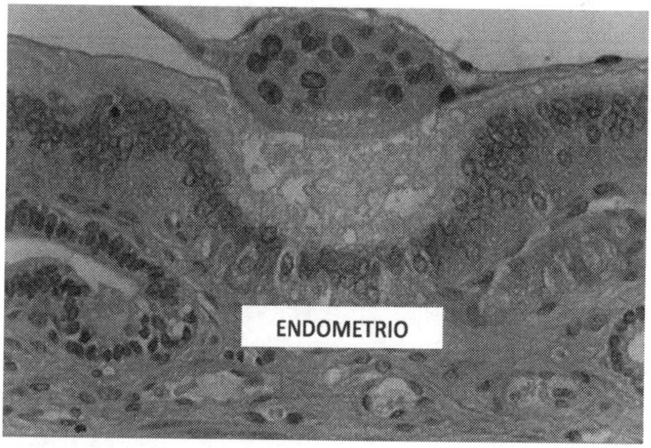

El trofoblasto emite prolongaciones que se introducen en el endometrio, comenzando así la **implantación** y después la posterior **anidación** en la mucosa uterina.

La "herida" causada por la penetración del embrión se tapona por un coágulo sanguíneo, cubriéndose posteriormente por células del endometrio, de manera que el embrión ha penetrado totalmente en la mucosa uterina.

Una vez producida la anidación, se diferencia mejor el embrioblasto, que forma el **disco embrionario,** que presenta dos capas:

- Capa germinativa ectodérmica (externa) o **ectodermo**.
- Capa germinativa endodérmica (interna) o **endodermo**.

Además, dentro del embrión se distinguen tres cavidades:

- La cavidad coriónioca.
- La cavidad amniótica.
- El saco vitelino.

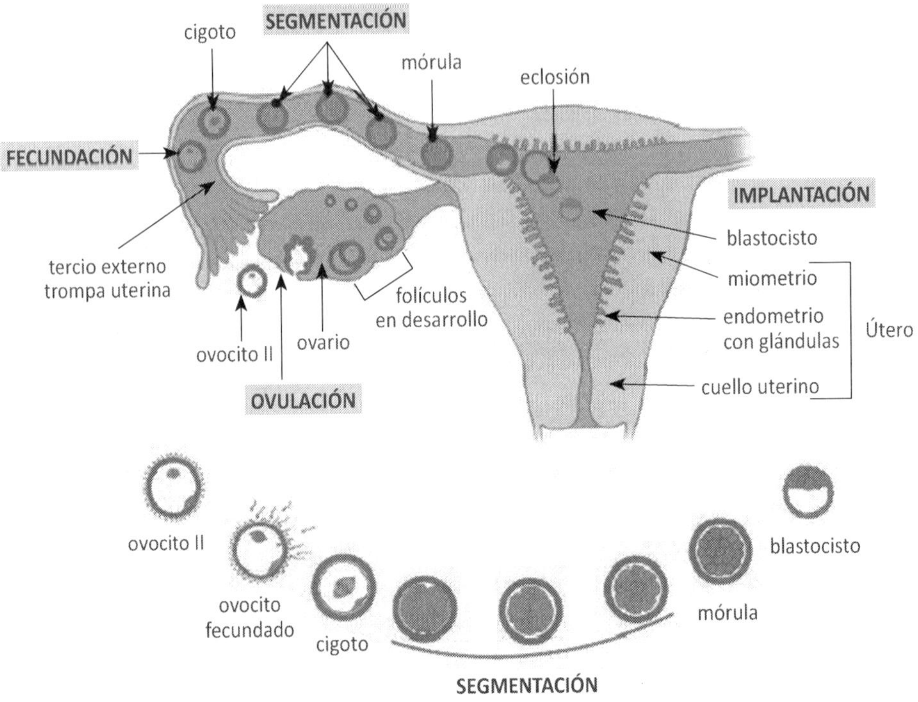

El disco embrionario se encuentra entre la cavidad amniótica y el saco vitelino. La cavidad coriónioca se encuentra rodeando a los tres, como un espacio de separación hasta el trofoblasto, que se transforma en una membrana con vellosidades llamadas **vellosidades coriónicas**, que formaran más adelante la placenta.

Tercera semana del desarrollo: disco embrionario de tres hojas

Este estadio se caracteriza por la formación de la tercera hoja del disco embrionario: el **mesodermo**, que ocurre del 13º-17º día del desarrollo.

Por tanto, a partir de la tercera semana de desarrollo, están constituidas las tres capas germinativas básicas y comenzará así la formación de los nuevos tejidos y la diferenciación de los órganos, durante los siguientes periodos embrionario y fetal.

Las vellosidades coriónicas siguen aumentando de tamaño y en la zona donde son mayores, surgirá de ellas la placenta. Estas vellosidades van a proporcionar nutrición al primitivo feto.

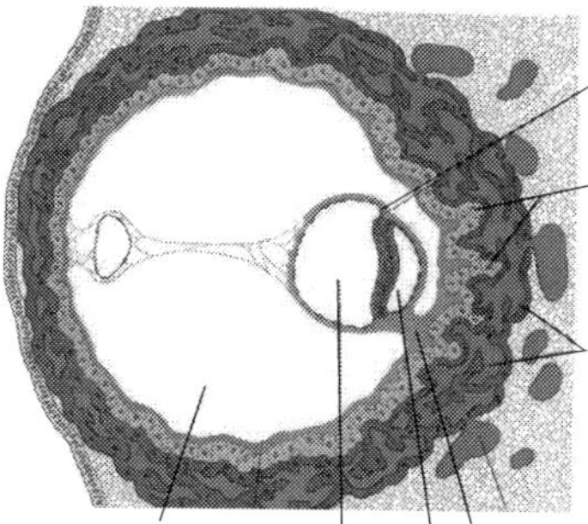

1.2.1.2. El periodo embrionario

Este periodo se caracteriza por la formación de todos los órganos y tejidos fundamentales del futuro ser humano. Va desde la 4ª a la 8ª semana del desarrollo prenatal. En esta etapa adquiere la conformación característica de la especie y se le denomina **embrión.**

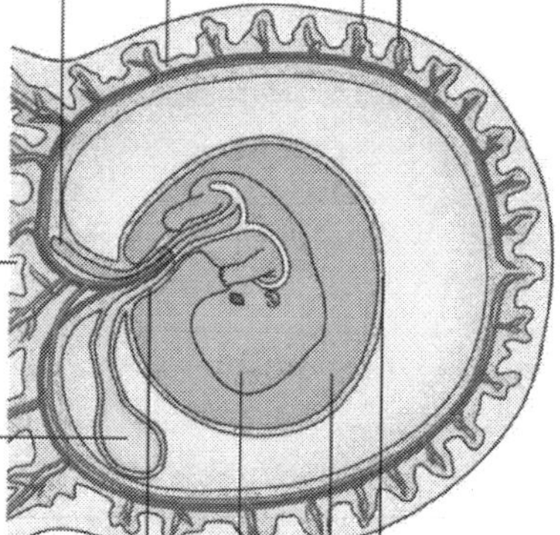

Una vez conformadas las tres capas germinales básicas del **disco embrionario**, los derivados principales de cada una se resumen en los siguientes:

a) Derivados del ectodermo

- Sistema nervioso central y periférico.
- Epitelio sensorial de oído, nariz y ojos.
- Epidermis, pelos y las uñas.
- La glándula hipófisis.
- Las glándulas subcutáneas y la glándula mamaria.
- El esmalte de los dientes.
- Mucosas oral, anal, vaginal, vulva, etc.

b) Derivados del mesodermo

- Uno de los componente más importantes de esta hoja germinativa son los **somitas**, los cuales dan origen en su diferenciación al tejido conectivo y sistema esquelético (forma los huesos y cartílagos), a la dermis y tejido subcutáneo, y al sistema muscular.
- El mesodermo también dará origen al **aparato cardiovascular**: corazón, arterias, venas y vasos linfáticos. Todas las células sanguíneas y la médula ósea.
- Formará parte del **intestino y las membranas serosas**, que revestirán las cavidades: peritoneal, pleural y pericárdica.
- Dará origen al **sistema urogenital**: riñones, gónadas y sus conductos (salvo la vejiga).
- Por último, originará el bazo y las glándulas suprarrenales.

c) Derivados del endodermo

El tracto gastrointestinal es el principal sistema orgánico derivado de esta hoja germinativa. En etapas más avanzadas del desarrollo, dará origen a:

- El revestimiento epitelial del aparato respiratorio.
- Amígdalas, tiroides y uretra.
- El tubo digestivo y glándulas anexas (parótidas, hígado y páncreas)
- Faringe, estómago, esófago. También originará la laringe y traquea.

Final del desarrollo embrionario: entre la 8ª y 9ª semanas, el embrión alcanza los 45 mm de longitud. Ya posee una cara y tiene apariencia humana. El cuerpo y la mayoría de los órganos internos están formados. Se aprecian las extremidades y los dedos bien diferenciados. El embrión flota en el saco de líquido amniótico.

1.2.1.3. El periodo fetal

Este periodo se caracteriza principalmente por procesos de crecimiento. El futuro nuevo ser, ya adquiere forma humana y comienza a denominarse **FETO**. Va desde la 9ª a 38ª semanas de desarrollo, finalizando así el embarazo. Este periodo lo podemos dividir en tres momentos evolutivos:

EVOLUCIÓN DEL DESARROLLO EMBRIONARIO

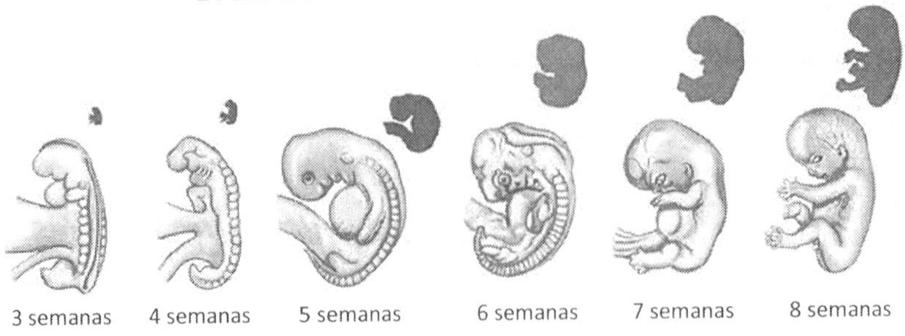

1. Periodo fetal temprano: de 9ª a 12ª semanas del desarrollo

Este periodo se caracteriza principalmente por la formación prácticamente completada de los órganos.

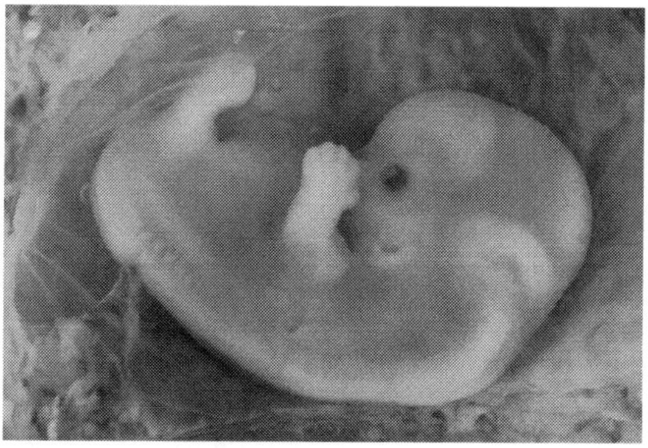

Feto de 9 semanas

La cabeza sigue creciendo de manera desproporcionada con respecto al resto del cuerpo. Aparece el **reflejo de succión** y ya se producen los primeros movimientos por el mayor desarrollo de los músculos (imperceptibles) **Ya están presentes los genitales externos** aún indiferenciados (10 semanas) Los párpados están pegados. La hematopoyesis comienza en hígado y bazo. La hipófisis y el páncreas comienzan a producir hormonas.

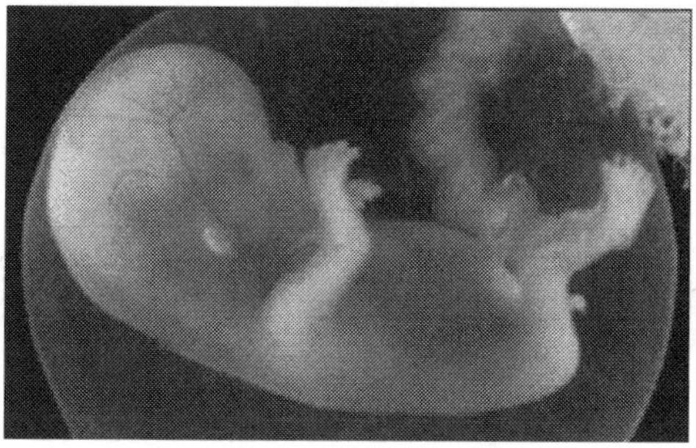

Feto de 11 semanas

A partir de la **12ª semana**, abre y cierra la boca, tragando líquido amniótico que expulsa a través de orina y en ocasiones le provoca hipo. **En este momento ya se diferencian los genitales según el género** y aparecen las uñas.

La placenta ya adoptado su forma circular y produce progesterona. El **cordón umbilical** ya se ha formado completamente. El cuerpo del futuro bebé comienza a recubrirse de un fino vello llamado **lanugo**. Al final de este periodo tiene una longitud de 7,5 a 10 cm.

2. Periodo fetal intermedio: 13ª a 25ª semanas de desarrollo

Se caracteriza principalmente por el crecimiento y la diferenciación fina, por ejemplo de uñas, válvulas cardíacas, capilares pulmonares, rudimentos de dientes, etc.

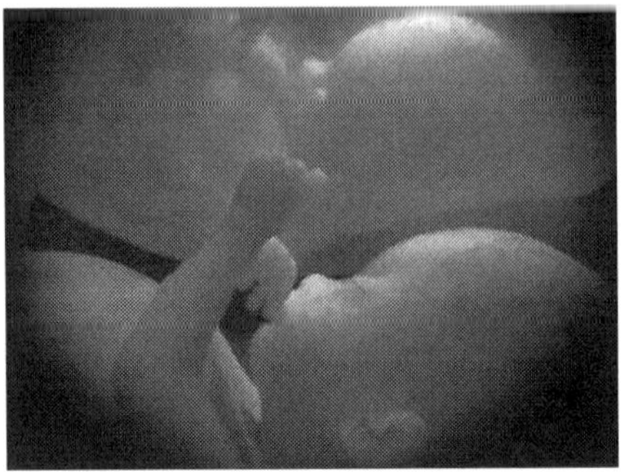

Feto de 16 semanas

Ya se establece la hematopoyesis en la médula ósea. Se desarrolla el cerebelo. El pelo de la cabeza se hace más grueso. Ya comienza a oír los ruidos externos (16ª semana) y a realizar los primeros gestos. La cara ya tiene cejas y pestañas. Ya se perciben los primeros movimientos del feto (18ª semana) antes imperceptibles.

El feto crece muy rápidamente. Su piel está arrugada y es rojiza, observándose sus capilares. El oído se perfecciona y ya distingue voces. Al final de este periodo se han formado las papilas gustativas. El intestino se llena de una sustancia verdosa llamada **meconio** que será lo primero que expulse tras el nacimiento.

Comienzan a crecer los alvéolos pulmonares y ya realiza movimientos respiratorios con el diafragma. Los bronquios siguen llenos de líquido amniótico.

Hacia el final de la 25ª semana tiene una longitud de 33 cm. y pesa unos 600- 800 g.

3. Periodo fetal tardío: 25ª a 38ª semanas de desarrollo

Es el periodo de consolidación de la vida del feto. Se caracteriza sobre todo por su crecimiento y por la maduración de la capacidad funcional de sus órganos.

La piel se vuelve opaca y cubierta de una grasa protectora llamada **vérnix caseoso**. El feto orina hasta medio litro diario. Ya tiene sensibilidad en todo su cuerpo. Comienza a colocare en una posición idónea parta el parto y sus movimientos se van limitando al faltarle espacio en la cavidad uterina, adoptando una posición encogida.

En este momento, prácticamente todos lo órganos de los sentidos le funcionan perfectamente. El cerebro esta bien constituido y también todo el esqueleto. El corazón late a 110-160 pulsaciones/ minuto. Los pulmones aún están llenos de líquido, siendo el último en madurar definitivamente.

4. El final del embarazo

De la 38ª-40ª semanas de gestación, el embarazo llega a su **término** y el feto está listo para el nacimiento. Los principales signos de madurez que lo determinan son:

- El **peso** del feto es de unos 3200-3500g (en las niñas un mínimo de 2500g).
- La **longitud** es de unos 49-51 cm. (Mínimo de 48 cm.).
- Normalmente suele desaparecer el lanugo corporal.
- En los niños, los testículos han descendido hacia el escroto.

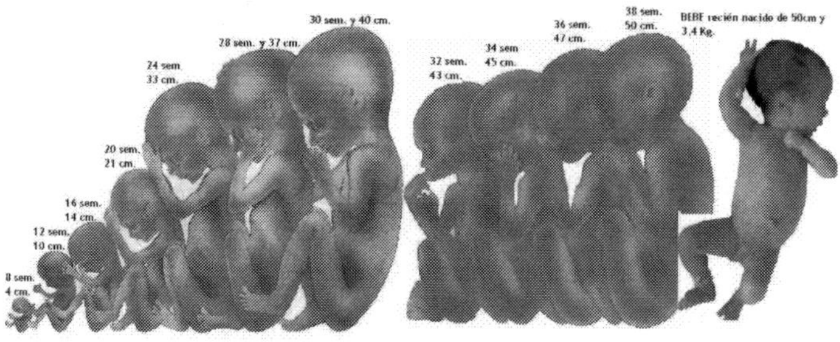

1.2.2. La placenta

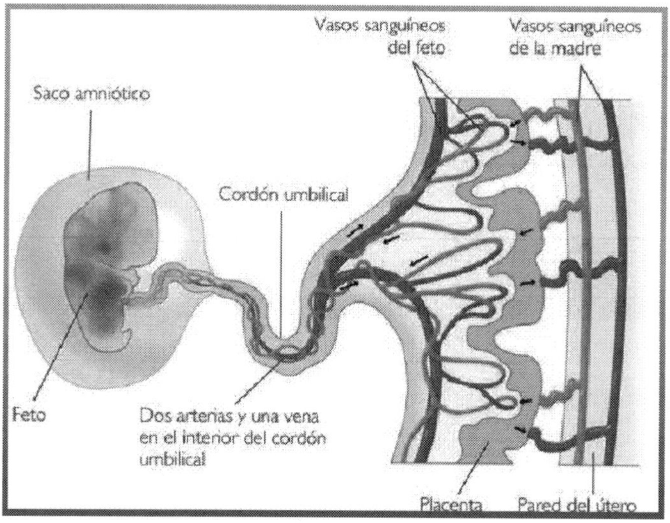

Es el órgano de unión vital entre la madre y el feto. Tanto la nutrición del feto como la eliminación de sus productos de desecho se realizan a través de este órgano, que será expulsado después en el parto. Es también un órgano endocrino.

Cuando la placenta alcanza su máximo desarrollo, tiene la forma de un disco esponjoso de 15 cm. de diámetro, pesa unos 500 g y contiene unos 150 ml. de sangre.

Está dividida en una serie de tabiques placentarios llamados **cotiledones**, en un número de 15-20.

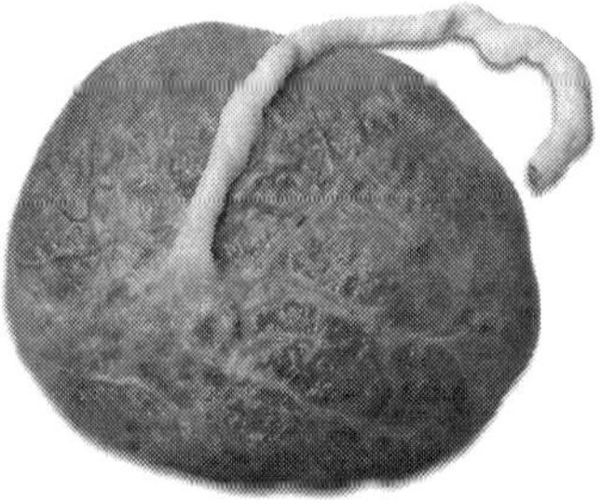

Cara fetal

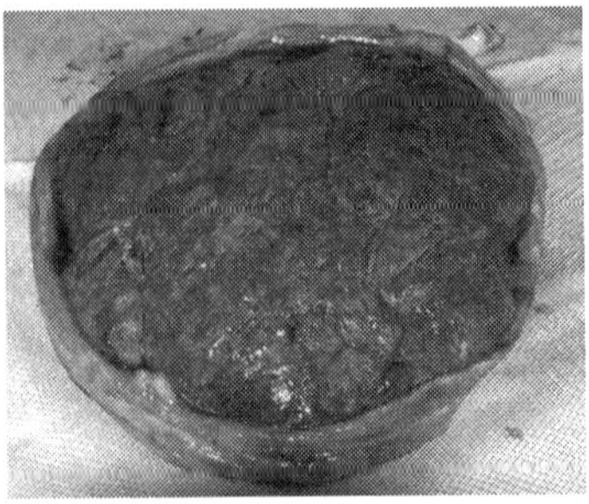

Cara materna

La principal **función** es proporcionar la difusión de los productos nutritivos desde la sangre materna hasta la sangre fetal y la eliminación de los productos de excreción del feto a la madre. La sangre materna llega a la placenta por ramas de las arterias uterinas. La circulación placentaria fetal procede de las arterias umbilicales y vuelve al feto por la vena umbilical.

No hay mezcla de sangre materna y fetal, ya que están separadas por la **barrera placentaria**. A través de sus paredes se produce el intercambio de sustancias nutritivas (principios inmediatos, sales, agua, etc.), la difusión de gases (O_2 y CO_2) y de desechos fetales (urea, bilirrubina, etc.)

La placenta es también un importante **órgano endocrino**, produciendo diversas hormonas, como: la gonadotropina coriónica humana (HCG), el lactógeno placentario (HPL), la relaxina y hormonas esteroides (progesterona, estrógenos) entre otras.

La **gonadotropina coriónica** se encarga del mantenimiento del cuerpo lúteo, para evitar la menstruación, segregando progesterona, hasta que la placenta ya se haga cargo.

El **lactógeno placentario** se encarga de favorecer al máximo el desarrollo y crecimiento del feto. Se suma a las acciones de la GH y prolactina. Estimula el desarrollo mamario para la lactancia (acción lactogénica) y produce una movilización de los recursos maternos metabólicos en beneficio del desarrollo fetal.

La **relaxina** inhibe la contractibilidad uterina hasta el comienzo del parto, entre otros efectos.

1.2.3. El cordón umbilical

Tiene una longitud al final del embarazo de unos 50 cm y un grosor de 1 cm. Está compuesto por un **tejido gelatinoso conectivo** que envuelve los **vasos umbilicales** (dos arterias y una vena umbilical).

Se encarga de unir el feto con su órgano de nutrición, la placenta. Facilita la libre movilidad del feto dentro del líquido amniótico, con la posibilidad de desprenderse rápidamente de la placenta después del alumbramiento.

2. PLANIFICACIÓN FAMILIAR

2.1. Conceptos sobre contracepción y planificación familiar

Habría que distinguir entre dos conceptos eminentemente diferentes: el de contracepción y el de planificación familiar, los cuales a menudo se confunden, siendo el segundo mucho más amplio que el primero y en el que está contenido éste.

La Planificación familiar sería la capacidad de decidir y los métodos aplicables para ello, que tiene la pareja en cada momento, de los hijos a tener y en qué momento tenerlos, pudiendo incluir quizás en este término los de esterilidad e infertilidad. Sobre ella actuarían una serie de factores, como problemas médicos, culturales, económicos, y sociales, que van a condicionar la cantidad de hijos a tener por cada pareja.

La anticoncepción o contracepción se limitaría exclusivamente a los métodos que una pareja puede utilizar para evitar que una mujer se quede embarazada. Es la acción de evitar que la actividad sexual produzca como resultado un embarazo. Por tanto tiene como fin el lograr una sexualidad más libre y gratificante, al disminuir o eliminar las presiones, a distinto nivel, acerca de las posibilidades de embarazo durante una relación sexual coital.

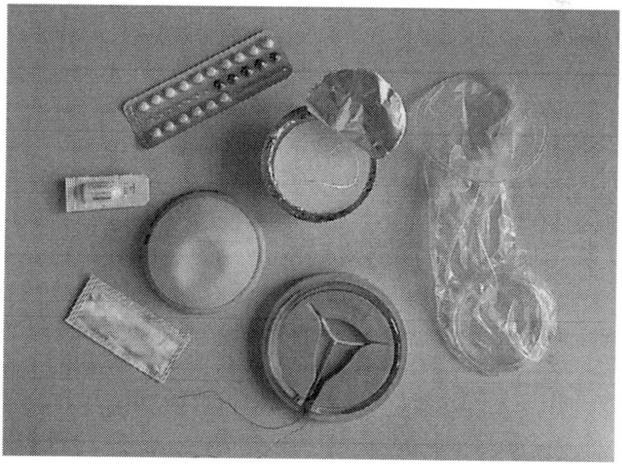

También sería importante distinguir entre los términos de **control de natalidad** y **planificación familiar,** según **Linhard** (1980). El control de la natalidad lo podríamos definir como: "aquellas acciones más o menos coercitivas y sutiles que un gobierno emprende para aumentar, estacionar o disminuir la natalidad". Sin embargo, como decíamos, la planificación familiar estaría en relación con la total libertad individual para tener el número de hijos deseados, así como su espaciamiento, a base de recibir los conocimientos adecuados y la prestación de la asistencia adecuada a cada pareja. Por tanto, el control de la natalidad estaría en relación con la obligación de un gobierno determinado, mientras que el segundo se hallaría relacionado con una completa y total libertad.

2.2. El consejo contraceptivo

El cuidado de la salud sexual y reproductiva, incluidos los servicios de planificación familiar y la información en este campo, no sólo es una intervención clave para mejorar la salud de los hombres y las mujeres, sino que es además un derecho humano. Todos los individuos tienen derecho al acceso, la elección y los beneficios del avance científico en la elección de métodos de planificación familiar (OMS 2005).

La elección por parte de la pareja de un determinado método anticonceptivo es una opción voluntaria ante las ventajas y los inconvenientes que éste representa respecto a los demás.

Por lo tanto es necesario dar una información adecuada sobre cada uno de los métodos anticonceptivos para que se produzca una elección informada y objetiva, teniendo en cuenta las características de los usuarios. Estos serán quienes elegirán entre las distintas alternativas.

El objetivo principal del consejo contraceptivo es que la mujer obtenga los conocimientos suficientes para optar por el método anticonceptivo más apropiado a sus características y a las de su pareja, teniendo en cuenta su deseo de evitar embarazos no deseados y la prevención de infecciones de transmisión sexual (ITS).

Tanto el consejo contraceptivo como la indicación inicial pueden realizarse desde la consulta de planificación familiar a demanda. En caso necesario se solicitarán las pruebas complementarias que se consideren oportunas pero no deben considerarse como un requisito previo ni como un obstáculo para la provisión de un método anticonceptivo, aunque sí como un complemento.

La información debe incluir por lo menos:

- Comprensión de la eficacia contraceptiva del método.
- Uso correcto.
- Cómo funciona.
- Efectos secundarios comunes.
- Riesgos y beneficios para la salud inherentes al método.
- Signos y síntomas que requieren una visita al centro de salud.
- Información sobre el retorno a la fertilidad después de la interrupción del método.
- Información sobre protección contra las ITS.

A la hora de realizar el consejo contraceptivo, es necesario tener en cuenta los siguientes aspectos:

2.2.1. Perfil del método

2.2.1.1. Eficacia

Es la capacidad de un método anticonceptivo de impedir la gestación a nivel teórico, es decir, utilizado en condiciones técnicas óptimas. No debe confundirse con la efectividad, que es la capacidad de impedir la gestación en condiciones reales de uso y está condicionada por posibles fallos humanos. En la siguiente tabla de la página siguiente se exponen la eficacia y la efectividad de los distintos métodos anticonceptivos.

2.2.1.2. Seguridad

Es el atributo que describe la capacidad del método para alterar positiva o negativamente el estado de salud del usuario o de amenazar su vida. Como ejemplos tenemos el riesgo de enfermedad tromboembólica en usuarias de anticonceptivos orales combinados o los efectos adversos posibles, tales como cambios de las características de la menstruación con el uso de los dispositivos intrauterinos (DIU) o de los anticonceptivos que contienen sólo gestágenos. También deben incluirse los efectos secundarios deseables como la capacidad de prevenir enfermedades de transmisión sexual de los métodos barrera o el alivio de la dismenorrea con los anticonceptivos hormonales.

Eficacia (uso perfecto) y efectividad (uso habitual) de los métodos anticonceptivos

MÉTODO	% embarazos 1º año (Índice de Pearl)	
	Uso habitual	Uso perfecto
Ninguno	85	85
Espermicidas	29	18
Coito interruptus	27	4
Métodos naturales	24	1-9
Esponja vaginal en nuliparas	16	9
Esponja vaginal en no nuliparas	32	20
Diafragma (con espermicida)	16	6
Preservativo femenino	21	5
Preservativo masculino	15	2
Anticoncepción oral combinada	8	0,3
Parche transdérmico	8	0,3
Anillo vaginal	8	0,3
Minipíldora de desogestrel	1,1-9,6	0,41
Progestágenos inyectables	3	0,3
DIU de cobre	0,8	0,6
DIU de levonorgestrel	0,1	0,1
Implantes de progestágenos	0,05	0,05
Esterilización femenina	0,5	0,5
Esterilización masculina	0,15	0,10

2.2.1.3. Reversibilidad

Informa sobre si es posible el retorno a la fertilidad después de la interrupción de un método determinado.

2.2.1.4. Complejidad

Algunos métodos como el del calendario o el diafragma necesitan unos conocimientos mínimos y unas habilidades especiales con un mínimo de destreza.

2.2.1.5. Aceptabilidad

Es la capacidad de un determinado método para "convencer" a la pareja de su empleo. La aceptabilidad del método por parte de la pareja es fundamental para asegurar su continuidad y por lo tanto para asegurar la eficacia en la prevención de un embarazo no planificado. La aceptación inicial depende tanto de la motivación original, como de la presentación del método que hacen los profesionales que llevan a cabo el consejo contraceptivo. La aceptación continuada depende más del método en sí.

2.2.1.6. Relación con el coito

Distinguimos los que tienen una relación inmediata (preservativo), mediata (esponja vaginal, espermicidas y diafragma) y lejana (esterilización, dispositivo intrauterino y anticonceptivos hormonales). En este apartado debemos incluir la anticoncepción de urgencia, la cual brinda la oportunidad de cubrir a posteriori una relación no protegida.

2.2.1.7. Precio

Aunque pueda parecer de escasa importancia, sobre todo comparado con los costes de un embarazo no deseado, sí que puede influir en la selección del método y en el cumplimiento, ya que algunas usuarias se ven obligadas a costear personalmente su opción anticonceptiva.

2.2.2. Perfil del usuario

2.2.2.1. Frecuencia coital

Otro factor importante a la hora de valorar la eficacia es la exposición, es decir la frecuencia del coito, ya que a mayor frecuencia mayor probabilidad de que el método falle. Por lo tanto, si la frecuencia coital es alta, debemos recomendar un método más seguro. Este factor es importante a la hora de elegir el método anticonceptivo.

2.2.2.2. Objetivo de la contracepción

Puede ser el espaciar los embarazos o la contracepción definitiva.

2.2.2.3. *Edad de la usuaria y su perfil de salud*

Puede influir en la selección de algunos métodos.

2.2.2.4. *Riesgo de ITS*

En el caso de que exista ese riesgo, siempre debemos recomendar el uso del preservativo.

2.2.2.5. *Grado de colaboración de la pareja*

Es un factor importante a considerar, por ejemplo con los métodos naturales o con el preservativo masculino. Es importante además tener en cuenta las creencias religiosas o normas confesionales del potencial usuario.

2.2.3. Criterios médicos

Debemos descartar contraindicaciones absolutas del método elegido y valorar la indicación en el caso de que existan contraindicaciones relativas.

De la relación que se establece entre cada método anticonceptivo y situaciones clínicas concretas aparecen cuatro categorías:

- *Categoría 1:* Se puede usar el método en cualquier circunstancia.
- *Categoría 2:* Las ventajas superan claramente a los riesgos, por lo que, en general, puede usarse el método.
- *Categoría 3:* El uso del método generalmente no se recomienda a menos que otros métodos más adecuados no estén disponibles o no sean aceptados.
- *Categoría 4:* No se debe usar el método.

2.2.4. Patrón cronológico

Dependiendo de la edad de la paciente parecen más indicados unos métodos que otros, aunque no pueden establecerse normas rígidas en este sentido:

- En adolescentes, las relaciones sexuales suelen ser poco frecuentes, no programadas y con parejas no siempre fijas y conocidas. En estos casos sería aconsejable el uso del preservativo, sólo o asociado a otro método, así como una adecuada información relativa a la contracepción de urgencia.
- Cuando la actividad sexual adquiere estabilidad, la anticoncepción hormonal o el DIU serían una opción aceptable.
- Cuando la pareja ha completado su deseo de descendencia, podrían contemplarse los métodos irreversibles.

En principio, la edad no es un condicionante importante a la hora de la elección de un método contraceptivo; cualquier método podría estar indicado a cualquier edad.

Así por ejemplo, la evidencia de que la anticoncepción hormonal, en ausencia de factores de riesgo, puede mantener un grado elevado de seguridad, la mantiene como una alternativa válida en el periodo premenopáusico; igualmente, una chica joven podría tomar anticonceptivos desde el inicio de sus relaciones sexuales si tiene pareja estable.

En cuanto al DIU, tradicionalmente no se recomendaba su inserción en mujeres nulíparas. Hoy en día se acepta que el hecho de ser nulípara no es una contraindicación para su inserción.

Por tanto, las **condiciones claves** que deben seguirse para la elección de un método anticonceptivo, son las siguientes:

1. **Eficacia**: debe garantizar el máximo de seguridad, es decir, lo más cerca posible al 100% de garantía. Esto se traducirá en mayor tranquilidad en las relaciones sexuales.
2. **Inocuidad:** no debe producir o en su caso producir el menor daño posible al organismo, sea femenino o masculino.
3. **Aceptabilidad:** debe ser considerado adecuado por ambos miembros de la pareja.
4. **Sencillez**: que sea simple y de fácil aplicación.
5. **Satisfacción sexual**: que proporcionen una relación satisfactoria a ambos miembros de la pareja (algunos métodos necesitan de un aprendizaje previo)
6. **Accesible**: que su adquisición sea fácil, tanto en obtención como en su coste.
7. **Facilidad de combinación o cambio:** es decir, que el método elegido pueda cambiarse fácilmente por otro e igualmente combinarse con otro método.
8. **Reversibilidad:** que sea reversible o, en su defecto, que se conozca perfectamente su carácter de irreversibilidad.
9. **Manejabilidad:** conocer sus mecanismos de acción a grandes rasgos y en caso de fallo, imprevisto o dudas, saber actuar adecuadamente.

2.3. Objetivos y líneas estratégicas en salud reproductiva Líneas estratégicas: atención en el embarazo

Los fundamentos del control prenatal han cambiado en gran medida a lo largo de los años, así como la intensidad de los cuidados propuestos y también nuestro conocimiento sobre su capacidad de influir en la salud materna y perinatal. El cuidado de las mujeres embarazadas difiere sensiblemente de otros procedimientos médicos ya que está dirigido a la población sana durante un proceso fisiológico importante y trascendente en la vida de las mujeres, sus parejas, bebés y familias. Por ello, el respeto a la evolución natural del embarazo debe presidir toda la atención sanitaria y cualquier intervención debe ser valorada para ser aplicada sólo si ha demostrado beneficio y está de acuerdo con las necesidades y deseos de cada mujer.

Se trata de ofrecer una atención de excelencia, científica, personalizada, que contemple la identificación de riesgos psicosociales y necesidades específicas, que contribuya a capacitar a las mujeres para tomar decisiones informadas, a mejorar su conocimiento acerca del proceso y a proporcionar preparación maternal y paternal, ofreciendo apoyo continuado y por profesionales expertos/as. Existe considerable evidencia sobre los cuidados prenatales que permiten elaborar recomendaciones e identificar aquellas cuestiones que requieren nuevas investigaciones.

Asimismo, existe evidencia (basada en investigaciones, ensayos clínicos y buenas prácticas) para evitar la realización de una serie de pruebas y prácticas clínicas que han demostrado ser ineficaces e incluso perjudiciales para la salud física y psíquica de madres e hijos/as.

2.3.1. Promoción de la salud en el embarazo

2.3.1.1. Objetivos

Promover la salud, el bienestar y los estilos de vida saludables en las mujeres y sus familias desde el comienzo del embarazo, proporcionando información de calidad sobre el proceso y apoyando el desarrollo de actitudes y habilidades necesarias para mejorar los hábitos, teniendo en cuenta las necesidades y circunstancias particulares de cada mujer.

Desarrollar una relación de confianza y de empatía con la mujer embarazada, explorando sus ideas, preocupaciones y expectativas, asegurándose que comprende los consejos o directrices proporcionadas y valorando el compromiso por parte de la pareja.

2.3.1.2. Recomendaciones

1. Conocer el estado de salud de cada mujer, su reacción física y psíquica a factores de estrés, los rasgos básicos de su personalidad y antecedentes, individualizar sus peticiones y elecciones, y conocer la disposición emocional de la mujer hacia el embarazo y los cambios que la maternidad conlleva.

2. Ofrecer una asistencia a la maternidad continuada y de calidad, que cuide la relación humana, la difusión de información veraz, la empatía, el desarrollo de los recursos de afrontamiento de la mujer frente al estrés ligados al embarazo y empodere a la mujer en todo el proceso. Evitar la información que genere estrés y ansiedad basada en descripción de patologías que no existan en su caso concreto.

3. Recomendar una alimentación equilibrada y hábitos de higiene dental. Señalar su importancia durante el embarazo y sensibilizar a las mujeres sobre los efectos beneficiosos para ellas y sus bebés. Informar sobre las precauciones para reducir los riesgos de adquirir infecciones transmitidas por los alimentos.

4. Identificar posibles riesgos relacionados con el trabajo productivo o remunerado y reproductivo o doméstico. Informar a las mujeres sobre la adopción de medidas adecuadas, sus derechos y la normativa laboral existente para la protección de la maternidad (gestación, postparto y lactancia). Aconsejar prestar atención a su necesidad de descanso y tiempo de ocio.

5. Informar sobre distintas formas de expresar o disfrutar la sexualidad adaptadas a las nuevas necesidades durante las distintas fases de la gestación, desde una perspectiva amplia y diversa de la vivencia de la sexualidad y explicar los cambios anatómicos habituales.

6. Informar sobre las medidas de prevención de infecciones de transmisión sexual (ITS) tanto a la mujer como a la pareja.

7. Informar sobre los riesgos del consumo de alcohol, tabaco y otras sustancias adictivas en el embarazo. Si la embarazada es fumadora, informar de los efectos nocivos del tabaquismo para su salud y la del bebé y aprovechar este momento de especial sensibilidad para ofrecer consejo sanitario y apoyo para dejar de fumar, evitando culpabilizarla. Informar a las mujeres que sufren tabaquismo pasivo de sus efectos nocivos y facilitar estrategias de abordaje del problema.

8. Sobre el consumo de medicamentos, informar que sólo deben ser utilizados en aquellos casos donde el beneficio supere los riesgos. Desaconsejar el uso de cualquier tipo de fármaco o terapia sin prescripción y control por profesionales sanitarios.

9. Fomentar la actividad física y la práctica de ejercicio moderado. Aconsejar ejercicio físico en el agua dado que también parece tener beneficios positivos para las molestias propias del embarazo (lumbalgias, pesadez de miembros inferiores, etc.) y efectos relajantes. Recomendar ejercicios que favorezcan la circulación. Desaconsejar deportes de riesgo, enérgicos o de impactos.

10. Facilitar recomendaciones a las mujeres embarazadas que vayan a realizar viajes internacionales. Informar sobre el uso correcto de cinturones de seguridad en el coche y en otros medios de transporte.

11. Promover el bienestar psicológico y emocional de las gestantes, proporcionando la información adecuada a las mujeres y sus parejas sobre los cambios emocionales y psicológicos habituales en la gestación. Las personas profesionales que atienden a gestantes sanas deben recordar:

- La importancia de desarrollar una relación de confianza y empatía con la mujer embarazada, explorando sus ideas, preocupaciones y expectativas.
- Realizar una adecuada anamnesis que detecte factores psicosociales de riesgo, valorando la relación de la mujer con su entorno cercano y familiar y el grado de apoyo que recibe.
- Que existe un fenómeno normal en la gestación definido como transparencia psíquica, por el cual afloran vivencias y recuerdos de la propia infancia y relación materna, como un reajuste sano y necesario.
- Evitar los factores de estrés derivados de la realización de cualquier exploración innecesaria, o de información alarmista, ya que se ha demostrado que la ansiedad materna puede ser perjudicial para el bebé en desarrollo.
- El acompañamiento efectivo por la pareja o persona de confianza de la gestante a lo largo del proceso, facilita el bienestar emocional de la mujer y tiene efectos preventivos.

12. Poner en marcha las medidas necesarias para la detección y abordaje de la violencia y abuso sexual, siguiendo los protocolos de actuación sanitarios para estos casos.

13. Procurar que el entorno familiar de las mujeres gestantes se corresponsabilice en la mejora de hábitos saludables y facilite su necesario descanso.

14. Integrar la promoción, la educación y el apoyo a la lactancia materna en las consultas de educación prenatal respetando las circunstancias personales, sociales, laborales, de contexto y culturales de cada mujer.

15. Cumplir el Código de Comercialización de Sucedáneos de Leche Materna, vitando prácticas como la entrega de maletines con regalos de la industria o tetinas, chupetes o muestras de sucedáneos y la aceptación de publicidad encubierta mediante el uso, en consulta o instituciones, de material de papelería con contenido publicitario.

16. Mejorar la coordinación entre las consultas prenatales, las maternidades hospitalarias, los centros de AP y los grupos de apoyo a la lactancia materna (LM) de la Comunidad con el fin de proporcionar información homogénea a las mujeres gestantes y a su entorno.

17. Elaborar materiales informativos y educativos para la promoción de la salud durante el embarazo que puedan ser utilizados en todo el SNS y que estén basados en el mejor conocimiento existente.

2.3.2. Atención sanitaria en el embarazo

La atención de calidad a las mujeres embarazadas conlleva el seguimiento eficiente del proceso, la realización de las visitas, pruebas y procedimientos basados en la evidencia científica, la implicación de las usuarias y la adecuada coordinación de la atención primaria y especializada.

2.3.2.1. Visitas y seguimiento del embarazo

Informar e identificar de forma temprana a las mujeres con factores de riesgo, problemas de salud, complicaciones del embarazo o anomalías fetales con el objeto de minimizar sus consecuencias, facilitar los cuidados prenatales adicionales en las mujeres que los precisen, evitando medicalizar el proceso en mujeres sanas.

Información y procedimientos

Objetivo:

Ofrecer información sobre los cambios normales en las diferentes etapas del embarazo, promover los cuidados adecuados y explicar la realización de procedimientos, pruebas y exploraciones.

Recomendaciones

1. Obtener los datos de la historia clínica en un ambiente apropiado y dedicando un espacio de tiempo adecuado, valorando el estado de salud de las mujeres y hábitos de vida y los factores de riesgo familiares, personales y laborales desde una perspectiva bio-psicosocial y con enfoque de género.

2. Establecer la adecuada comunicación que facilite conversar sobre nutrición, suplementos, la importancia de la LM en la alimentación y crianza del Recién Nacido/a (RN), ingesta de fármacos, consumo sustancias adictivas, exposición a sustancias tó-

xicas, etc. Entregar a las mujeres material impreso con contenidos informativos asequibles y actualizados.

3. Identificar a las mujeres que precisan cuidados adicionales para un seguimiento específico del embarazo.

4. Calcular el Indice de Masa Corporal (IMC = peso en kg/ altura en m^2) en la primera visita para identificar a las mujeres que necesitan consejo dietético e información sobre la ganancia de peso en el embarazo. Pesar de forma individualizada a las mujeres, de forma que el control de peso se haga siempre que proporcione beneficios y evitando producir ansiedad.

5. Medir la tensión arterial en todas las visitas prenatales con una técnica correcta (manguito de tamaño adecuado, la mujer en posición vertical y después de que el brazo haya permanecido al nivel del corazón durante 5 minutos).

6. Indicar analíticas de sangre, detección de bacteriuria asintomática, pruebas de diagnóstico prenatal y ecografías, con la oportuna información.

7. Determinar un calendario de citas prenatales en función del riesgo de cada gestación e informar a la mujer verbalmente y por escrito del contenido de cada visita. En lo posible, hacer coincidir visitas y pruebas (analíticas, ecografías, etc.).

8. Realizar un número adecuado de visitas, entre 4 y 8, a lo largo de la gestación normal, más en nulíparas que en multíparas. Las visitas en las que se explica la normal evolución del embarazo y en las que la mujer puede expresar sus dudas, inseguridades y miedos, ayudan a sentir seguridad, tomar decisiones y lograr una buena vivencia del mismo.

9. Estructurar cada cita prenatal con unos objetivos claros. La primera debe ser la más larga para permitir una evaluación completa del riesgo del embarazo, de las necesidades de cada mujer y comentar ampliamente todas las cuestiones relevantes.

10. Prestar atención a cualquier indicio, signo o síntoma de violencia física, psíquica y/o sexual, dado que el embarazo sitúa a las mujeres en riesgo en una situación de mayor vulnerabilidad, de forma que pueden iniciarse o incrementarse los malos tratos y abusos. También puede ser el momento de conocer abusos pasados, ya que estos antecedentes pueden alterar la normal evolución del embarazo, parto, nacimiento y puerperio.

11. Todas las mujeres embarazadas deben recibir información suficiente y actualizada sobre la importancia del amamantamiento y los riesgos de no amamantar, además de formación sobre cómo favorecer el inicio y el establecimiento de la lactancia tras el parto.

12. Durante la gestación se debe ofrecer información suficiente y actualizada sobre los métodos disponibles de alivio y tratamiento del dolor durante el parto. Se informará sobre los métodos no farmacológicos (acompañamiento, movimiento, masajes, estimulación eléctrica transcutánea-TENS, inyecciones subcutáneas de agua estéril, uso de inmersión en agua caliente, etc.), sobre los métodos farmacológicos (remifentanilo intravenoso, óxido nitroso inhalado autoadministrado, petidina intramuscular o intravenosa con o sin haloperidol) y sobre la analgesia epidural. Se explicará que el objetivo de la atención al dolor en el parto no será la analgesia completa, sino un alivio suficiente, tratando éste de forma individualizada según la libre elección de cada mujer.

Respecto a la analgesia epidural la mujer deberá conocer que es el método que proporciona la analgesia más eficaz durante el parto y que en caso de cesárea, permite que la mujer esté despierta. Se trata de ofrecer una atención integral al dolor, lo que supone no sólo ayudar a aliviar el mismo sino evitar prácticas invasivas o molestias que sean innecesarias, creando un entorno favorable para el parto y cuidando el bienestar de las mujeres. En la actualidad se puede ofrecer un amplio abanico de técnicas y algunas de ellas se pueden utilizar de forma secuencial y complementaria. Es conveniente entregar en la consulta información escrita, además de la verbal, acerca de todo lo anterior, explicando claramente las ventajas e inconvenientes de cada método.

No se recomienda

Con el fin de identificar dificultades para el amamantamiento no se recomienda realizar la exploración mamaria en mujeres sanas y asintomáticas. Los tratamientos propuestos para los pezones planos o invertidos han demostrado ser ineficaces y contraproducentes. Tratar de anticipar si van a producirse problemas durante la lactancia materna resta confianza en sus posibilidades de amamantar.

La realización de una exploración ginecológica de rutina durante la gestación. No están indicados a todas las mujeres asintomáticas para descartar infecciones, patología, estado del cérvix o la desproporción cefalopélvica. Sin embargo como excepción, se recomienda ofrecer tactos vaginales a las mujeres que han sufrido una mutilación genital o en las que se sospecha, para evaluar los cuidados que pueden precisar durante el parto.

La realización de la maniobra de Hamilton en mujeres sanas sin indicación de finalización de la gestación.

La auscultación del latido fetal de forma rutinaria por no ofrecer valor predictivo y por generar ansiedad si no se localiza con rapidez en los primeros meses de gestación. Es adecuado realizarla cuando es solicitada por las mujeres.

La monitorización cardiotocográfica de la FCF antes de las 40 semanas en gestaciones normales

La realización de citología cervicovaginal a todas las mujeres en la visita prenatal.

2.3.3. Prevención de enfermedades durante el embarazo

Resulta básico realizar pruebas sobre las que existe conocimiento de su efectividad, a las mujeres embarazadas, con el objetivo de identificar, prevenir y tratar precozmente enfermedades o problemas que afectan a su salud y a la de la criatura por nacer.

2.3.3.1. Anemia

Objetivo

Detectar una posible anemia e instaurar su tratamiento para evitar repercusiones sobre la salud materna y fetal. Evitar que la embarazada de forma rutinaria ingiera hierro, debido a que no existe evidencia científica suficiente para sustentar esta acción y por los efectos adversos de este fármaco: estreñimiento, diarrea, náuseas, epigastralgia y alteración en la absorción de otras sustancias.

Recomendaciones

1. Ofrecer a todas las mujeres embarazadas pruebas de detección de anemia en la primera visita de embarazo y a las 24-28 semanas de gestación, mediante hemograma. No hacer determinación de hierro sérico, que ocasiona sobre-tratamientos.

2. Considerar como rango normal hasta las 12 semanas una hemoglobina igual o superior a 11 g/100 ml y 10,5 g/100 ml a las 28 a 30 semanas de gestación. Si los niveles son inferiores, investigar la causa y valorar la necesidad de indicación de suplementos de hierro.

3. Cuando hay anemia con sospecha de deficiencia de hierro, la prueba de elección es la determinación de la ferritina sérica (con una línea de corte de 30 mcgr/l se ha comprobado una sensibilidad del 90%).

4. Iniciar tratamiento con hierro si Hb<11 g/dl y/o Hto<33% en 1º trimestre y si Hb<10,5 g/dl y Hto<32% en 2º trimestre

5. Considerar no necesario el ayuno previo a la realización de analíticas de sangre.

2.3.3.2. Incompatibilidad de Rh, Grupo y Coombs indirecto

Objetivo

Prevenir la sensibilización materna, e identificar a las gestantes inmunizadas.

Recomendaciones

1. Informar a la mujer de la conveniencia de administrar Ig Anti-D en la semana 28 de gestación si existe incompatibilidad.

Tratar de evitar la administración rutinaria a todas las mujeres Rh (-) en los casos en que es posible identificar con seguridad el Rh del padre biológico ya que se trata de un hemoderivado no exento de riesgos.

2. Administrar Ig Anti-D IM ó IV (intramuscular o intravenoso) antes de las 72 horas postparto, en mujeres Rh (-) no sensibilizadas y cuyo RN sea Rh (+). Administrar dosis adicional en caso de Hemorragia Feto-materna mayor de 10-15 ml de hematíes fetales (Test Kleihauer). Si no se ha tratado antes de las 72 horas, después del parto o eventos sensibilizantes, aún se debe administrar Ig Anti-D, hasta las 4 semanas de estos.

3. Ofrecer pruebas para determinar grupo sanguíneo, Rh y Coombs indirecto a todas las mujeres en la primera visita prenatal o tan pronto como sea posible. El Coombs indirecto se repetirá a las 26-28 semanas tanto a las mujeres Rh negativas como positivas, para descartar la sensibilización Anti-D y/o aparición de anticuerpos irregulares.

4. Administrar también después de aborto o embarazo ectópico, post amniocentesis, biopsia corial, cordocentesis o VCE.

2.3.3.3. Enfermedades infecciosas

Objetivo

Identificar a las mujeres en riesgo, prevenir, detectar precozmente, diagnosticar e indicar el tratamiento adecuado para las enfermedades infecciosas en el embarazo y evitar sus secuelas.

Recomendaciones

1. Realizar urocultivo en la primera visita prenatal. Diagnosticar precozmente la presencia de bacteriuria asintomática y realizar el tratamiento adecuado para disminuir el riesgo incrementado de pielonefritis y sus consecuencias.

2. Identificar a las mujeres susceptibles de infectarse de rubeola durante el embarazo y ofrecer la vacunación en el posparto a las mujeres no inmunizadas para la protección de futuros embarazos.

3. Identificar a las mujeres embarazadas portadoras del virus de la hepatitis B al fin de determinar si el bebé necesita inmunoglobulina además de la vacuna antihepatitis B.

4. Conocer el estado serológico materno para establecer el estudio, vigilancia y tratamiento adecuado de las mujeres afectadas por VIH, para cuidar su salud y reducir el riesgo de transmisión vertical y postnatal. Derivar a las gestantes diagnosticadas de infección por VIH para que sean atendidas y tratadas por equipos especializados.

5. Detectar y tratar de forma precoz la infección por treponema pallidum (sífilis) para evitar secuelas a madre y bebé.

6. Aconsejar a las gestantes que no han pasado la varicela Zoster (VZV) que eviten contactos de riesgo y consulten inmediatamente al personal de la salud ante una exposición potencial. Informar a las embarazadas que desarrollen varicela o muestren una conversión serológica de que el riesgo de aborto involuntario espontáneo no parece ser mayor si se produce varicela en el primer trimestre y de que en las primeras 28 semanas del embarazo tienen un pequeño riesgo de síndrome de varicela fetal.

7. Ofertar cribado serológico de la enfermedad de Chagas a las gestantes de origen latinoamericano (a excepción de los países del Caribe, donde no es endémica), mediante la prueba de mayor sensibilidad. Realizar pruebas parasitológicas durante los 6-9 primeros meses y serológicas a partir de entonces a los RN de madres con serología positiva para la enfermedad de Chagas; facilitar tratamiento para evitar la enfermedad.

8. Realizar toma de muestras y cultivo para detección de mujeres portadoras de estreptococo del grupo B con el objetivo de reducir la incidencia de sepsis neonatal y administrar antibiótico a la madre en el momento de parto según protocolo. La/el profesional que atiende a la gestante debe estar informada de que:

- Existen artículos científicos publicados recientemente y estudios en curso que cuestionan la necesidad del cribado universal. Se precisan conocer resultados de nuevas investigaciones sobre la eficacia, costeefectividad, y consecuencias del cribado, así como una reevaluación de los datos disponibles en guías de práctica clínica, antes de realizar cambios en el protocolo actual.

- La antibioterapia intraparto ha reducido la incidencia de sepsis neonatal y muerte por este gérmen, pero se sugiere un aumento de sepsis por otros gérmenes, especialmente los resistentes al antibiótico, y una mortalidad global similar.
- Se ha descrito la influencia de otros factores no considerados en estudios anteriores en la aparición de sepsis: prácticas intraparto como es el uso del monitor interno (eleva hasta 8 veces el riesgo) y prácticas inadecuadas que reducen la protección inmunitaria del bebé.

9. Realizar prácticas que evitan poner en riesgo la protección inmunitaria del bebé (salvo excepciones que lo impidan), y por tanto pueden prevenir la sepsis neonatal:

- Potenciar que todo bebé tome calostro, por su elevado concentrado en sustancias inmunoactivas.
- Asegurar que el contacto inicial de todos los RN sea con sus madres para la colonización inicial con la flora de su cuerpo, frente a la que existen inmunoglobulinas específicas en la leche de esas madres. Evitar colonización inicial por flora del personal o medio sanitario, con frecuencia más peligrosa y con más resistencias a antibióticos.
- Evitar el lavado del vérmix caseoso, ya que contiene péptidos y proteínas antimicrobianos.
- Asegurar el contacto ininterrumpido madre-bebé para evitar la reducción de la respuesta inmune producida por el estrés, y para facilitar el éxito de la lactancia materna.
- Promover la lactancia materna ya que la evidencia demuestra que protege de la sepsis neonatal tardía y probablemente de la precoz.

10. No aconsejar la supresión de la lactancia a las portadoras de AgHBs (+), siempre y cuando se confirme la administración de la vacuna de Hepatits B y la gammaglobulina antes del alta de la maternidad.

11. Evitar el cribado serológico universal para:

- La toxoplasmosis por su baja prevalencia durante el embarazo, las incertidumbres que plantea el cribado y la posible teratogenicidad de los tratamientos.
- Serología de CMV (citomegalovirus), aunque se puede valorar en mujeres con alto riesgo de exposición o antecedentes de pérdida perinatal de causa no diagnosticada.
- Hepatitis C.

2.3.3.4. Diabetes gestacional

Existe controversia acerca de si realizar cribado de diabetes a todas las gestantes o sólo a las que cumplen criterios de riesgo. Se sabe que el cribado universal puede conducir a sobretratamientos y el selectivo, a no diagnosticar casos. La evidencia apoya el cribado selectivo en países de baja prevalencia de diabetes gestacional. En países de alta prevalencia, como España, actualmente se recomienda el cribado universal (Grupo Español de Diabetes y Embarazo). Existen investigaciones en curso para evaluar otras alternativas de cribado y diagnóstico.

Objetivo

Realizar un diagnóstico precoz de la diabetes gestacional para prevenir complicaciones en la madre y en el RN.

Recomendaciones

1. Si se opta por un cribado selectivo, se debe ofrecer a mujeres con los siguientes factores de riesgo: obesidad (IMC > a 30kg / m^2), edad igual o mayor a 35 años, antecedentes de hijos/as previos/as de 4,5 kg o más, antecedente familiar de diabetes de primer grado y/o procedencia de un país con alta prevalencia de la diabetes.

2. Respetar la decisión informada de mujeres sanas sin factores de riesgo que decidan no realizar la prueba de cribado, tras recibir la adecuada información.

3. Pruebas analíticas para realizar el cribado. La SEGO aconseja realizar Sobrecarga Oral de Glucosa (SOG) en el primer trimestre de embarazo a las gestantes de riesgo con 50 gr y extracción en 1 hora y a todas las gestantes entre las 24-28 semanas. Ante un cribado positivo: SOG con 100 gr, extracción en 3 horas. Recientes publicaciones del Grupo de Estudio Internacional sobre Diabetes sugieren realizar la sobrecarga con 75 gr de glucosa en una curva de 2 horas.

4. Informar adecuadamente a las mujeres para que confíen en su capacidad para dar a luz a un bebé sano/a y sin complicaciones, ya que este tipo de gestaciones finalizan satisfactoriamente en la mayoría de casos con una dieta adecuada, ejercicio y manteniendo un control regular sobre la glucemia; así como ofrecerles apoyo emocional y fácil acceso a la consulta de enfermería. No es necesario inducir el parto en la diabetes gestacional no complicada.

5. Facilitar información sobre riesgos y posibles contingencias. Un 10%20% de mujeres necesitarán tratamiento farmacológico. Un buen control glucémico durante el embarazo puede reducir las complicaciones. Si la diabetes gestacional se asocia a macrosomía fetal, hay un pequeño riesgo de distocia de hombros. Cuando se diagnostique macrosomía, estimar el peso fetal y actuar según protocolo. Favorecer en estos casos de forma especial la movilidad materna en la dilatación y expulsivo, evitando la litotomía. Una diabetes gestacional aumenta el riesgo de padecer una diabetes tipo II en el futuro, y es adecuado realizar una consulta médica preventiva tras la finalización del periodo de gestación y lactancia.

2.3.3.5. Anomalías fetales

Objetivo

Prevenir defectos congénitos del tubo neural mediante la suplementación con Ácido Fólico (AF). Identificar precozmente anomalías cromosómicas y malformaciones mediante las técnicas de diagnóstico prenatal. En el caso de tener que informar de una anomalía fetal (o duda diagnóstica), realizar el anuncio de la manera más adecuada y empática en cada caso; y el acompañamiento a la madre y pareja en esta situación de pérdida del bebé que imaginaban.

Recomendaciones

1. Aconsejar a las mujeres que quieran quedar embarazadas la ingesta de un suplemento farmacológico diario de AF, desde tres meses antes de abandonar el método anticonceptivo junto con una dieta adecuada y equilibrada, hasta las 12 semanas de gestación. La dosis profiláctica recomendada de AF es de 0,4 mg diarios en mujeres sanas sin antecedentes de defectos del tubo neural.

2. Informar a las mujeres de los alimentos ricos en AF.

3. Proporcionar información sobre el diagnóstico prenatal basada en la evidencia y dirigida a capacitar para tomar decisiones según sus propios valores y preferencias, con tiempo suficiente para que puedan decidir si desean someterse a estos cribados y solicitar aclaraciones. Informar del alcance y significado de las pruebas y las decisiones que puede ser necesario tomar en cada una de las fases del cribado de anomalías.

4. Elegir realizar las pruebas de cribado de aneuploidías con una tasa de detección por encima de 75% y con tasas de falsos positivos menores de 3%. Cumplen estos requisitos la Prueba Combinada en el primer trimestre, la Cuádruple Prueba en el segundo trimestre y la Prueba Integrada o la Prueba Serológica Integrada en el primer y segundo trimestre.

5. La prueba combinada del primer trimestre (traslucencia nucal, HCG, PAPP-A) realizada entre las 11+0 semanas y las 13+6 resulta conveniente y ofrece una buena tasa de detección de Síndrome de Down y otras cromosomopatías, es de fácil aplicación clínica y proporciona resultados en fases tempranas del embarazo.

6. Ofrecer el triple o cuádruple test (entre 15+0 semanas y 20+0) a las mujeres que acuden tardíamente a control.

7. Ofrecer la realización de una ecografía a las 20 semanas, para el cribado de anomalías estructurales.

8. Informar de las posibilidades de diagnosticar anomalías fetales estructurales mediante ecografía, así como de las limitaciones de la técnica y de las diferentes tasas de detección según el tipo de malformación y otras variables, como el IMC de la madre o la posición fetal durante la exploración. Cuando se detecta una anomalía fetal, las mujeres deben ser informadas de su trascendencia, prestando atención a sus sentimientos y emociones. Se proporcionará toda la información, asesoramiento y apoyo necesarios para que puedan tomar la decisión de proseguir con el embarazo o interrumpirlo. Ambas decisiones deben ser igualmente respetadas y cada una de ellas motivará los oportunos cuidados, intervenciones y recomendaciones que deben ponerse inmediatamente a disposición de las mujeres afectadas.

2.3.3.6. Carencias de yodo y vitaminas

Objetivo

Prevenir los defectos causados por los déficits moderados de yodo en los RN, garantizando la cobertura de las necesidades mínimas de yodo para que la madre pueda elaborar las hormonas tiroideas que necesitan los bebés durante su desarrollo pre y post natal para la correcta maduración de su cerebro y sistemas orgánicos.

Recomendaciones

1. Recomendar el consumo de yoduro potásico en forma de preparado farmacológico y bajo prescripción del personal profesional sanitario ya que la mujer embarazada tiene aumentada sus necesidades de yodo durante toda la gestación.

2. Recomendar el consumo de al menos 200 mcgr/día durante 3 meses previos al embarazo, durante todo el embarazo y la lactancia, para que la madre pueda seguir aportando a su hijo/a el yodo que necesita a través de la leche materna.

3. En territorios con estudios sobre la situación nutricional de yodo en la población, adecuar estas recomendaciones a su situación concreta.

4. Informar y recomendar a la embarazada que consuma alimentos ricos en yodo (pescados variados, lácteos, etc) y que consuma poca sal pero que sea yodada (máximo 3gr/día frente a los 9,7gr de consumo diario en España).

5. Respecto a las vitaminas, informar que no existe evidencia científica que sustente la suplementación en la gestante sana con preparados polivitamínicos durante el embarazo por lo que no se consideran indicados durante el embarazo.

3. MÉTODOS ANTICONCEPTIVOS

3.1. La elección de un anticonceptivo

A pesar de la múltiple gama existente en las actuales posibilidades de la anticoncepción, existen parejas para las cuales es difícil encontrar el método adecuado que les satisfaga totalmente. Por ello, o no utilizan sistemáticamente uno método elegido previamente, o bien usan uno determinado, pero sin convencimiento o a disgusto, por lo cual frecuentemente puede llegar al fallo.

Quizás esto pueda ser paliado con una mejor y más completa **información** sobre los métodos de anticoncepción y el disfrute de la sexualidad, en relación con éstos. Sería conveniente dar una buena **orientación** por parte de los profesionales (médicos enfermeras, profesores, psicólogos, maestros, etc.) y expertos en sexualidad (educadores sexuales, orientadores sexuales, etc.) dándole la seguridad y tranquilidad que necesitan para utilizar ese u otro método. Por ello, la **ignorancia** sobre la sexualidad (por una información incompleta o errónea) y en concreto sobre los métodos anticonceptivos; se pueden ocasionar **graves problemas** con consecuencias **nefastas** para muchas mujeres y hombres.

ÍNDICE DE PEARL

La efectividad de un método anticonceptivo se mide actualmente por el denominado índice de Pearl, descrito por Raymond Pearl en 1932, y que refleja el porcentaje de embarazos habidos en cien mujeres que utilizan un método determinado durante un año.

Este índice está representado por la siguiente fórmula:

$$\text{Índice de Pearl} = \frac{\text{Nº de embarazos} \times 1.200 \text{ (Nº de meses en 100 años}}{\text{Nº total de meses empleados por el método}}$$

De todas formas este índice representa un valor que no tiene en cuenta las características individuales de una persona o de una pareja determinada; reflejando un concepto porcentual valorando el método como tal.

Más efectivo (Menos de 1 embarazo por 100 mujeres al año)					
más efectivo ↑	Implantes	Vasectomía	Esterilización femenina	Diu	
	Inyectables	Lactancia materna	Píldora	Parche	Anillo
	Condón masculino	Condón femenino	Diafragma	Ogino, Moco cervical, calendario	
	Coitus interruptus	Espermicida			
Menos efectivo (Aproximadamente 30 embarazos por 100 mujeres al año)					

FUENTE: AEGO

Condiciones de un anticonceptivo "ideal"

En el año 1972, **Tyler** ya comentaba que no existía un anticonceptivo ideal. Actualmente y después de pasados tantos años, todavía seguimos sin encontrarlo.

Se han dado muchas condiciones para la adopción ideal de un anticonceptivo y así, por ejemplo, **Corfman** definió una serie de parámetros, que posteriormente fue recopilado por **Portuondo** en 1979 y que se indica a continuación:

ESENCIALES

Seguridad
Efectividad
Inocuidad

RECOMENDABLES

Barato
De fácil aplicación
Escaso control
Aceptación en todas las Comunidades

DESEABLES

Reversibilidad
Independiente del coito
Autoaplicable
No medicamentos
Ausencia de aparatos

Parámetros para la elección de un anticonceptivo

3.2. Clasificación de los métodos anticonceptivos

Existen multitud de clasificaciones de los anticonceptivos, según distintas características y parámetros de estos. En nuestro caso, vamos a clasificar los métodos atendiendo a quién o quienes lo utilicen en:

A) Métodos naturales

1. **Métodos bioquímicos.**
2. **Métodos biofísicos.**
3. **Indicadores biológicos de la mujer:**
   - Método Billings o del moco cervical.
   - Cambios cervicales.
   - Método Ogino-Knaus o del ritmo.
   - Método de la temperatura basal.
   - Otros métodos especiales.
4. **Otros métodos especiales.**

B) Métodos propios de la mujer

1. **Métodos locales o de barrera:**
   a) Vaginales:
      ▹ Espermicidas:
         ° Base transportadora.
            * Cremas, Gelatinas y pastas.
            * Aerosoles de espuma o spray.
            * Tabletas y óvulos vaginales.
            * Película plástica o película C.
            * Anillos vaginales liberadores de espermicida.
         ° Componente activo:
            * Agentes de superficie.
            * Inhibidores enzimáticos.
            * Agentes bloqueantes β– adrenérgicos.
      ▹ Tampón o esponja vaginal.
      ▹ Diafragmas. Capuchón.
      ▹ Preservativo femenino.
   b) Uterinos: DIU (dispositivos intrauterinos).

2. Métodos hormonales:

a) Anticonceptivos orales (anovulatorios, ACO):

- ▹ Estrógenos + progesterona.
- ▹ Solo progesterona.
- ▹ Análogos de la LH-RH.
- ▹ Métodos postcoitales:
  - ◦ Píldoras de día después:
    - * Estrógenos a altas dosis.
    - * Estrógenos a bajas dosis + progesterona.
  - ◦ Antagonistas de la progesterona: RU-486.
- ▹ Píldora precoital.
- ▹ Sistemas de liberación hormonal continua:
  - ◦ Implantes subdérmicos, portadores o "Carriers"
  - ◦ Anillos vaginales y brazaletes.
  - ◦ Píldora diaria intravaginal.
  - ◦ Inserciones intravaginales.
  - ◦ DIU de progesterona.

b) Métodos inmunológicos: Vacuna anti HCG.

c) Luteolisis:

- ▹ Gestágenos.
- ▹ Prostaglandinas.
- ▹ Plantas medicinales.

3. Esterilización femenina:

a) Laparotomía, Laparoscopia, Culdoscopia o post-cesárea: Salpingoclasia, Oclusión Tubaria Bilateral, Ligadura de Trompas o salpingectomía.

b) Histerectomía.

c) Histeroscopia.

d) Agentes químicos.

e) Radiaciones.

3. Métodos propios del hombre:

1. Coitus interruptus o "marcha atrás".
2. Métodos de barrera: preservativos o condones.
3. Métodos químicos: esteroides, ciberninas, gossypol, alteraciones de la maduración postesticular de los espermatozoides.
4. Esterilización masculina o vasectomía.

3.3. Estudio de los principales métodos anticonceptivos

Veamos a continuación los principales métodos anticonceptivos agrupados según su mecanismo de acción principal:

1. Métodos naturales.
2. Métodos de barrera.
3. Anticonceptivos orales.
4. Esterilización.

3.3.1. Métodos naturales

Son aquellos métodos basados en los periodos de fertilidad e infertilidad, que permiten mantener relaciones sexuales completas en los momentos en los que no existe (en teoría) peligro de concepción, no utilizando medicamentos, aparatos o cirugía. Por tanto, son todos aquellos sistemas de continencia periódica que no usan métodos artificiales, químicos ni mecánicos.

Para su utilización es necesario tener algunos conocimientos de la fisiología femenina y de los momentos de fertilidad de la misma. Además, deben ser usados en los casos de mujeres que tienen ciclos muy regulares o calculados. Por tanto, ***requieren de una alta motivación y participación activa de la pareja, así como de la capacidad de las personas para identificar el período fértil y evitar las relaciones sexuales durante esos días.***

Son métodos considerados poco o nada seguros e incluso algunos de ellos no deben ser considerados como métodos anticonceptivos (p.e. el coito interrumpido), sobre todo, si se usan sin combinación de otro método más seguro. Evidentemente son métodos que presentan **dificultades**, tanto para conocer exactamente el momento de la ovulación, sobre la que se basan y porque existen muchas circunstancias que modifican o alteran este fenómeno fisiológico de la ovulación, como: ovulaciones extemporáneas, situaciones de esteres, ansiedad, depresión, viajes, etc.

Para terminar, estos métodos no protegen del contagio de las enfermedades de transmisión sexual, por lo que si son usados, es aconsejable la combinación con otro método de barrera que sea eficaz en la protección contra las mismas. Veamos a continuación los métodos naturales más conocidos:

3.3.1.1. Método Ogino-Knaus o del ritmo

El método natural más antiguo que se conoce. Este método se basa en la posibilidad de que la mujer solo puede concebir en determinados días del mes, cuando se produce la ovulación, es decir, que ésta ocurra regularmente en los días 12 a 16 del ciclo, considerando que éste sea de 20-30 días, y tomando como inicio del ciclo al primer día del sangrado menstrual con características normales en cantidad y frecuencia, tratando de expresar cuáles son los días fértiles para que éstos sean de abstinencia o uso de otra protección extra, por ejemplo:

Para una mujer con ciclos de 26-30 días, los días fértiles o de posibilidad de quedar embarazada son del día 8 al 19 del ciclo. Entre el día primero y el día octavo puede haber relaciones sexuales con bajo riesgo, y del día 19 al día 30, también.

Aunque se sabe que la ovulación tiene lugar un solo día del ciclo y aproximadamente ocurre el día 14, de un ciclo de 28 días, se dan más días de seguridad por la supervivencia de los espermatozoides que, aproximadamente, es de 48 a 72 horas, como máximo. Así también, el óvulo, una vez que ha sido expulsado, su traslado hacia la cavidad uterina dura aproximadamente 24 horas, que son consideradas como de alta fertilidad.

La posibilidad de error o fallos de este método se debe a causas de trastornos del ciclo, como son: sangrado menstrual irregular, ya sea prolongado o muy frecuente. Estos pueden ser producidos por alteraciones hormonales e, incluso, por situaciones cotidianas como lo es un viaje y los cambios de clima, una enfermedad sistémica, cirugía y esfuerzos físicos, incluyendo el estrés.

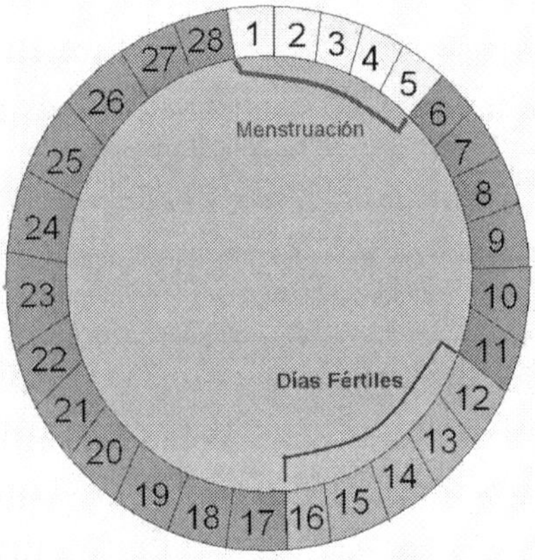

La aceptabilidad de este método es escasa, ya que impone limitaciones a la vida sexual, que se agrandan más por la falta de seguridad que la pareja necesita en su relación cotidiana. La tasa de fracasos en términos generales se sitúa aproximadamente en un 15%, aunque según diferentes datos del índice de Pearl tiene del 7 al 60% de fallos.

3.3.1.2. Método de la temperatura basal

Este método se basa en que durante la fase luteínica del ciclo, existe un ligero aumento de la temperatura corporal, es decir, ese aumento de temperatura se produce cuando que se ha producido la liberación del óvulo con actuación de la hormona progesterona sobre el centro regulador de la temperatura(hipotálamo).

La temperatura permanece baja hasta que se da la ovulación. El aumento se da bruscamente e implica un incremento de la temperatura basal de 0,4-0,6 °C (en promedio 0,5 °C) durante de 1-2 días. La temperatura se mantiene en el nivel alto todos los días hasta justo antes del siguiente período. El primer día de temperatura baja (después de la fase de temperatura alta) es el indicador del primer día de menstruación.

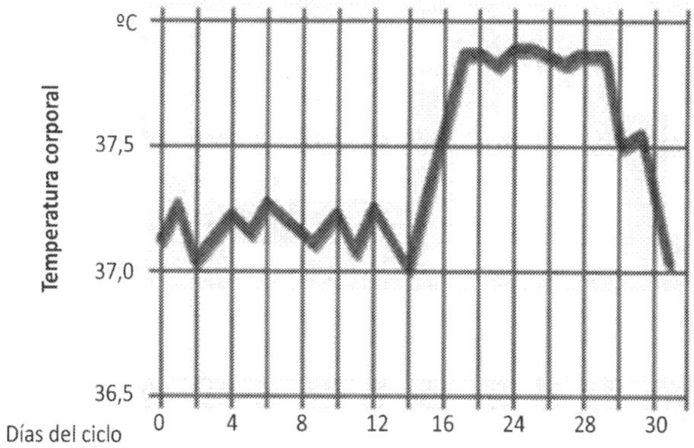

Cambios en la temperatura corporal

Algunas mujeres experimentan un aumento de la temperatura corporal de 0,2º a 0,4º a las 24 horas de la ovulación.

La fase infértil después de la ovulación empieza el tercer día de temperatura alta. Para determinar infertilidad absoluta, tienen que darse 3 temperaturas altas seguidas después de 6 temperaturas bajas seguidas. Hay una variación de 12 a 16 días, pero comúnmente se mantiene estable.

Han de tenerse en cuenta diversas circunstancias que pueden modificar la tª corporal, como subidas bruscas de calor, viajes, medicamentos, estrés o emociones, enfriamientos o dolores, etc. Igualmente, debe tenerse la voluntad de medirse todos los días del ciclo la tª para detectar la ovulación y restringe las relaciones sexuales a periodos determinados.

Su índice de fallos disminuye si se usa combinado con el método Ogino-Knaus (en los casos de decidir solo el uso de métodos naturales).

3.3.1.3. Método Billings o del moco cervical

Este método recomendado en planificación familiar por el australiano John Billings, y está basado en la identificación e interpretación de los cambios cíclicos del moco cervical, con el objeto de determinar el momento de la ovulación, en cuyo momento el aspecto del moco es abundante, transparente y fluido.

Desde el punto de vista práctico, la mujer que sigue este método debe tomarse a diario muestras, identificando la sensación de sequedad o humedad vaginal. Para ello, puede introducir un hisopo e, incluso, sus propios dedos en la vagina y determinar las propiedades físicas del moco antes mencionadas. Su realización no es fácil puesto que depende mucho de criterios subjetivos de la mujer.

La determinación del moco cervical se puede realizar en varios momentos para comprobar las características de la secreción vaginal, dividiendo el ciclo según varias fases:

- **Fase 1** o de "días secos", inmediatamente después de la menstruación, sin secreción vaginal. Igualmente durante la fase postovulatoria, el moco disminuye o desaparece, llegando a una sequedad absoluta. Esta fase 1 es de infertilidad total.
- **Fase 2.** Se produce un aumento de la secreción con la emisión de un fluido blanquecino pegajoso, opaco y se rompe fácilmente. La duración de esta fase es variable, de 2 a 5 días e indicativa de aumento de la fertilidad.
- **Fase 3.** A continuación se presenta una secreción clara, fina, fluida o licuada (como clara de huevo), transparente, que se considera signo de ovulación y que, habitualmente, persiste durante los dos o tres días siguientes a ella. Este moco es muy elástico (filante). Es por tanto la fase de fertilidad máxima.

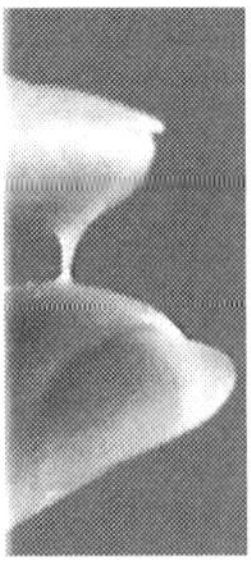
Fase 2

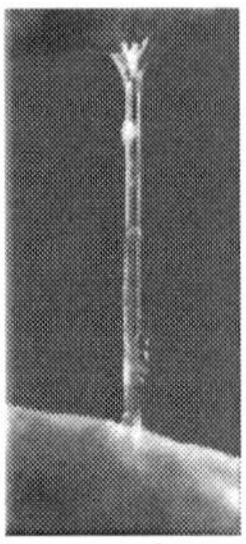
Fase 3

Por tanto, el período de riesgo de embarazo se supone comienza el primer día en que se observa secreción postmenstrual (Fase 2), y continúa hasta el cuarto día después de la aparición del moco claro, fluido y transparente (Fase 3).

Este método del moco cervical se califica como poco efectivo y con muchos fallos. Además, exige una manipulación genital que para muchas personas no le es grato.

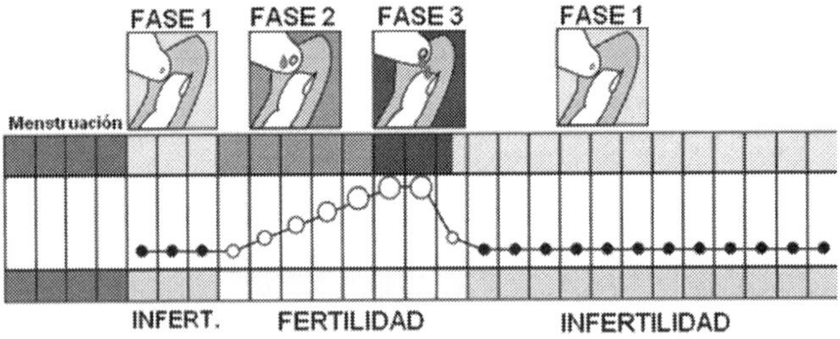

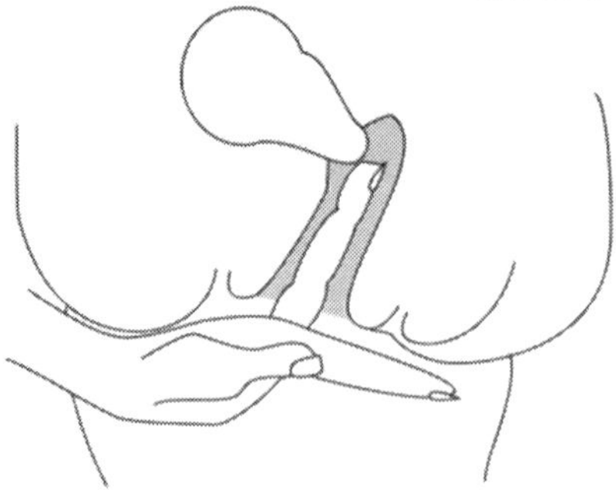

3.3.1.4. Coito interrumpido (coitus interruptus) o "marcha atrás"

El Coito interrumpido es el método más antiguo conocido (descrito en la Biblia) y puesto en práctica por el hombre para el control de la natalidad. Este método consiste interrumpir el acto sexual, retirando el pene de la vagina inmediatamente antes de que se produzca la eyaculación, teniendo ésta lugar fuera de la vagina. Va a requerir un excesivo autocontrol en las relaciones sexuales, aunque como ventaja no requiere control médico ni gasto.

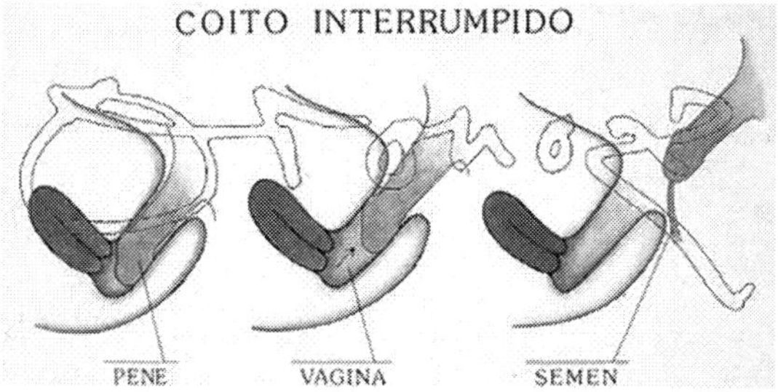

Desde el punto de vista de la contracepción, es un método poco recomendable, ya que la lubricación del pene previa a la eyaculación lleva espermatozoides, dando un alto porcentaje de fracasos, así como una alta interferencia en las relaciones sexuales, pudiendo provocar frustración y dificultades físicas, psicológicas e incluso problemas de insatisfacción sexual, sobre todo en la mujer. Además, puede dar lugar con su uso continuado el síndrome de vasocongestión pélvica (por varices pélvicas), hipertrofia prostática e incluso impotencia. Tiene un nivel de seguridad muy bajo y además con un 30% de fallos.

3.3.2. Métodos de barrera

Los métodos de barrera se basan en la obstaculización del paso y/o depósito de los espermatozoides en el interior del tracto reproductivo de la mujer, tanto de manera mecánica, impidiendo su unión con el óvulo o de manera química, afectando a la motilidad y/o vitalidad de los espermatozoides. El método de barrera más conocido y utilizado es el preservativo o condón masculino; sin embargo, existen otros métodos para uso femenino.

3.3.2.1. Métodos de barrera femeninos

Son aquellos que introducidos en el interior de la vagina, impiden el paso de los espermatozoides a través del cuello uterino para evitar así su unión con el ovulo y, en consecuencia, la fecundación. Esto se puede realizar de varias maneras:

1. Impidiendo que el semen se deposite en la vagina, como por ejemplo ocurre en el caso de los preservativos femeninos.
2. Impidiendo que el semen penetre a través del cérvix uterino, como por ejemplo ocurre con los diafragmas.
3. Actuando directamente sobre los espermatozoides de manera química por ejemplo ocurre con los espermicidas.

Estos métodos son los más recomendables en los adolescentes, con relaciones esporádicas y también muy usados en periodos de lactancia. Veamos a continuación los principales métodos de barrera de uso femenino:

1. Espermicidas

Estas sustancias, ya eran usadas en la antigüedad por los egipcios, que introducían intravaginalmente miel y una forma natural de carbonato de sosa y también se describe el uso de pesarios de estiércol de cocodrilo. Pero no es hasta 1920 cuando se comienza a buscar productos químicos efectivos de aplicación intravaginal.

Los espermicidas están formados por dos componentes: la base transportadora y el componente activo. La **base transportadora** hace de barrera mecánica o física para el paso de los espermatozoides a través de la vagina. Este produce, junto con el moco cervical, un entramado que hace infranqueable el paso de los espermatozoides y al mismo tiempo contiene el principio activo, favoreciendo su acción química sobre los espermatozoides.

Existe una amplia gama de **bases transportadoras**, principalmente: supositorios no espumosos, cremas, gelatinas y pastas, aerosoles o sprays, tabletas u óvulos vaginales y anillos vaginales que liberan espermicidas; todas con diferentes efectos y aplicaciones.

En cuanto a los **componentes activos** o químicos, estos pueden tener tres acciones: *espermicida*, matando a los espermatozoides; *espermiostático*, disminuyendo o anulando su motilidad; o *enzimático*, inactivando los enzimas de los espermatozoides, impidiendo la penetración de la cabeza o acrosoma en el interior del ovulo. Los componentes que se usan con más frecuencia hoy día son el nonoxinol-9 (N-9), el menfegol y el cloruro de benzalconio (BZK). Existen pocos datos comparativos acerca de la eficacia relativa de los distintos sistemas de administración o las formulaciones químicas. Igualmente, algunos pueden tener efecto antiinfecciosos frente a algunas ETS, como las Trichomonas vaginalis, gonococos o micoplasmas. La mayoría de las investigaciones se han realizado con el N-9 por ser el espermicida más común en el mundo. Incluso, algunas esponjas vaginales y condones lo agregan para aumentar tanto su efectividad contraceptiva.

Bases transportadoras:
- Crema, jalea.
- Espuma.
- Lámina.
- Supositorios
- Tabletas espumantes.

Componentes activos o químicos:
- Nonoxinol-9 (N-9)
- Menfegol.
- Cloruro de bezalconio (BZK)

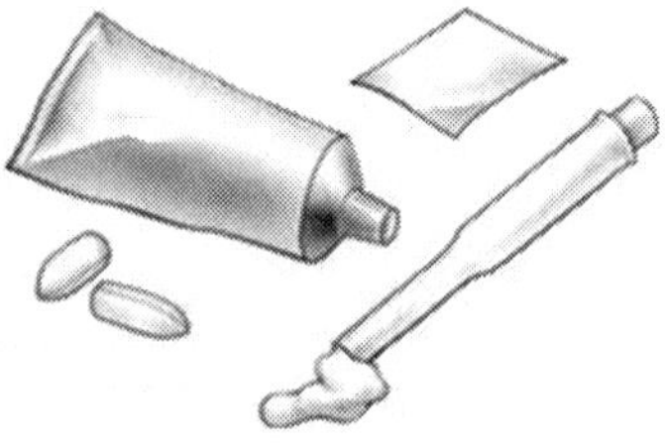

La máxima protección se obtiene aplicando conjuntamente el espermicida con un sistema mecánico (por ejemplo el diafragma etc.) Todos los espermicidas han de ser aplicados inmediatamente antes del coito, una premisa fundamental si se quiere conseguir la máxima eficacia que pueden ofrecer. Una vez finalizado el coito, no debe efectuarse limpieza alguna en la vagina, por lo menos hasta que hayan transcurrido 6 horas. También debe tenerse en cuenta que si la relación sexual se prolonga más de 2 horas desde la aplicación del producto o hubiese una nueva relación sexual transcurrido ese tiempo, debe repetirse otra vez la aplicación.

2. Tampón o esponja cervical

Está constituido por un disco cilíndrico de formol polivilinico especial con estructura esponjosa, de unos 50 mm. de diámetro por 20 mm. de alto, que se introduce en el interior de la vagina, impidiendo el paso de los espermatozoides. Ya en papiros egipcios y en la Biblia se hallan descritos.

Este método femenino de barrera también contiene espermicida. Va a prevenir el embarazo al liberar espermicida, y al absorber y al servir de barrera contra el semen, impidiendo que los espermatozoides entren en el cuello uterino. La esponja se inserta en la vagina de la misma forma que el diafragma y el capuchón. No requiere ajuste y puede obtenerse fácilmente. Para su retirada lleva un pequeño cordón del cual se tira para su extracción.

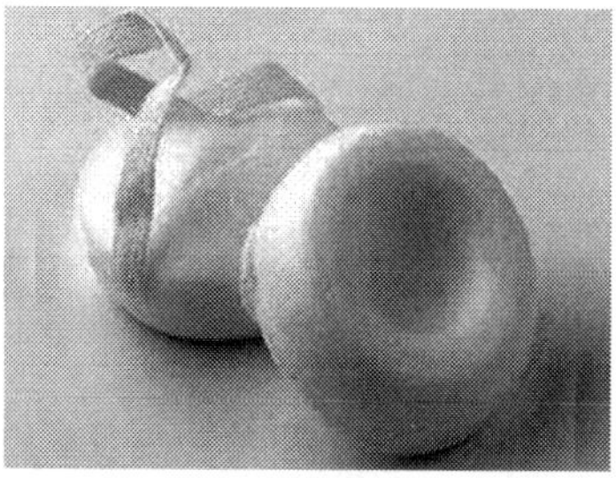

La esponja es eficaz durante 24 horas y puede usarse para varios coitos durante este período. Debe dejarse colocada por lo menos durante seis horas después del último coito. Al cabo de 24 horas debe extraerse y desecharse. Si se deja demasiado tiempo puede causar mal olor. No debe usarse de nuevo. Se ha observado que es menos eficaz en las multíparas.

Las esponjas existentes actualmente en el mercado se han diseñado de modo que cause menos irritación en la vagina pues contiene tres espermicidas diferentes en concentraciones bajas.

3. Diafragma y capuchón vaginal

El diafragma vaginal es un dispositivo semiesférico de goma fina o de látex, provisto de un aro de metal flexible y recubierto de la misma goma. El efecto del diafragma se basa en la oclusión mecánica del canal cervical que evita el ascenso de los espermatozoides. El diafragma se coloca en la vagina entre la cúpula posterior de ésta y la sínfisis púbica. El capuchón vaginal es más pequeño que el diafragma, se ajusta sólo sobre el cuello uterino, donde se sostiene por succión.

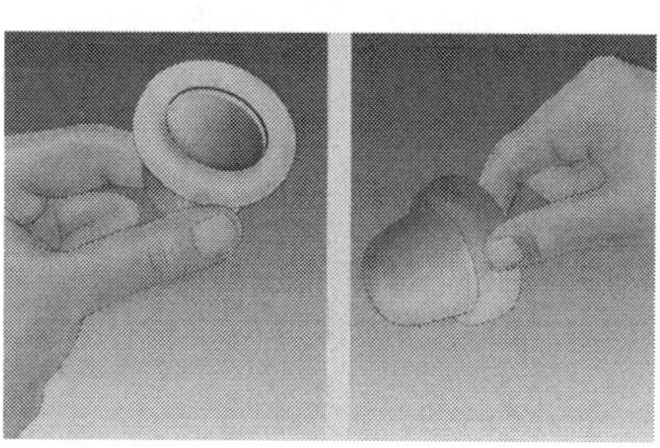

Capuchón vaginal

Estos dispositivos no forman un sello perfecto en el cuello uterino, y es posible que se desprendan durante el coito. En virtud de que un desplazamiento de más de 12 horas origina rápidamente inflamación de la vagina con secreción genital anormal, el diafragma tiene que ser colocado y retirado dentro del citado lapso de 12 horas. Por consiguiente, cualquier desplazamiento exagerado o desprendimiento de los mismos hace que los espermatozoides puedan traspasar la barrera física creada. Por esa razón, ambos dispositivos se usan con espermicida.

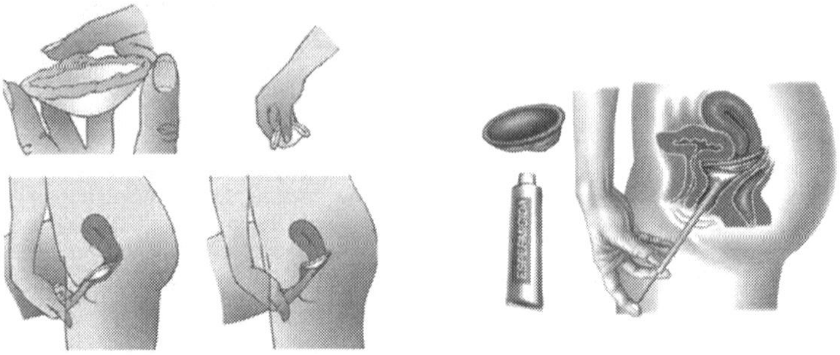

Diafragma

4. Preservativo femenino

El preservativo femenino es un método barrera alternativo al preservativo masculino. Consiste en una funda transparente de poliuretano, con dos anillos flexibles en ambos extremos, uno en el interior que permite la colocación dentro de la vagina y otro de un diámetro más grande que permanecerá en el exterior de la vagina cubriendo los genitales externos de la mujer. Su textura es similar al preservativo masculino y ofrece igual seguridad y protección frente a los embarazos no deseados, la infección por el VIH/sida y otras Infecciones de Transmisión Sexual.

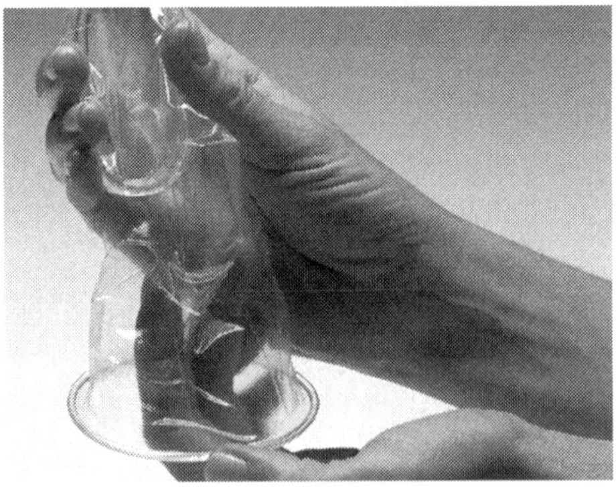

Así como el condón masculino, el condón femenino forma una **barrera física entre la vagina y el pene.** Sirve de receptáculo para el semen dentro de la vagina. Impide que los espermatozoides entren en el aparato reproductor de la mujer y protege a la pareja contra la transmisión de ETS, sobre todo puede reducir el potencial de transmisión de organismos infecciosos entre los compañeros sexuales, en particular las enfermedades ulcerosas genitales.

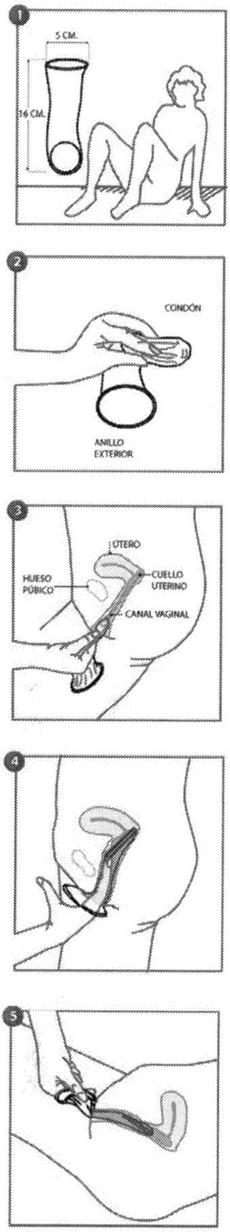

Varios organismos reguladores han aprobado el uso del condón femenino y éste se comercializa en Europa con el nombre de Femidon y en Norteamérica con el nombre de Femidon y Reality.

Este dispositivo ofrece varias **ventajas**:

- *El condón femenino no aprieta el pene, como lo hacen los condones masculinos.* Como resultado, la sensibilidad puede ser mejor para los hombres. Del mismo modo, las mujeres han dicho que la pérdida de sensación es mínima cuando usan el producto. A diferencia del látex, el material de poliuretano del condón femenino permite la transferencia de calor corporal, lo cual puede mejorar la sensación.
- *Puesto que el condón femenino cubre gran parte de los órganos genitales femeninos externos, constituye una barrera más amplia* y, en cierto modo, puede ofrecer más protección que los condones masculinos contra las enfermedades ulcerosas genitales, tales como el herpes y el chancro blando.
- *La mujer es quien se coloca el dispositivo.* Para la mujer que corre el riesgo de contraer ETS, el condón femenino ofrece una opción profiláctica en caso de que su compañero se niegue a usar un condón masculino.
- *Las preferencias de lubricación son variadas.* Puesto que el condón femenino puede usarse con cualquier tipo de lubricante sin que se ponga en peligro la integridad del dispositivo, ésta es una ventaja en los países donde es difícil obtener lubricantes a base de agua.
- *Para algunas mujeres es más conveniente usar el condón femenino que otros métodos de barrera femeninos.* Se puede usar sin espermicida. Al igual que el diafragma, el capuchón cervical y la esponja, puede insertarse mucho antes del acto sexual, aunque posiblemente no sea cómodo hacerlo.

Como sucede con cualquier método anticonceptivo, el condón femenino tiene sus **inconvenientes**:

- El condón femenino es relativamente *costoso*.
- *Cubre los órganos genitales exteriores de la mujer.* Si bien es cierto que esa característica puede ofrecer mejor protección contra las enfermedades de transmisión sexual, a muchas parejas les parece poco atractivo, lo cual se cita frecuentemente como motivo para dejar de usar el dispositivo.
- *Algunas usuarias se quejan de que hace ruido durante el uso.* Si se usa vigorosamente, existe la posibilidad de que se empuje hacia adentro de la vagina.

5. Dispositivos intrauterinos (DIU)

Los dispositivos intrauterinos (DIU) son mecanismos pequeños y flexibles hechos de metal y/o plástico que previenen el embarazo al insertarse en el útero a través de la vagina. Aproximadamente 160 millones de mujeres actualmente usa DIU, siendo muy popular en países en desarrollo. Gran parte de su popularidad radica en su eficacia y su larga duración. Los DIU más ampliamente usados son los portadores de cobre. Los DIU inertes (o no medicados) y los que liberan progestina (levonorgestrel o progesterona) tienen una disponibilidad más reducida. Para la mayoría de las mujeres, los DIU son métodos anticonceptivos eficaces (menos del 2% cada año para los DIU de progesterona y menos del 1% cada año para los DIU de cobre), seguros y reversibles de efecto a largo plazo. No afectan la lactancia, no interfieren en las relaciones sexuales ni tienen efectos hormonales secundarios.

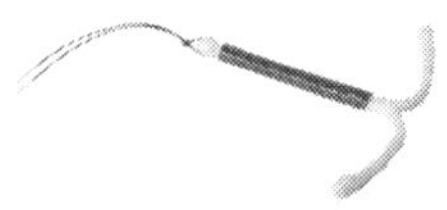

Sin embrago, los DIU incrementan el riesgo de embarazos ectópicos y de perforación del útero y no proporcionan protección contra las enfermedades de transmisión sexual. Los DIU se obtienen bajo prescripción médica y los debe implantar un profesional de la salud.

Históricamente, Hipócrates, hace más de 2500 años, utilizaba en sus pacientes un sistema similar, y que los camelleros árabes usaban este procedimiento en sus animales. En Alemania y Japón se comenzó a trabajar con ellos alrededor de 1930, pero su uso no fue aceptado por la comunidad científica, razón por la cual cayó en el olvido hasta 1957, en que se reiniciaron las investigaciones y el DIU tomó un importante desarrollo.

Mecanismos de acción: La presencia del dispositivo en el útero estimula la liberación de leucocitos y prostaglandinas por el endometrio, como parte de una reacción al cuerpo extraño. Estas sustancias son antagonistas tanto para el espermatozoide como para los huevos fecundados. Además, la presencia de cobre incrementa el efecto espermicida.

Contraindicaciones: La Organización Mundial para la Salud y su capítulo "*Criterios de Elegibilidad Médica para el Uso de Contraceptivos*" y la Facultad de Planificación Familiar y Salud Reproductiva del Colegio Real de Obstetras y Ginecólogos hacen un listado de las siguientes condiciones en las que la inserción de un DIU no es usualmente recomendado o condiciones donde un DIU no debe ser insertado:

Condiciones donde los riesgos teóricos o comprobados por lo general son de mayor peso que las ventajas de la inserción de un DIU:

- Puerperio entre 48 horas y 4 semanas por tener un aumentado riesgo de expulsión.
- Enfermedad trofoblástica gestacional benigna.
- Cáncer de ovario.
- Probabilidad individual elevada de una exposición reciente a gonorrea o Clamidia transmitida sexualmente.
- Infección VIH/SIDA, a menos que esté clínicamente bien establecida una terapia anti-retroviral.

Condiciones que representan un riesgo no aceptable para la salud si se inserta un DIU:

- Embarazo y puerperio post-parto séptico.
- Aborto inmediatamente post-séptico.
- Antes de una evaluación por un sangrado vaginal no explicado en la que se sospeche una enfermedad seria.
- Enfermedad trofoblástica gestacional maligna.
- Cáncer de endometrio.
- Distorsiones en la cavidad uterina por razón de fibromas uterinos o anormalidades anatómicas.
- Enfermedad inflamatoria pélvica actual.
- Cervicitis purulenta actual, infección por Clamidia o gonorrea.
- Tuberculosis pélvica.

Hay cierta preocupación en mujeres con sensibilidad al cobre o níquel por la posibilidad de una reacción adversa al DIU. El metal usado es 99.99% cobre, en el que un estudio encontró un máximo contenido de níquel del 0.001%. Como el níquel tiene un elevado potencial alérgico, algunos investigadores sugieren que incluso esa minúscula cantidad puede llegar a ser problemática. Algunos informes presentan casos con **dermatitis eccematosa** y **urticaria** en un pequeño grupo de mujeres con DIU de cobre o níquel por absorción general. Sin embargo, la absorción diaria del metal es mucho menor a la absorción diaria que se produce con la dieta, por lo que muchos expertos dudan de que los síntomas descritos en estos casos hayan sido causados por sensibilidad al metal.

Complicaciones: en la seguridad del DIU influyen distintos factores, por ejemplo, la paridad y la edad de la mujer, que van a afectar al resultado. Igualmente, la destreza del médico que lo coloque es fundamental, siendo de mejor pronóstico si se coloca en la porción fúndica. Los problemas por el DIU se producen fundamentalmente en el transcurso del primer año: 15% de dolor o molestias, 10% de expulsión, 2% de embarazos, y otras complicaciones menos frecuentes como hemorragias, perforación, infección, etc. **Destacamos, las siguientes complicaciones:**

1. ***Dolor.*** Aunque muchas mujeres experimentan malestar general, menos del 5% experimentan dolor de moderado a intenso en el momento de la inserción. Las reacciones como transpiración, vómitos, breves desmayos, etc. se presentan en menos del 1% de las mujeres. Las mujeres nulíparas, cuando el cuello es estrecho y en las que ha pasado mucho tiempo desde el último parto, tienen más dolor durante la inserción.

   El dolor, sobre todo durante la menstruación y la ovulación es causa de expulsión en menos del 3% de los casos. Este síntoma es ocasionado por un incremento de las contracciones uterinas que ocurre en respuesta a la presencia de un cuerpo extraño dentro del útero. Es más frecuente en mujeres nulíparas y con los dispositivos inertes. Es una complicación fácil de controlar que responde bien con analgésicos.

2. ***Expulsión.*** Después de colocado, las contracciones uterinas pueden empujar el dispositivo hacia abajo y expulsarlo parcial o completamente. Las tasas de expulsión varían entre 1% y 10%. En la mayoría de los casos, la expulsión ocurre

durante el primer año; sobre todo, durante los primeros tres meses después de la inserción. Las expulsiones fuera de la regla son poco frecuentes.

3. ***Embarazo.*** El DIU es el método temporal no quirúrgico más efectivo en prevenir embarazos, sólo superado por los anticonceptivos orales. Se señala una tasa de fracasos para los dispositivos con cobre menor del 1%, y para los dispositivos con progesterona menor de 2%. EL problema en comparación con los anticonceptivos orales es que los embarazos que ocurren por falla del método son más frecuentemente ectópicos.
4. ***Sangrado.*** Tras de la inserción de los DIU con cobre hay un incremento del flujo menstrual que se prolonga durante todo el tiempo que se use. Este incremento de las pérdidas es, sin lugar a dudas, el problema más frecuente que se presenta y es causa de retiro entre el 5% y el 15% de los casos. Estas pérdidas sanguíneas, además de los inconvenientes personales y sexuales que pueden ocasionar, constituyen un problema de salud pública en países donde existe una alta prevalencia de anemia.
5. ***Infección.*** Actualmente se sabe que la infección bacteriana relacionada con los DIU es debida a la contaminación de la cavidad endometrial en el momento de la inserción. Las infecciones que ocurren 3 a 4 meses después de la inserción son debidas a infecciones no relacionadas con el DIU.
6. ***Perforación.*** Es una complicación que ocurre durante la inserción o que, por lo menos, comienza en ese momento. La perforación del cuerpo uterino puede ser parcial o total, en este último caso el DIU puede dirigirse a cualquier parte de la cavidad abdominal. En la parcial, uno de los extremos del DIU está incluido en la pared uterina o bien puede sobresalir hacia la cavidad abdominal. En caso de perforación es necesario realizar la extracción del mismo, muchas veces por medio de cirugía.

3.3.2.2. Método de barrera masculino: el preservativo o condón

El preservativo o condón es una funda o capuchón que se coloca en el pene en erección, que retiene el semen evitando que alcance la vagina y el moco cervical, quedando el semen depositado en su interior. Puede ser de látex, que es el de uso más común, o sintético de poliuretano (plástico), para los casos de alergia al látex.

El condón es el medio preventivo más antiguo, usado ya por los egipcios. Destaca la descripción de un preservativo hecho por Falopio, médico italiano del siglo XVI, que en aquel entonces quería evitar la propagación de las enfermedades venéreas de la época. En la actualidad, el uso del condón tiene otras funciones, además de las antes mencionadas: prevenir las enfermedades de transmisión sexual como la infección por virus del papiloma humano, o la infección por virus del SIDA. Destaca curiosamente que es uno de los métodos más publicitarios para tratar de disminuir los contagios por contacto sexual.

Es un método bastante seguro, dando un resultado de aproximadamente el 95% de casos y si se usa un espermicida adecuado la tasa puede llegar al 98-99%.por tanto, es una contracepción bastante segura y relativamente barata, desechable y fácil de conseguir hoy día. Es un método aconsejable en los casos de varones con problemas de eyaculación precoz. Existe en el mercado una amplísima gama de preservativos de multitud de formas, colores, incluso sabores y de distintos efectos supuestos (mayor contacto, placer, etc.) Suelen ser bien tolerados y rara vez producen problemas o alergias en el varón y molestias en la mujer por irritación en la penetración, siendo realmente inocuo y sin efectos colaterales.

Cómo se utiliza el preservativo masculino: Es importante seguir adecuadamente los pasos para una correcta utilización:

- Abrir el preservativo con cuidado de no dañarlo con uñas, anillos y dientes.
- Una vez abierto, antes de colocarlo, comprobar si el preservativo está al derecho o al revés (esto se puede hacer soplando un poco dentro del preservativo para ver hacia que lado lo tenemos que desenrollar).
- Colocar el preservativo sobre el pene en erección, antes de cualquier penetración vaginal, anal u oral.
- Presionar la punta del depósito del preservativo para expulsar el aire y dejar espacio para el semen. Si el preservativo no lleva depósito, éste debe hacerse al colocarlo, dejando un espacio libre de 1 a 2 cm. de largo en la punta del pene.
- Desenrollar el preservativo hasta cubrir completamente el pene.
- Usarlo durante toda la penetración. Es aconsejable lubricar el preservativo una vez puesto para facilitar la penetración. Muchos ya vienen con el lubricante incorporado, pero si no es suficiente, hay que tener en cuenta que sean solubles en agua, ya que los aceites pueden estropear el látex del preservativo.
- Después de eyacular, antes de que la erección disminuya, hay que retirar el pene sujetando el preservativo por la base.
- Comprobar que no se ha roto (llenándolo de agua o presionando el depósito), anudarlo y tirarlo a la basura, nunca al WC ni a la calle (hay que tener en cuenta que los preservativos no son biodegradables).
- Usar uno nuevo cada vez que se mantenga una relación sexual y si se cambia de práctica sexual (penetración vaginal, anal u oral).

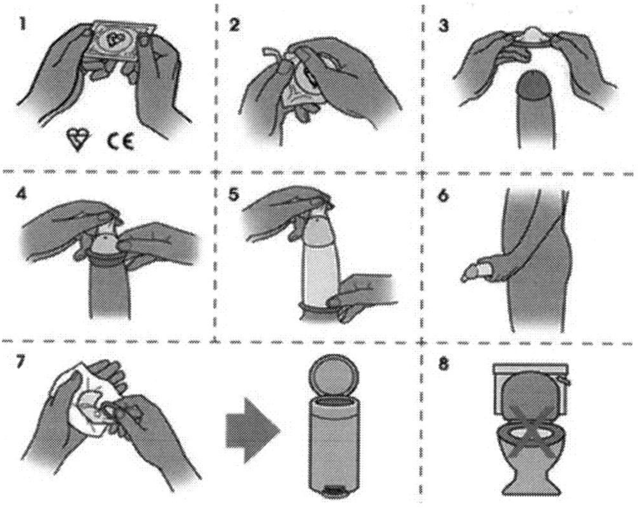

Existen dos **problemas** fundamentales en el uso del preservativo: que se rompan o que se salgan. En cuanto a las situaciones y causas de rotura de un preservativo, pueden ser:

- Aplicación de lubricantes oleosos.
- Daños provocado por las uñas u otros objetos afilados.
- Inadecuado espacio o presencia de aire en la punta del condón.
- Existencia de piercing en los genitales.
- Desenrollamiento incorrecto del preservativo.
- Conservación inadecuada.
- Reutilización del preservativo.
- Caducidad del preservativo.
- Uso de más de un condón en una misma penetración.

En cuanto a la posibilidad de que se salga, puede deberse al uso de modelos inadecuados, siendo aconsejable probar un modelo adecuado y siempre usar el mismo; y también puede ocurrir por realizar posturas sexuales complicadas.

Orientaciones al usuario por parte de la enfermera sobre los preservativos

- Advertir que el preservativo es de un solo uso.
- Explicar su correcta colocación:
  - ▹ Colocar el preservativo masculino con el pene en erección, apretando el extremo mientras se desliza hasta la base del pene y retirar al finalizar la relación sexual mientras el pene está todavía erecto.
  - ▹ El preservativo femenino es una funda que debe colocarse en el interior de la vagina antes de la penetración, sosteniendo el anillo interno con los dedos pulgar y medio e insertándolo en la vagina. El anillo del otro extremo del preservativo debe de dejarse por fuera de la vagina cubriendo la vulva. Para retirarlo, apretar, girar y deslizar lentamente el anillo externo, asegurándose de que el semen quede en su interior.
- Explicar ventajas frente a otros métodos anticonceptivos.

Orientaciones al usuario por parte de la enfermera sobre el DIU

- Explicar qué es el dispositivo intrauterino y cuál es su mecanismo de acción.
- Evitar relaciones sexuales y tampones los 3 días tras inserción.
- Observar las compresas para descartar expulsión en menstruación.
- Realizar autocontrol de los hilos tras menstruación.
- Acudir a consulta si: retraso menstrual mayor a 15 días, menorragia, dolor en hipogastrio y/o dispareunia, fiebre de foco desconocido, hilos demasiado largos o no palpación de los mismos.
- Posibles efectos secundarios: menorragia, sangrado pre/ inter y/o post menstrual, dolor menstrual.
- En el caso de que la inserción del DIU se realice con más de 40 años, el dispositivo puede retirarse en la menopausia.

3.3.3. Métodos hormonales o anticonceptivos orales

3.3.3.1. Introducción

Los anticonceptivos hormonales constituyen el método anticonceptivo reversible más eficaz, siempre y cuando se utilice de una manera correcta. La "píldora" es un fármaco compuesto por hormonas sintéticas similares a las hormonas naturales femeninas (estrógenos y progesterona).

Su **mecanismo de acción principal** consiste en impedir la ovulación, pero además produce un espesamiento del moco cervical y, por ello, dificulta la movilidad y la entrada de los espermatozoides. Existe una gran cantidad de píldoras diferentes, y es el especialista el que debe decidir cuál es la más indicada para cada paciente. Para tomar la píldora es necesario, primeramente, una revisión ginecológica.

En muchos países es el método más popular para regular la fertilidad. Según los datos y estudios realizados el 70% de las mujeres en edad fértil que utilizan métodos de planificación reversible, son usuarias de la píldora. Actualmente entre 60 y 70 millones de mujeres los utilizan en todas las partes del mundo.

3.3.3.2. Clasificación

En la actualidad, se consideran tres grandes grupos de anticonceptivos orales: **anticonceptivos orales combinados** o píldora combinada, que contiene estrógeno y progesterona en cantidades de 1 a 10 de estrógeno y la mitad de progesterona; los **anticonceptivos de solo gestágeno** o la llamada minipíldora que tiene solo gestágeno (progesterona) a dosis muy bajas; y los **anticonceptivos postcoitales**, consistentes en la administración post-coital de estrógenos a altas dosis, de progestágenos o suministro combinado de ambos compuestos (píldora del día siguiente). Veamos a continuación cada uno de estos grupos:

1. Minipíldora o anticonceptivo de solo gestágeno

Contienen pequeñas dosis de gestágenos sintéticos, que actúan especialmente alterando el moco cervical, y al hacerlo hostil impiden el ascenso de los espermatozoides. Además modifican el endometrio desfavoreciendo la implantación. La minipíldora no inhibe necesariamente la ovulación. Son de menor efectividad contraceptiva que los combinados, tienen mayores tasas de alteraciones del ciclo menstrual, incluyendo períodos de amenorrea y de sangrados irregulares, pero pudiendo utilizarse en usuarias con patologías que contraindican la administración de estrógenos. Tienen su principal uso en madres lactantes o en mayores de 40 años. Deben administrarse diariamente sin períodos de pausa. En caso de retrasos de más de 3 horas en su toma diaria, debe ser combinado con otro método.

Están contraindicados en personas tratadas con rifampicina, fenobarbital, fenitoína, primidona, carbamazepina, etosuximida y griseofulvina.

2. Anticonceptivos orales combinados

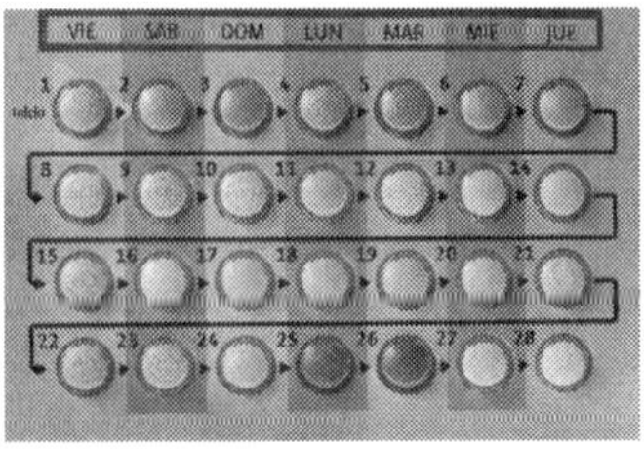

Son los anticonceptivos de uso más generalizado. Se trata de combinaciones de estrógeno (Etinilestradiol/Mestranol) y progestágeno (19-nor-testosterona). La acción contraceptiva se produce inhibiendo la acción de las gonadotropinas al actuar sobre la hipófisis y el hipotálamo.

El **progestágeno** suprime la secreción de LH evitando la ovulación, mientras que la del **estrógeno** suprime a la hormona FSH, con lo que se evita la selección e irrupción del folículo dominante. El estrógeno tiene otras dos acciones, colabora a que se estabilice el endometrio evitando una descamación irregular con sangrado intermenstrual, y potencia también la acción del gestágeno permitiendo reducir su dosis. Dado que el efecto del progestágeno domina sobre el del estrógeno, se manifestará sobre el endometrio con una disminución del glucógeno de la célula endometrial, decidualización y atrofia que impiden la supervivencia del blastocito en la cavidad uterina.

El **moco cervical** también se afecta, es más espeso y hostil a la penetración por el espermatozoide, y quizás en las trompas aparezcan anomalías en la secreción y el peristaltismo. A pesar de todo no se produce una situación hipoestrogénica, porque los estrógenos circulantes se mantienen en unos niveles similares a los de la fase folicular precoz del ciclo menstrual normal.

Orientaciones al usuario por parte de la enfermera sobre la anticoncepcion hormonal:

- **Explicar el correcto uso de la anticoncepción hormonal combinada oral (AHCO):** El inicio de la toma del anticonceptivo debe de ser el primer día de menstruación, utilizando además un método barrera durante los 7 primeros días (excepto si se toma estradiol valerato que se debe de usar preservativo 9 días). Es importante recalcar a la mujer que debe de elegir el mismo momento del día para la toma de la píldora.
- **Explicar los efectos adversos que pueden aparecer, ya que son la primera causa de abandono de este tipo de anticoncepción.** Entre ellos están la cefalea, tensión mamaria, mareo, náuseas y sangrado intermenstrual. Normalmente, aparecen dentro de los 3 primeros meses de la toma y luego suelen desaparecer. Pese a la creencia extendida, la anticoncepción hormonal combinada oral no produce aumento significativo del peso.
- **Interacción medicamentosa con anticonvulsivantes, antibióticos y antirretrovirales.** En este caso debe de utilizarse un método barrera durante el tratamiento y hasta 7 días después de haber finalizado el mismo.
- **Pautas de actuación ante las siguientes situaciones:**
  - Si olvido menor a 12 horas, tomar el comprimido del día.
  - Si olvido mayor a 12 horas, tomar el comprimido del día siguiente y utilizar método barrera durante 7 días.
  - Si diarrea o vómitos en las 3 horas posteriores a la administración, nueva toma del comprimido.

- **No está evidenciado científicamente** la realización de descansos periódicos en la toma de anticoncepción hormonal combinada oral ni en caso de deseo por parte de la mujer de quedarse embarazada.

3.3.4. Anticonceptivos postcoitales

Modernamente se encuentran este grupo de anticonceptivos que se usan en como **anticoncepción de urgencia** y también se le denomina como intercepción. Esta anticoncepción de urgencia no debe considerarse un método anticonceptivo habitual dado que requiere una mayor dosis hormonal, tiene efectos secundarios y una menor eficacia a largo plazo. Este tipo de anticoncepción se considera pues como un método extraordinario que se utiliza para impedir la fecundación después de un coito no protegido, en un período de tiempo determinado. Su efectividad es del 90%. Se administran dos dosis: la primera de ellas debe tomarse cuanto antes y siempre dentro de las 72 horas siguientes al coito (sin protección o por fallos de otro método, por ejemplo la rotura del preservativo); la segunda dosis debe tomarse 12 horas después de la primera.

Su función principal es la de impedir que se produzca un embarazo no deseado, alterando el endometrio para que se produzca la menstruación. Por ello, actúan: inhibiendo la ovulación, evitando la fecundación, si el óvulo se encuentra en la trompa; impidiendo la implantación del óvulo fecundado, no actuando si el óvulo fecundado está implantado. Se administra por vía oral y consiste en dos comprimidos de un preparado hormonal. Debe ser prescrito por un centro de salud, hospital o servicio de urgencia y preferentemente en los servicios de planificación familiar.

No se considera un método anticonceptivo, sino una solución de urgencia para un momento determinado, por lo tanto no debe utilizarse con frecuencia, ya que puede provocar determinados efectos secundarios. Las reacciones adversas más frecuentes son las náuseas, el dolor en la parte inferior del abdomen, astenia, dolor de cabeza, mareos o vómitos. Con menos frecuencia se ha registrado diarrea, sangrado irregular y manchado entre dos menstruaciones. Igualmente, existen posibilidades de tromboembolismo y edema pulmonar.

Orientaciones a la usuaria por parte de enfermería:

- Hacer referencia a que no hay ningún día del ciclo que sea totalmente seguro para mantener relaciones sexuales sin protección sin que conlleve riesgo de embarazo.
- Incidir en que debe de utilizarse en circunstancias de urgencia y no como método anticonceptivo habitual.
- Explicar toma correcta, mecanismo de acción y efectos esperados. Es importante aclarar a la usuaria que no provoca hemorragia menstrual tras administración.
- Efectos secundarios de la anticoncepción de urgencia oral: alteración del patrón de sangrado menstrual, náuseas, vómitos, cefalea, dismenorrea, dolor abdominal, mareo.
- Si no se produce la menstruación pasados 10 días de la fecha esperada, deberá realizar test de embarazo.

- Actuación a seguir ante las siguientes situaciones:
  - ▷ En el caso de vómito dentro de las 3 horas siguientes a la toma con expulsión del comprimido, está indicada la nueva administración de la anticoncepción de urgencia oral.
  - ▷ Continuar con anticoncepción hormonal habitual en el caso de que la mujer la estuviera tomando, utilizando además un método barrera durante 7 días.
  - ▷ La anticoncepción de urgencia oral se excreta con la lactancia materna, y aunque no están descritos efectos adversos en el lactante o modificaciones en la cantidad o calidad de la leche, se recomienda la extracción de leche para futuras tomas antes de tomar el levonorgestrel ó alimentar al bebé antes de la toma del comprimido y evitar la lactancia materna en las 8 horas siguientes.
- Consideraciones a tener en cuenta: Para llevar a cabo una correcta actuación ante la indicación y dispensación de la anticoncepción de urgencia es necesario ajustarse al marco legal:
  - ▷ 16 años es mayoría de edad sanitaria.
  - ▷ Presunción de madurez en menores de 13 a 15 años.
  - ▷ Si la persona demandante de anticoncepción de urgencia menor de 13 años, avisar a tutor legal.

3.4. Principales riesgos de los anticonceptivos orales

En general, los anticonceptivos orales tienen un riesgo cardiovascular confirmado. El componente estrogénico sería el responsable de la producción de **trombosis venosas**. Los gestágenos tienen **efecto aterogénico** por el aumento de la LDL y descenso de la HDL, así como un aumento de la resistencia a la insulina. En las **fumadoras** las complicaciones cardiovasculares son más notorias. Los preparados actuales con dosis más bajas han minimizado el peligro, y aunque el riesgo trombótico aumenta con la edad.

Otro riesgo es la aparición de **hipertensión arterial**, reversible al dejar el tratamiento. Los preparados actuales con menos dosis tendrían un efecto mínimo aunque debe ser vigilado periódicamente. La hipertensión influiría en el riesgo de **infarto de miocardio.**

Los gestágenos disminuyen la tolerancia a la glucosa, elevando los niveles de insulina y glucosa, por aumento de la resistencia periférica a la acción de la insulina. Con los preparados actuales estos cambios son mínimos e incluso en pacientes de riesgo, no producen un aumento de **diabetes mellitus**. En las pacientes diabéticas hay que tener en cuenta el riesgo de trombosis, aunque hasta los 35 años el riesgo es mínimo y pueden usar estos preparados con dosis bajas.

Gran parte de los efectos secundarios de los anticonceptivos orales tienen que ver con una modificación en los niveles de las enzimas hepáticas. Los estrógenos producen un aumento en la síntesis proteica.

Por otro lado, tiene un **efecto protector frente al cáncer endometrial** reduciendo el riesgo en un 50%, y persistiendo su efecto durante 15 años o tras el tratamiento.

También frente al **cáncer de ovario,** suponiendo una reducción del 40% en la incidencia y manteniendo su efecto al menos de 10 a 15 años tras el tratamiento. Su papel en el **cáncer de mama** podría limitarse a acelerar el crecimiento o a facilitar el diagnostico precoz por la mayor vigilancia a la que están sometidas siempre las mujeres que toman los anticonceptivos. Actualmente se puede decir que el uso del anticonceptivo durante la edad reproductora no se asocia a un aumento significativo del riesgo de aparición de cáncer de mama por encima de los 45 años.

Principales contraindicaciones

Absolutas	Relativas
Tromboflebitis y cuadros tromboembólicas. Antecedentes de AVC y oclusiones coronarias. Cefalea migrañosa. Sangrado vaginal de origen no aclarado. Cáncer de mama diagnosticado o sospecha del mismo. Embarazo o sospecha del mismo. Fumadoras mayores de 35 años. Alcohol a grandes dosis. Hepatopatías.	Hipertensión. Cardiopatía congénita o valvulopatía cuando la lesión predisponga a trombosis. Prolapso de la válvula mitral. Varices. Amenoreas. Hepatitis previa. Hiperlipemia. Epilepsia. Cirugía electiva. Diabetes Mellitus. Alteraciones hemorrágicas. Anemia de células falciformes. Colecistopatías. Miomas uterinos. Obesidad. Fumadoras, por el riesgo cardiovascular.

Principales efectos secundarios

Mas frecuentes	Menos frecuentes
Pérdidas intermenstruales. Aumento de peso por retención de líquido o por aumento del apetito. Irritabilidad y nerviosismo. Al comienzo del tratamiento, náuseas y vómitos. Disminución del deseo sexual. Hipermenorrea y dismenorrea.	Calambres. Acné. Dolor mamario. Amenorrea. Aparición o aumento de varices. Cefalea menstrual. Hiperglucemia e hiperlipemia. Depresión. Interacciones con algunos medicamentos.

3.5. Nuevos anticonceptivos hormonales

3.5.1. Inyectables intramusculares

Los inyectables intramusculares se administran en forma de 1 ampolla intramuscular el 5º día de la regla cada 3 meses, lo que facilita el cumplimiento. Su uso está permitido durante la lactancia y en mujeres que tienen contraindicado el uso de estrógenos. Su principal desventaja es que alteran el patrón menstrual y tienen una lenta reversibilidad.

3.5.2. Implantes subcutáneos

Su principal inconveniente reside en la dificultad de retirar el preparado, lo que supone un condicionante, no sólo por impedir su reversibilidad, sino también por la posibilidad de aparición de efectos adversos u otras patologías que se podrían ver afectadas negativamente por el implante. Se insertan en el brazo con anestesia local. Su duración es de 2 a 5 años en función del preparado, y su efectividad puede variar en función del tiempo transcurrido desde su implante y el aumento de peso.

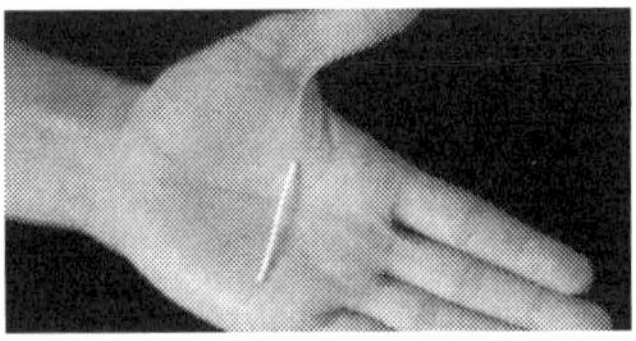

3.5.3. Anillos vaginales

Se trata de un anillo elástico de 5 cm. de diámetro aproximadamente que debe mantenerse en la vagina durante tres semanas y retirarse durante una semana, durante la cual se producirá la menstruación. Su mecanismo de acción se basa en la liberación de sustancias parecidas a las de la píldora que son absorbidas por la mucosa vaginal, por lo que su eficacia y el mecanismo control del anillo vaginal son equivalentes a la píldora.

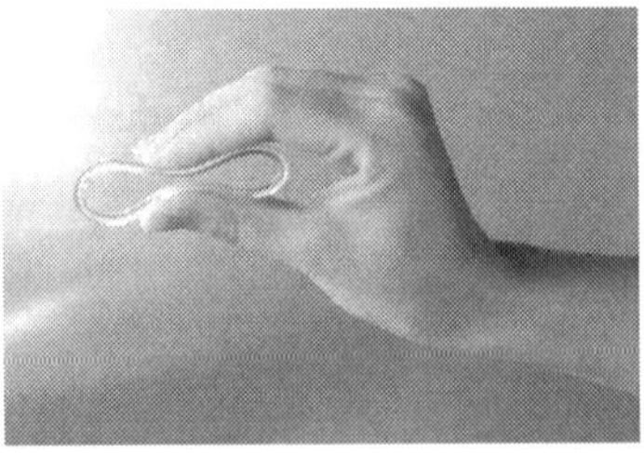

España se encuentra a la cabeza en el uso del anillo vaginal en Europa tras Finlandia. El 1,9% de las españolas entre 18 y 40 años lo utiliza. En los estudios realizados, la aceptabilidad y tolerancia han sido buenas, la aparición de sangrados parece ser menor que con la píldora, no se han demostrado mayor número de infecciones vaginales y solo una minoría de parejas se ha quejado de molestias durante las relaciones. En este caso puede retirarse el anillo vaginal durante la relación (con un margen de seguridad de 24 horas) sin disminuir la eficacia del método.

Orientaciones a la usuaria por parte de enfermería

- **Correcto uso del método**:

  Colocación del anillo en la vagina con un uso continuado de 21 días, tras los cuales se retira y se mantienen 7 días de descanso, produciéndose entonces la menstruación por deprivación hormonal.

  El inicio de uso de este método debe de ser el primer día de menstruación, escogiendo el mismo momento y día de la semana para su colocación y retirada.
- **Consideraciones a tener en cuenta**:

  Existe la posibilidad de mantener el anillo 5 semanas seguidas conservando la eficacia anticonceptiva.

  El anillo puede retirarse durante 3 horas sin que suponga una pérdida de eficacia anticonceptiva, (por ejemplo, para mantener relaciones sexuales) y posteriormente volver a colocarse.

  Además, al evitar la absorción intestinal, no es necesario el uso de método barrera en caso de seguir tratamiento antibiótico.
- **Posibles efectos secundarios**:

  Sangrado intermenstrual.
- **Actuación a seguir ante las siguientes situaciones**:

  Si la retirada del anillo se retrasa menos de 7 días, la mujer debe de realizar los 7 días de descanso y posteriormente colocarse nuevo anillo iniciando así un nuevo ciclo.
- Si la retirada del anillo se retrasa más de 7 días, debe de colocarse un anillo nuevo y usar método barrera durante 7 días.

3.5.4. Parches dérmicos

Se utiliza un parche por semana durante 3 semanas, siendo absorbidas las sustancias activas por la piel. Tienen una efectividad del 99% con un correcto uso y son muy útiles en aquellas personas que tienen intolerancia gástrica a los comprimidos, pero tiene el inconveniente que pueden despegarse.

Orientaciones a la usuaria por parte de enfermería:

- Correcto uso del método:

  Inicio de este anticonceptivo el primer día de menstruación, colocando el parche en abdomen, glúteo, parte exterior del brazo o parte superior de la espalda, presionando sobre la piel sana, limpia y seca.

En cada ciclo deben utilizarse 3 parches (uno cada 7 días), siendo la cuarta semana de descanso (en la que se produce el sangrado menstrual). Tras esto, se inicia un nuevo ciclo con la colocación de nuevo parche.

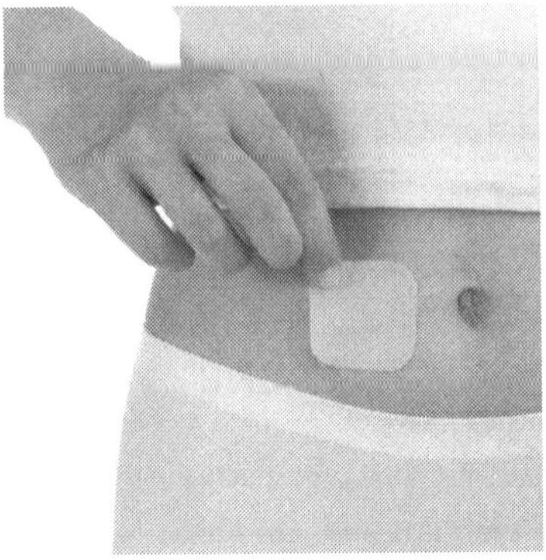

Es importante explicar a la mujer que la colocación y retirada del parche debe de coincidir el mismo día de la semana.

- Consideraciones a tener en cuenta:

  El parche transdérmico presenta 2 días de seguridad anticonceptiva siempre que su olvido o caída se produzca a partir de la segunda semana del ciclo.

  La usuaria puede prolongar el uso del parche hasta 6 semanas enlazando un ciclo con otro sin necesidad de realizar descanso.

- Efectos adversos de este método:

  Reacciones cutáneas, aumento de la dismenorrea, mastalgia y cefaleas.

- Actuación a seguir ante las siguientes situaciones:

  Pérdida del parche:

  - Menor o igual a 24 horas: colocar nuevo parche y continuar con el ciclo.
  - Mayor a 24 horas: colocar nuevo parche, iniciar nuevo ciclo y usar método barrera durante 7 días.

  Retraso en cambio de parche:

  - Menor o igual a 48 horas: colocar nuevo parche y continuar con el ciclo.
  - Mayor a 48 horas: colocar nuevo parche, iniciar nuevo ciclo y usar método barrera durante 7 días.

3.5.4. Métodos anticonceptivos definitivos o permanentes

Los métodos permanentes consisten en la realización de una intervención quirúrgica para evitar definitivamente los embarazos sin afectar la capacidad del hombre o la mujer para tener relaciones sexuales satisfactorias. La Ligadura de trompas en la mujer y la vasectomía en el hombre son métodos anticonceptivos que se llevan a cabo mediante una intervención quirúrgica y que, de momento, resultan definitivos.

La Ligadura de trompas consiste en seccionar u obstruir las trompas de Falopio, lo que impide que el óvulo que se desprende del ovario se encuentre con los espermatozoides. En la vasectomía se seccionan los conductos deferentes, de manera que se interrumpe la trayectoria de los espermatozoides.

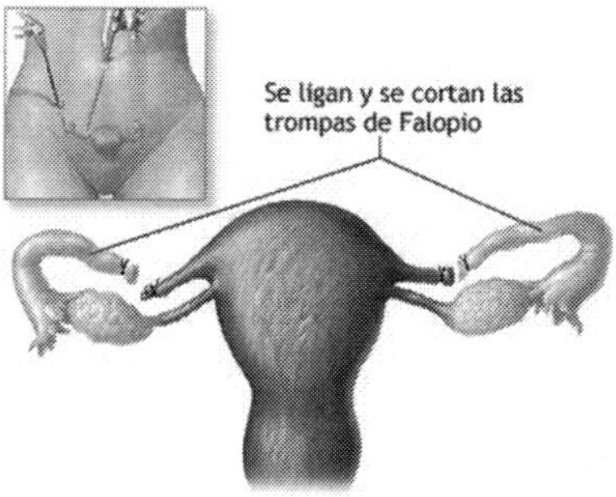

Ligadura de trompas mediante laparoscopia

Cada uno de estos dos métodos no altera el proceso hormonal, por lo tanto, no interfiere las relaciones sexuales ni el deseo. Estos métodos están indicados, normalmente, en personas que ya han tenido hijos y que por alguna razón no desean más o bien porque padecen alguna enfermedad o un problema que no les permite tener hijos.

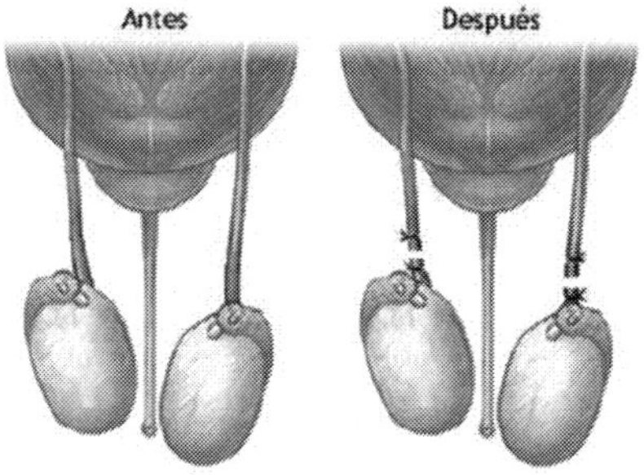

Vasectomía

Metodología enfermera en anticonceptivos

Diagnóstico enfermero	Resultados esperados (NOC)	Intervenciones (NIC)
Patrón sexual inefectivo (00065) Conocimientos deficientes(métodos anticonceptivos) (00126) Disposición para mejorar la salud sexual (0161)	Control del riesgo: ITS (1905) Control del riesgo: embarazo no deseado (1907) Orientación sobre la salud (1705) Conducta de búsqueda de la salud (1603) Conocimiento: anticoncepción (1815) Conocimiento: funcionamiento sexual (1815)	Apoyo en la toma de decisiones (5250) Enseñanza: sexo seguro (5622) Enseñanza: sexualidad (5624) Planificación familiar: anticoncepción (6784) Planificación familiar: embarazo no deseado (6788) Asesoramiento sexual (5248)

4. INTERRUPCIÓN VOLUNTARIA DEL EMBARAZO

La interrupción voluntaria del embarazo es un procedimiento para finalizar un embarazo (aborto) que se realiza por profesionales de la medicina especializados o bajo su dirección, con una técnica adecuada y siguiendo los criterios de calidad sanitaria.

Según la Ley Orgánica 2/2010, de 3 de marzo, de salud sexual y reproductiva y de la interrupción voluntaria del embarazo se puede solicitar la IVE en las siguientes circunstancias:

- A petición de la mujer en las primeras 14 semanas de gestación.
- También por determinadas causas médicas con diferentes plazos.

Las causas médicas en las que puede realizarse una IVE

- Cuando exista grave riesgo para la vida o la salud de la mujer hasta las primeras 22 semanas de gestación.
- Que exista riesgo de graves anomalías en el feto hasta las primeras 22 semanas de gestación.
- Cuando existan anomalías fetales incompatibles con la vida.
- Cuando se detecte en el feto enfermedad extremadamente grave e incurable en el momento del diagnóstico.

Condiciones para la cobertura de la IVE

En Andalucía la IVE es financiada por el sistema sanitario a todas las mujeres que lo soliciten y tengan derecho a la asistencia sanitaria pública.

Los trámites que son necesarios

1. Acudir a un centro sanitario público y solicitar cita con un profesional.
2. La mujer será derivada a un centro acreditado a través del documento de derivación.
3. Recibirá información de las prestaciones, ayudas y derechos a los que puede acceder si desea continuar con el embarazo.
4. Cuando la solicitud de la IVE sea a petición de la mujer, es obligatorio un plazo de reflexión de 3 días desde la entrega de la información hasta la intervención.
5. Pedir cita con centro acreditado para la interrupción del embarazo y concertado con el Servicio Andaluz de Salud (SAS).
6. Las mujeres también pueden decidir acudir de forma privada dentro del periodo establecido por la ley (primeras 14 semanas de embarazo). En este caso, acudirán directamente a cualquiera de los centros acreditados y pagarán el coste de la intervención.

Cómo y dónde se realiza

Existen diferentes métodos para interrumpir el embarazo según las semanas de gestación y dependiendo de la situación de cada mujer.

Estos métodos son instrumentales o quirúrgicos y farmacológicos según la Organización Mundial de la Salud (OMS)

Las intervenciones se realizan en centros sanitarios acreditados. En Andalucía son financiadas por el Sistema Sanitario Público a través de centros acreditados públicos o concertados con el SAS.

A través del teléfono 900 850 100 se informa de todos los centros acreditados.

En general, las mujeres sanas no necesitan ninguna medida previa, pero es recomendable consultar a un profesional sanitario si existe algún problema de salud, así como aspectos relacionados con las condiciones previas a la intervención.

Los requisitos generales que son necesarios para la realización de una IVE

- Se realice en centro sanitario público o privado acreditado.
- Se lleve a cabo por profesionales de la medicina especializados o bajo su dirección.
- Se realice con el consentimiento expreso y por escrito de la mujer embarazada, o en su caso, del representante legal.

En caso de las menores, ¿quién da el consentimiento?

En el caso de las mujeres de 16 y 17 años, el consentimiento para la IVE les corresponde exclusivamente a ellas. Según la ley actual, al menos la madre o el padre o uno de los representantes legales deberán ser informados de la decisión de la mujer. Se podrá prescindir de la información al representante legal, si la menor alega de manera fundamentada que la decisión de someterse a un IVE provocará un conflicto grave.

Las menores de 16 años necesitan ir acompañadas de su madre o su padre o su representante legal.

¿Qué hacer tras una IVE?

En el centro donde se practique la IVE todas las mujeres reciben información sobre los síntomas y cuidados posteriores. Es importante estar alerta y saber que:

- Es normal: un sangrado irregular tras la intervención durante unos 15 días, molestias en el bajo vientre similares a la menstruación, molestias en las mamas. La regla suele aparecer entre 25 y 50 días posteriores a la IVE.
- No es normal: un fuerte dolor en el vientre, temperatura mayor de 38º o sangrado mucho más abundante que la regla que no cede en pocas horas. En estos casos se debe acudir a urgencias, al centro de salud o la clínica que le atendió.
- Es aconsejable durante las primeras semanas: usar la ducha en lugar de tomar baños, usar compresas en lugar de tampones y mantener relaciones sexuales sin penetración.
- Es muy importante iniciar anticoncepción segura antes de la primera regla tras la IVE, para ello se recomienda solicitar cita en su Centro de Salud.

Ley Orgánica 2/2010, de 3 de marzo, de Salud Sexual y Reproductiva y de la Interrupción Voluntaria del Embarazo

Esta Ley reconoce el derecho a la maternidad libremente decidida, que implica, entre otras cosas, que las mujeres puedan tomar la decisión inicial sobre su embarazo y que esa decisión, consciente y responsable, sea respetada. El legislador ha considerado razonable, de acuerdo con las indicaciones de las personas expertas y el análisis del derecho comparado, dejar un plazo de 14 semanas en el que se garantiza a las mujeres la posibilidad de tomar una decisión libre e informada sobre la interrupción del embarazo, sin interferencia de terceros, lo que la STC 53/1985 denomina «autodeterminación consciente», dado que la intervención determinante de un tercero en la formación de la voluntad de la mujer gestante, no ofrece una mayor garantía para el feto y, a la vez, limita innecesariamente la personalidad de la mujer, valor amparado en el artículo 10.1 de la Constitución.

La experiencia ha demostrado que la protección de la vida prenatal es más eficaz a través de políticas activas de apoyo a las mujeres embarazadas y a la maternidad. Por ello, la tutela del bien jurídico en el momento inicial de la gestación se articula a través de la voluntad de la mujer, y no contra ella. La mujer adoptará su decisión tras haber sido informada de todas las prestaciones, ayudas y derechos a los que puede acceder si desea continuar con el embarazo, de las consecuencias médicas, psicológicas y sociales derivadas de la prosecución del embarazo o de la interrupción del mismo, así como de la posibilidad de recibir asesoramiento antes y después de la intervención. La Ley dispone un plazo de reflexión de al menos tres días y, además de exigir la claridad y objetividad de la información, impone condiciones para que ésta se ofrezca en un ámbito y de un modo exento de presión para la mujer.

En el desarrollo de la gestación, «tiene –como ha afirmado la STC 53/1985– una especial trascendencia el momento a partir del cual el nasciturus es ya susceptible de vida independiente de la madre». El umbral de la viabilidad fetal se sitúa, en consenso general avalado por la comunidad científica y basado en estudios de las unidades de neonatología, en torno a la vigésimo segunda semana de gestación. Es hasta este momento cuando la Ley permite la interrupción del embarazo siempre que concurra alguna de estas dos indicaciones: «que exista grave riesgo para la vida o la salud de la embarazada», o «que exista riesgo de graves anomalías en el feto». Estos supuestos de interrupción voluntaria del embarazo de carácter médico se regulan con las debidas garantías a fin de acreditar con la mayor seguridad posible la concurrencia de la indicación. A diferencia de la regulación vigente, se establece un límite temporal cierto en la aplicación de la llamada indicación terapéutica, de modo que en caso de existir riesgo para la vida o salud de la mujer más allá de la vigésimo segunda semana de gestación, lo adecuado será la práctica de un parto inducido, con lo que el derecho a la vida e integridad física de la mujer y el interés en la protección de la vida en formación se armonizan plenamente.

Más allá de la vigésimo segunda semana, la ley configura dos supuestos excepcionales
Más allá de la vigésimo segunda semana, la ley configura dos supuestos excepcionales
de interrupción del embarazo. El primero se refiere a aquellos casos en que «se detecten anomalías fetales incompatibles con la vida», en que decae la premisa que hace de la vida prenatal un bien jurídico protegido en tanto que proyección del artículo 15 de la Constitu-

ción (STC 212/1996). El segundo supuesto se circunscribe a los casos en que «se detecte en feto una enfermedad extremadamente grave e incurable en el momento del diagnóstico así lo confirme un comité clínico». Su comprobación se ha deferido al juicio experto de profesionales médicos conformado de acuerdo con la evidencia científica del momento.

La Ley establece además un conjunto de garantías relativas al acceso efectivo a la prestación sanitaria de la interrupción voluntaria del embarazo y a la protección de la intimidad y confidencialidad de las mujeres. Con estas previsiones legales se pretende dar solución a los problemas a que había dado lugar el actual marco regulador tanto de desigualdades territoriales en el acceso a la prestación como de vulneración de la intimidad.

Así, se encomienda a la Alta Inspección velar por la efectiva igualdad en el ejercicio de los derechos y el acceso a las prestaciones reconocidas en esta Ley. Asimismo se recoge la objeción de conciencia de los profesionales sanitarios directamente implicados en la interrupción voluntaria del embarazo, que será articulado en un desarrollo futuro de la Ley.

Se ha dado nueva redacción al artículo 145 del Código Penal con el fin de limitar la pena impuesta a la mujer que consiente o se practica un aborto fuera de los casos permitidos por la ley eliminando la previsión de pena privativa de libertad, por un lado y, por otro, para precisar la imposición de las penas en sus mitades superiores en determinados supuestos.

Asimismo se introduce un nuevo artículo 145 bis, a fin de incorporar la penalidad correspondiente de las conductas de quienes practican una interrupción del embarazo dentro de los casos contemplados por la ley, pero sin cumplir los requisitos exigidos en ella.

Finalmente, se ha modificado la Ley 41/2002, de 14 de noviembre, Básica Reguladora de la Autonomía del Paciente con el fin de que la prestación del consentimiento para la práctica de una interrupción voluntaria del embarazo se sujete al régimen general previsto en esta Ley y eliminar la excepcionalidad establecida en este caso.

TÍTULO II. De la interrupción voluntaria del embarazo

CAPÍTULO I. Condiciones de la interrupción voluntaria del embarazo

Artículo 12. Garantía de acceso a la interrupción voluntaria del embarazo

Se garantiza el acceso a la interrupción voluntaria del embarazo en las condiciones que se determinan en esta Ley. Estas condiciones se interpretarán en el modo más favorable para la protección y eficacia de los derechos fundamentales de la mujer que solicita la intervención, en particular, su derecho al libre desarrollo de la personalidad, a la vida, a la integridad física y moral, a la intimidad, a la libertad ideológica y a la no discriminación.

Artículo 13. Requisitos comunes

Son requisitos necesarios de la interrupción voluntaria del embarazo:

Primero.–Que se practique por un médico especialista o bajo su dirección.

Segundo.–Que se lleve a cabo en centro sanitario público o privado acreditado.

Tercero.–Que se realice con el consentimiento expreso y por escrito de la mujer embarazada o, en su caso, del representante legal, de conformidad con lo establecido en la Ley 41/2002, Básica Reguladora de la Autonomía del Paciente y de Derechos y Obligaciones en materia de información y documentación clínica.

Podrá prescindirse del consentimiento expreso en el supuesto previsto en el artículo 9.2.b) de la referida Ley. Cuarto.–En el caso de las mujeres de 16 y 17 años, el consentimiento para la interrupción voluntaria del embarazo les corresponde exclusivamente a ellas de acuerdo con el régimen general aplicable a las mujeres mayores de edad.

Al menos uno de los representantes legales, padre o madre, personas con patria potestad o tutores de las mujeres comprendidas en esas edades deberá ser informado de la decisión de la mujer.

Se prescindirá de esta información cuando la menor alegue fundadamente que esto le provocará un conflicto grave, manifestado en el peligro cierto de violencia intrafamiliar, amenazas, coacciones, malos tratos, o se produzca una situación de desarraigo o desamparo.

Artículo 14. Interrupción del embarazo a petición de la mujer

Podrá interrumpirse el embarazo dentro de las primeras catorce semanas de gestación a petición de la embarazada, siempre que concurran los requisitos siguientes:

a) Que se haya informado a la mujer embarazada sobre los derechos, prestaciones y ayudas públicas de apoyo a la maternidad, en los términos que se establecen en los apartados 2 y 4 del artículo 17 de esta Ley.
b) Que haya transcurrido un plazo de al menos tres días, desde la información mencionada en el párrafo anterior y la realización de la intervención.

Artículo 15. Interrupción por causas médicas

Excepcionalmente, podrá interrumpirse el embarazo por causas médicas cuando concurra alguna de las circunstancias siguientes:

a) Que no se superen las veintidós semanas de gestación y siempre que exista grave riesgo para la vida o la salud de la embarazada y así conste en un dictamen emitido con anterioridad a la intervención por un médico o médica especialista distinto del que la practique o dirija. En caso de urgencia por riesgo vital para la gestante podrá prescindirse del dictamen.
b) Que no se superen las veintidós semanas de gestación y siempre que exista riesgo de graves anomalías en el feto y así conste en un dictamen emitido con anterioridad a la intervención por dos médicos especialistas distintos del que la practique o dirija.
c) Cuando se detecten anomalías fetales incompatibles con la vida y así conste en un dictamen emitido con anterioridad por un médico o médica especialista, distinto del que practique la intervención, o cuando se detecte en el feto una enfermedad extremadamente grave e incurable en el momento del diagnóstico y así lo confirme un comité clínico.

Artículo 16. Comité clínico

1. El comité clínico al que se refiere el artículo anterior estará formado por un equipo pluridisciplinar integrado por dos médicos especialistas en ginecología y obstetricia o expertos en diagnóstico prenatal y un pediatra. La mujer podrá elegir uno de estos especialistas.

2. Confirmado el diagnóstico por el comité, la mujer decidirá sobre la intervención.

3. En cada Comunidad Autónoma habrá, al menos, un comité clínico en un centro de la red sanitaria pública. Los miembros, titulares y suplentes, designados por las autoridades sanitarias competentes, lo serán por un plazo no inferior a un año. La designación deberá hacerse pública en los diarios oficiales de las respectivas Comunidades Autónomas.

4. Las especificidades del funcionamiento del Comité clínico se determinarán reglamentariamente.

Artículo 17. Información previa al consentimiento de la interrupción voluntaria del embarazo

1. Todas las mujeres que manifiesten su intención de someterse a una interrupción voluntaria del embarazo recibirán información sobre los distintos métodos de interrupción del embarazo, las condiciones para la interrupción previstas en esta Ley, los centros públicos y acreditados a los que se pueda dirigir y los trámites para acceder a la prestación, así como las condiciones para su cobertura por el servicio público de salud correspondiente.

2. En los casos en que las mujeres opten por la interrupción del embarazo regulada en el artículo 14 recibirán, además, un sobre cerrado que contendrá la siguiente información:

a) Las ayudas públicas disponibles para las mujeres embarazadas y la cobertura sanitaria durante el embarazo y el parto.

b) Los derechos laborales vinculados al embarazo y a la maternidad; las prestaciones y ayudas públicas para el cuidado y atención de los hijos e hijas; los beneficios fiscales y demás información relevante sobre incentivos y ayudas al nacimiento.

c) Datos sobre los centros disponibles para recibir información adecuada sobre anticoncepción y sexo seguro.

d) Datos sobre los centros en los que la mujer pueda recibir voluntariamente asesoramiento antes y después de la interrupción del embarazo.

Esta información deberá ser entregada en cualquier centro sanitario público o bien en los centros acreditados para la interrupción voluntaria del embarazo. Junto con la información en sobre cerrado se entregará a la mujer un documento acreditativo de la fecha de la entrega, a los efectos de lo establecido en el artículo 14 de esta Ley. La elaboración, contenidos y formato de esta información será determinada reglamentariamente por el Gobierno.

3. En el supuesto de interrupción del embarazo previsto en la letra b del artículo 15 de esta Ley, la mujer recibirá además de la información prevista en el apartado primero de este artículo, información por escrito sobre los derechos, prestaciones y ayudas públicas existentes de apoyo a la autonomía de las personas con alguna discapacidad, así como la red de organizaciones sociales de asistencia social a estas personas.

4. En todos los supuestos, y con carácter previo a la prestación del consentimiento, se habrá de informar a la mujer en los términos de los artículos 4 y 10 de la Ley 41/2002 de 14 de noviembre, y específicamente sobre las consecuencias médicas, psicológicas y sociales de la prosecución del embarazo o de la interrupción del mismo.

5. La información prevista en este artículo será clara, objetiva y comprensible. En el caso de las personas con discapacidad, se proporcionará en formatos y medios accesibles, adecuados a sus necesidades.

Se comunicará, en la documentación entregada, que dicha información podrá ser ofrecida, además, verbalmente, si la mujer lo solicita.

CAPÍTULO II. Garantías en el acceso a la prestación

Artículo 18. Garantía del acceso a la prestación

Los servicios públicos de salud, en el ámbito de sus respectivas competencias, aplicarán las medidas precisas para garantizar el derecho a la prestación sanitaria de la interrupción voluntaria del embarazo en los supuestos y con los requisitos establecidos en esta Ley. Esta prestación estará incluida en la cartera de servicios comunes del Sistema Nacional de Salud.

Artículo 19. Medidas para garantizar la prestación por los servicios de salud

1. Con el fin de asegurar la igualdad y calidad asistencial de la prestación a la interrupción voluntaria del embarazo, las administraciones sanitarias competentes garantizarán los contenidos básicos que el Gobierno determine, oído el Consejo Interterritorial de Salud. Se garantizará a todas las mujeres por igual el acceso a la prestación con independencia del lugar donde residan.

2. La prestación sanitaria de la interrupción voluntaria del embarazo se realizará en centros de la red sanitaria pública o vinculados a la misma.

Los profesionales sanitarios directamente implicados en la interrupción voluntaria del embarazo tendrán el derecho de ejercer la objeción de conciencia sin que el acceso y la calidad asistencial de la prestación puedan resultar menoscabadas por el ejercicio de la objeción de conciencia.

El rechazo o la negativa a realizar la intervención de interrupción del embarazo por razones de conciencia es una decisión siempre individual del personal sanitario directamente implicado en la realización de la interrupción voluntaria del embarazo, que debe manifestarse anticipadamente y por escrito. En todo caso los profesionales sanitarios dispensarán tratamiento y atención médica adecuados a las mujeres que lo precisen antes y después de haberse sometido a una intervención de interrupción del embarazo.

Si excepcionalmente el servicio público de salud no pudiera facilitar en tiempo la prestación, las autoridades sanitarias reconocerán a la mujer embarazada el derecho a acudir a cualquier centro acreditado en el territorio nacional, con el compromiso escrito de asumir directamente el abono de la prestación.

3. Las intervenciones contempladas en la letra c) del artículo 15 de esta Ley se realizarán preferentemente en centros cualificados de la red sanitaria pública.

Artículo 20. Protección de la intimidad y confidencialidad

1. Los centros que presten la interrupción voluntaria del embarazo asegurarán la intimidad de las mujeres y la confidencialidad en el tratamiento de sus datos de carácter personal.

2. Los centros prestadores del servicio deberán contar con sistemas de custodia activa y diligente de las historias clínicas de las pacientes e implantar en el tratamiento de los datos las medidas de seguridad de nivel alto previstas en la normativa vigente de protección de datos de carácter personal.

Artículo 21. Tratamiento de datos

1. En el momento de la solicitud de información sobre la interrupción voluntaria del embarazo, los centros, sin proceder al tratamiento de dato alguno, habrán de informar a la solicitante que los datos identificativos de las pacientes a las que efectivamente se les realice la prestación serán objeto de codificación y separados de los datos de carácter clínico asistencial relacionados con la interrupción voluntaria del embarazo.

2. Los centros que presten la interrupción voluntaria del embarazo establecerán mecanismos apropiados de automatización y codificación de los datos de identificación de las pacientes atendidas, en los términos previstos en esta Ley.

A los efectos previstos en el párrafo anterior, se considerarán datos identificativos de la paciente su nombre, apellidos, domicilio, número de teléfono, dirección de correo electrónico, documento nacional de identidad o documento identificativo equivalente, así como cualquier dato que revele su identidad física o genética.

3. En el momento de la primera recogida de datos de la paciente, se le asignará un código que será utilizado para identificarla en todo el proceso.

4. Los centros sustituirán los datos identificativos de la paciente por el código asignado en cualquier información contenida en la historia clínica que guarde relación con la práctica de la interrupción voluntaria del embarazo, de forma que no pueda producirse con carácter general, el acceso a dicha información.

5. Las informaciones relacionadas con la interrupción voluntaria del embarazo deberán ser conservadas en la historia clínica de tal forma que su mera visualización no sea posible salvo por el personal que participe en la práctica de la prestación, sin perjuicio de los accesos a los que se refiere el artículo siguiente.

Artículo 22. Acceso y cesión de datos de carácter personal

1. Únicamente será posible el acceso a los datos de la historia clínica asociados a los que identifican a la paciente, sin su consentimiento, en los casos previstos en las disposiciones legales reguladoras de los derechos y obligaciones en materia de documentación clínica.

Cuando el acceso fuera solicitado por otro profesional sanitario a fin de prestar la adecuada asistencia sanitaria de la paciente, aquél se limitará a los datos estricta y exclusivamente necesarios para la adecuada asistencia, quedando constancia de la realización del acceso.

En los demás supuestos amparados por la ley, el acceso se realizará mediante autorización expresa del órgano competente en la que se motivarán de forma detallada las causas que la justifican, quedando en todo caso limitado a los datos estricta y exclusivamente necesarios.

El informe de alta, las certificaciones médicas y cualquier otra documentación relacionada con la práctica de la interrupción voluntaria del embarazo que sea necesaria a cualquier efecto, será entregada exclusivamente a la paciente o persona autorizada por ella. Esta documentación respetará el derecho de la paciente a la intimidad y confidencialidad en el tratamiento de los datos de carácter personal recogido en este Capítulo.

3. No será posible el tratamiento de la información por el centro sanitario para actividades de publicidad o prospección comercial. No podrá recabarse el consentimiento de la paciente para el tratamiento de los datos para estas actividades.

Artículo 23. Cancelación de datos

1. Los centros que hayan procedido a una interrupción voluntaria de embarazo deberán cancelar de oficio la totalidad de los datos de la paciente una vez transcurridos cinco años desde la fecha de alta de la intervención. No obstante, la documentación clínica podrá conservarse cuando existan razones epidemiológicas, de investigación o de organización y funcionamiento del Sistema Nacional de Salud, en cuyo caso se procederá a la cancelación de todos los datos identificativos de la paciente y del código que se le hubiera asignado como consecuencia de lo dispuesto en los artículos anteriores.

2. Lo dispuesto en el apartado anterior se entenderá sin perjuicio del ejercicio por la paciente de su derecho de cancelación, en los términos previstos en la Ley Orgánica 15/1999, de 13 de diciembre, de Protección de Datos de Carácter Personal.

5. EMBARAZOS NO DESEADOS

Los embarazos no deseados, no planificados, no esperados, constituyen un importante problema de salud pública, tanto si se interrumpen voluntariamente (IVE) como si llegan a término, sobre todo si ocurren en mujeres jóvenes o en aquellas que sufren algún tipo de exclusión social o precariedad socioeconómica.

Está comprobado que las madres adolescentes tienen menor nivel de estudios, menores tasas de actividad y empleos menos estables. Estas circunstancias desfavorables asociadas a un embarazo adolescente persisten a lo largo de la vida de estas mujeres.

Es un hecho constatado que en los últimos años, en nuestro país, las chicas y los chicos comienzan sus relaciones sexuales con prácticas coitales a edades más tempranas. Así mismo, todo parece indicar que está aumentando el número de mujeres sin control de métodos anticonceptivos, existiendo diferencias en los comportamientos con respecto al aborto y al control de la anticoncepción según la procedencia de las mujeres.

5.1. Principales grupos de riesgo

Se consideran grupos especialmente vulnerables en relación con los embarazos no deseados a la población joven, a la población inmigrante y a aquellas personas que sufren violencia sexual, fundamentalmente por los siguientes motivos:

a) **Jóvenes**. La población joven se encuentra con dificultades para acceder a los servicios sanitarios, entre otros motivos, por problemas de comunicación y falta de adecuación de la información; la visibilidad del recurso y el miedo a la no privacidad; las restricciones horarias de acceso a los servicios; la falta de reconocimiento de los derechos sexuales de la población joven; la inhibición de los profesionales y las consiguientes derivaciones; las interpretaciones restrictivas de la consideración de la madurez de los jóvenes; y el desconocimiento de la normativa sobre la autonomía del paciente. Esto se agrava en situaciones de ruralidad y discapacidades.

b) **Población inmigrante**. En la vivencia de la sexualidad está presente también la realidad social, económica y cultural de las personas. Aspectos como la autoestima, las creencias sobre el amor y las relaciones o las situaciones de soledad y aislamiento, tienen una influencia clave sobre la salud sexual de la población española y también inmigrante. Esto, unido a las características específicas que traen consigo los procesos migratorios, en ocasiones pueden hacer que las personas inmigrantes se encuentren con barreras que dificultan su acceso a la información y atención de los servicios de prevención de embarazos no deseados, información que no debería subestimarse teniendo en cuenta las tasas de IVE según nacionalidad.

c) **Personas que sufren violencia sexual.** La violencia sexual abarca el sexo bajo coacción de cualquier tipo, incluyendo, entre otras muchas cuestiones, los abortos y embarazos forzados, y la denegación del derecho a hacer uso de la anticoncepción. Estas agresiones tienen sus raíces profundas en las desigualdades de género y en las relaciones de poder, siendo a su vez una de las manifestaciones más desgarradora de la misma.

   La violencia de género causa indefensión y grandes dificultades a las mujeres para cuidar de su salud sexual y reproductiva. En las mujeres que se encuentran en una relación abusiva aumenta considerablemente el riesgo de tener un embarazo no deseado, debido al miedo a las consecuencias de oponerse a una relación sexual no deseada, al temor al rechazo si intenta negociar relaciones sexuales más seguras, y a la propia coerción y manipulación emocional a las que se ven sometidas. Por otra parte, la noticia de un nuevo embarazo es en sí misma un factor de riesgo para aumentar la violencia de género que sufren las mujeres.

5.2. Medidas de prevención

Los objetivos **generales** a conseguir para disminuir la incidencia y prevalencia a través de medidas de prevención de los embarazos no deseados son:

- **Prevención primaria**: Prevenir los embarazos no deseados, no planificados en mujeres en edad fértil.
- **Prevención secundaria**: Mejorar la atención sanitaria a los embarazos no deseados desde la Atención Primaria.

Para ello, se pueden plantear los siguientes objetivos ESPECIFICOS en esta tarea de prevención:

1. Potenciar y mejorar la atención sanitaria a la salud sexual y la anticoncepción desde la Atención Primaria.
2. Mejorar la prevención de los embarazos no deseados y la atención sanitaria a la salud sexual y la anticoncepción en grupos especialmente vulnerables.
3. Mejorar la educación sexual en las etapas educativas previas a la universidad y ampliar su cobertura (tanto en el número de centros escolares como en los cursos y ciclos educativos).
4. Facilitar la accesibilidad al preservativo.
5. Mejorar la información, educación y comunicación a la población general sobre la salud sexual y la anticoncepción.
6. Mejorar la atención socio-sanitaria a las mujeres con un embarazo no deseado, no planificado, imprevisto.

La prevención de embarazos no deseados y, consecuentemente, abortos (nunca inocuos para la salud en general), está directamente relacionado con el correcto uso de métodos anticonceptivos y con la facilitación del acceso a ellos.

El control de estos métodos suele estar mayoritariamente llevado a cabo en Atención Primaria (médicos de familia, consultas de enfermería), que tienen gran importancia a la hora de aconsejar y facilitar decisiones. Los métodos anticonceptivos deben ser muy accesibles, seguros y baratos.

Las medidas más recomendadas para evitar embarazos son:

- Uso Preservativo.
- Anticoncepción hormonal.
- Contracepción postcoital.

El preservativo debe aconsejarse siempre como primera opción, exhortando a su conocimiento y empleo como medida protectora no sólo de embarazos sino también de ITS.

Hay que promocionar la disponibilidad de preservativos financiados por el sistema sanitario o, en su defecto, a bajo precio, ya que la mayoría de los adolescentes no tienen ingresos propios, que se encuentren en lugares accesibles para los jóvenes (discotecas, servicios públicos, etc.) y en cajas de no demasiadas unidades.

Es frecuente que las chicas y los chicos no sepan ponerlo y aprenden a ello haciéndolo mal repetidas veces, produciéndose las consabidas roturas, por lo que su forma de colocación debería enseñarse en el centro de salud: existen moldes de penes de fácil disponibilidad para estas funciones docentes. Se tiene que advertir de la posibilidad de molestias por alergia al látex manifestadas habitualmente por prurito genital después de su uso y, si esto sucede, aconsejar el empleo de los hipoalergénicos, también disponibles en el mercado.

Hay una serie de consejos relacionados con el preservativo que pueden ser de utilidad, tales como:

1. Comprobar que posee el distintivo de calidad CE.
2. Comprobar la fecha de caducidad.
3. Guardarlo lejos de la luz solar y del calor.
4. Abrir el envase justo en el momento de usarlo, colocarlo sin tocarlo con las uñas.
5. No usar lubricantes que puedan alterar el látex.
6. Ponerlo siempre antes de la penetración (oral, anal o vaginal) aunque no se prevea eyaculación.
7. Colocarlo en el extremo del pene erecto y desenrollarlo hasta cubrirlo, presionándolo para que expulse el aire, ya que la existencia de burbujas puede hacer que el preservativo se rompa. En caso de que tenga depósito, también conviene presionarlo con dos dedos para que no quede aire.
8. Puede romperse con las uñas, la sequedad de la vagina o del ano y si está en mal estado o caducado.
9. Hay que retirarlo del pene lentamente, sujetándolo por su base para evitar que se quede dentro de la vagina o que el semen se salga.
10. Tirarlo a la basura, nunca al W.C. pues no son biodegradables.
11. Utilizar un preservativo nuevo en cada relación sexual.
12. Si se rompe acudir cuanto antes a un centro de salud.

A las chicas hay que hacerles conscientes de su responsabilidad en el uso de este método protector y aconsejar que ellas siempre tengan preservativos en su poder si preveen que puede darse un encuentro con coito. Es aconsejable animar a los jóvenes al uso del preservativo incluyéndolo en el juego sexual, evitando las ideas preconcebidas sobre la alteración de la sensibilidad del pene o la pérdida de espontaneidad de la relación.

La anticoncepción hormonal (ACO) es aconsejable cuando la relación es estable y no se padece ninguna enfermedad de trasmisión sexual (VIH, herpes genital, hepatitis B), pretendiéndose sólo seguridad frente a embarazos.

El uso de este método en la adolescencia/juventud, puede facilitar el disfrute del sexo sin miedo al embarazo, obteniéndose una mayor libertad en las relaciones. Sin embargo, hay que insistir hasta la saciedad en que no protegen contra ITS y se debe aclarar explícitamente al adolescente/joven que, si realiza un coito esporádico con otra persona deben usar preservativo, además de la píldora. Algunos consejos en relación con la anticoncepción hormonal:

1. Tomar las pastillas según ha explicado el profesional o, en su defecto, siguiendo el prospecto.
2. Si se toma otro medicamento aclarar que se está tomando ACO por la posibilidad de interferencias en su biodisponibilidad y eficacia.
3. No se debe fumar tabaco.
4. Los ACOs habitualmente no provocan aumento de peso si la dieta es correcta.
5. Los ACOs de bajas dosis que se emplean actualmente no provocan alteraciones en la libido, aunque esto podría suceder en algún caso aislado.

La contracepción postcoital o de urgencia. La ya conocida "pastilla del día después", a base de levonorgestrel, plantea cierta incertidumbre sobre el uso que la población adolescente/joven pueda hacer de este método, en el sentido que se convierta en habitual y desplace a los realmente indicados como preventivos para ITS y embarazos no deseados, especialmente el preservativo. Tal situación da mayores oportunidades a las ITS y al VIH y altera la corresponsabilidad de la prevención en las relaciones sexuales.

Por otro lado hay que considerar que, actualmente, en España los médicos están sometidos a una situación cuanto menos insólita: el aborto es financiado hasta la 22 semana de gestación y la "píldora del día después" es de acceso muy sencillo y de precio asequible. Sin embargo, los preservativos y los anticonceptivos hormonales no están financiados y su empleo a medio plazo es más caro para el adolescente que el uso esporádico de levonorgestrel. Esta situación puede jugar un papel importante para que el uso del levonorgestrel y el número de abortos se generalicen como erróneos "métodos anticonceptivos financiados".

Es importante hacer llegar a las personas que se inician en la vida sexual la idea de que el disfrute del sexo tiene que ser llevado a cabo con responsabilidad, procurando evitar la necesidad del uso de la píldora postcoital, ya que no es inocua, e insistir siempre en que la prevención de las ETS sólo se hace con el preservativo.

5.3. Situación en Andalucía

En Andalucía, se han determinado las siguientes líneas estratégicas:

1. Fomentar competencias para desarrollar una vivencia sexual satisfactoria (edad, rol, tendencia…).
2. Prevenir las ITS (Sexo seguro) y tratarlas adecuadamente.
3. Facilitar accesibilidad a la anticoncepción.
4. Proporcionar atención perinatal de calidad, centrada en la familia y el desarrollo saludable, en caso de embarazo deseado.
5. Proporcionar una atención de calidad en la IVE.

Dichas líneas están focalizadas en los grupos que presentan una mayor vulnerabilidad: jóvenes, personas inmigrantes, personas que ejercen la prostitución, personas en privación de libertad, personas que presentan alguna discapacidad, personas que habitan en zonas de necesidad de transformación social…con objetivo principal de promover una vivencia satisfactoria de la sexualidad y la reproducción, como un valor positivo y un activo para el bienestar y la salud de las personas.

Plan de Actuación

Proyecto Formativo "Red de Salud Sexual y Reproductiva"

Cuyo objetivo es poner en marcha una red de formación de formadores/as en materia de salud sexual y reproductiva (SSyR) dirigida a profesionales de atención primaria y especializada del SSPA, en el marco de la Ley 2/2010, de 3 de marzo, de la SSyR y de la IVE y de la Estrategia Nacional de SSyR. La metodología que se utilizará será la formación en cascada, consiste en formar a profesionales que a su vez serán los responsables de formar a otros compañeros en fases posteriores.

- Estudios y trabajos técnicos:
- Encuesta exploratoria sobre SSyR en el SAS, dirigida a directivos de unidad de gestión clínica. Su objetivo era realizar un análisis sobre la capacidad real de respuesta del sistema y acceso a métodos anticonceptivos.
- Estudio sobre el uso de anticonceptivos y de la píldora anticonceptiva de urgencia de la población inmigrante residente en Andalucía. Ha sido realizado por la Universidad de Granada, Facultad de Ciencias Políticas y Sociología.
- Estudio sobre Contracepción: Percepción, Acceso y uso en Andalucía. Pretende comprender mejor la toma de decisiones sobre las prácticas sexuales y contraceptivas. Ha sido realizado por la Universidad de Granada, Facultad de Ciencias Políticas y Sociología.
- Estudio de anticoncepción de urgencia a través de la realización de una encuesta a las mujeres que soliciten la anticoncepción de urgencia en los centros de atención primaria del SSPA. Dicho estudio tienen como objetivo obtener información sobre el uso de anticoncepción de urgencia que permita orientar las políticas de SSyR en Andalucía. Está siendo realizado por la Universidad de Sevilla, Facultad de Matemáticas.
- Difusión de los derechos sexuales y reproductivos. Los derechos sexuales y reproductivos están recogidos como derechos humanos en los Tratados Internacionales de la Conferencia de Población y Desarrollo de 1994 y de la Conferencia Mundial sobre las Mujeres de 1995. Acuerdos suscritos por el gobierno español para su desarrollo y cumplimiento.

  La Consejería de Salud colaboró al inicio de este año con la Federación de Planificación Familiar de España en la presentación de la campaña de difusión de los Derechos Sexuales y Reproductivos, financiada por el Ministerio de Sanidad, Política Social e Igualdad.
- Dispensación sin receta médica de la anticoncepción de urgencia desde el 28 de septiembre del 2009.

La Agencia Española del Medicamento tras finalizar los trabajos para el cambio de estatus de este medicamento autorizó que la píldora de anticoncepción de urgencias se dispensara sin receta médica en las oficinas de farmacia. Esta medida, que se integra en la Estrategia de Salud Sexual y Reproductiva del Sistema Nacional de Salud, fue anunciada por el Ministerio de Sanidad, Política e Igualdad Social. Su objetivo era y es facilitar el acceso a la píldora sin necesidad de prescripción médica a todas las mujeres que la necesiten, independientemente de su lugar de residencia y en el plazo necesario para garantizar su eficacia (hasta 72 horas después de una relación)

- A finales del 2009, Andalucía realiza una campaña para contribuir a la reducción de embarazos no deseados, especialmente entre las jóvenes y las adolescentes, así como del número de interrupciones voluntarias del embarazo, en dos frentes:
  - A través de Forma Joven
  - A través de la edición y distribución de un folleto informativo para el apoyo a la educación sexual que se transmite a la ciudadanía en temas de anticoncepción de urgencia. Este material se distribuyó en centros sanitarios, centros educativos.

  Conjuntamente se realizó la edición de un material dirigido a la captación activa de población inmigrante con el objeto de favorecer la accesibilidad a la anticoncepción de urgencia de dicha población, que presenta unas tasas de IVE más de cuatro veces superior a la población autóctona.
- Actualmente en Andalucía se financia parte de las prestaciones anticonceptivas: los DIU, implantes, algún perfil anticonceptivo y la anticoncepción de urgencia, que se dispensa de manera gratuita en todos los servicios de urgencia de atención primaria y hospitalaria. También se financia la realización de vasectomía, ligadura de trompa y el método Escure.

6. PREVENCIÓN DE INFECCIONES DE TRANSMISIÓN SEXUAL. VALORACIÓN E INTERVENCIONES ENFERMERAS

6.1. Introducción

Las infecciones de transmisión sexual (ITS) constituyen un grupo heterogéneo de procesos infecciosos cuyo nexo común es su principal forma de transmisión. Son causadas por un grupo diverso de agentes patógenos: virus, bacterias, protozoos, hongos y artrópodos. Son enfermedades sumamente habituales y comportan un coste económico importante.

Las ITS no se distribuyen de manera uniforme. La incidencia más elevada de ITS tiene lugar en personas de edades comprendidas entre los 14 y 35 años, grupo de edad que suele presentar un grado elevado de problemas sociales y promiscuidad; los individuos mayores de 35 años de edad y las personas casadas o monógamas, tienen un nivel bajo de ITS.

La incidencia real de estas enfermedades en la población general se desconoce, a pesar de que algunas de ellas son de declaración obligatoria (Hepatitis B, Hepatitis C, infección gonocócica y sífilis). Su tendencia temporal se conoce a través de su incidencia en los colectivos de riesgo. En los últimos diez años, la incidencia de las ITS ha disminuido; probablemente haya contribuido a ello, la sensibilización de la población a las medidas preventivas desde la aparición del SIDA y el uso indiscriminado de antibióticos.

A pesar de que la incidencia global de las ITS ha disminuido, el carácter "curable" de las ITS clásicas ha ido dejando paso al concepto de "incurabilidad" que tienen muchas infecciones víricas, las cuales están en aumento en España y representan la segunda causa de enfermedad infecciosa en Europa, sólo precedida por las infecciones del aparato respiratorio.

Todo paciente en el que se detecte una ITS debe ser considerado como posible portador de otras ITS y, por lo tanto, hay que realizar los pertinentes estudios para descartarlas (serologías de hepatitis, VIH y sífilis), así como realizar un seguimiento para diagnosticar las posibles seroconversiones. Se debe estudiar a todos los contactos sexuales con el fin de evitar reinfecciones y la propagación de la enfermedad.

Es importante señalar que existen claras interrelaciones entre las ITS y el SIDA, ya que la infección por VIH altera la historia natural de estas enfermedades, así como los resultados microbiológicos y la respuesta terapéutica con las pautas aceptadas internacionalmente. Del mismo modo algunas ITS favorecen el contagio y la transmisión del VIH, en especial las úlceras genitales.

6.2. Prevención primaria

Las actividades de prevención primaria son esencialmente las mismas para las ITS clásicas que para el VIH transmitido por vía sexual, dado que la modalidad primaria de transmisión consiste, en ambos casos, en las relaciones sexuales. Las actividades y audiencias vinculadas con la prevención primaria son idénticas. Lógicamente, debe existir una estrecha coordinación entre los responsables de la prevención de la infección por el VIH/SIDA y los responsables de las actividades de prevención de las ITS. De hecho, es conveniente, a ese respecto, una integración plena. En materia de prevención primaria, el objetivo consiste en impedir la infección y la enfermedad.

Su objetivo es evitar la infección esencialmente en los grupos de riesgo. Se basa en dar:

- Información sobre los mecanismos de transmisión.
- Información sobre prácticas sexuales que implican un riesgo mayor de contagio.
- Información sobre medidas preventivas:
  - ▷ Preservativo masculino.
  - ▷ Preservativo femenino. Se precisan más estudios sobre su efectividad real.
- Recomendaciones para prevenir la ETS. Ello puede realizarse promoviendo:
  - ▷ Un comportamiento sexual más seguro.
  - ▷ El uso de preservativos en las relaciones sexuales con penetración.

Sólo las actividades de prevención primaria pueden influir sobre las ITS actualmente incurables provocadas por infecciones víricas.

Esas actividades estarán a cargo de programas del SIDA y las ITS integrados o coordinados. La prestación de asistencia clínica para las ITS brinda importantes posibilidades de prevención primaria, al ofrecer educación, tratamiento y medios de curación eficaces a las personas que, por definición, corren un mayor riesgo de infección y de transmisión de esta última:

El tratamiento y la curación de una persona afectada por una ITS implican la prevención primaria para un contacto potencial

En la mayoría de los países el programa nacional del SIDA está elaborando estrategias de prevención y ya está aplicando medidas de intervención. Es importante que estas últimas comprendan educación con respecto a las ITS. De ello emanarán, probablemente, beneficios mutuos; por ejemplo, la educación con respecto a posibles complicaciones de ITS, como la esterilidad, puede ser un medio de persuasión que lleve a reducir la actividad que provoca riesgos de ITS, incluida la infección por el VIH. En contextos de bajo nivel de infección por el VIH/SIDA, las personas pueden mostrarse más interesadas en las ITS que en el VIH. En algunos lugares los programas de ITS existentes han logrado experiencia técnica en materia de prevención primaria que pueden compartir con el programa nacional del SIDA.

La mayoría de los mensajes de prevención son aplicables al VIH y a las ITS convencionales, pero conviene incluir en los mensajes aleccionantes que se refieren específicamente a las ITS:

- La información de que muchas ITS pueden ser tratadas y curadas.
- La información de que es necesario un tratamiento temprano para evitar complicaciones y secuelas permanentes.
- La información de que los síntomas y signos pueden pasar desapercibidos, especialmente en la mujer, hasta que aparecen complicaciones.
- La descripción de los signos y síntomas reconocibles.
- Una lista de lugares en que puede obtenerse información sobre ITS (es decir servicios de asistencia sanitaria básica) y, cuando existan, consultorios para categorías de ITS y centros de asesoramiento voluntario referentes a esas enfermedades.
- La certeza de que el sector público garantiza una relación privada, confidencial y respetuosa en todos los casos en que se solicitan sus servicios.
- Asesoramiento al consultante en cuanto a la evaluación de su riesgo personal de haber adquirido una ITS, así como el riesgo que corre(n) su(s) compañero(s) sexual(es). (Si la evaluación lleva a pensar en la posibilidad de que el consultante tenga ITS corresponde aconsejar asistencia relacionada con ese tipo de enfermedades).

A fin de crear mensajes realistas, aceptables y culturalmente apropiados con respecto a las ITS es importante tener en cuenta los conocimientos, actitudes y prácticas de la audiencia. Será necesario realizar una investigación simple para obtener información de las comunidades, inclusive en materia de:

- Conocimiento y percepciones referentes a la importancia de las ITS.
- Comportamiento encaminado a buscar asistencia sanitaria.
- Dificultades para procurar asistencia relacionada con ITS.

6.3. Prevención secundaria

La prevención secundaria comprende el administración de tratamiento y asistencia a personas infectadas y afectadas. Las actividades respectivas deben comprender:

- La promoción de un comportamiento encaminado a procurarse asistencia sanitaria vinculada no sólo con los síntomas de ITS, sino también con el aumento del riesgo de contraer ITS, incluida la infección por el VIH.
- La prestación de servicios clínicos accesibles, aceptables y eficaces, y que ofrezcan diagnóstico y un tratamiento eficaz de pacientes con ITS -sintomáticos y asintomáticos- y sus compañeros sexuales.
- Servicios de apoyo y consejo para pacientes con ITS y VIH.

Son escasos los conocimientos y la experiencia en materia de promoción de un comportamiento encaminado a la búsqueda de asistencia sanitaria para mujeres y hombres adultos, y jóvenes, en relación con las ITS. Deberá proporcionarse orientación a medida que se obtenga información. Es necesario realizar investigaciones operativas adicionales en el ámbito de la asistencia relacionada con las ITS.

El profesional de enfermería, como parte del equipo de salud, cumple una importante labor en las acciones encaminadas a la prevención de las ITS, en el tratamiento y a la rehabilitación de las secuelas dejadas por estas en los hombres y mujeres que acuden a los servicios de salud sexual y reproductiva.

Son prioridades de salud pública y del enfoque de atención primaria, la promoción y el fomento de la salud, tendientes a crear o reforzar conductas y estilos de vida saludables, modificar o suprimir aquellos que no lo sean, a informar sobre riesgos, factores protectores, enfermedades, servicios de salud, derechos y deberes de los ciudadanos en materia de salud.

6.4. Valoración e intervenciones enfermeras

1. Valoración Inicial

a) **Obtención de información:**

- ▹ Pedir al paciente que relate el motivo por el cual consulta y darle tiempo para que ella de la información requerida.
- ▹ Indagar sobre la situación actual de salud del paciente.
- ▹ Responder las preguntas que realice utilizando un lenguaje sencillo.

- Identificar el lugar de origen y procedencia del paciente para conocer aspectos culturales que influyen en su percepción y vivencia de la sexualidad y de conocimientos culturales frente a las ITS.
- Registrar la información completa en la historia clínica del paciente, asegurándole la confidencialidad de la misma.

De manera particular para Orientar el diagnóstico de una ITS se debe indagar sobre los siguientes aspectos:

- Ser contacto sexual de una persona considerada como caso confirmado o no, de una ITS. Se considera contacto a toda persona que tuvo una relación contacto sexual con un caso de ITS sintomático o asintomático.
- Ser contacto sexual de una persona con conductas de riesgo para una ITS.
- Antecedentes personales relacionados con comportamientos sexuales de riesgo o de haber padecido ITS.
- Ser usuaria de sustancias psicoactivas incluyendo el alcohol.

Desde el comienzo, es imprescindible entender que, aunque se tenga mucha experiencia en el tema, entrevistar a las personas que tienen síntomas de ITS es diferente. Esto se debe a que los síntomas están en la zona genital y a las personas les hace sentirse incómodas; esto a su vez podría llevar al paciente a no dar toda la información por considerarla delicada, o a tener dificultad para responder con exactitud a las preguntas del personal de la salud.

Además de entrevistar al paciente en forma adecuada, es necesario ganarse su confianza rápidamente, de modo que se pueda tomar la historia con exactitud en muy poco tiempo.

2. Examen físico

El examen físico permite confirmar los síntomas descritos por el paciente y verificar si hay signos de ITS. Los hallazgos físicos relacionados con las ITS pueden ser confusos. En la mayoría de los casos están presentes los hallazgos físicos clásicos, no obstante, pueden estar ausentes y las ITS no se diagnostican. La ausencia de los mismos no debe influir en la solicitud del estudio microbiológico o serológico si el paciente presenta factores de riesgo significativo para las ITS.

La exploración física puede ser embarazosa e incómoda para el paciente. Es conveniente explicar el proceso antes de la exploración, describir los hallazgos y los procedimientos durante la exploración y preguntar y responder al paciente cualquier cuestión que se plantee durante la misma. Es útil mantener un contacto visual adecuado y tener en cuenta que los hallazgos relacionados con las ITS no se limitan a los genitales. El contacto orogenital puede dar lugar a una infección faríngea causada por microorganismos procedentes de la región genital y viceversa.

a) **Exploración de la mujer.**

Las claves para una exploración eficaz de la mujer consisten en garantizar la intimidad, permitir que la paciente vacíe la vejiga, ayudar a la paciente a colocarse en posición ginecológica, cubrir a la paciente con una sábana para evitar el contacto visual y permitir la presencia de un acompañante.

- **Exploración externa (mínima necesaria).**

  La exploración empieza por la inspección de los pliegues cutáneos, la vulva y el vello púbico. Después de separar los labios, se lleva a cabo una exploración detallada de los labios mayores, el vestíbulo, la abertura uretral, las glándulas periuretrales (glándulas de Skene) y las glándulas de Bartholin. Exprimir entre dos dedos las citadas glándulas en busca de secreción.

- **Exploración interna (recomendable si se dispone de medios y tiempo).**

  Para la exploración interna, el médico (o la matrona) deberá lubricar el espéculo con agua tibia e introducirlo suavemente en la vagina. El espéculo deberá abrirse lentamente hasta que se visualice el cérvix. Un cérvix engrosado puede indicar infección. Tal vez el hallazgo vaginal más importante que requiere caracterización sea la secreción. Hay que determinar la cantidad, la procedencia, el color, el carácter y el olor de la leucorrea. Realizar en este momento toma endocervical y de fondo vaginal para laboratorio.

  Tras la retirada del espéculo, se deberá introducir cuidadosamente en la vagina los dedos índice y corazón cubiertos con un guante y lubricados para identificar el cérvix. Deberemos tomar nota de cualquier dolor al movimiento lateral o circular del cérvix (lo cual sería indicativo de la existencia de una Enfermedad Pélvica Inflamatoria -EIP-).

- **Exploración rectovaginal y anorectal.**

  La exploración pélvica en busca de ITS no habrá finalizado sin una exploración rectovaginal y una exploración anorectal. Con el dedo índice en la vagina y el dedo corazón en el recto, se palpa el tejido parametrial en busca de dolor y masas. La exploración anorectal mínima consiste en la inspección y palpación perianal.

b) Exploración del hombre.

- **Exploración del pene**

  La exploración de los genitales masculinos empieza con la inspección y palpación del pene. Si el prepucio está presente, deberá retraerse para examinar el glande. Es muy probable que las úlceras dolorosas del glande o del eje representen un herpes; las úlceras indoloras normalmente son chancros e indican sífilis primaria. Los lugares habituales de las verrugas genitales son: el frenillo, el surco coronal, el revestimiento del prepucio y el glande.

  Si se observa una secreción procedente del meato, deberán llevarse a cabo cultivos en busca de gonorrea e infección por clamidias. La secreción se obtiene fácilmente comprimiendo el glande entre los dedos pulgar e índice.

- **Exploración testicular**

  El médico deberá palpar los escrotos en busca de dolor de los testículos o el epidídimo, lo que puede indicar orquitis aguda o epididimitis.

- **Exploración ano-rectal y próstata**

  La exploración ano-rectal y de la próstata se puede hacer en posición genupectoral o codos-rodillas y en decúbito lateral izquierdo o de Sims.

La exploración se debe iniciar por la inspección y palpación perianal que muchas veces es suficiente para establecer el diagnóstico (ej: condilomas) seguida del tacto rectal. La exploración no habrá finalizado sin que se haya palpado la próstata. El dedo índice cubierto con un guante y lubricado se introduce en el recto para palpar el órgano en posición anterior. Si la palpación de la próstata produce dolor y se nota que el órgano está esponjoso y es algo asimétrico, es probable la presencia de prostatitis. No obstante, el dolor prostático no es un hallazgo sistemático en la prostatitis.

Al igual que en la EIP en las mujeres, la prostatitis y las infecciones relacionadas del tracto urogenital, como la epididimo-orquitis o uretritis aguda, son clínicamente difíciles de distinguir y microscópicamente inespecíficas. La prostatitis y la epididimitis se han asociado a la infección por clamidias, especialmente en pacientes menores de 35 años de edad.

Por último, la anuscopia, procedimiento diagnóstico útil para la evaluación de los síntomas atribuibles a patología anal o rectal y que, por su sencillez y utilidad diagnóstica, debería incorporarse a la práctica clínica del médico de familia, permitiría inspeccionar el recto inferior y la mucosa anal.

3. Diagnósticos

A continuación se realiza el diagnóstico de enfermería y el diagnóstico clínico presuntivo de ITS. Dependiendo de los hallazgos en la entrevista y en el examen físico, se debe activar el plan de cuidados, planeando las intervenciones y los cuidados de enfermería:

a) **Diagnosticos de enfermeria:**

- Disfunción sexual (00059)
- Patrón sexual ineficaz (00065)
- Conocimientos deficientes: sexualidad (00126)

b) **Resultados esperados (NOC):**

1905 Control de riesgo: infecciones de transmisión sexual (ITS)

Definición: Acciones personales para prevenir, eliminar o reducir conductas asociadas con enfermedades de transmisión sexual.

Escala: Nunca demostrado (1); Raramente demostrado (2); A veces demostrado (3); Frecuentemente demostrado (4); Siempre demostrado (5)

Indicadores:

190501 Reconoce el riesgo individual de ITS

190505 Desarrolla estrategias efectivas para reducir la exposición a ITS

190510 Utiliza métodos para controlar la transmisión de ITS

190511 Reconoce los signos y síntomas de ITS

190514 Utiliza los sistemas sanitarios sociales para el tratamiento de ITS

190515 Cumple el tratamiento recomendado de ITS

190516 Lo comunica a la pareja en caso de infección de ITS

190517 Ausencia de ITS

1907 Control del riesgo: embarazo no deseado

Definición: Acciones personales para prevenir o reducir la posibilidad de un embarazo no deseado.

Escala: Nunca demostrado (1); Raramente demostrado (2); A veces demostrado (3); Frecuentemente demostrado (4); Siempre demostrado (5)

Indicadores:

190703 Supervisa las consecuencias personales asocia- das con un embarazo no deseado

190706 Desarrolla estrategias efectivas de prevención de embarazo

190711 Utiliza los recursos sociales de información/servicios

190712 Identifica los métodos apropiados de control de la natalidad

190714 Utiliza los métodos anticonceptivos correctamente

c) **Intervenciones (NIC):**

5622 enseñanza: sexo seguro

Definición: Proporcionar instrucciones acerca de medidas de protección durante la relación sexual.

Actividades:

- Instruir al paciente sobre el uso de métodos de control de la natalidad efectivos, según cada caso.
- Instruir al paciente en las prácticas sexuales de bajo riesgo, como las que evitan la penetración corporal o el intercambio de fluidos corporales.
- Instruir al paciente sobre la importancia de una buena higiene, lubricación y eliminación de orina después de la relación, para disminuir la susceptibilidad a infecciones.
- Fomentar el uso de preservativos, si procede.
- Instruir al paciente en productos espermicidas que pueden impedir las enfermedades de transmisión sexual, si procede.
- Animar al paciente con alto riesgo de padecer enfermedades de transmisión sexual a pasar exámenes regulares.

5624 enseñanza: sexualidad

Definición: Ayudar a las personas a comprender las dimensiones físicas y psicosociales del crecimiento y desarrollo sexual.

Actividades:

- Crear una atmósfera de aceptación y sin juicios.
- Proporcionar a los padres bibliografía y material de educación sexual.
- Utilizar las preguntas adecuadas para ayudar al niño y al adolescente a reflejar lo que es importante a nivel personal.
- Educar a los niños y adolescentes en las consecuencias negativas del embarazo precoz (pobreza y pérdida de la educación y de oportunidades de hacer carrera).

- Enseñar a los niños y adolescentes las enfermedades de transmisión sexual y el sida.
- Alentar la responsabilidad de la conducta sexual.
- Informar a los niños y adolescentes acerca de medios anticonceptivos eficaces.
- Explicar la accesibilidad a los anticonceptivos y la forma de obtenerlos.

5820 disminución de la ansiedad

Definición: Minimizar la aprensión, temor o presagios relacionados con una fuente no identificada de peligro por adelantado.

Actividades:

- Utilizar un enfoque sereno que dé seguridad.
- Establecer claramente las expectativas del comportamiento del paciente.
- Escuchar con atención.
- Reforzar el comportamiento si procede.
- Crear un ambiente que facilite la confianza.
- Animar la manifestación de sentimientos, percepciones y miedos.
- Identificar los cambios en el nivel de ansiedad.
- Apoyar el uso de mecanismos de defensa adecuados.
- Instruir al paciente sobre el uso de técnicas de relajación.
- Observar si hay signos verbales y no verbales de ansiedad.

5248 asesoramiento sexual

Definición: Utilización de un proceso de ayuda interactivo que se centre en la necesidad de realizar ajustes de la práctica sexual o para potenciar la resolución de un suceso/ trastorno sexual.

Actividades:

- Establecer una relación terapéutica basada en la confianza y el respeto.
- Proporcionar intimidad y asegurar confidencialidad.
- Informar al paciente al principio de la relación, que la sexualidad constituye una parte importante de la vida y que las enfermedades, los medicamentos y el estrés (u otros problemas/sucesos que experimenta el paciente) a menudo alteran el funcionamiento sexual.
- Discutir el nivel de conocimiento del paciente acerca de la sexualidad en general.
- Discutir la necesidad de modificaciones de la actividad sexual, si procede.
- Ayudar al paciente a expresar la pena y el enfado por las alteraciones del funcionamiento/aspecto corporal, si procede.
- Proporcionar información concreta acerca de mitos sexuales y malas informaciones que el paciente pueda manifestar verbalmente.
- Discutir acerca de formas alternativas de expresión sexual que sean aceptables para el paciente, si procede.
- Disponer derivación/consulta con otros miembros del equipo de cuidados si procede.

4. Educación para la salud y promoción del sexo seguro

A largo plazo, la mejor estrategia de prevención de las ITS es la educación para la salud y la promoción del sexo seguro. En estas actividades el personal sanitario, tanto si trabajan en consultas de ITS como si lo hacen en las de planificación familiar, ginecología, urología, medicina interna o atención primaria tienen un papel central. En este contexto, es importante que se refleje la historia sexual del paciente en la historia clínica.

Para evitar la transmisión del VIH y otras ITS se ha propuesto la estrategia ABC: "abstinence" (abstinencia), "be faithful" (fidelidad) y "condom" (preservativo). Aunque parece obvio que la abstinencia sexual y las relaciones sexuales mutuamente monógamas con una pareja no infectada evitarían el riesgo de contraer una ITS, la experiencia muestra que la eficacia de estas estrategias es limitada.

El preservativo de látex es muy efectivo para prevenir las ITS. Su tasa de rotura o deslizamiento durante el coito está en torno al 2%, por lo que los fallos en la prevención suelen ser debidos al uso inadecuado. Para ser efectivos han de usarse de forma regular, siguiendo algunas normas básicas:

1. Usar siempre condones homologados, y utilizar uno para cada acto sexual, vaginal, oral o anal.
2. Evitar daños con las uñas, los dientes o cualquier objeto afilado al manejar el condón.
3. Colocar el condón con el pene en erección, antes del acto sexual y de cualquier contacto genital, oral, vaginal o anal con la pareja.
4. Conseguir una lubricación adecuada durante el acto sexual, sea vaginal o anal, utilizando lubricantes si es preciso.
5. Cuando se utilicen condones de látex, usar únicamente lubricantes de base acuosa, puesto que los de base oleosa pueden dañarlos.
6. Para evitar el deslizamiento del condón al retirarlo tras el coito, realizar esta maniobra con el pene todavía erecto, sujetando el condón sobre la base del pene.

El condón femenino es una barrera efectiva contra el semen y las ITS cuando se utiliza consistentemente de forma adecuada. Entre las ventajas de su uso destaca que admite cualquier tipo de lubricante, tiene menor riesgo de rotura, menor riesgo de deslizamiento ya que el anillo externo no lo permite, no se han descrito casos de alergia, cubre los genitales externos incluso labios mayores, la mujer puede decidir usarlo antes de que el hombre tenga la erección y también sirve para el sexo anal. Son más caros que los condones masculinos, pero pueden ser útiles en las relaciones heterosexuales cuando no pueda utilizarse el condón masculino o cómo alternativa a éste.

Los espermicidas y otros métodos anticonceptivos, incluido el diafragma, sin efecto de barrera mecánica no sirven para prevenir ITS.

5. Detección precoz

El diagnóstico precoz de las ITS es importante tanto para los enfermos como para la salud pública. Hay muchos pacientes que, aun siendo infecciosos, son asintomáticos, y otros que, siendo sintomáticos, en ocasiones no buscan asistencia adecuada por temor al estigma o por no tener una percepción clara del riesgo de padecer una ITS.

El cribaje de ITS se ha de basar en la historia sexual de cada paciente (orientación sexual, prácticas sexuales de riesgo). A partir de ella se puede orientar hacia la necesidad de hacer revisiones periódicas.

Programas de detección precoz de ITS en embarazadas

Un ejemplo de la efectividad que puede tener la detección precoz son los programas neonatales de prevención de ITS, incluyendo el VIH, aunque en los últimos años se evidencia en España un aumento de los casos notificados de sífilis congénita, cuyas causas habrá que evaluar. La prevención de la transmisión de las ITS de la madre infectada al hijo se basa en el cribado protocolizado, en todas las mujeres embarazadas, para el VIH, marcadores del virus de la hepatitis B y sífilis. Además, si existe sospecha de riesgo se descartará la infección por virus de la hepatitis C, clamidias y por gonococo. Además de permitir el diagnóstico precoz de las embarazadas infectadas, estos programas son una medida de prevención primaria de primer orden al reducir la transmisión vertical de las ITS.

6. Evaluación y manejo de los contactos sexuales de personas con ITS

Investigación de contactos

La búsqueda activa de casos entre los contactos del paciente con una ITS, o caso índice, para ser evaluados es esencial para cortar la transmisión de las ITS y prevenir la reinfección del paciente. El procedimiento incluye: informar a las parejas sexuales del caso índice de su exposición, diagnosticar y tratar si es necesario y aconsejar sobre la prevención de infecciones futuras. El periodo de búsqueda y notificación de contactos sexuales depende de la ITS diagnosticada (tabla 1). Hay pruebas de que la investigación de contactos es efectiva para detectar nuevas ITS, pero no es una actividad fácil, por razones de índole práctica o a causa de las connotaciones éticas y emocionales que la rodean.

La comunicación a los contactos de la posibilidad de infección puede realizarla el caso (el paciente es el encargado de informar a sus contactos), el médico responsable del caso o bien otros profesionales sanitarios dedicados expresamente a esta tarea (bien de manera inicial o condicionada a que el paciente no informe a sus parejas en un tiempo acordado). No existe acuerdo claro sobre cuál es la mejor estrategia. La OMS recomienda que sea el paciente el que notifique su situación a sus contactos y los CDC no se decantan por un sistema u otro.

Cuando el paciente es el encargado de realizar este proceso, en algunos lugares se recurre a darle tratamiento para que se lo proporcione a su pareja. Esto puede hacerse cuando existe elevada sospecha de que la/s pareja/s del caso no acudirán a un centro sanitario, y sólo en el caso de infección por clamidia o gonococo.

Profilaxis post-exposición para el VIH.

Esta profilaxis consiste en un tratamiento con fármacos antirretrovirales tras una posible exposición al VIH que puede ser de tipo parenteral, habitualmente por accidente en personal sanitario, o en el contexto de una relación sexual sin condón o con rotura de éste. Debe iniciarse lo antes posible, y siempre antes de las 72 horas tras la exposición. La pauta dura 28 días, no garantiza que la infección no se produzca, y puede tener efectos secundarios para la salud. Es gratuita en España y se suministra en hospitales. Sólo debe administrarse excepcionalmente tras una decisión conjunta entre médico y paciente, valorando riesgos y beneficios. Se aconseja en personas con una exposición de riesgo esporádica y excepcional, y se desaconseja cuando se tienen prácticas de riesgo repetidas.

Infección	Periodo para la búsqueda de contactos	Intervención sobre los contactos
Chancroine	10-15 días antes de la aparición de síntomas	Tratamiento
Clamidia	60 días antes del inicio de síntomas o diagnóstico	Tratamiento
Donovanosis(Granuloma inguinal)	40-80 días antes del inicio de síntomas	Tratamiento
Gonococia	60 días antes del inicio de síntomas o diagnóstico	Tratamiento
Hepatitis A	Entre 2 semanas antes y una después del inicio de icteria	Vacunación
Hepatitis B	2 semanas antes del inicio de icteria	Vacunación
Herpes virus	Pareja actual	Consejo para evitar la infección y transmisión
VIH	3 meses antes de un test previo negativo	Tratamiento. Consejo para evitar la infección o transmisión
Linfogranuloma venéreo	1 mes antes del inicio de síntomas	Tratamiento
Uretritis no gonocócica	4 semanas antes del inicio de síntomas o 6 meses de asintomáticos	Tratamiento
Pediculosis	12 semanas antes del inicio de síntomas	Tratamiento
Escabiosis	8 semanas antes del inicio de síntomas	Tratamiento
Sífilis	**Primaria**: 3 meses antes del inicio de síntomas **Secundaria**: 6 meses antes del inicio de síntomas **Latente precoz**: 12 meses antes del diagnóstico. Si no es posible, intentar precisar la fecha en que se produjeron las lesiones primaria y secundaria.	Prevención y tratamiento
Tricomoniasis	60 días antes del inicio de síntomas o diagnóstico	Tratamiento
Virus del papiloma humano	Pareja actual	Tratamiento de las verrugas o displasia cervical. Consejo

7. Inmunización frente a las ITS

En las personas susceptibles se pueden prevenir algunas ITS mediante la vacunación. En España, las estrategias de vacunación frente a la hepatitis B en niños y adolescentes han conseguido que la gran mayoría de los nacidos a partir de 1980 estén vacunados. No obstante, todavía son muchos los adultos no vacunados que mantienen prácticas de riesgo. Por ello, debe vacunarse frente a la hepatitis B a todo paciente evaluado por cualquier ITS que no haya pasado la infección ni esté vacunado. La vacuna de la hepatitis A está indicada en HSH, en UDVP, personas con múltiples relaciones sexuales y trabajadores sexuales. Se dispone de vacuna combinada de hepatitis A y B.

Recientemente se dispone de dos vacunas frente al VPH: una bivalente, que incluye los tipos oncogénicos principales (16 y 18), responsables de casi el 70% de los casos de cáncer de cuello uterino y lesiones precancerosas; y otra tetravalente, que incluye además de los tipos anteriores otros asociados a verrugas genitales. La base del desarrollo de las vacunas profilácticas es a partir de las VLPs (virus-like particles).

Cada VLP genera anticuerpos tipo-específicos. Estas vacunas estrictamente proteicas sirven para prevenir infecciones por VPH, y deben aplicarse antes de tener la infección por VPH por lo que su administración se recomienda antes del inicio de las relaciones sexuales. En España están autorizadas y de venta en farmacias desde septiembre de 2007 e incluidas en el calendario vacunal en niñas de 11-14 años desde enero de 2008.

La implantación de la vacunación sistemática ha de complementarse con programas de educación sexual para niños y padres, a fin de evitar una falsa protección frente a otras ITS que conlleve el desuso del preservativo, y de la necesidad de continuar con el cribado en la población vacunada, ya que la vacuna protege únicamente frente a siete de cada diez cánceres. Incluso después de lograr una cobertura generalizada de la población con la vacuna, el cribado mediante pruebas de Papanicolau deberá seguir realizándose para cubrir aquellas mujeres a riesgo de desarrollar cáncer cervicouterino, bien porque estuvieran infectadas por el VPH 16 o 18 antes de la disponibilidad de la vacuna o bien porque su infección se deba a un tipo de VPH no incluido en la vacuna. Hasta la fecha hay cuestiones sin resolver en relación a estas vacunas, como son el periodo de protección, la necesidad o no de administrar dosis de recuerdo, la inclusión de otros genotipos o la vacunación en niños.

Tema 60

Cuidados a personas con enfermedades infecciosas: VIH, tuberculosis, hepatitis. Valoración integral. Identificación de problemas más prevalentes. Valoración e intervenciones enfermeras

Rodio ediciones

Índice esquemático

1. CUIDADOS A PERSONAS CON ENFERMEDADES INFECCIOSAS: VIH, TUBERCULOSIS, HEPATITIS

1.1. VIH

Se puede decir que el inicio del SIDA comenzó públicamente el 5 de junio de 1981, cuando el Center for Disease Control and Prevention (Centro para la Prevención y Control de Enfermedades) de Estados Unidos convocó una conferencia de prensa donde describió cinco casos de *neumonía por Pneumocistis carinii* provocados por una inmunodeficiencia no descrita hasta el momento. Al mes siguiente se confirmaron varios casos de un tipo de cáncer de la piel llamado *sarcoma de Kaposi*. Las primeras constataciones de estos casos fueron realizadas por el Dr. Michael Gottlieb, de San Francisco. Dr.Golding,

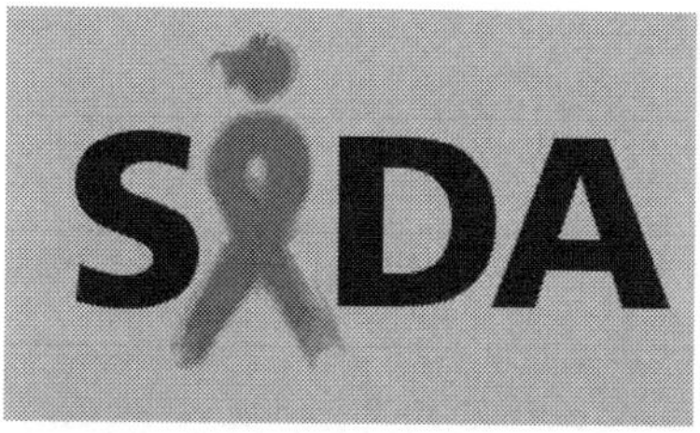

Estos pacientes eran varones homosexuales y sexualmente activos, muchos de los cuales también sufrían de otras enfermedades crónicas que más tarde se identificaron como infecciones oportunistas. Las pruebas sanguíneas que se les hicieron a estos pacientes mostraron que carecían del número adecuado de un tipo de células sanguíneas llamadas T CD4+. Por la aparición de unas manchas de color rosáceo en el cuerpo del infectado, la prensa comenzó a llamar al SIDA «peste rosa», debido a esto se confundió, y se le atribuyó a los homosexuales, también la padecían los inmigrantes haitianos en Estados Unidos, los usuarios de drogas inyectables, los receptores de transfusiones sanguíneas y las mujeres heterosexuales. En 1982, la nueva enfermedad fue bautizada oficialmente con el nombre de Acquired Immune Deficiency Syndrome (AIDS).

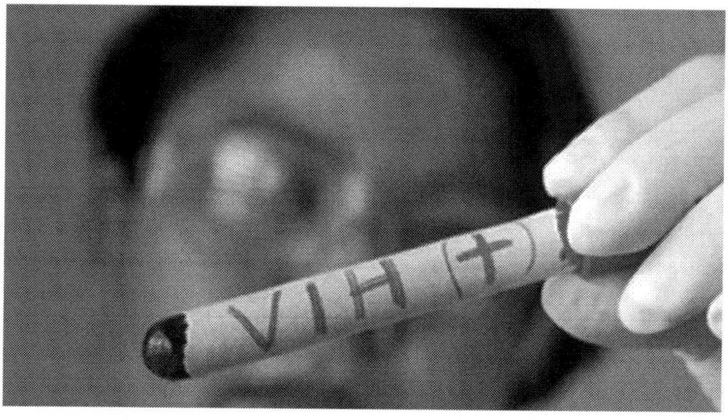

La teoría más reconocida actualmente, sostiene que el VIH proviene de un virus llamado «virus de inmunodeficiencia en simios» (SIV, en inglés), el cual es idéntico al VIH y causa síntomas similares al sida en otros primates.

En septiembre de 1984, dos científicos, el Dr. Robert Gallo en los Estados Unidos y el profesor Luc Montagnier en Francia (Instituto Pasteur), aislaron de manera independiente el virus que causaba el SIDA. Luego de una disputa prolongada, accedieron a compartir el crédito por el descubrimiento y es en 1985 cuando la O.M.S. le da el nombre definitivo de Virus de la Inmunodeficiencia Humana (VIH-1).El descubrimiento del virus permitió el desarrollo de un anticuerpo, el cual se comenzó a utilizar para identificar dentro de los grupos de riesgo a los infectados.

a) Origen de la enfermedad

El virus VIH surge de la mutación de un virus que afecta al mono verde Africano (Cercophitecus aethiops), denominado virus de la inmunodeficiencia del simio (VIS). Esta enfermedad no es un fenómeno nuevo, pues parece que este virus existía desde hace tiempo en grupos humanos aislados de África Central, donde la pobreza y los cambios sociales, junto con las bajas condiciones sociosanitarias, provocaron su diseminación en África. Por tanto, su origen se sitúa probablemente en África a finales del primer tercio del siglo XX por la transmisión del denominado virus de la inmunodeficiencia del simio (VIS) a la especie humana.

La pandemia de SIDA comenzó a propagarse y a extenderse en la década de los 70 por EEUU y Europa, pero no fue hasta 1981 cuando se describió por primera vez en varones homosexuales de San Francisco.

La muestra humana más antigua que se sepa que contiene VIH fue tomada en 1959 a un marino británico, quien aparentemente la contrajo en lo que ahora es la República Democrática del Congo.

Existen dos virus diferenciados que causan sida en los seres humanos, el VIH-1 y el VIH-2.

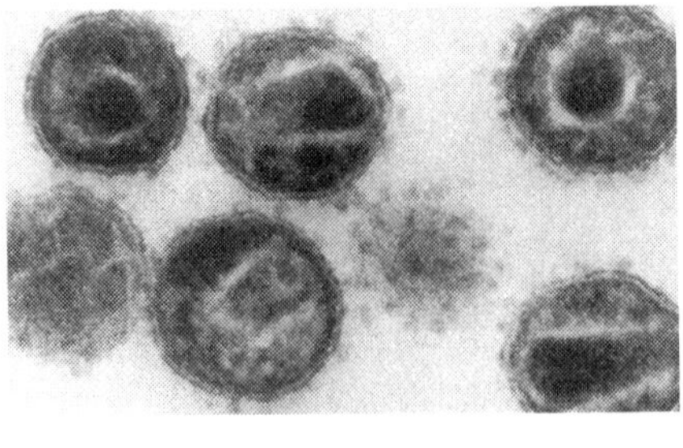

b) Concepto de la enfermedad

La Infección por VIH es una enfermedad crónica transmisible, que afecta a personas con determinados factores de riesgo aunque es de susceptibilidad universal. Esta causada por un retrovirus llamado virus de la Inmunodeficiencia Humana (VIH), que provoca una destrucción progresiva del sistema inmunitario y que clínicamente tiene un amplio espectro de manifestaciones que se expresan como una infección aguda inicial, que en la mayoría de los casos es asintomática, pasando a un largo periodo de latencia clínica en la cual la persona permanece asintomático para desembocar en una serie de infecciones oportunistas y/o neoplásicas, que constituyen la manifestación de la fase mas avanzada y llamativa clínicamente de la enfermedad que se denomina como SIDA.

Los glóbulos blancos y los anticuerpos atacan y destruyen a cualquier organismo extraño que entra al cuerpo humano. Esta respuesta es coordinada por un tipo de células llamados linfocitos T CD4. El virus VIH ataca específicamente a las células que expresan el receptor CD4, una de las más importantes son los linfocitos T CD4+ y se introduce en ellos. Una vez dentro, el virus transforma su material genético para incorporarlo al material genético propio del huésped (persona infectada) y lo utiliza para replicarse o hacer copias de sí mismo. Cuando las nuevas copias del virus salen de las células a la sangre, buscan a otras células para atacar. Mientras, las células de donde salieron mueren. Este ciclo se repite una y otra vez.

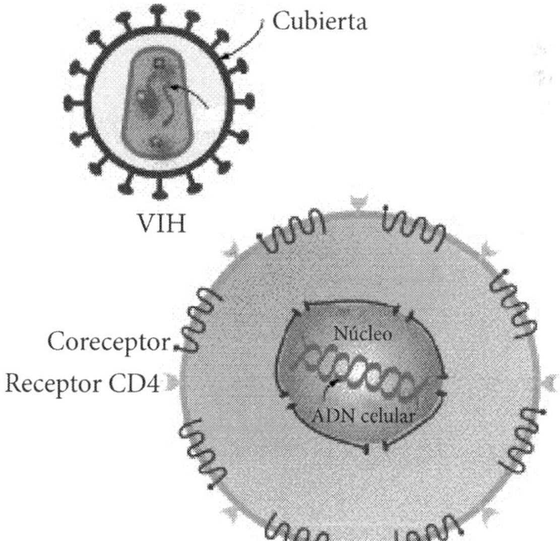

Para defenderse de esta producción de virus, el sistema inmune de una persona produce muchas células CD4 diariamente. Poco a poco el número de células CD4 disminuye, por lo que la persona sufre de inmunodeficiencia, lo cual significa que la persona no puede defenderse de otros virus, bacterias, hongos y parásitos que causan enfermedades, lo que deja a la persona susceptible de sufrir enfermedades que una persona sana sería capaz de enfrentar. Estas enfermedades son principalmente infecciones oportunistas.

Dado que el organismo posee mecanismos de control de crecimiento celular dependiente de células CD4, la destrucción progresiva de éstas células ocasionará que estos mecanismos no sean adecuadamente regulados, lo que origina en consecuencia la presencia de algunas neoplasias que no ocurrirían en personas sanas, por ejemplo el sarcoma de Kapossi. El VIH, además, es capaz de infectar células cerebrales, causando también diversas alteraciones neurológicas.

c) Aspectos biológicos

Virus VIH

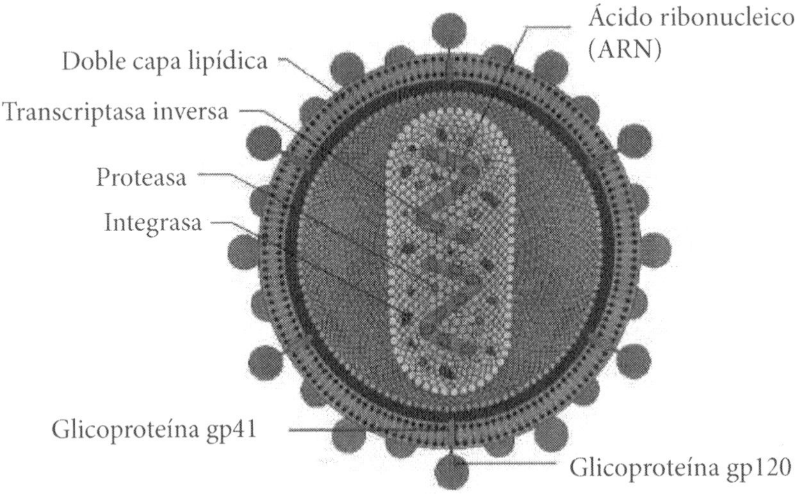

El virus de la inmunodeficiencia humana pertenece a la familia de los retrovirus, subfamilia lentivirus. Estos virus poseen una serie de características especiales que son concluyentes en la complicada patogenia de la infección:

1. Presenta una gran variabilidad genética (virus ARN) y un genoma muy complejo (lentivirus).
2. Tiene un ciclo vital con dos fases: fase de virus infectante (ARN) y fase de provirus (ADN) Esta fase intermedia de integración en el genoma del huésped le permite prolongados periodos de latencia asintomática, aunque con permanencia de viremia.
3. Su ciclo de replicación se produce por un mecanismo inverso a la replicación usual de los virus ARN. El papel fundamental lo juega una enzima llamada transcriptasa inversa.
4. En cuanto a sus células huésped, estas son principalmente linfocitos CD4+, pero también lo son los macrófagos y monocitos, células de la microglia y células dendríticas localizadas en las mucosas (células de Langerhans).

Como en los demás retrovirus, la información genética del virus está en forma de ARN que contiene las «instrucciones» para la síntesis de proteínas estructurales, que le son necesarias para replicarse y que conformarán al nuevo virus (virión).

Habitualmente, en la naturaleza el ADN es una fuente de material genético desde la que se producirá una copia simple de ARN, pero en el caso del VIH, éste logra invertir el sentido de la información, produciendo ADN a partir de su simple copia de ARN, operación que se denomina transcripción inversa, característica de los retrovirus. El virus inserta su información genética en el mecanismo de reproducción de la célula en el núcleo celular, gracias a la acción de la integrasa.

Estructura y morfología

El VIH es un virus ARN que afecta exclusivamente a la raza humana y es una partícula muy pequeña, de un tamaño aproximado de 10 micras. Va a presentar la siguiente estructura:

- Una envoltura externa, que está compuesta por lípidos y contiene 72 prolongaciones glucoproteicas (gp120 y gp41). Estas glucoproteínas son importantes, porque que permiten la unión del virus a las células, la fusión de ambas membranas y posteriormente su penetración en el huésped.
- La Nucleocápsula: compuesta por proteínas (p17 y p24) y ácido nucleico estructurados como una matriz externa (p17) y una cápside cónica interna (p24) en cuyo interior se encuentra el genoma viral formado por duplicados idénticos monocatenarios lineales de ARN unidos por la p7 y proteínas con función enzimática necesarias para realizar su ciclo vital (transcriptasa inversa, integrasa y proteasa) o reguladora.

Toda esta estructura esta codificada por un complejo genoma del que se conocen nueve genes, tres son genes estructurales(gag,, pol y env) y seis son genes reguladores (vif, vpr, vpu, tat, rev, nef) con diversas funciones de regulación entre las que destacan la infectividad y la liberación de nuevos virus o viriones.

d) Transmisión del VIH

El virus VIH se puede encontrar en todos los fluidos orgánicos de una persona portadora (sangre, semen, secreciones vaginales, orina, saliva, lágrimas, etc.), pero la infección sólo se transmite a través de aquellos fluidos que tienen suficiente concentración de virus, como son: la sangre y sus derivados, semen, secreciones cervicales y vaginales, y la leche materna.

La piel es una buena barrera frente al VIH y está comprobado epidemiológicamente que el virus solo se transmite como resultado de exposiciones a líquidos biológicos suficientemente contaminados, bien por inoculación a través de transfusiones, por adicción a drogas por vía parenteral –ADVP- (por el uso compartido de jeringuillas o por transmisión sexual a las parejas), por vía transplacentaria (transmisión materno-fetal) o a través de las mucosas (relaciones sexuales). Posiblemente más del 90% de los casos en el mundo se han adquirido por vía sexual, por lo que se considera que la infección por el virus VIH es una infección de transmisión sexual (enfermedad de transmisión sexual –ETS-), que puede transmitirse por vía parenteral.

La transmisión de esta infección puede producirse en cualquier momento de la enfermedad, incluyendo el estadio de latencia tras la primoinfección en el cual el portador esta asintomático y activo sexual y socialmente, por lo que la infección puede ser transmitida por muchos portadores que no saben que tienen la infección o sabiéndolo tratan de ocultarlo.

Las principales vías de transmisión son:

Transmisión sexual

La infección por el virus VIH es considerada como enfermedad de transmisión sexual, ya que, las relaciones sexuales, tanto heterosexuales como homosexuales, son el mecanismo predominante de más del 90% de los casos de infección por VIH existentes en el mundo.

Siempre que se pongan en contacto el semen o fluidos genitales de una persona portadora del VIH con las mucosas (anal, vaginal, del pene u oral) de una persona sana, es posible la transmisión. El riesgo de transmisión aumenta igualmente con el número de relaciones sexuales (aunque una sola puede ser suficiente) y con el tipo relación sexual (mayor riesgo en la penetración anal que en la penetración vaginal y menos en la oral).

La transmisión heterosexual es el mecanismo predominante en África Subsahariana, donde viven más de las dos terceras partes de las personas infectadas del mundo, aunque va adquiriendo un claro aumento en el resto del mundo. Así, se estima que el 75% de casos de contagio a nivel mundial se producen por relación heterosexual. Todo ello, posiblemente por un fenómeno llamado de agotamiento, por el abandono de las precauciones más elementales de protección frente a esta infección y al resto de ETS. La transmisión es mayor de hombre a mujer (riesgo entre 1 y 8 veces superior) por una mayor concentración de virus en el semen que en secreciones cervico-vaginales y mayor tiempo de exposición en el caso de la mujer. Se calcula que aproximadamente el 90% de las infecciones por VIH en mujeres en todo el mundo se produce por esta vía de contagio.

La transmisión homosexual entre varones es elevada debido al tipo de prácticas sexuales con mayor potencial de lesiones traumáticas de las mucosas (coito anal receptivo), como por el mayor número de parejas sexuales que suelen tener la mayoría de los individuos homosexuales (alta promiscuidad).

La transmisión está condicionada considerablemente por diversos factores, como:

a) Contagiosidad del portador, estará incrementada en grandes cuantías de virus: estadios avanzados de la enfermedad, en caso de viremias elevadas, ausencia de tratamientos antiretrovirales y en la fase de primoinfección; o en circunstancias en las que se incrementa dicha cuantía vírica: presencia de otras ETS concomitantes (herpes genital, ulceras genitales en sífilis), mujeres durante la menstruación, que tomen anticonceptivos orales o embarazadas y en hombres circuncidados. Asimismo, la carencia de vitamina A va a aumentar los riesgos de contagio.

b) Prácticas sexuales, que va a establecer un nivel variable de transmisión según diversos factores: número de relaciones (aumenta con el número de relaciones, aunque una sola puede ser suficiente), vía usada (mayor riesgo de contagio el coito anal receptivo que el insertivo, al igual que el coito vaginal receptivo con mayor riesgo que el insertivo. En cuanto a la exposición oral receptiva y mucho menos la insertiva, son prácticas menos peligrosas que las anteriores), prácticas con capacidad para lesionar las mucosas tienen mayor riesgo y el uso de métodos de protección o de barrera: el preservativo, cuya eficacia puede llegar al 100% si es usado correctamente y con materiales adecuados (látex o vinilo)

c) Susceptibilidad del huésped: se conoce que hay personas que por la constitución genética de su sistema inmune, no se contagian a pesar de múltiples exposiciones y sin embargo hay otras que se infectan tras una única exposición (todo ello probablemente esté en relación con la capacidad de respuesta específica frente al VIH)

d) Agentes del propio virus: debido a su alta variabilidad genética, el virus VIH presenta diversas diferencias en su transmisión. Así, los subtipos C (predominante en África Subsahariana) y E parecen tener mayor eficacia transmisora que el subtipo B (predominante en Europa y América del Norte) lo que puede revelar la alta explosión transmisora de la infección por vía sexual en esas zonas geográficas.

Transmisión parenteral

La exposición a sangre infectada es la vía responsable de una importante proporción en adictos de drogas por vía parenteral (ADVP), siendo también frecuente como vías de transmisión la recepción de transfusiones sanguíneas o de sus derivados y una mínima proporción por exposición ocupacional de los trabajadores sanitarios a la sangre y a otros líquidos orgánicos infectados. También cabe destacar como vía de transmisión la exposición de los receptores de órganos trasplantados.

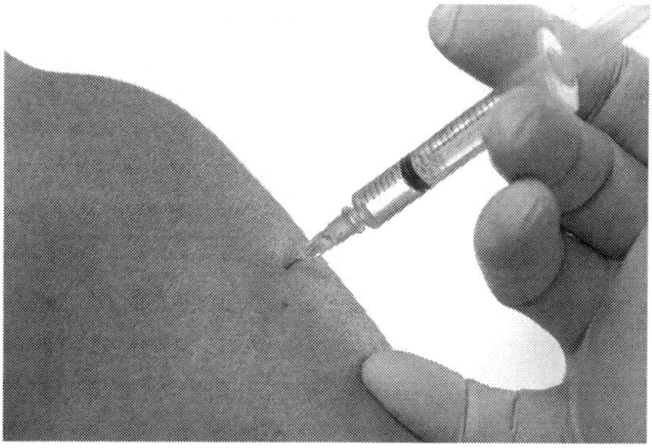

En cuanto a los ADVP se produce la exposición por vía directa al compartir jeringuillas de inyección o de manera indirecta por vía sexual a sus parejas, constituyendo una muy alta proporción de casos en los países desarrollados (20-60%). Lógicamente la intensidad de la drogadicción, del intercambio de jeringuillas usadas y del número de miembros con las que se comparten, supone un factor de riesgo para la transmisión de la infección.

El riesgo de infección para los receptores de sangre o de hemoderivados infectados (transfusiones e inyecciones) se estima en un 90%, pero su transmisión es actualmente excepcional, debido a la Obligatoriedad de la prueba de detección de anticuerpos anti-VIH a todo donante de sangre desde 1985. En países desarrollados esta prácticamente erradicada aunque con un riesgo aproximado de 1/40.000 transfusiones, según diversos estudios.

El riesgo de infección en las exposiciones accidentales de los profesionales sanitarios en general es muy pequeño, aproximadamente un 0´3% en pinchazos y aún menor en contacto con mucosas (salpicaduras) o piel no intacta. El personal de enfermería es considerado el colectivo con mayor riesgo.

Transmisión Materno-infantil o Vertical

La transmisión desde la madre infectada al niño puede suceder durante el embarazo, el parto (mayor riesgo de transmisión) y a través de la lactancia materna. Su incidencia es variable, situándose en un 25% aproximadamente en el mundo occidental (antes de la divulgación de los tratamientos preventivos) y aumentando hasta un 40-50% en el Tercer Mundo.

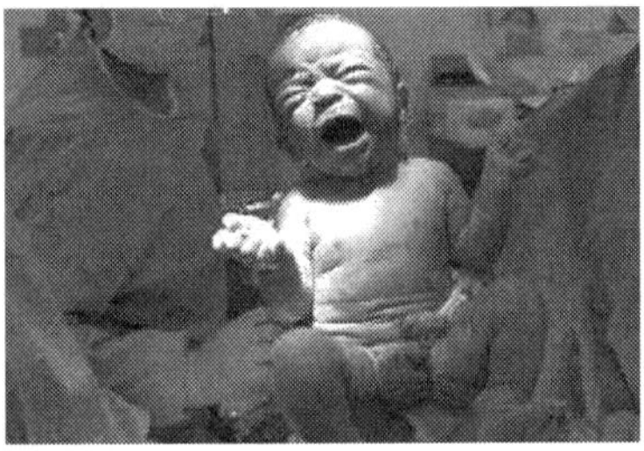

Fuente: www.clmujer.cl

En la actualidad, las diferentes pautas de tratamiento antiretroviral durante el embarazo y el parto reducen enormemente el riesgo de contagio, así como la asistencia al parto por medio de la cesárea y la evitación de la lactancia materna. Todo ello, ha conseguido cifras de transmisión muy bajas, aproximadamente del 1,6%.

Vías de "no" transmisión

Está comprobado que no hay otros mecanismos de transmisión diferentes a los descritos anteriormente. La convivencia, los contactos físicos de la vida cotidiana, el sudor, la saliva, la orina, las heces, la tos, ausencia de higiene, los insectos, las piscinas, el aire, uso de objetos habituales, etc., no son fuente de contagio porque no son capaces de introducir suficiente cantidad de virus en el huésped como para iniciar la infección.

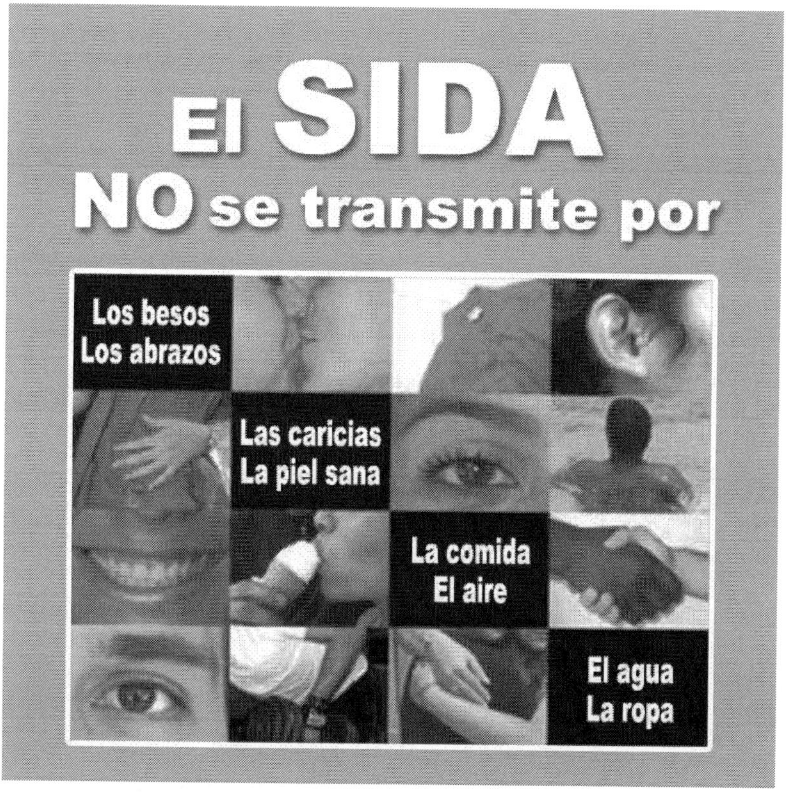

Fuente: www.vihsidapandemiaytubu.blogspot.com

e) Evolución de la enfermedad

I. Fase Precoz o Aguda (Primoinfección)

Desde el momento del contagio, el virus se disemina rápidamente a través del organismo invadiendo múltiples órganos, principalmente los sistemas linfático y nervioso. Posiblemente, los linfocitos son las primeras células infectadas y a continuación las células dendríticas serian las encargadas de diseminar la infección hasta los ganglios linfáticos en pocas horas. Finalmente la infección local acabaría diseminándose por el plasma a partir de las primeras 24-72 horas tras el contagio. Así, a las 2-6 semanas de la inoculación la mayoría de pacientes tienen una carga viral (medición en plasma de los niveles de ARN-VIH en cop/ml, como expresión de la replicación viral) muy elevada en el plasma, encontrándose infectados una gran proporción de linfocitos CD4+.

A pesar de la elevada viremia inicial, se estima que existe un periodo "ventana" de 4-12 semanas durante las cuales no es detectable aún en el plasma anticuerpos específicos frente al virus.

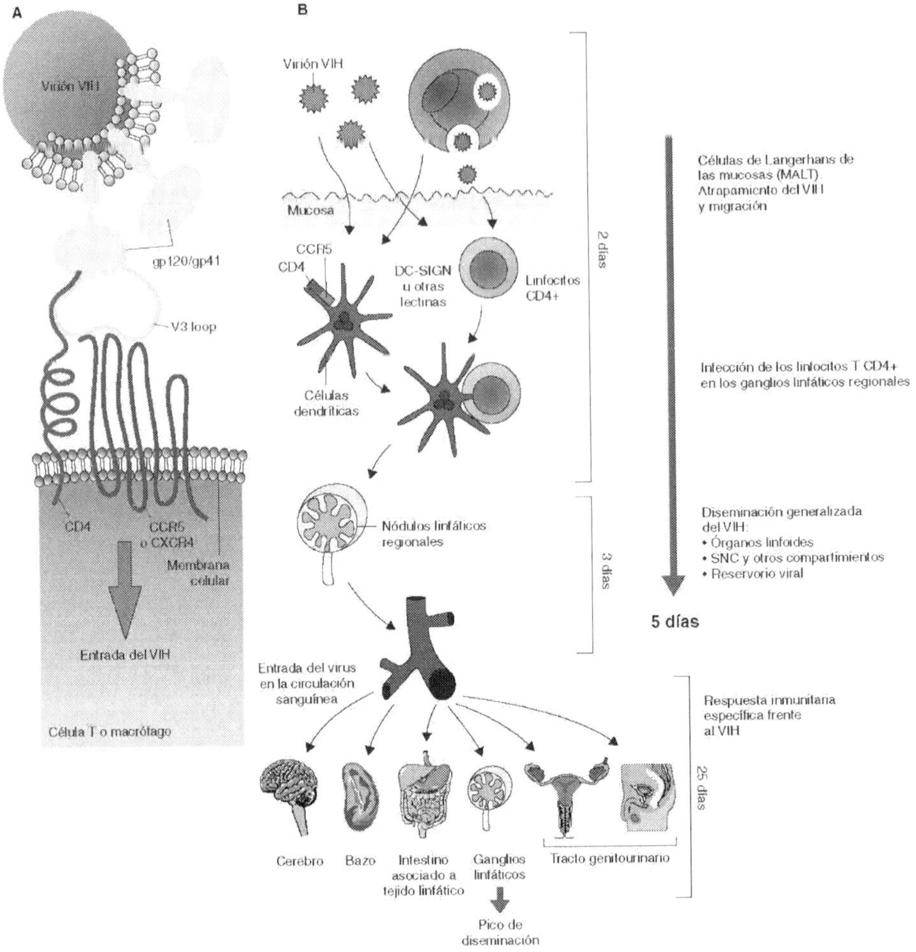

Fuente: www.elsevier.es

En este momento, el paciente puede permanecer asintomático o en aproximadamente más del 50% de casos presenta manifestaciones clínicas del llamado SÍNDROME RETROVIRAL AGUDO (SRA), de características clínicas similares a un cuadro pseudo-gripal o parecido a una mononucleosis infecciosa, que cursa con fiebre, cefaleas, dolores musculares y articulares (artromialgias), faringitis, erupción cutánea y ganglios linfáticos inflamados (linfadenopatías)

Este cuadro clínico, rara vez reconocido como expresión de la primoinfección del VIH, va desaparecer espontáneamente en cuestión de unas dos o tres semanas, quedando el paciente asintomático durante varios años. Cabe destacar que aquellos individuos que presentan una clínica aguda mas intensa, van a evolucionar más rápidamente a SIDA.

Tras unos dos meses después de la inoculación, van a aparecer los diferentes tipos de anticuerpos frente al virus (con poco poder neutralizante frente al VIH) y se pone en marcha la correspondiente respuesta inmunitaria celular específica (seroconversión) que resulta altamente eficaz para limitar la replicación viral, causando la bajada de la carga viral y aumentando así las cifras de linfocitos CD4+.

Entre los 6 y 12 meses siguientes, se consigue y se mantiene una estabilización de la viremia o equilibrio dinámico entre las cantidades de virus que son producidos y eliminados diariamente y el gran número de linfocitos que son destruidos y creados en el mismo periodo de tiempo.

Durante este periodo de estabilidad, la carga viral basal presente en sangre que suele llamarse como *"set point"* es un dato altamente útil y reconocido como el principal factor pronóstico respecto a la perspectiva de progresión a SIDA a lo largo de los años siguientes.

II. Fase Intermedia o Crónica de la Infección (Latencia clínica)

Durante este periodo, de varios años de duración, la persona infectada es portadora asintomática por lo que se denomina como periodo de latencia clínica, aunque no virológica; puesto que persiste la elevada actividad replicativa del virus pero ésta es contrarrestada con la extraordinaria capacidad de regeneración de los linfocitos CD4+. Sorprendentemente, los pacientes no suelen tener síntomas durante este tiempo a pesar de la continuada lucha existente entre el virus y el sistema inmunológico del individuo, aunque ocasionalmente puede presentarse trombopenia y adenopatías.

La duración de esta fase es muy variable, la mayoría de pacientes (80-90%) progresan a SIDA a partir de los 5 años del contagio (siendo la media de progresión de unos 10 años) y se llaman progresores **típicos**. Entre un 5-10% progresan a SIDA entre 1 y 5 años tras la infección, siendo denominados progresores **rápidos**. El resto (5-10%) se encuentran asintomáticos durante más de 10 años y mantienen un recuento de CD4+ mayor de 500 cel/μL, incluso sin ser tratados con TAR y se llaman no progresores.

Esta variabilidad entre pacientes está relacionada con la existencia o no de numerosos factores que influyen o no en la rapidez de replicación del virus. Dichos factores pueden ser:

- Externos o ambientales (agentes infecciosos, fármacos, tóxicos, agentes físicos, etc.).
- Propios del virus (Vía de transmisión, variabilidad genética, cuantía del inóculo, mutaciones a resistencia a antiretrovirales).
- Personales del huésped (edad, ejercicio, estrés, estado nutricional, adicciones, algunos serotipos del sistema HLA, tipo de respuesta inmune).

III. Fase avanzada o final de la infección (SIDA)

En esta fase de crisis, la incapacidad progresiva del sistema inmune por erradicar el virus, provoca un desequilibrio entre la elevada actividad de replicación viral (elevación de la carga viral) y la disminución de las cantidades de linfocitos CD4+ destruidos, que el sistema inmune ya no repone suficientemente. Clínicamente, los pacientes van a presentar un grave empeoramiento del estado general, con aparición de infecciones oportunistas y determinadas neoplasias, así como diversas alteraciones neurológicas importantes y características. Es en este momento cuando al individuo infectado se le considera como afectado de SIDA.

La evolución natural de esta fase es desfavorable, con una supervivencia de menos de tres años en un porcentaje del 15-30% de los afectados. Con el uso de los tratamientos antirretrovirales de alta eficacia, se ha conseguido reducir la mortalidad de manera espectacular, prolongando así la supervivencia de forma casi indefinida por el efecto de control sobre la replicación viral, que va a permitir la reconstitución del sistema inmunológico del paciente, reduciéndose significativamente la incidencia de infecciones oportunistas y de sarcoma de Kaposi.

f) Manifestaciones clínicas

La infección por el VIH puede encontrarse en su fase asintomática y en ella, el diagnóstico puede realizarse por técnicas de laboratorio si existe sospecha de conductas de riesgo, facilitándose así una detección precoz de la enfermedad.

Durante la primoinfección, se puede diagnosticar igualmente por pruebas de laboratorio si existen agentes de riesgo, porque frecuentemente el síndrome retroviral agudo, suele pasar desapercibido en más de la mitad de pacientes.

Es frecuente la sospecha de esta infección ante la aparición de ciertas manifestaciones clínicas que algunos clínicos han llamado "centinelas", en pacientes con factores de riesgo, aparentes o no. Las manifestaciones más características son la candidiasis oral, alguna ETS, ciertas manifestaciones cutáneas como la dermatitis, seborreica o el molluscum contagiosum, tuberculosis, neumonías bacterianas recurrentes o linfoma.

Tras la fase asintomática, la enfermedad se manifiesta por una serie de alteraciones debidas directamente al VIH o por complicaciones infecciosas o no infecciosas que aparecen paulatinamente en el paciente y que normalmente se relacionan con su estado de inmunosupresión.

Las complicaciones asociadas directamente al VIH más frecuentes son:

Pulmonares	Neumonía intersticial inespecífica Neumonitis linfoidea
Oftalmológicas	Retinopatía microvascular
Cutáneas	Exantema maculopapular
Digestivas	Úlceras orales y esofágicas Enteropatía por VIH
Neurológicas	Neuropatía periférica Meningitis aséptica Encefalopatía por VIH (demencia-SIDA)
Renales	Neuropatía por VIH
Hematológicas	Trombopenia
Cardiovasculares	Miocardiopatía

Las complicaciones infecciosas o no infecciosas relacionadas con el estado de inmunosupresión del paciente relacionadas con a las cifras de CD4+ son:

> 500 cél/mm^3	Linfadenopatía persistente generalizada (LPG) Meningitis aséptica
200-500 cél/mm^3	Neumonía bacteriana Candidiasis oral Linfoma Sarcoma de Kaposi Tuberculosis pulmonar
<200 cél/mm^3	Neumonía por pneumocystis carinii Toxoplasmosis Leucoencefalopatía multifocal progresiva
<100 cél/mm^3	Infección diseminada por M. avium-intracellulare (MAI) Infección diseminada por citomegalovirus (CMV) Linfoma cerebral primario

g) Clasificación

En la actualidad se agrupan a los pacientes en función de su eventual sintomatología y de su recuento de linfocitos CD4+; según la clasificación vigente de la infección por el VIH y criterios de definición de SIDA para adultos y adolescentes mayores de 13 años propuesta por al Centers for Disease Control (CDC) en 1993 y que en España se incorporó en 1994. Es la siguiente:

Clasificación de la infección por el VIH y criterios de definición de SIDA para adultos y adolescentes mayores de 13 años (CDC, 1993)			
	Categorías clínicas		
Categorías según la cifra de linfocitos CD4+	**A**	**B**	**C**
≥ 500 cel/μL	A1	B1	C1
200 - 499 cel/μL	A2	B2	C2
< 199 cel/μL	A3	B3	C3

Categoría A: Incluye a pacientes con infección primaria o asintomáticos, con o sin linfadenopatía generalizada persistente.

Categoría B: Engloba a pacientes que presentan o hayan presentado síntomas debidos a enfermedades que no pertenecen a la categoría clínica C, pero que están relacionados con la infección de VIH o cuyo manejo y tratamiento suelen verse complicados debido a la presencia de esta última. Las principales enfermedades que pueden presentarse son:

- Angiomatosis bacilar.
- Candidiasis vulvo-vaginal persistente, frecuente o con mal respuesta al tratamiento.
- Candidiasis oral resistente al tratamiento.
- Displasia de cérvix uterino (moderada o grave) o carcinoma de cérvix no invasivo.
- Enfermedad pélvica inflamatoria (EPI), sobre todo complicada con absceso tuboovárico.
- Fiebre (≥ 38,5ºC) o diarrea de más de un mes de duración.
- Herpes zóster (más de un episodio, o un episodio con afección de más de un dermatoma)
- Leucoplasia oral vellosa.
- Listeriosis.
- Neuropatía periférica.
- Púrpura trombocitopénica idiopática (PTI).

Categoría C: Comprendería a aquellos pacientes que presentan o hayan presentado algunas complicaciones ya incluidas en la definición de SIDA de 1987 de la OMS. Así, las situaciones clínicas diagnosticadas como SIDA son:

- Infecciones oportunistas.
  - ▹ Infecciones bacterianas:
    - Sepsis recurrente por Salmonella, diferente a Salmonella typhy.
    - Tuberculosis pulmonar.
    - Tuberculosis extrapulmonar diseminada.
    - Infección por complejo Mycobacterium avium (MAI).
    - Infecciones de otras micobacterias atíicas.
    - Neumonía por Pneumocystis carinii y neumonía bacteriana recurrente.
  - ▹ Infecciones víricas:
    - Infección por Citomegalovirus (retinitis o diseminada).
    - Infección por el virus del herpes simple, que puede ser crónica o en forma de bronquitis, neumonitis o esofagitis.
  - ▹ Infecciones fúngicas:
    - Candidiasis, diseminada, esófago, tráquea o pulmones.
    - Coccidioidomicosis, extrapulmonar o diseminada.
    - Criptococosis extrapulmonar.

  - Histoplasmosis, diseminada o pulmonar.
  - Aspergilosis.
- ▹ Infecciones por protozoos:
  - Toxoplasmosis neurológica.
  - Criptosporiadiosis intestinal crónica,, con diarrea de más de un mes.
  - Isosporiasis intestinal crónica.

- Procesos asociados directamente con el VIH:
  - ▹ Demencia relacionada con el VIH (encefalopatía por VIH).
  - ▹ Leucoencefalopatía multifocal progresiva.
  - ▹ Síndrome de desgaste.
- Procesos tumorales:
  - ▹ Sarcoma de Kaposi.
  - ▹ Linfoma de Burkitt.
  - ▹ Otros linfomas no-Hodking, linfoma inmunoblástico, linfoma cerebral primario o linfoma de células B.

h) Tratamiento

Las perspectivas de la infección VIH/SIDA ha cambiado sustancialmente en los últimos años con la incorporación de nuevos fármacos y los esquemas terapéuticos que combinan varios de ellos y ha pasado de ser una infección de pronostico fatal a contemplarse como una patología crónica y se especula sobre la posibilidad de lograr la erradicación del virus en un futuro.

El objetivo principal del tratamiento actual de la infección por VIH es el de mantener niveles indetectables de carga viral en plasma durante largos periodos de tiempo.

La utilización del tratamiento antirretroviral (TAR) en la práctica clínica diaria plantea problemas variados:

a) Imposibilidad de alcanzar viremia indetectable hasta en un 50 por ciento de los casos.
b) Efectos secundarios a corto y largo plazo.
c) Complejidad del tratamiento.
d) Dificultad de cumplimentar correctamente (adherencia) estos regímenes complejos.

El recuento de linfocitos CD4 y la CV son los parámetros que se utilizan para tomar decisiones respecto al inicio y los cambios en el TAR así como para monitorizar su eficacia.

La cifra de linfocitos CD4 es el parámetro más importante para decidir el inicio del TAR. Es un factor pronóstico de progresión clínica, mortalidad y beneficio del TAR más importante que la CV. Por este motivo debe medirse la cifra de linfocitos CD4 en la primera visita para adoptar decisiones respecto al inicio del TAR.

A la hora de iniciar el tratamiento, el médico y el paciente deben sopesar riesgos y beneficios del TAR y éste último debe estar convencido de su eficacia y correcta realización, conociendo los efectos secundarios y la forma de evitarlos.

a) Tratar todos los pacientes sintomáticos (incluida infección primaria); y aquéllos asintomáticos dependiendo del pronóstico y su capacidad para cumplimentar correctamente la terapia.
b) Es recomendable el tratamiento según las cifras de linfocitos CD4+ y carga viral según las pautas siguientes:

Carga viral del VIH-1

Linfocitos CD4+	< 5000	5000 - 30000	> 30000
< 350	Terapia recomendada	Recomendada	Recomendada
350 - 500	Considerar terapia	Recomendada	Recomendada
> 500	Retrasar terapia	Considerar terapia	Recomendada

Se puede considerar el posponer el inicio hasta que la cifra de linfocitos CD4+ sea inferior a 350 x 106/L.

c) Valorar terapias con más de 3 fármacos con cargas virales elevadas (> 100000 copias/ml ó 5 log10).
d) Definir objetivos, y lograrlos (carga viral indetectable en plasma, < 50 copias/ml) siempre que sea posible. Es recomendable el cambio precoz del régimen terapéutico si no se logran los objetivos marcados, mientras las opciones disponibles sean válidas
e) En pacientes pretratados, debe aspirarse a objetivos más modestos (mantener cargas virales bajas: < 5000, < 1000 copias/ml), dependiendo de los resultados de resistencias adquiridas por parte del virus y alternativas/fármacos nuevos disponibles.
f) Las pautas terapéuticas de inducción-mantenimiento no han tenido éxito hasta la fecha.
g) La disponibilidad de pruebas de resistencias fenotípicas y genotípicas, probablemente ayudan a elegir la mejor opción terapéutica en determinados grupos de pacientes.

Antiretrovirales (ARV)

Actualmente se dispone de variados y diversos fármacos activos frente al VIH-1, que básicamente pertenecen a 4 familias:

1. Los inhibidores de la transcriptasa inversa análogos de los nucleótidos (ITIAN) y análogos de nucleótidos (ANt), que inhiben competitivamente a dicha enzima, impidiendo la incorporación de nucleótidos a las mismas. Ej: zidovudina (AZT), didanosina (ddI), zalcitabina (ddC), estavudina (d4T), lamivudina (3TC) y abacavir (ABV), y como ANt está el Tenofovir (TDF).

2. Los inhibidores de la transcriptasa inversa no análogos de los nucleósidos (ITINN). Son inhibidores no competitivos de la enzima que no requieren fosforilación para ser activos. Su mayor rendimiento se obtiene en terapia combinada. Ej: nevirapina (NVP), efavirenz (EFV).
3. Los inhibidores de la proteasa (IP). Han supuesto una auténtica revolución en la terapia, al posibilitar terapias de combinación de gran eficacia. Inhiben de forma competitiva la proteasa, dando lugar a viriones inmaduros, no viables. Ej: saquinavir (SQV), indinavir (IDV), ritonavir (RTV), nelfinavir (NFV), fosamprenavir (FPV), lopinavir (LPV), atazanavir (ATV) y tipranavir (TPV).

   Los IP reducen de forma rápida y acusada la carga viral, posibilitando el incremento de linfocitos CD4+, lo cual ha disminuido la morbimortalidad atribuible al VIH-1.
4. Los inhibidores de la Fusión (IF) Enfuvirtida (T-20)-FUZEON. El T-20 actúa inhibiendo la fusión del VIH con las células humanas evitando que el virus penetre en ellas e inicie su proceso de replicación. Se administra por vía subcutánea y tiene como principal efecto adverso las reacciones en el punto de inyección.
5. Últimos ARV. La llegada de dos nuevas familias farmacológicas -los inhibidores de la integrasa y los antagonistas de los Correceptores CCR5- ha ayudado a aumentar las opciones para el paciente, así como los estudios encaminados a reducir la terapia a un solo fármaco.

   La integrasa es la enzima que permite la entrada -o "integración"- de la información genética del VIH en el núcleo celular, siendo éste un paso esencial en el ciclo vital del virus de la inmunodeficiencia humana.

Desde el año 2007, se están comercializando nuevos agentes ARV: la etravirina, el maraviroc, el darunavir y el raltegravir.

Efectos secundarios al tratamiento con ARV

La toxicidad asociada con la medicación antirretroviral constituye un motivo importante de cambio de medicamentos. Entre el 5 por ciento y el 45 por ciento de los pacientes que toman algún fármaco antirretroviral desarrollan efectos indeseables.

a) Náuseas, vómitos y diarrea

   El tracto gastrointestinal (el estómago y los intestinos) es uno de los sistemas de órganos que resulta afectado con mayor frecuencia. El motivo es simple: el estómago y los intestinos son parte de las primeras defensas inmunológicas del cuerpo, que permiten que ingresen los nutrientes beneficiosos, y que queden afuera las toxinas y los gérmenes potencialmente dañinos.

   Las náuseas, los vómitos y la diarrea son tres formas mediante las cuales el estómago y los intestinos se defienden de las toxinas que consideran perjudiciales. Afortunadamente, las náuseas, los vómitos y la diarrea (cuando se presentan como efectos secundarios de un tratamiento anti-VIH) suelen ser leves, y tienden a disminuir luego de los primeros días o de las primeras semanas de tratamiento.

Si las náuseas, la diarrea y los vómitos son graves o prolongados, pueden llevar a serios problemas de salud, y pueden impedir que los medicamentos anti-VIH ingresen a la sangre y que hagan su trabajo.

b) Lipodistrofia

Se ha convertido en una preocupación importante para las personas VIH positivas en los últimos años. La palabra "lipodistrofia" puede desglosarse para revelar su significado exacto. "Lipo" significa grasa y "distrofia" significa un crecimiento o cambio anormal, por tanto significaría: cambios anormales en la distribución de la grasa.

Los cambios en la distribución de la grasa que se dan son:

- ▷ Acumulación de grasa: Lipohipertrofia, lipomas, joroba de búfalo.
- ▷ La pérdida de grasa: Lipoartrofia.
- ▷ Niveles altos de grasa en la sangre (triglicéridos y colesterol)

c) Niveles altos de azúcar en sangre.

d) Neuropatía periférica.

e) Hepatoxicidad.

f) Nefrotoxicidad.

Prevención y control

a) Prevención y control de la transmisión por hemodonación.

- No admitir como donantes a homosexuales, drogadictos endovenosos, personas que hayan recibido múltiples transfusiones, hemofílicos o bisexuales que hayan tenido enfermedades de transmisión sexual
- Aplicar a todos los productos una prueba sensible y específica que no de falsos negativos.
- El plasma y sus fracciones se obtendrán de sujetos seronegativos.

b) Prevención de la transmisión perinatal.

Si la mujer está infectada hay un 48% de que transmita el proceso a su hijo. Está indicada la cesárea programada para evitar el momento más crítico del contagio al niño que es el parto. Si el recién nacido es seronegativo o la madres se infectó después del parto no debe lactar a su hijo.

c) Prevención de la transmisión por A.D.V.P.

Informar a los ADVPs de la obligatoriedad de no compartir las jeringuillas.

d) Prevención de la transmisión en el personal sanitario.

El paciente con SIDA solo requiere aislamiento si presenta diarrea, incontinencia, hemorragias incontrolables, está en situación terminal, padece tuberculosis o muestra una conducta anormal.

El personal sanitario evitará en lo posible el contacto con sangre, suero, plasma, secreciones y líquidos orgánicos en su trabajo rutinario.

En caso de accidente, como un pinchazo con material contaminado, debe seguirse un protocolo que comprenda la fecha y hora del accidente, medidas tomadas en la zona contaminada, trabajo que realizaba, profundidad de la herida, extensión y duración del contacto, etc. Se realizarán controles durante al menos 12 meses, especialmente al mes y medio, 3, 6 meses y 12 meses. En los tres primeros meses se abstendrá de donar sangre y de mantener relaciones sexuales.

El personal asistencial deberá seguir unas normas dadas por la OMS:

- Los objetos punzantes deben considerarse como potencialmente infectantes y manejarse con mucho cuidado para prevenir lesiones accidentales. Se guardarán en recipientes resistentes a la punción situados lo más próximos posibles a la zona de trabajo.
- Las jeringas y agujas deben ser de un solo uso. No se deben volver a enfundar, ni romper o doblar, ni separar las agujas con los dedos.
- Utilizar bata, mascarilla y protectores oculares cuando se prevea que la técnica puede producir salpicaduras de sangre o secreciones corporales.
- Las salpicaduras de sangre o secreciones corporales se deben de limpiar inmediatamente con solución desinfectante.
- Tener siempre a mano bolsas de reanimación y otros aparatos de respiración para evitar el boca a boca.
- Lavarse las manos después de quitarse los guantes y la bata.

e) Educación Sanitaria a la población

El contenido de la educación debe basarse en:

- Establecimiento de relaciones sexuales con pareja estable.
- La prostitución puede transmitir entre otras, ETS y VIH.
- El nivel socioeconómico, nivel cultural o su limpieza corporal del compañero/a sexual, no asegura que sea portador/a.
- El coito anal es más peligroso que el vaginal, sobre todo para la mujer.
- El uso de preservativo disminuye el riesgo de contagio.
- Respetar las normas para el correcto uso de los preservativos (almacenarlos en lugares secos y frescos, alejados de la luz solar, no usarlos si presentan erosiones o están deteriorados, deben ser manejados con cuidado evitando que se pinchen y deben ser colocados antes del contacto genital).
- Nunca serán reutilizados.

1.2. Tuberculosis

La tuberculosis es una enfermedad conocida desde tiempos inmemoriales. Hay quien afirma que ya se inició cuando el hombre empezó a vivir en grupos sociales. En épocas antiguas, constituyó un verdadero azote para la humanidad, pero incluso en épocas recientes del siglo XIX y principios del siglo XX ha afectado a una buena parte de la población, especialmente en las grandes aglomeraciones industriales, produciendo una elevada morbilidad y mortalidad. Incluso hoy en día, la tuberculosis es un grave problema de salud pública, en situación de descontrol epidemiológico en el mundo, sobre todo en los países de menores recursos económicos. Pero también los países considerados desarrollados, que creían superada esta enfermedad, no se encuentran todavía en disposición de hablar de situación epidemiológica de eliminación (desaparición de los casos pero no de las causas y un máximo de un bacilífero por 1.000.000 de habitantes y menos de un infectado por 100 habitantes), o de situación epidemiológica de erradicación (eliminación de los casos y de las causas, con un máximo de un bacilífero por 10 millones de habitantes y menos de un infectado por 1.000 habitantes).

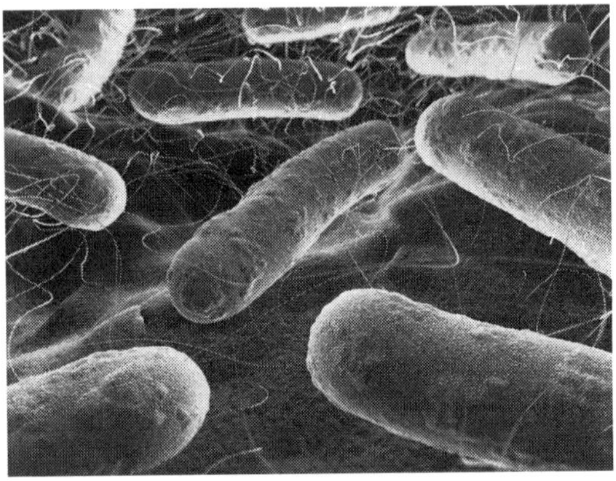

A pesar de la antigüedad de esta enfermedad, el conocimiento de su naturaleza es bastante reciente. En 1865, Villemin demostró su contagiosidad, y en 1882 Robert Koch descubrió el agente productor, el bacilo tuberculoso que lleva su nombre, el *bacilo de Koch* (BK). Este mismo autor fabricó la primera tuberculina a partir de extractos bacilares. En 1889, Brehmer inauguró el primer sanatorio antituberculoso (cura sanatorial de la tuberculosis); en 1890, Forlanini ideó la colapsoterapia y Brauer la toracoplastia, como formas terapéuticas quirúrgicas. Entre 1908 y 1921, Calmette y Guerin elaboraron la vacuna antituberculosa activa, la *BCG* (siglas de *B*iliado de *C*almette-*G*uerin).

A) Definición y concepto de la enfermedad

La tuberculosis es una infección producida por el *Mycobacterium tuberculosis hominis*, también llamado *Bacilo de Koch*, en honor a su descubridor. Se trata de una enfermedad de localización preferentemente pulmonar, pero que no solo afecta al pulmón propiamente dicho sino que afecta también a los ganglios hiliares vecinos, a los bronquios y a la pleura. Además de esto, también existen formas de tuberculosis que afectan a otros órganos, como cerebro y meninges, hueso, hígado, riñón, piel, etc.

B) Etiología de la enfermedad

Esta causada por el Mycobacterium Tuberculosis perteneciente al género Mycobacterium, por el Mycobacterium bovis y por el Mycobacterium Africanum que forman el complejo Mycobacterium Tuberculosis. Son gérmenes gramm positivos, ácido alcohol resistentes, aerobios estrictos muy sensibles a la luz y muy resistentes a la desecación.

C) Patogenia de la enfermedad

La fuente de infección la constituye el enfermo casi exclusivamente. Constituye además el reservorio junto al infectado y el ganado bovino, este último en la actualidad mucho menos frecuente en nuestro medio.

El mecanismo de transmisión es en la mayoría de los casos, siempre la vía aerógena. El enfermo al hablar, toser, reír, cantar, estornudar y pero sobre todo al toser, elimina los núcleos goticulares de Wells, microgotas de un tamaño inferior a 10 micrones, en forma de aerosol que pueden ser inhaladas por un sujeto sano y quedar alojadas en el alvéolo. En este momento se ponen en marcha los mecanismos defensivos. Si la carga infectante es escasa los macrófagos pulmonares van destruir los bacilos sin que ocurra la infección.

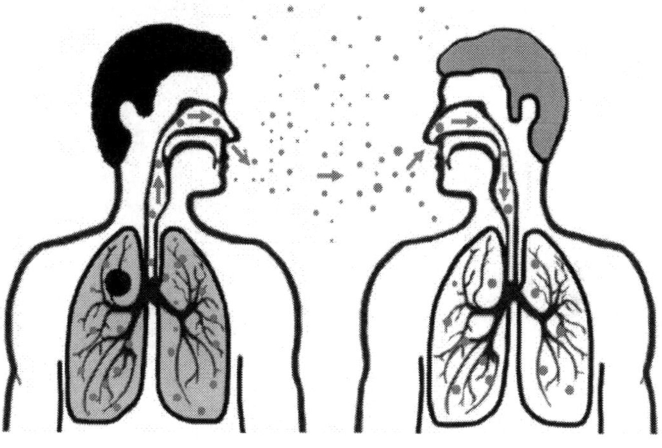

Fuente: www.cuidatusaludcondiane.com

Si esta reacción no es posible los bacilos van a poder multiplicarse en su interior y estos mismos macrófagos van a estimular a los Linfocitos T con lo que se inicia la respuesta inmune celular. Todo ello va a conducir a un acúmulo de células epitelioides algunas de ellas de Langhans, que conocemos como granuloma. El granuloma tarda de tres a diez semanas en desarrollarse. Su existencia ya se acompaña de la presencia de Linfocitos sensibilizados en sangre de forma específica por lo que la prueba de la tuberculina va a ser positiva al poderse desarrollar respuestas inmunes localizadas aunque no va a tener traducción radiológica. Esta lesión puede necrosarse en el centro y formará el complejo tuberculoso primario junto a la afectación de los ganglios linfáticos vecinos afectados.

En el porcentaje más elevado de los casos no se va a progresar a enfermedad y los bacilos acantonados van a pervivir en estado latente sin manifestaciones clínicas aparentes. La persona tiene una infección tuberculosa y los vamos a identificar dada su positividad en la prueba de la tuberculina. En el resto de casos, la lesión va a progresar a enfermedad pulmonar de forma preferente, con manifestaciones clínicas, radiológicas y con la presencia e identificación del germen en las muestras biológicas.

El desarrollo de la enfermedad va a ocurrir en algunos casos de forma temprana en los 5 años siguientes a la infección, sin embargo en el resto de los casos el intervalo, y este hecho es una característica importante de la historia natural de la enfermedad, es impredecible ya que pueden transcurrir varias décadas para su aparición.

D) Epidemiología de la enfermedad

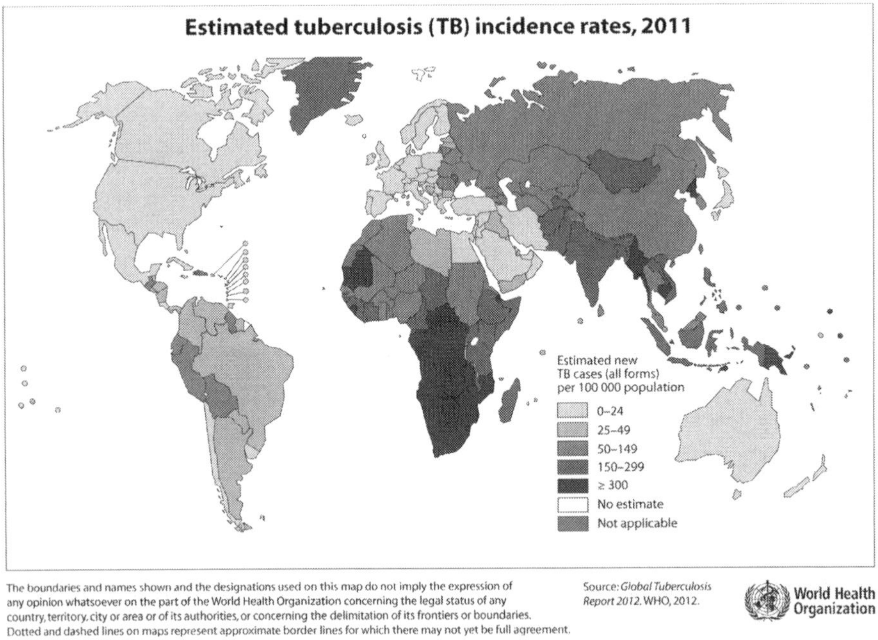

Fuente: www.facmed.unam.mx

La incidencia de la tuberculosis ha sido irregular a lo largo de la historia. En la antigüedad, ha habido épocas con relativa baja incidencia y otras épocas en que ha llegado a constituir un auténtico azote, produciendo epidemias con una altísima mortalidad. A partir de la mitad del siglo XX, su incidencia ha decaído drásticamente y la mortalidad ha bajado hasta el 2/100.000 habitantes / año en los países desarrollados. A pesar de ello, se calcula que existen unos 15 millones de personas tuberculosas en el mundo. En los últimos años, en ciertas poblaciones de riesgo (portadores del virus de la inmunodeficiencia humana y drogadicción) ha habido un aumento espectacular de la incidencia de esta enfermedad.

Según datos de la OMS, la tasa de incidencia de tuberculosis (de cualquier localización) en España durante el año 2007 fue de 30 casos por 100.000 habitantes. Esta cifra es superior a la notificada por la Red Nacional de Vigilancia Epidemiológica (18,4 casos por 100.000 habitantes en el 2006) y a la suministrada por el sistema Europeo de Vigilancia (www.eurotb.org) que en su informe anual de 2006 atribuye una tasa de notificación de 18,3 casos por 100.000 habitantes.

Un estudio reciente realizado a partir de los datos publicados por la OMS (*Global Health Atlas Database*) muestra la evolución de la incidencia, basada en los casos notificados en 52 países europeos desde 1980 hasta 2006. Según las estimaciones analizadas, **España ha empeorado su situación en el periodo 1992-2006 y atribuyen el deterioro a la elevada prevalencia de personas con infección por el VIH, adictos a drogas por vía parenteral y la influencia de los movimientos migratorios.**

La tuberculosis es un problema de salud pública y lo es también de salud ocupacional, entendida ésta como aquella que está directamente relacionada con el trabajo, estando incluida en la *Lista Oficial Española de Enfermedades Profesionales*. De hecho, la transmisión de esta enfermedad está reconocida como de alto riesgo en centros sanitarios, habiéndose comunicado auténticos brotes de infección tuberculosa en personal sanitario. Desde la década de los ochenta se han comunicado en publicaciones científicas numerosos brotes de transmisión nosocomial.

La tuberculosis es una enfermedad contagiosa. La infección se adquiere habitualmente por *vía aerógena por inhalación de partículas contaminadas*, especialmente mediante las gotitas de *Flügge* que son proyectadas al toser. Por tanto, el contagio se realiza de persona a persona y por inhalación de polvo desecado del esputo tuberculoso, y es más frecuente en ambientes mal ventilados y en personas que conviven con pacientes tuberculosos. El reservorio lo constituyen las personas enfermas, a veces sintomáticas, pero muchas veces asintomáticas o apenas sintomáticas. Se calcula que cada persona tuberculosa contagia a 2-3 personas al año, pudiendo llegar hasta 10 personas contagiadas. Un paciente tuberculoso, si evoluciona hacia la curación, suele permanecer contagioso unos 2 años; si no se cura es contagioso durante toda la vida. Con tratamiento, la tuberculosis se cura actualmente y deja de ser contagiosa aproximadamente en unas 4-6 semanas (el 100% a los 3 meses de tratamiento). La infección pulmonar adquirida por ingesta de leche contaminada por *Mycobacterium tuberculosis bovis* es muy rara en la actualidad y no alcanza el 1%.

El riesgo de desarrollar la enfermedad por parte de una persona infectada viene dado por las condiciones higiénico-ambientales, por la estrechez y persistencia del contacto (a mayor contacto mayor cantidad de bacilos inhalados), por la edad (más frecuente en edades tempranas y avanzadas), y por la existencia de enfermedades de bases que puedan deprimir la inmunidad. Son enfermedades de riesgo para el desarrollo de la tuberculosis: diabetes mellitus, uremia, enfermedades infecciosas crónicas, sarampión, etilismo, gastrectomía, SIDA, drogadicción y tratamientos con corticoides e inmunosupresores. Se calcula que desarrollan la enfermedad un 10% de las personas infectadas. Los factores que disminuyen el porcentaje de personas infectadas que desarrollan la enfermedad son: mejoras en las condiciones de vida (nutrición, higiene, vivienda); vacunación de la población con BCG (protege alrededor del 80% de la población vacunada), y uso de tuberculostáticos en personas contagiadas, pero sin enfermedad.

E) Manifestaciones clínicas

La clínica de la tuberculosis pulmonar es inespecífica, los signos y síntomas dependen de la localización y aparecen de forma tardía, en ocasiones cuando el enfermo ya es contagioso. La tuberculosis pulmonar debe sospecharse cuando el enfermo presente un síndrome febril de origen desconocido o tos y expectoración de más de tres semanas de duración, especialmente si es hemoptoica.

Sintomatología de la Tuberculosis

Síntomas tóxicos	Síntomas funcionales
- Fiebre, variable de intensidad, de presentación y de evolución - Anorexia - Astenia - Pérdida de peso - Alteraciones digestivas: epigastralgias, pirosis, sensación de plenitud, etc.	- Tos, que puede ser seca o productiva - Expectoración, que puede ser escasa o abundante, de color blanquecino y aspecto purulento. En algunos pacientes la expectoración puede ser interna, no visible y pasar desapercibida debido a que los pacientes degluten el esputo: se ha dicho que el estómago es la escupidera del tuberculoso - Hemoptisis, que puede oscilar desde un esputo ligeramente teñido de rojo hasta la sangre pura (hemoptisis franca) - Dolor torácico, que puede deberse a la tos a pleuritis asociada - Disnea que se presenta especialmente en las formas graves, y puede oscilar desde disnea de grandes esfuerzos hasta la disnea de reposo

F) Diagnóstico

Diagnóstico de la infección tuberculosa

El diagnóstico de infección tuberculosa se basa en el resultado de la prueba de la tuberculina (PT). Esta prueba pone de manifiesto un estado de hipersensibilidad del organismo frente a proteínas del bacilo tuberculoso adquirida por un contacto previo con el mismo. La vacunación previa (BCG) o el contacto previo con micobacterias ambientales puede positivar la PT. La PT está indicada en todas las situaciones en las que interesa confirmar o descartar infección tuberculosa. La PT positiva no es sinónimo de enfermedad tuberculosa, sólo indica contacto previo con el bacilo tuberculoso.

La PT se realiza según la técnica de Mantoux por administración intradérmica en cara anterior del antebrazo de 2 unidades de tuberculina PPD RT- 23. La lectura se hace a las 48 y 72 horas, midiendo sólo la induración, no el eritema, y expresando el resultado en mm. de induración, medida en el eje transversal del antebrazo.

Se considera una PT positiva cuando se mide una induración igual o mayor de 5 mm. En pacientes vacunados con BCG se considera positiva una induración mayor a 14 mm. Induraciones de 5- 14 mm en pacientes vacunados con BCG pueden tener origen vacunal y deben ser valoradas individualmente.

Diagnóstico de la enfermedad tuberculosa

El diagnóstico de la enfermedad tuberculosa es microbiológico. Requiere el aislamiento y cultivo del bacilo en muestras biológicas. El contexto clínico y los hallazgos radiológicos y analíticos pueden hacer sospechar el diagnóstico y poner en marcha los procedimientos para la obtención de muestras adecuadas para el diagnóstico bacteriológico.

Los síntomas iniciales de la tuberculosis pulmonar son insidiosos y poco expresivos en la mayor parte de los casos, lo que puede llevar a demoras diagnósticas de varios meses. El retraso en el diagnóstico provoca aumento de la morbilidad y las secuelas así como aumento de la posibilidad de contagio a otras personas. No hay síntomas ni signos patognomónicos de TBC que permitan diferenciarla de otras enfermedades broncopulmonares. Los síntomas de enfermedad tuberculosa puede ser agudos, subagudos o crónicos.

La primoinfección TBC, propia de niños, suele ser asintomática o dar síntomas inespecíficos a TBC del adulto suele tener un curso subagudo con tos, expectoración, cuadro constitucional, aunque a veces puede presentarse como un cuadro de inicio agudo, recordando una neumonía bacteriana.

No hay ningún dato analítico que se asocie específicamente a TBC.

En cuanto a las manifestaciones radiológicas, no hay ningún signo ni patrón radiológico patognomónico de TBC. La radiología de tórax en el diagnóstico de TBC es una técnica muy sensible pero poco especifica. En la primoinfección por TBC, se caracteriza por la presencia de pequeños infiltrados alveolares (complejo primario) asociados a adenopatías hiliares o muestran sólo adenopatías hiliares sin afectación parenquimatosa. En la TBC pulmonar del adulto, se caracteriza por la afectación predominante en lóbulos superiores. En el caso de la tuberculosis miliar, se muestra un patrón radiológico en "vidrio esmerilado" con mayor afectación de las bases pulmonares y de mejor visión en el espacio retrocardiaco en los pacientes afectados por el VIH sin grave afectación la radiología es similar a los inmunocompetentes. Si la inmunodepresión es grave predominan los signos de la tuberculosis primaria con afectación linfática y diseminación hematógena.

Ante la sospecha de enfermedad tuberculosa hay que realizar siempre la prueba de la tuberculina para conocer la existencia de contacto previo con M. Tuberculosis.

Solo es posible realizar el diagnóstico microbiológico cuando se realiza una adecuada recogida de esputo. Se debe de indicar y facilitar al enfermo las recomendaciones para la recogida más adecuada de esputos. Para poder realizar el diagnóstico de certeza de enfermedad tuberculosa es necesaria la obtención de un cultivo con crecimiento de colonias de Micobacterium Tuberculosis. El protocolo a seguir, una vez obtenida la muestra, es el siguiente:

1. Tinción directa de los bacilos ácido-alcohol resistentes (BAAR) mediante la técnica de Ziel-Nielsen o mediante fluorocromos.
2. Aislamiento de Micobacterium Tuberculosis y otras micobacterias mediante cultivo e identificación posterior de especie y patogrupo.
3. Estudio de sensibilidad in vitro a los fármacos antituberculosos.

G) Prevención y control de la tuberculosis

El principal objetivo de la prevención y el control de la tuberculosis es eliminar las fuentes de infección siendo fundamental el diagnóstico precoz y el aislamiento de los casos de afectación respiratoria. La búsqueda activa se debe realizar en los grupos de riesgo que presentan una incidencia media superior a la de la comunidad. El cribado se realiza mediante la prueba de la tuberculina, la radiografía de tórax, la baciloscopia y el cultivo de las secreciones respiratorias. Se considera que una persona que recibe un tratamiento correcto durante tres semanas deja de ser contagiosa. Mientras exista la posibilidad de contagio, la persona afectada debe permanecer aislada.

Después de diagnosticar un caso de tuberculosis pulmonar o respiratoria se debe realizar un estudio de los contactos, cuyo objetivo es detectar otros enfermos de tuberculosis e identificar y tratar a los infectados para evitar la progresión a enfermedad. El periodo contagiante empieza unos tres meses antes del diagnóstico y la transmisión requiere un contacto estrecho, aunque un contacto ocasional puede también ser suficiente para la transmisión de la infección. La isoniacida se emplea también en la prevención de la infección en aquellas personas con la prueba de la tuberculina negativa a pesar de haber estado en contacto con un paciente tuberculoso con capacidad contagiante (bacilífero).

Medidas de aislamiento

I. Medidas de control de infección nosocomial

La transmisión hospitalaria de la tuberculosis, tanto hacia los pacientes como hacia los trabajadores estaba claramente documentada ya en la era preantibiótica, pero la aparición de tratamientos eficaces consiguió reducirla de modo que muchos programas de control nosocomial fueron desmantelados. Los brotes nosocomiales de tuberculosis multirresistente en la década de los años 80 causaron numerosos casos, sobre todo entre pacientes infectados por el VIH, con una elevada letalidad. Actualmente se dispone de toda una jerarquía de medidas encaminadas a disminuir la transmisión nosocomial de la tuberculosis. Las medidas de control deben aplicarse a todos los pacientes en que se sospeche una tuberculosis laríngea o pulmonar, sin olvidar nunca las medidas de precaución estándar que forman parte sistemáticamente de la atención a todos los pacientes.

Medidas organizativas: orientadas a disminuir el riesgo de exposición y la posibilidad de infectarse. Constan de:

1. Identificación, aislamiento, diagnóstico e inicio del tratamiento precoces de las personas con signos o síntomas sugestivos de tuberculosis, con la finalidad de evitar las demoras innecesarias.
2. Aislamiento respiratorio correcto de los enfermos con tuberculosis pulmonar o laríngea. Los pacientes deben usar una mascarilla quirúrgica mientras estén en zonas comunes para:
   - Atención breve en consultas ambulatorias.
   - Traslados (incluido el transporte sanitario) entre los centros para la realización de pruebas diagnósticas.
   - Las zonas de esperas en enfermos con sospecha de tuberculosis.
3. Los enfermos con el mismo tipo de tuberculosis no resistente pueden compartir habitación de aislamiento. Deben restringirse al máximo las visitas y la entrada del personal sanitario en la habitación.
4. Programación de los procedimientos asistenciales al final de la jornada en pacientes con sospecha de tuberculosis o tuberculosis confirmada.
5. Determinación del riesgo de transmisión de tuberculosis según el área. Las áreas de mayor riesgo son: urgencias, unidad de cuidados intensivos, salas de broncoscopias, salas de inducción del esputo, salas de terapia inhaladora, quirófanos, laboratorios de microbiología, salas de autopsias, plantas de ingreso y consultas externas.

Medidas estructurales: Constan de los siguientes elementos:

1. Sistemas de ventilación y circulación del aire adecuados en las áreas de riesgo de transmisión con un mínimo de seis recambios de aire por hora.
2. Habitaciones de aislamiento aéreo correctamente preparadas con presión negativa, presión diferencial de 2.5 Pa con el exterior
3. Gestión y eliminación correctas de los residuos generados por los enfermos con tuberculosis.
4. Limpieza y desinfección del material crítico, semicrítico y no crítico sin adoptar medidas adicionales, excepto para los broncoscopios, que se han asociado a brotes de tuberculosis nosocomial.
5. Disponer de una habitación de aislamiento aéreo por cada 120 camas,

Medidas de protección individual.

1. Equipos de protección individual para prevenir la inhalación de partículas infecciosas. Equipos de protección individual para prevenir la inhalación de partículas infecciosas en las siguientes circunstancias:
   - Realización de broncoscopias, técnicas de inducción de esputo, aspiración de secreciones o tratamientos aerosolizados, en pacientes sospechosos o diagnosticados de tuberculosis.

- ▷ Autopsias de pacientes con clínica sugestiva de tuberculosis o tuberculosis confirmada.
- ▷ Drenaje de abscesos tuberculosos.
- ▷ Traslado en ambulancia de estos pacientes.
- ▷ Entrada en las habitaciones de aislamiento durante los primeros 15 días de tto.
- ▷ Laboratorios que procesan muestras para la identificación de micobacterias.

Medidas específicas de prevención y control de la tuberculosis en los trabajadores sanitarios.

1. Realización de la prueba de la tuberculina al personal sanitario que trabaje en áreas de riesgo en el momento de la incorporación laboral y periódicamente si la prueba es negativa.
2. Formación continua de los trabajadores sanitarios, centrada especialmente en la identificación de los signos y los síntomas de tuberculosis, sus mecanismos de transmisión y la prevención de la enfermedad.
3. Los trabajadores sanitarios con algún tipo de inmunodepresión deben ser destinados a zonas de bajo riesgo de infección tuberculosa
4. Los trabajadores sanitarios con sospecha de tuberculosis deben ser evaluados diligentemente y no se reincorporarán al trabajo hasta que se haya descartado dicho diagnóstico o bien hasta que haya constancia escrita de que ha respondido al tratamiento y ya no son infecciosos.

II. Manejo del paciente en el hospital

Los pacientes con sospecha de tuberculosis pulmonar o laríngea deberían estar el menor tiempo posible en contacto próximo con otros pacientes o personas en los centros sanitarios.

Un paciente con sospecha de tuberculosis o tuberculosis confirmada se considera que es contagioso en cualquiera de estas dos situaciones:

- Tose espontáneamente o durante la inducción de esputo o presenta una baciloscopia positiva.
- No está recibiendo tratamiento, acaba de empezarlo o a pesar de la medicación no presenta una mejoría clínica o bacteriológica.

Se considera que deja de ser contagioso si:

Hay una mejoría clínica del paciente, cumple tres semanas de tratamiento estándar correcto y/o se consiguen tres baciloscopias de esputo negativas en intervalos de hasta 24 horas de forma consecutiva y al menos uno recogido por la mañana.

III. Medidas de aislamiento domiciliario

El paciente en aislamiento domiciliario debe ser instruido en el mecanismo de transmisión de la enfermedad para lograr la máxima colaboración en las medidas higiénicas a adoptar.

El método más sencillo de prevención de la diseminación bacilar consiste en taparse la boca con un pañuelo de un solo uso al toser o estornudar. Además se procurará que el paciente permanezca en una habitación soleada y bien ventilada. Los pacientes emplearán una mascarilla quirúrgica en el momento de salir al exterior, generalmente hasta la negativización del esputo.

Estudio convencional de los contactos

El estudio se iniciará siempre con la prueba de la tuberculina. Si ésta es negativo y se trata de un individuo que convive con un enfermo, se debe de instaurar siempre la quimioprofilaxis primaria con el fin de evitar la infección. Ante un PPD positivo siempre debe realizarse una radiografía de tórax. Si ésta es normal se efectuará quimioprofilaxis secundaria durante 6 meses. Si el contacto ha sido esporádico y el PPD es negativo, basta con suspender el contacto con el enfermo durante 2-4 semanas.

I. Acciones sobre los reservorios y fuentes de infección.

- Búsqueda y sacrificio de animales enfermos e infectados: El objetivo es la eliminación de la fuente de infección animal. Aunque basta con esterilizar industrialmente la leche o hervirla correctamente (llevarla a ebullición 3 veces seguidas).
- Búsqueda y tratamiento preventivo de los contactos.
- Quimioprofilaxis: Quimioprofilaxis primaria (individuos expuestos a contagio) y Quimioprofilaxis secundaria (individuos ya infectados). Se debe realizar siempre con una dosis única diaria de 300 mg de isoniazida en adultos y de 5 mg/Kg en niños (máx. de 300mg/Kg/día). El seguimiento de la quimioprofilaxis debe ser realizado por el personal de enfermería durante los seis meses de duración del tratamiento.

II. Acciones sobre los mecanismos de transmisión

- Desinfección del concomitante y final. Los objetos que contactan con la piel del enfermo (pero no con las muchas cosas como muebles, libros, etc.), no tienen capacidad de transmitir la infección y no necesitan tratarse. Sin embargo, los que contactan con las membranas mucosas o con la piel no intacta (equipos de terapia respiratoria, de anestesia, de endoscopia, etc.) si comportan riesgo de transmitir la infección. Estos equipos deben esterilizarse. Suelos, paredes y muebles de las zonas de alto riesgo (habitaciones de fibrobroncoscopia, salas de necropsias) se desinfectarán con una solución de hipoclorito sódico (lejía comercial) o de una asociación de aldehídos (glutaraldehído, formol y glioxal). En caso de fallecimiento no es necesaria ninguna medida especial, solo en el caso de que se practicara una necropsia del cadáver.
- Control de medio ambiente. Es necesario en aquellos edificios a los que acudan o puedan acudir frecuentemente enfermos de tuberculosis bacilífera. Dicho control se realiza evitando la salida de partículas infectantes desde el enfermo al medio ambiente. Se realizarán las siguientes medidas:
  a) Medidas individuales.
  b) Medidas especiales de las habitaciones: habitaciones individuales con baño, puerta cerrada con mecanismos automáticos de cierre, sistema de ventilación

con presión negativa, salida del aire desde la habitación a zonas seguras, evitar la recirculación del aire contaminado por los circuitos de aire acondicionado.

c) Medidas de aislamiento en zonas de riesgo: utilización de cabinas con sistemas de extracción local de aire, si no existieran las maniobras de riesgo se realizarán en habitaciones de aislamiento respiratorio y el personal siempre llevará mascarillas y permanecerá fuera de la cabina o de la habitación siempre que sea posible.

III. Acciones sobre el huésped susceptible

- Vacunación: Los estudios han demostrado que la vacuna protege eficazmente contra la tuberculosis miliar y la meningitis tuberculosa en los niños hasta los 4 años, pero su eficacia es muy variable frente a la tuberculosis pulmonar de los adolescentes y adultos. Asimismo, no debe vacunarse a portadores de VIH o cualquier otra inmunodeficiencia (linfomas, tumoraciones malignas, etc.).

H) Tratamiento

Actualmente, gracias a las pautas de tratamiento prolongado con varios antimicrobianos, se consigue la curación del 96% de los pacientes tratados, y la letalidad de la enfermedad es inferior al 1%. Antes de iniciar el tratamiento, el paciente debería ser clasificado en uno de los siguientes grupos:

1. Inicial: Si nunca ha recibido tratamiento o si lo ha realizado de forma correcta durante menos de un mes.
2. Abandono: Si ha interrumpido el tratamiento por un periodo superior a un mes.
3. Recaída: Si aparecen cultivos positivos en un paciente que se consideraba curado.
4. Resistente: Por fracaso terapéutico o por tratarse de un enfermo crónico (persistencia de cultivos positivos durante más de 2 años).

Tabla III. Fármacos de primera elección en el tratamiento de la TBC

Fármaco	Dosis diaria	2 dosis/semana	Efectos secundarios	Control
Isoniazida (Cemidon®)	5 mg/Kg Máximo 300 mg/día	15 mg/Kg Máximo 900 mg	Neuritis, Hepatitis Hipersensibilidad	GOT GPT
Rifampicina (Rifaldin® o Rimactan®)	10mg/k Máximo 600 mg/día	10 mg/kgg Máximo 600 mg	Hepatitis Reacción febril Púrpura	GOT GPT
Pirazinamida (Pirazinamida Prodes® 250	< 50 kg: 1,5 g 51-74 kg: 2 g > 75 kg: 2,5 g	< 50 kg: 2,5 g 51-74 kg: 3 g > 75 kg: 3,5 g	Hiperuricemia Hepatotoxicidad	Ac.úrico, GOT GPT
Etambutol (Myambutol® 400	50 mg/kg Máximo 3 gr/día	50 mg/kg Máximo 3 gr/día	Neuritis óptica Rash cutáneo	Agudeza visual Colores
Estreptomicina	15 mg/kg Máximo 1 gr	25-30 mg/kg Máximo 1 gr	Lesión VIII par	Función vestibular Audiometría Urea, creatinina

La pauta de tratamiento recomendada en nuestro país para casos iniciales de TBC pulmonar consiste en la asociación de isoniazida, rifampicina y pirazinamida durante los dos primeros meses (2RHZ) y posteriormente continuación con isoniazaida y rifampicina durante cuatro meses más (4RH) hasta completar seis meses de tratamiento.

En aquellos casos en los que se sospeche resistencia a isoniazida (inmigrantes de países con alta prevalencia de resistencias primarias, pacientes VIH usuarios de drogas parenterales) estará indicado añadir etambutol en los dos primeros meses.

1.3. Hepatitis

Hepatitis quiere decir inflamación del hígado. Por tanto, una hepatitis vírica es una inflamación del hígado que se produce a consecuencia de una infección de las células hepáticas por un virus.

Existe una serie de virus que se distinguen por su especial tendencia a infectar las células hepáticas de forma exclusiva, o casi exclusiva. Son los denominados *virus de la hepatitis* o *virus hepatotropos,* que se caracterizan por infectar muy preferentemente los hepatocitos y se designan con las letras del alfabeto: A, B, C, D y E. Hace unos pocos años se describió otro virus, que se denominó *virus G,* que también se creyó capaz de ocasionar hepatitis en el ser humano, pero pronto se comprobó que su importancia patogénica era muy escasa.

Las infecciones por virus no son la única causa de hepatitis, sino que existen muchas otras:

- Virus de la hepatitis: A, B, C, D y E.
- Abuso del alcohol: hepatitis alcohólica.
- Toxicidad: por medicamentos, anestésicos, hierbas y drogas de abuso.
- Otros virus no hepatotropos: virus de Epstein-Barr, virus del herpes, varicela-zóster y citomegalovirus.
- Alteraciones de la inmunidad: hepatitis autoinmune.
- Infecciones bacterianas: fiebre tifoidea, tuberculosis, sífilis y fiebre Q, entre otras.
- Alteraciones circulatorias: hepatitis isquémica.

I. Hepatitis A

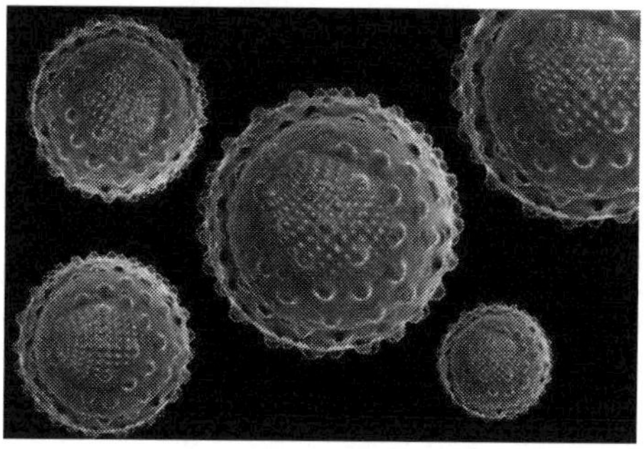

Fuente: www.foodsafetynews.com

Etiología y Patogenia

El virus de la hepatitis A pertenece a la familia Picornaviridae, que incluye a los enterovirus y rinovirus. Es un virus de cadena simple RNA que mide entre 27 y 28 nm. Se transmite por la vía fecal-oral, replicándose en el intestino, luego de lo cual llega al hígado a través de la circulación portal. El hígado es el principal sitio de replicación, que ocurre específicamente en el hepatocito. Luego de la replicación es excretado hacia el canalículo biliar, pasando al intestino y siendo eliminado en heces. Durante la infección aguda hay viremia inicial y excreción fecal del virus. Inicialmente se produce IgM, seguida por IgG, y ambos funcionan como anticuerpos neutralizantes in vivo. El anti HAV IgG persiste por toda la vida y confiere protección completa contra la reinfección por el virus de hepatitis A.

Manifestaciones clínicas

El periodo de incubación es de 30 días, con un rango de 15 a 50 días, el cuadro clínico se caracteriza por insuficiencia hepática leve o moderada de menos de 6 meses de evolución, ocasionalmente la hepatitis aguda tiene una duración mayor sin que esto implique mal pronóstico o evolución hacia la cronicidad. Es una enfermedad que generalmente cursa en forma asintomática (un 10% es sintomática en la infancia y hasta 30 a 40% en el adulto), la mayoría de los casos no muestran ictericia, presentando sólo la fase prodrómica con astenia, adinamia, anorexia, pérdida de peso, dolor leve en el cuadrante superior derecho, un cuadro gastrointestinal (en la mitad de los niños infectados hay diarrea la cual es rara en los adultos) o bien un cuadro similar al del virus de la influenza. Los casos de ictericia inician con un periodo prodrómico que dura de 3 a 4 días, en el que se presentan astenia, adinamia, náusea, vómito, fiebre, pérdida del apetito por el alcohol o cigarro, posteriormente el paciente presenta coluria, acolia e ictericia; cuando estos síntomas aparecen, el resto tienden a disminuir.

El tiempo de evolución puede oscilar de 1 a 4 semanas y tiende a ser menor en niños y adultos jóvenes, la gravedad de la alteración aumenta progresivamente con la edad y el tiempo de la infección, la mayoría de los adultos presentan síntomas, en este grupo suele ser una enfermedad de varias semanas de duración con algunos meses de convalecencia, puede ser fatal en particular en personas mayores de 50 años.

Epidemiología y prevención

Es una enfermedad que preferentemente afecta a países en desarrollo, la exposición con infección e inmunidad subsiguientes son casi universales durante la infancia. La inefectividad máxima ocurre durante la segunda mitad del periodo de incubación y continúa algunos días después del inicio de la ictericia (o durante la actividad máxima de la aminotransferasa en los casos anictéricos). La mayor parte de los casos no son infecciosos de después de la primera semana de la ictericia.

Las medidas generales de prevención son el saneamiento ambiental y el lavado de manos luego de evacuar o tocar materia fecal. A las personas que viajan a zonas muy endémicas(África, Oriente Medio, Asia y América Central y del Sur) se les debe administrar dosis profilácticas de inmunoglobulina.

Se deben cocer a temperaturas de 85 a 90ºC durante cuatro minutos los alimentos de zonas contaminadas.

La administración de gammaglobulinas inespecíficas (IGI), debe realizarse antes de la exposición o como máximo en el periodo de dos semanas después de la misma.

Tratamiento

La hepatitis aguda sintomática ocasionada por el virus A es una enfermedad autolimitada, que cura siempre sin necesidad de tratamiento específico, salvo en las formas fulminantes, que son excepcionales.

II. Hepatitis tipo B

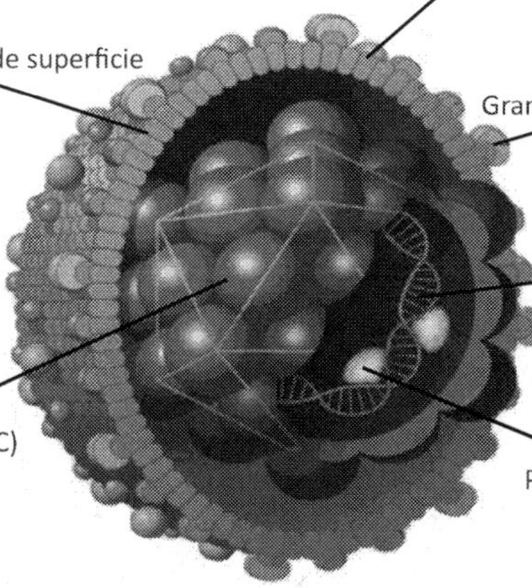

Fuente: www.cajasaludmza.org.ar

El comienzo suele ser insidioso, con anorexia molestias abdominales vagas, náuseas y vómitos, a veces artralgias y erupciones, que a menudo culminan en ictericia. La fiebre puede ser leve o no presentarse. La gravedad va desde formas no manifiestas que se detectan solo mediante pruebas de la función hepática, hasta casos fulminantes y mortales de necrosis hepática aguda.

Etiología y patogenia

El virus de hepatitis B (HBV) es miembro de la familia Hepadnaviridae. Los hepadnavirus son una familia de virus hepatotrópicos DNA que incluyen partículas intactas de 42 mm de diámetro con DNA («partículas de Dane») y pequeñas partículas esféricas y tubulares sin DNA, compuestas por proteínas virales, siendo la principal el antígeno de superficie (HBsAg). Existe una nucleocápside interna compuesta por una proteína llamada antígeno core (HBcAg) que forma complejos activos con la polimerasa que genera la doble cadena madura de DNA. El antígeno e (HBeAg) es una proteína no estructural sin función específica conocida, pero su presencia correlaciona con HBV DNA circulante en suero.

Durante la fase aguda, autolimitada de hepatitis B, hay una respuesta inmune vigorosa mediada por linfocitos CD4+ contra múltiples epítopes en HBcAg, HBeAg y HBsAg. El virus y sus proteínas no son directamente citopáticos para los hepatocitos.

Los linfocitos T citotóxicos van a ser los que ataquen a los hepatocitos infectados con el virus. Después de la infección con hepatitis B el antígeno core (HBcAg) se expresa en la superficie del hepatocito en relación a proteínas de clase HLA clase 1 y este complejo es reconocido por linfocitos T específicos (CD8) que desencadenan la necrosis.

Manifestaciones clínicas

La infección aguda por hepatitis B es asintomática en cerca del 90% de casos. En casos sintomáticos, luego de un período de incubación de 2 a 6 meses (promedio 75 días), puede verse síntomas prodrómicos como náuseas, anorexia, fiebre y disconfort abdominal, indistinguibles de cualquier hepatitis aguda. En la mayoría de casos la ictericia aparece luego de que los síntomas prodrómicos se resolvieron, y raramente dura más de 4 semanas. Las manifestaciones extrahepáticas tales como urticaria y artritis pueden preceder a la hepatitis B y son usualmente asociadas a complejos inmunes.

En la **hepatitis B crónica** se describe clásicamente poliarteritis nodosa con complejos inmunes que contienen HBsAg y HBeAg en las lesiones vasculares. También glomerulopatía por complejos inmunes que contienen los antígenos mencionados, así como manifestaciones neurológicas como Guillain Barré, periarteritis nodosa, polineuropatía y convulsiones tónico clónicas, aunque éstas son raras. Los Grupos de riesgo para cronicidad con hepatitis B incluyen a los neonatos, hemofílicos, pacientes receptores de órganos, pacientes en hemodiálisis, drogadictos endovenosos u hombres homosexuales. El curso de estos pacientes es generalmente benigno, se recomienda seguimiento cercano y monitorización periódica de supervigilancia para desarrollo de carcinoma hepatocelular.

La infección crónica se suele observar más comúnmente en pacientes con pocas o ninguna manifestación clínica durante la fase aguda, mientras que los pacientes que exhiben una hepatitis aguda ictérica florida tienden a recuperarse por completo. La hepatitis fulminante es rara pero potencialmente catastrófica, desarrollándose en 0,1% de todos los casos de hepatitis B aguda. Existe una correlación importante entre la ocurrencia de la hepatitis B crónica y el carcinoma hepatocelular.

Diagnóstico

El curso clínico de la hepatitis B aguda o crónica es indistinguible de otras formas de hepatitis viral, y el diagnóstico se basa en los marcadores serológicos. En la hepatitis B aguda, el HBsAg es detectable en el suero previo al incremento de las aminotransferasas o el desarrollo de síntomas y permanece detectable durante la convalecencia. es indetectable alrededor del cuarto o sexto mes luego de su aparición. La presencia de HBsAg más allá de los 6 meses define a la hepatitis crónica B. Mientras que los niveles de antígeno de superficie declinan, comienza a aparecer el anti-HBs en el suero, que indica recuperación e inmunidad, ya que es un anticuerpo neutralizante. Es el marcador de vacunación exitosa contra hepatitis B.

El HBcAg no se encuentra en el suero y cuando se detecta en el hígado es un indicador sensible de replicación en hepatitis B crónica. El HBeAg se detecta en el suero cuando aparece el HBsAg y su presencia correlaciona con replicación viral activa en el hígado, así como infectividad no es detectable en el suero sin HBsAg.

El anti-HBc aparece al inicio de los síntomas o de la elevación de aminotransferasas en hepatitis B aguda y persiste de por vida.

El anticuerpo contra HBe (anti-HBe) es detectable cuando el HBeAg desaparece del suero. Su presencia durante la infección aguda temprana es un marcador confiable de resolución espontánea aún cuando el antígeno de superficie esté todavía presente. En hepatitis B crónica la pérdida del HBeAg y la adquisición de anti HBe se asocia con resolución bioquímica e histológica.

Epidemiología y prevención

Aproximadamente 350 millones de personas son portadores crónicos del virus de hepatitis B, y las tres cuartas partes viven en Asia. La infección crónica ocurre en 6-10% de adultos, en 25% de niños infectados y en 90% de neonatos. La transmisión de una madre infectada al recién nacido (transmisión perinatal o vertical) resulta en la más alta tasa de infección persistente, y es un mecanismo común en países de alta endemicidad.

El antígeno de superficie ha sido encontrado en sangre y varios fluidos corporales, tales como saliva, secreciones vaginales, semen, calostro, leche maternal y exudados, habiendo sido implicados como vehículo de la infección. No es transmitido por la ruta fecal-oral y la orina no es infecciosa a no ser que esté contaminada con sangre. No hay evidencia de transmisión por vía respiratoria.

Existen dos vacunas que utilizan tecnología de DNA recombinante, Recombivax-HB® y Engerix B®.

La vacuna contra la hepatitis B es el principal pilar de la prevención de esa enfermedad. La OMS recomienda que se administre a todos los lactantes. se puede integrar en el calendario vacunal y se administra en tres o cuatro dosis. En las zonas donde es frecuente la transmisión del VHB de la madre al niño, la primera dosis debe administrarse lo antes posible tras el nacimiento (en las primeras 24 horas). La vacunación completa induce anticuerpos que alcanzan concentraciones protectoras en más del 95% de los lactantes, niños y adultos jóvenes. La protección dura al menos 20 años y posiblemente persiste toda la vida.

Se debe vacunar a todos los niños y adolescentes de menos de 18 años que no hayan sido vacunados con anterioridad. Se debe vacunar también a las poblaciones de alto riesgo, en particular a:

- Personas con comportamientos sexuales de alto riesgo.
- Parejas y contactos domésticos de personas infectadas.
- Consumidores de drogas inyectables.
- Pacientes que necesitan transfusiones frecuentes de sangre o productos sanguíneos.
- Receptores de trasplantes de órganos sólidos.
- Individuos con riesgo laboral de infección por VHB, como los profesionales sanitarios.
- Viajeros internacionales a países con altas tasas de infección por VHB.

La vacuna tiene una notable seguridad y eficacia. Desde 1982 se han administrado más de mil millones de dosis. En muchos países en los que entre un 8% y un 15% de los niños se infectaban de forma crónica con el virus de la hepatitis B, la vacunación ha reducido las tasas de infección crónica entre los niños vacunados a menos del 1%.

Tratamiento

No hay un tratamiento específico contra la hepatitis B aguda. Las medidas se centran en mantener el bienestar y el equilibrio nutricional, que incluye la reposición de los líquidos perdidos por los vómitos y la diarrea.

Algunas personas con hepatitis B crónica pueden responder al tratamiento con medicamentos como antivirales e interferón.

III. Hepatitis tipo C

El HCV es un virus de cadena RNA simple con un diámetro medio de 50 nm, clasificado en la familia de los Flaviviridae (fiebre amarilla y virus del dengue) y es el único miembro del género hepacivirus.

El HCV se caracteriza por su variabilidad genética, teniendo una gran tasa anual de mutaciones. Este concepto explica la enorme dificultad en desarrollar vacunas efectivas contra el virus de hepatitis C.

Manifestaciones clínicas

El comienzo suele ser insidioso, con anorexia, molestias abdominales vagas, náuseas y vómito, que evolucionan a la ictericia con menor frecuencia que la hepatitis B. La gravedad oscila desde casos no manifiestos clínicamente hasta casos fulminantes y mortales (raros). Por lo regular es menos grave en la etapa aguda, aunque la cronicidad es común y es mucho más frecuente que en la Hepatitis B en los adultos. La infección crónica puede ser sintomática o asintomática. La hepatitis C crónica puede evolucionar hasta la cirrosis, pero con mayor frecuencia mejora clínicamente después de dos o tres años.

Probablemente, el aspecto más notable desde el punto de vista clínico es la capacidad para convertirse en infección crónica, que ocurre en un 85% de pacientes. Típicamente se requiere 10 años para desarrollar hepatitis crónica, 20 años para cirrosis y 30 para carcinoma hepatocelular,

Los factores que aceleran la progresión a fibrosis incluyen abuso de alcohol, sexo masculino, edad avanzada al adquirir la infección, obesidad, tabaco y coinfección con VIH o hepatitis B.

Diagnóstico

- Pruebas Indirectas: detección de anticuerpos

  La detección de los anticuerpos anti-HCV es la forma más común de detectar infección por HCV. La presencia de aminotransferasas elevadas en un paciente con anti HCV positivo es casi diagnóstica de infección activa por HCV, aunque en algunos casos se requiere confirmación con pruebas de detección de HCV molecular.

- Pruebas directas:
  a) Detección del HCV ARN en suero.
  b) Biopsia hepática.

Tratamiento

En la hepatitis aguda C la actitud terapéutica puede ser distinta. A diferencia de las hepatitis agudas por virus A, que curan siempre, o por virus B, que curan casi siempre, la hepatitis aguda C puede convertirse en una infección crónica en muchos casos. No se conoce exactamente cuál es la tasa de cronificación de la enfermedad en los pacientes con hepatitis aguda C pero se estima que puede oscilar entre el 50% y el 80%. Se ha demostrado que la administración de interferón durante varios meses es muy eficaz para evitar que se haga crónica, por lo que está claramente indicado en esta situación. Sin embargo, el interferón puede ocasionar numerosos efectos adversos, por lo que este tratamiento debería administrarse sólo a los pacientes que realmente están expuestos al desarrollo de una infección crónica. Todavía no existe un consenso firmemente establecido para decidir en qué pacientes y en qué momento es más adecuado indicar e iniciar el tratamiento, si bien se estima que puede ser razonable tratar a aquellos pacientes en quienes el ARN del virus C aún es detectable en el suero tres meses después del diagnóstico.

Epidemiología y prevención

Es la principal causa de hepatitis postransfusional y el motivo de 20 a 50% de los casos de hepatitis viral aguda esporádica, su prevalencia se desconoce. En el mundo industrializado se estima que entre 0.5 a 1.5% de los donantes de sangre son antiHCV positivos. La principal vía de transmisión es percutánea, aunque el contacto sexual y familiar tienen cierta importancia.

La transmisión a trabajadores de salud por punción accidental ha sido bien documentada y se reporta una tasa de seroconversión del 2-4% luego de un accidente percutáneo, intermedia entre en 15-30% para hepatitis B y 0,3% para VIH. Los pacientes en hemodiálisis son considerados de alto riesgo, y los estudios que utilizan PCR para detección demuestran que se puede subestimar la prevalencia cuando se utiliza solamente anti-HCV.

Actualmente, no existe vacuna para la prevención de hepatitis C. Mientras tanto, las medidas preventivas dirigidas a maximizar las precauciones universales y educación de la población respecto a las conductas de riesgo así como el tamizaje adecuado de sangre y órganos son las únicas maneras de prevenir esta enfermedad.

IV. Hepatitis tipo D

Es un virus único ya que no se parece a ningún virus animal y más bien tiene algunas semejanzas con virus de especies vegetales. Tiene una cadena circular simple de RNA y sus partículas tienen una envoltura formada por el HBsAg que envuelve al RNA viral y al antígeno delta (HDAg). La replicación ocurre en el núcleo del hepatocito y depende absolutamente del virus de hepatitis B para su patogenicidad.

El virus puede afectar a una persona que ya es portadora del virus de hepatitis B (superinfección) o puede ser transmitido simultáneamente con éste último (coinfección).

Manifestaciones clínicas

Es imposible diferenciar la hepatitis D de las otras hepatitis virales sólo en base a cuadro clínico. Hay todo un espectro de enfermedad, desde el paciente asintomático hasta la enfermedad hepática crónica terminal.

Los pacientes con infección por hepatitis B y D tienden a tener un riesgo mayor de desarrollar daño hepático más severo comparados con los infectados por hepatitis B solamente.

El HDV ha sido asociado con hepatitis fulminante, que es más común en la superinfección que en la coinfección. También se ha documentado una asociación con carcinoma hepatocelular.

Diagnóstico

Debe sospecharse en un individuo portador de AgsHB que muestra alteraciones bruscas de las aminotransaminasas, o exacerbación de enfermedad, en individuos que viven en zonas endémicas y no endémicas que presenten cuadro clínico de hepatitis viral con un curso clínico bifásico en las aminotransferasas.

El diagnóstico debe establecerse con marcadores serológicos que muestran IgM-antiHD. El IgG anti HD no es un anticuerpo protector y persiste en la infección crónica. Demostrar RNA viral intrahepático mediante la prueba de PCR.

Tratamiento

El interferón es la única alternativa terapéutica, se recomienda dosis de 5 millones tres veces por semana durante 12 meses, la desaparición del AGHD en el tejido hepático, la negativización del AgsHB o ambas al finalizar el tratamiento, son indicativos de suspensión del interferón, aunque existe un gran porcentaje de recaídas. Los efectos colaterales son los anteriormente mencionados.

Epidemiología y prevención.

Se calcula que el HDV afecta a 5% de portadores de HBsAg en el mundo, siendo más frecuente entre los usuarios de drogas endovenosas y hemofílicos.

La infección por HDV es transmitida por la vía parenteral, por contacto con secreciones o sangre. La transmisión sexual no es tan eficiente como la de HBV y la transmisión perinatal es también rara.

No existe una vacuna efectiva contra HDV. Evidentemente la infección puede ser evitada usando vacunación y medidas preventivas contra HBV. Sin embargo, los pacientes infectados por HBV deben ser aconsejados para que no sigan utilizando agujas contaminadas o involucrándose en prácticas sexuales de alto riesgo para prevenir superinfección por HDV.

V. Hepatitis tipo E

La hepatitis E es una enfermedad hepática causada por el virus de la hepatitis E, un virus ARN monocatenario positivo y sin cubierta.

El virus se transmite principalmente a través del agua de bebida contaminada. El resultado es por lo general una infección autolimitada que se resuelve en 4-6 semanas, pero a veces se transforma en una forma fulminante de hepatitis (insuficiencia hepática aguda) que puede conducir a la muerte.

El virus de la hepatitis E es extremadamente lábil, no tolera altas concentraciones de sal, su tamaño es de 32 a 34 nm de diámetro, se visualiza únicamente con microscopio inmunoelectrónico, su forma esférica, con picos visibles, en la superficie del mismo, aunque se han encontrado partículas de virus de tamaño más pequeño, 27 a 32 nm, que se asocian a algunos casos de esta enfermedad.

Manifestaciones clínicas

El mecanismo de transmisión es fecal oral, sus síntomas y el examen físico son similares a los descritos en hepatitis aguda ictérica provocada por el virus de la hepatitis A y B.

El periodo de incubación dura como promedio 30 y 40 días y se inicia con síntomas de malestar general, hiporexia, molestias abdominales y fiebre; este periodo preictérico tiene una duración promedio de 5 días y es seguido por la aparición de coluria e ictericia, la fiebre y los síntomas digestivos desaparecen con la aparición de la ictericia, la cual llega a su máxima intensidad y hace pico entre 5 a 15 días; el prurito puede ser intenso, la ictericia desaparece en 5 semanas y en algunos casos pueden persistir trastornos abdominales durante 2 a 4 semanas más en el periodo postictérico.

La infección sintomática se da sobre todo en adultos jóvenes de 15 a 40 años. En los niños, la infección, aunque frecuente, es generalmente asintomática o causa trastornos muy leves sin ictericia (hepatitis anictérica), y no llega a diagnosticarse.

En raras ocasiones la hepatitis E aguda se convierte en una hepatitis fulminante (insuficiencia hepática aguda) que conduce a la muerte. Las tasas de mortalidad por hepatitis E en la población general son de 0,5% - 4%. La hepatitis fulminante es más frecuente durante el embarazo.

Diagnóstico

Los casos de hepatitis E son clínicamente indistinguibles de otros tipos de hepatitis viral aguda. El diagnóstico de la infección por el virus de la hepatitis E se basa por tanto en general en la detección de anticuerpos específicos contra el virus en la sangre.

Otras dos pruebas diagnósticas exigen instalaciones especializadas de laboratorio y se utilizan solo en estudios de investigación. Se trata de:

- La reacción en cadena de la polimerasa con retrotranscriptasa (RT–RCP), para detectar el ARN vírico.
- La microscopía inmunoelectrónica, para detectar el virus.

Se debe sospechar hepatitis E en los brotes epidémicos de hepatitis transmitidas por el agua que se declaran en los países en desarrollo, especialmente cuando la enfermedad es más grave en las mujeres embarazadas, o si se ha descartado la hepatitis A.

Tratamiento

No existe ningún tratamiento que pueda alterar el curso de la hepatitis aguda. La prevención es la medida más eficaz contra la enfermedad.

Como la enfermedad suele ser autolimitada, por lo general no se requiere hospitalización. Sí se requiere hospitalización, en cambio, en los casos de hepatitis fulminante, y se debe considerar también esa posibilidad en el caso de las embarazadas infectadas.

Epidemiología y prevención

La hepatitis E afecta a todas las zonas del mundo y los diferentes genotipos del virus causante determinan las diferencias observadas en la epidemiología. Por ejemplo, el genotipo 1 se encuentra por lo general en los países en desarrollo y da lugar a brotes a nivel comunitario, mientras que el genotipo 3 suele circular en los países desarrollados y no causa brotes epidémicos. A nivel mundial, unas 57 000 defunciones y unos 3,4 millones de casos de hepatitis E aguda se pueden atribuir a los genotipos 1 y 2.

Las mayores tasas de seroprevalencia (porcentaje de la población con resultados positivos en las pruebas de detección de la enfermedad) se dan en regiones con sistemas de saneamiento deficientes que favorecen la transmisión del virus. Más del 60% de las infecciones y el 65% de las muertes por hepatitis E se producen en Asia oriental y meridional, donde se observan con frecuencia tasas de seroprevalencia del orden del 25% en algunos grupos de edad. En Egipto, la mitad de la población de más de cinco años es seropositiva para el virus de la hepatitis E.

Se ha demostrado que hervir el agua antes de beberla reduce la transmisión de la enfermedad. Las mujeres en estado de gestación deben evitar viajar a zonas endémicas, sobre todo en el tercer trimestre. No existen preparaciones de inmunoglobulina eficaces, aún las que han sido preparadas de donantes que viven en áreas endémicas. Hay investigaciones recientes y muy esperanzadoras acerca del desarrollo de una posible vacuna en base a estudios animales.

El riesgo de infección y transmisión se puede reducir:

- Garantizando la calidad de los sistemas públicos de suministro de agua.
- Estableciendo sistemas adecuados de eliminación de los residuos sanitarios.

A nivel individual, el riesgo de infección se puede reducir:

- Adoptando prácticas higiénicas como lavarse las manos con agua salubre, sobre todo antes de manipular alimentos;
- Evitando beber agua o consumir hielo de pureza desconocida;
- Evitando el consumo de marisco crudo y de frutas o verduras crudas que no estén peladas o que hayan sido preparadas por personas que vivan en países de alta endemicidad o hayan viajado por ellos.

2. VALORACIÓN INTEGRAL DEL PACIENTE CON ENFERMEDAD INFECCIOSA

La Valoración Integral es un proceso sistemático, continuo y deliberado de recogida, selección e interpretación de datos sobre el estado de salud de la persona en todas sus dimensiones, holística y biopsico-social.

La enfermera pone en marcha estrategias profesionales para el acceso a datos relevantes de la persona y de su respuesta a las distintas situaciones, que podrá obtener a través de diversas fuentes de información, directas o indirectas.

Esto quiere decir que la valoración integral es:

- Un proceso. Constituye la primera fase del proceso enfermero.
- Planificada. Está pensada, no es improvisada.
- Sistemática. Requiere un método para su realización.
- Continua. Comienza cuando la persona entra en contacto con el sistema de cuidados enfermeros y continúa durante todo el tiempo que necesita de ellos.
- Deliberada. Precisa de una actitud reflexiva, consciente y con un objetivo por parte de la persona que la realiza.

El objetivo principal de la valoración enfermera es conocer en un momento determinado la situación de salud real y sentida por la persona y su respuesta ante la situación.

La valoración enfermera es un acto de gran importancia y debe constituir el pilar sobre el que apoyan todas las decisiones de la enfermera. De la valoración va a depender el éxito del trabajo de la enfermera, ya que es la primera fase de un proceso cuyo objetivo es conseguir el bienestar de la persona sujeta a la intervención enfermera.

La valoración no sólo requiere conocimientos y habilidades, es importante que la persona que la realiza sea consciente de la finalidad que se quiere alcanzar y no caiga en el error de recoger datos sin llegar a valorar.

Debe incluir datos de los aspectos biológicos, psicológicos y sociales de la persona, coordinando su desarrollo con el resto de las fases y para ello debe tener también en cuenta los signos y síntomas que validan los diagnósticos de enfermería.

La forma más habitual de organizar los datos es:

- Por sistemas o aparatos.
- Por patrones funcionales (M.Gordon), que ayudará a la identificación de problemas y diagnósticos enfermeros.
- Por necesidades básicas (V.Henderson), ayudará a identificar problemas detectados en las necesidades humanas.

La organización de datos permite ver qué datos son relevantes y cuáles no, si es preciso obtener más información o información de otro tipo, con el fin de comprender mejor la situación del paciente y comenzar con la formulación de posibles problemas y/o diagnósticos de enfermería.

3. IDENTIFICACIÓN DE PROBLEMAS MÁS RELEVANTES

Los problemas más relevantes que podrán presentar este tipo de pacientes son:

- Conocimientos deficientes en relación a su enfermedad y las medidas preventivas de transmisión de la enfermedad.
- Alteración del patrón respiratorio.
- Patrón respiratorio ineficaz.
- Riesgo de infección por baja inmunidad.
- Fatiga.
- Alteraciones en la integridad cutánea (UPP, prurito).
- Aislamiento social.
- Alteraciones de la imagen corporal.
- Alteraciones gastrointestinales (epigastralgia, diarrea, ictericia).
- Alteraciones del aparato locomotor (mialgias y/o artralgias).
- Alteración de la nutrición (disminución de la ingesta y aporte de nutrientes).
- Ansiedad y/o temor.
- Dolor.
- Riesgo de alteración de los procesos mentales (demencia, encefalopatías, infecciones del SNC.

PLAN DE CUIDADOS ESTANDARIZADO

DIAGNÓSTICOS NANDA	NOC (resultados)	NIC (intervenciones)
00002 DESEQUILIBRIO NUTRICIONAL: INGESTA INFERIOR A LAS NECESIDADES. r/c: - Incapacidad para digerir los alimentos. m/p: - Peso corporal inferior en un 20% o más al peso ideal. - Fragilidad capilar. - Palidez de las membranas mucosas.	- 1612 Control del peso.	- 1100 Manejo de la nutrición. - 1803 Ayuda con los autocuidados: alimentación.
00004 RIESGO DE INFECCIÓN r/c: - Procedimientos invasivos	- 0703 Severidad de la infección. - 1902 Control del riesgo.	- 2440 Mantenimiento de dispositivos de acceso venoso.
0038 RIESGO DE TRAUMATISMO. r/c: - Debilidad. - Falta de educación para la seguridad. - Fumar en la cama. - Fumar cerca de una fuente de oxígeno. - Problemas de equilibrio.	- 1902 Control del riesgo.	- 6486 Manejo ambiental: seguridad. - 6490 Prevención de caídas.

.../...

.../...

00047 RIESGO DE DETERIORO DE LA INTEGRIDAD CUTÁNEA r/c: - Estado de desequilibrio nutricional (p.ej., obesidad, emaciación) - Hidratación. - Factores mecánicos (p.ej, fuerzas de cizallamiento, presión, sujeciones). - Inmovilización física. - Prominencias óseas.	- 1101 Integridad tisular: piel y membranas mucosas - 1902 Control de riesgo.	- 3540 Prevención de úlceras por presión.
0085. DETERIORO DE LA MOVILIDAD FÍSICA r/c: - Contracturas. - Malnutrición. - Deterioro cognitivo. - Disminución de la fuerza - Disminución del control muscular - Disminución de la masa muscular. - Malestar. - Dolor. m/p: - Cambios en la marcha. - Enlentecimiento del movimiento. - Inestabilidad postural.	- 0208. Movilidad	- 1400 Manejo del dolor. - 0221 Terapia de ejercicios: ambulación. - 1801. Ayuda con los autocuidados: baño/ higiene - 1802. Ayuda con los autocuidados: vestir / arreglo personal - 1804 Ayuda con los autocuidados: aseo.
00099 MANTENIMIENTO INEFECTIVO DE LA SALUD r/c: - Afrontamiento individual ineficaz. - Deterioro cognitivo. - Deterioro perceptual. - Incapacidad para realizar juicios apropiados. m/p: - Falta demostrada de conocimientos respecto a las practicas sanitarias básicas. - Antecedentes de falta de conductas de búsquedas de salud.	- 1302 Afrontamiento de problemas. - 1603 Conducta de búsqueda de salud.	- 4480 Facilitar la autorresponsabilidad. - 5240 Asesoramiento. - 1801. Ayuda con los autocuidados: baño/ higiene - 1802. Ayuda con los autocuidados: vestir / arreglo personal - 5230 Aumentar el afrontamiento. - 5440 Aumentar los sistemas de apoyo. - 5622 Enseñanza: sexo seguro. - 6540 Control de infecciones. - 7370 Planificación del alta.

.../...

.../...

00097 DÉFICIT DE ACTIVIDADES RECREATIVAS r/c: – Entorno desprovisto de actividades recreativas. m/p: – Afirmaciones del paciente de que se aburre (p. ej., desea tener algo que hacer, que leer)	– 1604 Participación en actividades de ocio	– 5360 Terapia de entretenimiento.
00126 ANSIEDAD r/c: – Cambio en el entorno. – Cambio en el estado de salud. – Cambio en los patrones de interacción. – Estrés. – Necesidades no satisfechas. m/p: – Expresión de preocupaciones debidas a cambios en acontecimientos vitales. – Incertidumbre. – Irritabilidad. – Insomnio. – Temor a consecuencias inespecíficas.	– 1402 Autocontrol de la ansiedad.	– 1850 Mejorar el sueño. – 5820 Disminución de la ansiedad.
00079 INCUMPLIMIENTO. r/c: – Complejidad. – Conocimientos relevantes para la conducta prescrita. – Habilidad relevante para la conducta prescrita. – Personas significativas. – Creencias sobre la salud. – Influencias culturales. – Sistema de valores individual. m/p: – Conducta indicativa de cumplimiento. – Evidencia de exacerbación de los síntomas.	– 1609 Conducta terapéutica: enfermedad o lesión.	– 4420 Acuerdo con el paciente. – 5602 Enseñanza: proceso de enfermedad. – 5616 Enseñanza: medicamentos prescritos.

Complicaciones posibles	NIC (intervenciones)
	– 1730 Restablecimiento de la salud bucal. – 3350 Monitorización respiratoria. – 6650. Vigilancia. – 1400 Manejo del dolor.

	NIC (intervenciones)
Requerimientos terapéuticos	– 2304 Administración de medicación: oral. – 2313 Administración de medicación: intramuscular (IM). – 4190 Punción intravenosa (IV). – 4200 Terapia intravenosa (IV). – 2314 Administración de medicación: intravenosa (IV).

Bibliografía y Webgrafía

eRodio ediciones

TEMA 44

- Consejería de Salud. Servicio Andaluz de Salud. Clasificación avanzada en Puntos fijos de Urgencias de AH y AP. Estrategia de Cuidados de Andalucía. Plan Andaluz de Urgencias y Emergencias (I). Disponible en web: http://www.juntadeandalucia.es/servicioandaluzdesalud/library/plantillas/externa.asp?pag=../../contenidos/gestioncalidad/desainnovacion/clas_avanzada.pdf Consultado el 20 de Febrero de 2015.
- Consejería de Salud. Servicio Andaluz de Salud. Clasificación avanzada en Puntos fijos de Urgencias de AH y AP. Estrategia de Cuidados de Andalucía. Plan Andaluz de Urgencias y Emergencias (II). Disponible en web: http://www.juntadeandalucia.es/servicioandaluzdesalud/library/plantillas/externa.asp?pag=../../contenidos/gestioncalidad/desainnovacion/consu_enf_urg.pdf Consultado el 20 de Febrero de 2015.
- Consejería de Salud. Sistema Andaluz de Salud. Plan Funcional de los Dispositivos de Cuidados Críticos y Urgencias. Disponible en web: http://www.juntadeandalucia.es/export/drupaljda/FondoPlanFuncionalDCCU.pdf. Consultado el 15 de Febrero de 2015.
- Cuadro de Mando de los Servicios de Urgencias de Hospitales. Plan Andaluz de Urgencias y Emergencias. Disponible en web: https://ws027.juntadeandalucia.es/contenidos/gestioncalidad/PlanAndUrgenciasEmergencias/pdf/CuadroMandoUrgHosp20141219.pdf. Consultado el 20 de Febrero de 2015.
- Díaz Chicano, JF. La enfermera de recepción, acogida y clasificación. Revista Enfermería global. Mayo 2005. Vol. 4, núm. 1.
- Enfermeras de prácticas avanzadas en salas de coordinación. Consejería de Salud. Servicio Andaluz de Salud. Disponible en web: http://www.juntadeandalucia.es/servicioandaluzdesalud/library/plantillas/externa.asp?pag=../../contenidos/gestioncalidad/desainnovacion/pravzsalcoordina.pdf. Consultado el 20 de Febrero de 2015.
- Glosario de términos y estructura funcional de los Servicios de Urgencias y Emergencias. Plan Andaluz de Urgencias y Emergencias. Disponible en web: https://ws027.juntadeandalucia.es/contenidos/gestioncalidad/PlanAndUrgenciasEmergencias/pdf/GlosarioTermEstrucUrgHosp20141219.pdf. Consultado el 20 de Febrero de 2015.
- Gómez Jiménez J. Sistema Español de Triaje: grado de implantación y posibilidades de desarrollo futuras. Emergencias 2011; 23: 344-345.
- Gómez Jiménez J, Boneu F, Becerra O, Albert E, Ferrando JB, Medina M. Validación clínica de la nueva versión del Programa de Ayuda al Triaje (web_e-PAT v3) del Modelo Andorrano de Triaje (MAT) y Sistema Español de Triaje (SET). Fiabilidad, utilidad y validez en la población pediátrica y adulta. Emergencias 2006; 18: 207-214.
- Manchester Triage System. Disponible en web: http://www.ai-paralavida.com/noticias/wp-content/uploads/2012/04/MTS-web.pdf. Consultado el 5 de Febrero de 20155/02/2015.

- Salmerón JM, Jiménez L, Miró O, Sánchez M. Análisis de la efectividad y seguridad de la derivación sin visita médica desde el triaje del servicio de urgencias hospitalario por personal de enfermería acreditado utilizando el Programa de Ayuda al Triaje del Sistema Español de Triaje. Emergencias 2011; 23: 346-355.
- W. Soler, M. Gómez Muñoz, F. Bragulat, A. Álvarez. Triage: a key tool in emergency care. An. Sist. Sanit. Navar. 2010, Vol. 33, Suplemento 1.

TEMA 45

- Aguilar JR. Parto inminente. Atención a la mujer y al neonato. Disponible en: http://www.medynet.com/usuarios/jraguilar/partoinminente.doc
- Guías de actuación clínica de la Sociedad Española de Cardiología en resucitación cardiopulmonar. Disponible en: http://www.revespcardiol.org/es/guias-practica-clinica-sociedad-espanola/articulo/152/.
- Jerry P. Nolana, Jasmeet Soarb, David A. Zidemanc, Dominique Biarentd, Leo L. Bossaerte, Charles Deakinf, Rudolph W. Kosterg, Jonathan Wyllieh, Bernd Böttigeri. Guías para la Resucitación 2010 del Consejo Europeo de Resucitación (ERC). Disponible en: https://www.erc.edu/index.php/docLibrary/en/viewDoc/1332/3/
- Lizarralde E, Gutiérrez A, Martínez M, Alteraciones de la termorregulación. Emergencias 2000;12:192-207.
- Manual de protocolos asistenciales PAUE 2012. (accesado el 29/12/2014). Disponible en: http://www.epes.es/anexos/publicacion/Manual_protocolos_asistenciales/MANUAL_DE_PROTOCOLOS_ASISTENCIALES.pdf.
- Protocolo de tratamiento de quemaduras en atención. Departamento hospital general de valencia unidad de enfermería dermatológica, úlceras y heridas. Disponible en http://chguv.san.gva.es/Inicio/ServiciosSalud/AreasClinicas/Documents/AreaClinicaPiel/PROTOCOLO%20DE%20TRATAMIENTO%20DE%20QUEMADURAS%20EN%20ATENCI%C3%93N%20PRIMARIA.pdf.
- Robert S. Porter, Justin L. Kaplan El Manual Merck. 19ª edición. 2014.
- Shock Clasificación, diagnóstico y tratamiento. Protocolo de Hospital Donostia . disponible en.: http://www.urgenciasdonostia.org/Portals/0/Medicos/Protocolos/Medicos/IT-029%20Shock.pdf.
- Vázquez JM, Rodríguez L, Palomo R. Manual de atención al parto en el ámbito extrahospitalario. Ministerio de sanidad, servicios sociales e igualdad. Instituto nacional de gestión sanitaria. Disponible en: http://www.ingesa.msc.es/estadEstudios/documPublica/internet/pdf/Parto_extrahospitalario.pdf

TEMA 46

- Consejería de Salud. Servicio Andaluz de Salud. Clasificación avanzada en Puntos fijos de Urgencias de AH y AP. Estrategia de Cuidados de Andalucía. Plan Andaluz de Urgencias y Emergencias (II). Disponible en web: http://

www.juntadeandalucia.es/servicioandaluzdesalud/library/plantillas/externa.asp?pag=../../contenidos/gestioncalidad/desainnovacion/consu_enf_urg.pdf Consultado el 18 de Febrero de 2015.

- Cuadro de Mando de los Servicios de Urgencias de Hospitales. Plan Andaluz de Urgencias y Emergencias. Disponible en web: https://ws027.juntadeandalucia.es/contenidos/gestioncalidad/PlanAndUrgenciasEmergencias/pdf/CuadroMandoUrgHosp20141219.pdf. Consultado el 13 de Febrero de 2015.
- Consejería de Salud. Sistema Andaluz de Salud. Plan Funcional de los Dispositivos de Cuidados Críticos y Urgencias. Disponible en web: http://www.juntadeandalucia.es/export/drupaljda/FondoPlanFuncionalDCCU.pdf. Consultado el 11 de Febrero de 2015.
- Consejería de Salud. Servicio Andaluz de Salud. Clasificación avanzada en Puntos fijos de Urgencias de AH y AP. Estrategia de Cuidados de Andalucía. Plan Andaluz de Urgencias y Emergencias (I). Disponible en web: http://www.juntadeandalucia.es/servicioandaluzdesalud/library/plantillas/externa.asp?pag=../../contenidos/gestioncalidad/desainnovacion/clas_avanzada.pdf Consultado el 14 de Febrero de 2015.
- Enfermeras de prácticas avanzadas en salas de coordinación. Consejería de Salud. Servicio Andaluz de Salud. Disponible en web: http://www.juntadeandalucia.es/servicioandaluzdesalud/library/plantillas/externa.asp?pag=../../contenidos/gestioncalidad/desainnovacion/pravzsalcoordina.pdf. Consultado el 10 de Febrero de 2015.
- Glosario de términos y estructura funcional de los Servicios de Urgencias y Emergencias. Plan Andaluz de Urgencias y Emergencias. Disponible en web: https://ws027.juntadeandalucia.es/contenidos/gestioncalidad/PlanAndUrgenciasEmergencias/pdf/GlosarioTermEstrucUrgHosp20141219.pdf. Consultado el 10 de Febrero de 2015.

TEMA 47

- Calle R, Orellana P, Iturralde Aguilar MA, Merchán MG. Proceso de enfermería en el cuidado de los pacientes en la sala de recuperación del Hospital Provincial General y Docente Vicente Corral Moscoso. Cuenca, agosto 2003-febrero 2004. 2004.
- Cotta RMM, Suárez-Varela MM, Cotta Filho JS, Llopis-Gonzalez A, Dias-Ricòs JA, Real ER. La hospitalización domiciliaria ante los cambios demográficos y nuevos retos de salud. Rev Panam Salud Pública 2002; 11:253-261.
- Cotta RMM, Suárez-Varela MM, González AL, Cotta Filho JS, Real ER, Ricós JAD. La hospitalización domiciliaria: antecedentes, situación actual y perspectivas. Rev Panam Salud Pública 2001; 10(1):45-55.
- De Mattia A, Maia L, Silva S, Oliveira T. Diagnósticos de enfermería de complicaciones en la sala de recuperación anestésica. Enfermería Global 2010; 9(1).
- De procedimientos G. Unidades de cirugía ambulatoria.

- De Salud SA. Consejería de salud. Boletín 2005; 11.
- Definición C, Ingreso CS. Conceptos generales y definiciones más importantes relacionadas con la cirugía mayor ambulatoria (CMA). Asociación Española de Cirujanos. Cirugía AEC 2009:41.
- Hospital General Universitario Gregorio Marañón. Cuidados Postoperatorios en la unidad de Hospitalización. Madrid. 2012.
- Hospital Universitario Ramón y Cajal. Informe enfermero al alta. Madrid. 2006.
- Jiménez López I, Álvarez Fernández RM, Bachiller Burgos J, Caba Barrientos F, Cano Serrano E, Cuellar Obispo E, et al. Atención al paciente quirúrgico: proceso asistencial integrado. 2014.
- Junta de Andalucía. Consejería de salud. Planes de cuidados estandarizados.2007. págs. 55-58.
- Márquez Alfonso, Antonio. Hygia de enfermería: revista científica del colegio, ISSN 1576-3056, Nº 64, 2006, págs. 49-56.
- Martínez Ramos C. Cirugía Mayor Ambulatoria. Concepto y Evolución. Reduca 2009; 1(1).
- Martínez Ramos C. Las TIC en Cirugía Mayor Ambulatoria. Tele consulta de Alta Resolución. Telecontrol Postoperatorio Domiciliario. Reduca 2009;1(1).
- Masiá Alegre A. Cirugia mayor ambulatoria. Experiencia, valoración y resultados de la Unidad de Cirugia sin ingreso del Servicio de Cirugia General del Hospital Arnau de Vilanova (SVS). 2004.
- Mata J, Moral V, Moya M, Nolla M. ¿Es eficaz, segura y eficiente una consulta preanestésica en equipo con enfermería? Rev, Esp. Anestesiol Reanim 2007; 54(5):279-287.
- Ministerio de Sanidad y Política Social. Informes, estudios e investigación. Bloque Quirúrgico. Estándares y recomendaciones. 2009.
- Ministerio de Sanidad y Consumo. Manual Unidad de Cirugía Mayor Ambulatoria. Estándares y Recomendaciones. 2008.
- Ruiz MC. Utilización del diagnóstico enfermero en los Informes de Enfermería al Alta Hospitalaria. Biblioteca Lascasas 2005; 1.3
- Serrano Crespo V. Cuidados en Enfermería en Rehabilitación multimodal (Fast-Track) en Cirugía de colon. Estrategias postoperatorias. 2014.
- Servicio Andaluz de Salud. Consejería de Igualdad, Salud y Política Social. Cartera de Servicio de Atención Primaria. 2014.
- Sobreviela JME. Conceptos y características de la Atención Domiciliaria. Atención Domiciliaria: 9.
- Sparks S, Craft-Rosemberg M, Scroggins L, Vassallo B, Warren Y. (eds.) Diagnósticos Enfermeros: Definiciones y Clasificación 2005-2006. Madrid: Elsevier, 2006.

- Vera Miyar CR, Fernández Aspiolea E, Alonso Freyre JL, Basanta Marrero L, Zuazaga Cabrera G. Comportamiento del ingreso en el hogar. Revista Cubana de Medicina General Integral 2001; 17(5):429-434.

TEMA 48

- Almendariz Alonso Mª J. Úlceras por presión. En: ¿Heridas crónicas y agudas? EDIMSA Madrid. 1999.
- Deley C. Cuidando de las heridas: Una guía para enfermeras. 2ª ed. Sao Paulo: Atheneu; 2001.
- European Pressure Ulcer Advisory Panel. Pressure Ulcer Treatment Guidelines. En: http://www.epuap.org/gltreatment.html
- European Pressure Ulcer Advisory Panel. Pressure Ulcer Treatment Guidelines. 1998. Disponible en: http://www.epuap.org/gltreatment.html Consultado el 24 de febrero de 2007.
- Gago M, García F, Segovia MT, Verdú J. Piel Perilesional. En Soldevilla JJ, Torra JE (eds). Atención Integral de las Heridas Crónicas, 1ª Ed. SPA. Madrid. 2004. 125. Consejería de Salud. 3er Plan Andaluz de Salud 2003-2008. II Introducción. Sevilla 2003;18 y 19.126. Pancorbo Hidalgo, PL; García Fernández, FP; López Medina, IM; López Ortega, J. Protocolos y documentación de los cuidados de prevención y tratamiento de las úlceras por presión: análisis de la situación en Andalucía Gerokomos 2005.16(4):219-228.
- Gómez Daza, B; Díaz de Florez, L; Luna Acevedo, AC. Cuidado en enfermería para la persona adulta quemada
- Grading of Recommendations of Assessment Development and Evaluations. GRADE working group. Acceso 15 Junio 2006. Disponible en http://www.gradeworkin.ggroup.org.
- Grupo Nacional para el Estudio y Asesoramiento en Úlceras por Presión y Heridas Crónicas (GNEAUPP) y European Wound Management Association (EWMA). Documento de posicionamiento nº VI: El dolor durante los cambios de apósito. 2003. 1(1). Disponible en: http://www. gneaupp.org/documentos/gneaupp/dolor.pdf Consultado el 24 de febrero de 2007.
- IMÁGENES
  - ▷ Nivel de riesgo según escala de valoración www.ccuv.es
  - ▷ Escala de Braden tucuidas.laenfermeria.es
  - ▷ Escala de Norton cuidadodelancianomarta.blogsport.com
  - ▷ Escala EMINA www.ulcerasporpresion.net
  - ▷ Clasificación de Wagner www.scielo.org.ve
  - ▷ Utilización de escalas de riesgo scielo.isciii.es
  - ▷ Clsificación Fontaine www.iqb.es

▹ http://www.idf.org/
▹ http://www.iwqdf,org/
▹ http://www.gneaupp.org
▹ http://www.arrareis.es

- Institute of Medicine Committee to Advise the Public Health Service on Clinical Practice Guidelines. Clinical Practice Guidelines: directions for a new program. Field MJ, Lohr KN. editors. Washington DC: National Academy Press. 1990.
- 2 Instituto Nacional de Estadística [sede web]. España; 2008 [Acceso 15 septiembre de 2010]. Datos de defunciones por causa, sexo y edad [2 pantallas de información]. Disponible en Bendlin A, Linares HA y Benaim F. Tratado de Quemaduras. Ed. Interamericana-McGraw-Hill. 1993.
- Instituto Mexicano de Seguro Social. Guías de Práctica Clínica: Una orientación para su desarrollo, implementación y elaboración. México. 2004. En http://www.imss.gob.mx/NR/rdonlyres/A822ED5F-67F9-4021-D57354253612352/0/GUIASDEPRACTICACLINICAFP.pdf
- JJ, Torra JE (eds). Atención Integral de las Heridas Crónicas. Madrid: SPA 2004; p.91-120.
- Joanna Briggs Institute, Solutions, techniques and pressure for wound cleansing, Best Practice. 2003.Vol 7 Iss 1.
- McCloskey Dochterman J, Bulechek GM. Clasficación de Intervenciones de Enfermería (NIC). Quinta edición. Elsevier. Madrid 2008.
- Ministerio de Sanidad y Consumo. Plan de Calidad para el Sistema Nacional de Salud. Agencia de Calidad del SNS. 2006. En: tp://www.msc.es/organizacion/sns/planCalidadSNS/pdf/pncalidad/notaPrensa20060323TextoIntegro.pdf
- Moorhead S, Johnson M, Maas M. Clasficación de Resultados de Enfermería (NOC). Cuarta Edición. Elsevier. Madrid 2009
- Morilla Herrera JC, Martín Santos FJ, Blanco Morgado J J, Morales Asencio JM. Guía de práctica clínica para el manejo de la integridad cutánea: úlceras por presión. Edita: Distrito sanitario de Málaga; 2004:22-5.
- NANDA international. Diagnósticos enfermeros. Defunciones y Clasificación. 2009-2010. Elsevier.Madrid. 2010.
- National Institute for Clinical Excellence: Pressure ulcers risk assessment and prevention. Inherited Clinical Guideline B. National Health Service. London. 2001.
- Nelson EA, Bradley. Dressings and topical agents for arterial leg ulcers. Cochrane Database Syst Rev 2003; 1:CD001836.
- Pérez Boluda, MT, Lara Montenegro J, Ibáñez J, Cagigal L, León CM. Guía de Actuación ante el paciente quemado. Unidad de Enfermería de Quemados. Dirección de Enfermería. Hospital Regional Universitario Carlos Haya. Málaga. 2006

- Rueda J, Roldán A, Miguez M, Lizundia S, Sáenz E. Úlceras arteriales. Atención al paciente con úlceras arteriales. En: Soldevilla JJ, Torra JE. Atención integral de las heridas crónicas. Madrid: SPA: 2004
- Soldevilla Agreda, JJ; Torra i Bou, JE; Verdú Soriano, J; Martínez Cuervo, F; López Casanova, P; Rueda López, J; Mayán Santos, JM. 2º Estudio Nacional de Prevalencia de Úlceras por Presión en España, 2005. Epidemiología y variables definitorias de las lesiones y pacientes. Gerokomos 2006.17(3):154-172
- Torra i Bou JE, Soldevilla Agreda JJ, Rueda López J, Verdú Soriano J. 1er estudio nacional de prevalencia y tendencias de prevención de upp en España (2001). Gerokomos; 2003, 14 (1): 37-47.
- White R, Cutting K. Exploring the effects of silver in wound management—what is optimal? WOUNDS. 2006; 18(11):307–14.

TEMA 49

- Estrategias para mejorar las coberturas vacunales en Centros de Salud. Dra. María José Alvarez Pasquín. Asociación española de vacunología.
- Estadísticas sanitarias mundiales. OMS.2009.
- Gaceta Sanitaria. Barcelona, nov-dic. 2005.
- Guía de contraindicaciones y precauciones de las vacunas. CDC. 2008.
- Guía de la historia de las vacunas. Colegio médico de Filadelfia. Julio 2014.
- Recomendaciones generales en la inmunización. MMWR. Enero 28, 2011.
- www. murciasalud.es.
- www.juntadeandalucia.es/salud/vacunas.

TEMA 52

- Álvarez R, Padro M. Cuidados de Enfermería Pediátrica. Madrid. Sintesis. 1994.
- Borrell y Carrio F. La entrevista clínica, manual de estrategia. Práctica. Barcelona. Semfyc ediciones. 2004.
- Brazelton TB, Cramer BG. La relación temprana. Padre bebes y el drama del apego inicial. Barcelona. Paidos. 1993.
- Carrascosa A. Crecimiento intrauterino: factores reguladores. An pediatr 2003.
- Casado J. Urgencias y tratamiento de niño grave. Madrid. Ergon. 2000.
- Castellano G, Hidalgo I. Medicina de la adolescencia. Atención integral. 2 Ed. Madrid. Ergon. 2012.
- Castrillon de la Rosa. La hospitalización: información y sugerencias. Cuadernillos del doctor Castrillon de la Rosa, psiquiatría infantil. Hospital infantil. HHUU Virgen del Rocío. 2008.

- Ceriani JM. Neonatología prática. 2 Ed. Buenos aires. Medica panamericana.1999.
- Chaure López I, Martínez Barellas MR. Enfermería pediátrica. Barcelona. Masson. 2001
- Crespo C. Cuidados de enfermería en neonatologia. Madrid. Sintesis. 2000.
- Elisa Riquelme A, José Novoa P. Manual de procedimientos y cuidados de enfermería neonatal. Chile. Mediterraneo. 2004
- Garcia-Alix A, Martinez Biarge M, Diez J, Gaya F, Quero J, incidencia y prevalencia de la encelopatía hipóxico-isquémica en la primera década del siglo XXI. An pediatr. Barcelona. 2009.
- Gómez García CI, Gómez Díaz M, Ruiz García MJ. Enfermería de la infancia y la adolescencia. Madrid. Mcgraw-hill interamericana. 2001
- Hansen A, Ringer S, Manual de cuidados intensivos en cirugía neonatal, 2 ed. Mexico df. Medica panamericana. 2012.
- Orem, Dorothea Elisabeth. Nursing: concepts of practice. Editorial mosby. 6 Ed. St. Louis. Missouri. 2001.
- Palomo del blanco MP. El niño hospitalizado, características, evaluación y tratamiento. Ediciones pirámide. 1999.
- Rodríguez Barrionuevo AC, Bauzano Poley E, Tosina Garcia E. Guía práctica de neurologia neonatal. Barcelona. Cesar Viguera editor. 1997.
- Sally B. Olds, Marcia L. London, Patricia A. Ladewig. Enfermería maternoinfantil. Un concepto integral familiar. 2 Ed.Mexico. Nueva editorial interamericana. 1987.
- Volpe JJ. Neurology of newborn. 3 Ed. Philadelphia. Wb saunders. 1995.

TEMA 53

- Ana Martínez Rubio (coord.); Alfonso Manuel Soto Moreno... et al.]. PLAN integral de obesidad infantil de Andalucía : 2007-2012 - [Sevilla] : Consejería de Salud, [2006].
- Consejería de Salud. Programa de Salud Escolar. Consejería de Salud. Junta de Andalucía. Sevilla, 1994.
- Consejería de Salud. Guía de Salud Infantil y del Adolescente. Consejería de Salud. Junta de Andalucía. Sevilla, 1999.
- Guía FORMA JOVEN. Junta de Andalucía. Consejería de la Presidencia. Consejería de Salud. Sevilla, 2003.
- La alimentación de tus niños. Nutrición saludable de la infancia a la adolescencia. Agencia Española de Seguridad Alimentaria. Ministerio de Sanidad y Consumo. Madrid. 2005.

- PAPPS (Programa de Actividades Preventivas y de Promoción de la Salud). Actividades Preventivas recomendadas de 0–14 años. Sociedad Española de Medicina Familiar y Comunitaria (SEMFYC). Barcelona, 1996.
- Programa de Salud infantil. Asociación Española de Pediatría de Atención primaria. 1ª edición. Enero 2009.
- Schulte, Price, Gwin. Enfermería pediátrica de Thompson. Madrid: McGraw-Hill Interamericana. 8ª edición.
- Soriano Faura FJ. Promoción del buen trato y prevención del maltrato en la infancia en el ámbito de la atención primaria de salud. En Recomendaciones PrevInfad / PAPPS [en línea]. Actualizado octubre 2011. [consultado 17-08-2014]. Disponible en http://www.aepap.org/previnfad/Maltrato.htm.
- Syra Borrás Pruneda. Guía para promoción de la alimentación equilibrada en niños y niñas menores de 3 años. Sevilla: Consejería de salud: Consejería para la Igualdad y Bienestar Social. DL 2005.
- Vitoria Miñana, I. Promoción de la salud bucodental. En Recomendaciones PrevInfad / PAPPS [en línea]. Actualizado marzo de 2011. [consultado 15-08-2014]. Disponible en http://www.aepap.org/previnfad/Dental.htm

TEMA 55

- Alberdi I, Matas N. La violencia domestica. Informe sobre los malos tratos a mujeres en España. Fundación la Caixa. 2000.
- Artazcoz b L, Borrell C, Benach J. Gender inequalities in health among workers: the relation with family demands. J Epidemiol Community Health 2001; 55: 639-647.
- Asamblea General de las Naciones Unidas. Declaración sobre la eliminación de la violencia contra la mujer. Diciembre 1993. A/RES/48/104. 23 de febrero de 1994. [Accedido el 21 de enero de 2007]. Disponible en: http://www.acnur.org/biblioteca/pdf/1286.pdf
- Boletín Oficial del Estado (BOE) de 28 de diciembre de 2004. Disposiciones generales. Jefatura de estado. Ley orgánica 1/2004, de 28 de diciembre, de medidas de protección integral contra la violencia de género. [Accedido el 10 de marzo de 2006]. Disponible en: http://www.boe.es/boe/dias/2004/12/29/pdfs/A42166-42197.pdf
- Boletín Oficial de la Junta de Andalucía (BOJA) de 26 de noviembre de 2007. Ley 13/2007, de 26 de noviembre, de medidas de prevención y protección integral contra la violencia de género. Boletín Oficial de la Junta de Andalucía, nº 247 (18 de diciembre de 2007)
- Comunidad de Madrid. Guía de apoyo en atención primaria para abordar la violencia de pareja hacia las mujeres. Madrid; 2008.
- Consejo Interterritorial del Sistema Nacional de Salud. Protocolo sanitario ante los malos tratos domésticos: plan de acción contra la violencia doméstica

(1998-2000). Madrid: Ministerio de Trabajo y Asuntos Sociales e Instituto de la Mujer; 2000. 289(5):589-600.

- Declaración de Madrid 2001. Organización Mundial de la Salud. Disponible en: http://www.msc.es/ciudadanos/proteccionSalud/mujeres/docs/declaracionMadrid.pdf
- Gallardo Pino C. Modelos y Enfoques en Educación para la salud. Diploma de Promoción de la Salud. Centro Universitario de Salud Pública. Madrid, 2001. Gómez Gómez E. Equidad, género y reforma de las políticas de salud en América Latina y el Caribe. Washington D. C., Organización Panamericana de la Salud, 2000.
- Golding JM. Intimate Partner Violence as a Risk Factor for Mental Disorders: A Meta- Analysis. J Fam Violence 1999; 14: 99-132.
- Informe SESPAS 2004. La salud pública desde la perspectiva de género y clase social. Gac Sanit vol.18, supl.1, Barcelona mayo2004. Disponible en: Asociación para la Defensa de la Sanidad Pública. La salud y la desigualdad social y de género en Andalucía. Primer informe 2007. Disponible en: www.fadsp.org/pdf/resumen_parcial_INDESAN.doc Borrell, Garí, Aitana: Hablamos de salud. Lenguaje sanitario con perspectiva de género. Instituto de la Mujer, 2006. Disponible en: http://www.msc.es/organizacion/sns/planCalidadSNS/pdf/equidad/hablamos
- Jiménez Casado C, Lorente Acosta M. Violencia contra las mujeres, ámbito sanitario. Sevilla; Instituto Andaluz de la Mujer; 1999.
- Lasheras, Mª Luisa, Pires, Marisa, Rodríguez, Mª del Mar. Género y salud. Likadi. Instituto Andaluz de la Mujer, 2004.
- Ministerio de Sanidad y Consumo. Observatorio de Salud de la Mujer. Informe Salud y Género 2006. Disponible en: http://www.msc.es/ciudadanos/proteccionSalud/mujeres/docs/informeSaludGenero2006.pdf
- McLaughlin T, Soumerai S, Willison D, Gurwitz J, Borbas C, Guadagnoli E.
- MJ, Fernendez T y Yago T. Perspectivas de género en salud. Fundamentos científicos y socio-profesionales de diferencias sexuales no previstas. Minerva Ediciones. Madrid, 2001.
- Nogueiras García B et al (Eds.). La atención sociosanitaria ante la violencia contra las mujeres. Madrid: Instituto de la Mujer; 2004. pdf/equidad/genero_vg_01.pdf
- Organización Mundial de la Salud. Lograr la equidad en salud: desde las causas iniciales a los resultados justos. Comisión sobre Determinantes Sociales de la Salud. Declaración Provisional 2006. Disponible en: http://whqlibdoc.who.int/publications/2007/interim_statement_spa.pdf
- Sau V. "Estrés, Salud Mental y Psicología de Género". Documento Mujeres, Trabajo y Salud. Quaderns Caps1996; nº 24.
- Sims Jaqueline, Butter Maureen E. Equidad de género y salud ambiental. Subdirección General de Promoción de la Salud y Epidemiología.
- World Health Organisation (WHO). Multi-country Study on Women's Health

TEMA 56

- Alarcón Diana MP, Martínez Serrano P, del Pliego Pilo, G. Importancia del Yodo en la Gestación. Prog Obstet Ginecol. 2006;49(8):441-53.
- Asistencia al Parto Normal: protocolo asistencial. SEGO. Sociedad Española de Ginecología y Obstetricia Madrid. 20010.
- Declaración sobre la Salud Sexual y Reproductiva de las Mujeres. European Midwives Association. Septiembre de 2006.
- González, Carlos, "Manual práctico de Lactancia Materna" edita ACPAM, Barcelona 2004.
- González Merlo J. Obstetricia 5ª edición. Cambios fisiológicos maternos. (131-143). Ed. Masson. Barcelona, 2006.
- Guía de práctica clínica sobre la atención al parto normal. Ministerio de sanidad y política social. 2010.
- Guía de práctica clínica de atención en el embarazo y puerperio. Ministerio de sanidad de servicios sociales e igualdad.2014.
- Lactancia Materna: Guía para profesionales. Comité de Lactancia Materna de la Asociación Española de Pediatría (AEP). Edición 2004.
- Proceso Asistencial Integrado: Embarazo, Parto y Puerperio. Consejería de Salud, Junta de Andalucía. Sevilla. 2005.
- Resolución de la 54ª Asamblea Mundial de la Salud. Nutrición del lactante y del niño pequeño. Organización Mundial de la Salud. WHA 54.2, 18 May 2001.
- WHO. Division of diarrhoeal and acute respiratory disease control. Indicators for assessing breastfeeding practices. Geneva:WHO/CDD/ SER/91.14

TEMA 57

- Araya Gutiérrez A, Urrutia Soto MT, Cabieses Valdés B. Climaterio y postmenopausia: aspectos educativos a considerar según la etapa del periodo. Cienc. enferm. 2006. vol.12 (1).
- Becerra Fernández A. La edad de la Menopausia. Ed Díaz de Santos, 2003.
- Dapcich V, Salvador Castell G, Ribas Barba L, Pérez Rodrigo C. Aranceta Bartrina J, Serra Majem L. Guía de alimentación saludable. Madrid: Sociedad Española de Nutrición Comunitaria; 2004.
- Moreiras O, Carvajal A, Cabrera L, Cuadrado C. Ingestas recomendadas de energía y nutrientes para la población española. En: Tablas de composición de alimentos. 10 a ed. Madrid, Pirámide, 2006.
- Palacios S, Menéndez C. Comprender los trastornos de la menopausia. Ed Amat, 2013.

- Riobó Serván P.eds. Mujer adulta y menopausia. En Ortega R M, eds Nutrición en la población femenina. Desde la infancia a la edad adulta., Madrid, Ergón, 2007; 93-100
- Rodríguez BM. Climaterio femenino. Ed Paidos. 2000

TEMA 58

- American Psychiatric Association (2013). Diagnostic and Statistical manual of mental disorders, Fifth Edition.
- Cabello-Santamaría, F. (2010). Manual de Sexología y Terapia Sexual. Madrid: Editorial Síntesis.
- Feldmann, D. (2003). Puesta a punto bibliográfica sobre La relación de los conceptos parafilias y abuso sexual infantil. N 87. Universidad de Belgrano.
- Garcia Higuera, JA. Datos y reflexiones sobre la pareja en la sociedad actual. (2006).
- Guía de educación sexual en la primera infancia. Ministerio de educación.2003.
- Gutierrez Gonzalez, C. Conducta sexual humana. Educación para la salud sexual.2008.
- Hernández Morales, G. La educación sexual de la primera infancia. Guía para madres, padres y profesorado de Educación Infantil.2003.
- Lucas, M. y Cabello, F. Introducción a la sexología clínica.2007.
- Lucas, M. Sed de piel: feminizar el futuro.2009.
- Manual de salud reproductiva en la adolescencia. Aspectos básicos y clínicos. Edición patrocinada por laboratorios Wyeth-lederle para su distribución gratuita a profesionales de la medicina. 1ª edición 2001.
- Suarez, M. Mediando en sistemas familiares.Paidos. 2003.
- World Health Organization (2011). Disorders of psychological development (F80-F89)".

Made in United States
Orlando, FL
04 November 2026

90200186R00415